CB044631

TRANSPLANTES DE CÓRNEA
TÉCNICAS DA ATUALIDADE

TRANSPLANTES DE CÓRNEA
TÉCNICAS DA ATUALIDADE

Editores: *Luiz Saegusa e Claudia Zaneti Saegusa*
Direção Editorial: *Claudia Zaneti Saegusa*
Capa: *Mauro Bufano*
Projeto Gráfico e Diagramação: *Mauro Bufano*
Fotografia de Capa: *Lucio Maranhão*
Revisão: *Rosemarie Giudilli*
2ª Edição: *2024*
Impressão: *Gráfica Forma Certa*
Copyright *Intelítera Editora*

Todos os direitos autorais reservados. Nenhuma parte desta publicação pode ser reproduzida ou transmitida de qualquer forma ou por qualquer meio, eletrônico ou mecânico, incluindo fotocópia, gravação ou qualquer sistema de armazenamento e recuperação de informações, sem permissão por escrito do editor, detentor do Copyright.

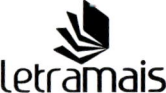

Rua Lucrécia Maciel, 39 - Vila Guarani
CEP 04314-130 - São Paulo - SP
11 2369-5377 (11) 93235-5505
letramaiseditora.com - facebook.com/letramaiseditora

Dados Internacionais de Catalogação na Publicação (CIP)
(Câmara Brasileira do Livro, SP, Brasil)

Urbano, Andréia Peltier
    Transplantes de Córnea : Técnicas da Atualidade / Andréia Peltier Urbano, Lucio Maranhão. -- 1. ed. -- São Paulo : Intelítera Editora, 2024.

    Bibliografia.
    ISBN: 978-65-5679-054-1

    1. Córnea - Cirurgia 2. Córnea - Transplante 3. Oftalmologia 4. Olhos - Doenças - Diagnóstico 5. Olhos - Doenças - Prevenção 6. Olhos - Doenças - Tratamento 7. Transplante de Córnea I. Maranhão, Lucio. II. Título.

24-205351   CDD-610.73677

Índices para catálogo sistemático:

1. Transplante de Córnea : Oftalmologia : Ciências Médicas   610.73677

Aline Graziele Benitez - Bibliotecária - CRB-1/3129

Sumário

1 - A História dos Transplantes de Córnea 19
Carmem Barraquer Coll - Tradução: Andréia Peltier Urbano

2 - A Córnea e Suas Camadas 27
Andréia Peltier Urbano | Canrobert Oliveira

3 - A Córnea e Seus Transplantes 38
Andréia Peltier Urbano

4 - Avaliação da Córnea Doadora Preservada no Banco de Olhos 53
Cristina Garrido | Ana Catarina Delgado | Álvio Shiguematsu | Luciene Barbosa | Elcio Hideo Sato

5 - Indicação das Técnicas de Transplante de Córnea 67
Bernardo M. Cavalcanti | Bruno M. Fontes | Carolina Guimarães | Laura Portela Rabelo | Marcela Valença

6 - Transplante de Córnea Penetrante (TxP) 77
Tadeu Cvintal | Luciane Nunes de Souza | Victor Cvintal
Revisão Especializada: Vera Lúcia Degaspare Monte Mascaro | Marcelo Luis Occhiutto

7 - Transplante de Córnea Penetrante com Laser de Femtossegundo 125
Leonardo de Resende Souza Oliveira

8 - Transplante de Córnea Penetrante com a Técnica "Avoid Open Sky" 130
João Marcelo Lyra | Leonardo Aguiar | Andréia Peltier Urbano | Bruno Vilaça

9 - *Patch* Corneal 137
Gustavo Amorim Novais | Ana Carolina Vieira

10 - Transplantes de Córnea Tectônicos 145
Tatiana Prazeres

11 - Ceratoplastias Lamelares Anteriores Superficiais – FALK – *Femtosecond Assisted Lamellar Keratoplasty* 149
Anderson de Lima Martins | Leonardo Ugulino Araújo Neto | Lycia Maria Martins Pinho Pedral Sampaio

12 - Ceratocone – Diagnóstico e Tratamento 154
Allan Luz | Marcella Salomão

13 - Tratamento do Ceratocone Precedente ao Transplante de Córnea – *Crosslinking* Corneal 165
Andréia Peltier Urbano | Alessandra Peltier Urbano | Ivan Urbano

14 - Tratamento do Ceratocone Precedente ao Transplante de Córnea – Anel Intracorneano 205
Frederico Bicalho | Evandro Diniz | Júlia Barbosa | Raíza Jacometti | Aline Silveira Moriyama | Adriana Forseto

15 - Transplante da Camada de Bowman 248
Philip W. Dockery | Jack S. Parker | Rénuka S. Birbal | Korine van Dijk | Maya Tong | Balamurali Ambati
Lamis Baydoun | Isabel Dapena | Gerrit R.J. Melles - Tradução: Andréia Peltier Urbano

16 - Ceratoplastias Lamelares Anteriores Profundas – DALK – *Deep Anterior Lamellar Keratoplasty* – Técnica *Big-Bubble* 256
Henrique Silva Delloiagono | Laiane da Cruz Lopes | Aline Silveira Moriyama

17 - Ceratoplastias Lamelares Anteriores Profundas – DALK – *Deep Anterior Lamellar Keratoplasty* – Técnica *Pachy-Bubble* 265
Ramon Ghanem | Sergio Kwitko

18 - Ceratoplastias Lamelares Anteriores Profundas DALK – Conduta nas Complicações 273
João Felipe Ditzel Westphalen | Jonathan Barbieri Hauschild | Gustavo Yuzo Gapski Yamamoto
Crislaine Caroline Serpe | Glauco Henrique Reggiani Mello

19 - Ceratoplastias Lamelares Posteriores – DSEK – *Descemet's Stripping Endothelial Keratoplasty* 288
Tatiana Prazeres | Marco Polo Ribeiro

20 - Ceratoplastias Lamelares Posteriores – PACHY-DSEK – *Pachymetry-Descemet's Stripping Endothelial Keratoplasty* 295
Pedro Bertino | Renata Magalhães

21 - Ceratoplastias Lamelares Posteriores – DSAEK – *Descemet's Stripping Automated Endothelial Keratoplasty* ... 311
Victor Andrigheti Coronado Antunes | Henrique Malaquias Possebom

22 - Ceratoplastias Lamelares Posteriores – DSAEK – Conduta nas Complicações 324
Henrique Malaquias Possebom | Victor Andrigheti Coronado Antunes

23 - Comparação das Ceratoplastias Lamelares Posteriores – DSEK x DSAEK 332
Edilana Sá Ribeiro | Natália Regnis Leite Ramalho | Wanessa Michelle Paes Pinto

24 - Ceratoplastias Lamelares Posteriores – PDEK – *Pre-Descemet's Endothelial Keratoplasty* 337
Ricardo Menon Nosé | Walton Nosé

25 - Ceratoplastias Lamelares Posteriores – DMEK – *Descemet Membrane Endothelial Keratoplasty – Scuba Technique* 341
Frederico P. Guerra | Francis W. Price Jr.

26 - Ceratoplastias Lamelares Posteriores – DMEK – Preparo e Manobras de Abertura 347
Lucio Maranhão | Gleilton Carlos Mendonça

27 - Ceratoplastias Lamelares Posteriores – DMEK – Conduta nas Complicações 360
Paulo Elias Correa Dantas | M. Cristina Nishiwaki Dantas | Carolina Nishiwaki Dantas

28 - Ceratoplastias Lamelares – Técnicas com Laser de Femtossegundo 370
Fábio Kenji Matsumoto | Aline Silveira Moriyama | Luciene Barbosa de Souza

29 - DWEK – *Descemetorhexis Without Endothelial Keratoplasty* 375
Ricardo Menon Nosé | Laura Capitian | Roberto Pineda II | Walton Nosé

30 - Terapia de Células Endoteliais com Roquinase 379
Marco Antonio Rey de Faria | Marcelo Mendes de Faria

31 - Transplante de Córnea em Crianças 385
Patrícia Marback | Alexandra Luguera

32 - Transplante de Córnea nas Doenças de Superfície Ocular 398
Diego Nery Benevides Gadelha | Amanda Lemos Barros Martins Portela | Ana Flavia Azevedo Diniz de Freitas
Milena Amorim de Souza | Antônio Moreira Montenegro

33 - Cirurgia de Transplante de Córnea e Catarata: Cálculos Biométricos da Lente Intraocular 435
Milton Yogi | Maria Flavia de Lima Ribeiro

34 - Diferença de Aberrações Oculares entre as Técnicas de Transplantes de Córnea 439
Nelson Batista Sena Jr. | Guilherme Garcia Criado | Gustavo Amorim Novais | Renato Ambrósio Jr.

35 - Manejo do Astigmatismo Pós-Transplante de Córnea 454
Adriana dos Santos Forseto | Lycia Maria Martins Pinho Pedral Sampaio

36 - Implante de Lentes Fácicas para Correção de Altas Ametropias 466
Ruy Cunha Filho | Lycia Maria Martins Pinho Pedral Sampaio | Henrique Malaquias Possebom
Ramon Coral Ghanem | Vinícius Coral Ghanem

37 - Rejeição e Falência dos Transplantes de Córnea 494
Edna Almodin | Flavia Almodin | Juliana Almodin

38 - Infecções nos Transplantes de Córnea 501
Aline Silveira Moriyama | José Arthur Pinto Milhomens Filho | Michelle Lima Farah | Ana Luiza Hofling-Lima

39 - Ceratoprótese 510
Sérgio Kwitko | Tiago Lansini

40 - Perspectivas Futuras dos Transplantes de Córnea 519
Francisco Bandeira e Silva | Nicolas Cesário Pereira | Helena Isabel Vasconcelos | José Álvaro Pereira Gomes

Autores do Livro

Andréia Peltier Urbano
Salvador, Bahia, Brasil

Lucio Maranhão
Recife, Pernambuco, Brasil

TITULAÇÃO DOS AUTORES

1. Adriana Forseto
- Doutora pela Universidade Federal de São Paulo - UNIFESP/EPM
- Diretora Médica do Banco de Olhos de Sorocaba (BOS - Unidade Sorocaba)
- Coordenadora de Ensino do Hospital Oftalmológico de Sorocaba

2. Alessandra Peltier Urbano
- Fellowship no Bascom Palmer Eye Institute - University of Miami Health System (USA)
- Especialista em Catarata e Plástica Ocular

3. Alexandre Luguera
- Oftalmologista e Fellow em Córnea e Doenças Externas pelo Hospital Universitário Professor Edgard Santos - UFBA

4. Aline Silveira Moriyama
- Graduação em Medicina e Especialização em Oftalmologia na Universidade Federal de São Paulo, Escola Paulista de Medicina (UNIFESP/EPM)
- Especialização em Córnea na UNIFESP/EPM
- Especialização em Córnea, Doenças Externas e Cirurgia Refrativa no BOS

5. Allan Luz
- Doutorado pela Escola Paulista de Medicina - UNIFESP
- Chefe do Setor de Córnea do Hospital de Olhos de Sergipe

6. Álvio Shiguematsu
- Especialista em Córnea do Banco de Botucatu
- Membro da Associação Pan-Americana de Banco de Olhos - APABO

7. Amanda Lemos Barros Martins Portela
- Professora e Preceptora do Departamento de Oftalmologia - Faculdade de Ciências Médicas de Campina Grande - UNIFACISA

8. Ana Carolina Vieira
- Doutorado em Oftalmologia e Ciências Visuais - Universidade Federal de São Paulo (UNIFESP) com período sanduíche na Universidade da Califórnia, Davis.
- Research fellowship na Universidade da Califórnia, Davis (UCDavis), EUA
- Especialização em Córnea e Doenças Externas - Universidade Federal de São Paulo (UNIFESP)

9. Ana Catarina Delgado
- Especialista em Córnea do Banco de Olhos de Recife
- Membro da Associação Pan-Americana de Banco de Olhos - APABO

10. Ana Flávia Azevedo Diniz de Freitas
- Professora e Preceptora do Departamento de Oftalmologia - Faculdade de Ciências Médicas de Campina Grande - UNIFACISA

11. Ana Luiza Hofling-Lima
- Professora Titular do Departamento de Oftalmologia e Ciências Visuais da Escola Paulista de Medicina da UNIFESP
- Professora Orientadora do Programa de Pós-Graduação em Oftalmologia e Ciências Visuais da Escola Paulista de Medicina da UNIFESP
- Membro da Academia Ophthalmologica Internacionalis

12. Anderson de Lima Martins
- Médico formado pela Universidade Federal Rio Grande do Norte - UFRN
- Residência e Fellowship em Córnea e Cirurgia Refrativa pelo Banco de Olhos de Sorocaba

13. Andréia Peltier Urbano
- Doutorado em Ciências Visuais pela Escola Paulista de Medicina - EPM - Universidade Federal São Paulo - UNIFESP - São Paulo - Brasil
- Membro Titular da Associação Brasileira de Catarata e Cirurgia Refrativa (ABCCR - BRASCRS)
- Especialista em Córnea, Catarata e Cirurgia Refrativa

14. Antônio Moreira Montenegro
- Preceptor do Departamento de Córnea e Doenças Externas do Hospital de Olhos HBOL - UNIFACISA, João Pessoa, Paraíba

15. Balamurali Ambati
- Pacific Clear Vision Institute, Eugene, USA

16. Bernardo M. Cavalcanti
- Título de Médico Oftalmologista Especialista pelo Conselho Brasileiro de Oftalmologia
- Mestrado pela Universidade Federal de Pernambuco (UFPE)
- Pós-graduação Massachusetts Eye and Ear Infirmary, Harvard Medical School
- Coordenador da Residência Médica Fundação Altino Ventura
- Médico no Hospital de Olhos de Pernambuco (HOPE)

17. Bruno M. Fontes
- Membro Titular do Colégio Brasileiro de Cirurgiões
- Ex-Presidente da Associação Brasileira de Catarata e Cirurgia Refrativa

18. Bruno Vilaça
- Graduação em Medicina pela Faculdade Pernambucana de Saúde
- Especialização em Oftalmologia pela Fundação Altino Ventura, Recife, PE
- Fellowship em Catarata, Refrativa e Ceratocone pela OCULARE Oftalmologia Avançada – Maceió, AL

19. Canrobert Oliveira
- Diretor Médico do Hospital Oftalmológico de Brasília - HOBrasil - Grupo OPTY
- Médico Fundador do Hospital Oftalmológico de Brasília - HOB
- Médico Fundador da Fundação Regional de Assistência Oftalmológica - FRAO
- Especialista em Cirurgia Refrativa

20. Carmem Barraquer Coll
- Chefe do Departamento do Segmento Anterior e Cirurgia Refrativa da Clínica Barraquer
- Especialista em Córnea, Catarata e Cirurgia Refrativa
- Presidente do Instituto Barraquer

21. Carolina Guimarães
- Título de Médica Oftalmologista Especialista pelo Conselho Brasileiro de Oftalmologia
- Coordenadora do Departamento de Córnea e setor de Transplantes da Fundação Altino Ventura
- Médica no Hospital de Olhos de Pernambuco (HOPE)

22. Carolina Nishiwaki Dantas
- Residente do 2º do Curso de Oftalmologia do Instituto Suel Abujamra

23. Crislaine Caroline Serpe
- Médica Oftalmologista Preceptora da Residência Médica de Oftalmologia do Complexo Hospital de Clínicas da Universidade Federal do Paraná (CHC-UFPR)
- PhD, Especialista em Córnea, Catarata e Transplante de Córnea, Curitiba, Paraná

24. Cristina Garrido
- Especialista em Córnea do Banco de Olhos do Amazonas
- Membro da Associação Pan-Americana de Banco de Olhos - APABO

25. Diego Nery Benevides Gadelha
- Pós-Doutor em Oftalmologia pela UFMG, Coordenador do Departamento de Oftalmologia - Faculdade de Ciências Médicas de Campina Grande - UNIFACISA

26. Edilana Sá Ribeiro
- Fellowship em Doenças Externas Oculares e Córnea pela Fundação Altino Ventura - Recife/PE

27. Edna Almodim
- Diretora Médica do Provisão Hospital de Olhos de Maringá
- Mestre em Administração em Oftalmologia pela Unifesp
- Fundadora do Banco de Olhos de Umuarama

28. Elcio Hideo Sato
- Especialista em Córnea do Banco de Olhos do Hospital São Paulo - UNIFESP
- Membro da Associação Pan-Americana de Banco de Olhos - APABO

29. Evandro Diniz
- Doutorado em Oftalmologia pela Universidade de São Paulo - USP
- Colaborador do Departamento de Córnea do Hospital Oftalmológico de Sorocaba (HOS/BOS)

30. Fábio Kenji Matsumoto
- Graduação em Medicina pela Escola Paulista de Medicina (EPM) - Universidade Federal de São Paulo (UNIFESP)
- Residência em Oftalmologia e Especialização em Doenças Externas Oculares e Córnea pela EPM - UNIFESP
- Doutorado pela EPM - UNIFESP

31. Flávia Almodin
- Médica Especialista em Cirurgia Refrativa, Catarata, Córnea e Doenças Externas Hospital de Olhos de Maringá

32. Francis W. Price Jr.
- Medical Advisory Board National Keratoconus Foundation - 2003
- Active Fellowship Director 1989 - Present
- Fellowship Director – Post Graduate Studies in Cornea and Refractive Surgery. Price Vision Group, Indianapolis, IN

33. Francisco Bandeira e Silva
- Doutorado pelo Departamento de Oftalmologia e Ciências Visuais da Escola Paulista de Medicina/Universidade Federal de São Paulo (EPM/UNIFESP)

34. Frederico Bicalho
- Residência e especialização em Oftalmologia na Universidade Federal de Minas Gerais, Hospital São Geraldo (UFMG)
- Especialização em Córnea na UFMG
- Doutorado em Oftalmologia pela UFMG. Preceptor do Hospital São Geraldo (UFMG) e Oftalmologista da Força Aérea Brasileira no Centro de Instrução e Adaptação da Aeronáutica (FAB - CIAAR)

35. Frederico P. Guerra
- Fellowship em Córnea Clínica e Cirúrgica - Price Vision Group - Indianapolis - IN - EUA
- Residência Instituto Benjamim Constant - RJ
- Diretor Médico Centro Oftalmológico Jardim Icaraí - Niterói – RJ

36. Gerrit R. J. Melles
- Netherlands Institute for Innovative Ocular Surgery – USA (NIIOS-USA), San Diego, USA
- Netherlands Institute for Innovative Ocular Surgery (NIIOS), Rotterdam, The Netherlands
- Amnitrans Eye Bank, Rotterdam, The Netherlands
- Melles Cornea Clinic, Rotterdam, The Netherlands

37. Glauco Henrique Reggiani Mello
- Professor Associado de Oftalmologia da UFPR
- Coordenador do Fellowship em Segmento Anterior Ocular do CHC-UFPR
- Especialista em Córnea, Catarata, Cirurgia Refrativa e Transplante de Córnea, Curitiba, Paraná

38. Gleilton Carlos Mendonça
- Mestre e Doutor pela Universidade de São Paulo (USP)
- Professor-colaborador do Setor de Doenças oculares Externas do Hospital das Clínicas da USP de Ribeirão Preto

39. Guilherme Garcia Criado
- Departamento de Oftalmologia - Universidade Federal do Estado do Rio de Janeiro-UNIRIO, Hospital Universitário Gaffrée e Guinle - HUGG, Rio de Janeiro (RJ), Brasil

40. Gustavo Amorim Novais
- Doutor em Oftalmologia pela Universidade Federal de São Paulo - UNIFESP/EPM-SP
- Fellowship em Córnea e Doenças Externas - McGill University, Montreal/Canadá
- Fellowship em Córnea e Doenças Externas - Hospital Oftalmológico de Sorocaba - SP
- Observership em Córnea e Doenças Externas - Massachusetts Eye and Ear Infirmary - Harvard-Boston/EUA
- Observership em Córnea e Doenças Externas - Bascom Palmer Eye Institute - Miami/EUA

41. Gustavo Yuzo Gapski Yamamoto
- Residência Médica em Oftalmologia pela Universidade Federal do Paraná - UFPR
- Especialização em Segmento Anterior e Glaucoma pela UFPR

42. Helena Isabel Vasconcelos
- Estagiária do Setor de Córnea do Hospital Oftalmológico de Sorocaba

43. Henrique Malaquias Possebom
- Especialização em Córnea, Catarata e Cirurgia Refrativa. Banco de Olhos de Sorocaba - Hosp. Oftalmológico, BOS, Brasil

44. Henrique Silva Delloiagono
- Médico Oftalmologista Especialista em Córnea do Departamento de Oftalmologia, Hospital Oftalmológico de Sorocaba, Banco de Olhos de Sorocaba, Sorocaba, São Paulo, Brasil

45. Isabel Dapena
- Netherlands Institute for Innovative Ocular Surgery (NIIOS), Rotterdam, The Netherlands
- Melles Cornea Clinic, Rotterdam, The Netherlands

46. Ivan Urbano
- Diretor Médico Clivan Hospital de Olhos - BA
- Especialista em Oftalmologia pelo Conselho Brasileiro de Oftalmologia - Catarata e Cirurgia Refrativa

47. Jack S. Parker
- Parker Cornea, Birmingham, USA
- Netherlands Institute for Innovative Ocular Surgery - USA (NIIOS-USA), San Diego, USA

48. João Felipe Ditzel Westphalen
- Residência Médica de Oftalmologia no Hospital Santa Casa de Misericórdia de Curitiba
- Título de Médico Oftalmologista pelo Conselho Brasileiro de Oftalmologia (CBO)
- Especialização em Segmento Anterior e Glaucoma pelo Complexo Hospital de Clinicas /UFPR

49. João Marcelo Lyra
- Doutorado em Ciências da Visão, Universidade Federal de Minas Gerais, UFMG
- Professor Adjunto na Universidade Estadual de Ciências de Saúde de Alagoas - UNCISAL
- Brazilian Study Group of Artificial Intelligence and Corneal Analysis (BrAIN), Rio de Janeiro, RJ, Brasil/ Maceió, AL, Brasil

50. Jonathan Barbieri Hauschild
- Residência Médica de Oftalmologia pelo Hospital Santa Casa de Misericórdia de Curitiba
- Título de Médico Oftalmologista pelo Conselho Brasileiro de Oftalmologia (CBO)
- Fellowship em Segmento Anterior e Glaucoma pelo Complexo Hospital de Clinicas HC/UFPR
- Preceptor de Cirurgia de Catarata no Hospital Santa Casa de Misericórdia de Curitiba

51. José Álvaro Pereira Gomes
- Professor Adjunto Livre-docente e Diretor do Centro Avançado de Superfície Ocular (CASO), EPM/UNIFESP

52. José Arthur Pinto Milhomens Filho
- Médico Residente do Departamento de Oftalmologia e Ciências Visuais da Escola Paulista de Medicina - UNIFESP

53. Júlia Carvalho Barbosa
- Especialização em Oftalmologia no Instituto de Olhos Ciências Médicas de Minas Gerais (IOCM); - Fellow de Glaucoma no Centro Oftalmológico de Minas Gerais.

54. Juliana Almodin
- Doutora em Ciências Médicas pela Universidade de São Paulo USP
- Médica Oftalmologista do Provisão Hospital de Olhos de Maringá (PR)

55. Korine van Dijk
- Netherlands Institute for Innovative Ocular Surgery (NIIOS), Rotterdam, The Netherlands
- Melles Cornea Clinic, Rotterdam, The Netherlands

56. Laiane da Cruz Lopes
- Médica Oftalmologista especialista em Córnea do Departamento de Oftalmologia, Universidade Federal de São Paulo - UNIFESP, São Paulo, Brasil

57. Lamis Baydoun
- Netherlands Institute for Innovative Ocular Surgery (NIIOS), Rotterdam, The Netherlands
- Melles Cornea Clinic, Rotterdam, The Netherlands
- University Hospital Münster, Germany

58. Laura Capitian
- Fellowship em Segmento Anterior Eye Clinic Day -2018 - 2020
- Research Tufts Medical Eye Center- Boston 2017 - 2017

59. Laura Portela Rabello
- Título de Médica Oftalmologista Especialista pelo Conselho Brasileiro de Oftalmologia
- Médica no Hospital de Olhos de Campina Grande (HOCG)

60. Leonardo Aguiar
- Título de Especialista pelo Conselho Brasileiro de Oftalmologia (CBO) e pela Associação Médica Brasileira (AMB)
- Fellowship em Cirurgia de Catarata, Refrativa e Córnea
- Membro da Brazilian Association of Cataract and Refractive Surgery (BRASCRS)

61. Leonardo de Resende Souza Oliveira
- Médico Oftalmologista Especialista em Transplante de Córnea e Cirurgia Refrativa pelo Hospital Oftalmológico de Sorocaba
- Médico Preceptor do Setor de Córnea e Cirurgia Refrativa do Hospital Oftalmológico de Sorocaba

62. Leonardo Ugulino Araújo Neto
- Médico formado pela Universidade Federal de Campo Grande - UFCG
- Residência Oftalmologia pela Universidade Federal Rio Grande do Norte - UFRN
- Fellowship em Córnea e Cirurgia Refrativa pelo Banco de Olhos de Sorocaba

63. Luciane Nunes de Souza
- Médica Especialista em Catarata, Córnea e Transplante de Córnea

64. Luciene Barbosa
- Doutora em Oftalmologia
- Professora da Pós-Graduação da UNIFESP
- Coordenadora de Ensino - FUBOG
- Coordenadora de Ensino HOB

65. Luciane Nunes de Sousa Casavechia
- Graduação em Medicina pela Universidade Federal de Pelotas (2012)
- Residência Médica em Oftalmologia pelo Hoftalon Hospital de Olhos (2016)
- Título de especialista em Oftalmologia pelo CNRM/SESU/MEC e pelo Conselho Brasileiro de Oftalmologia/AMB (2016)
- Fellowship em Córnea, com ênfase em Transplantes de Córneas, pelo Instituto de Oftalmologia Tadeu Cvintal (2018)
- Fellowship em Catarata pela Ophthal Hospital Especializado (2020)
- Pós graduação *lato sensu* em Gestão em Saúde pela Faculdade Israelita de Ciências da Saúde Albert Einstein (2021)
- Médica Oftalmologista do Instituto de Oftalmologia de Curitiba desde 2022

66. Lucio Maranhão
- Residência e Fellowship em Córnea pela Fundação Altino Ventura (FAV)
- Fundador da Plataforma de Ensino Surgical Córnea
- Diretor Especialista em Córnea do Hospital HVISAO, Recife /PE - Brasil

67. Lycia Maria Martins Pinho Pedral Sampaio
- Médica Oftalmologista Especialista em Córnea, Catarata e Cirurgia Refrativa pelo Hospital Oftalmológico de Sorocaba/Banco de Olhos de Sorocaba (BOS)
- Research Fellow em Córnea e Cirurgia Refrativa - Cleveland Clinic/ Cole Eye Hospital
- Pós-graduanda (nível doutorado) pela Universidade de São Paulo (USP)

68. Marcela Valença
- Título de Médica Oftalmologista Especialista pelo Conselho Brasileiro de Oftalmologia
- Staff do Departamento de Córnea da Fundação Altino Ventura
- Médica no Instituto de Olhos do Recife (IOR)

69. Marcella Salomão
- Fellowship em Córnea e Cirurgia Refrativa no Cole Eye Institute - Cleveland Clinic (2008-2009)
- Doutorado pela Escola Paulista de Medicina - UNIFESP
- Colaboradora Científica do Grupo de Estudos em Tomografia e Biomecânica de Córnea do Rio de Janeiro

70. Marcelo Luis Occhiutto
- Doutorado em Oftalmologia pela Universidade Estadual de Campinas - UNICAMP
- Mestre em Ciências Médicas pela Universidade Estadual de Campinas - UNICAMP

71. Marcelo Mendes de Faria
- Especialista em Córnea e Doenças Externas - Santa Casa de Misericórdia (SP)
- Especialista em Catarata - Universidade São Paulo - USP, São Paulo, Brasil

72. Marco Antônio Rey de Faria
- Professor Adjunto da Universidade Federal do Rio Grande do Norte (UFG)
- Mestre em Ciências da Saúde (UFG)

73. Marco Polo
- Especialista em Catarata, Córnea e Cirurgia Refrativa
- Fellowship em Córnea Wills Eye Hospital 2004-2005

74. Maria Cristina Nishiwaki Dantas
- Especialista em Córnea, Doenças Externas, Doenças da Superfície Ocular, Olho Seco, Transplante de Córnea, Catarata e Cirurgia Refrativa, Oftalmologistas Associados, SP e Hospital Oftalmológico de Sorocaba
- Médica Voluntária do Setor de Córnea e Doenças Externas, Universidade Federal de São Paulo - USP
- Doutora em Oftalmologia e Ciências Visuais pela Universidade de São Paulo - USP
- Clinical Fellow em Córnea e Doenças Externas pelo Califórnia Pacific Medical Center, San Francisco, Califórnia, EUA

75. Maria Flávia de Lima Ribeiro
- Fellow do Setor de Doenças Externas e Córnea da Universidade Federal de São Paulo
- Fellow do Setor de Catarata da Universidade Federal de São Paulo
- Fellow do Setor de Refrativa da Universidade Federal de São Paulo

76. Maya Tong
- Netherlands Institute for Innovative Ocular Surgery (NIIOS), Rotterdam, The Netherlands
- Amnitrans Eye Bank, Rotterdam, The Netherlands
- University of Alberta, Edmonton, CA

77. Michelle Lima Farah
- Médica Oftalmologista com Especialização em Córnea e Doenças Externas Oculares pelo Departamento de Oftalmologia da Escola Paulista de Medicina - UNIFESP
- Aluna do Curso de Doutorado do Programa de Pós-Graduação em Oftalmologia e Ciências Visuais da Escola Paulista de Medicina da UNIFESP

78. Milena Amorim de Souza
- Professora e Preceptora do Departamento de Oftalmologia - Faculdade de Ciências Médicas de Campina Grande - UNIFACISA

79. Milton Yogi
- Chefe do Setor de Tecnologia da Informação - Depto. de Oftalmologia - UNIFESP 2004-2009
- Chefe do Setor de Catarata - Hospital CEMA 2004-2010
- Chefe do Setor de Catarata - Universidade de Jundiaí 2008-2011
- Chefe do Setor de Catarata - Univ. de Mogi das Cruzes 2007-2009
- Chefe do Setor de Catarata - Hosp. Benef. Portuguesa de SP 2014-2018
- Chefe do Setor de Catarata - Instituto da Visão/IPEPO 2015 - presente
- Diretor Técnico - Instituto da Visão/IPEPO 2015 - presente

80. Natália Regnis Leite Ramalho
- Médica Oftalmologista Hospital de Olhos de Pernambuco HOPE; Fundação Altino Ventura - FAV

81. Nelson Batista Sena Júnior
- Departamento de Oftalmologia - Universidade Federal do Estado do Rio de Janeiro-UNIRIO, Hospital Universitário Gaffrée e Guinle - HUGG, Rio de Janeiro (RJ), Brasil
- Grupo de Estudos de Tomografia e Biomecânica da Córnea do Rio de Janeiro - Rio de Janeiro (RJ), Brasil
- Programa de Pós-Graduação em Medicina - Mestrado Profissional - Universidade Federal do Estado do Rio de Janeiro - UNIRIO

82. Nicolas Cesário Pereira
- Doutor pela EPM/UNIFESP e Chefe do Setor de Córnea do Hospital Oftalmológico de Sorocaba

83. Patrícia Marback
- Doutora em Oftalmologia pela UNIFESP
- Preceptora do Programa de Residência Médica em Oftalmologia e Coordenadora da Equipe de Transplante de Córnea do Hospital Universitário Professor Edgard Santos - UFBA

84. Paulo Elias Correa Dantas
- Especialista em Córnea, Doenças Externas, Doenças da Superfície Ocular, Olho Seco, Transplante de Córnea, Catarata e Cirurgia Refrativa, Oftalmologistas Associados, SP e Hospital Oftalmológico de Sorocaba
- Doutor em Oftalmologia e Ciências Visuais pela Universidade de São Paulo - USP
- Research Fellow em Córnea e Doenças Externas pelo Califórnia Pacific Medical Center, San Francisco, Califórnia, EUA

85. Pedro Bertino
- Médico Diretor da Clínica Pro Visus - Brasília, DF
- Especialista em Córnea pelo Hospital Oftalmológico de Sorocaba
- Doutorado pela USP
- Fundador do Curso Surgical Cornea

86. Philip W. Dockery
- Parker Cornea, Birmingham, USA

87. Raíza Jacometti
- Especialização em Oftalmologia no Instituto de Olhos Ciências Médicas de Minas Gerais (IOCM)
- Fellow de Córnea e Cirurgia Refrativa do Hospital Oftalmológico de Sorocaba (HOS/BOS)

88. Ramon Ghanem
- Oftalmologista do Hospital de Olhos Sadalla Amin Ghanem, Joinville - SC
- Residência em Oftalmologia e Doutorado pela Universidade de São Paulo (USP) - SP
- Fellow em Cirurgia Refrativa e Córnea no Massachusetts Eye and Ear Infirmary - Harvard Medical School - EUA

89. Renata Magalhães
- Médica na Clínica Pro Visus - Brasília, DF
- Especialista em Córnea pelo Hospital Oftalmológico de Sorocaba

90. Renato Ambrósio Júnior
- Professor Adjunto do Departamento de Oftalmologia da Universidade Federal do Estado do Rio de Janeiro (UNIRIO); Rio de Janeiro (RJ), Brasil
- Professor Afiliado da Pós-graduação em Oftalmologia e Ciências Visuais da Universidade Federal de São Paulo (UNIFESP); São Paulo (SP), Brasil
- Diretor Clínico de Córnea e Cirurgia Refrativa do Instituto de Olhos Renato Ambrósio e VisareRIO Refracta Personal Laser; Rio de Janeiro (RJ), Brasil
- Diretor e Coordenador Científico do Grupo de Estudos de Tomografia e Biomecânica da Córnea do Rio de Janeiro - Rio de Janeiro (RJ), Brasil
- Fundador do BrAIN (Brazilian Study Group of Artificial Intelligence and Corneal Analysis)

91. Rénuka S. Birbal
- Netherlands Institute for Innovative Ocular Surgery (NIIOS), Rotterdam, The Netherlands
- Amnitrans Eye Bank, Rotterdam, The Netherlands
- Melles Cornea Clinic, Rotterdam, The Netherlands

92. Ricardo Menon Nosé
- Especialização em Doenças Externas Oculares e Córnea Cirúrgica pela Unifesp-EPM
- Clinical Research Fellow em Córnea pela Tufts School of Medicine, Boston, Massachusetts, USA
- Clinical Research Fellow em Córnea, Catarata e Cirurgia Refrativa pelo Massachusetts Eye and Ear Infirmary, Harvard Medical School, Boston, MA, USA

93. Roberto Pineda II
- Director of the International Council of Ophthalmology Fellowship at Massachusetts Eye and Ear
- Associate Professor of Ophthalmology Harvard Medical School
- Board Member of Visionaries International

94. Ruy Cunha Filho
- Médico especialista em Catarata e Cirurgia Refrativa no DayHORC / Opty
- Fellowship em Córnea e Doenças Externas no Hospital São Geraldo - UFMG
- Fellowship em Uveítes no Hospital São Geraldo - UFMG
- Fellowship em Catarata e Cirurgia Refrativa no DayHORC
- Residência em Oftalmologia no DayHORC

95. Sergio Kwitko
- Especialização em Córnea e Doenças Externas no Doheny Eye Institute, University of Southern California, Los Angeles, EUA
- Preceptor do Setor de Córnea e Doenças Externas do Serviço de Oftalmologia do Hospital de Clínicas de Porto Alegre
- Ex-Presidente da Sociedade Brasileira de Córnea (2022-2023)
- Sócio-Fundador e Diretor do OftalmoCentro, Porto Alegre - RS

96. Tadeu Cvintal
- Médico Oftalmologista do Instituto Tadeu Cvintal
- Doutorado New York Medicine Jobs
- Fellow, Corneal Service em Wills Eye Hospital
- Formação para Residentes credenciado pelo MEC desde 1987

97. Tatiana Prazeres
- Especialista em Córnea e Cirurgia Refrativa - Banco de Olhos de Sorocaba
- Doutora em Oftalmologia - Unifesp

98. Tiago Lansini
- Preceptor do Setor de Córnea e Doenças Externas do Hospital de Clinicas de Porto Alegre - Universidade Federal do Rio Grande do Sul

99. Vera Lúcia Degaspare Monte Mascaro
- Doutora em Oftalmologia
- Especialista em Doenças Externas e Córnea - EPM - Escola Paulista de Medicina

100. Victor Andrigheti Coronado Antunes
- Especialização em Córnea e Catarata e Fellowship no Wills Eye Hospital (Philadelphia - USA) no Setor de Córnea e Cirurgia Refrativa (2006)

101. Victor Cvintal
- Oftalmologista do Instituto Tadeu Cvintal
- Fellowship em Catarata e Glaucoma na OCB – Ophthalmic Consultant of Boston (Boston, USA)
- Fellowship em Glaucoma – Wills Eye Hospital (Filadélfia, EUA)

102. Vinícius Coral Ghanem
- Oftalmologista do Hospital de Olhos Sadalla Amin Ghanem - Joinville/SC
- Doutorado na Universidade de São Paulo (USP) - SP
- Fellow na Universidade da Califórnia - EUA

103. Walton Nosé
- Prof. Adjunto Livre-docente da Universidade Federal de São Paulo, em 1989
- Professor Titular da Universidade Metropolitana de Santos - UNIMES, de 1999 até 2011
- Fellowship no Serviço de Córnea e Doenças Externas do Eye Research Institute of Retina Foundation - Boston – USA
- Mestrado em Oftalmologia pela Universidade Federal de São Paulo - UNIFESP / EPM, em 1985
- Doutorado em Oftalmologia pela Universidade Federal de São Paulo - UNIFESP/EPM, em 1989
- Professor Orientador do Curso de Pós-Graduação em Oftalmologia da Universidade Federal de São Paulo - UNIFESP/EPM

104. Wanessa Michelle Paes Pinto
- Médica Oftalmologista Hospital de Olhos de Pernambuco HOPE; Fundação Altino Ventura - FAV

Apresentação

É uma grande honra estar apresentando e recomendando este trabalho de enorme valor para todas as nossas Escolas Médicas e Clínicas Especializadas, desenvolvido pela Dra. Andréia Peltier Urbano e pelo Dr. Lucio Maranhão, tão queridos estudiosos e colegas dedicados.

Conheço todos os passos da formação dos autores, e como entusiasta há 45 anos do estudo da Córnea e Doenças Externas, parabenizo pela iniciativa, relevando seu grande teor científico e acadêmico com a escolha dos temas nos capítulos elaborados por especialistas renomados e reconhecidos nacional e internacionalmente.

Trata-se de uma extensa revisão, minuciosa e detalhada, abrangendo, relevando e enfatizando a história dos transplantes e todas as técnicas que foram, são e que estarão sempre se aprimorando em benefício da saúde ocular da população com doenças e/ou afecções corneanas.

É notório que todos os capítulos abrem discussão em nossa prática diária, nos trazendo técnicas descritas e aperfeiçoadas para a realização de procedimentos cada vez mais elaborados e delicados, visando e aprimorando os resultados visuais com foco na saúde ocular.

Ler e reler nos traz o constante aprendizado, essencial para a nossa vida, importante para o nosso dia a dia, o que nos faz estar sempre procurando novos desafios e bons resultados.

Mais uma vez, agradeço e parabenizo os autores pela iniciativa, desejando sucesso neste e em tantos outros livros tão necessários que venham a redigir, voltados e focados na constante evolução das práticas clínicas e cirúrgicas, na consagrada e respeitada especialidade da Córnea e suas doenças.

Walton Nosé

Prof. Adjunto Livre-Docente Unifesp – EPM

Ex-Presidente Associação Brasileira de Catarata e Cirurgia Refrativa – BRASCRS

Agradecimentos de Andréia Peltier Urbano

A Deus, pela vida e pela oportunidade de exercer a sublime missão de cuidar do olhar!

Ao amigo Lucio Maranhão, pela parceria na transformação do sonho em realidade!

A cada autor, por compartilhar suas experiências e engrandecer o nosso projeto!

Ao Luiz Saegusa, Mauro Bufano, Tiago Nunes e a toda equipe Letramais, por concretizarem, com primor, a nossa obra!

Dedicatória

Dedico esse livro à minha amada filha Beatriz, meu maior presente, princesa que me ilumina a cada amanhecer!

Aos meus pais, Fátima e Ivan, meus heróis e meus amores! Mãe, sempre de mãos dadas comigo, me trazendo para o que sou! Pai, meu encantamento pela Oftalmologia é fruto da sua paixão pela profissão, exercida com tanta dedicação e talento!

À minha amada irmã Alessandra, amiga, companheira, admirável oftalmologista e às minhas amadas sobrinhas Alice, Amanda e Nina – alegrias da minha vida!

Aos meus avós Almir, Célia, Aurora e Innocencio (*in memoriam*), saudades eternas!

Ao Prof. Dr. Alício Peltier de Queiroz (*in memoriam*), Professor Titular da Clínica de Ginecologia da Universidade Federal da Bahia e Patrono da Cadeira Nº 50 da Academia de Medicina da Bahia, pela honra de ser sua sobrinha-neta e deslumbrar o legado da sua Medicina!

Ao meu Mestre Prof. Dr. Walton Nosé e à sua família, com carinho, pelos tempos áureos do meu acolhimento! Por tudo que aprendi e continuo aprendendo, minha admiração pelo seu modelo exemplar: gentileza, paciência, sabedoria, simplicidade, otimismo, brilhantismo!

À Dra. Carmen Barraquer, pela grande honra de nos presentear com a pintura da imagem do seu pai, Dr. José Ignacio Barraquer, na História dos Transplantes de Córnea!

A cada doador: doar é a acuidade de ver o amor ao próximo!

Andréia Peltier Urbano

Agradecimentos de Lucio Maranhão

Agradeço a Deus, por permitir realizar esta obra.

A cada autor, pelo esforço em doar conhecimento.

À amiga Andréia Urbano, por fazer acreditar.

Dedicatória

Dedico esta obra à minha família Lucas, Letícia e Larissa. Minha vida, meus amores, minha base.

A meu pai Lucio Maranhão (*in memoriam*). Minha inspiração na Oftalmologia.

Aos professores Armando Signorelli, Mônica Signorelli, Marcelo Ventura, Liana Ventura, Wagner Lyra e Francis Price. Meu total respeito e admiração a vocês.

E a cada paciente. Pela confiança e por permitir fazer o que mais amo, "limpar janelas".

Lucio Maranhão

1
A História dos Transplantes de Córnea

Carmen Barraquer Coll
Tradução: Andréia Peltier Urbano

Introdução

Considera-se que o desenvolvimento dos transplantes de córnea iniciou-se no final do século 18, com o conceito de uma prótese corneal que poderia restaurar a visão (Pellier de Quengsy 1789).

Desde então, múltiplas tentativas experimentais individuais foram feitas, aparecendo, na história, os nomes de muitos que contribuíram para seu desenvolvimento com enxertos penetrantes e lamelares (em cães, ovelhas, coelhos, galinhas e gazelas e em humanos com doador de animais); várias ceratopróteses foram projetadas, mas em nenhum caso foi alcançada a cicatrização adequada e a transparência dos enxertos.

Não podendo citar todos, iremos nos limitar a mencionar aqueles que contribuíram como marco histórico no desenvolvimento dos transplantes de córnea.

Até o final do século XIX, não havia conceito de assepsia (Lister 1867), nem de anestesia (Ether 1846 - Bigelow) e (Chloroform 1847 - J.Young Simpson), (Cocaína em 1884 - Carl Koller); a instrumentação estava desenvolvendo-se lentamente e não havia materiais de sutura, agulhas e filamentos adequados para o tecido ocular.

Somente através de conhecimento mais amplo da fisiologia da córnea, instrumentos mais apurados, técnicas cirúrgicas mais refinadas, imunologia, desenvolvimentos farmacológicos e tecnológicos, conseguimos chegar ao ponto em que estamos hoje.

Ainda assim, devemos recorrer à cirurgia para resolver os problemas da córnea, contudo devemos confiar em desenvolvimentos futuros, o que pode nos levar a tratamentos ainda "menos invasivos", quando comparados com as técnicas "pouco invasivas" que estamos realizando atualmente.

A História

Franz Reisinger (1787-1855)

O termo "Ceratoplastia" foi introduzido por ele, quando publicou um artigo chamado "Die Keratoplastik"[1] no qual relata sua experiência em coelhos, desde 1818, explicando que lhe dá esse nome porque é a "arte de substituir uma córnea danificada e inútil por uma córnea transparente e saudável". Embora ele não tenha tido sucesso em suas experiências, a controvérsia e o interesse que despertou no mundo científico da época foi a base para as experiências que foram realizadas, principalmente na Alemanha, durante as duas décadas seguintes.

F. Mühlbahuer

Ele acreditava que a razão para o fracasso dos enxertos penetrantes era devido à má fixação do enxerto. Em 1839, ele descreveu a técnica para realizar enxertos lamelares;[2] fazia enxertos triangulares com suturas, de ovelhas a humanos.

Henry Power (1829-1911)

Em 1872, ele iniciou seus experimentos com enxertos em cães, gatos, coelhos e humanos, relatando sua experiência; ele foi notado por suas afirmações sobre a importância de usar tecido humano e não animal, devido às diferenças na estrutura anatômica entre as diferentes espécies.[3] Recomendava empregar agulhas muito afiadas e recobertas com azeite.

Arthur von Hippel (1841-1916)

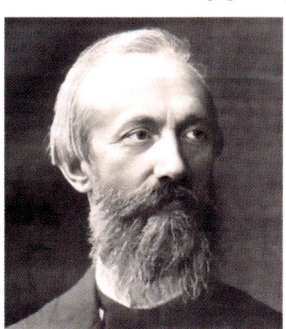

Figura 1.1 Arthur von Hippel.

Em 1888, ele desenhou um trépano motorizado que foi utilizado por muitos cirurgiões durante os primeiros anos do século 20 (Figura 1.1) e serviu de modelo para o desenvolvimento posterior dos instrumentos[4] (Figura 1.2).

Sua experiência com enxertos penetrantes não foi satisfatória, e ele se tornou um defensor dos transplantes lamelares, pois considerou que o epitélio posterior (hoje endotélio) e a membrana de Descemet nunca deveriam ser tocados; ele fez enxertos lamelares de 4,0 mm, com córnea de coelho em pacientes, não usou suturas, manteve o olho com um curativo apertado por 48 a 72 horas e depois trocou o curativo diariamente. Ele apresentou dois casos de sucesso na

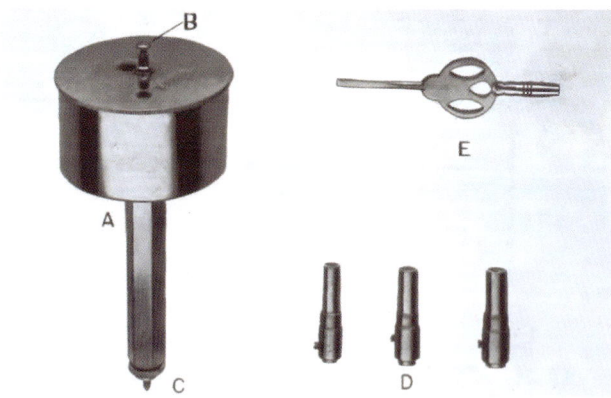

Figura 1.2 Trépano motorizado de von Hippel

Academia de Oftalmologia de Heidelberg e descreveu sua técnica lamelar em detalhes.[5]

Eduard Zirm (1863- 1944)

Em 1905, ele conseguiu o primeiro enxerto penetrante com córnea humana transparente durante mais de 1 ano, usando o trépano de von Hippel e sutura com 2 pontos em X ancorados na conjuntiva[6] (Figura 1.3).

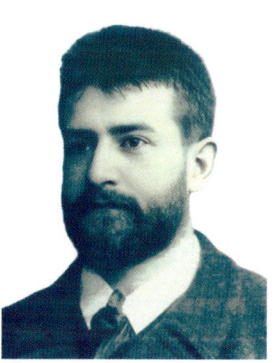

Figura 1.3 Eduard Zirm.

A. Magitot

Em 1911, publicou um artigo muito importante, enfatizando que: os enxertos deveriam ser homoplásticos, e relatando que o olho doador poderia ser preservado por vários dias em soro humano a 5° C e ser usado com sucesso.[7,8,9] Ele realizou autoenxertos por rotação corneana em leucomas. Ele preferia os enxertos lamelares em vez dos penetrantes.

Anton Elschnig (1863-1939)

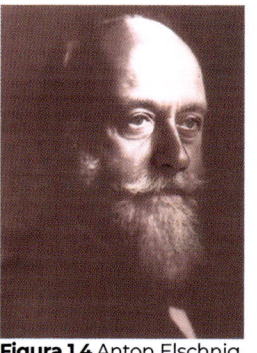

Figura 1.4 Anton Elschnig.

Em 1914, usando um trépano de von Hippel, conseguiu o segundo enxerto homoplástico transparente penetrante na história dos transplantes de córnea (Figura 1.4); ele usou 2 suturas paralelas de 12 a 6 fixadas à conjuntiva.[10,11,12] Durante um período de 20 anos, Elschnig e seus alunos realizaram 174 enxertos de espessura total na "Clínica Universitária Alemã", em Praga, onde era diretor desde 1907. Sua experiência lhe permitiu dar recomendações sobre técnica cirúrgica com enxertos não maiores que 7,0 mm de diâmetro, cuidados pré e pós-operatórios e causas de insucessos. Ele escreveu 250 artigos científicos e publicou vários livros.

Vladimir Filatov (1875-1956)

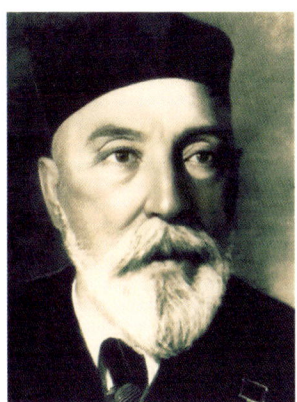

Figura 1.5 Vladimir Filatov.

Ele sempre foi um patriota soviético, um cientista pesquisador, um cirurgião hábil e um professor eminente em clínicas de oftalmologia como ele queria ser reconhecido (Figura 1.5).

Em 1912, começou a realizar transplantes de córnea com córneas doadoras de globos enucleados de pacientes vivos. Em 1920, organizou o primeiro Instituto Médico para Doenças Oculares em Odessa, tornando-se o primeiro pesquisador em Oftalmologia e desenvolveu a teoria da "estimulação biogênica", mais tarde conhecida como Terapia Tissular.

Em 1931, ele realizou com sucesso o primeiro transplante penetrante de córnea de cadáver de 4,0 mm: os tecidos do doador foram preservados em um recipiente de vidro estéril e hermeticamente fechado, com a córnea para cima, por 2-12 horas, a uma temperatura entre 2°C e 4°C;[13,14] também no mesmo ano, ele foi o primeiro oftalmologista na União Soviética a realizar cirurgia de descolamento de retina com o método de Gonin. Em 1930, formou o primeiro Serviço de Trauma Ocular e, em 1932, o primeiro Serviço especializado em Glaucoma na União Soviética. Por causa de suas realizações, ele era muito popular entre cientistas, médicos e o público soviético. Em 1936, o governo da Ucrânia criou o "Instituto Ucraniano Experimental de Doenças Oculares e Terapia Tecidual" do qual ele era o diretor, e cujo nome foi mudado para "Instituto Filatov", em 1956, após sua morte.

Em 1937, publicou 842 transplantes utilizando córneas de cadáveres imediatamente após a enucleação.[15] Publicou 432 artigos científicos, desenho de trépanos e vários instrumentos para transplantes de córnea e cirurgia plástica.[16]

Quando Frank Newell escreveu sobre a fundação do Instituto Nacional Americano de Olhos, em 1968, ele deu crédito a Filatov por sua iniciativa e seu exemplo.

Durante sua vida, ele realizou 3.500 transplantes de córnea com 60-65% de sucesso – morreu em 1956, aos 81 anos de idade.

Tudor Thomas (1893-1976)

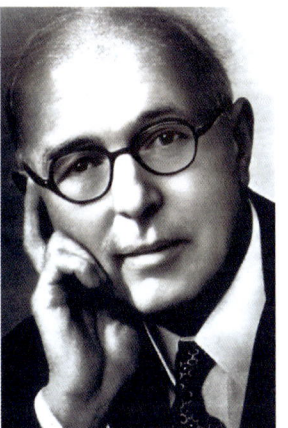

Figura 1.6 Tudor Thomas.

Em 1922, iniciou a cirurgia experimental em coelhos e ratos; projetou uma técnica cirúrgica para transplantes de córnea e, em 1933, apresentou o primeiro enxerto penetrante transparente com córnea humana em um paciente, usando suturas de seda nº 00 e agulhas de 14 mm

---

1 - Todos os dados e as referências bibliográficas foram utilizadas da coleção:

* Julius Hirschberg. The History of Ophthalmology. The Monographs. Volume 6. - Corneal Transplantation, a History in Profiles (second edition) by Mark J. Mannis and Avi A. Mannis.

(Figura 1.6). Em 1935, estabeleceu o primeiro Departamento de "Cirurgia Plástica de Córnea", no Hospital Central Oftalmológico de Londres, fazendo com que lhe enviassem todos os olhos enucleados do país.[17,18]

Ramon Castroviejo Briones (1904-1987)

Ele foi o grande Professor de Transplante de Córnea para a Oftalmologia Internacional (Figura 1.7).

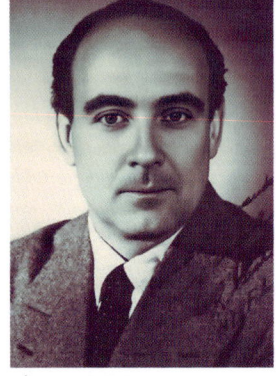

Figura 1.7 Ramon Castroviejo Briones.

Em 1930, foi convidado como assistente de pesquisa para a Clínica Mayo, em Rochester; em 1931, apresentou seus resultados de transplantes de córnea em coelhos, com enxertos quadrados, em uma reunião do corpo clínico na Clínica Mayo;[19] nesse mesmo ano, foi convidado para o "Columbia University Institute", em Nova York, onde se tornou membro do corpo clínico e professor de Oftalmologia.

Ele desenvolveu um bisturi de lâmina dupla para enxertos quadrados[20] (Figuras 1.8 e 1.9) e, em 1934, publicou[21] transplantes de 5,0 mm, com 25% de sucesso. Em 1941, escreveu um excelente artigo, no qual, após rever as técnicas empregadas por Elschnig, Filatov e Thomas, resumiu os princípios sobre os quais a ceratoplastia tinha sido baseada e depois

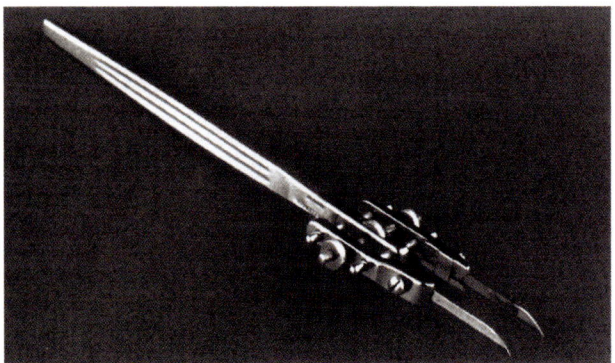

Figura 1.8 Bisturi de lâmina dupla de Castroviejo.

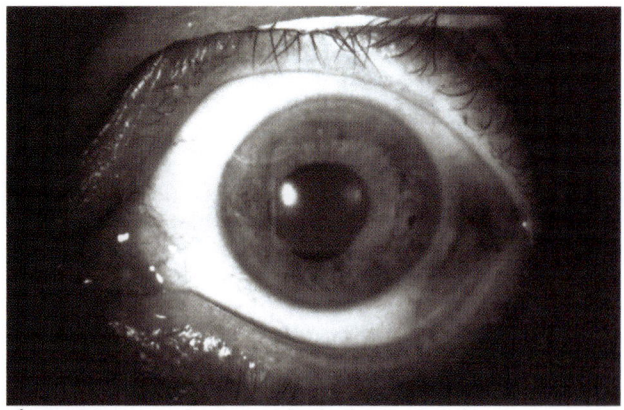

Figura 1.9 Ceratoplastia quadrada de Castroviejo.

descreveu as razões para realizar enxertos quadrados; ele baseou suas recomendações em uma experiência de 400 ceratoplastias em olhos de coelhos e 200 em olhos humanos.[21, 22]

Inicialmente, em seus primeiros anos, ele usava diferentes tipos de suturas: as sedas eram de calibre 6-0 ou 7-0 e agulhas grandes; somente a partir de meados dos anos 50, após aprender a técnica de sutura Barraquer, ele e outros cirurgiões começaram a realizar enxertos de sutura de borda a borda com pontos separados; ele projetou vários instrumentos e, nos anos 50, redesenhou o trépano circular, a tesoura de ceratoplastia, projetou o eletro-ceratótomo[23] (Figura 1.10) para realizar ressecções de córnea e mucosas lamelares, o porta-lâmina, agulhas e suturas, colaborando com a Ethicon, e também pesquisou em ceratoprótese, com os doutores Hernando Cardona e G de Voe. Ele sempre operou com lupas e nunca conseguiu se adaptar ao microscópio cirúrgico.

Em 1964, ele publicou o livro: "Atlas de Queratotomias e Queratoplastia",[24] em espa-

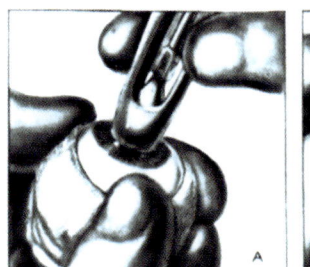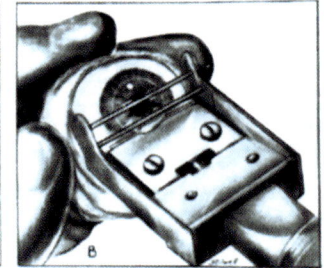

Figura 1.10 (A) O trépano circular; (B) O eletro-ceratótomo.

nhol, que foi traduzido para o inglês, em 1966. Em 1975, foi formada a "Sociedad de Cornea Castroviejo". Morreu em Madri, em 1987.

Louis Paufique (1899-1981)

Um mestre da cirurgia da retina, ele também fez contribuições para os Transplantes de Córnea Lamelares e Penetrantes;[25] ele projetou instrumentos; com Sourdille, e Offret descreveu a rejeição do enxerto, em 1948, "La Maladie du Greffon"[26] (Figura 1.11).

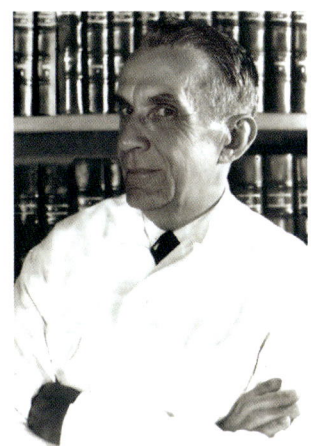

Figura 1.11 Louis Paufique.

Richard Townley Paton (1901-1984)

Cirurgião da córnea, trabalhou no Manhattan Eye and Ear and Throath Hospital em Nova York,[27,28] simultaneamente, na época de Ramon Castroviejo. Em 1945, deu início à criação de um Banco de Olhos com a ajuda da Sra. Aida de Acosta Brekinridge, em Nova York. É considerado "o Pai dos Bancos de Olhos", por seu trabalho antes e depois de sua criação.[29] Escreveu o livro "Keratoplasty", em 1955 e, junto com H. Katzin e Stilwell, o livro "Atlas of Eye Surgery", do qual foram feitas 2 edições[30,31] (Figura 1.12).

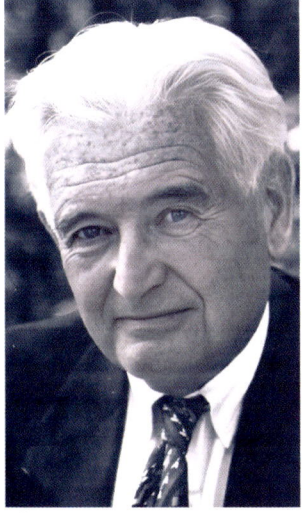

Figura 1.12 Richard Townley Paton.

A. Edward Maumenne (1913-1998)

Apesar de que, em 1948, os trabalhos de Medawar,[32,33] Brent[34] e Billingham[35] iniciaram o conhecimento da imunidade em aloenxertos, e que Paufique, Sourdille e Offret, na França, tinham publicado "La Maladie du Greffon", Maumenne cristalizou essas informações com seus trabalhos experimentais (Figura 1.13).

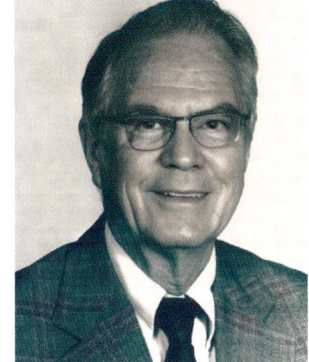

Figura 1.13 A. Edward Maumenne

Na década entre os anos 40 e 50, fez experiências básicas em coelhos, relacionadas com a rejeição de enxertos de córnea e conseguiu estabelecer que:

1 - em enxertos de sobrevivência longa, as células do enxerto não eram substituídas pelas células do receptor;

2 - a rejeição do enxerto corneal era imunologicamente específica;

3 - a córnea podia abrigar alogenicidade, ou seja, antígenos imunologicamente diferentes.[36,37,38]

Ele também demonstrou a relação entre o grau de vascularização da córnea e a rejeição do enxerto; ainda hoje a vascularização da córnea é um fator de prognóstico importante para o sucesso de um transplante de córnea.

Ele foi o diretor do Instituto Wilmer por 24 anos.

José Ignacio Barraquer Moner (1916-1998)

Em 1942, na Espanha, ele começou a fazer transplantes com córneas humanas preservadas, de acordo com a experiência de Filatov e, em 1947, projetou uma agulha de 5 mm, modificando a agulha Vogt e um material de sutura com 7 filamentos em seda virgem, ambos fabricados por Greishaber; propôs então: fazer a sutura borda a borda com pontos separados nos transplantes de córnea; apresentou sua técnica no Congresso de Oftalmologia, em Londres, em 1949[39,40] (Figura 1.14).

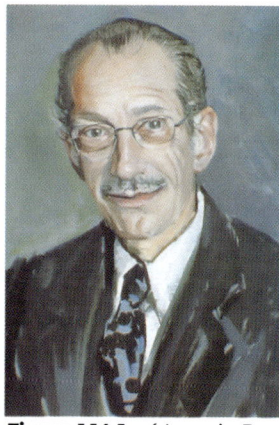

Figura 1.14 José Ignacio Barraquer Moner

Em 1948, baseado em sua experiência e observações clínicas com transplantes lamelares, propôs que a refração poderia ser modificada tornando os enxertos maiores ou menores, mais grossos ou mais finos e foi então que as indicações para realizar um transplante não eram apenas de caráter "Óptico, Reconstrutivo, Tectônico ou Estético", mas também "Refrativo".

Em 1949, publicou o artigo "Keratoplastia Refrativa",[41] no qual descreveu os desenhos geométricos dos cálculos teóricos da Ceratoplastia Lamelar Refrativa, e também as técnicas iniciais desenvolvidas por ele, que incluíam: a ressecção de um anel periférico de tecido no ceratocone, combinado com um enxerto lamelar (Figura 1.15), enxertos lamelares com diferentes profundidades, espessuras e diâmetros; a possibilidade de modificar a refração com inclusões intracorneanas; enxertos escalonados e enxertos de camadas posteriores.[42]

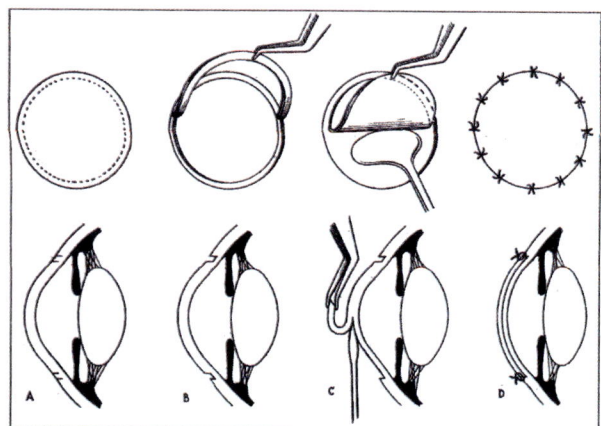

Figura 1.15 Ressecção periférica em anel do tecido do ceratocone com ceratoplastia lamelar; sutura de bordo a bordo com pontos separados.

Mark Terry, no capítulo sobre a História da Ceratoplastia Endotelial*, o chama de "da Vinci da Cirurgia da Córnea".

Ele emigrou para a Colômbia, em 1953 e foi lá, continuando sua experimentação em coelhos, que ele conseguiu encontrar uma maneira de modificar o raio de curvatura da córnea e corrigir defeitos refrativos com técnicas lamelares. Em 1965, publicou "A Lei das Espessuras",[43,44] a lei na qual se baseia toda Cirurgia Refrativa Lamelar (Figura 1.16). Ele chamou suas técnicas de "Queratomileusis" quando a modificação é realizada na córnea do paciente e "Queratofacía" quando uma inclusão intracorneal é adicionada para modificar a refração.

Ele desenvolveu mais de 40 instrumentos, dentre eles: 2 modelos de microscópio cirúrgico, o torno computadorizado, o microcerátomo[45] (Figura 1.17), os anéis de sucção, o tonômetro de aplanação cirúrgico.

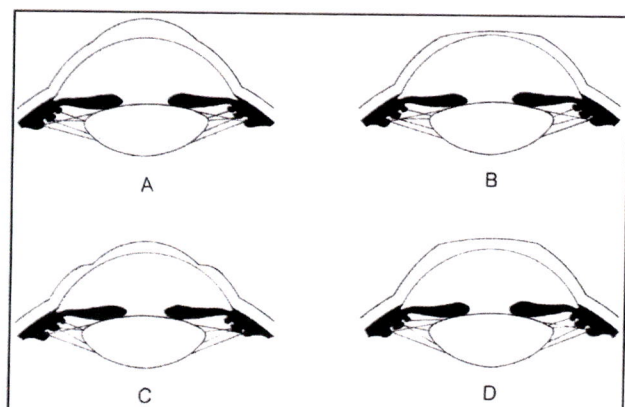

Figura 1.16 A Lei das Espessuras
A - Aumento da espessura no centro;
B - Redução da espessura no centro;
C - Redução da espessura na periferia;
D - Aumento da espessura na periferia.

Ele publicou 268 artigos e 3 livros.[46] Fundador do Instituto Barraquer da América, em 1964, do primeiro Banco de Olhos na Colômbia, em 1967, da Clínica Barraquer, em 1968 e da Escola Superior de Oftalmologia, em 1977.

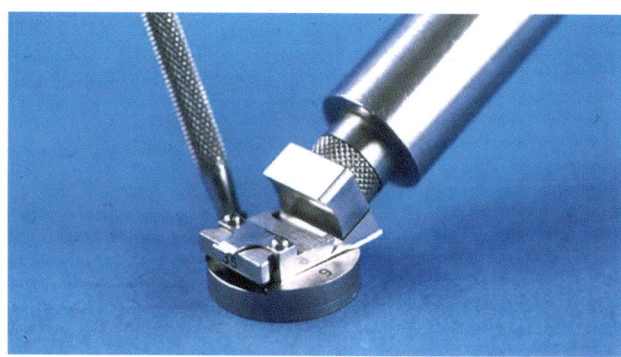

Figura 1.17 O microcerátomo.

Gerrit Melles

Em 1998, criou a técnica de Transplante Endotelial, publicou a técnica e continuou seu desenvolvimento, com as técnicas conhecidas hoje como:

- DLEK (Deep Lamellar Endothelial Keratoplasty),[47]

- DSEK (Descemet's Stripping Endothelial Keratoplasty),[48,49]

- DMEK (Descemet Membrane Endothelial Keratoplasty),[50]

- DMET (Descemet Membrane Endothelial Transfer)

- Hemi-DMEK (Hemi-Descemet Membrane Endothelial Keratoplasty)

- Técnica de Transplante da Camada de Bowman

Ele difundiu uma técnica de Pré-Descemet DALK (*Deep Anterior Lamellar Keratoplasty*), com instrumentos projetados por ele.

Seu objetivo é tratar as patologias da córnea com técnicas minimamente invasivas.

Ele é o fundador do Instituto Holandês de Cirurgia Ocular Inovadora (NIIOS), em Rotherdam (Figura 1.18).

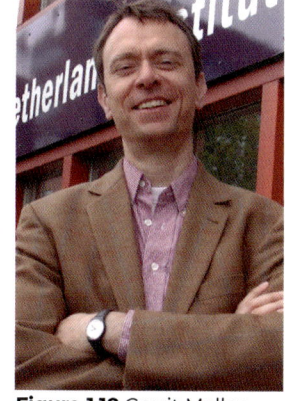

Figura 1.18 Gerrit Melles.

Referências

1 - Reisinger F. Die Keratoplastik: ein Versuch zur Erweiterung der Augenheilkunst. Bayerische Annalen 1824; 1:207-2015

2 - Mühlbauer F.X. Über Transplantation der Cornea (Gerkrönte Presisschirift, Jos. Lindauer, Munich 1840). In Schmidt CC, ed. Jahrbücher der in und ausländischen gesamten Medizin. Leipzig: Otto Weigand;1842: 267-268

3 - Power H. Zur Transplantationsfrage der Cornea. Klein Monatsbl Augenheilk 1878 ; 16:35

4 - von Hippel A. Über die operative Behandlung totaler stationärer Hornhauttrübungen. Arch für Ophthalmol 1878; 24 (2): 79-160

5 - von Hippel A. Eine neue Methode der Hornhauttransplantation. Albrecht von Graefe's Arch für Ophthamol 1888; 34: 108-130

6 - Zirm EK. Eine Erfolgreiche Keratoplastik. Arch für Ophthalmol 1906; 64: 580-593 . (Published in an abridged translation by Massimo Busin. Refractive and Corneal Surgery 1989; 5:258-261)

7 - Magitot A. Transplantation of human cornea previously preserved in an antiseptic fluid. JAMA 1912; 59; 18-21

8 - Magitot A. Condition de milieu et de température pour la survie de la cornée trasparente conservée en dehors de l'organisme. CR Soc Biol (Paris) 1911; 70: 361.

9 - Magitot A. Recherches experimentales sur la survie possible de la cornée conserve en dehors de l'organisme et sur la kératoplastie differée. Ann d'ocul 1911;146:1-34

10 - Elschnig A. Über Keratoplastik. Prag Med Wschr 1914; 36: 405

11 - Elschnig A. Gradle HS. History of keratoplastic operations to date. Am J.Ophthalmol 1923;6:998

12 - Elschnig A. Keratoplasty. Arch Ophthalmol 1930;4:165-173

13 - Filatov VP. La cornée de cadavre comme matériel de transplantation. Ann d'Ocul 1934;121:721-724

14 - Filatov VP. Transplantation of the cornea. Arch of Ophthal 1935; 13: 321-347

15 - Filatov VP. Preservation of the cornea from preserved cadaver's eyes. Lancet 1937; 1. 395-397

16 - Filatov VP. Tissue therapy in ophthalmology. Ann Rev Sov Med 1944; 2: 53-66

17 - Thomas JWT. Corneal transplantation on an opaque cornea. Proc Royal Soc Med 1933;26: 597-605.

18 - Thomas JWT. The technique of corneal transplantation as applied in a series of cases.Trans Ophthalmol Soc UK 1935; 55:373-392

19 - Castroviejo R. Preliminar report on a new method of corneal transplant. Proc Staff Meet Mayo Clinic 1931; 6: 417-418

20 - Castroviejo R. A new knife for ophthalmic surgery. Am J.Ophthalmol 1933; 16: issue 4, 336-337

21 - Castroviejo R. Keratoplasty: Comments on the technique of corneal transplantation. Source and preservation of donor's material. Report of new instrumentation. Part I. Am J.Ophthalmol 1941; 24: issue 1, 1-20

22 - Castroviejo R. Keratoplasty: Comments on the technique of corneal transplantation. Source and preservation of donor's material. Report of new instrumentation. Part II. Am J.Ophthalmol 1941; 24: issue 2, 139-155

23 - Castroviejo R. Electrokeratotome for the dissection of lamellar grafts. Trans Am Ophthalmol Soc 1958; 56: 402 and Am J Ophthalmol 1959; 47: 26

24 - Castroviejo R. Atlas de Queratectomías y Queratoplastias, Salvat Editores S.A., Barcelona, España. 1964 - (English edition Atlas of Keratectomy and Keratoplasty. W.B. Saunders Company, Philadelphia 1966)

25 - Paufique L, Bonnet P. Les greffes de la cornée. J. Med Lyon. 1939 ;(April) 223-231

26 - Paufique L,Sourdille G.P. and Offret G. Le greffes de la cornée: Raport. Soc Franc Ophtal, 1948, Masson (Paris)

27 - Paton RT. Sight restoration through corneal grafting. The Sight Saving Review. Spring 1945; 15:3-11

28 - Paton RT. Corneal transplantation. A Historical Review. Am J Ophthalmol 1950;33: 35

29 - Paton RT. Eye-Bank program. Am J Ophthalmol, 1956; 41: 419-424

30 - Paton RT and Katzin HM.and Stilwell D. Atlas of Eye Surgery First Edition. McGraw-Hill Book Co Inc. New.York 1957

31 - Maumenne, AE.Discussion following: Paton RT History of corneal transplantation. From advances in Keratoplasty. Int Ophthalmol Clin. Boston Little, Brown & Company, Summer 1970,10 (2): 186.

32 - Medawar PB. Inmunity to homologous grafted skin (1). The suppression of cell división in grafts transplanted to immunized animals. Brit J.Exp Pathol 1946; 27:9

33 - Medawar PB. Inmunity to homologous grafted skin (III). The fate of skin homografts transplanted to the brain, to subcutaneous tissue, and to the anterior chamber of the eye Brit J.Exp Pathol 1948; 29:58.

34 - Billingham RE. and Boswell T. Studies on the problem of corneal homografts. Proc Royal Soc 1953; 141 (Series B): 392.

35 - Brent L. and Medawar PB. Actively acquired tolerance of foreign cells. Nature 1953; 73: 306

36 - Maumenne AE. The influences of donor recipient sensitization on corneal grafts. Am J Of Ophthalmol 1951; 34:142-152

37 - Maumenne AE. The inmune concept: its relationship to corneal transplantation. Ann NY Acad Sci 1955; 59: 453-461

38 - Maumenne AE. Clinical aspects of the corneal homograft reaction. Invest Ophthalmol 1962; 1: 244-252

39 - Barraquer Moner José I. Queratoplastia. Estudios e Informaciones Oftalmológicas 1948; 1 (10)

40 - Barraquer Moner José.I. Safety technique in penetrating Keratoplasty. Trans Ophthalmol Soc UK 1949; 49:77

41 - Barraquer Moner José I. Queratplastia Refractiva. Estudios e Informaciones Oftalmológicas 1949; 2 (10)

42 - Barraquer Moner José I. Modificación de la refracción por medio de inclusiones intracorneales. Arch.Soc.Amer.Oftal. Optom 1963; 4: 229-262 - http://www.institutobarraquer.com/iba/_sources/revistas.html

43 - Barraquer Moner José I. Bases de la Queratoplastia Refractiva Arch.Soc.Amer.Oftal.Optom 1965;Vol 5, No 4, p179 -217 http://www.institutobarraquer.com/iba/_sources/revistas.html

44 - Barraquer, José I, MD. Basis of Refractive Keratoplasty 1967 Refractive & Corneal Surgery; May/Jun 1989; 5, 3; ProQuest Central pg. 179

45 - Barraquer Moner José I. El Microqueratomo en la cirugía corneal. Arch.Soc.Amer.Oftal.Optom 1967; Vol 6, p 69. http://www.institutobarraquer.com/iba/_sources/revistas.html

46 - Barraquer Moner José.I. Queratomileusis y Queratofaquia. 1980 (libro). Instituto Barraquer de América; Litografía Arco. Bogotá

47 - Melles G.R, Eggink F.A, Lander F, Pels E, Rietveld FJ, BeekhuisWH, Binder PS. A surgical technique for posterior lamellar keratoplasty. Cornea 1998;17: 618-626

48 - Melles G.R, Lander F, Nieuvendaal C. Sutureless posterior lamellar keratoplasty: A case report of a modified technique. Cornea 2002;21:325-327

49 - Melles G.R, Lander F, Rietveld FJ. Transplantation of Descemet's membrane carrying viable endothelium through a small scleral incision. Córnea 2002; 21: 415-418

50 - Melles G.R, Ong TS, Ververs B, van der Weess J. Descemet membrane Endothelial Keratoplasty (DMEK) Cornea 2006; 25: 987-990.

2
A Córnea e Suas Camadas

Andréia Peltier Urbano
Canrobert Oliveira

Introdução

A córnea é um tecido transparente e avascular, que constitui a parte mais anterior do globo ocular. É altamente especializada para refratar e transmitir a luz, contribuindo com a maior parte do poder de focalização do olho e importante na proteção contra micro-organismos e demais agentes nocivos.[1,2,3,4,5]

A córnea normal, em humanos adultos, mede, em torno de 9 a 11 mm, verticalmente, e de 11 a 12,5 mm, horizontalmente e a sua espessura aumenta de 0,5 a 0,6 mm, centralmente, para 0,6 a 0,8 mm, perifericamente. A geometria da córnea é elíptica, ou seja, a sua curvatura é mais acentuada na região central e mais plana na região periférica. Seu raio de curvatura médio é, em torno de 7,8 mm, na face anterior da região central, e, em torno de 6,6 mm, na face posterior. O poder refrativo da córnea corresponde entre 40 a 44 dioptrias, contribuindo com 2/3 do poder óptico do olho.[6]

O tecido corneal é um dos poucos tecidos avasculares do corpo, mas um dos mais sensíveis e altamente inervados. Sua inervação é desprovida de bainha de mielina, o que garante a sua total transparência. É nutrido pelo humor aquoso, pelo filme lacrimal e pela difusão de vasos presentes no limbo.[1, 2, 3, 4, 5]

A córnea saudável precisa ser transparente e apresentar curvatura que permita a formação da imagem na retina, com foco e nitidez. Por esse motivo, quando há a perda de transparência da córnea e/ou alterações na sua curvatura, a formação da imagem na retina fica prejudicada, com impacto na acuidade visual.[1, 2, 3, 4, 5]

A córnea humana é protegida pelo filme lacrimal e, atualmente, dividida em seis camadas, de anterior a posterior: epitélio corneal, camada de Bowman, estroma corneal, membrana de Dua, membrana de Descemet e endotélio corneal (Figura 2.1).

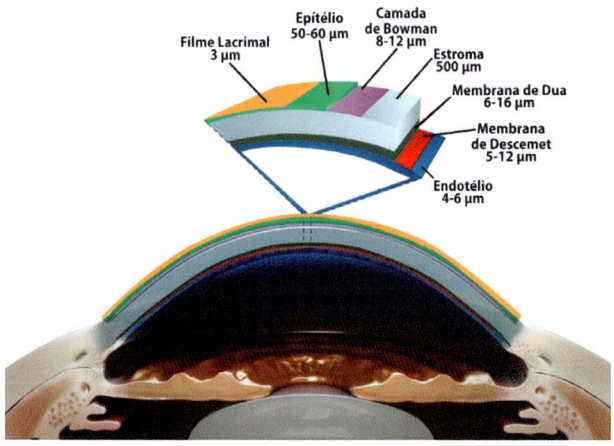

Figura 2.1 Camadas da Córnea e Filme Lacrimal.

Cada uma destas camadas tem o seu próprio papel na manutenção da função visual normal.[7, 8]

Camadas da córnea

1. Epitélio

O epitélio corneal é um epitélio escamoso, não queratinizado e estratificado, composto por cinco a seis camadas de células e, nos humanos, mede, aproximadamente, 50 a 60 μm de espessura (Figura 2.2).

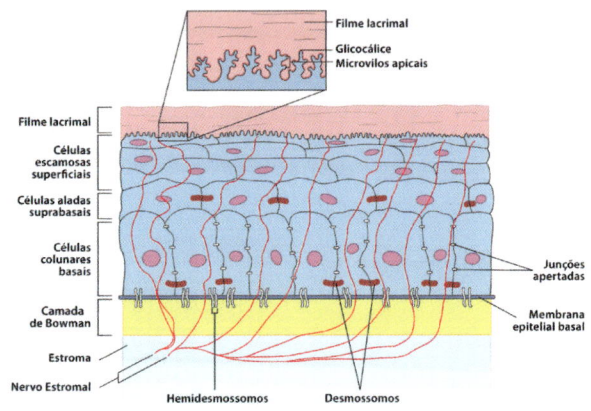

Figura 2.2 Epitélio da córnea.

Possui várias características únicas entre outros epitélios escamosos estratificados do corpo.

Tem uma espessura extraordinariamente regular em toda a córnea e uma superfície apical absolutamente lisa e úmida que serve como a principal superfície de refração do olho.

Sua localização na superfície da córnea exige que seja transparente. Ao contrário de outros epitélios de sua classe, é especializado em existir sobre um tecido conjuntivo avascular.

A proteção das funções de refração vital e "passagem de luz" é fornecida por um sistema nervoso sensorial extraordinariamente denso que pode induzir uma resposta rápida ao perigo potencial.

Além de suas funções exclusivas sobre a córnea, o epitélio realiza funções de manutenção "rotineiras", comuns a qualquer epitélio que faça fronteira com o ambiente externo.

As células do epitélio corneal são unidas, umas às outras, por desmossomos, que permitem força mecânica e estabilidade ao tecido. Os desmossomos são especializações da membrana plasmática que possuem o formato de uma placa circular de proteínas e unem-se em outra estrutura idêntica na superfície da célula mais próxima. Podemos comparar os desmossomos a um botão de pressão, formado por duas metades complementares que se encaixam, uma em cada célula.

As primeiras duas a três camadas mais externas são denominadas de células superficiais. Estas são células planas, escamosas, achatadas, poligonais, nucleadas e não queratinizadas. A camada mais externa possui microcélulas com microvilosidades apicais, cobertas por uma glicocálice carregada, que permite a adesão da superfície epitelial com a camada aquosa-mucosa do filme lacrimal. Na periferia das células, existem as junções celulares apertadas, que são um complexo de proteínas entre duas membranas celulares epiteliais que criam um efeito selante, para prevenir a perda de fluidos e a entrada de organismos patogênicos na córnea.

Em seguida, a próxima camada de duas e três células epiteliais médias é formada por células aladas ou suprabasais, pois têm extensões laterais finas e semelhantes a asas de um corpo celular mais arredondado. Estas células também apresentam complexos de junções celulares apertados entre as células.

A camada mais posterior do epitélio é formada por uma única camada de células basais colunares. As células epiteliais basais perilimbais diferenciam-se e migram anteriormente para repovoar a córnea; as novas células derivadas da atividade mitótica na camada de células basais do limbo deslocam as células existentes tanto superficialmente, como, centripetamente. As microvilosidades aparecem gradualmente, na superfície, durante este processo de maturação. O epitélio corneal responde rapidamente a rupturas de reparação na sua integridade, por movimentos de deslizamento de células na margem da ferida, seguidos de replicação celular. O epitélio da córnea é autorrenovável, com *turnover* completo em, aproximadamente, 5 a 7 dias. Enquanto as células mais superficiais (mais antigas) começam a descamar, outras células novas vão naturalmente tomando a forma estratificada descrita anteriormente.

As células basais aderem à sua membrana epitelial basal e à camada de Bowman pelo complexo de ancoragem, formado por hemidesmossomos, fibriladores de ancoragem e complexo de filamentos de ancoragem. Essas estruturas da membrana basal são produtos das células basais do epitélio. Esse complexo de membrana basal ancora o epitélio à camada de Bowman, através de uma malha complexa de fibrilas de ancoragem (colagéno tipo VII) e placas de ancoragem (colageno tipo VI), que interagem com a lâmina densa e as fibrilas de colágeno da camada de Bowman.[1,2,3,4,5,9]

2. Camada de Bowman

A camada de Bowman é lisa, acelular, extremamente delgada, com espessura entre 8 a 12 μm, constituída por proteoglicanos e fibrilas de colágeno fortes, que são sintetizados e segregados pelos ceratócitos no estroma adjacente. Seu diâmetro é de, aproximadamente, dois terços das fibras de colágeno do estroma (Figura 2.3).

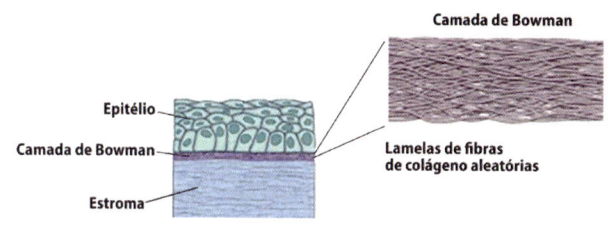

Figura 2.3 Camada de Bowman.

A superfície anterior lisa da camada de Bowman está virada para a membrana epitelial basal e a superfície posterior funde-se com as lamelas de colágeno do estroma corneal.

A disposição randômica e aleatória das fibras de colágeno permite a alta resistência da camada de Bowman. No entanto, esta não tem o poder de se regenerar, uma vez lesada. Com o envelhecimento, esta camada torna-se mais fina.

A função da camada de Bowman permanece pouco clara e parece não ter função crítica na fisiologia da córnea.

Alguns aventaram a hipótese de que ela funciona para formar uma base suave e rígida para manter a uniformidade epitelial e, portanto, poder de refração apropriado.

Outros propuseram que a zona acelular é necessária para impedir o contato próximo entre células epiteliais e estromais. Tal proximidade pode induzir a "ativação" da célula estromal e uma montagem inadequada da matriz extracelular.

Além disso, pode também servir como uma barreira que impede o contato traumático direto com o estroma da córnea e, portanto, está altamente envolvida na cicatrização da ferida do estroma e na restauração associada da transparência da córnea anterior.

Recentemente, postulou-se que a camada pode atuar como uma barreira física para proteger o plexo subepitelial do nervo e assim, apressar a inervação epitelial e a recuperação sensorial.

Outros, ainda, propuseram, no entanto, que a camada de Bowman é o resultado das interações epiteliais-estromais, e que a camada de Bowman não tem função crítica.

A maioria das espécies de mamíferos não possui uma camada de Bowman e, aparentemente, possui refração apropriada e nenhum problema de interação da célula epitelial-estroma. Assim, a questão quanto à função da camada de Bowman permanece sem resposta.[1, 2, 3, 4, 5, 10, 11, 12-]

3. Estroma

O estroma é a camada mais espessa da córnea, medindo, aproximadamente, 500 µm, correspondendo a 90% da espessura total da córnea.

É único entre os tecidos conjuntivos, na medida em que é o mais altamente organizado e mais transparente de qualquer outro tecido do organismo, requisito fundamental para a refração da luz para a retina.

É um tecido fibroso, altamente resistente, responsável pela maior parte da força biomecânica da córnea. O estroma entrelaça-se com o tecido conjuntivo escleral circundante para formar uma estrutura rígida, para manter a pressão intraocular e, assim, o alinhamento da via óptica.

O estroma corneal tem, em sua composição, em torno de 3% de células estromais esparsas. Dentre essas células, as mais importantes são os ceratócitos (fibroblastos), que produzem as fibras de colágeno, os proteoglicanos e as glicoproteínas da matriz extracelular — os 97% componentes predominantes do estroma. Com a idade, ocorre a perda da densidade dos ceratócitos.

Além disto, os ceratócitos também sintetizam metaloproteinases ou gelatinases, enzimas que têm o poder de degradar a matriz e o tecido extracelular. Outras células estão presentes no estroma, como células inflamatórias e outras células do sistema imune.

No seu centro, o estroma da córnea humana é composto por camadas de fibrilas de colágeno, formando em torno de 200 lamelas achatadas, sobrepostas umas sobre as outras, cada uma com cerca de 1,5-2,5 µm de espessura. As fibrilas de colágeno dentro de cada lamela são estreitas e de diâmetro uniforme; em humanos, o diâmetro médio da fibrila é de 30 nm.

As fibrilas de colágeno dentro de cada lamela correm paralelamente umas às outras, de limbo a limbo. A orientação das lamelas entre si depende da localização dentro do estroma.

No primeiro terço do estroma anterior, as lamelas são orientadas obliquamente e nos dois terços posteriores do estroma são dispostas de modo perpendicular. As fibrilas de cada lamela são paralelas umas às outras, mas em ângulos diferentes aos das lamelas adjacentes. As lamelas anteriores entrelaçam-se mais do que as lamelas posteriores. Além disso, as fibrilas de colágeno em cada lamela são regularmente espaçadas, com uma distância, centro a centro, de 55–60 nm. O diâmetro estreito e uniforme das fibrilas de colágeno e seu arranjo regular são característicos do colágeno do estroma corneal e são necessários para a transparência desse tecido (Figura 2.4).

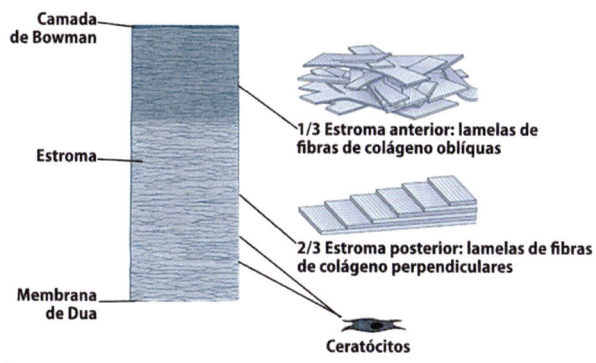

Figura 2.4 Estroma.

Dez tipos diferentes de colágenos foram identificados no estroma corneal, tanto em forma fibrilares, quanto em formas não fibrilares. Dentre estes, o mais importante no estroma é o colágeno tipo I, compondo aproximadamente 70% do peso seco total do estroma corneal. Também são encontrados colágenos tipo III, IV, V, VI, VII, XII e XIV. A transparência do estroma é, principalmente, uma consequência do notável grau de ordem na disposição das fibrilas de colágeno nas lamelas e da uniformidade do diâmetro das fibrilas. A luz que entra na córnea é espalhada por cada fibrila. A disposição e o diâmetro das fibrilas é tal que, a luz dispersa interfere construtivamente apenas na direção da frente, permitindo a passagem da luz até a retina. A produção de colágeno tipo III está associada exclusivamente à cicatrização de feridas estromais. Depois do colágeno, os proteoglicanos são a segunda constituição biológica mais abundante da córnea; eles são específicos, aproximadamente 10% do peso seco da córnea. E os proteoglicanos são os constituintes que conferem propriedades hidrofílicas ao estroma.

O tecido estromal é osmoticamente ativo e atrai água para o seu interior, o que resulta em uma proporção de água em torno de dois terços da espessura corneal. A hidratação estromal deve ser constante, sem interferir no arranjo das fibras de colágeno, para manter a transparência da córnea.[1, 2, 3, 4, 5, 13]

4. Membrana de Dua

Em 2013, Harminder Dua e colaboradores, investigadores da Universidade de Nottingham, descobriram a sexta camada da córnea - a membrana de Dua, também descrita como membrana pré-Descemet, membrana Dua-Fine ou membrana da lâmina limitante pré-posterior, localizada acima da membrana de Descemet. Em recentes observações, tem sido descrita, também, em crianças e em algumas espécies animais.[7,8]

A membrana de Dua corresponde aos 6-16 μm mais posteriores do estroma corneal, com características distintas, quando comparadas ao estroma adjacente. A sua espessura média é de, aproximadamente, 10 micra. É composta por 5 a 8 lamelas de fibras de colágeno, predominantemente, tipo I e por colágeno tipo IV, com abundância em elastina, mais do que qualquer outra camada da córnea. Os feixes de colágeno são grosseiros e dispostos em direções transversais, longitudinais e oblíquas. O espaçamento dos feixes de colágeno é semelhante ao do tecido do estroma, mas a camada de Dua é, praticamente, acelular, formando uma zona sem ceratócitos, entre a camada dos ceratócitos mais posteriores do estroma e a superfície anterior da membrana de Descemet. Estas características histológicas também distinguem a camada de Dua da membrana adjacente de Descemet, que consiste em feixes de colágeno paralelos mais finos, mais próximos e espaçados, em camadas com e sem faixas (zona em bandas e zona sem bandas) (Figura 2.5).

A membrana de Dua é impermeável ao ar e tem uma enorme força tênsil, resistente a pressões de, até, 700-950 mm de pressão de mercúrio, antes de ser rompida.

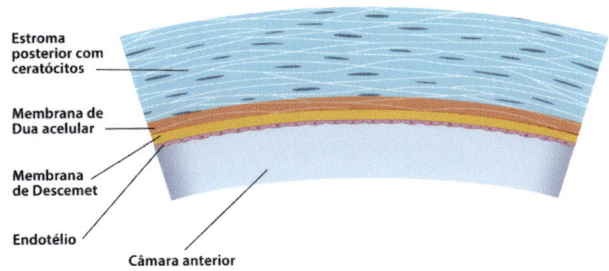

Figura 2.5 Membrana de Dua.

Na área central da córnea de 8 a 9 mm, a camada de Dua pode ser facilmente clivada por uma bolha de ar, mas nos 1 a 1,5 mm da periferia da córnea, a camada de Dua apresenta fenestrações e ramificações, com forte aderência das fibras de colágeno, que originam o centro da malha trabecular. Tanto a membrana de Dua, quanto a malha trabecular, apresentam abundância em colágeno tipo IV e elastina, mais do que qualquer parte da córnea. As evidências científicas sugerem que a espessura corneal central possa ser um fator de risco independente para o glaucoma, uma vez que córneas finas indicam uma fragilidade estrutural na esclera peripapilar, favorecendo a lesão do nervo óptico no glaucoma. Alterações estruturais e consequentes mudanças biomecânicas na membrana de Dua podem, favoravelmente ou adversamente, afetar a malha trabecular e influenciar na pressão intraocular.

Essa membrana foi descoberta pelo Dr. Dua, ao observar que, na cirurgia da Ceratoplastia Lamelar Anterior Profunda, com a técnica da Bolha Grande (DALK, *Big-Bubble Technique*), havia um plano de clivagem quando o ar era injetado no estroma posterior, conforme será descrito, em detalhes, no capítulo correspondente. A existência da camada de Dua pode explicar porque, na ceratoplastia lamelar anterior profunda de bolhas grandes, algumas bolhas podem ser expandidas perifericamente e outras não.

Durante a Ceratoplastia Lamelar Anterior Profunda, com a técnica da Bolha Grande, pequenas bolhas de ar são injetadas no estroma da córnea. Por vezes, a bolha de ar perfura a córnea e atravessa para a câmara anterior, impedindo a cirurgia lamelar, com necessidade de conversão para ceratoplastia penetrante. Quando a bolha de ar é injetada acima da membrana de Dua e não abaixo desta, a resistência da camada de Dua pode reduzir o risco de rasgo na membrana de Descemet e perfuração da câmara anterior.

A membrana de Dua, portanto, tem considerável importância nas cirurgias de transplantes de córnea lamelares anteriores e posteriores, também pode estar envolvida na doença da córnea posterior.

Dua lançou a hipótese de que, em pacientes com ceratocone com hidropsia aguda, o acúmulo de água na córnea pode ser causado por uma laceração, não apenas na membrana de Descemet, mas também na camada de Dua, permitindo a entrada de humor aquoso para o estroma corneal.

A membrana de Dua pode, igualmente, estar relacionada na fisiopatologia da Descemetocele e das distrofias pré-Descemet. A camada pode ainda contribuir para a compreensão das propriedades biomecânicas da córnea e pode ter influência na fisiopatologia do glaucoma, visto que a malha trabecular é a continuação periférica da camada de Dua.[7,8]

5. Membrana de Descemet

A membrana de Descemet — a membrana basal do endotélio da córnea — é uma matriz extracelular densa, secretada pelas células endoteliais da córnea. É uma camada espessa e relativamente transparente, que separa a membrana Dua e a camada endotelial da córnea.[1, 2, 3, 4, 5, 14, 15]

Historicamente, foi denominada membrana de Descemet, devido ao médico francês, Jean Descemet, mas é também conhecida como lâmina elástica limitante posterior, lâmina elástica posterior e membrana de Demours.[15]

O desenvolvimento da membrana de Descemet tem duas fases – a pré-natal ou fetal e a pós-natal. A camada pré-natal permanece inalterada durante a vida, enquanto a camada pós-natal continua crescendo continuamente.

No desenvolvimento humano pré-natal, a camada monocelular endotelial é povoada na oitava semana. Essas células secretam uma fina lamela de membrana basal, que se torna empilhada em até 30-40 lamelas. Estando presentes no momento do nascimento, formam uma camada de, aproximadamente, 3 μm de espessura, que permanece inalterada durante a vida. Essa camada "fetal" ou "mais velha" da membrana de Descemet representa a metade anterior a um terço anterior, dependendo da idade do indivíduo. Os componentes de colágeno mais predominantes na membrana de Descemet pré-natal são colágeno tipo IV e colágeno tipo VIII. As fibras de colágeno tipo VIII, em particular, reúnem-se em redes hexagonais que, quando empilhadas, umas sobre as outras, formam bandas características. Estas bandas estão ligadas, entre si, por finas hastes que medem cerca de 100 a 110 nm, uma disposição que é caraterística da membrana de Descemet pré-natal e que é designada por "colágeno, em faixas, de grande espaçamento." Devido ao aspecto em banda (faixas), a estrutura pré-natal da membrana de Descemet é designada por zona anterior em banda.

No período pós-natal, a produção de colágeno tipo VIII pelas células endoteliais diminui, enquanto a produção de colágeno IV continua. A membrana de Descemet torna-se mais espessa e desenvolve um aspecto homogêneo, não lamelar, sem o padrão em faixas que é visto na zona anterior em banda pré-natal. Essa camada é denominada zona posterior não bandada (sem faixas) e aumenta de espessura com a idade em, aproximadamente, 0,1 μm/ano, podendo medir, no final da idade adulta, até 12 μm. O aumento gradual da espessura da camada posterior com a idade sugere que não há degradação de seus constituintes ou que a taxa de síntese de constituintes é maior que a taxa de degradação (Figura 2.6).

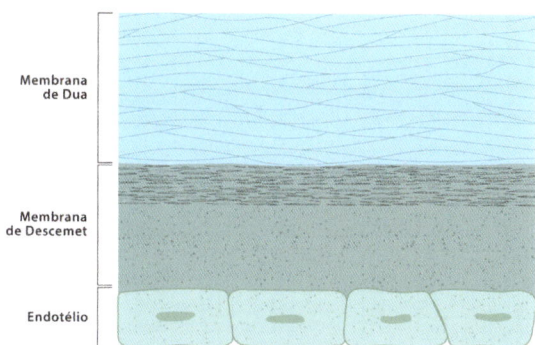

Figura 2.6 Membrana de Descemet.

O entendimento da reciprocidade da influência entre as células endoteliais da córnea e a membrana de Descemet é de fundamental importância na fisiopatogenia, prevenção e tratamento das doenças dessas camadas da córnea. A membrana de Descemet, formada pela secreção das células endoteliais, apoia o crescimento e a função destas células endoteliais da córnea. A membrana de Descemet e as células endoteliais contribuem para a homeostase e a transparência da córnea e participam no controle da hidratação da córnea.

As alterações da membrana de Descemet são fundamentais para o diagnóstico da doença endotelial da córnea mais comum, a distrofia endotelial de Fuchs. Nessa doença, a Descemet apresenta excrescências para a câmara anterior, devido ao aumento da produção de colágeno pelas células endoteliais, que ao cobrirem essas saliências da Descemet, ficam parecendo gotas (córnea guttata). Embora as alterações fisiopatológicas das células endoteliais da córnea, no decurso da Distrofia de Fuchs, tenham sido bem descritas e revistas, as alterações da membrana de Descemet têm recebido pouca atenção.

Alterações da membrana de Descemet também são observadas em doenças como ceratocone, glaucoma congênito primário (estrias de Haab) e ceratopatia bolhosa.

E em doenças sistêmicas, como o diabetes mellitus. É também um local de deposição de cobre, em pacientes com doença de Wilson ou outras doenças hepáticas, levando à formação de anéis de Kayser-Fleischer.

A lesão extensa e não reparada da membrana de Descemet resulta em opacidade corneal grave e perda de visão devido à fibrose do estroma posterior induzida pelo TGF-β.[1,2,3,4,5,14,15]

6. Endotélio

O endotélio da córnea é a camada única de epitélio posterior pavimentoso simples, que forma um limite entre a córnea e a câmara anterior.

A monocamada endotelial de indivíduos jovens consiste em células especializadas, achatadas, uniformes, poligonais, principalmente hexagonais, com medida variando entre 4 a 6 μm de espessura, com um diâmetro de, aproximadamente, 20 μm.

A superfície basal das células endoteliais está aderida à membrana de Descemet por hemidesmossomos. A superfície da célula posterior (apical) contém numerosas microvilosidades, enquanto as membranas plasmáticas lateral e basal são extensivamente interdigitantes. Ambos os tipos de junções da membrana proporcionam uma área superficial aumentada, e as interdigitações entre as células vizinhas fornecem um meio para manter fortes contatos célula-célula.

Uma banda circunferencial de filamentos de actina, localizada em direção ao aspecto apical das células, ajuda a manter a forma da célula (Figura 2.7).

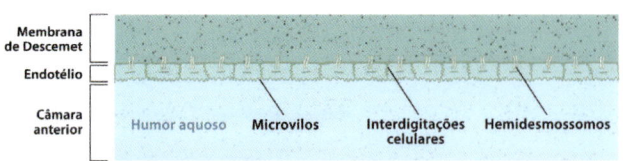

Figura 2.7 Endotélio.

Estudos ultraestruturais de células do endotélio da córnea revelam a presença de mitocôndrias abundantes, indicando que essas células são muito metabolicamente ativas. O extensivo retículo endoplasmático rugoso e liso, bem como um aparelho de Golgi distinto, fornecem evidência de síntese proteica significativa, responsável pela síntese da membrana de Descemet.

A principal função fisiológica do endotélio é de preservar a transparência da córnea, mantendo seu estado de relativa desidratação, fenômeno denominado deturgescência.

A "hipótese do vazamento da bomba" foi desenvolvida para explicar como o fluxo de fluido é regulado na córnea.

Esta hipótese afirma que a espessura normal da córnea é mantida pelo equilíbrio relativo entre a taxa de fluxo de fluido que entra à córnea e a taxa relativa de bombeamento do excesso de fluido para fora da córnea.

As células endoteliais formam uma barreira permeável, permitindo a entrada de glicose e outros solutos do humor aquoso por difusão passiva, devido à pressão osmótica dos proteoglicanos estromais, para a nutrição das camadas da córnea, mas evitando o fluxo de fluido em grande volume.

Essa barreira permeável é formada, estruturalmente, pela formação de junções apertadas com fugas entre células adjacentes apertadas focais, *zonula occludens* incompleta e pela interdigitação sinuosa das membranas laterais. Isto explica a fraca função de barreira endotelial, que permite a entrada de nutrientes e outras moléculas no estroma.

No entanto, para que a córnea seja transparente, é fundamental que se mantenha relativamente desidratada. Por isso, as células endoteliais também exercem a função de "bomba endotelial ativa". As bombas de Na+/K+ localizadas, principalmente, nas membranas plasmáticas laterais, criam gradientes osmóticos locais e atraem, ativamente, o fluído de volta para a câmara anterior, garantindo o estado de equilíbrio hídrico com uma quantidade de água em torno de 78% e transparência da córnea.

Este equilíbrio é obtido, desde que a integridade da monocamada do endotélio seja mantida.

Durante o desenvolvimento do olho, tanto a proliferação celular quanto a migração contribuem para a formação do endotélio, a partir de células mesenquimais derivadas da crista neural.

Ao nascimento, a densidade de células endoteliais atinge o seu pico em cerca de 6.000 células/mm durante o primeiro mês de vida e depois diminui, gradualmente, na infância, à medida que os olhos crescem.

A densidade das células endoteliais centrais diminui, lentamente, ao longo do tempo, com uma redução anual de aproximadamente 0,6%.

Deste modo, aos cinco anos de idade, diminui para cerca de 3.500 células/mm^2, aos 15 anos para 3.400 células/mm^2.

No adulto, a densidade celular média é de, aproximadamente, 3.000 células/mm^2 e a percentagem de células hexagonais é de cerca de 75%.

Na oitava década, a densidade celular diminui para cerca de 2.600 células/mm^2 e a percentagem de células hexagonais diminui para, aproximadamente, 60%.

A densidade das células endoteliais da córnea e as alterações do seu tamanho, ao longo da vida, são observadas na Figura 2.8.

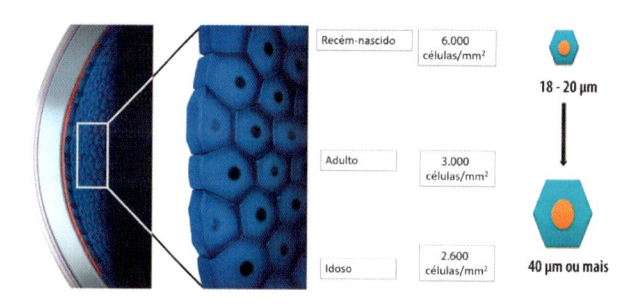

Figura 2.8 Mudanças da densidade e tamanho das células endoteliais com a idade.

Há ampla evidência para indicar que, uma vez formada, a monocamada endotelial madura não se replica normalmente, *in vivo*, a uma taxa suficiente para substituir as células mortas ou lesadas.

Isso ocorre porque as células endoteliais estão presas na fase de mitose G1 do ciclo celular. Foram identificados os seguintes mecanismos que contribuem para este fato:

1. Inibição dependente do contato célula-célula: as células densamente compactadas apresentam uma forte inibição de contato, que regula positivamente o p27kip1, um inibidor da quinase dependente de ciclina, que impede a transição para a fase S, detendo as células na fase G1.

2. Falta de estimulação efetiva do fator de crescimento: os fatores de crescimento positivos que promoveriam a mitose são encontrados em concentrações muito baixas na câmara anterior.

3. Abundância de fatores de estase celular: os fatores de crescimento negativos, como o TGF-ß2, são abundantes na câmara anterior, que fazem a supressão da fase S.

4. Diferenças estruturais e de composição entre a membrana de Descemet adulta e a embrionária: o colágeno tipo III pode estimular a proliferação celular, mas interage diretamente com as células endoteliais apenas durante o desenvolvimento embrionário. Essas diferenças podem contribuir para a parada da fase G1 das células endoteliais da córnea humana adulta.

5. Exposição crônica à luz violeta: a elevada taxa de metabolismo celular, com a exposição crônica à luz ultravioleta, resulta em um acúmulo de espécies reativas de oxigênio, que podem promover um estado de senescência induzido pelo estresse.

Para manter a estrutura e a função corretas, as células endoteliais respondem a danos menores com alongamento e migração centrípeta para a área lesada; no entanto, um aumento do tamanho das células (polimegatismo) e variação da forma das células (pleomorfismo) está correlacionado com a capacidade reduzida das células de hidratar a córnea.

Quando a densidade das células endoteliais diminui, a um nível crítico, geralmente, de 400 e 500 células/mm^2, ocorre a disfunção da bomba endotelial.

A hidratação excessiva do estroma da córnea perturba o espaçamento periódico, normalmente uniforme das fibrilas de colágeno tipo I, que, uma vez espassadas, criam a perda da transparência da córnea, dispersão da luz e redução da acuidade visual.

Além disso, a hidratação excessiva da córnea pode resultar em edema da camada epitelial da córnea, resultando na ceratopatia bolhosa, com formação de bolhas dolorosas epiteliais. Tanto a dispersão da luz do estroma, quanto a irregularidade epitelial da superfície, contribuem para o desempenho óptico degradado da córnea e podem comprometer a acuidade visual.

A densidade das células endoteliais pode ser significativamente reduzida em casos de traumatismos, cirurgias oculares, especialmente, cirurgia de catarata, transplantes de córnea, inflamações oculares ou estresse causado por doenças, como diabetes, glaucoma ou distrofias endoteliais, especialmente a Distrofia de Fuchs.

Quando as células endoteliais estão sob estresse devido a danos ou doença, podem segregar membrana de Descemet em banda, formando uma camada posterior em banda. Esta camada de membrana de Descemet anormal também foi designada como camada colagênica posterior.

Relatos de regeneração espontânea do endotélio da córnea têm sido descritos cada vez mais na literatura, questionando-se o que se considera ser a capacidade regenerativa do endotélio da córnea.

Embora a divisão celular seja inibida *in vivo*, as células são capazes de proliferar *in vitro*.

Foi demonstrado que as células endoteliais primárias reagem a mitógenos e fatores de crescimento de forma dependente da idade, sendo mais sensíveis em córneas de doadores mais jovens do que em córneas de doadores mais velhos.

Também foi possível demonstrar que a ferida poderia induzir a uma capacidade proliferativa limitada em células endoteliais periféricas *in situ* e *ex vivo*, que era, até certo ponto, dependente da idade do doador.

Neste contexto, foi também demonstrado que o p53, um regulador negativo do ciclo celular, é predominantemente expresso na córnea central. Estas descobertas levaram à hipótese de que a periferia posterior da córnea pode albergar um nicho de células-tronco para as células endoteliais da córnea e da malha trabecular, à semelhança do nicho anterior de células-tronco do limbo do epitélio da córnea.

Esta hipótese é apoiada pela observação de que os marcadores de células-tronco, nestina, fosfatase alcalina e telomerase, foram encontrados na periferia posterior da córnea no endotélio e na malha trabecular, em torno da linha de Schwalbe.

Após a ferida, outros marcadores de células-tronco, Oct-3/4 e Wnt-1, e marcadores de diferenciação, Pax-6 e Sox-2, foram regulados, positivamente, na periferia posterior. Estas células-tronco posteriores podem contribuir para a regeneração e reparação endotelial na periferia.[6,15,16,17,18,19,20,21,22]

Imagens

Agradecemos ao Mauro Bufano e ao Tiago Nunes pelas figuras ilustrativas desse capítulo.

Referências

1 - John V. Forrester, Andrew D. Dick, Paul G. McMenamin, Fiona Roberts, Eric Pearlman, Chapter 1 - Anatomy of the eye and orbit, Editor(s): John V. Forrester, Andrew D. Dick, Paul G. McMenamin, Fiona Roberts, Eric Pearlman, The Eye (Fourth Edition), W.B. Saunders, 2016, Pages 1-102.e2

2 - DelMonte DW, Kim T. Anatomy and physiology of the cornea. J Cataract Refract Surg. 2011 Mar;37(3):588-98.

3 - Eghrari AO, Riazuddin SA, Gottsch JD. Overview of the Cornea: Structure, Function, and Development. Prog Mol Biol Transl Sci. 2015;134:7-23.

4 - Sridhar MS. Anatomy of cornea and ocular surface. Indian J Ophthalmol. 2018 Feb;66(2):190-194.

5 - Adalmir Morterá Dantas; Marcelo S. de Freitas; Jack A. O. Lima Review on cornea: Anatomy, Histogy, Fisiology and Pathology Arq. Bras. Oftalmol. 1978;41(1):31-39

6 - Price MO, Mehta JS, Jurkunas UV, Price FW Jr. Corneal endothelial dysfunction: Evolving understanding and treatment options. Prog Retin Eye Res. 2021 May;82:100904.

7 - Dua HS, Freitas R, Mohammed I, Ting DSJ, Said DG. The pre-Descemet's layer (Dua's layer, also known as the Dua-Fine layer and the pre-posterior limiting lamina layer): Discovery, characterisation, clinical and surgical applications, and the controversy. Prog Retin Eye Res. 2023 Jan 13:101161.

8 - Dua HS, Faraj LA, Said DG, Gray T, Lowe J. Human corneal anatomy redefined: a novel pre-Descemet's layer (Dua's layer). Ophthalmology. 2013 Sep;120(9):1778-85.

9 - Ruan Y, Jiang S, Musayeva A, Pfeiffer N, Gericke A. Corneal Epithelial Stem Cells-Physiology, Pathophysiology and Therapeutic Options. Cells. 2021 Sep 3;10(9):2302.

10 - Wilson SE. Bowman's layer in the cornea- structure and function and regeneration. Exp Eye Res. 2020 Jun;195:108033.

11 - Wilson SE, Hong JW. Bowman's layer structure and function: critical or dispensable to corneal function? A hypothesis. Cornea. 2000 Jul;19(4):417-20.

12 - Medeiros CS, Marino GK, Santhiago MR, Wilson SE. The Corneal Basement Membranes and Stromal Fibrosis. Invest Ophthalmol Vis Sci. 2018 Aug 1;59(10):4044-4053.

13 - Meek KM, Knupp C. Corneal structure and transparency. Prog Retin Eye Res. 2015 Nov;49:1-16.

14 - de Oliveira RC, Wilson SE. Descemet's membrane development, structure, function and regeneration. Exp Eye Res. 2020 Aug;197:108090.

15 - Petrela RB, Patel SP. The soil and the seed: The relationship between Descemet's membrane and the corneal endothelium. Exp Eye Res. 2023 Feb;227:109376.

16 - Bourne, W. Biology of the corneal endothelium in health and disease. Eye 17, 912–918 (2003).

17 - Sie NM, Yam GH, Soh YQ, Lovatt M, Dhaliwal D, Kocaba V, Mehta JS. Regenerative capacity of the corneal transition zone for endothelial cell therapy. Stem Cell Res Ther. 2020 Dec 4;11(1):523.

18 - Van den Bogerd B, Dhubhghaill SN, Koppen C, Tassignon MJ, Zakaria N. A review of the evidence for in vivo corneal endothelial regeneration. Surv Ophthalmol. 2018 Mar-Apr;63(2):149-165.

19 - Price MO, Mehta JS, Jurkunas UV, Price FW Jr. Corneal endothelial dysfunction: Evolving understanding and treatment options. Prog Retin Eye Res. 2021 May;82:100904.

20 - Gupta PK, Berdahl JP, Chan CC, Rocha KM, Yeu E, Ayres B, Farid M, Lee WB, Beckman KA, Kim T, Holland EJ, Mah FS; from the ASCRS Cornea Clinical Committee. The corneal endothelium: clinical review of endothelial cell health and function. J Cataract Refract Surg. 2021 Sep 1;47(9):1218-1226.

21 - Teichmann J, Valtink M, Nitschke M, Gramm S, Funk RH, Engelmann K, Werner C. Tissue engineering of the corneal endothelium: a review of carrier materials. J Funct Biomater. 2013 Oct 22;4(4):178-208.

22 - Zhu Q, Zhu Y, Tighe S, Liu Y, Hu M. Engineering of Human Corneal Endothelial Cells In Vitro. Int J Med Sci. 2019 Mar 10;16(4):507-512.

3

A Córnea e Seus Transplantes

Andréia Peltier Urbano

Introdução

O transplante de córnea ou ceratoplastia é o transplante alogênico mais frequentemente realizado, também, o mais bem sucedido, em todo o mundo.

Eduard Zirm realizou o primeiro transplante de córnea humana, com sucesso, em 1905. Desde então, o transplante de córnea evoluiu, da substituição da córnea de plena espessura, para a substituição das camadas seletivas doentes da córnea.[1, 2, 3]

Isto foi possível devido à melhoria na compreensão da anatomia da córnea, nas técnicas cirúrgicas avançadas, nos instrumentos e nos microscópios.

O transplante de córnea pode ser classificado, com base na indicação, em óptico, terapêutico e tectônico.[2]

O transplante óptico tem a finalidade de recuperar a transparência da córnea, permitindo a melhora refracional.

O transplante terapêutico visa eliminar infecções corneais.

E o transplante tectônico objetiva manter a integridade do globo ocular, em casos de perfurações corneais.

De acordo com as camadas da córnea transplantadas, as modalidades de transplantes são classificadas em:[2]

1. Espessura Total – Ceratoplastia Penetrante.

2. Espessura Parcial – Ceratoplastias Lamelares, que são divididas em: Ceratoplastias Lamelares Anteriores e Ceratoplastias Lamelares Posteriores. As Lamelares Anteriores são transplantes parciais de lamelas até o estroma anterior, enquanto as Lamelares Posteriores são transplantes de lamelas de estroma posterior, membrana de Descemet e endotélio.

Em seguida, para fins didáticos, podemos observar na tabela da Figura 3.1, as técnicas da atualidade para as Cirurgias da Córnea.

TRANSPLANTE DE CÓRNEA DE ESPESSURA TOTAL
PK - *PENETRANT KERATOPLASTY* **(CERATOPLASTIA PENETRANTE)**
TRANSPLANTE DE CÓRNEA DE ESPESSURA PARCIAL – CERATOPLASTIAS LAMELARES
ALK - *ANTERIOR LAMELLAR KERATOPLASTY* **(CERATOPLASTIA LAMELAR ANTERIOR)**
CERATOPLASTIA LAMELAR ANTERIOR SUPERFICIAL
SALK - *SUTURELESS SUPERFICIAL ANTERIOR LAMELLAR KERATOPLASTY* (CERATOPLASTIA LAMELAR ANTERIOR SUPERFICIAL SEM SUTURA)
ALTK - *AUTOMATED LAMELLAR THERAPEUTIC KERATOPLASTY* (CERATOPLASTIA LAMELAR TERAPÊUTICA AUTOMATIZADA)
HALK - *HEMI-AUTOMATED LAMELLAR KERATOPLASTY* (CERATOPLASTIA LAMELAR ANTERIOR SEMIAUTOMATIZADA)
FALK - *FEMTOSECOND LASER-ASSISTED SUTURELESS ANTERIOR LAMELLAR KERATOPLASTY* (CERATOPLASTIA LAMELAR ANTERIOR ASSISTIDA POR LASER DE FEMTOSSEGUNDO)
BL - *BOWMAN LAYER TRANSPLANTATION* **(TRANSPLANTE DA CAMADA DE BOWMAN)**
ALK - *ANTERIOR LAMELLAR KERATOPLASTY* **(CERATOPLASTIA LAMELAR ANTERIOR)**
CERATOPLASTIA LAMELAR ANTERIOR PROFUNDA
DALK - *DEEP ANTERIOR LAMELLAR KERATOPLASTY* (CERATOPLASTIA LAMELAR ANTERIOR PROFUNDA)
PLK - *POSTERIOR LAMELLAR KERATOPLASTY* **(CERATOPLASTIA LAMELAR POSTERIOR)**
DLEK - *DEEP LAMELLAR ENDOTHELIAL KERATOPLASTY* (CERATOPLASTIA ENDOTELIAL LAMELAR PROFUNDA)
DSEK - *DESCEMET´S STRIPPING ENDOTHELIAL KERATOPLASTY* (CERATOPLASTIA ENDOTELIAL COM DESNUDAMENTO DA DESCEMET)
DSAEK - *DESCEMET'S STRIPPING AUTOMATED ENDOTHELIAL KERATOPLASTY* (CERATOPLASTIA ENDOTELIAL COM DESNUDAMENTO AUTOMATIZADO DA MEMBRANA DE DESCEMET)
PDEK - *PRE-DESCEMET'S ENDOTHELIAL KERATOPLASTY* (CERATOPLASTIA ENDOTELIAL PRÉ-DESCEMET)
DMEK - *DESCEMET MEMBRANE ENDOTHELIAL KERATOPLASTY* (CERATOPLASTIA ENDOTELIAL DA MEMBRANA DE DESCEMET)
DWEK - *DESCEMETORHEXIS WITHOUT ENDOTHELIAL KERATOPLASTY* **(DESCEMETORREXIS SEM CERATOPLASTIA ENDOTELIAL)**

Figura 3.1 Cirurgias da Córnea com as técnicas da atualidade.

Transplante de Córnea de Espessura Total

PK – *PENETRANT KERATOPLASTY* (Ceratoplastia Penetrante)

A cirurgia de Ceratoplastia Penetrante ou PK, acrônimo do inglês, Penetrant Keratoplasty, é a ceratoplastia de todas as camadas da córnea doadora para a córnea receptora, do epitélio ao endotélio, podendo abranger, de 5 mm até o diâmetro subtotal da córnea, utilizando trépanos corneais para a confecção dos botões doadores e receptores[2,3] (Figura 3.2).

CERATOPLASTIA PENETRANTE

Epitélio
Camada de Bowman
Estroma
Membrana de Dua
Membrana de Descemet
Endotélio

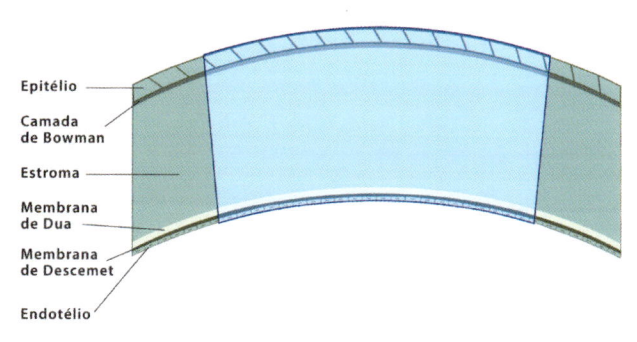

Figura 3.2 PK – Ceratoplastia Penetrante: córnea doadora, em azul, com espessura total posicionada e suturada na córnea receptora, em verde. Córnea doadora com epitélio, c. de Bowman, estroma, m. de Dua, m. de Descemet e endotélio.

O termo "Queratoplastia" foi mencionado, pela primeira vez, por Franz Reisinger, na publicação do artigo "Die Keratoplastik", que descreve a sua experiência, desde 1818, em coelhos, na "arte de substituir uma córnea danificada e inútil, por uma córnea transparente e sã".[4]

A tecnologia do laser de femtossegundo foi incorporada nas cirurgias oftalmológicas e, em 2005, foi realizado o primeiro transplante de córnea penetrante com o laser de femtossegundo Intralase (IntraLase Femtosecond Laser, AMO, Irvine, CA), permitindo a confecção de botões doadores e receptores, com maior precisão de corte.[5]

Visto que um dos maiores desafios do transplante penetrante convencional é ser um procedimento "a céu aberto", ou seja, no momento da abertura da câmara anterior, o globo ocular está aberto, Chen e colaboradores, em 2013, propuseram um método de cirurgia de transplante de córnea mais seguro, com a Técnica Evitando o Céu Aberto (*Avoid Open Sky*), na qual a câmara anterior fica pressurizada durante todo o procedimento e será descrita neste livro, adiante, no capítulo correspondente.[6,7]

Transplante de Córnea de Espessura Parcial – Ceratoplastias Lamelares

As Ceratoplastias Lamelares podem ser divididas em Anteriores e Posteriores. As Ceratoplastias Lamelares Anteriores são cirurgias que confeccionam enxertos com as camadas anteriores até o estroma do doador.

ALK – *ANTERIOR LAMELLAR KERATOPLASTY* (Ceratoplastia Lamelar Anterior)

A Ceratoplastia Lamelar Anterior percorreu um longo caminho, desde a dissecção manual até a ceratoplastia assistida por microcerátomo e, atualmente, a ceratoplastia assistida por laser de femtossegundo.[8]

Ceratoplastia Lamelar Anterior Superficial

SALK – *SUTURELESS SUPERFICIAL ANTERIOR LAMELLAR KERATOPLASTY* (Ceratoplastia Lamelar Anterior Superficial Sem Sutura)

O transplante SALK, acrônimo do inglês, Sutureless Superficial Anterior Lamellar Keratoplasty, é a Ceratoplastia Lamelar Anterior Superficial sem sutura, cuja técnica permite o transplante lamelar, em torno de 30% a 50% da córnea anterior, ou seja, contém a lamela do epitélio, camada de Bowman e , geralmente, 160 a 250 μm do estroma anterior da córnea doadora para a receptora (que mantém ainda o seu estroma posterior, membrana de Descemet e endotélio)[2] (Figura 3.3).

Figura 3.3 SALK – Ceratoplastia Lamelar Anterior Superficial sem sutura na área do transplante, córnea doadora com epitélio, c. de Bowman e estroma anterior, em azul, posicionada, sem sutura: no estroma, m. de Dua, m. Descemet e endotélio da córnea receptora, em verde. Técnica de preparação manual.

Quando descrita, pela primeira vez, por Kaufman et al., em 2003, a técnica da substituição do enxerto lamelar incluiu 200 μm do estroma anterior, que foi posicionado, sem sutura, usando-se cola de fibrina.[9]

É principalmente indicada para opacidades da córnea superficiais resultantes de ceratopatias, tracoma, trauma, distrofias superficiais da córnea ou degenerações que envolvam até a metade da córnea anterior.

ALTK – *AUTOMATED LAMELLAR THERAPEUTIC KERATOPLASTY* (Ceratoplastia Lamelar Terapêutica Automatizada)

O transplante ALTK, acrônimo do inglês, Automated Lamellar Therapeutic Keratoplasty, é a Ceratoplastia Lamelar Terapêutica Automatizada que utiliza um microcerátomo para dissecar a superfície anterior, tanto da córnea doadora, quanto da córnea receptora. Na literatura, também é descrita como Ceratoplastia Lamelar Anterior Superficial assistida pelo Microcerátomo (*Microkeratome-assisted Anterior Lamellar Keratoplasty*)[2, 10] (Figura 3.4).

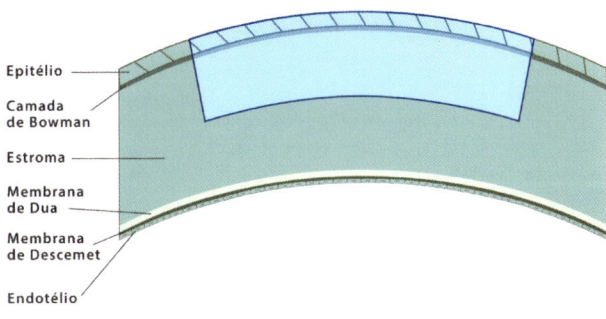

Figura 3.4 ALTK – Ceratoplastia Lamelar Terapêutica Automatizada: na área do transplante, córnea doadora com epitélio, c. de Bowman e estroma anterior, em azul, posicionada no estroma, m. Dua, m. de Descemet e endotélio da córnea receptora, em verde. Técnica de preparação automatizada com microcerátomo.

Nessa técnica, um microcerátomo é usado para cortar uma lamela superficial (*free cap*) da córnea receptora. Obtém-se uma lamela com a mesma espessura da córnea doadora, montada em uma câmara anterior artificial. O leito receptor é, então, medido com paquímetro e o tecido doador é confeccionado com o mesmo tamanho. O enxerto do doador pode ser suturado no leito receptor.

Essa cirurgia é utilizada para o tratamento de opacidades da córnea, com espessuras estromais superficiais e médias. Quando comparada à técnica da dissecção manual, proporciona melhor aposição e regularidade da interface entre a córnea receptora e a córnea doadora.[2, 10]

HALK – *HEMI-AUTOMATED LAMELLAR KERATOPLASTY* (Ceratoplastia Lamelar Anterior Semiautomatizada)

O transplante HALK, acrônimo do inglês, Hemi-Automated Lamellar Keratoplasty, é uma modalidade de ceratoplastia lamelar anterior superficial em que a córnea receptora é preparada à mão livre, com uma lâmina, após trepanação de espessura parcial, e a córnea dadora é preparada com um microcerátomo[11] (Figura 3.5).

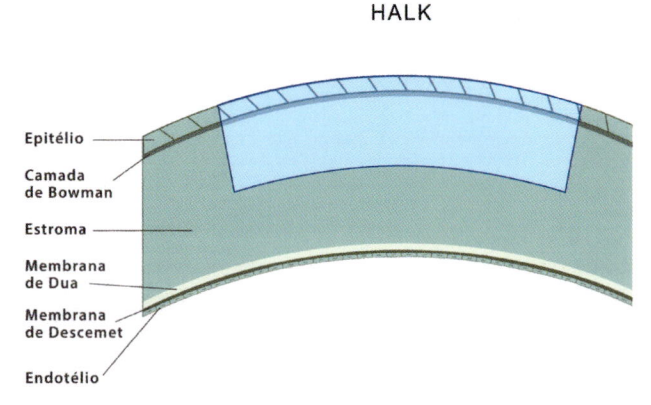

Figura 3.5 HALK – Ceratoplastia Lamelar Anterior Semiautomatizada: na área do transplante, córnea doadora com epitélio, c. de Bowman e, aproximadamente, metade do estroma anterior, em azul, preparada com microcerátomo, posicionada na córnea receptora com estroma, m. de Dua, m. de Descemet e endotélio, em verde, preparada com a técnica manual.

A vantagem de remover a córnea anterior cicatrizada do receptor, à mão livre, com uma lâmina, é que pode ser efetuada uma dissecção lamelar estromal bastante suave, seguindo o plano anatômico, mesmo quando a superfície anterior da córnea é bastante irregular.

Os melhores candidatos ao HALK são os olhos com cicatrizes até, aproximadamente, 50% da espessura da córnea e com função endotelial normal. O termo "Hemi-Automated Lamellar Keratoplasty" (HALK) foi descrito, pelo grupo de Tan, em 2011.[11]

FALK – FEMTOSECOND LASER-ASSISTED SUTURELESS ANTERIOR LAMELLAR KERATOPLASTY (Ceratoplastia Lamelar Anterior Assistida por Laser de Femtossegundo)

O transplante FALK, acrônimo do inglês, Femtosecond Laser-Assisted Sutureless Anterior Lamellar Keratoplasty, é a Ceratoplastia Lamelar Anterior Superficial Assistida por laser de Femtossegundo sem Suturas, cuja técnica utiliza o laser de femtossegundo para cortar as lamelas da Ceratoplastia Lamelar Anterior Superficial da córnea doadora e da córnea receptora[12,13] (Figura 3.6).

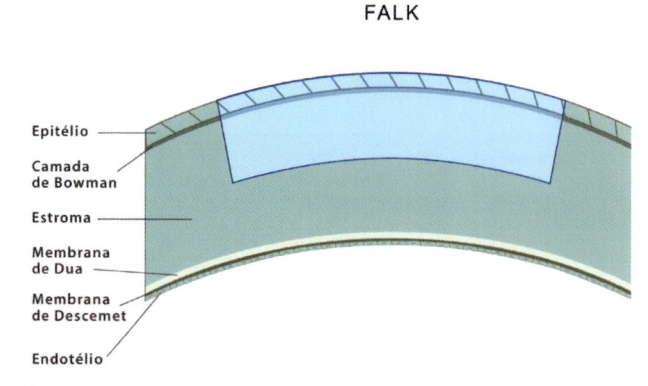

Figura 3.6 FALK – Ceratoplastia Lamelar Anterior assistida por Laser de Femtossegundo: na área do transplante, córnea doadora com epitélio, c. de Bowman e estroma anterior, em azul, posicionada na córnea receptora com estroma, m. de Dua, m. de Descemet e endotélio, em verde. Técnica de preparação da córnea doadora e da córnea receptora com laser de femtossegundo.

Foi descrita pela primeira ver por Yoo e cols., 2008.[12]

Visto que essa técnica tem as mesmas indicações que o SALK e melhor precisão de resultados pelo efeito do laser de femtossegundo, esta tem sido a técnica de escolha pelos cirurgiões de córnea para os casos de opacidades anteriores que acometem os 30 a 50% anteriores da córnea.

O corte preciso e afiado de diferentes formas na córnea receptora e doadora resulta em um alinhamento perfeito dos tecidos, reduzindo problemas pós-operatórios, como a cicatrização epitelial e o astigmatismo.

Conduz a melhor geometria da incisão, a melhor aposição dos enxertos e a melhor cicatrização das feridas. Se os cortes do hospedeiro e do doador estiverem em perfeito alinhamento, há menos astigmatismo pós-operatório.

Evita um desajuste entre o hospedeiro e o doador, como se pode ver, por vezes, na ceratoplastia manual, sendo a trepanação excêntrica.

A FALK aumenta a superfície da interface enxerto-hospedeiro, incrementando, a força da junção enxerto-hospedeiro e diminuindo, assim, o risco de deiscência do enxerto. Também está associada a uma menor perda de células endoteliais à margem de um enxerto. Durante a Ceratoplastia Lamelar, o laser de femtossegundo ajuda na dissecção suave. Enquanto a Ceratoplastia Lamelar assistida por Microcerátomo ajuda na dissecção com uma profundidade de tecido pré-decidida, a Ceratoplastia Lamelar Assistida por Laser de Femtossegundo, quando combinada com a tomografia de coerência ótica (OCT) intraoperatória, ajuda em uma análise mais precisa da profundidade da opacidade e na preparação de enxertos personalizados.

A profundidade da doença da córnea do receptor é medida utilizando-se OCT do segmento anterior (AS-OCT). É utilizado um laser de femtossegundo para criar o corte lamelar nas córneas do receptor e do doador. O corte do doador é ajustado, de acordo com a profundidade das lesões, com uma espessura adicional de 10-20%, ajustada para compensar o edema do tecido do doador. O tecido corneal cicatrizado do receptor é removido e substituído pela lamela corneal do doador. A incisão é secada e a adesão do retalho é verificada. É colocada uma lente de contato terapêutica sobre a córnea.

Um método modificado de FALK foi relatado por Bonfadini et al., usando-se o laser de femtossegundo Ziemer (Ziemer Ophthalmic Systems AG, Port, Switzerland) com 2 profundidades de dissecção diferentes: médio estromal (> 250 μm de espessura do leito corneal residual posterior) e pré-Descemet (aproximadamente 50 μm de espessura do leito corneal residual posterior), com os mesmos princípios descritos acima.[14]

BL – *BOWMAN LAYER TRANSPLANTATION* (Transplante da Camada de Bowman)

O transplante da Camada de Bowman ou BL, acrônimo do inglês, Bowman Layer, consiste na implantação de uma camada de Bowman doadora descelularizada, em uma bolsa estromal de, aproximadamente, 50% da profundidade do estroma da córnea receptora[15, 16, 17, 18, 19] (Figura 3.7).

TRANSPLANTE DA CAMADA DE BOWMAN

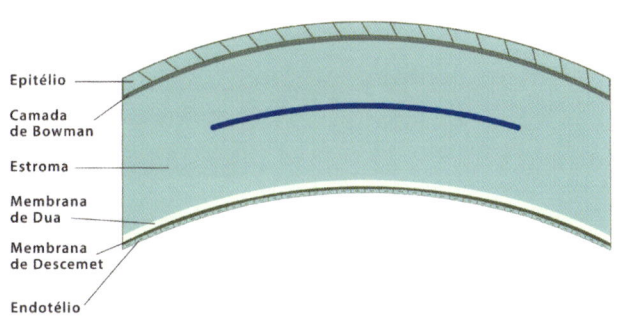

Figura 3.7 BL – Transplante de Camada de Bowman: camada de Bowman da córnea doadora, em azul, inserida na profundidade de 50% do estroma da córnea receptora, em verde.

A preparação do enxerto da camada de Bowman foi documentada, pela primeira vez, em um relato de caso, em 2011, no qual o enxerto foi usado "onlay" para tratar o *haze* pós-operatório da cirurgia refrativa com excimer laser.[19]

O transplante da camada de Bowman foi desenvolvido por Parker e colaboradores, para o tratamento de pacientes com ceratocone avançado que não eram elegíveis para o crosslinking corneal (UVCXL) ou para o implante de anel intracorneal (ICRS). O objetivo dessa cirurgia é de fortalecer e aplanar a córnea receptora, criando uma forma mais normal, semelhante à do doador da camada de Bowman estruturalmente intacta.[15, 16, 17]

Ele também pode ser usado para tratar outras formas de ectasia corneana, incluindo ectasia pós-LASIK avançada, ceratoglobus e degeneração marginal pelúcida.[15, 16, 17, 18, 19]

Ceratoplastia Lamelar Anterior Profunda

DALK – *DEEP ANTERIOR LAMELLAR KERATOPLASTY* (Ceratoplastia Lamelar Anterior Profunda)

O transplante DALK, acrônimo do inglês, Deep Anterior Lamellar Keratoplasty, é a ceratoplastia lamelar anterior profunda, cuja técnica transplanta a lamela do epitélio, camada de Bowman e o estroma da córnea doadora para a córnea receptora, que, após a preparação, pode apresentar estroma posterior residual ou ausente, membrana de Dua, membrana de Descemet e endotélio. Para alcançar um bom resultado visual pós-operatório, a córnea receptora deve estar com um estroma posterior bem fino, ou idealmente, ausente[2, 20, 21] (Figura 3.8).

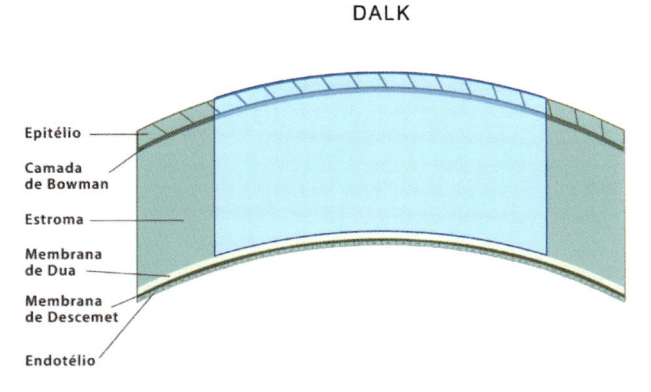

Figura 3.8 DALK – Ceratoplastia Lamelar Anterior Profunda: na área do transplante, córnea doadora com epitélio, c. de Bowman e estroma, em azul, posicionada na córnea receptora com estroma residual bem fino ou ausente, m. de Dua, m. de Descemet e endotélio, em verde.

As ceratoplastias lamelares anteriores profundas são realizadas em casos de ceratocone avançado ou ectasias da córnea e em opacidades profundas (distrofias estromais ou leucomas), afecções que mantém uma boa função endotelial.

A DALK é classificada em dois tipos: a pré-descemética e a descemética.[22]

A DALK pré-descemética é feita no local em que a córnea é muito fina, com um elevado risco de perfuração. O seu objetivo é remover a doença, deixando ainda um pouco de estroma posterior, juntamente com endotélio intacto.

A DALK descemética visa remover o estroma completo, deixando para trás apenas a membrana de Descemet nua. Existem várias técnicas de execução do DALK, incluindo a dissecção manual.

Atualmente, diversas técnicas cirúrgicas apresentam táticas para a preparação ideal da córnea receptora, com o objetivo de não deixar o seu estroma posterior espesso.

O primeiro método de DALK por dissecção direta aberta foi descrito, em 1972, por Anwar.[23] Nessa técnica, a trepanação parcial é seguida de dissecção lamelar, originalmente realizada com uma lâmina arredondada de Beaver 69 e, mais recentemente, com uma espátula de dissecção Martinez ou com uma variedade de lâminas de dissecção. Ressalte-se que a dissecção das camadas mais profundas expõe a membrana de Descemet ao maior risco de ruptura.

Em 1997, Sugita e Kondo descreveram a técnica de dissecção com hidrodelaminação, com injeção de fluido intraestromal.[24] Nessa técnica, a trepanação parcial e a ceratectomia lamelar são seguidas pela injeção de soro fisiológico no leito estromal, utilizando uma agulha de calibre.[27] O edema do estroma separa o tecido, tornando a dissecção mais profunda mais segura, no que diz respeito a rupturas da membrana de Descemet. No entanto, a perfuração pode ainda ocorrer, com relato de 39,2% dos casos, neste estudo. Alguns destes casos foram tratados, com sucesso, usando tamponamento de ar.

Em 1999, Melles e cols. descreveram uma técnica de dissecção fechada, que começa com a troca de água por ar.[25] Esta técnica facilita a profundidade da dissecção da córnea, permitindo o avanço de uma espátula especialmente desenhada, criando assim uma bolsa estromal longa e profunda, ao longo da córnea. Esta bolsa é ainda aumentada através de movimentos laterais da espátula e da injeção de viscoelástico.[26] É utilizada uma lâmina de trepanação de sucção para entrar nesta bolsa viscosa e o estroma sobre a bolsa é excisado. Após a remoção da membrana de Descemet, um botão doador de espessura total é suturado no local. Foram registados bons resultados visuais com esta técnica. A perfuração da membrana de Descemet ocorreu em 14% dos casos relatados.[25]

Em 2002, Anwar e Teichmann descreveram a técnica da grande bolha de Anwar (Anwar´s Big-Bubble Technique).[27] Nessa cirurgia, a córnea é trepanada e dissecada a uma profundidade de, aproximadamente, 60-80%. O ar é injetado, paracentralmente, através de uma agulha de calibre 27 ou 30 ou de uma cânula especialmente concebida, produzindo uma separação em "bolha grande" entre a membrana de Descemet e o estroma. A entrada, neste espaço, seguida da remoção do tecido estromal, envolve um processo que protege e preserva, meticulosamente, a membrana de Descemet. O doador do mesmo tamanho ou de tamanho superior em 0,25 mm é suturado no local, após a remoção da membrana de Descemet do doador.

Em 2012, Ghanem e Ghanem descreveram a técnica de injeção intraestromal de ar guiada pela paquimetria (Pachy-Bubble Technique), com o objetivo de aumentar a taxa de formação de bolha, através do controle da profundidade de injeção de ar.[28, 29] Nessa cirurgia, uma medida da espessura da córnea é realizada no intraoperatório, guiando uma incisão que alcança o estroma profundo e permite da injeção de ar com uma cânula, permitindo maior segurança para a membrana de Descemet.[28, 29]

PLK – *POSTERIOR LAMELLAR KERATOPLASTY* (Ceratoplastia Lamelar Posterior)

O termo PLK, acrônimo do inglês, Posterior Lamellar Keratoplasty, refere-se às ceratoplastias lamelares posteriores, também conhecidas como transplantes endoteliais.[2, 30]

São procedimentos utilizados para substituir o endotélio e tratar as condições em que apenas o endotélio está doente e o resto da córnea não é afetada, ao exemplo de doenças endotelial, como Distrofia Endotelial de Fuchs, distrofia polimórfica posterior da córnea, distrofia endotelial hereditária congênita, Síndrome Iridocorneana Endotelial (ICE Syndrome), disfunção endotelial viral, ceratopatia bolhosa afácica e ceratopatia bolhosa pseudofácica.[2]

O primeiro procedimento de ceratoplastia lamelar posterior (PLK) foi descrito por Barraquer, em 1950, na tentativa de substituir a doença endotelial.[30]

A técnica de substituição endotelial através de uma ferida em bolsa escleral superior foi descrita, pela primeira vez, em corneas de coelhos, por Ko e colaboradores, em 1993.[31]

Esta técnica foi modificada, de forma crítica, por Gerrit Melles, com trabalho em olhos de cadáveres e primatas, em 1998, e denominada "Ceratoplastia Lamelar Posterior" (Posterior Lamelar Keratoplasty – PLK).[32]

Em 1999, Melles et al. publicaram um caso de PLK em um paciente pseudofácico com ceratopatia bolhosa.[33]

Em 2001, Terry e Ousley introduziram a Ceratoplastia Endotelial (Endothelial Keratoplasty – EK) e a Ceratoplastia Endotelial Lamelar Profunda (Deep Lamellar Endothelial Keratoplasty – DLEK).[34]

Em 2002, Melles e colaboradores propuseram a Ceratoplastia Lamelar Posterior sem sutura, usando uma bolha de ar para fixação do enxerto.[35]

Em 2004, Melles iniciou a Ceratoplastia Endotelial com Desnudamento da Descemet (Descemet's Stripping Endothelial Keratoplasty – DSEK).[36]

Em 2006, Gorovoy adicionou a automatização, utilizando um microcerátomo para a Ceratoplastia Endotelial Automatizada com remoção de Descemet (Descemet´s Stripping Automated Endothelial Keratoplasty – DSAEK).[37]

Posteriormente, a ceratoplastia endotelial com membrana de Descemet (Descemet Membrane Endothelial Keratoplasty – DMEK) foi descrita, por Melles e colaboradores, em 2006, permitindo o transplante de uma camada isolada de endotélio-membrana de Descemet, sem estroma corneano aderente.[38]

A Ceratoplastia Endotelial é uma melhor opção, em comparação com a Ceratoplastia Penetrante, em pacientes com disfunção endotelial da córnea, uma vez que minimiza as catastróficas complicações intraoperatórias do transplante penetrante, tais como hemorragia expulsiva e descolamento de coroide associado a uma cirurgia de globo aberto.[2, 30]

A Ceratoplastia Endotelial permite recuperação visual precoce, sem complicações relacionadas com suturas e astigmatismo. Atualmente tem sido considerada mais como uma cirurgia refrativa, devido ao resultado visual precoce e melhor.[2, 30]

DLEK – *DEEP LAMELLAR ENDOTHELIAL KERATOPLASTY* (Ceratoplastia Endotelial Lamelar Profunda)

No transplante DLEK, acrônimo do inglês, Deep Lamellar Endothelial Keratoplasty, a cirurgia da Ceratoplastia Endotelial Lamelar Profunda consiste em substituir, seletivamente, apenas o tecido doente e deixar o tecido saudável intacto, para ressecar a menor quantidade de tecido, para obter o maior benefício possível[39, 40] (Figura 3.9).

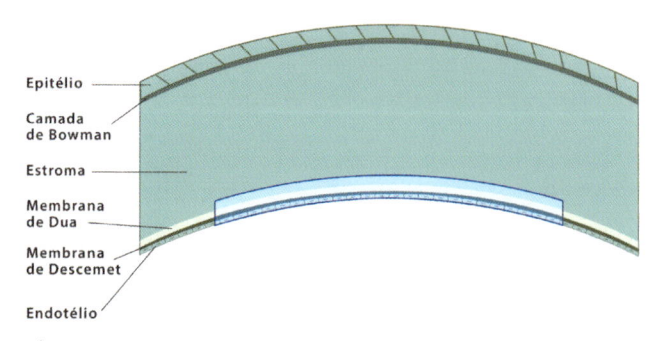

Figura 3.9 DLEK – Ceratoplastia Endotelial Lamelar Profunda: na área do transplante, córnea doadora com estroma posterior, m. de Dua, m. de Descemet e endotélio, em azul, posicionada na córnea receptora na qual se é removida uma lamela do estroma posterior, que permanece com o seu estroma remanescente, c. de Bowman e epitélio, em verde.

Terry e Ousley publicaram, em 2001, os primeiros resultados clínicos com a técnica DLEK.[39]

A técnica lamelar para substituição endotelial envolve a criação de um retalho corneano superficial com um microcerátomo, seguido de trepanação do tecido posterior receptor e substituição por um botão doador posterior.

Nesta técnica, o tecido doador é suturado no seu lugar e/ou sobredimensionado, e o retalho corneano superficial "estilo LASIK" é suturado na sua posição.

Apesar do atrativo técnico desta cirurgia, este procedimento sofre dos mesmos problemas inerentes, observados na Ceratoplastia Penetrante tradicional, de suturas superficiais e uma ferida estromal vertical. O DLEK necessita de instrumental cirúrgico específico e requer grande habilidade cirúrgica.[41,42]

Complicações como uma taxa de insucesso do enxerto primário de 21%, crescimento epitelial superficial, fusão do retalho, poder corneano imprevisível e astigmatismo irregular atormentaram os primeiros relatórios.

Os resultados desta técnica, portanto, foram largamente decepcionantes no cumprimento dos objetivos da cirurgia de transplante endotelial.[39, 40, 41, 42]

DSEK – *DESCEMET´S STRIPPING ENDOTHELIAL KERATOPLASTY* (Ceratoplastia Endotelial com Desnudamento da Descemet)

O transplante DSEK, acrônimo do inglês, Descemet's Stripping Endothelial Keratoplasty, é a Ceratoplastia Endotelial com Desnudamento da Membrana de Descemet, que transplanta a lamela do estroma posterior, membrana de Dua, membrana de Descemet e endotélio da córnea doadora saudável para a córnea receptora, que mantém a sua lamela de epitélio, camada de Bowman e estroma anterior.[30, 43] (Figura 3.10).

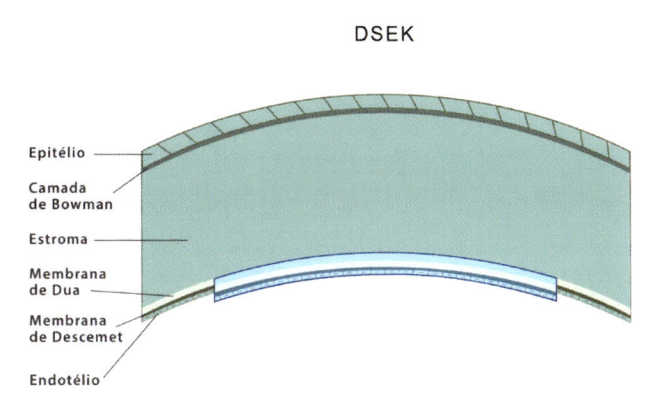

Figura 3.10 DSEK – Ceratoplastia Endotelial com Desnudamento da Descemet: na área do transplante, córnea doadora com lamela do estroma posterior, m. de Dua, m. de Descemet e endotélio, em azul, posicionada na córnea receptora que mantém todo o seu estroma, c. de Bowman e epitélio, em verde.

Em 2003, Melles e cols. introduziram uma evolução na técnica de transplante endotelial com a descemetorrexis, que consistia no desnudamento da membrana de Descemet e endotélio do receptor, preservando o estroma profundo, originando o DSEK.[43, 44]

Esse avanço tornou a técnica mais acessível e diminuiu o tempo cirúrgico. Após estudo publicado por Price em 2006, que incluiu 200 olhos submetidos ao DSEK, esta técnica ganhou muitos adeptos e praticamente substituiu o DLEK.[45]

DSAEK – *DESCEMET'S STRIPPING AUTOMATED ENDOTHELIAL KERATOPLASTY* (Ceratoplastia Endotelial com Desnudamento Automatizado da Membrana de Descemet)

O transplante DSAEK, acrônimo do inglês, Descemet's Stripping Automated Endothelial Keratoplasty, é a Ceratoplastia Endotelial com Desnudamento Automatizado da Membrana de Descemet, cuja técnica prepara a córnea doadora, com um sistema desenvolvido pela Moria, que utiliza um microcerátomo acoplado a uma câmara anterior artificial para realizar um plano de clivagem profundo, em torno de 350 μm do estroma posterior doador, para a obtenção de uma lamela doadora com uma camada fina do estroma posterior, membrana de Dua, membrana de Descemet e endotélio doadores (Figura 3.11).

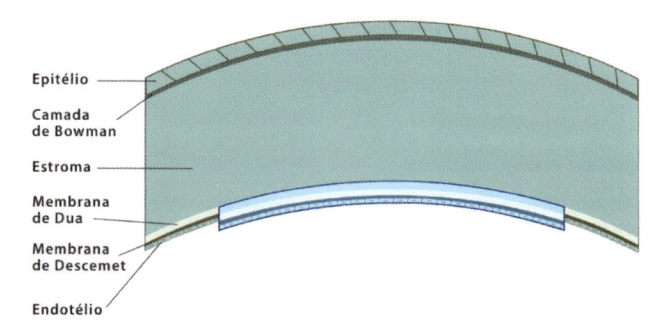

Figura 3.11 DSAEK – Ceratoplastia Endotelial com Desnudamento Automatizado da Membrana de Descemet: na área do transplante, córnea doadora com fina lamela do estroma posterior, m. de Dua, m. de Descemet e endotélio, em azul (preparada com microcerátomo acoplado a uma câmara anterior artificial), posicionada na córnea receptora que mantém todo o seu estroma, c. de Bowman e epitélio, em verde. Atualmente, a córnea doadora também pode ser preparada com laser de femtossegundo.

Como mencionado acima, a técnica DSAEK foi descrita, pela primeira vez, por Gorovoy, em 2006, tendo facilitado a preparação do tecido doador com a utilização do microcerátomo.[37]

Mais recentemente, alguns serviços têm utilizado o laser de femtossegundo para a confecção do tecido doador.[46]

PDEK – *PRE-DESCEMET'S ENDOTHELIAL KERATOPLASTY* (Ceratoplastia Endotelial Pré-Descemet)

O transplante PDEK, acrônimo do inglês, Pre-Descemet's Endothelial Keratoplasty, é a Ceratoplastia Endotelial pré-Descemet. No preparo do botão doador pelo método do PDEK, o estroma posterior é separado do complexo membrana de Dua, membrana de Descemet e endotélio, a partir da injeção de ar (pneumodissecção), realizada manualmente.[47]

A ideia do PDEK, proposta por Amar Agarwal e cols., em 2014, surgiu a partir da descoberta da camada de Dua ou pré-Descemet, descrita por Harminder Dua[47] (Figura 3.12).

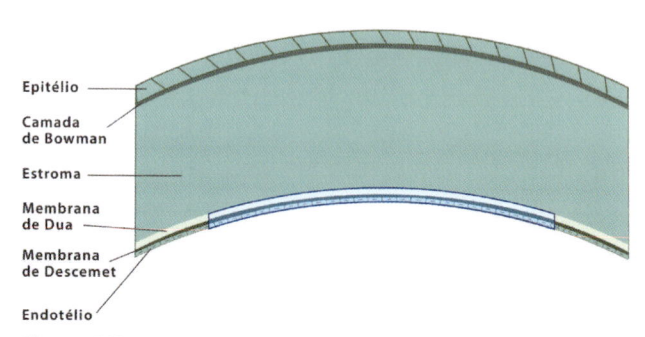

Figura 3.12 PDEK – Ceratoplastia Endotelial Pré-Descemet: na área do transplante, córnea doadora com m. de Dua, m. de Descemet e endotélio, em azul, posicionada na córnea receptora que mantém sua m. de Dua, estroma, c. de Bowman e epitélio, em verde.

DMEK – *DESCEMET MEMBRANE ENDOTHELIAL KERATOPLASTY* (Ceratoplastia Endotelial da Membrana de Descemet)

O transplante DMEK, acrônimo do inglês, Descemet Membrane Endothelial Keratoplasty, é a Ceratoplastia Endotelial da Membrana de Descemet, cuja técnica remove a membrana de Descemet e o endotélio da córnea receptora e substitui pela membrana de Descemet e endotélio da córnea doadora (Figura 3.13).

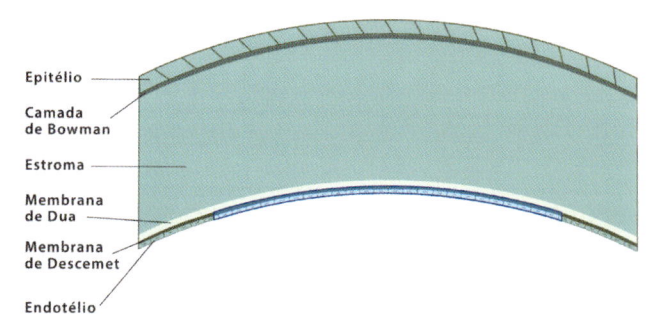

Figura 3.13 DMEK – Ceratoplastia Endotelial da Membrana de Descemet: na área do transplante, córnea doadora com m. de Descemet e endotélio, em azul, posicionada na córnea receptora com sua m. de Dua, estroma, c. de Bowman e epitélio, em verde.

Foi descrita, pela primeira vez, por Guerrit Melles, em 2006.[48]

Como esta cirurgia é muito desafiadora quanto à obtenção da ultrafina película composta pela membrana de Descemet e endotélio do doador e implantação na córnea receptora, várias técnicas foram descritas, objetivando-se mais precisão desse resultado almejado.

No presente livro, serão abordadas os capítulos com as cirurgias de DMEK com as técnicas Scuba Tecnique (Submerged Cornea Using Backgrounds Away), assim como técnicas para abertura do botão do DMEK.

DWEK – DESCEMETHORHEXIS WITHOUT ENDOTHELIAL KERATOPLASTY (Descemetorrexis Sem Ceratoplastia Endotelial)

A cirurgia DWEK, acrônimo do inglês, Descemethorhexis Without Endothelial Keratoplasty, é uma técnica cirúrgica inovadora, que consiste na remoção dos 4,0 a 4,5 mm centrais da córnea, representando cerca de 10% da área superficial total do endotélio, de uma córnea, com diâmetro médio de 12 mm (Figura 3.14).[30]

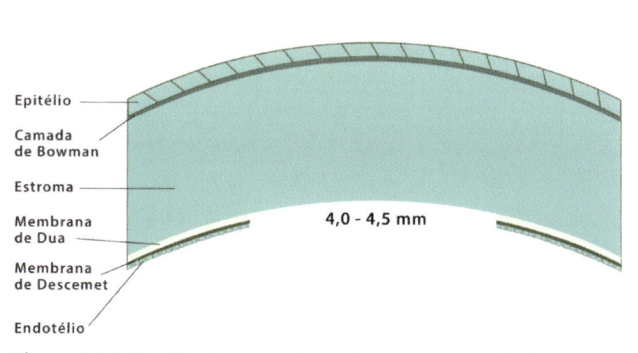

Figura 3.14 DWEK – Descemetorrexis sem ceratoplastia entotelial: remoção dos 4 a 4,5 mm da m. de Descemet e endotélio centrais, que pode ser associada ao inibidor da Rho-quinase para estímulo regenerativo das células endoteliais periféricas. Também pode ser injetada suspensão de células endoteliais cultivadas com adição de inibidor da Rho-quinase.

Em 1953, Louis Paufique publicou, na França, um artigo sobre *peeling* posterior da córnea, para o tratamento da Distrofia de Fuchs.[51, 52]

A cirurgia DWEK (Descemethorhexis Without Endothelial Keratoplasty) envolve a Descemetorrexis sem enxerto endotelial e é também conhecida como DSO (Descemet Stripping Only), remoção apenas da Descemet. É indicada principalmente, para córneas com Distrofia Endotelial de Fuchs com baixa contagem endotelial central e com periferia saudável. A descoberta da capacidade regenerativa das células endoteliais permitiu a idealização dessa técnica cirúrgica.[30]

Em abril de 2013, Naoki Okumura e colaboradores publicaram um estudo, em macacos *cynomologus*, que evidenciou o efeito estimulante do inibidor da Rho-quinase (RHO) no crescimento de células endoteliais de córneas que tiveram endotélio central danificado pela crioterapia transcorneal.[43]

Moloney e colaboradores, em 2017, demonstraram que a associação do ripasudil, inibidor tópico e seletivo da Rho-quinase, com o DWEK, proporciona a aceleração da cicatrização endotelial da córnea, em modelos animais.[55]

Em 2018, Kinoshita e colaboradores publicaram o estudo da restauração da transparência da córnea de pacientes com Distrofia de Fuchs que tiveram os 8 mm centrais do endotélio doente aspirados e, em sequência, receberam injeção de uma suspensão de células endoteliais cultivadas com adição de inibidor da Rho-quinase.[56]

Imagens

Agradecemos ao Mauro Bufano e ao Tiago Nunes pelas figuras ilustrativas desse capítulo.

Referências

1 - Zirm EK. Eine Erfolgreiche Keratoplastik. Arch für Ophthalmol 1906; 64: 580-593 . (Published in an abridged translation by Massimo Busin. Refractive and Corneal Surgery 1989; 5:258-261

2 - Singh R, Gupta N, Vanathi M, Tandon R. Corneal transplantation in the modern era. Indian J Med Res. 2019 Jul;150(1):7-22.

3 - Maghsoudlou P, Sood G, Akhondi H. Cornea Transplantation. 2022 Jul 25. In: StatPearls [Internet]. Treasure Island (FL): StatPearls Publishing; 2023 Jan.

4 - Reisinger F. Die Keratoplastik: ein Versuch zur Erweiterung der Augenheilkunst. Bayerische Annalen 1824; 1:207-2015

5 - Oliveira RR de; Forseto, AS. Transplante penetrante de córnea com femtossegundo: Resultados da literatura. In: Conselho Brasileiro de oftalmologia. Lasers em Oftalmologia. Cultura Médica, 2019. cap. 16.

6 - Chen W, Ren Y, Zheng Q, Li J, Waller SG. Securing the anterior chamber in penetrating keratoplasty: an innovative surgical technique. Cornea. 2013 Sep;32(9):1291-5.

7 - Arslan OS, Unal M, Arici C, Cicik E, Mangan S, Atalay E. Novel method to avoid the open-sky condition in penetrating keratoplasty: covered cornea technique. Cornea. 2014 Sep;33(9):994-8.

8 - John T (Ed): Surgical Techniques in Anterior and Posterior Lamellar Keratoplasty. Jaypee Brothers Medical Publishers (P) Ltd., Pages 1-687, Chapters 1-63, 2006.

9 - Kaufman HE, Insler MS, Ibrahim-Elzembely HA, Kaufman SC. Human fibrin tissue adhesive for sutureless lamellar keratoplasty and scleral patch adhesion: A pilot study. Ophthalmology 2003; 110 : 2168-72.

10 - Gutfreund S, Leon P, Busin M. Microkeratome-Assisted Anterior Lamellar Keratoplasty for the Correction of High-Degree Postkeratoplasty Astigmatism. Cornea. 2017 Jul;36(7):880-883.

11 - Yuen LH, Mehta JS, Shilbayeh R, Lim L, Tan DT. Hemi-automated lamellar keratoplasty (HALK). Br J Ophthalmol. 2011 Nov;95(11):1513-8. doi: 10.1136/bjophthalmol-2011-300195. Epub 2011 Sep 6. PMID: 21900229.

12 - Yoo SH, Kymionis GD, Koreishi A, Ide T, Goldman D, Karp CL, O'Brien TP, Culbertson WW, Alfonso EC. Femtosecond laser-assisted sutureless anterior lamellar keratoplasty. Ophthalmology. 2008 Aug;115(8):1303-7, 1307.e1.

13 - Jabbarvand M, Hashemian H, Khodaparast M, Ghadimi H, Khalilipour E. Femtosecond laser-assisted sutureless anterior lamellar keratoplasty for superficial corneal opacities. J Cataract Refract Surg. 2014 Nov;40(11):1805-12.

14 - Bonfadini, Gustavo & Moreira, Hamilton & Jun, Albert & Campos, Mauro & Kim, Eun Chul & Arana, Eduardo & Zapparoli, Márcio & Filho, Jurandir & McDonnell, Peter. (2012). Modified Femtosecond Laser–Assisted Sutureless Anterior Lamellar Keratoplasty. Cornea. 32. 10.1097.

15 - van Dijk K, Parker J, Tong CM, et al. Midstromal isolated Bowman layer graft for reduction of advanced keratoconus: a technique to postpone penetrating or deep anterior lamellar keratoplasty. JAMA Ophthalmol. 2014;132:495-501.

16 - van Dijk K, Liarakos VS, Parker J, et al. Bowman layer transplantation to reduce and stabilize progressive, advanced keratoconus. Ophthalmology. 2015;122:909-17.

17 - Parker JS, van Dijk K, Melles GR. Treatment options for advanced keratoconus: A review. Surv Ophthalmol. 2015;60:459-80.

18 - Parker, Jack S. MD, PhD; Dockery, Philip W. MD, MPH; Melles, Gerrit R.J. MD, PhD. Bowman Layer Transplantation—A Review. Asia-Pacific Journal of Ophthalmology 9(6):p 565-570, November-December 2020.

19 - Lie J, Droutsas K, Ham L, et al. Isolated Bowman layer transplantation to manage persistent subepithelial haze after excimer laser surface ablation. J Cataract Refract Surg 2010; 36:1036–1041.

20 - Terry MA. The evolution of lamellar grafting techniques over twenty-five years. Cornea. 2000;19(5):611–616.

21 - Luengo-Gimeno F, Tan DT, Mehta JS. Evolution of deep anterior lamellar keratoplasty (DALK) The Ocular Surface. 2011;9(2):98–110.

22 - Abdelkader A, Kaufman HE. Descemetic versus pre-descemetic lamellar keratoplasty: clinical and confocal study. Cornea. 2011 Nov;30(11):1244-52.

23 - Anwar M. Dissection technique in lamellar keratoplasty. The British Journal of Ophthalmology. 1972;56(9):711–713.

24 - Sugita J, Kondo J. Deep lamellar keratoplasty with complete removal of pathological stroma for vision improvement. The British Journal of Ophthalmology. 1997;81(3):184–188.

25 - Melles GR, Rietveld FJR, Beekhuis WH, Binder PS. A technique to visualize corneal incision and lamellar dissection depth during surgery. Cornea. 1999;18(1):80–86.

26 - Melles GR, Remeijer L, Geerards AJ, Beekhuis WH. A quick surgical technique for deep, anterior lamellar keratoplasty using visco-dissection. Cornea. 2000;19(4):427–432.

27 - Anwar M, Teichmann KD. Deep lamellar keratoplasty: surgical techniques for anterior lamellar keratoplasty with and without baring of Descemet's membrane. Cornea. 2002;21(4):374–383.

28 - Ghanem RC, Ghanem MA. Pachymetry-guided intrastromal air injection ("pachy-bubble") for deep anterior lamellar keratoplasty. Cornea. 2012 Sep;31(9):1087-91. 10.

29 - Ghanem RC, Bogoni A, Ghanem VC. Pachymetry-guided intrastromal air injection ("pachy-bubble") for deep anterior lamellar keratoplasty: results of the first 110 cases. Cornea. 2015 Jun;34(6):625-31.

30 - Espandar L, Carlson AN. Lamellar keratoplasty: a literature review. J Ophthalmol. 2013;2013:894319. doi: 10.1155/2013/894319. Epub 2013 Oct 7.

31 - Ko W, Freuh B, Shield C, Costello M, Feldman S. Experimental posterior lamellar transplantation of the rabbit cornea. Invest Ophthalmol Vis Sci. 1993;34 Suppl:1102.

32 - Melles GR, Eggink FA, Lander F, Pels E, Rietveld FJ, Beekhuis WH, Binder PS. A surgical technique for posterior lamellar keratoplasty. Cornea. 1998 Nov;17(6):618-26.

33 - Melles GR, Lander F, Beekhuis WH, Remeijer L, Binder PS. Posterior lamellar keratoplasty for a case of pseudophakic bullous keratopathy. Am J Ophthalmol. 1999; 127(3):340-1.

34 - Terry MA, Ousley PJ. Deep lamellar endothelial keratoplasty in the first United States patients. Cornea. 2001;20(3):239–243.

35 - Melles GR, Lander F, Nieuwendaal C. Sutureless, posterior lamellar keratoplasty: a case report of a modified technique. Cornea. 2002 Apr;21(3):325-7.

36 - Price MO, Gupta P, Lass J, Price FW Jr. EK (DLEK, DSEK, DMEK): New Frontier in Cornea Surgery. Annu Rev Vis Sci. 2017 Sep 15;3:69-90. doi: 10.1146/annurev-vision-102016-061400. Epub 2017 Jul 11. PMID: 28697678.

37 - Gorovoy MS. Descemet-stripping automated endothelial keratoplasty. Cornea. 2006;25(8):886–889.

38 - Melles GR, Ong TS, Ververs B, van der Wees J. Descemet membrane endothelial keratoplasty (DMEK) Cornea. 2006;25(8):987–990.

39 - Terry MA, Ousley PJ. Deep lamellar endothelial keratoplasty in the first United States patients: Early clinical results. Cornea 2001; 20 : 239-43.

40 - Terry MA. Deep lamellar endothelial keratoplasty (DLEK): pursuing the ideal goals of endothelial replacement. Eye (Lond). 2003 Nov;17(8):982-8.

41 - Terry MA, Ousley PJ. In pursuit of emmetropia: spherical equivalent refraction results with deep lamellar endothelial keratoplasty (DLEK). Cornea. 2003;22(7):619-26.

42 - Terry MA, Ousley PJ. Rapid visual rehabilitation after endothelial transplants with deep lamellar endothelial keratoplasty (DLEK). Cornea. 2004;23(2):143-53.

43 - Pazos, Henrique Santiago Baltar; Pazos, Paula Fernanda Morais Ramalho Baltar; Nogueira Filho, Pedro Antônio; Grisolia, Ana Beatriz Diniz; Silva, André Berger Emiliano; Gomes, José Álvaro Pereira. Ceratoplastia endotelial com desnudamento da Descemet (DSEK) utilizando o dispositivo TAN EndoGlideTM: série de casos. Arq. Bras. Oftalmol. 74 (3) June 2011

44 - Melles GR, Wijdh RH, Nieuwendaal CP. A technique to excise the descemet membrane from a recipient cornea (descemetorhexis). Cornea. 2004;23(3):286-8.

45 - Price FW,Jr., Price MO. Descemet's stripping with endothelial keratoplasty in 200 eyes: early challenges and techniques to enhance donor adherence. J Cataract Refract Surg. 2006;32(3):411-8.

46 - Cheng YY, Hendrikse F, Pels E, Wijdh RJ, van Cleynenbreugel H, Eggink CA, et al. Preliminary results of femtosecond laser-assisted descemet stripping endothelial keratoplasty. Arch Ophthalmol. 2008;126(10):1351-6. 14.

47 - Agarwal A, Dua HS, Narang P, Kumar DA, Agarwal A, Jacob S, Agarwal A, Gupta A. Pre-Descemet's endothelial keratoplasty (PDEK). Br J Ophthalmol. 2014 Sep;98(9):1181-5.

48 - Melles GR, Ong TS, Ververs B, van der Wees J. Descemet membrane endothelial keratoplasty (DMEK) Cornea. 2006;25(8):987–990.

49 - Pereira Cda R, Guerra FP, Price FW Jr, Price MO. Descemet's membrane automated endothelial keratoplasty (DMAEK): visual outcomes and visual quality. Br J Ophthalmol. 2011 Jul;95(7):951-4.

50 - McCauley MB, Price MO, Fairchild KM, Price DA, Price FW., Jr. Prospective study of visual outcomes and endothelial survival with Descemet membrane automated endothelial keratoplasty. Cornea. 2011;30(3):315–319.

51 - Paufique L. Scraping of the posterior surface of the cornea in the treatment of Fuch's dystrophy. Bull Mem Soc Fr Ophtalmol 1953;66:338−41.

52 - Thuret G, Poinard S, Garcin T, Gain P. Who first described Descemetorhexis without endothelial keratoplasty (DWEK) for the management of Fuchs' corneal endothelial dystrophy? J Fr Ophtalmol. 2022 Apr;45(4):452-454.

53 - Davies E, Jurkunas U, Pineda 2nd R. Predictive factors for corneal clearance after descemetorhexis without endothelialkeratoplasty. Cornea 2018;37:137−40.

54 - Naoki Okumura, et al. The ROCK Inhibitor Eye Drop Accelerates Corneal Endothelium Wound Healing. Investigative Ophthalmology & Visual Science April 2013, Vol.54, 2493-2502.

55 - Moloney G, Petsoglou C, Ball M, Kerdraon Y, Höllhumer R, Spiteri N, Beheregaray S, Hampson J, D'Souza M, Devasahayam RN. Descemetorhexis without grafting for Fuchs endothelial dystrophy – supplementation with topical Ripasudil. Cornea 2017; 36:642-648.

56 - Kinoshita S, Koizumi N, Ueno M, et al. Injection of cultured cellswith a ROCK inhibitor for bullous keratopathy. N Engl J Med 2018; 378:995-103.

4
Avaliação da Córnea Doadora Preservada no Banco de Olhos

Cristina Garrido
Ana Catarina Delgado
Álvio Shiguematsu
Luciene Barbosa
Elcio Hideo Sato

Introdução

A experiência e os rigorosos critérios utilizados pelos especialistas em córnea para avaliar as estruturas oculares durante uma consulta oftalmológica, em vida, são os mesmos, fundamentalmente, aplicados para analisar os tecidos oculares humanos, tão nobremente doados aos Bancos de Olhos, após a morte. Tudo para assegurar que o paciente, que espera ansiosamente na fila por um transplante de córnea, possa receber um tecido de alta qualidade. Para isso, as Equipes de Banco de Olhos, incansavelmente, se empenham e investem em profissionais comprometidos, capacitando-os a realizar o processamento dos tecidos oculares com excelência, da doação ao envio para o transplante. E a grande motivação das equipes: saber que o resultado desse trabalho humanitário resgata a visão e a qualidade de vida dos pacientes, reinserindo-os na sociedade.

O desenvolvimento dos Bancos de Olhos vem causando aumento expressivo no número de córneas captadas e armazenadas por períodos cada vez mais longos, o que, consequentemente, exige expansão do sistema de controle de qualidade dos tecidos. Vale lembrar, contudo, que a responsabilidade final sobre a utilização dessas córneas será sempre do cirurgião.

O controle de qualidade é amplo e tem início desde o processo de seleção dos doadores de tecidos oculares humanos, até a utilização de técnicas adequadas de enucleação, preservação, contagem de células endoteliais e avaliação sorológica.

O principal método utilizado para avaliação do tecido ocular humano no Banco de Olhos é o exame de lâmpada de fenda. Para iniciar o processo de classificação da córnea preservada, o examinador deve tomar alguns cuidados preliminares tais quais:

- Retirar do refrigerador o frasco contendo o botão córneo-escleral, pelo menos, 40 minutos antes do exame na lâmpada de fenda

- Observar se o frasco está íntegro, devidamente lacrado e se a coloração do meio de preservação está dentro dos padrões da normalidade (mudança de cor do meio, tendendo ao amarelo, pode significar contaminação)

- Checar se a identificação alfanumérica do frasco contendo o tecido preservado corresponde à numeração do prontuário do referido doador

- Ter em mente a anamnese do doador (sexo, idade, causa do óbito, história patológica clínica e oftalmológica pregressas, história medicamentosa, tempo óbito-enucleação, tempo enucleação-preservação, resultados sorológicos)

Procede-se, então, à análise criteriosa do botão corneoescleral preservado na lâmpada de fenda, e a seguir, complementado pelo exame de microscopia especular; este último fornecerá, ao examinador, um registro da contagem das células endoteliais (densidade endotelial) bem como de suas características de forma (morfológica: polimorfismo) e tamanho (morfométrica: polimegatismo).

Exame em lâmpada de fenda

O examinador avaliará o botão corneoescleral submerso no meio de preservação (por exemplo, Optisol-GS) e, com movimentos delicados do frasco deve inverter a posição do botão no fundo do recipiente, para permitir que o tecido seja analisado, tanto pela sua face anterior (epitelial), quanto pela posterior (endotelial). A cada etapa do exame, o frasco é cuidadosamente encaixado no suporte de Cowden, que se encontra acoplado à lâmpada de fenda e possui um espelho angulado a 45º que reflete a imagem do botão, permitindo o exame minucioso dos tecidos oculares (Figura 4.1). Desse modo, o examinador fica com as mãos livres, podendo utilizar a lâmpada de fenda com todos os seus atributos.

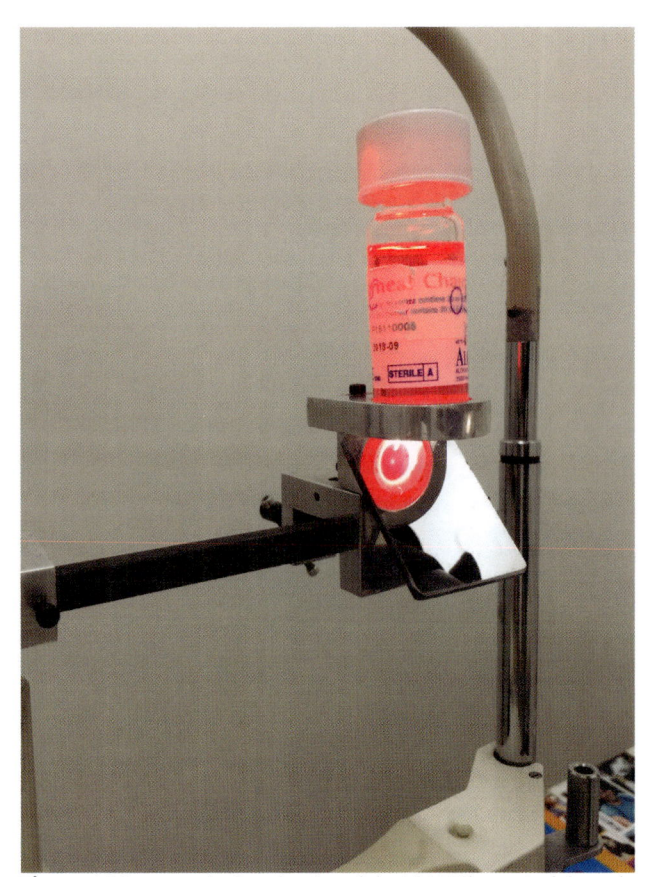

Figura 4.1 Suporte de Cowden (modelo APABO) – material usado em Banco de Olhos, acoplado à lâmpada de fenda, que permite a avaliação dos tecidos oculares humanos preservados com mais segurança e precisão.

A classificação da córnea realizada na lâmpada de fenda ocorre de forma subjetiva. O examinador registrará as alterações teciduais encontradas em um formulário, contendo, no mínimo, 14 critérios avaliativos; cada critério será analisado individualmente e, a seguir, em conjunto, resultando em uma única nota para cada córnea (classificação final), sendo: 0=EXCELENTE, 1=BOA, 2=REGULAR, 3=RUIM e 4=INACEITÁVEL. Essa nota final definirá se a córnea avaliada é viável para transplante óptico ou não, facilitando a comunicação entre os profissionais e os sistemas. Na Figura 4.2 observa-se um exemplo de formulário simplificado utilizado nos Banco de Olhos.

As córneas devem ser classificadas, de preferência, por dois examinadores diferen-

FORMULÁRIO DE AVALIAÇÃO DA CÓRNEA PRESERVADA

Código do doador: _____ Lateralidade: D( ) E( ) Idade: _____ anos

DATA DA PRESERVAÇÃO: ___/___/_____ DATA DO VENCIMENTO: ___/___/_____

ESCALA DE INTENSIDADE DAS ALTERAÇÕES CORNEANAS

0 - AUSENTE   1 - LEVE   2 - MODERADA   3 - INTENSA   4 - MUITO INTENSA

EPITÉLIO

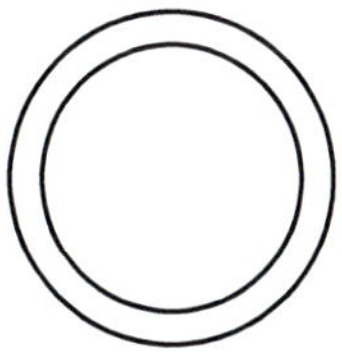

ENDOTÉLIO

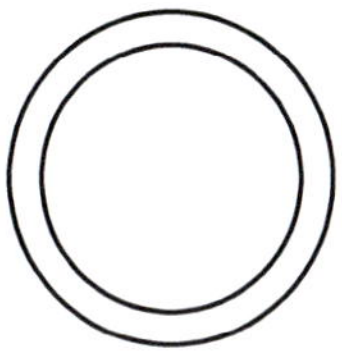

	CRITÉRIOS DE AVALIAÇÃO	INTENSIDADE DAS ALTERAÇÕES				
1	ARCO SENIL	0	1	2	3	4
2	PTERÍGIO	0	1	2	3	4
3	EXPOSIÇÃO EPITELIAL	0	1	2	3	4
4	DEFEITO EPITELIAL	0	1	2	3	4
5	OPACIDADE SUBEPITELIAL	0	1	2	3	4
6	OPACIDADE ESTROMAL	0	1	2	3	4
7	INFILTRADO ESTROMAL	0	1	2	3	4
8	EDEMA ESTROMAL	0	1	2	3	4
9	ESTRIA ESTROMAL	0	1	2	3	4
10	DOBRAS DE DESCEMET	0	1	2	3	4
11	CICATRIZES	0	1	2	3	4
12	PERDA CÉLULAS ENDOTELIAIS	0	1	2	3	4
13	GUTTATA	0	1	2	3	4
14	REFLEXO ESPECULAR	0	1	2	3	4

CLASSIFICAÇÃO FINAL DA CÓRNEA		
0=	EXCELENTE	
1=	BOA	
2=	REGULAR	
3=	RUIM	
4=	INACEITÁVEL	

CLASSIFICAÇÃO "CIRÚRGICA" DA CÓRNEA		
A=	Tx PENETRANTE ÓPTICO	
B=	Tx PENETRANTE TECTÔNICO	
C=	Tx LAMELAR ANTERIOR	
D=	Tx LAMELAR POSTERIOR	

OBSERVAÇÕES: _____
_____
_____

AVALIAÇÃO FEITA POR: _____
Carimbo e Assinatura

Figura 4.2 Exemplo de formulário de avaliação da córnea preservada.

tes, em dias subsequentes, antes de ser disponibilizadas para transplante.

Por se tratar de uma classificação subjetiva, não existem regras definidas para tal, e a decisão final caberá ao examinador, que deverá levar em consideração os princípios de subjetividade e bom-senso. É uma tarefa que exige bastante do profissional, pois uma mesma córnea pode apresentar alterações de qualquer intensidade, nos diversos critérios analisados. Ainda assim, descrevemos exemplos de avaliações em lâmpada de fenda para dar noções gerais da **classificação final das córneas (0, 1, 2, 3 e 4)**:

0 = EXCELENTE – Córnea que recebe nota "0" em todos os 14 critérios avaliativos, ou recebe nota "1" no critério "exposição epitelial" e "0" nos demais.

1 = BOA – Córnea que recebe nota "1" em até três critérios avaliativos, exceto "infiltrado estromal".

2 = REGULAR – Córnea que recebe nota "2" em até três critérios avaliativos, exceto "infiltrado estromal".

3 = RUIM – Córnea que recebe nota "3" em até três critérios avaliativos, exceto "infiltrado estromal".

4 = INACEITÁVEL – Córnea que apresenta alteração, de qualquer intensidade, no critério avaliativo "infiltrado estromal"; deve ser descartada devido ao alto risco de inflamação e/ou infecção em atividade. Também é considerada inaceitável a córnea que receber nota "4" em até três critérios avaliativos.

Caso ocorra discordância entre os examinadores, quanto à classificação das córneas preservadas, eles devem chegar a um consenso e definir apenas uma nota final.

Com o advento das várias técnicas cirúrgicas lamelares anteriores e posteriores, os cirurgiões passaram a transplantar apenas algumas camadas corneanas que se encontram comprometidas, assim, córneas que antes eram disponibilizadas apenas para transplantes penetrantes tectônicos (Córneas 2 = REGULAR e 3 = RUIM), passaram a ser reavaliadas e, em alguns casos, utilizadas para transplantes lamelares anteriores e posteriores com finalidade óptica. Surgem, então, parâmetros de avaliação das córneas nos Bancos de Olhos relacionados à indicação cirúrgica, definida aqui como **classificação "cirúrgica" das córneas (A, B, C e D)**:

A = CÓRNEA VIÁVEL PARA TRANSPLANTE PENETRANTE ÓPTICO – Córnea com classificação final 0 = EXCELENTE ou 1 = BOA, que pode ser disponibilizada para transplante penetrante com finalidade óptica.

B = CÓRNEA VIÁVEL PARA TRANSPLANTE PENETRANTE TECTÔNICO – Córnea com classificação final 2 = REGULAR ou 3 = RUIM que apresenta alterações, tanto nas camadas anteriores, quanto nas posteriores e pode ser disponibilizada para transplante penetrante tectônico.

C = CÓRNEA VIÁVEL PARA TRANSPLANTE LAMELAR ANTERIOR – Córnea com classificação final 2 = REGULAR ou 3 = RUIM, que pode apresentar edema estromal, dobras de Descemet e/ou dano endotelial, mas que possui as camadas anteriores sem alterações (opacidades, fibroses ou cicatrizes), e por isso é considerada viável para transplante lamelar anterior. As córneas com classificações finais 0 = EXCELENTE ou 1 = BOA também podem ser utilizadas para transplantes lamelares anteriores.

D = CÓRNEA VIÁVEL PARA TRANSPLANTE LAMELAR POSTERIOR – Córnea com classificação final 2 = REGULAR ou 3 = RUIM, devido a alterações nas camadas anteriores (opacidades, fibroses e/ou cicatrizes), porém que apresenta o estroma profundo, a membrana de Descemet e o endotélio preservados, e a contagem endotelial é maior ou igual a 2.000 céls/mm², tornando-a um tecido viável para transplante lamelar posterior. As córneas com classificações finais 0 = EXCELENTE ou 1 = BOA também podem ser utilizadas para transplantes lamelares posteriores.

Vale ressaltar que, algumas cirurgias lamelares podem requerer uso de câmaras artificiais e, para isso, necessitar de botões corneanos com rimas esclerais maiores (mínimo de 3 mm), preparo que deve ser realizado durante o processo da preservação. Da mesma forma, acontece para os transplantes de limbo, onde há necessidade de se manter íntegra a zona da paliçada de Vogt (células límbicas ou *stem cells*), preparo que se inicia desde a etapa da enucleação. Assim, gradativamente, ampliam-se os critérios de processamento dos tecidos oculares humanos nos Bancos de Olhos.

São descritos a seguir os 14 critérios mais utilizados na avaliação das córneas em lâmpada de fenda.

Arco senil

Anel ou crescente branco acinzentado causado por depósito lipídico no estroma periférico da córnea, geralmente bilateral e simétrico, separado do limbo por uma zona estreita de córnea transparente; é mais frequente em indivíduos acima de 50 anos e não interfere na acuidade visual (Figura 4.3). Para a córnea ser disponibilizada para transplante penetrante ou lamelar anterior, deve ter pelo menos 9 mm de botão corneano livre do arco senil; para transplante lamelar posterior ou penetrante tectônico, o arco não é fator de contraindicação.

- 0 - Ausência de arco senil na córnea
- 1 - Arco senil tênue, em formação (< 1 mm de diâmetro)
- 2 - Arco senil estreito (1,1 a 2 mm de diâmetro)
- 3 - Arco senil moderado (2,1 a 3 mm de diâmetro)
- 4 - Arco senil espesso (> 3,1 mm de diâmetro)

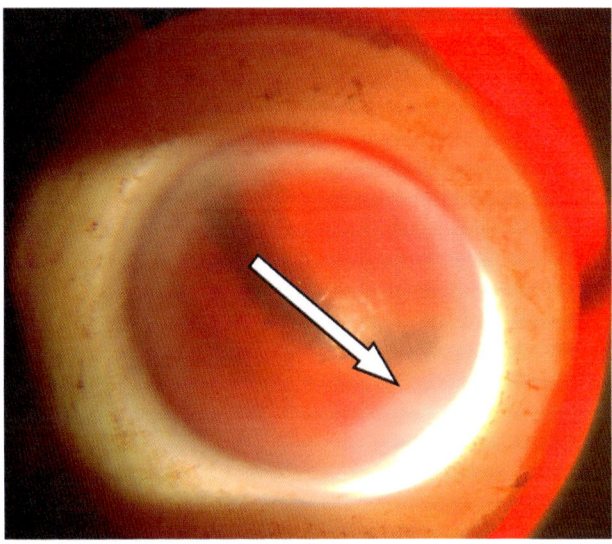

Figura 4.3 Arco senil.

Pterígio

Tecido fibrovascular, triangular, em forma de asa, que cresce na área da fenda palpebral, em direção ao centro da córnea (Figura 4.4). Deve-se avaliar sua extensão, largura e profundidade, pois pode comprometer o estroma e inviabilizar o transplante penetrante óptico, mas não o lamelar posterior e o penetrante tectônico.

- 0 - Ausência de pterígio na córnea
- 1 - Pterígio pequeno (< 1 mm do limbo)
- 2 - Pterígio médio (1,1 a 2 mm do limbo)

3 - Pterígio grande (2,1 a 3 mm do limbo)
4 - Pterígio muito grande (> 3,1 mm do limbo)

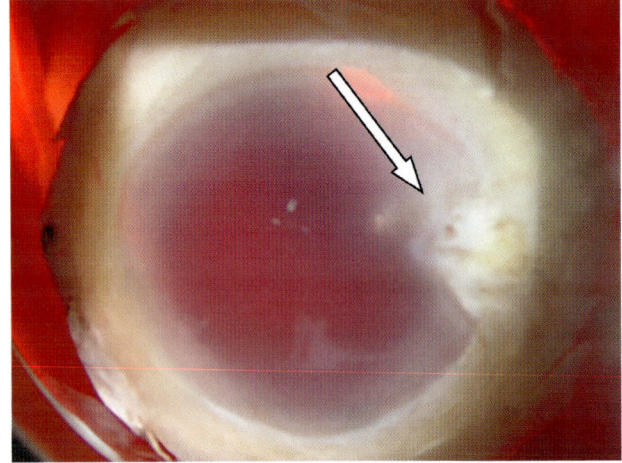

Figura 4.4 Pterígio.

Exposição epitelial

Erosões ponteadas e/ou pequenas desepitelizações, mais frequentes na área de exposição, geralmente causadas pelo ressecamento da superfície corneana, devido ao fechamento incompleto das pálpebras do doador. Normalmente, não comprometem a qualidade dos tecidos subjacentes (Figura 4.5).

0 - Epitélio corneano íntegro
1 - Exposição epitelial periférica, geralmente em 1/3 inferior, envolvendo até 25% da superfície corneana
2 - Exposição epitelial envolvendo 25 a 50% da superfície corneana
3 - Exposição epitelial envolvendo 50 a 75% da superfície corneana
4 - Exposição epitelial envolvendo mais de 75% da superfície da córnea

Defeito epitelial

O defeito epitelial leve não causa alterações graves nas camadas mais profundas da córnea, porém quando ocorre maior exposição do estroma, observam-se edema e dobras de Descemet (Figura 4.6). Alterações ou edema graves no epitélio podem dificultar a correta avaliação das demais camadas da córnea; o avaliador deve ficar atento para os sinais de infecção. Um defeito periférico é menos preocupante do que um central.

0 - Ausência de defeito epitelial corneano
1 - Pequenos defeitos epiteliais, < 2 mm de diâmetro, periféricos
2 - Defeitos epiteliais de 2,1 a 4 mm de diâmetro, na periferia e meia periferia
3 - Defeitos epiteliais de 4,1 a 6 mm de diâmetro, envolvendo a área paracentral
4 - Defeitos epiteliais extensos, > 6 mm de diâmetro, envolvendo a córnea central

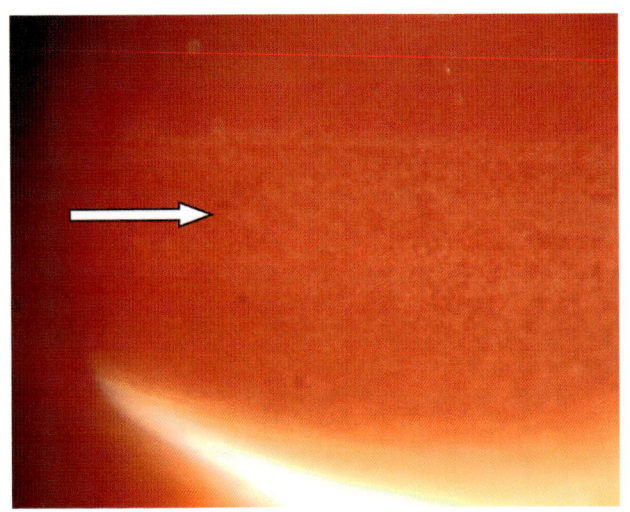

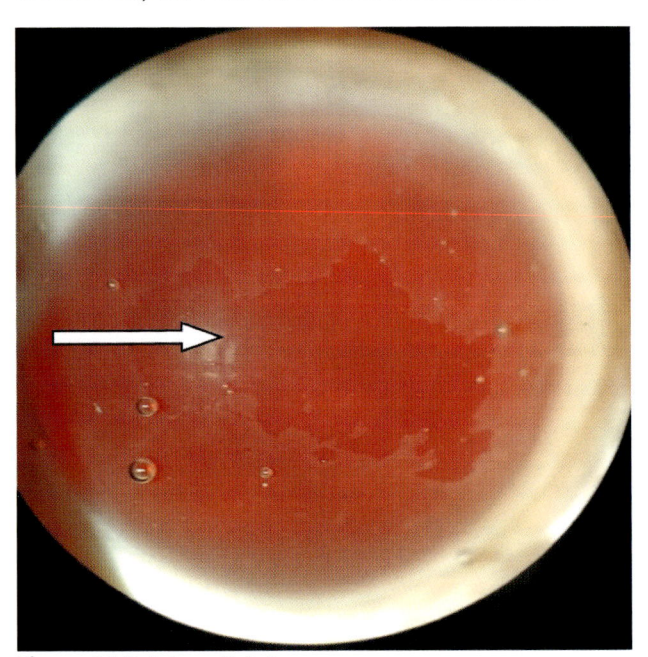

Figura 4.5 Exposição epitelial.

Figura 4.6 Defeito epitelial.

Opacidade subepitelial

As nébulas (ou nubéculas) subepiteliais podem ser observadas ao exame com fenda em alta magnificação; deve-se registrar tamanho, forma, número, densidade e localização das lesões, as quais podem, por vezes, inviabilizar os transplantes penetrantes ópticos, mas permitir o transplante endotelial ou tectônico (Figura 4.7).

0 - Ausência de nébulas na córnea
1 - Nébulas na periferia corneana
2 - Nébulas na periferia e meia periferia corneana
3 - Nébulas na região paracentral da córnea
4 - Nébulas envolvendo a área central da córnea

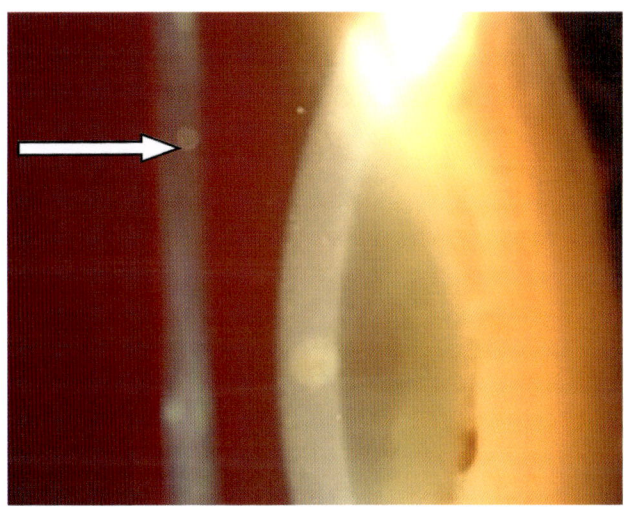

Figura 4.7 Opacidade subepitelial.

Opacidade estromal

As opacidades estromais da córnea (leucomas, distrofias) devem ser registradas quanto ao tamanho, forma, número, profundidade e localização das lesões, bem como quanto às áreas corneanas livres de opacidade, principalmente os 4 mm centrais; quando o eixo visual está comprometido, o tecido torna-se inviável para o transplante penetrante óptico, porém pode ser utilizado para transplante lamelar endotelial, se o endotélio estiver íntegro, ou para transplante tectônico, se o endotélio estiver alterado (Figura 4.8).

0 - Ausência de opacidades na córnea
1 - Opacidade no estroma anterior na periferia da córnea
2 - Opacidade no estroma médio na periferia e meia periferia corneana
3 - Opacidade no estroma profundo envolvendo a área paracentral da córnea
4 - Opacidade no estroma profundo envolvendo a área central da córnea

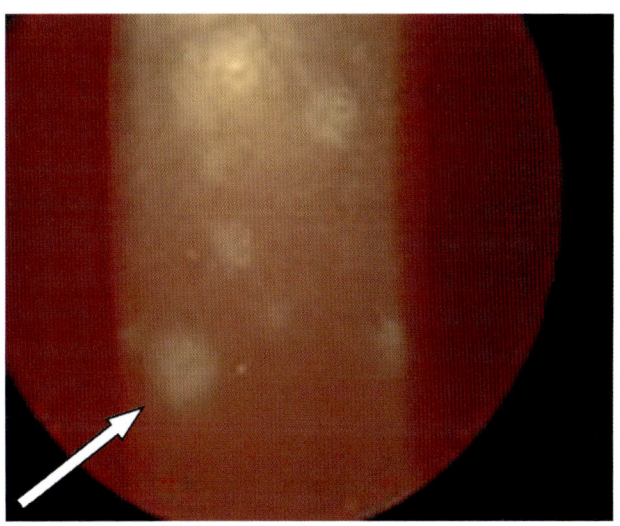

Figura 4.8 Opacidade estromal.

Infiltrado estromal

Lesão grave que indica atividade infecciosa e/ou inflamatória e, quando presente, em qualquer intensidade, contraindica a utilização da córnea (Figura 4.9).

0 - Ausência de infiltrados corneanos
1 - Infiltrados corneanos periféricos
2 - Infiltrados corneanos na periferia e meia periferia
3 - Infiltrados corneanos na área paracentral
4 - Infiltrados corneanos na área central

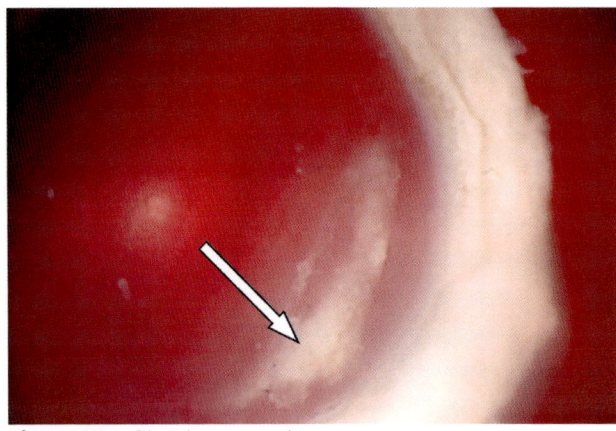

Figura 4.9 Infiltrado estromal.

Edema estromal

O edema estromal leve, com aumento da espessura corneana central, é visível ao exame da lâmpada de fenda com luz de feixe fino; já o edema moderado ou grave, com desorganização das fibrilas colágenas estromais, é observado na lâmpada de fenda por meio da iluminação difusa (Figura 4.10). Pode indicar mau funcionamento endotelial e variar de intensidade, conforme o meio de preservação utilizado. Quando o edema é significativo, a córnea torna-se inviável para o transplante penetrante óptico e lamelar posterior, porém pode ser utilizada para transplante penetrante tectônico e, se não apresentar cicatrizes anteriores centrais, poderá ser utilizada para transplante lamelar anterior.

0 - Espessura normal da córnea
1 - Espessura 10% acima do normal na periferia córnea
2 - Espessura 10 a 25% acima do normal na periferia e na meia periferia corneana
3 - Espessura 25 a 50% acima do normal envolvendo a córnea paracentral
4 - Espessura > 50% acima do normal envolvendo a córnea central

Estria estromal

As estrias estromais (Figura 4.11) ocorrem por desorganização e até por ruptura localizada das lamelas estromais da córnea. São mais frequentes em córneas muito jovens, principalmente em crianças, devido à maior elasticidade do tecido. No ceratocone, as estrias são finas, verticais, paralelas e profundas (estrias de Vogt) (Figura 4.12), já nos casos de trauma e outros edemas, as estrias são horizontais e/ou oblíquas e/ou em direções variadas.

0 - Ausência de estrias na córnea
1 - Discretas estrias no estroma anterior, periféricas
2 - Estrias no estroma médio, na periferia e meia periferia corneana
3 - Estrias no estroma profundo, envolvendo a córnea paracentral
4 - Estrias no estroma profundo, envolvendo a área central da córnea

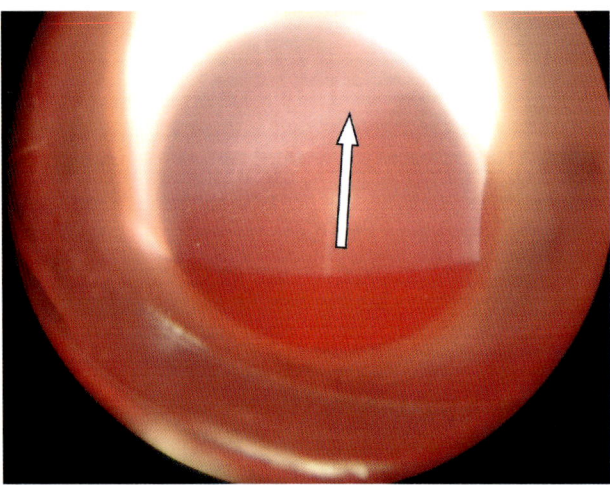

Figura 4.10 Edema estromal.

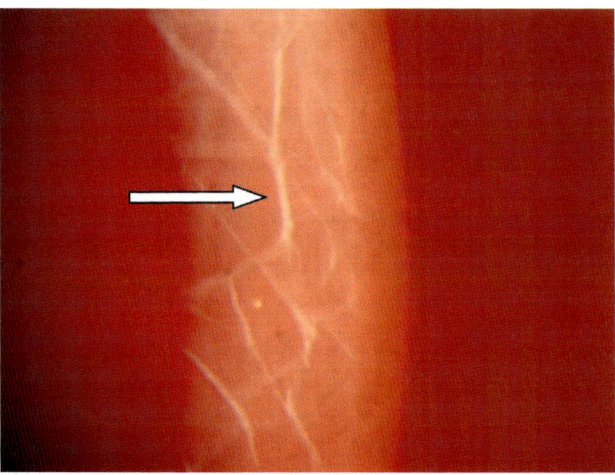

Figura 4.11 Estria estromal.

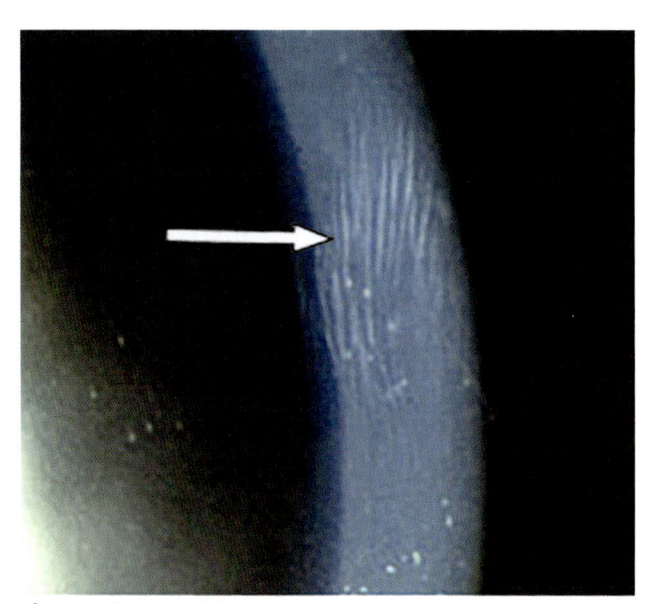

Figura 4.12 Estria de Vogt.

Dobras de Descemet

As dobras na membrana de Descemet apresentam-se, à iluminação direta focal, como invaginações da membrana para a câmara anterior; estão diretamente relacionadas ao edema estromal corneano e associam-se às mudanças *post morten* do endotélio e a outros fatores: o tempo decorrido entre a morte e/ou a enucleação e/ou a preservação e a cirurgia; o trauma endotelial; a temperatura do corpo do doador; a temperatura de armazenamento da córnea, dentre outros (Figura 4.13). Descolamentos na Descemet, quando presentes, estão relacionados ao trauma durante a preservação. Quando as dobras de Descemet são frequentes, a córnea torna-se inviável para transplante penetrante óptico e lamelar posterior, porém pode ser utilizada para transplante tectônico e, se não apresentar alterações nas camadas anteriores centrais, poderá ser utilizada para transplante lamelar anterior.

0 - Ausência de dobras de Descemet

1 - Dobras de Descemet pouco frequentes, tênues e periféricas

2 - Dobras de Descemet de espessura média, na periferia e na meia periferia

3 - Dobras de Descemet frequentes, espessas e na região paracentral

4 - Dobras de Descemet muito frequentes, grosseiras e envolvendo a área central

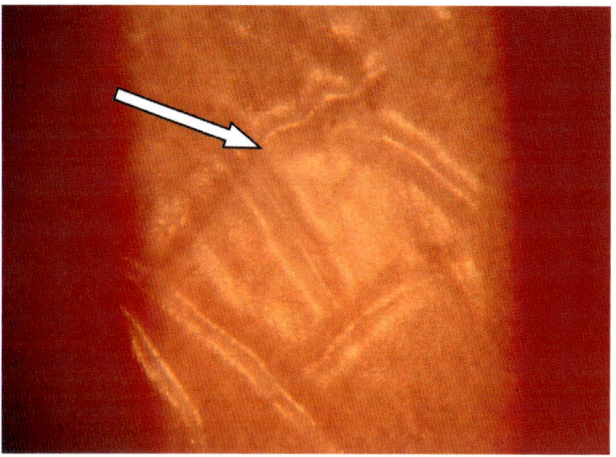

Figura 4.13 Dobras de Descemet.

Cicatrizes

As cicatrizes (nébulas, leucomas) têm etiologias variadas, e quando são lineares, geralmente sugerem trauma ou cirurgia prévia (cirurgias refrativas, cirurgia de catarata etc.) (Figura 4.14). Devem ser registradas quanto ao tamanho, forma, número, profundidade e localização das lesões, bem como quanto às áreas corneanas livres de cicatrizes, principalmente os 4 mm centrais; quando o eixo visual está comprometido, o tecido torna-se inviável para o transplante penetrante óptico.

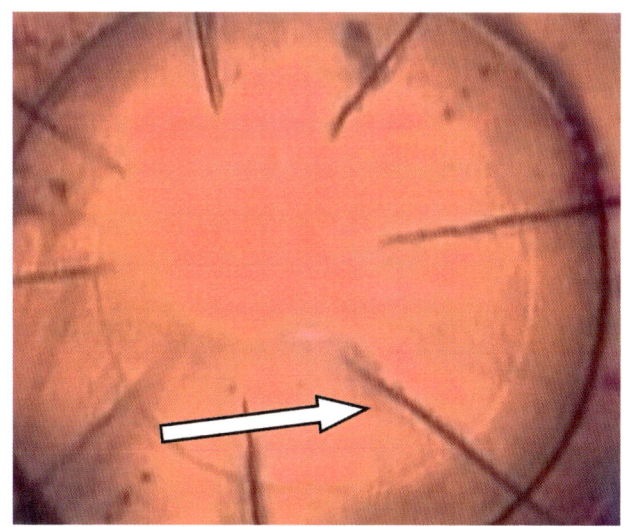

Figura 4.14 Cicatriz cirurgica.

0 - Ausência de cicatrizes na córnea
1 - Cicatrizes corneanas periféricas
2 - Cicatrizes na periferia e na meia periferia corneana
3 - Cicatrizes na região paracentral corneana
4 - Cicatrizes envolvendo o eixo visual da córnea

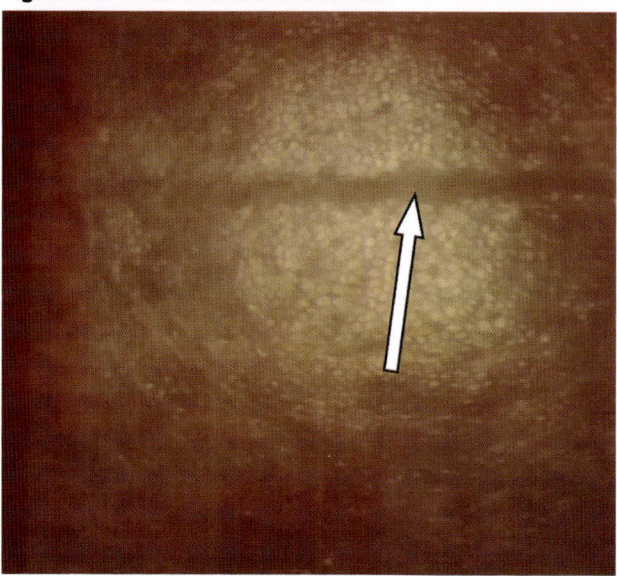

Perda de células endoteliais

O padrão da perda endotelial sugere a natureza do trauma. As perdas endoteliais agudas deixam espaços vazios no mosaico endotelial, pois não há tempo para uma reação compensatória da córnea (Figuras 4.15 e 4.16) . Esses vazios são vistos como áreas escuras em meio ao endotélio e podem assumir várias formas:

a) Quando assumem formas lineares e tortuosas, chamam-se "caminhos de lesma ou de caracol" (*snail tracks* ou *huellas de caracol*) e são causados por perda de células ou morte celular, geralmente secundárias à tração e/ou microtraumas no momento da preservação da córnea.

b) Quando assumem formas focais, como "tiro de chumbinho" (*shotgun*) dispersos por todo o endotélio, indicam trauma corneano frontal compressivo.

c) Quando são áreas de perda celular em bloco, associadas ao descolamento da Descemet, indicam danos causados por instrumentais cirúrgicos durante o processamento do tecido ocular.

Deve-se ficar atento a qualquer manipulação intempestiva mínima durante o momento da preservação da córnea, pois pode levar a danos endoteliais graves e irreversíveis. Quando a perda de células endoteliais é significativa (densidade endotelial < 2.000 céls/mm²), a córnea torna-se inviável para transplante penetrante óptico e lamelar posterior, porém pode ser utilizada para transplante tectônico e, caso não apresente alterações nas camadas anteriores centrais, poderá ser utilizada para transplante lamelar anterior.

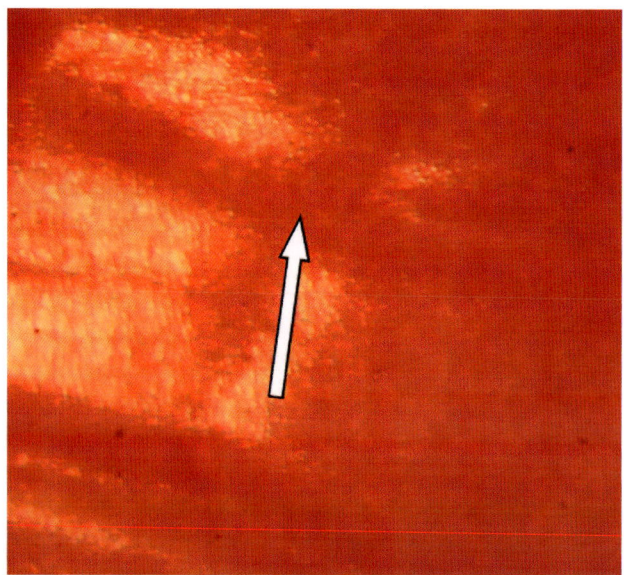

Figura 4.15 Perda de células endoteliais.

Figura 4.16 Perda de células endoteliais.

0 - Endotélio corneano preservado
1 - Discreta perda de células endoteliais, periféricas
2 - Moderada perda de células endoteliais, na periferia e na meia periferia
3 - Grande perda de células endoteliais, na região paracentral
4 - Severa perda de células endoteliais, envolvendo a área central

Córnea guttata

Córnea guttata é uma doença genética intrínseca do endotélio, na qual as células produzem quantidade aumentada de colágeno, em alguns pontos, causando espessamento da membrana de Descemet nesses locais, as quais invaginam em direção à câmara anterior; as células endoteliais que cobrem as invaginações tornam-se maiores e mais finas, e aparecem, ao exame da lâmpada de fenda, como gotas escuras arredondadas, dando origem ao nome guttata, do latim (Figura 4.17). Geralmente é assintomática, compromete a área central da córnea, sem edema, em ambos os olhos de mulheres acima dos 50 anos. Outra variação é a córnea guttata secundária a inflamações e/ou traumas, nestes casos as lesões limitam-se à área do endotélio primariamente afetado. Existe ainda a córnea guttata progressiva, cujas lesões podem tornar-se difusas e evoluir com edema de córnea, passando a ser chamadas Distrofia de Fuchs. Considerações:

a) Uma córnea normal pode apresentar algumas excrescências periféricas da membrana de Descemet (lesões verrucosas endoteliais) denominadas de Corpúsculo de Hassall-Henle – que são simples achados de exame.

b) Existe a córnea pseudoguttata ou vesícula endotelial, que são pequenos aglomerados lineares de células endoteliais edemaciadas, que desaparecem com a elevação da temperatura do meio de conservação – mais um motivo para os frascos de armazenamento serem mantidos em temperatura ambiente (23°C) por, pelo menos, 40 minutos antes do exame.

A córnea guttata moderada ou severa torna-se inviável para transplante penetrante óptico e lamelar posterior, porém pode ser utilizada para transplante tectônico e, caso não apresente alterações nas camadas anteriores centrais, poderá ser utilizada para transplante lamelar anterior.

0 - Ausência de córnea guttata
1 - Córnea guttata leve, periférica
2 - Córnea guttata moderada, na periferia e na meia periferia
3 - Córnea guttata severa, na região paracentral
4 - Córnea guttata muito severa, comprometendo a área central

Reflexo especular

Refere-se à quantidade ou intensidade da luz do feixe da lâmpada de fenda que

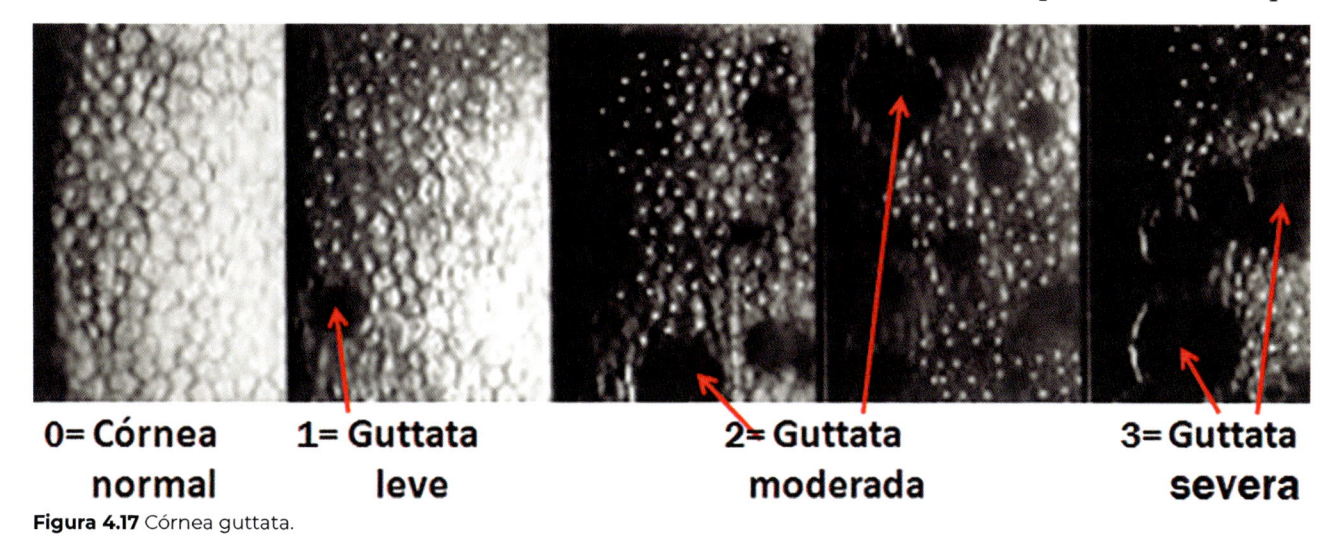

Figura 4.17 Córnea guttata.

reflete da superfície endotelial; é o reflexo do mosaico endotelial, ou reflexo especular (Figura 4.18). Uma córnea com endotélio íntegro é altamente refletiva e gera um reflexo especular circular, pequeno, focado e brilhoso ("brilho prateado"). O tecido deve estar à temperatura ambiente para ser devidamente avaliado. Quando o reflexo especular encontra-se grande, desfocado, difuso e com brilho diminuído, a córnea torna-se inviável para transplante penetrante óptico e lamelar posterior, porém pode ser utilizada para transplante tectônico e, se não apresentar alterações nas camadas anteriores centrais, poderá ser utilizada para transplante lamelar anterior.

0 - Reflexo especular preservado, pequeno e brilhante

1 - Reflexo especular com brilho discretamente diminuído

2 - Reflexo especular com brilho moderadamente diminuído

3 - Reflexo especular com brilho intensamente diminuído

4 - Ausência do reflexo especular

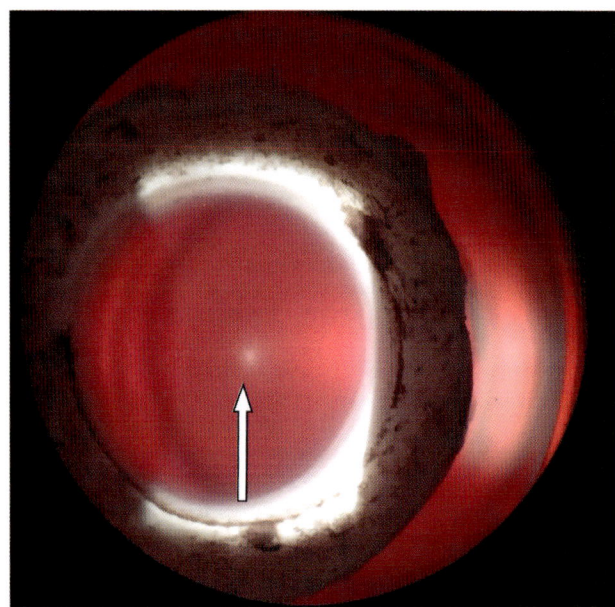

Figura 4.18 Reflexo especular.

Após avaliar os critérios acima descritos, na lâmpada de fenda, a análise do endotélio corneano deve ser complementada pelo exame de microscopia especular.

Microscopia especular

O aparelho que realiza esse exame, o microscópio especular, projeta um feixe de luz na córnea e captura a imagem refletida da interface endotélio/humor aquoso, permitindo a contagem das células endoteliais de forma automatizada (densidade celular) bem como a análise de suas características morfológicas (por ex: polimorfismo) e morfométricas (por ex: polimegatismo), fornecendo uma imagem de maior tamanho do mosaico endotelial do que aquela observada no exame da lâmpada de fenda.

Ainda no globo ocular, realiza-se a primeira avaliação do endotélio corneano. Entretanto, é necessária uma segunda avaliação com a córnea preservada, a fim de se detectar possíveis perdas endoteliais que possam ter ocorrido durante o processamento do tecido ou por outras causas. Dentro do meio de preservação, a córnea deve estar posicionada com o endotélio voltado para baixo, em direção ao espelho do suporte que permitirá avaliá-la. Nem sempre é possível identificar o padrão do mosaico endotelial devido às condições de transparência da córnea. A limpeza do fundo do frasco, por fora, com álcool ou limpa-vidros, ajuda em melhor observação dos detalhes das estruturas contidas no recipiente, pois a nitidez das imagens para avaliação das características do mosaico endotelial é fundamental, bem como de seu reflexo especular.

Nos Bancos de Olhos, para que uma córnea seja disponibilizada para transplante óptico, é necessário que tenha densidade celular endotelial mínima de 2.000 cels/mm².

Ocorre que ainda não existe um método não invasivo que avalie completamente a função endotelial. As contagens das células, por unidade de área, e as análises morfológicas e morfométricas do mosaico endotelial são os métodos disponíveis, até então, para se fazer uma inferência sobre a saúde e a função das células endoteliais.

Avaliação da córnea preservada em tempos de pandemia

Durante a pandemia causada pelo COVID-19, no ano de 2020, os Bancos de Olhos tiveram suas atividades extremamente reduzidas, sendo permitidas, pelo Ministério da Saúde, somente as captações de córneas provenientes de doadores de múltiplos órgãos (em morte encefálica), bem como podendo apenas ser realizadas as cirurgias de urgência, o que acarretou aumento exorbitante nas filas de espera por transplante de, córnea, mundialmente.

Nos Bancos de Olhos, as equipes responsáveis pela captação e processamento dos tecidos oculares humanos tiveram de se adaptar, rigorosamente, às recomendações exigidas pelo Ministério da Saúde/ANVISA/SNT/APABO, para garantir a segurança dos profissionais, dos familiares de doadores e dos tecidos oculares obtidos.

No período pré-pandemia, os tecidos oculares humanos captados chegavam até o Banco de olhos, onde eram processados, ou seja, onde era realizada a preservação das córneas, no meio de conservação convencional (por ex. Optisol-GS), e das escleras, em glicerina líquida pura absoluta (Glicerina PA).

A principal mudança na rotina dos Bancos de Olhos, durante a pandemia, envolveu a etapa da preservação. As córneas disponibilizadas para transplantes e não utilizadas até o 14º dia da preservação tiveram de ser transferidas para a Glicerina PA, exatamente no 14º dia do vencimento em meio convencional, passando a ter validade estendida por até 6 meses. Essas córneas, preservadas em glicerina, foram distribuídas para as cirurgias de urgência (transplantes tectônicos).

Os critérios utilizados para a avaliação das córneas preservadas em glicerina foram os mesmos descritos anteriormente no presente trabalho.

Referências

1 - Pessoa JLE, Schirmer J, Freitas D, Knihs NS, Roza BA. Distribuição do tecido ocular no estado de São Paulo: análise por razões de descarte de córneas. Rev. Latino-Am. Enfermagem. 2019; 27: e3196.

2 - Silva RN, Sampaio LMMPP, Moriyama AS, Pereira NC, Lane M, Silva HV, Forseto AS. Avaliação da viabilidade do uso de córneas tectônicas em transplantes lamelares posteriores a partir da análise da vitalidade das células endoteliais. Arq Bras Oftalmol. 2018; 81(2): 87-91.

3 - Faria-e-Sousa SJ, Barreto S. Donor selection criteria: In Vitro Corneal Analysis. eOftalmo. 2018; 4(1): 15-25.

4 - Garcia CD, Pereira JD, Zago MK, Garcia VD. - Manual de Doação e Transplantes. In: Marcon IM, Marcon AS, Siqueira GB, Alves JCB, Silva RMF. - Transplante de Córnea e Banco de Olhos. 1. ed. Rio de Janeiro: Elsevier, 2013; p. 163-74.

5 - Bruinsma M, Lie JT, Groeneveld-van Beek EA, Liarakos VS, van der Wees J, Melles GR. Are polymegethism, pleomorphism, and "poor swelling" valid discard parameters in immediate postmortem evaluation of human donor corneal endothelium?. Cornea. 2013 Mar; 32(3): 285-9. PubMed PMID: 22790184. Epub 2012/07/14. eng.

6 - Pantaleão GR, Vendramin C, Wahab AS, Moreira H. - Avaliação do Botão Corneoescleral em Lâmpada de Fenda. In: Moreira H, Sousa LB, Sato EH, Faria MAR. - Banco de Olhos, Transplante de Córnea. 3. ed. Rio de Janeiro; Cultura Médica: Guanabara Koogan, 2013; p.57-61. (Série Oftalmologia Brasileira - Conselho Brasileiro de Oftalmologia).

7 - Sano RY, Sano FT, Dantas MCN, Lui ACF, Sano ME, Lui Neto A. Análise das córneas do Banco de Olhos da Santa Casa de São Paulo utilizadas em transplantes. Arq. Bras. Oftalmol. 2010; 73(3): 254-8.

8 - Hirai FE, Adán CBD, Sato EH. Fatores associados à qualidade da córnea doada pelo Banco de Olhos do Hospital São Paulo. Arq Bras Oftalmol. 2009; 72(1): 57-61.

9 - Pantaleão GR, Zapparolli M, Guedes GB, Dimartini Júnior WM, Vidal CC, Wasilewski D, Moreira H. Avaliação das córneas doadoras em relação à idade do doador e causa do óbito. Arq Bras Oftalmol. 2009; 72(5): 631-5.

10 - Brasil. Ministério da Saúde. Portaria n. 2.600, de 21 de outubro de 2009. Aprova o Regulamento Técnico do Sistema Nacional de Transplantes.

11 - Cornea Donor Study Investigator Group. Gal RL, Dontchev M, et al. The effect of donor age on corneal transplantation outcome: results of the Cornea Donor Study. Ophthalmology. 2008; 115(4): 620-6. e6.

12 - Höfling-Lima AL, Moeller CTA, Freitas D, Martins EM, editores. Manual de Condutas em Oftalmologia. São Paulo: UNIFESP: Atheneu; 2008. 1249 p.

13 - Adán CBD, Diniz AR, Perllato D, Hirai FE, Sato EH. Dez anos de doação de córnea no Banco de Olhos do Hospital São Paulo: perfil dos doadores de 1996 a 2005. Arq Bras Oftalmol. 2008; 71(2): 176-81.

14 - Sano FT, Dantas PEC, Silvino WR, Sanchez JZ, Sano RY, Adams F, Dantas MCN. Tendência de mudança nas indicações de transplante penetrante de córnea. Arq. Bras. Oftalmol. 2008; 71(3): 404.

15 - Farias RJM, Kubokawa KM, Schirmer M, Sousa LB. Avaliação de córneas doadoras em lâmpada de fenda e microscopia especular durante o período de armazenamento. Arq. Bras. Oftalmol. 2007; 70(1): 79-83.

16 - Marcon IM, Costa AJ, Seminotti N, et al. Banco de Olhos e transplante de córnea. In: Neumann J, Abbud Filho M, Garcia VD. Transplante de órgãos e tecidos. 2ª ed. Segmento Farma; 2006. p. 860-76.

17 - Armitage WJ, Dick AD, Boume WM. Predicting endothelial cell loss and long-term corneal graft survival. Invest Ophthalmol Vis Sci. 2003;44:3326-31.

18 - Krachmer JH, Mannis MJ, Holland EJ. – Cornea: Fundamentals of Cornea and External Disease. In: Davis RM. - Tissue Evaluation. Volume 1. St Louis: Mosby, 1997; p.501-508.

19 - Alfonso E, Tucker GS, Batlle JF, Mandelbaum S, Gelender H, Foster RK. – Snailtracks of the Corneal Endothelium. Ophthalmology. 1986; 93(3): 344-49.

20 - Associação Pan-Americana de Banco de Olhos - APABO. https://www.apabo.org.br.

5
Indicação das Técnicas de Transplante de Córnea

Bernardo M. Cavalcanti
Bruno M. Fontes
Carolina Guimarães
Laura Rabello
Marcela Valença

Introdução

A ceratoplastia é o transplante de órgão mais realizado no planeta. Tem como principal indicação restabelecer a transparência da córnea e permitir a reabilitação visual de pacientes que apresentam opacidade ou irregularidade, de parte ou totalidade, do tecido corneal.

É importante ressaltar a avaliação clínica e oftalmológica pré-operatória dos candidatos a um transplante de córnea, independentemente da técnica cirúrgica proposta. Os pacientes necessitam ter exames pré-operatórios recentes, que devem ser solicitados de forma individualizada, e avaliação clínica/cardiológica com liberação do risco cirúrgico. Alguns pacientes necessitam acompanhamento psicológico/psiquiátrico.

O exame oftalmológico completo é mandatório, incluindo, ao menos, avaliação da acuidade visual com melhor correção (se possível), biomicroscopia anterior cuidadosa, fundoscopia (ou ecografia ocular, caso opacidade importante de meios) e tonometria. Muitos casos apresentam complexidades adicionais (lentes intraoculares mal posicionadas ou ausentes, alterações da íris, adesões/sinéquias, entre outras), que devem ser avaliadas, caso a caso, para solicitação de exames complementares adicionais/específicos e definição da estratégia cirúrgica.

A orientação do paciente e de seus familiares é de fundamental importância, detalhando objetivos, limites, prognóstico, riscos e necessidade de acompanhamento, em longo prazo, com visitas frequentes no pós-operatório. Uma vez submetido ao procedimento, existe a necessidade de acompanhamento oftalmológico pelo resto da vida.

Nas últimas décadas, técnicas lamelares foram desenvolvidas e aprimoradas no intuito de substituir o transplante penetrante e, assim, acelerar o processo de recuperação visual, reduzir o risco de episódios de rejeição, induzir menos astigmatismo (especialmente os lamelares posteriores), proporcionar mais qualidade de visão e manter maior resistência/integridade do globo ocular. Apesar da maior curva de aprendizado, os transplantes lamelares ganharam prestígio e começaram a substituir os penetrantes, quando possível.

Estudo realizado por Park e colaboradores mostrou que, nos Estados Unidos, em 2014, a distrofia endotelial de Fuchs, patologia que acomete aproximadamente 4% da população norte-americana acima dos 40 anos de idade, foi a indicação mais comum de transplante de córnea (22%), incluindo qualquer técnica cirúrgica (penetrante, lamelar anterior e lamelar posterior), seguida de ceratopatia bolhosa do pseudofácico (12%), ceratocone (10%) e retransplantes (10%). Este mesmo estudo mostrou que, em 2014, 75% das descompensações endoteliais foram tratadas com transplante lamelar posterior (endotelial) e, em apenas 25%, foi realizado o transplante penetrante. Especificamente para a distrofia endotelial de Fuchs, o transplante endotelial foi realizado em 90% dos casos.

Com o desenvolvimento de diferentes técnicas e a popularização das cirurgias lamelares, o perfil de indicações sofreu alteração, com o passar do tempo. Foi visto que, a partir de 2011, o número total de transplantes lamelares posteriores excedeu o número total de transplantes penetrantes realizados nos Estados Unidos. O DSEK foi, nessa época, a técnica de transplante endotelial mais realizada, embora percebeu-se que o número de DMEK duplicou a cada ano, de 2011 a 2014.

Transplante penetrante

O transplante de córnea penetrante (PK) consiste na substituição de toda a espessura da córnea, opaca, irregular ou até perfurada, por um tecido corneal doador sadio. A finalidade do procedimento é individualizada para cada caso, e pode promover melhora refracional, recuperar a transparência da córnea, manter a integridade do globo ocular e eliminar infecções (estas últimas, nos casos de transplante tectônico de urgência).

Indicações para o transplante penetrante têm mudado, nos últimos anos, devido ao advento das novas técnicas de transplantes lamelares anteriores e posteriores. Entretanto, o PK continua sendo uma opção segura para os cirurgiões, e ainda é considerado a técnica de rotina, em alguns serviços brasileiros.

Nos Estados Unidos, o Eye Banking Association of America classificou a ceratopatia bolhosa como principal indicação de transplante penetrante, seguida por ceratocone, distrofia endotelial de Fuchs e rejeição endotelial de enxertos prévios. Nos países em desenvolvimento, contudo, ceratocone, ceratopatia bolhosa, úlceras infecciosas, cicatrizes/leucomas/opacidades e traumas continuam sendo as doenças que mais resultam em indicação para os PKs. Além destas, podemos citar doenças imunológicas e degenerações que cursam com grande afinamento e eventualmente perfuração.

Técnica cirúrgica penetrante

Cuidados operatórios são fundamentais para o sucesso do transplante penetrante e sobrevida do enxerto. O anel de Flieringa, ou anel escleral, poderá ser necessário em casos selecionados, tais como em pacientes vitrectomizados, afácicos ou submetidos à ceratotomia radial, propiciando um olho mais estável ao cirurgião (além de diminuir a pressão negativa e assim reduzindo a chance de hemorragia expulsiva).

A córnea doadora deverá estar armazenada em frasco com meio adequado (Optisol ou EUSOL), na temperatura ideal e devidamente identificada. O tamanho do trépano a ser utilizado na córnea doadora deverá ter, em média, 0,25 a 0,50 mm a mais do que aquele utilizado na córnea receptora. Em casos de ceratocone, em que comumente há miopia associada, pode-se utilizar diferença menor entre os trépanos, a fim de obter melhor resultado refrativo. Em casos de ceratopatia bolhosa, alguns cirurgiões optam por um botão maior para carrear maior número de células endoteliais saudáveis. O cirurgião deve ter conhecimento sobre cada caso e individualizar a escolha para melhor resultado do paciente.

Após a preparação da córnea doadora, prossegue-se à trepanação mecânica da córnea receptora. Tal procedimento pode, alternativamente, ser realizado com auxílio do Laser de Femtossegundo. Habitualmente, a trepanação não ocorre 360º, sendo necessário o uso de tesouras de córneas apropriadas para terminar a ressecção do tecido. A córnea removida deverá ser encaminhada para estudo histológico. É aconselhável a utilização de viscoelástico para manutenção da câmara anterior, desde que posicionada a córnea doadora.

Suturas interrompidas são amplamente utilizadas, devido a maior facilidade no manejo do astigmatismo pós-operatório, além de controle mais fácil para intercorrências, como a deiscência de suturas. Alguns cirurgiões, entretanto, preferem utilizar suturas interrompidas e contínuas, de forma intercalada. Habitualmente, se utiliza fio de nylon 10.0, no entanto, podem ser usados fios mais grossos ou mesmo de outro material (prolene).

Uma vez atingida a estabilidade da câmara anterior, é conveniente proceder com a retirada do viscoelástico, por meio da troca com solução salina balanceada, reduzindo a inflamação e a incidência de hipertensão ocular no pós-operatório.

Transplante lamelar anterior

O transplante lamelar anterior tem o objetivo de remover a parte anterior da córnea, preservando o endotélio e em alguns casos, o estroma profundo. Várias técnicas já foram descritas para a remoção das camadas superficiais da córnea do receptor. A técnica de dissecção manual, descrita por Melles *et al.*, visa à dissecção das camadas da córnea, uma a uma, por meio de uma lâmina crescente, com a utilização de uma bolha de ar na câmara anterior, para melhor visualização da parte posterior, até alcançar a membrana de Descemet. Em casos em que a opacidade ou patologia corneana acomete até camadas muito profundas da córnea, é recomendável realizar a dissecção manual, devido ao maior risco de fragilidade da Descemet e perfuração durante a confecção da bolha.

A técnica mais utilizada, atualmente, é conhecida como Deep Anterior Lamellar Keratoplasty (DALK) e tem atraído cada vez mais interesse de cirurgiões, nas últimas duas décadas, como uma opção para tratamento para patologias que afetam a parte mais anterior da córnea, tais como em opacidades/cicatrizes e no ceratocone. Neste tipo de transplante lamelar, o estroma patológico da córnea é removido e substituído, com o grande benefício da preservação do endotélio do receptor, eliminando, assim, o risco de rejeição endotelial.

Em 2013, Dua *et al.* analisaram os tipos de bolha obtidos durante a injeção de ar para dissecção das camadas mais posteriores da córnea, e os achados levaram à conclusão da existência de nova camada corneana, acelular, localizada pré-Descemet, chamada camada de Dua, que permite a criação de dois tipos de bolha durante o DALK: bolha tipo 1 (plano de dissecção entre o estroma e a Dua) bem circunscrita, de até 8,5 mm, que se espalha do centro para a periferia; bolha tipo 2 (plano de dissecção entre a Dua e Descemet) formando uma grande bolha, de até 10,5 mm de diâmetro, que se forma na periferia e progride para o centro. Neste tipo de bolha, há maior fragilidade, com maior risco de ruptura da membrana de Descemet.

Apesar do ceratocone ser a indicação mais comum, o DALK pode ser aplicado para outras patologias corneanas que poupem o endotélio, como a denegeração marginal pelúcida, a ectasia pós-LASIK, as distrofias estromais, as opacidades e cicatrizes estromais e as úlceras corneanas ativas.

O ceratocone é uma ectasia, que usualmente se inicia na adolescência, caracterizada por aumento da curvatura e afinamento corneal que implicam deficiência visual. Tendo em vista que os quadros de ceratocone avançado que chegam ao consultório do oftalmologista para avaliação de transplante, geralmente, têm idade entre 20 a 40 anos, é primordial a escolha de uma técnica cirúrgica confiável, eficaz e que proporcione um enxerto viável, pelo maior tempo possível. Estudos apontam acuidade visual de 20/40 ou melhor em 78,8-92,3% dos pacientes com ceratocone submetidos ao DALK.

Casos de ectasia pós-cirurgia refrativa também podem ser bons candidatos ao DALK, sobretudo quando todas as outras opções de tratamento menos invasivas são insuficientes. Melles *et al*, analisaram a eficácia do DALK em casos específicos de pacientes com ectasia pós-LASIK. Neste estudo, houve melhora da acuidade visual corrigida e da ceratometria apical, assim como redução do astigmatismo ceratométrico médio. Entretanto, 12/20 olhos (20%) necessitaram de procedimentos refrativos para correção de ametropia residual.

Pacientes com distrofias corneais estromais, como granular e lattice, são ótimos candidatos ao transplante lamelar anterior. A distrofia macular, tipo mais raro e grave de distrofia estromal, entretanto, já foi citada por alguns estudos como não sendo ideal para o DALK, devido ao acometimento de camadas muito profundas do estroma e possibilidade de fragilidade da Descemet e acometimento do endotélio, podendo acarretar em maior taxa de recorrência da distrofia no botão doador, em paciente submetidos ao DALK, comparado à técnica penetrante. Entretanto, em 2013, um estudo randomizado, comparando o transplante lamelar anterior e o penetrante para tratamento da distrofia granular, revelou resultados comparáveis entre as duas técnicas, em relação à acuidade visual e sensibilidade ao contraste, sendo menor o dano endotelial nos pacientes submetidos ao DALK.

O transplante lamelar anterior pode ser indicado para quadros de úlcera de córnea infecciosa ativa, desde que haja possibilidade de remoção completa do estroma acometido. As principais vantagens nestes casos incluem: menor risco de extensão intraocular do quadro infeccioso e de rejeição endotelial do enxerto, quando comparado ao penetrante, visto que a chance de rejeição é maior na presença de um quadro inflamatório importante.

Opacidades corneais e cicatrizes pós-trauma também são excelentes indicações de transplante lamelar anterior, desde que não haja comprometimento da membrana de Descemet ou do endotélio remanescentes que afetem o eixo visual.

Estudos que comparam os resultados obtidos com o DALK e o transplante penetrante apontam vantagens e desvantagens para cada um dos procedimentos. Alguns apontam resultados semelhantes entre as duas técnicas quanto à melhor acuidade visual corrigida, resultado refrativo e taxa de complicação, enquanto outros sugerem um melhor resultado visual após transplante penetrante. A curva de aprendizado do DALK é um dos fatores que podem influenciar nos resultados cirúrgicos obtidos, assim como a técnica cirúrgica utilizada para dissecção, visto que irregularidades na interface doador-receptor podem contribuir para um pior resultado visual após o DALK.

Transplante lamelar posterior

Os transplantes lamelares posteriores são utilizados, principalmente, nos casos de disfunção das células endoteliais da córnea. São realizados retirando apenas a membrana de Descemet e o endotélio corneal do paciente, por meio de uma descemetorrexis, deixando o estroma intacto. A lamela a ser transplantada poderá conter estroma posterior, membrana de Descemet e endotélio, na técnica chamada Descemet's Stripping Endotelial Keratoplasty (DSEK), ou apenas a membrana de Descemet e endotélio, no caso da cirurgia do Descemet Membrane Endothelial Keratoplasty (DMEK). O enxerto é introduzido na câmara anterior e pressurizado contra a superfície posterior da córnea receptora, por meio de uma bolha de ar, sem necessidade de suturas.

As células endoteliais da córnea possuem, essencialmente, duas funções principais. A função de barreira, que permite a entrada de moléculas da câmara anterior para o estroma. E a função de bomba, medida pela bomba Na+/K+-ATPase, que osmoticamente retira água e íons do estroma corneal para o humor aquoso e ajuda a manter a transparência e a espessura. A camada de células endoteliais da córnea possui pouca ou nenhuma capacidade de regeneração. Ao longo dos anos, a densidade de células endoteliais diminui gradativamente, e quando atinge um nível crítico não consegue mais manter a função de bomba e, consequentemente, permite o edema corneal.

As principais doenças que afetam o endotélio corneal e desse modo são indicações mais comuns de transplantes lamelares posteriores são: a distrofia endotelial de Fuchs, a ceratopatia bolhosa e a falência endotelial pós-transplante. Outras causas menos comuns incluem distrofia endotelial congênita hereditária (CHED), a distrofia polimorfa posterior da córnea (PPCD), a síndrome iridocorneal endotelial (ICE), o glaucoma refratário, a endotelite pelo vírus do herpes e o trauma.

A distrofia endotelial de Fuchs é uma doença hereditária do endotélio corneal que afeta principalmente mulheres e apresenta vários estágios, em um período de tempo. Inicialmente, é percebido um espessamento corneal central assintomático, com excrescências da membrana de Descemet (guttata). À medida que a doença progride, a função das células endoteliais é comprometida e o edema corneal torna-se evidente, levando à baixa de acuidade visual e à sensibilidade à luz. O quadro é seguido de formação de bolhas subepiteliais (ceratopatia bolhosa), em que o paciente apresenta dor severa quando ocorre ruptura das bolhas. Finalmente, o estroma corneal torna-se fibrótico, com perda irreversível da transparência. Entre as pessoas com mais de 40 anos, 3,8% apresentam córnea guttata e 0,1% apresenta ceratopatia bolhosa.

Condições com fibrose estromal significativa, incluindo estágio final de ceratopatia bolhosa, geralmente alcançam melhor qualidade visual com o transplante penetrante, em comparação ao endotelial. Entretanto, quando a restauração da visão já não é possível e o objetivo principal é a diminuição da dor, os transplantes endoteliais mostram-se uma boa alternativa.

Percebe-se uma tendência na realização do DMEK, em substituição ao DSEK, nos casos de disfunção endotelial rotineiros, da mesma forma que o DSEK substituiu o transplante penetrante, no passado. Por sua vez, o DSEK ainda continua como uma ferramenta essencial no manejo da disfunção endotelial, em certas condições e comorbidades. Existe, portanto, uma alteração no perfil das indicações do DSEK, que ultimamente é a técnica de escolha nos casos mais desafiadores, por exemplo: pós falência de ceratoplastia penetrante, presença de cirurgia de glaucoma prévia, síndrome ICE, aniridia, afacia, presença de lente de câmara anterior e presença de sinéquias anteriores.

A utilização do DSEK pós-falência de ceratoplastia penetrante é bem definida na literatura, mostrando resultados visuais mais rápidos e melhores que novo transplante penetrante, nos olhos com história de bom resultado visual antes da falência endotelial. Alguns cirurgiões preferem realizar a lamela endotelial maior que o transplante penetrante anterior, por fornecer suporte no local da incisão do penetrante e um número maior de células endoteliais. Outros defendem o uso de diâmetro menor, para evitar a aderência do enxerto em uma superfície irregular e aumentar a possibilidade de descolamento.

Outro ponto em estudo é em relação à necessidade de retirar a Descemet e o endotélio do receptor. Alguns cirurgiões acreditam que retirar a membrana é essencial para a aderência lamelar, enquanto outros apresentam sucesso sem retirar a Descemet e acreditam que a retirada pode levar à deiscência da ferida. Curiosamente, a diferente abordagem mostra resultado similar em relação ao descolamento do enxerto, mostrando que pode haver outros fatores influenciando o evento. A utilização do DMEK para esses casos está em estudo, com resultados promissores, porém ainda não substitui o DSEK, como indicação.

Descompensação endotelial em paciente com cirurgia antiglaucomatosa prévia, como trabeculectomia ou implante de tubo, não é incomum e oferece desafio na realização de transplante endotelial. Podem ser observadas complicações como: vazamento pela bolha filtrante, interferência mecânica do tubo, perda de bolha de ar da câmara anterior pela iridectomia ou esclerotomia e hipotonia pós-operatória. Além disso, foi demonstrado taxa maior de falência secundária do enxerto em olhos com cirurgia de glaucoma prévia, quando comparado com olhos normais. Apesar das dificuldades, o DSEK mostrou-se uma técnica segura.

Afacia, grandes defeitos irianos e lente intraocular no sulco ou fixada na esclera apresentam grande desafio para a realização do DSEK, principalmente pós-vitrectomia. As principais complicações nestas condições seriam o deslocamento posterior do enxerto ou da bolha de ar.

Lente de câmara anterior também configura grande desafio para a técnica. Neste caso, pode-se optar por troca da lente para uma de câmara posterior fixada na esclera ou na íris, que mostra taxa semelhante de falência primária ou deslocamento do enxerto, quando comparado ao DSEK, em condições normais, ou manter a lente de câmara anterior, porém com taxas mais elevadas destas complicações.

Outro fator a ser ponderado é a possibilidade de cirurgia combinada de extração de catarata e transplante de córnea. A combinação dos dois procedimentos geralmente é preferível nos casos de catarata significativa e disfunção endotelial evidente, pois costuma ser melhor para o paciente, é mais custo efetivo e já foi demonstrado que não aumenta a chance de complicações. Em casos com opacidade cristaliniana, porém com guttata leve e não confluente, a facectomia pode ser realizada isoladamente, usando-se técnicas para proteger o endotélio. Casos com disfunção endotelial evidente, porém com pouca ou nenhuma opacidade cristaliniana, deve-se decidir entre deixar o olho fácico ou realizar a cirurgia combinada. Assim como outras cirurgias oculares, o transplante endotelial aumenta o risco de progressão da catarata, principalmente em pacientes acima de 50 anos.

Técnica cirúrgica DSEK/DSAEK

A lamela do DSEK é confeccionada em câmara artificial, por meio de dissecção do estroma posterior, Descemet e endotélio da córnea doadora. Retira-se, aproximadamente, 400 µm de espessura da superfície anterior da córnea, medidos com bisturi milimetrado, e a dissecção é feita com espátula apropriada. Com o objetivo de padronizar a confecção da lamela e diminuir a chance de dano ao tecido doador, foi desenvolvida a técnica do DSAEK (Descemet's Stripping Automated Endothelial, Keratoplasty), na qual a dissecção do tecido é feita com microcerátomo. O microcerátomo é capaz de produzir lamelas mais finas e, consequentemente, é associado ao melhor e mais rápido resultado visual. Após a dissecção, a córnea é trepanada (trépano de 8,0 a 9,0 mm) e, posteriormente, as lamelas são separadas. Cabe ressaltar que quanto maior a lamela, maior a quantidade de células endoteliais a ser transferida para o paciente receptor.

Um passo crucial na técnica cirúrgica foi a introdução da descemetorrexis no leito receptor. Desta forma, é retirada a Descemet e o endotélio do paciente, sem que o estroma seja manipulado, e o enxerto ficará em contato com uma superfície lisa, diminuindo a chance de descolamento.

Antes da introdução da lamela é necessária a realização de iridectomia periférica inferior para diminuir a chance de bloqueio pupilar, favorecido pela presença da bolha de ar na câmara anterior. Uma opção à realização da iridectomia, no ato cirúrgico, é a confecção da mesma com Yag Laser, no pré-operatório, que se sugere ser realizada com pelo menos 7 dias de antecedência do procedimento principal.

A lamela é, então, introduzida na câmara anterior, posicionada na região central e empurrada em direção à superfície posterior da córnea, por meio de bolha de ar ou gás, sendo preferencialmente o SF6 a 20%, pela baixa toxicidade endotelial. Não é necessário realizar suturas para a fixação da lamela. Se preciso, é possível realizar pequenas incisões para retirar o líquido residual da interface. A pressurização da câmara anterior e a posição de decúbito dorsal do paciente para que a bolha se mantenha bem posicionada são cruciais para a aderência do enxerto.

Técnica cirúrgica DMEK

O enxerto, contendo apenas Descemet e endotélio da córnea doadora, é retirado, de forma manual. A técnica mais comum envolve descolar a periferia da membrana de Descemet e soltar as pontas com o *fórceps*. Em seguida, a córnea é trepanada e retira-se a membrana do estroma subjacente, submergindo o tecido na solução de armazenamento da córnea. Posteriormente, é colocado azul de Trypan no enxerto, para melhora da visualização.

O tecido espontaneamente se enrola e mantém o endotélio virado para fora. Pode-se inserir a lamela na câmara anterior, com pipeta de vidro ou injetor adaptado de lente intraocular de plástico.

Uma vez dentro do olho, a lamela deverá ser aberta e posicionada, usando uma variedade de técnicas, incluindo injeção de curtos jatos de soro fisiológico, injeção de pequena bolha de ar e manipulação na superfície da córnea receptora. Manter a câmara anterior rasa ajuda na manipulação e a evitar que o tecido se enrole novamente.

A correta orientação do endotélio é crucial e deve ser verificada. Depois que o tecido estiver corretamente posicionado, uma bolha de ar é injetada na câmara anterior abaixo do tecido doado pressionando-o contra a córnea receptora.

Conceitos pós-operatórios

Como os transplantes endoteliais utilizam incisões pequenas, espera-se uma recuperação mais rápida e com menos restrições de atividades diárias. O paciente deve utilizar antibiótico tópico nos primeiros dias de pós-operatório, associado ao corticoide tópico, por um período mais prolongado, para evitar a rejeição.

Em comparação com o DSEK, foi demonstrado que o DMEK apresenta recuperação visual pós-cirúrgica mais rápida, associado a melhor qualidade de visão e menor taxa de rejeição imunológica. Evidências também sugerem que o DMEK induz menos erro refracional que o DSEK. A taxa de perda de células endoteliais, falência primária e secundária do enxerto, aumento da pressão intraocular devido ao corticoide e o fechamento angular por bloqueio pupilar são comparáveis entre o DMEK e o DSEK. A principal complicação de ambas as técnicas é o descolamento do enxerto. A taxa média de injeção de ar ou gás para descolamento parcial do enxerto após o DMEK é maior do que após o DSEK. Apesar do DMEK mostrar melhores resultados, é tecnicamente mais desafiador e envolve uma taxa elevada de *rebubble*, em comparação ao DSEK, na fase inicial da curva de aprendizado.

Referências

1 - Mannis, M. J.; Holland, Edward J. Cornea Fundamentals, Diagnosis and Menagement: Fourth Edition. Elsevier, USA, 2017.

2 - Flores, V. G. C. Indicações para ceratoplastia penetrante no Hospital das Clínicas-UNICAMP. Arq Bras Oftalmol. 2007;70(3):505-8

3 - Neves, Rafael Canhestro; Boteon, Joel Edmur and SANTIAGO, Ana Paula de Morais Silva. Indicações de transplante de córnea no Hospital São Geraldo da Universidade Federal de Minas Gerais. Rev. bras.oftalmol. [online]. 2010, vol.69, n.2, pp.84-88. ISSN 0034-7280. http://dx.doi.org/10.1590/S0034-72802010000200003

4 - Pereira, P. de M. M., Filho, J. J. S. D., Oliveira, R. T. C., Lameira, O. T. C. P., Rodrigues, F. B. C. F., Freitas, M. E. M. de, & Xavier, L. C. (2019). Transplante de córnea em um hospital de referência no norte do Brasil. Revista Eletrônica Acervo Saúde, 11(11), e419. https://doi.org/10.25248/reas.e419.2019

5 - External disease and cornea BCSC 2018-2019: Amarican Academy of Ophtalmolophy.

6 - Deniz Hos, et al., Progress in Retinal and Eye Research, https://doi.org/10.1016/j.preteyeres.2019.07.001

7 - Almeida, H. G. Aspectos sociais do transplante de córnea no Brasil: contraste entre avanços na técnica cirúrgica e limitação de acesso à população. Rev.bras.oftalmol. vol.73 no.5 Rio de Janeiro Sept./Oct. 2014 http://dx.doi.org/10.5935/0034-7280.20140056

8 - Zirm EK. Eine erfolgreiche totale keratoplastik (a successful total keratoplasty) 1906. Refract Corneal Surg, 1989; 5(4):258-61:59-70.

9 - Ple-Plakon PA, Shtein RM. Trends in corneal transplantation: indications and techniques. Curr Opin Ophthalmol 2014;25:300–5.

10 - Wilson SE, Bourne WM: Fuchs' dystrophy. Cornea 1988; 7: 2–18.

11 - Lorenzetti DW, Uotila MH, Parikh N, Kaufman HE: Central córnea guttata. Incidence in the general population. Am J Ophthalmol 1967; 64: 1155–8.

12 - Bonanno JA. Molecular mechanisms underlying the corneal endothelial pump. Exp Eye Res 2012; 95: 2–7.

13 - Feizi S. Corneal endothelial cell dysfunction: etiologies and management. Ther Adv Ophthalmol. 2018;10:2515841418815802.

14 - Melles GRJ, Wijdh RHJ, Nieuwendaal CP: A technique to excise the descemet membrane from a recipient cornea (descemetorhexis). Cornea 2004; 23: 286–8.

15 - Park CY, Lee JK, Gore PK, Lim CY. Keratoplasty in the United States A 10-Year Review from 2005 through 2014. Ophthalmol. 2015;1-11

16 - Roy S. Chuck, MD, PhD1Melles GR, Lander F, Rietveld FJ. Transplantation of Descemet's membrane carrying viable endothelium through a small scleral incision. Cornea. 2002;21:415-418.

17 - Melles GR, Ong TS, Ververs B, van der Wees J. Descemet membrane endothelial keratoplasty (DMEK). Cornea. 2006;25:987-990.

18 - Tourtas T, Laaser K, Bachmann BO, et al. Descemet membrane endothelial keratoplasty versus Descemet stripping automated endothelial keratoplasty. Am J Ophthalmol. 2012;153:1082-1090.

19 - Hamzaoglu EC, Straiko MD, Mayko ZM, et al. The first 100 eyes of standardized Descemet stripping automated endothelial keratoplasty versus standardized Descemet membrane endothelial keratoplasty. Ophthalmology. 2015;122: 2193-2199.

20 - Deng SX, Lee WB, Hammersmith KM, Kuo AN, Li JY, Shen JF, Weikert MP, Shtein RM. Descemet Membrane Endothelial Keratoplasty: Safety and Outcomes A Report by the American Academy of Ophthalmology. Ophthalmology. 2018;125:295-310.

21 - Veldman PB, Terry MA, Straiko MD; Evolving indications for Descemet's stripping automated endothelial keratoplasty. Curr Opin Ophthalmol 2014, 25:306–311

22 - Straiko MD, Terry MA, Shamie N. Descemet stripping automated endotelial keratoplasty under failed penetrating keratoplasty: a surgical strategy to minimize complications. Am J Ophthalmol 2011; 151:233–237; e2.

23 - Price FW Jr, Price MO, Arundhati A. Descemet stripping automated endothelial keratoplasty under failed penetrating keratoplasty: how to avoid complications. Am J Ophthalmol 2011; 151:187–188; e2.

24 - Clements JL, Bouchard CS, Lee WB, et al. Retrospective review of graft dislocation rate associated with descemet stripping automated endothelial keratoplasty after primary failed penetrating keratoplasty. Cornea. 2011; 30:414–418.

25 - Einan-Lifshitz, Aet al… Rootman, D. S. Descemet Membrane Endothelial Keratoplasty After Penetrating Keratoplasty. Cornea. 2018; 37(9):1093–1097.

26 - Phillips PM, Terry MA, Shamie N, et al. Descemet stripping automated endothelial keratoplasty in eyes with previous trabeculectomy and tube shunt procedures: intraoperative and early postoperative complications. Cornea 2010; 29:534–540.

27 - Goshe JM, Terry MA, Li JY, et al. Graft dislocation and hypotony after Descemet's stripping automated endothelial keratoplasty in patients with previous glaucoma surgery. Ophthalmology 2012; 119:1130–1133.

28 - Shah AK, Terry MA, Shamie N, et al. Complications and clinical outcomes of Descemet stripping automated endothelial keratoplasty with intraocular lens exchange. Am J Ophthalmol 2010; 149:390–397; e1.

29 - Gupta PK, Bordelon A, Vroman DT, et al. Early outcomes of Descemet stripping automated endothelial keratoplasty in pseudophakic eyes with anterior chamber intraocular lenses. Am J Ophthalmol 2011; 151:24–28; e1.

30 - Price Jr., F.W., Price, M.O., 2006. Descemet's stripping with endothelial keratoplasty in 200 eyes: early challenges and techniques to enhance donor adherence. J. Cataract Refract. Surg. 32, 411–418.

31 - Gorovoy MS. 2006. Descemet-stripping automated endothelial keratoplasty. Cornea 25:886–89

32 - Price FW Jr., Price MO. 2006. Endothelial keratoplasty to restore clarity to a failed penetrating graft. Cornea 25:895–99

33 - Chaurasia S, Price FW Jr., Gunderson L, Price MO. 2014. Descemet's membrane endothelial keratoplasty: clinical results of single versus triple procedures (combinedwith cataract surgery). Ophthalmology 121:454–58

34 - Laaser K, Bachmann BO, Horn FK, Cursiefen C, Kruse FE. 2012. Descemet membrane endothelial keratoplasty combined with phacoemulsification and intraocular lens implantation: advanced triple procedure. Am. J. Ophthalmol. 154:47–55

35 - Burkhart ZN, Feng MT, Price FW Jr., Price MO. 2014. One-year outcomes in eyes remaining phakic after Descemet membrane endothelial keratoplasty. J. Cataract Refract. Surg. 40:430–34

36 - Burkhart ZN, FengMT, Price MO, Price FW. 2013. Handheld slit beam techniques to facilitate DMEK and DALK. Cornea 32:722–24

37 - Price MO, Price DA, Fairchild KM, Price FW Jr. 2010. Rate and risk factors for cataract formation and extraction after Descemet stripping endothelial keratoplasty. Br. J. Ophthalmol. 94:1468–71

38 - Busin M, Madi S, Santorum P, Scorcia V, Beltz J. 2013. Ultrathin Descemet's stripping automated endothelial keratoplasty with the microkeratome double-pass technique: two-year outcomes. Ophthalmology 120:1186–94

39 - Kruse FE, Laaser K, Cursiefen C, Heindl LM, Schl¨otzer-Schrehardt U, et al. 2011. A stepwise approach to donor preparation and insertion increases safety and outcome of Descemet membrane endotelial keratoplasty. Cornea 30:580–87

40 - MellesGR, OngTS, Ververs B, van derWees J. 2006. Descemet membrane endothelial keratoplasty (DMEK). Cornea 25:987–90

41 - Price MO, Giebel AW, Fairchild KM, Price FW Jr. 2009. Descemet's membrane endothelial keratoplasty: prospective multicenter study of visual and refractive outcomes and endothelial survival. Ophthalmology 116:2361–68

42 - Nanavaty MA, Vijjan KS, Yvon C. Deep anterior lamellar keratoplasty: A surgeon's guide. J Curr Ophthalmol 2018;30:297-310.

43 - Karimian F, Feizi S. Deep anterior lamellar keratoplasty: indications, surgical techniques and complications. Middle East Afr J Ophthalmol.2010;17(1):28e37.

44 - Park CY, Lee JK, Gore PK, Lim CY. Keratoplasty in the United States A 10-Year Review from 2005 through 2014. Ophthalmol. 2015;1-11.

45 - Cheng J, Qi X, Zhao J, Zhai HL, Xie LX (2012) Comparison of penetrating keratoplasty and deep lamellar keratoplasty for macular corneal dystrophy and risk factors of recurrence. Ophthalmology 120:34–39

46 - Sogutlu Sari E, Kubaloglu A, Unal M, et al. Deep anterior lamellar keratoplasty versus penetrating keratoplasty for macular corneal dystrophy: a randomized trial. Am J Ophthalmol 2013156267–274.

47 - Salouti R, Nowroozzadeh MH, Makateb P, Zamani M, Ghoreyshi M, Melles GR. Deep anterior lamellar keratoplasty for keratectasia after laser in situ keratomileusis. Journal of cataract and refractive surgery. 2014;40(12):2011–8

48 - Melles GR, Lander F, Rietveld FJ, Remeijer L, Beekhuis WH, Binder PS. A new surgical technique for deep stromal, anterior lamellar keratoplasty. Br J Ophthalmol. 1999;83(3).

49 - Terry MA. The evolution of lamellar grafting techniques over twenty-five years. Cornea. 2000;19(5).

50 - Liu H, Chen Y, Wang P, et al. Efficacy and safety of deep anterior lamellar keratoplasty vs. Penetrating keratoplasty for keratoconus: a Meta-analysis. PLoS One. 2015;10(1).

51 - Fogla R, Padmanabhan P. Results of deep lamellar keratoplasty using the big-bubble technique in patients with keratoconus. Am J Ophthalmol. 2006;141(2).

52 - Anwar M, Teichmann KD. Deep lamellar keratoplasty: surgical tech- niques for anterior lamellar keratoplasty with and without baring of Descemet's membrane. Cornea. 2002;21(4).

53 - Reinhart WJ, Musch DC, Jacobs DS, Lee WB, Kaufman SC, Shtein RM. Deep anterior lamellar keratoplasty as an alternative to penetrating keratoplasty a report by the american academy of ophthalmology. Ophthal- mology. 2011;118(1).

54 - Keane M, Coster D, Ziaei M, Williams K. Deep anterior lamellar keratoplasty versus penetrating keratoplasty for treating keratoconus. Cochrane Database Syst Rev. 2014;(7).

55 - Funnell CL, Ball J, Noble BA. Comparative cohort study of the outcomes of deep lamellar keratoplasty and penetrating keratoplasty for keratoconus. Eye (Lond). 2006;20(5).

56 - Watson SL, Ramsay A, Dart JK, et al. Comparison of deep lamellar keratoplasty and penetrating keratoplasty in patients with keratoconus. Ophthalmology. 2004;111(9).

57 - Feizi S, Javadi MA, Jamali H, Mirbabaee F. Deep anterior lamellar keratoplasty in patients with keratoconus: Big-bubble technique. Cornea 2010;29:177-82.

58 - Dua HS, Faraj LA, Said DG, Gray T, Lowe J. Human corneal anatomy redefined: a novel pre-Descemet's layer (Dua's layer). Ophthalmology. 2013;120(9).

6
Transplante de Córnea Penetrante (TxP)

Tadeu Cvintal
Luciane Nunes de Souza
Victor Cvintal

Revisão Especializada:
Vera Lúcia Degaspare Monte Mascaro
Marcelo Luis Occhiutto

Definição

Consiste na substituição da córnea doente pela córnea doadora, incluindo todas as camadas tissulares, do epitélio ao endotélio, podendo abranger, em geral, de 5 mm até o diâmetro subtotal da córnea, quando a indicação é óptica.

Introdução

Embora a ideia do transplante tenha sido aventada na Grécia antiga, por Galeno, foi nos séculos 17, 18 e 19 que diferentes teorias e experimentos progrediram com Guillaume Pellier de Quengsy, Johann Friedrich Dieffenbach, Erasmus Darwin e Karl Himley. Em 1835, o irlandês Samuel Bigger realizou em uma gazela, no Egito, o primeiro transplante bem sucedido; na mesma época, em 1824, Franz Reisinger, entre muitas contribuições em transplantes, criou o termo ceratoplastia. Foi Edward Konrad Zirm,[1,2,3] em Praga, em 1905, quem realizou o primeiro transplante penetrante bem sucedido em humano, em um caso de queimadura química. Importantes contribuições na época vieram com Arthur R. Von Hippel, xenotransplantes lamelares, e Henry Power, homotransplantes penetrantes, mas foi Vladimir Petrovich Filatov, (Figura 6.1), que estabeleceu as bases da ceratoplastia penetrante moderna, entre 1912 e 1950, tendo realizado o primeiro transplante de córnea de cadáver, em 1931.[136]

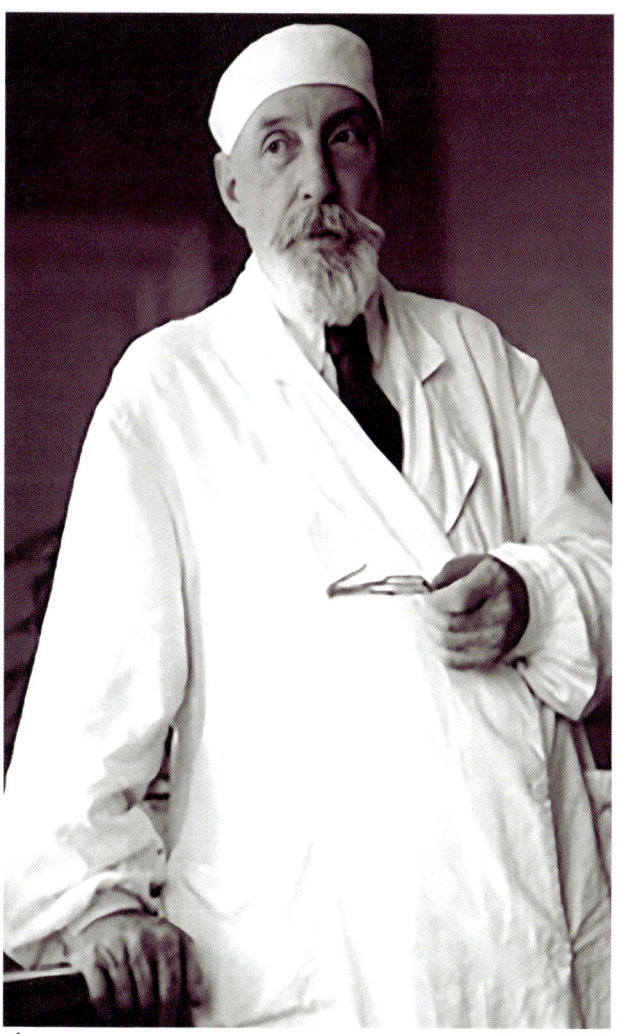

Figura 6.1 Vladimir Filatov.

Nas décadas seguintes, numerosos cirurgiões oftalmologistas e, principalmente, Ramon Castroviejo, David Paton (criador do primeiro Banco de Olhos em Nova Iorque), Max Fine e Richard Troutman aprimoraram seus múltiplos aspectos, delineando as técnicas de transplante penetrante, nos moldes aproximados de como o fazemos hoje. Isso inclui trepanação, diâmetro, tipos de sutura, preservação da córnea doadora, instrumentação etc. Importante contribuição no nosso meio para o ensino e divulgação do tema foi o primeiro TxP feito, em Recife, pelo Prof. Clovis Paiva, em 1947, bem como o livro *Transplante de Córnea*, de Israel Rosemberg, 1988.[4,5] (Figuras 6.2 e 6.3)

O entusiasmo obtido pelo TxP deve-se, principalmente, à recuperação frequentemente total da visão, com uma técnica cirúrgica gradativamente simplificada e acessível aos cirurgiões oftalmologistas. A consolidação desse sucesso muito se deve à evolução dos Banco de Olhos, e ao fornecimento de córnea doadora com endotélio viável, qualidade que pode e deve ser confirmada pelo cirurgião. Fundados na década de 1960, os Bancos de Olhos estimularam a doação de olhos em vida, secundados, depois, pelas Centrais de Transplantes, e mantiveram o seu espírito altruístico e humanitário, fornecendo as córneas, gratuitamente, a pacientes e cirurgiões. Se, de um lado, evitou-se a mercantilização de órgãos, de outro, os disponibiliza aquém da necessidade nacional, aspecto que anseia por inovação.

A incidência de complicações é significativa, incluindo: rejeição (de 20%[1,6] a 30%[7,8] em TxP de baixo risco e a 50% ou mais em TxP de alto risco),[6] astigmatismo, glaucoma (de 15 a 20%),[6] hemorragia expulsiva (~1/200),[6] endoftalmite (1/500),[6] catarata, perda endotelial precoce com envelhecimento acelerado, que podem causar diminuição e/ou perda da visão. O transplante lamelar moderno, quando indicado, é mais seguro, levando-se em conta algumas dessas consequências.

Justifica-se, entretanto, a sua realização porque há numerosas ceratopatias que só podem ser recuperadas pelo TxP.[9,48] Entre elas incluem-se:

1) Opacidade corneana que envolve o endotélio.

2) Ceratopatia bolhosa avançada com fibrose estromal.

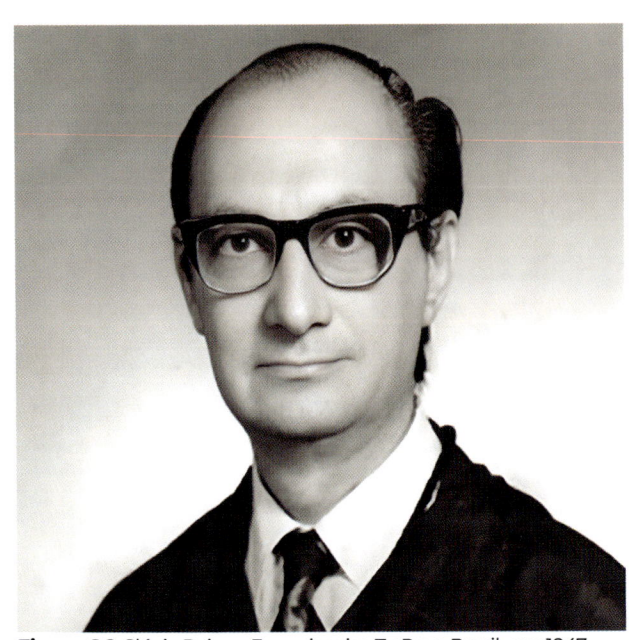

Figura 6.2 Clóvis Paiva - Fez primeiro Tx P no Brasil, em 1947.

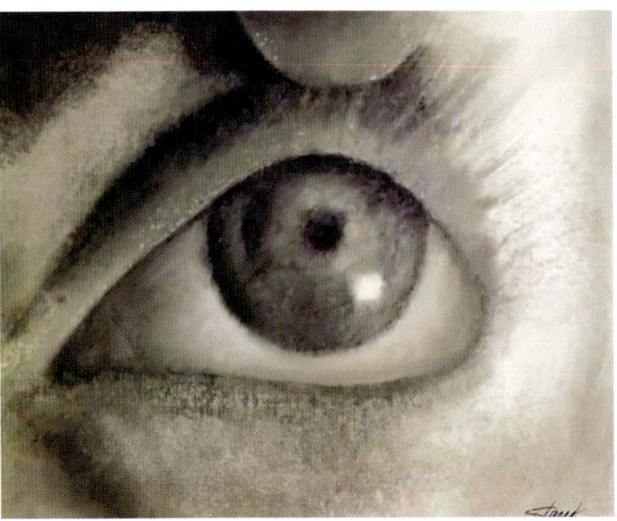

Figura 6.3 Primeiro Tx P no Brasil, Dr. Clóvis Paiva "Da Prática do Transplante de Córnea", em 1948.

3) Ceratopatias ativas resistentes ao tratamento, ex.: úlcera fúngica, ceratite por acantameba.

4) Ceratocone avançado.

5) Leucoma traumático penetrante.

6) Ceratopatia em afácico com câmara anterior comprometida.

7) Cirurgia tríplice (TxP, catarata e LIO), quando presente uma das condições de 1 a 5.

8) Reoperação de transplante opacificado, quando presente uma das condições de 1 a 5.

9) Falha insanável durante a tentativa de DALK (transplante lamelar anterior profundo).

A maioria das indicações é feita com propósito óptico, isto é, a recuperação da transparência e das qualidades refracionais da córnea; são frequentes ainda as indicações terapêuticas, para debelar afecções ativas não responsivas a medicamentos; o uso tectônico, que é a reconstrução anatômica da córnea, como, por exemplo, na córnea muito fina; ocasionalmente é realizada por razões cosméticas, para remover leucoma (mancha branca) (Figuras 6.4A, 6.4B, 6.4C e 6.4D). Esta classificação é puramente didática, uma vez que o TxP pode cumprir mais de uma função.

As figuras a seguir ilustram algumas indicações.

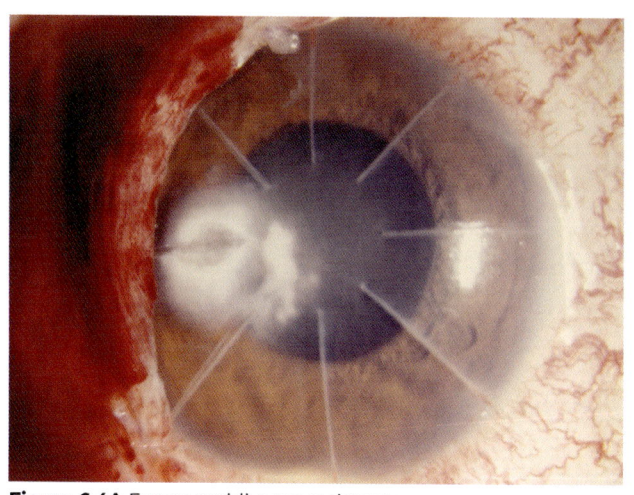

Figura 6.4A Fungo recidivante resistente.

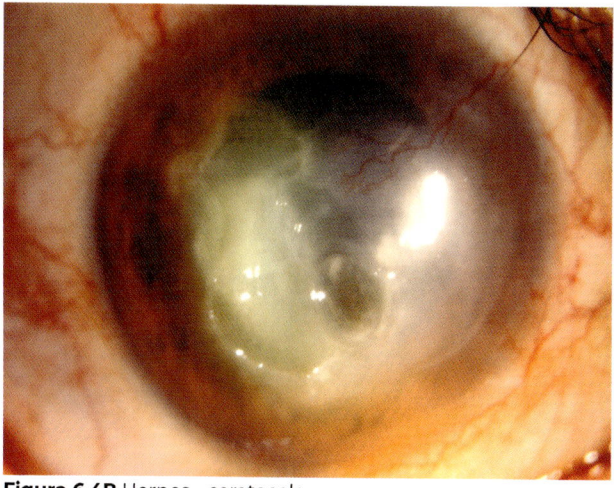

Figura 6.4B Herpes - ceratocele.

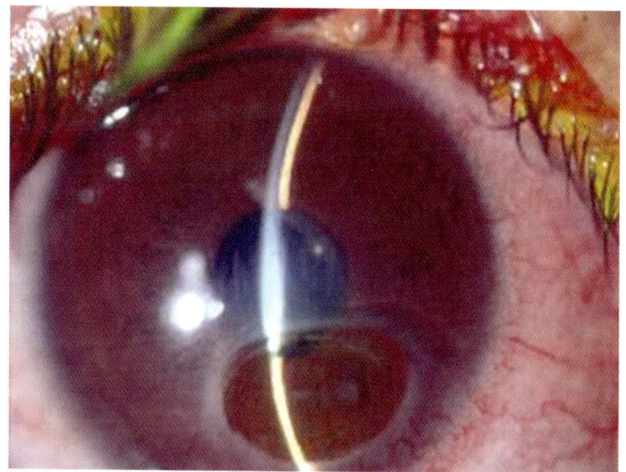

Figura 6.4C Pseudomonas - perfuração ampla.

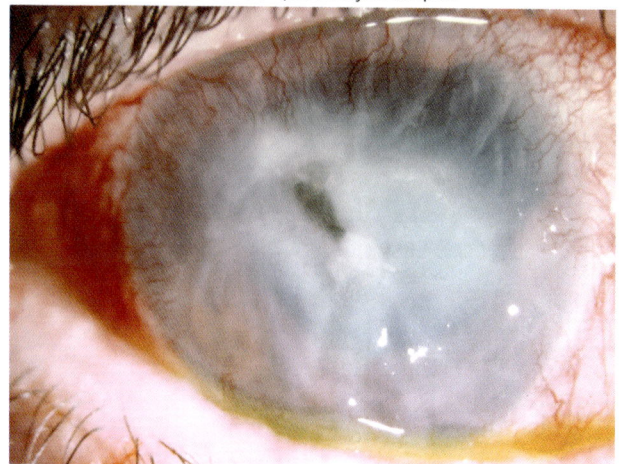

Figura 6.4D Ceratite e úlcera trófica.

O caso de acantameba, a seguir, é síntese expressiva da abrangência do TxP: recuperou a visão, curou uma infecção ativa resistente, contínua viável (vivo) trinta anos depois, valorizando o inestimável ato de solidariedade do doador (Figura 6.5A e 6.5B).

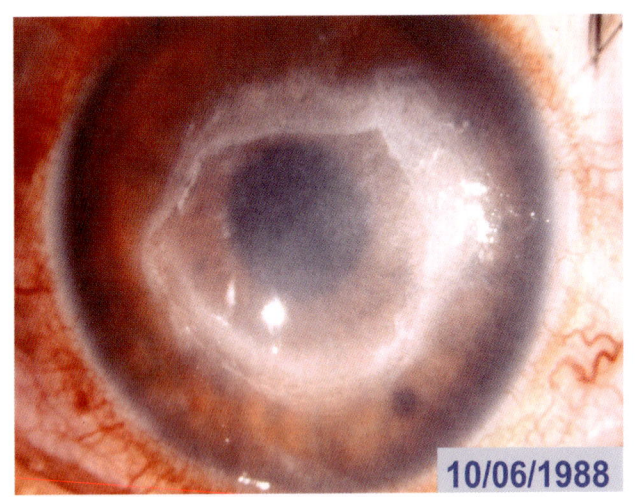

Figura 6.5A Acantameba.

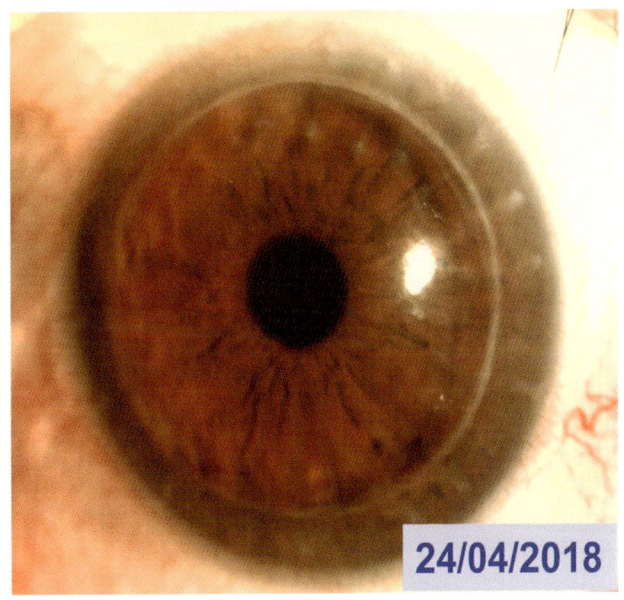

Figura 6.5B TP "a quente" 30 anos depois.

O surgimento das novas técnicas de transplante lamelar (TxL) com a qualidade de diminuir a incidência da rejeição, modificou o quadro de indicações para o TxP, nas últimas décadas. Essas mudanças também variam com as diferentes regiões geográficas: na América Latina e Europa predomina o ceratocone; na América do Norte, o edema de córnea; na Ásia, as ceratites infecciosas.[2,6,10] Outro fator de variação é o próprio intercâmbio entre o TxP e o TxL, que tem sido o melhor método para recuperar o TxP descompensado. O TxP, por sua vez, pode ser também a solução para o TxL fracassado.[11,12]

O quadro abaixo mostra as tendências atuais nas indicações técnicas de transplante (Figura 6.6). Comparando enquetes feitas pela AAEB (American Associaton of Eye Bank) e a enquete feita por Tadeu Cvintal (TC), em 2015.

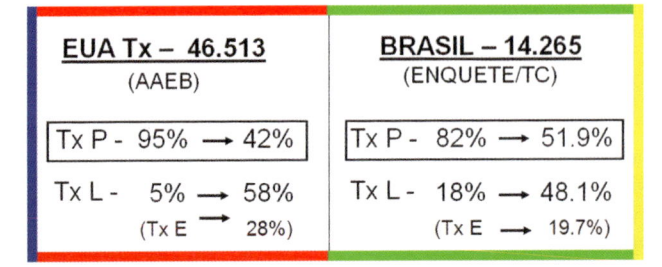

EUA Tx – 46.513 (AAEB)	BRASIL – 14.265 (ENQUETE/TC)
Tx P - 95% → 42%	Tx P - 82% → 51.9%
Tx L - 5% → 58% (Tx E → 28%)	Tx L - 18% → 48.1% (Tx E → 19.7%)

Figura 6.6 Evolução Tx 2005 a 2015.
TxP - Transplante Penetrante
TxL – Transplante Lamelar
TxE - Transplante Endotelial
Quadro mostra aumento relativo do Transplante Lamelar no Brasil e EUA.

Técnica cirúrgica

A descrição da técnica cirúrgica será feita seguindo a orientação do editor, isto é, de maneira simplificada, prática e acessível, contudo, nós enfatizamos duas ressalvas:

1) As considerações e descrições serão feitas em capítulos, visando prevenir ou, pelo menos, diminuir a incidência das complicações mencionadas.

2) Embora tenhamos falado em "simplicidade", a realização do procedimento não tem limite na busca da perfeição técnica, o que influi na potencialização da premissa anterior, bem como na qualidade do resultado final.

• Entre as complicações pós-operatórias, daremos especial ênfase a duas transoperatórias: ao astigmatismo, pois ele se instala e é passível de melhoramento durante o próprio ato cirúrgico e à hemorragia expulsiva, que pode interromper, irreversivelmente, a recuperação da visão.

- Após o término da cirurgia, faremos breves considerações sobre a **fase de transição**, rumo ao período de cuidados médicos integrais e ininterruptos, buscando assegurar a sobrevivência do transplante.

- **O 1º transplante** – ao oftalmologista que não tenha tido experiência prática (auxílio, curso prático) necessário se faz enfatizar: o cirurgião terá o privilégio de manipular um órgão inestimável que veio da grandeza de espírito de um **DOADOR**; estará realizando intervenção que exige extrema perfeição técnica, para conseguir recuperar a visão do paciente e prevenir erros com danos irreversíveis. Por isso, o principiante deve se reportar ao último subcapítulo – **Treinamento experimental** – antes do seu 1º transplante em paciente.

Procedimentos pré-cirúrgicos

Devemos enfatizar que o paciente a ser submetido a um procedimento oftalmológico do porte do TxP deve, sempre que possível, passar por uma avaliação geral, buscando-se corrigir o estado nutricional, tratar focos infecciosos, reduzir excesso de peso, interromper o tabagismo e compensar doenças de base, tanto oculares, quanto sistêmicas.[6, 13]

Técnica cirúrgica

A cirurgia consiste, basicamente, em: trepanar a córnea doadora; em seguida, trepanar a córnea receptora doente e, finalmente, proceder à substituição e fixação através de suturas.

Cuidados prévios

Antes de se iniciar a cirurgia propriamente dita, alguns procedimentos específicos são necessários:

a) **Miose** medicamentosa com colírio de pilocarpina 1%, instilado uma ou duas vezes, 30 minutos antes da cirurgia, nos transplantes penetrantes. Alternativamente, pode-se usar carbacol (acetilcolina e fisostigmina) no intraoperatório. A miose protege o cristalino durante as manobras cirúrgicas.

b) **Midríase**, se indicada, é feita com fenilefrina a 2,5% (até 4 gotas) ou a 10% (apenas 1 gota), e tropicamida a 1%. É planejada para os casos que necessitem a extração da catarata ou outro procedimento na câmara posterior.

c) **Anestesia**, que pode ser feita de duas maneiras:

- Local – na forma peribulbar, que deve ser associada à acinesia (O'Brien, Van Lint), produz analgesia e imobilização ocular adequadas. É mais propensa à pressão positiva ocular, ao surgimento de hematoma progressivo (que poderá se manifestar durante a cirurgia) e ao desconforto para o paciente se a cirurgia se prolonga (podendo perturbar a imobilidade que a precisão da cirurgia exige). Os bloqueios oftálmicos regionais são usados com base na avaliação individual de risco-benefício e como suplemento à anestesia geral.[16] Frequentemente, usa-se a associação de Lidocaína a 2%, Bupivacaína a 0,75%, com ou sem Hialuronidase e Epinefrina 1:100.000.

- Geral – proporciona as condições adequadas para a concentração nas minúcias do TxP, não influencia diretamente na pressão ocular e orbital e não produz edema e hemorragias subconjuntivais e orbitais, como na anestesia local. Entretanto, é preciso atenção rigorosa para a superficialização e para a pressão arterial, o que é fundamental para prevenir desastres como: hemorragias expulsivas; extrusão do cristalino etc., uma vez que o olho ficará temporariamente "a céu aberto".[14] A acinesia, em associação com a anestesia geral, diminui a incidência desses problemas.[15,16] É a opção para pacientes pouco colaborativos, com dificuldades auditivas ou problemas mentais, cirurgias difíceis ou prolongadas e para pacientes com ruptura do globo ocular.[17]

- Tópica – Pode ser uma alternativa, quando a anestesia geral e os bloqueios regionais estão contraindicados, mas em geral, a sua utilização é bastante limitada,[16] sendo de exceção. É útil como complementação das anestesias anteriores, quando elas superficializam.

Hipotensão orbital

Aumenta a segurança e pode ser alcançada através de compressão da órbita, com o baroftalmo (Mc Intyre), (Figura 6.7), ou Balão de Honan (H. balloon) (Figura 6.8), durante 10 minutos, nos TxP em fácicos, e até 30 minutos, em afácicos, TxP tríplices ou quando associadas a outro procedimento na câmara posterior. A compressão é feita com intervalos intermitentes, para evitar isquemia do nervo óptico.

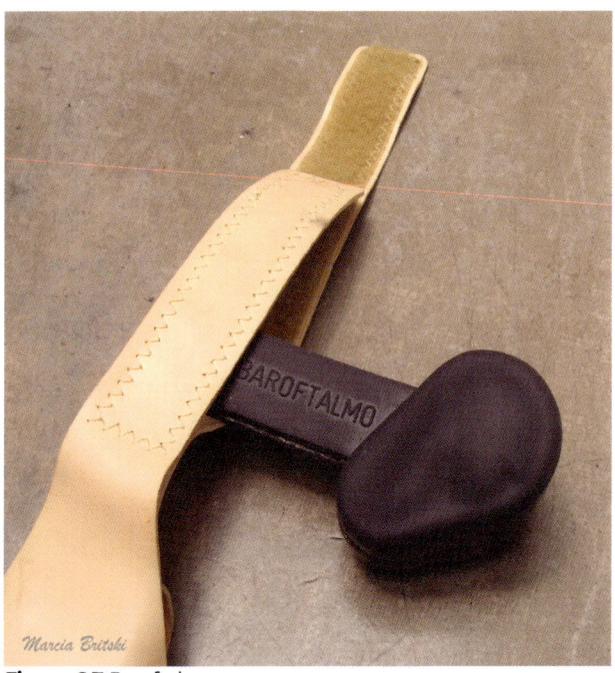

Figura 6.7 Baroftalmo.

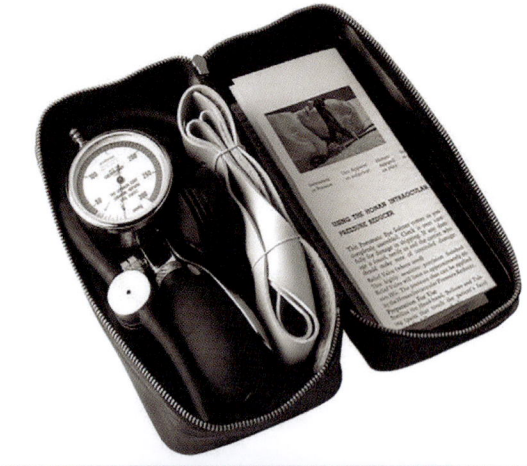

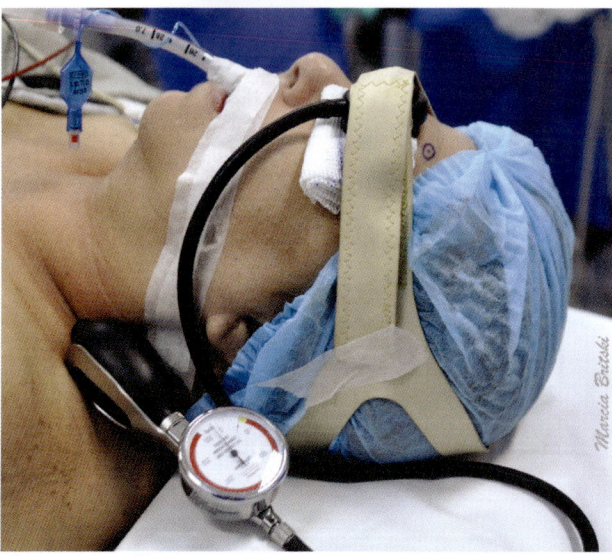

Figura 6.8 Balão de Honan

Na falta dos instrumentos mencionados, pode-se obter resultado aproximado com a Manobra de Chandler, usando compressão com o punho (Figura 6.9), pois o intuito é induzir hipotensão da órbita e não a clássica digital que comprime apenas o globo ocular. Não se usam essas manobras em caso de perfuração ocular. Nos casos com pressão orbital elevada persistente, pode-se usar Solução Manitol 20%, 250 ml, por via intravenosa (gotejo lento em 1 hora)[17] e/ou cantotomia.

O propósito é prevenir manifestações de pressão positiva, com o olho aberto, pela trepanação, como prolapso de íris, extrusão do cristalino, perda de vítreo e até hemorragia expulsiva com perda da visão.

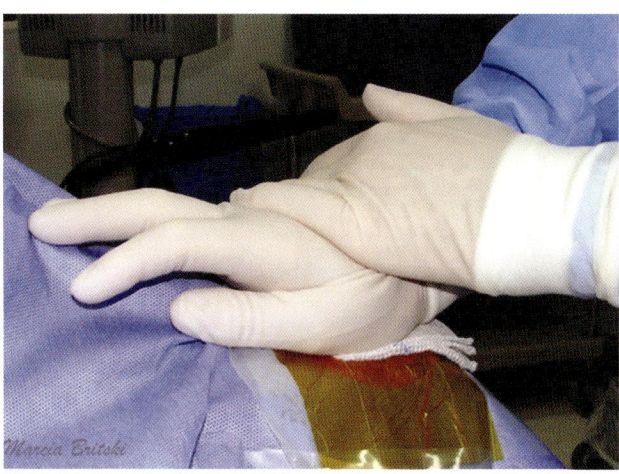

Figura 6.9 Punho/Compressão.

d) Assepsia, antissepsia e campo estéril – realiza-se a antissepsia com solução de povidine a 10% com 1% de iodo livre (PVPI tópico).[18] Para a antissepsia da córnea e da conjuntiva com colírio de iodopovidona a 5%, mantém-se o antisséptico em contato com a área por, no mínimo, três minutos antes da incisão cirúrgica.[17, 19, 20, 21, 22] Em pacientes alérgicos a iodo, usar a clorexidina solução aquosa a 2% na pele da região periocular, com o cuidado para não escorrer para a conjuntiva, devido ao risco de toxicidade para o epitélio corneano e conjuntival.[23, 24] A seguir, coloca-se o campo estéril fenestrado com "steri-drape", isolando-se os cílios do campo cirúrgico.

f) Espéculo (blefarostato) – os afastadores de pálpebra, em numerosos modelos, além de expor adequadamente o campo cirúrgico, devem prevenir a pressão sobre o globo ocular e, consequentemente, evitar a pressão positiva intraocular. São recomendáveis os modelos indicados a seguir ou similares:

- **Espéculo de arame de Barraquer**, (Figura 6.10). É prudente ter vários, com diferentes forças tênseis, para se adaptar às particularidades orbitais e oculares de cada paciente.

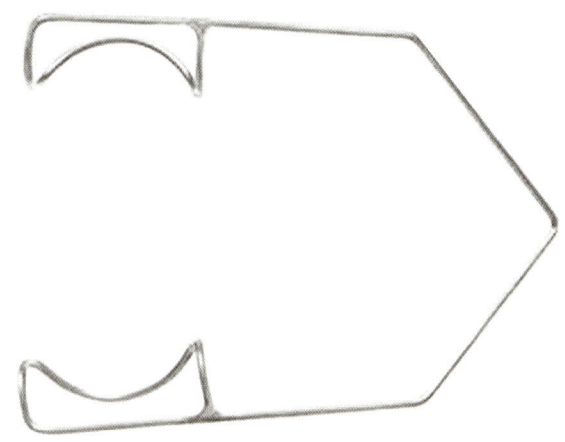

Figura 6.10 Espéculo-Barraquer.

- **Espéculo de Lieberman**, (Figura 6.11), com abertura palpebral graduável.
- Cuidado especial deve se tomar nos casos com simbléfaro do fundo de saco conjuntival. A abertura forçada do espéculo pode aumentar a tensão ocular. Uma conjuntivotomia no fórnix pode ser a solução.

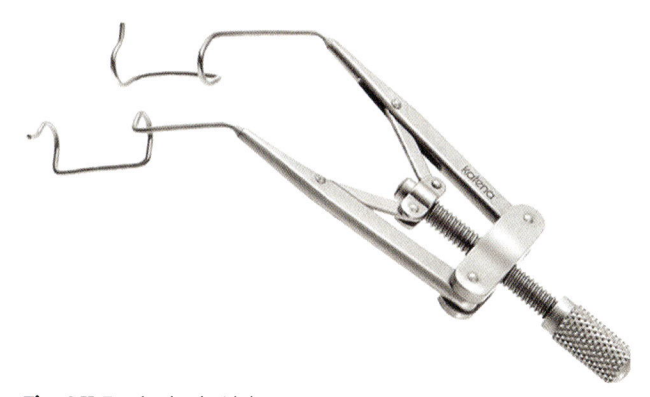

Fig. 6.11 Espéculo de Lieberman.

g) Anel escleral (Flieringa) – os anéis estão disponíveis em diferentes tamanhos (de 12 a 20 mm), são suturados na superfície da esclera, com 6 pontos de poliéster, com agulha espatulada. Ao anel são atados fios de seda preta 4.0, às 6 e 12 horas, que podem ser manipulados como suturas rédeas para otimizar a exposição e o posicionamento do olho durante a cirurgia (Figuras 6.12 e 6.13).

A função dos anéis é dar estabilidade anatômica ao segmento anterior após a trepanação, facilitando a coaptação perfeita e a sutura do botão doador. Nos afácicos,

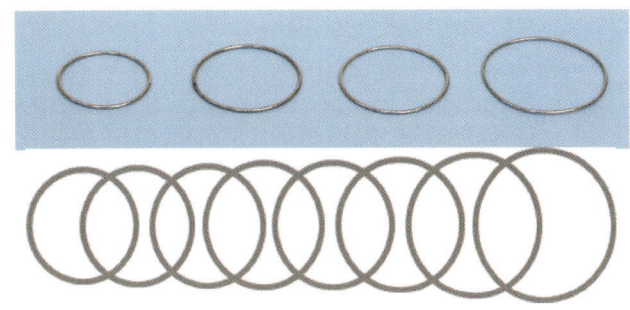

Figura 6.12 Anéis de Flieringa.

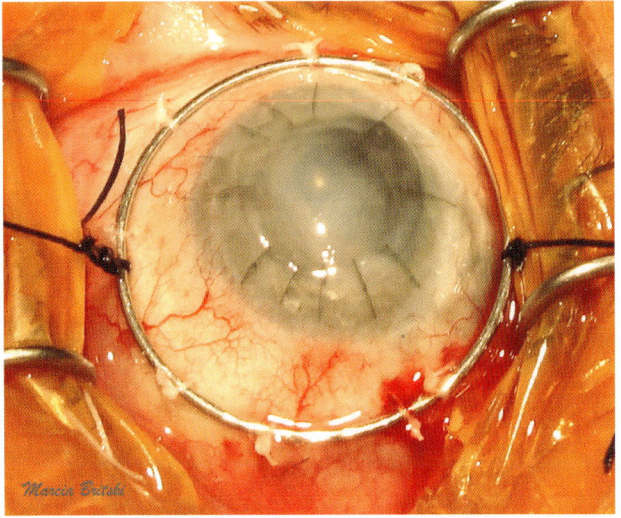

Figura 6.13 Anel fixo na esclera.

pseudofácicos e cirurgias tríplices, seu uso é essencial para prevenir o colabamento do globo, bem como o prolapso de vítreo. Uma variante deles é o anel-blefarostato de McNeil-Goldman, que desempenha as duas funções, dispensando blefarostatos adicionais.[25] (Figura 6.14)

- No TxP em fácicos, em geral o anel, é dispensável, salvo nos casos em que a rigidez escleral esteja diminuída, predispondo ao seu colabamento, como nos míopes altos, crianças, nos casos de uveíte de repetição com provável vítreo fluidificado.

- Quando o anel não é aplicado, as suturas rédeas, com seda preta 4-0, podem ser inseridas, diretamente, nos retos superior e inferior.

Cirurgia propriamente dita

Trepanação

É a remoção de disco circular abrangendo a espessura da córnea do paciente, seccionado com a lâmina de trépano, o primeiro e o mais importante passo da cirurgia de TxP propriamente dita. Dela dependem as etapas seguintes, e dela decorre o resultado final.

Em geral, a exérese do disco corneano do doador e do receptor é feita com técnicas e instrumentos diferentes.

Escolha do diâmetro do receptor

O diâmetro do botão receptor visa remover, sempre que possível, toda a área da ceratopatia, abrangendo a área central opticamente eficaz.

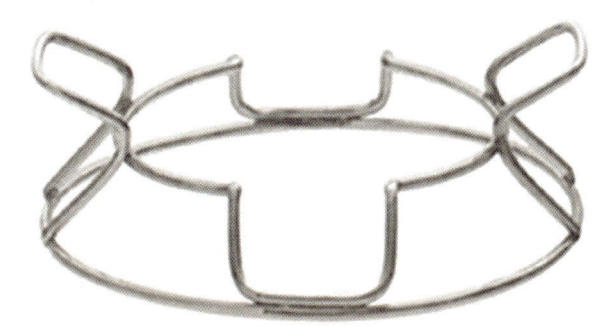

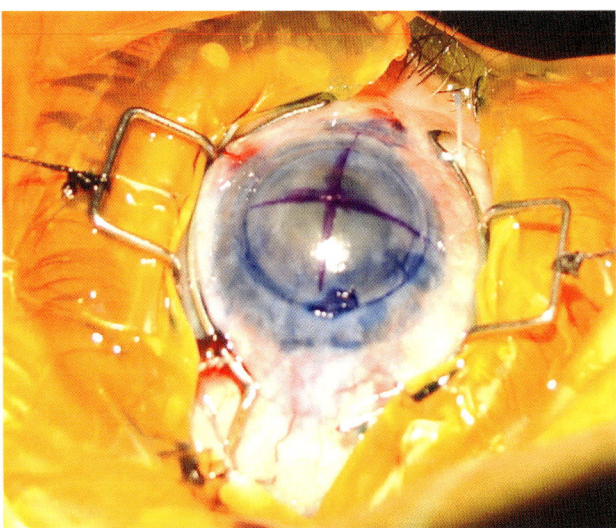

Figura 6.14 Anel Blefarostato de McNeil.

A escolha depende também do diâmetro da córnea receptora. Duas variantes norteiam essa decisão:

a) Quanto maior for o transplante, melhor é a qualidade óptica do transplante, porém, aumenta a possibilidade de rejeição imunológica, se a sua borda se aproxima do limbo.

b) Quanto menor for o transplante, menor é a chance de rejeição, mas pior é a qualidade da visão, pelas aberrações ópticas periféricas que invadem a área pupilar.

Os diâmetros das córneas brasileiras, em nossas medidas, variam, em geral, no meridiano vertical, entre 10.00 a 10.75 milímetros, e no meridiano horizontal, de 11.00 a 11.75 milímetros. Quando usamos o compasso de estrabismo, medimos a "corda" do diâmetro, mas considerando a extensão da curva de face anterior da córnea, ela é um pouco maior, variando com a morfologia de córnea tratada, o que deve ser considerado na escolha do diâmetro (Figuras 6.15 e 6.16). Essas condições se tornam mais acentuadas quando as "trepanações" são realizadas com laser (femtossegundo ou excimer).

A escolha do diâmetro do trépano visa, essencialmente, a remover o máximo possível de lesão corneana, mas tem outras implicações, podendo diminuir ou aumentar ametropias previstas. No ceratocone, como demonstra a Figura 6.15, quanto maior o diâmetro, menor é o comprimento antero-posterior e, consequentemente, menor a miopia e vice-versa, enquanto nos leucomas cicatriciais centrais, (Figura 6.16) com córnea aplanada, é o inverso, quanto maior o transplante, maior é a variação miópica.[26] Outras ceratopatias se guiam por raciocínios semelhantes.

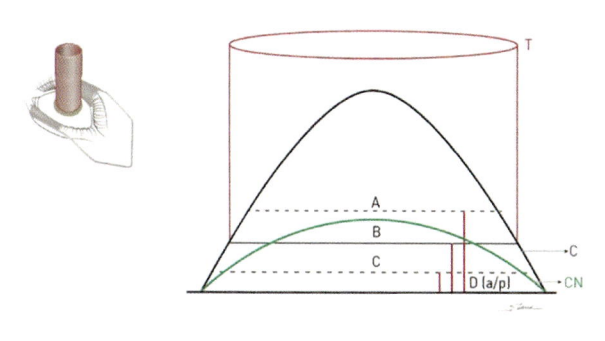

Figura 6.15 Curva do TxP no ceratocone diminui curvatura e diâmetro anterior/posterior.

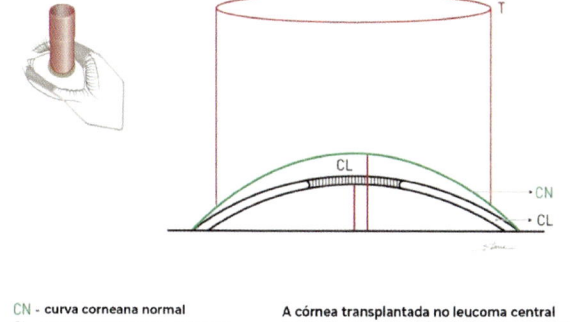

Figura 6.16 Curva do Tx P no leucoma central aumenta curvatura e diâmetro anterior/posterior.

Na escolha do tamanho, optamos pelo maior diâmetro possível, de modo a deixar uma margem receptora de, pelo menos, 1,5 milímetros, se possível, tomando o meridiano vertical da referência. Como o meridiano horizontal é quase sempre maior, basta centralizar a lâmina de trépano, para ficar mais seguro, em relação à margem adequada e à rejeição.

A trepanação do paciente é feita pelo lado epitelial e a do doador, quando preservado, pelo lado endotelial (*punch*), o que resulta em um diâmetro levemente menor (± 0.25 mm). Por isso, o trépano do doador deve ser 0.25 mm maior. Diâmetro igual do doador e do receptor aplana a curvatura corneana final, causando hipermetropia. Um diâmetro doador com 0.50 mm ou mais tem efeito inverso.

As lâminas do trépano variam de 5.0 a 11.0 mm, mas em função das considerações anteriores, na prática, a maioria dos diâmetros aplicados no receptor variam de 7.5 a 8.25 mm.

Quando a pupila é muito deformada/descentrada ou a ceratopatia (infecção, afinamento etc.) se estende para a periferia e/ou o transplante é, deliberadamente, descentrado, os riscos de rejeição são próximos aos de um transplante de diâmetro hiperdimensionado, por isso, sempre que possível, deve ser evitado.

Marcação da córnea receptora

Uma vez escolhido o diâmetro do trépano, confirmamos o acerto da escolha, imprimindo leve pressão com a lâmina escolhida sobre a superfície, na posição centralizada, usando a pupila como referência. A marca circular no epitélio permite conferir se o diâmetro é o desejado e se a marca ficou centrada. Em caso positivo, podemos reforçar o vinco com nova compressão e em seguida, coramos com azul de metileno para não perder a referência, que é fundamental para prosseguir com precisão.

Em seguida, com o compasso de estrabismo, determinamos o centro do círculo marcado, coramos esse ponto com corante de genciana e o usamos como referência, para imprimir cruzeta com linhas a 90 e 180 graus, usando um bisturi reto (lâmina 11), a fim de determinar os meridianos cardinais (3-6 e 9-12 horas) (Figura 6.17).

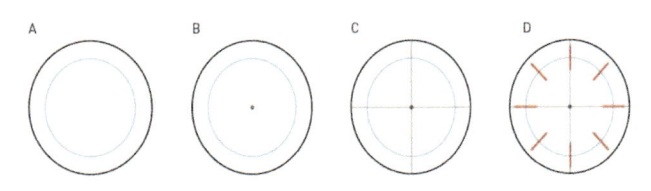

A - marca circular para locar o transplante
B - marca central
C - marca em cruzeta
D - marcação dos oito raios

Figura 6.17 Marcações iniciais na córnea receptora.

Usando-se a cruzeta como guia, com um marcador de oito raios corados com a caneta de violeta de genciana, marca-se o local exato para os primeiros 8 pontos (Figura 6.18).

• Estamos, agora, preparados para o próximo passo, pois, após remover a área central patológica, temos assegurado os locais dos 8 meridianos simetricamente distribuídos para as primeiras suturas.

Antes de completar a trepanação do receptor, passamos ao preparo da córnea doadora.

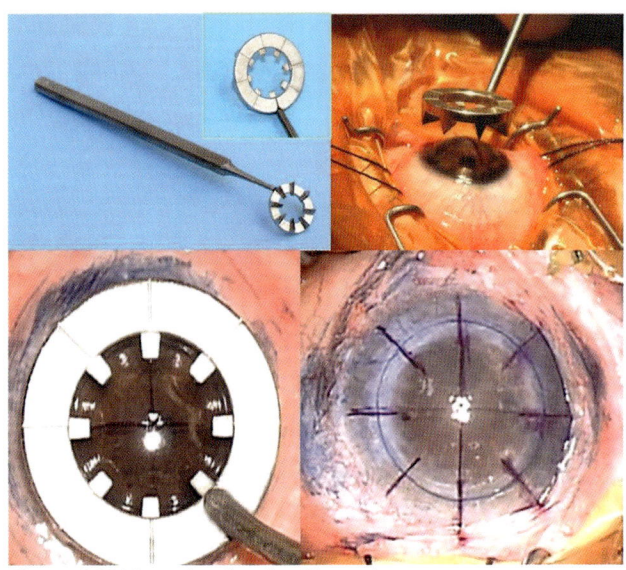

Figura 6.18 Marcador de raios (Katena).

Trepanação do doador

Quando as córneas doadoras com margem escleral são preservadas em solução conservante, como o KSol, a trepanação é feita pelo lado endotelial, utilizando-se trépano especial que permite a secção do disco com uma manobra de guilhotina (*punch*), como um sacabocado.

O sistema de "punch" mais popular no Brasil é o *punch* de Barron, (Figura 6.19). É constituído de duas partes: a base, um bloco cuboide de *nylon,* com escavação côncava na superfície, provida de perfuração conectada a um tubo de silicone, ligado a uma serin-

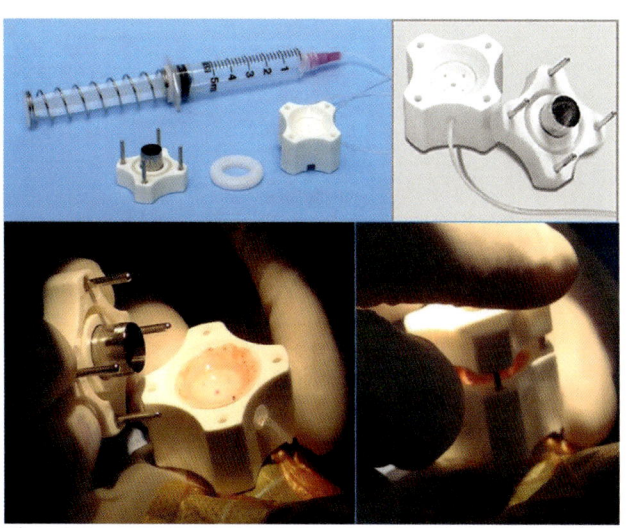

Figura 6.19 Punch de Barron.

ga de 5 cc, com a qual se exerce sucção, que prende a córnea doadora. A parte superior, a guilhotina (*punch*), também um bloco de *nylon*, com uma lâmina de trépano fixa e quatro pinos de aço nos quatro cantos do bloco, que correspondem às posições dos quatro furos da base. Para acionar o sistema, a córnea/esclera doadora é marcada com a caneta de genciana exatamente no centro, no lado epitelial.

A córnea doadora, assim marcada, é colocada na escavação côncava do bloco/base, a marca epitelial coincide com o furo central, aciona-se, em seguida, sucção com a seringa, imobilizando o botão doador. É importante que a córnea doadora esteja perfeitamente centrada, frontal e paralela à boca circular da lâmina e firmemente imobilizada, para prevenir cortes oblíquos e descentrados.

O bloco superior/lâmina do trépano é encaixado com os quatro pinos nos quatro furos da base e é pressionado com o polegar do cirurgião, guilhotinando (*punching*) a córnea doadora.

O botão doador pode, também, ser seccionado (*punched*) com uma lâmina de trépano simples, colocando a córnea/esclera na escavação côncava de um bloco de *teflon*, *nylon* ou parafina; em seguida, a lâmina/trépano é pressionada como um perfurador, retirando-se um botão central. Obviamente, o corte e a centração são menos precisos e seu uso, atualmente, somente se justificaria se, por alguma razão, trépanos mais precisos, como o *punch* de Barron, se tornassem indisponíveis durante a cirurgia.

Outros trépanos, como o de Iowa, Rothman Gilbard, Hanna, Krumeich etc. são mais precisos, porém, mais dispendiosos e, por isso, menos usados.

O botão corneano seccionado (*punched*) é mantido na escavação e coberto de BSS (*Balanced Salt Solution*). Voltamos ao receptor para o passo seguinte.

Trepanação do receptor

A córnea receptora do paciente já foi marcada na etapa cirúrgica anterior (centração e raios) e o anel escleral, quando indicado, já está fixo, em posição.

Observação inicial. Embora as complicações possíveis, no transplante de córnea, sejam numerosas e, por isso, tratadas em publicação à parte,[27] faremos, durante a descrição da técnica cirúrgica, considerações sobre duas delas: o astigmatismo e a hemorragia expulsiva, pois estão diretamente ligadas ao ato cirúrgico e podem ser induzidas e ocorrer transoperatoriamente.

Antes de iniciar a trepanação, é recomendável uma última verificação se o espéculo (blefarostato) e a pálpebra não estão pressionando o globo ocular. É importante que haja uma adequada exposição da córnea receptora e que ela não esteja inclinada, cuidados que facilitam o corte perpendicular. Se, apesar desses cuidados, houver constatação de pressão elevada do globo, a cantotomia pode ser a solução nesse momento.

Ao procedermos à trepanação com movimentos rotatórios da lâmina, dois cuidados básicos devem ser lembrados: a perpendicularidade do corte, que facilita a coaptação mais precisa das margens cirúrgicas, e a prevenção de entrada abrupta na câmara anterior, que pode provocar lesões da íris, do cristalino e, até mesmo, hemorragia supracoroideana expulsiva. O procedimento que diminui esses riscos é a injeção prévia de viscoelástico coesivo na câmara anterior, através de paracentese periférica. O viscoelástico age como conformador da córnea, para um corte mais preciso e abranda a brusca abertura da câmara anterior.

Pode-se, ainda, assegurar a abertura paulatina da câmara anterior, procedendo-se à trepanação subtotal (de 3/4 a 4/5) completada com bisturi.

Existem numerosos modelos de trépanos: lâmina simples, trépano de Castroviejo com obturador, T. de Hanna, T. de O'Brien and Gottsch, T. a vácuo Hessburg Barron 2.0, T. de Lieberman, e, recentemente, foi introduzido a laser (Femtossegundo ou excimer), para incisionar a córnea. Todos buscam a perfeição do corte e a segurança na trepanação. No nosso meio, os mais usados são: a lâmina simples de trepanação e o T. de Hessburg-Barron (TH-B).

A lâmina simples é um bisturi cilíndrico, que tem maior risco de abertura abrupta, além de ser mais difícil de se obter, com ela, um corte perpendicular perfeito. Por isso, especialmente nas mãos de principiantes, é recomendável que o procedimento seja feito em duas etapas: trepanação subtotal, seguida de penetração com bisturi (Figura 6.20).

Convém enfatizar que trepanação oblíqua, perpendicularmente imperfeita, rotações descentralizantes etc. dificultam a coaptação perfeita, com indução de astigmatismo grande e irregular.

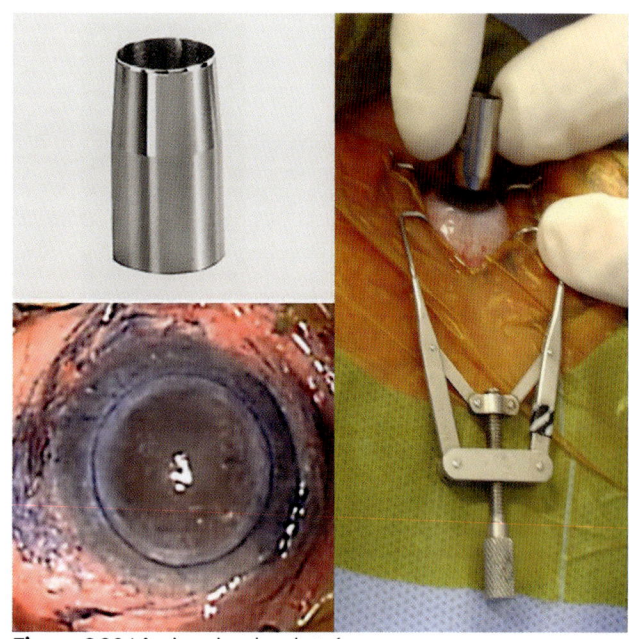

Figura 6.20 Lâmina simples de trépano.

O modelo de trépano de Hessburg-Barron (TH-B), muito popular no nosso meio, utiliza o vácuo para prender o trépano à córnea receptora. É apresentado em diâmetros de 6 a 9 milímetros, com intervalos de 0.5 mm[49] (Figura 6.21).

A imagem da Figura 6.21 refere-se a Barron Vacuum Trephine 8.0 mm K20-2058 Katena™ (Katena Products, Inc. New Jersey, EUA).

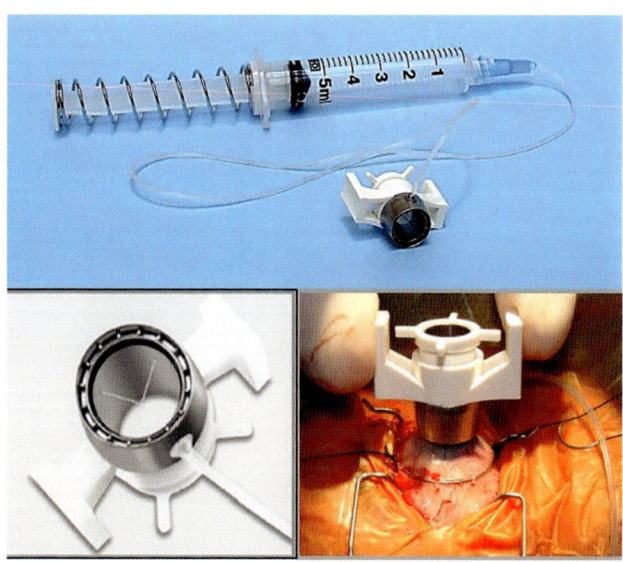

Figura 6.21 Trépano de Hesburg-Barron.

A sucção com a seringa, pelo mecanismo de pistão, estabiliza o TH-B na posição escolhida, mantém a lâmina verticalizada, previne a inclinação (incisão oblíqua) e permite uma penetração gradual e controlada pelas rotações da lâmina. A lâmina de trépano é calculada para penetrar 250 μm para cada rotação completa de 360 graus. Promove uma penetração pequena, de 1 a 2 horas de circunferência, manifestada por gotícula de aquoso que aflora, momento em que é desfeito o vácuo criado pela seringa com mola.

Se a opção é pela trepanação subtotal, a profundidade da incisão controlada pelo número de rotações avança a uma profundidade subtotal, completando-se a penetração com bisturi, tipo lâmina 11 ou diamante de paracentese. O TH-B é formado de dois cilindros sobrepostos. O interno é a lâmina de corte do trépano, que é rotacionada para seccionar a córnea receptora, e o externo é a câmera de sucção, que é aplicada na superfície periférica, prende a córnea receptora com o "vácuo" criado por seringa de 5 cc, munida de mola e conectada à câmara (de sucção), através de tubo. Esse mecanismo imobiliza a córnea do paciente e promove a perpendicularização da trepanação.[28]

O TH-B apresenta ainda 16 saliências que, coradas com caneta de violeta de genciana, imprimem 16 marcas simetricamente distribuídas, para facilitar o posicionamento correto das suturas. Faz o mesmo papel que o marcador de raios.

O Sistema do TH-B é, especialmente, útil para viabilizar a trepanação de qualidade em olhos hipotônicos, em descemetoceles extensas, e mesmo, em perfurações centrais, quando não se deseja exercer pressão sobre a córnea para trepanar.

Um dos inconvenientes do Sistema TH-B é a dificuldade de visualizar a correta posição da sua aplicação, para evitar descentralizações acidentais. Resolvemos esse problema colocando marcas imediatamente (junto) por dentro do círculo de marcação inicial, o que permite boa visualização através do oco (vão) da lâmina trepanante (Figura 6.22)

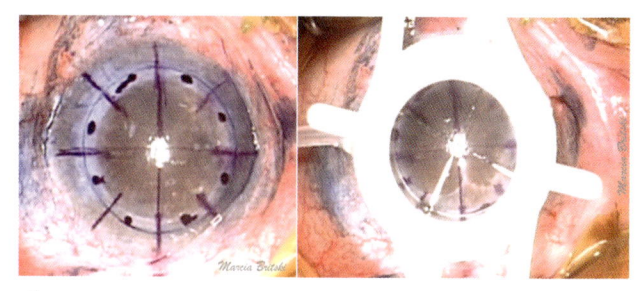

Figura 6.22 Trépano H.B. de córnea no paciente.

Outros sistemas a vácuo, como o de Krumeich e de Hanna, podem obter trepanações mais perfeitas, mas não são adotados, no nosso meio, devido ao custo.[29] O mesmo pode ser dito do femtossegundo que, além de necessitar de transparência para sua aplicação, esbarra também no custo.

Uma vez obtida a penetração na câmara anterior em pequena abertura, prosseguimos ao passo seguinte, a ampliação e a complementação da incisão trepanada, nos seus 360 graus. Isso é executado com tesouras apropriadas, similares às pioneiras de Castroviejo e Katzin, especialmente desenhadas para essa tarefa, (Figuras 6.23 e 6.24). Outros modelos são modificações e melhoramentos das citadas.

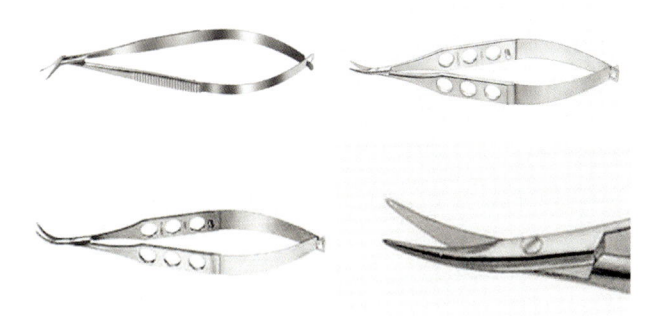

Figura 6.23 Tesoura de córnea - Castroviejo.

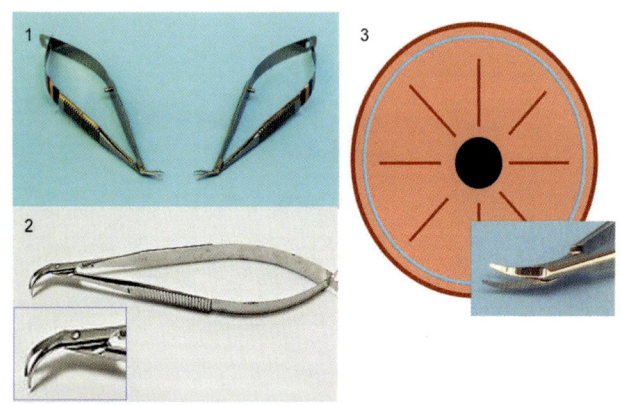

Figura 6.24 Tesoura de Katsin com detalhe em relação com o diâmetro da córnea.

As tesouras se caracterizam por possuírem raio de curvatura que se encaixa na média dos círculos trepanados, possuem ponta romba para evitar perfuração acidental da íris ou do cristalino. O ramo profundo da tesoura que é introduzido na câmara anterior é um pouco mais longo que o ramo da tesoura que fica no lado superficial, o que facilita sua penetração, deslizamento e visualização ao longo da incisão. Permite um corte vertical ou ligeiramente inclinado para o centro, com pequena sobra de Descemet, para possibilitar o fechamento mais hermético do bordo profundo da incisão do transplante do doador e do receptor. Entretanto, quando a sobra de Descemet é excessiva, pode ser aparada com outro tipo de tesoura (do tipo das tesouras de Wescot ou Fine pontiagudas) (Figura 6.25).

No desenrolar dos passos cirúrgicos para realizar a trepanação, embora o cirurgião almeje a execução ideal, imperfeições podem ocorrer e as mais frequentes estão representadas na Figura 6.26, quando se opta pela trepanação manual.

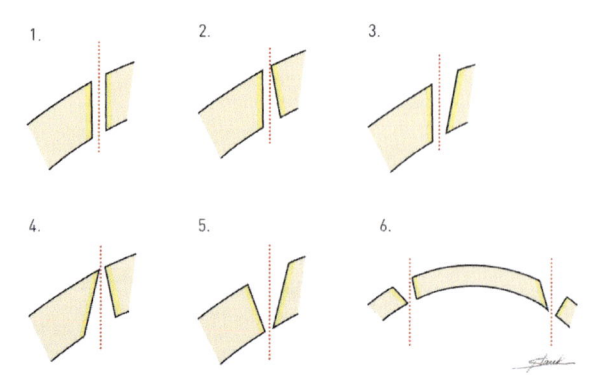

Figura 6.26 Incisões imperfeitas.

As incisões imperfeitas nas córneas diminuem com os recursos automatizados e semiautomatizados e são, praticamente, eliminadas, quando feitas com a utilização de instrumentos, como o laser femtossegundo ou o *excimer laser*.

Em alguns casos em que existe uma diferença de espessura entre o botão doador (espessura normal) e a córnea receptora (afinada), como sequela de ceratite, ou ceratoglobo, pode-se planejar deixar uma sobra de Descemet, propositadamente maior, para melhor vedação e cicatrização corneana.

Durante a trepanação e a remoção da córnea receptora que, em geral, é tranquila, em função da hipotensão ocular (a tensão cai a zero com a penetração da lâmina do trépano na câmara anterior) pode ocorrer a hemorragia expulsiva (HE) por rompimento espontâneo de vaso, em geral, coroidiano. É intercorrência grave no transplante penetrante, pois com frequência leva à perda total da visão. Em 1995, analisamos 44.681 cirurgias realizadas durante 25 anos, que incluíram: facectomia intracapsular, extracapsular, trabeculectomia (TREC) e transplantes; constatamos 29 casos de HE, entre os quais 10

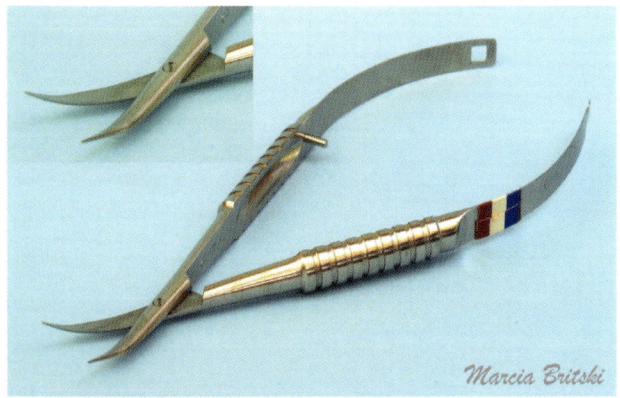

Figura 6.25 Tesoura de Fine - Pontiaguda.

ocorreram entre os 4.200 transplantes penetrantes. Com o advento da facoemulsificação, esse ônus ficou com as TRECs, e principalmente, os TxPs.

Os fatores de risco analisados, em ordem decrescente de incidência, foram: idade > 80 anos, glaucoma, cardiovasculopatias, hipertensão arterial e múltiplas cirurgias oculares prévias.

O risco aumenta, exponencialmente, quando o paciente apresenta dois ou mais desses fatores.

Uma vez desencadeada a HE, os eventos ocorrem de maneira dramática e com muita rapidez (em segundos), levando à perda irreversível da visão (Figura 6.27A).

Entretanto, ao identificar os primeiros sinais de súbito aumento de pressão intraocular, indicativos de iminente HE, medidas rápidas podem salvar a visão. A sequência de fotos da Figura 6.27B resume a evolução de um desses casos e os procedimentos realizados para seu controle e prevenção do estágio expulsivo.

Em casos de pressão positiva no início, com prolapso de íris, sem causa externa aparente, procedemos à reposição da íris e ao fechamento imediato da incisão, com a própria córnea receptora; passando algum tempo de observação e, com a tensão controlada (toque digital), com as medidas tomadas, podemos prosseguir com o TxP, pois a córnea doadora já seccionada estará disponível e seria lamentável desperdiçá-la.

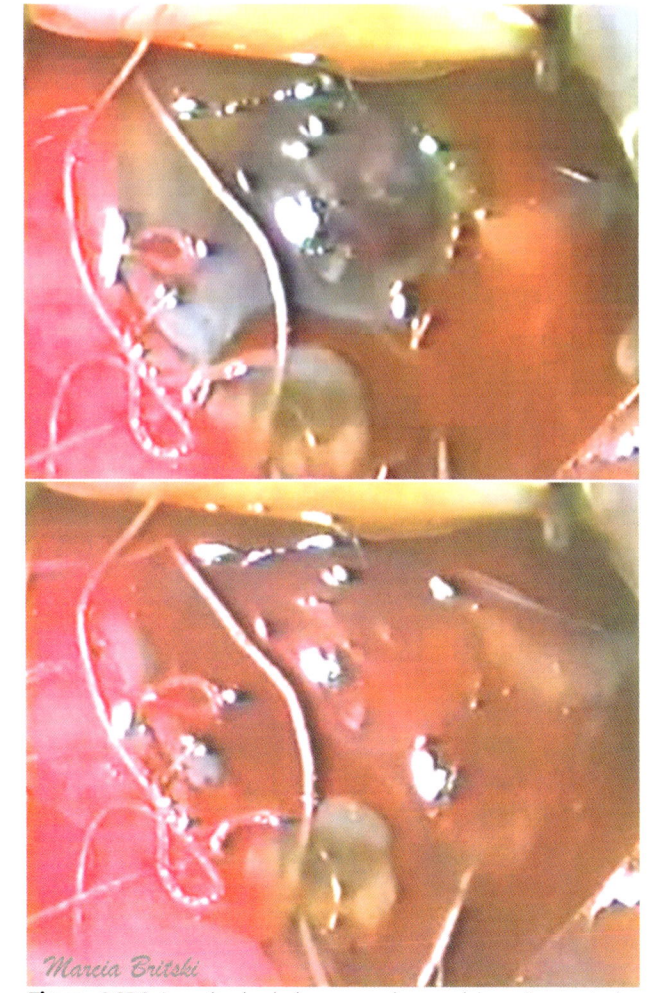

Figura 6.27A Sequência de hemorragia expulsiva não controlada – olho perdido.

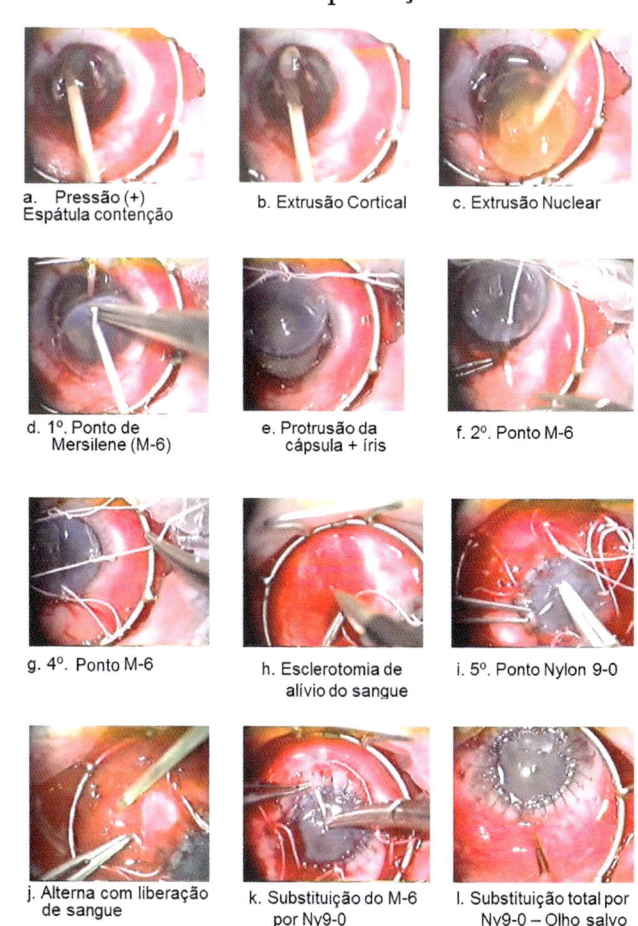

a. Pressão (+) Espátula contenção
b. Extrusão Cortical
c. Extrusão Nuclear
d. 1º. Ponto de Mersilene (M-6)
e. Protrusão da cápsula + íris
f. 2º. Ponto M-6
g. 4º. Ponto M-6
h. Esclerotomia de alívio do sangue
i. 5º. Ponto Nylon 9-0
j. Alterna com liberação de sangue
k. Substituição do M-6 por Ny9-0
l. Substituição total por Ny9-0 – Olho salvo

Figura 6.27B Hemorragia expulsiva controlada.

Epitransplante

Técnica preventiva. Descrevemos em seguida, sucintamente, e com imagens, como proceder para dar continuidade ao transplante, concluindo-o após o aparecimento dos primeiros sinais de pressão intraocular positiva (incisão boquiaberta, prolapso de íris etc...). As imagens da Figura 6.28 ilustram a sequência dos passos cirúrgicos.

Pressão positiva com prolapso de íris, Figura 6.28. Seus aspectos fundamentais são:

a) Cobrir a face anterior da córnea receptora e a face endotelial do doador com viscoelástico, e colocar a córnea doadora sobre a receptora (Figura 6.28-4).

b) Inserir o 1º ponto unindo o bordo do doador com o bordo periférico da incisão, no receptor (Figura 6.28-5).

c) O 2º ponto (Figura 6.28-6), nas mesmas condições, é colocado a 90º ou menos do 1º, de um lado, completa-se a incisão trepanada parcialmente com tesoura, no espaço entre esses dois pontos. Insere-se o 3º ponto no meio desse espaço (Figura 6.28-7).

d) Mesmo procedimento do outro lado. (esquerdo-direito) (Figura 6.28-8).

e) Progride-se apenas 1/8 nos dois quadrantes inferiores.

f) Insere-se o ponto prévio, no meio da área restante, completa-se a incisão, com tesoura, remove-se o disco receptor por esse espaço e anoda-se o ponto prévio (Figuras 6.28-9 e 6.28-10).

Não se apavore: a incidência de H.E é de 1/2000 ou menos, quando tomamos as medidas preventivas descritas. Prossiga com esse desafio – o TxP.

Nas circunstâncias de risco, é essencial tomar medidas preventivas. As seguintes revelaram graus variáveis de eficácia:

1) Compressão orbital com o manômetro de Honan, durante 30 minutos. Constatada a hipotensão ocular com toque digital da córnea, antes da trepanação, praticamente afastam-se todos os fatores hipertensores transoperatórios.

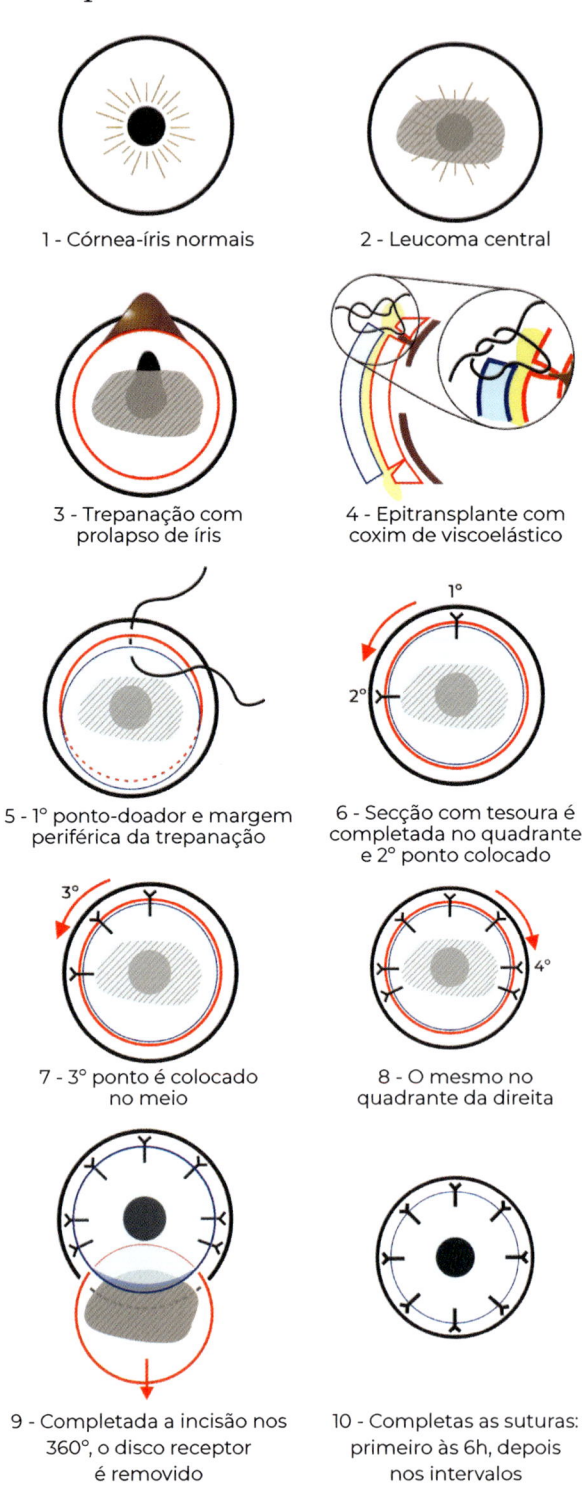

1 - Córnea-íris normais
2 - Leucoma central
3 - Trepanação com prolapso de íris
4 - Epitransplante com coxim de viscoelástico
5 - 1º ponto-doador e margem periférica da trepanação
6 - Secção com tesoura é completada no quadrante e 2º ponto colocado
7 - 3º ponto é colocado no meio
8 - O mesmo no quadrante da direita
9 - Completada a incisão nos 360º, o disco receptor é removido
10 - Completas as suturas: primeiro às 6h, depois nos intervalos

Figura 6.28 Técnica de epitransplante em caso de pressão (+) com prolapso de íris. (T. Cvintal)

2) Se, ao dar prosseguimento à abertura da incisão trepanada, forem detectadas manifestações crescentes de pressão ocular (incisão entreaberta, prolapso de íris etc...), é preciso fechar imediatamente a incisão, com sutura forte (Mersilenne 10.0, Ny 9.0), usando-se a própria córnea do paciente ou a do doador, dependendo do estágio da trepanação. Quando em estágio avançado ou tendo sido a receptora removida, algumas vezes temos que usar a polpa do dedo para tamponar a abertura e impedir a extrusão do conteúdo ocular, enquanto se prepara a sutura (Figura 6.28).

3) Com pelo menos 4 pontos completados, e confirmada a crescente pressão positiva, é necessário escoar o bolsão de sangue subcoroidiano, através de esclerotomia, na região equatorial, primeiro no temporal inferior e, em seguida, na região nasal inferior, com incursões repetidas, com espátula maleável larga tipo Clayman®, no espaço subcoroidiano, em direção ao bolsão de sangue.

4) Alternadamente, realizar suturas extras na córnea e liberar o sangue, subcoroidiano: os 4 ou 8 primeiros pontos são feitos com Mersilenne 6.0 e os restantes, com *nylon* 9.0, até o fechamento completo (Figura 6.28).

Em resumo, antes de começar o caso de risco, assegurar-se que:

a) a compressão, 30 min., foi feita;

b) Mersilenne 6.0 e nylon 9.0 estão disponíveis na sala;

c) bisturi afiado – diamante de paracentese e/ou esclerótomo estão disponíveis na sala.

Com essas precauções, pode-se fechar a incisão do TxP com segurança, mesmo com pressão positiva moderada, e assim conseguimos diminuir a HE em TxP de 1/455, das primeiras décadas, para, cerca de, 1/2000 casos atuais, em nossas séries.

Voltando à descrição da técnica de TxP, após a trepanação do paciente, o passo seguinte é a realização ou não de iridectomia. Como explicaremos a seguir.

Iridectomia

A iridectomia ou iridotomia, como se fazia no passado, é dispensável na maioria dos TxP em fácicos, especialmente nas câmaras anteriores mais profundas, como o ceratocone.

Entretanto, nas câmaras anteriores rasas, reoperações, reconstruções da câmara, afácicos, transplantes "a quente" e cirurgias tríplices, a realização de 1 a 4 iridotomias periféricas, sob a margem receptora, previnem *íris bombé* e sinéquias da íris anteriores à incisão cirúrgica que, quando extensas, predispõem à rejeição e comprometimento do ângulo camerular e glaucoma secundário (Figura 6.29).

Em coortes extensas, a iridectomia, analisada como fator independente, não parece haver influência na sobrevivência do TxP.[30]

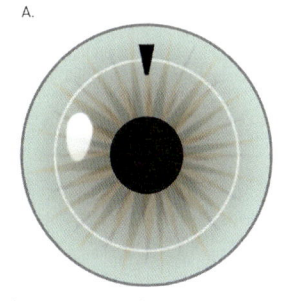

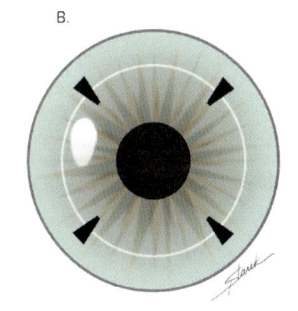

Figura 6.29 Iridectomias.

Sutura do Transplante

Generalidades. É feita com pontos de *nylon* 10-0, agulha espatulada, com curvatura de raio ½ / 5.5 (Tipo Ethicon 9.000 ou similar), características que permitem realizar, de maneira cômoda, a perfeita aposição das margens cirúrgicas, (Figura 6.30). O objetivo é incorporar o disco doador, de maneira segura e firme; manter a tensão (da sutura e do tecido) estável, sem distorções ópticas e sem produzir inflamação. O *nylon* 9-0 pode também ser útil quando, por circunstâncias locais especiais, houver necessidade de sutura mais forte.

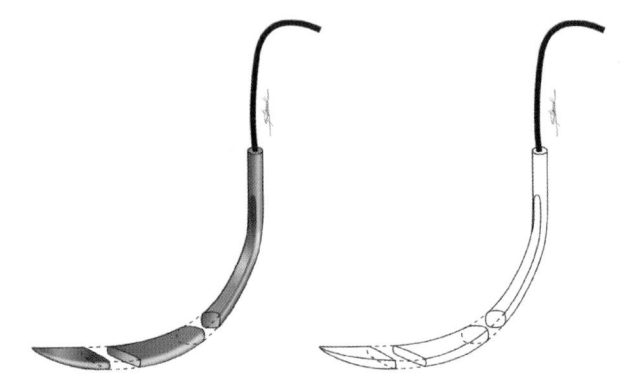

Figura 6.30 Agulha espatulada padrão.

Embora muitas variantes de técnica de sutura tenham sido propostas, são três as mais utilizadas: pontos isolados, sutura contínua única associada a pontos isolados e sutura contínua dupla. É oportuno realçar que, entre todos os aspectos cirúrgicos do TxP que podem influenciar no astigmatismo pós-operatório, é a sutura o ato mais determinante na sua manifestação – tanto na sua indução, quanto no seu controle.[31]

Embora algumas técnicas de sutura sejam apresentadas para atenuar o problema do astigmatismo, nenhuma consegue impedir o seu aparecimento, nem prever qual será o astigmatismo final. O femtossegundo, que consegue produzir incisões e aposições quase perfeitas, depende também das suturas e, com o passar dos meses, acaba manifestando as mesmas imperfeições astigmáticas, além de cicatrizes incisionais leucomatosas.[32,33,34]

O excimer laser, especialmente em função dos aperfeiçoamentos das máscaras, bem como da melhoria dos sistemas de *tracking* (Mel 90) (persecução), consegue incisões mais perfeitas, mais centradas e concêntricas, sem inclinações (*tilt*) frontais, com menos torsão circunferencial e, consequentemente, coaptações mais congruentes. Dependem menos da força tênsil das suturas para atingir a esfericidade da ceratometria e, por isso, ocorre menos indução do astigmatismo durante e após a remoção das suturas (2 anos).[35,36,37,38]

As colas (cianoacrilato, fibrina etc...) também se mostraram ineficazes ou não aplicáveis.[39] A utilização de suturas semimecânicas com injeções de grampos de nitinol, que parecia promissora, não progrediu.[40] Uma nova modalidade de "cola", o selante (ReSure®) age como um lacre na incisão cirúrgica.[106] No Brasil, nessa linha, a Unesp de Botucatu sintetizou selante associando veneno de cascavel com fibrina do sangue de búfalo – novo selante e com provável eficaz efeito cicatrizante.[41]

Um método perfeito está ainda aberto à inovação. Portanto, com essas limitações em mente, o cirurgião tem a sutura como a melhor ferramenta para aperfeiçoar o resultado topográfico, a qualidade óptica e a visão do paciente transplantado.[31,43,44]

O ponto interrompido perfeito se caracteriza pela disposição radial, comprimento de 0.5 a 1.5 mm de cada lado da incisão e profundidade no ¼ posterior (> 75% do estroma). Em alguns casos, opta-se pela assimetria, mais longo do lado receptor nos casos de vascularização intensa, edema de moderado a acentuado, estroma distrófico envolvendo a periferia do receptor.

Sutura do TxP, primeiro estágio, pontos isolados

Antes de iniciar as suturas, preenchemos, com viscoelástico coesivo, o leito trepanado do receptor e a face endotelial do doador. O viscoelástico coesivo funciona como um conformador que facilita a correta aposição das margens cirúrgicas, protege o endotélio e é mais fácil de ser removido da câmara anterior no fim da cirurgia.

Iniciamos com o primeiro ponto na posição 12 horas, mais próximo do cirurgião, tecnicamente mais fácil de realizar. Para que o botão não gire quando se passa a agulha, podemos proceder de duas maneiras diferentes:

a) Prendemos (agarramos) a borda da córnea (epitélio e os 2/3 anteriores do estroma doador) com pinça 0,12 (reta de Castroviejo ou colibri de Barraquer C) e passamos a agulha com orientação radial, por baixo do local pinçado (Figura 6.31). Esse detalhe técnico baliza a profundidade do ponto e impede que o botão doador rode.

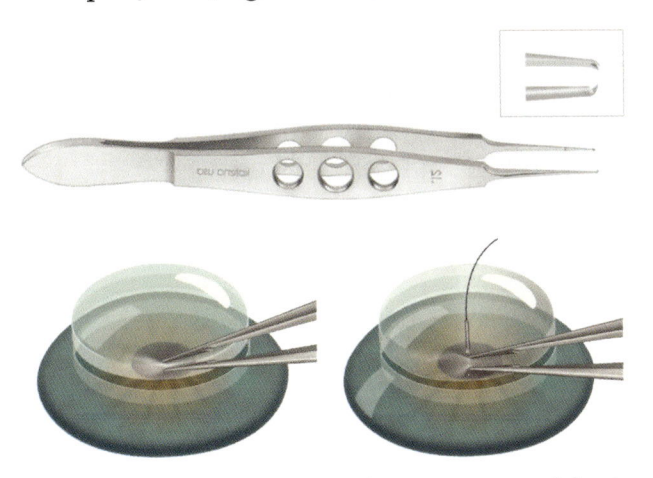

Figura 6.31 Fórceps de Castroviejo – pinçamento correto da borda

b) Agarramos (pinçamos) com pinça com ponta bifurcada (modelo da pinça de Pollack/Pierse), que prende a córnea em dois pontos e a agulha passa no meio (Figura 6.32).

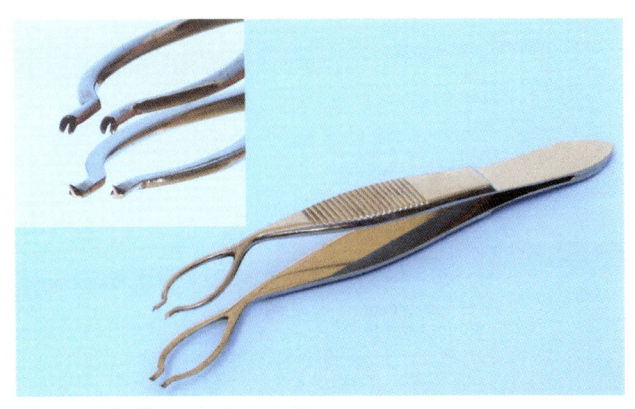

Figura 6.32 Pinça de Pollack Pierse

O fio de *nylon* é anodado (atado) em uma das três configurações distintas: 3-1-1, 2-1-1 e ponto corrediço (*Slipknot*)[42] (Figura 6.33).

Para melhor entender a colocação das suturas, aconselho aos principiantes que consultem a publicação, *YouTube, A Curriculum for suturing the córnea*, Leo Maguire, Maio Clinic, 2014.

Nossa preferência é pelo 2-1-1 modificado em que: o primeiro nó se faz com dupla passada, é apertado até acoplar (juntar) as margens cirúrgicas, é travado, deslizando-o para uma das extremidades e, em seguida, um segundo nó, agora simples, em sentido inverso (quadrado), é travado (imobilizado) com nó falso (laço) que é reajustável, o que permite manipular, apertando ou afrouxando, em função da compressão desejada. Os sete pontos seguintes serão atados também com nós reajustáveis (laços) (Figura 6.33).

O 3-1-1, (Figura 6.33), o mais usado, é definitivo, é o maior nó, mais difícil de sepultar, mas tem a maior força tênsil.

O nó corrediço (*slipknot*) é menor, mais fácil de reajustar, mas com força tênsil menor. No 2-1-1, o nó é menor, fácil de sepultar, reajustável, com força tênsil adequada.[45,46,47]

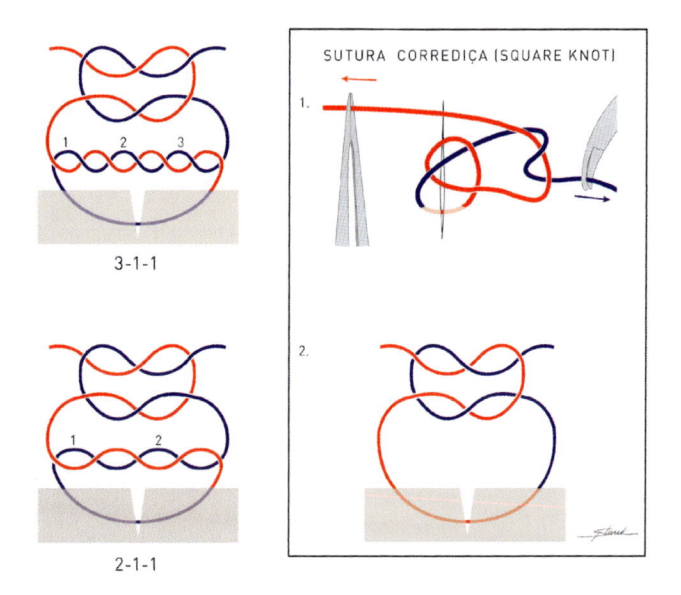

Figura 6.33 Maneiras de anodar

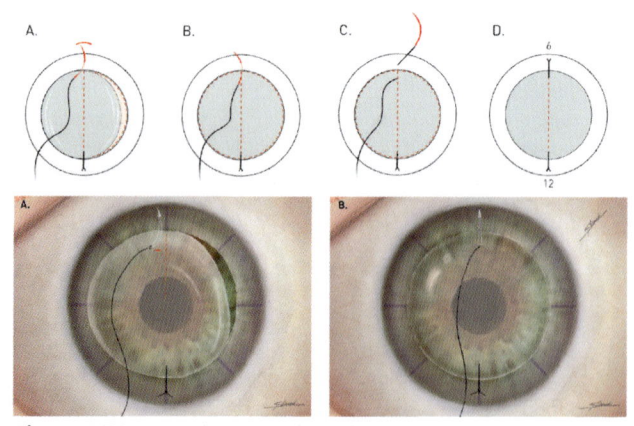

Figura 6.34 Segundo ponto simetrizante.

Sutura do transplante – primeiro estágio – continuação

O segundo ponto é inserido na posição das 6 horas. É o mais importante, pois estabelece a correta posição e alinhamento do botão doador. Insere-se a agulha do doador para o receptor sem o transpassar, examinando a simetria da posição do doador.

Reinserção simetrizante. Observando-se o alinhamento das bordas na incisão e a prega corneana irradiada da primeira sutura em direção à posição das 6 horas, verifica-se se as duas metades do disco são ou não simétricas. Se forem assimétricas, reinsere-se a agulha no receptor para um lado ou para o outro lado, até obter a simetria desejada, e apenas então, completa-se a passagem da agulha.

O nó, também com laço reajustável, é efetuado com o *nylon*-10, aproximando as margens cirúrgicas levemente apertadas (Figura 6.34).

Nova porção de viscoelástico coesivo é injetada na câmara anterior, o que a mantém formada e com curvatura corneana convexa normal.

O terceiro ponto é, então, inserido e atado, com nó falso na posição das 9 horas. O quarto ponto é inserido na posição das 3 horas, utilizando-se, nos dois casos, a mesma manobra do alinhamento com a agulha e nó falso. Com esses procedimentos, asseguramos o perfeito alinhamento do botão doador nos 360°. Podemos conferir esse correto posicionamento, colocando nova porção do viscoelástico coesivo para inflar a câmara anterior até seu volume normal e após, a remoção do excesso de líquido da superfície com esponja úmida, constatar o perfeito quadrilátero na forma de vincos na face anterior do doador (Figura 6.35).

Os quatro pontos seguintes, 5º, 6º, 7º e 8º são colocados no meio de cada um dos quadrantes criados, coincidindo com as marcas radiais previamente feitas.

Reforçamos a constatação da regularidade e simetria dos pontos, observando o reflexo arredondado que se forma com a utilização de ceratoscópio de Karichoff, (Figura 6.36) ou de Maloney ou qualquer objeto em anel que produza a imagem circular na superfície da córnea.

Todos os pontos são feitos com nós reajustáveis, e sempre precedidos da adição de pequena quantidade de viscoelástico, para assegurar a conformação arredondada (esférica) da córnea e a inserção correta dos pontos. Nesse momento, a ceratoscopia confirma a regularidade ou aponta o defeito pela deformação da imagem, o que se corrige apertando ou afrouxando o ponto envolvido. Exemplo na Figura 6.37, que revela ponto nº 5 como muito apertado.

Figura 6.35 Vinco divisor – quadrado simétrico.

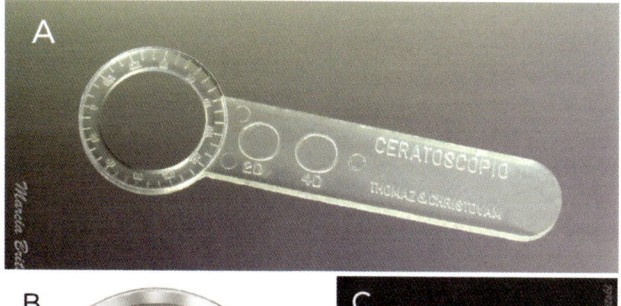

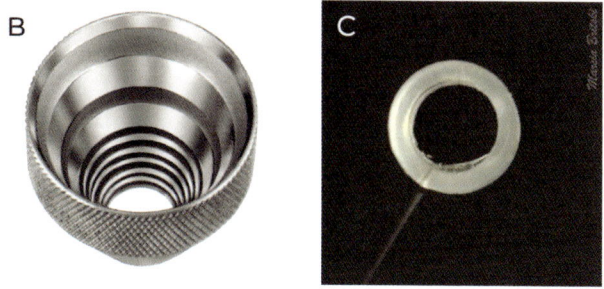

Figura 6.36 A – Ceratoscópio de Karichoff, B – Ceratoscópio de Maloney, C – Anel improvisado.

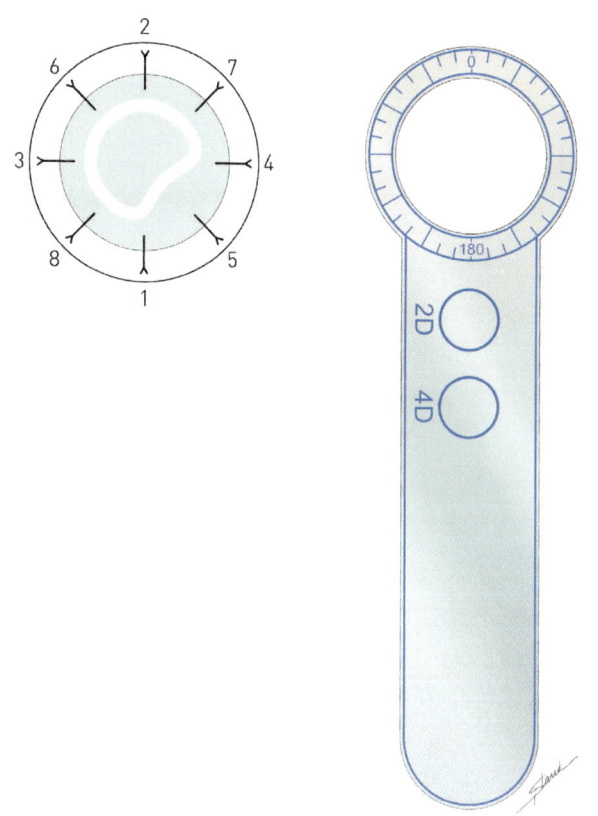

Figura 6.37 Ceratoscopia com imagem assimétrica.

Outros defeitos na forma da imagem ceratoscópica identificam outros defeitos de sutura e aposição (Figura 6.38). É oportuno enfatizar que pontos folgados (bambos) ou pontos apertados são apenas um dos fatores de indução ao astigmatismo; porém, os mais fáceis e eficazes para manipular.

Os ajustes nas tensões da sutura também podem ser feitos utilizando-se nós corrediços (*slipknots*).

Obtida a regularidade e esfericidade buscadas na imagem ceratoscópica, completamos essa primeira fase de sutura, transformando, em definitivos, os nós falsos (reajustáveis) dos pontos cardinais do TxP. Para isso, desfazemos as alças reajustáveis,

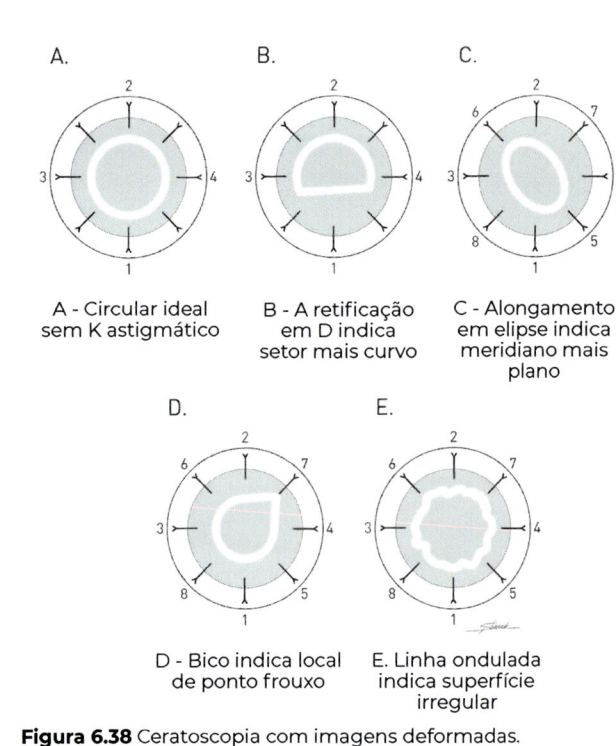

A - Circular ideal sem K astigmático
B - A retificação em D indica setor mais curvo
C - Alongamento em elipse indica meridiano mais plano
D - Bico indica local de ponto frouxo
E. Linha ondulada indica superfície irregular

Figura 6.38 Ceratoscopia com imagens deformadas.

substituindo-as por nós com enlaces simples e cruzados (definitivos).

Muitos cirurgiões preferem realizar os pontos iniciais em número de 12, o que exige um marcador de 12 raios para obter distribuição equidistante e simétrica.[49,50]

Sutura do TxP – segundo estágio

Obtida a aposição inicial correta, passamos ao segundo estágio, a complementação da sutura da incisão nos 360º, buscando assegurar a regularidade e o fechamento hermético. Podemos basicamente fazê-lo de duas maneiras: continuar com pontos isolados ou usar o ponto contínuo simples.[107]

Segundo estágio, pontos isolados – são feitos com o mesmo formato, isto é, radiais de extensão adequada (0.5 a 1.5 mm) nas margens do doador e do receptor, ultrapassando os 3/4 de profundidade, como nos isolados iniciais, mantendo a contiguidade levemente apertada. Nesse estágio, pequenos aprofundamentos da câmara anterior são feitos com BSS, que testa a hermeticidade e, ao mesmo tempo, substitui, paulatinamente, o viscoelástico.

Os demais pontos, a partir do 9º, podem ser anodados diretamente na primeira passada do fio, desde que seja assegurada a simetria, a radialidade, a profundidade e a igualdade na força tênsil entre os pontos.

• Quando o transplante é pequeno, 7.0 mm ou menos, basta, em geral, colocar um ponto em cada espaço, isto é, 8 adicionais (total de 16 pontos).

• Quando o transplante é maior, preferimos colocar dois pontos isolados em cada um dos oito espaços, isto é, 16 adicionais (total de 24 pontos) (Figura 6.39).

• Com os 24 pontos, além de assegurar o fechamento mais hermético, no caso de se instalar astigmatismo significativo, o seu controle pode ser feito de maneira mais precoce e gradativa, com sua remoção seletiva já nos primeiros meses de pós-operatório (PO).

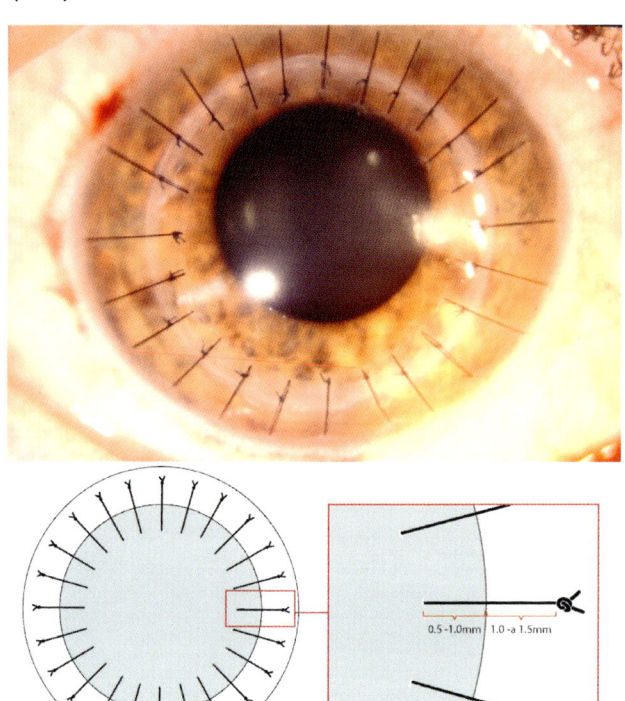

Figura 6.39 Transplante com 24 pontos e dimensões aproximadas.

- Completados os 24 pontos, soltam-se as rédeas (do RS e RI) e o anel de Flieringa, caso tenham sido previamente usados. Remove-se o blefarostato e, apenas então, a ceratoscopia circular confirma a regularidade esférica buscada. Se houver deformação da mira circular ou se algum ponto defeituoso for detectado, a correção é feita pela substituição por outro correto.

- Os pontos são sepultados, rodando a sutura, o que em geral é feito com o nó para o lado do doador, prevenindo estímulo inflamatório maior na periferia receptora. Quando o Tx é pequeno (7.0 mm ou menos), preferimos o lado receptor para minimizar cicatrizes irregularizadoras na sua periferia. Se a periferia receptora apresenta vascularização, que pode exigir remoção precoce dos pontos, é melhor fazê-lo do lado receptor, que tem menos risco para abrir a incisão, pela tração dos pontos ao removê-los.

- Os pontos isolados são aconselháveis para principiantes, porque eventuais erros na sutura são limitados nos seus efeitos, bem como há mais campo de manobra na remoção seletiva. Podem também ser preferíveis em outras situações, como quando há edema acentuado do receptor, que enxuga após TxP e tende afrouxar alguns pontos, ou afinamentos periféricos do receptor, ou em transplantes em crianças etc...

A inserção do ponto, além de radial e de comprimento adequado (aproximadamente de 0.7 a 1.2 mm de cada lado), deve respeitar a aposição vertical, impedindo desníveis.

As imagens da Figura 6.40 ilustram algumas imperfeições, que devem ser evitadas.

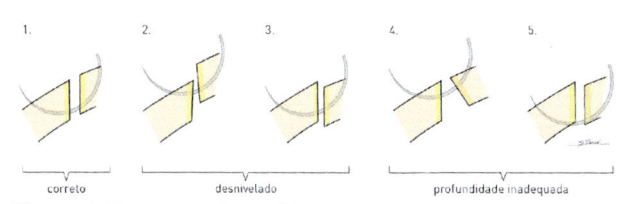

Figura 6.40 Suturas - imperfeições e desníveis.

Segundo estágio, ponto contínuo

A conclusão do fechamento da incisão pode ser feita com ponto contínuo, com o *nylon* -10.0 e agulha espatulada, havendo aqui também muitas variantes. (Figura 6.41)

As vantagens do ponto contínuo: é mais fácil e mais rápido; pode ser reajustado na lâmpada de fenda, nas duas primeiras semanas,[56] produz menos reação inflamatória; pode ser mantido mais tempo (anos), é mais fácil de ser removido e a recuperação da visão é mais precoce.

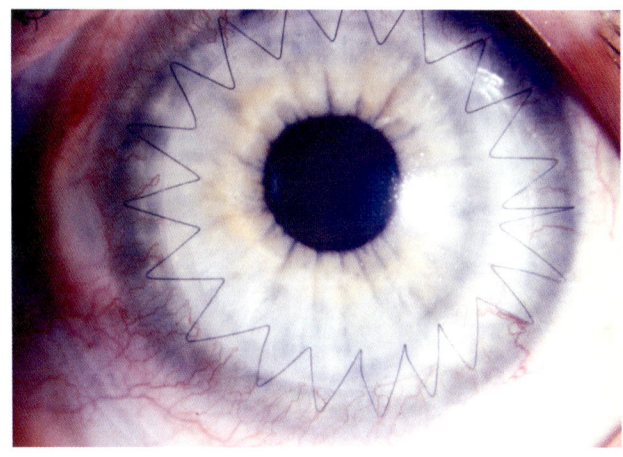

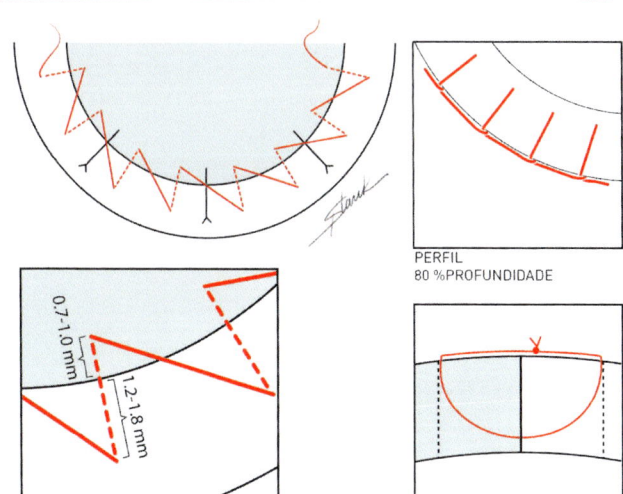

Figura 6.41 Sutura contínua padrão.

A desvantagem é que não há margem para erros: uma alça com defeito compromete toda a sutura, devendo, por isso, ser realizada por cirurgião mais experiente.

Duas variantes são, por nós, usadas:

1. Ponto contínuo simples com uma ou duas passadas em cada um dos oito espaços, que, por sua vez, pode ser configurada de duas maneiras:

a) Torque: a agulha é inserida com orientação radial e a alça de *nylon* superficial fica oblíqua (produz, torção superficial) (Figura 6.42).

b) Antitorque: a agulha é inserida obliquamente, com a alça de *nylon* superficial radial e levemente oblíqua (não provoca torção)[51,54,107] (Figura 6.42).

A orientação antitorque não distorce a periferia do doador, e previne o astigmatismo irregular (Rowsey JJ, - 1987).[51] Outros autores divergem da conclusão, pois não encontraram a mesma influência.[52,53,54] Em

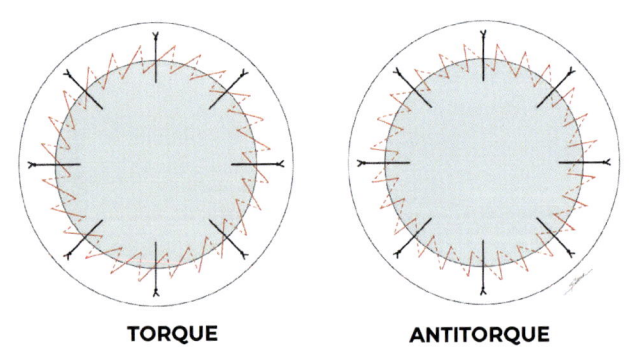

Figura 6.42 Sutura contínua - Torção (Torque). Sem torção (Antitorque).

sutura contínua com mais de 12 alças, o antitorque tem menos efeito, sendo, por isso, dispensável.[55]

Completada a sutura em chuleio nos 360 graus, atamos as duas extremidades do *nylon* 10 dentro da incisão, com nó reajustável que, quando concluído, estará sepultado. Infla-se a câmara anterior com BSS até atingir seu volume e tensão normais e, em seguida, o ponto contínuo é ajustado, tracionando as alças levemente para coaptar as margens cirúrgicas. Se a sutura contínua se revelar frouxa, o nó deve ser reajustado, conseguindo o fechamento hermético e sem distorções; em seguida o nó definitivo é completado. Se houver vazamento, corrige-se com ponto isolado adicional e, se necessário, o contínuo é reajustado.

Os 8 pontos isolados podem ser úteis e criam 2 opções:

a) Os 8 pontos isolados são removidos. Se houver manifestação de astigmatismo no PO imediato, o ponto contínuo pode ser reajustado, com redistribuição das alças, apertando no meridiano plano e afrouxando no meridiano mais curvo, na lâmpada de fenda segundo técnica de McNeill.[56,53,57,58]

b) Os 8 pontos isolados são mantidos, e na circunstância de presença de astigmatismo, promove-se a remoção seletiva dos pontos nos meridianos mais curvos, já nas 1-3 primeiras semanas (opção preferida, para os principiantes, pela segurança e eficácia). Se o astigmatismo residual ainda for significativo, complementa-se com o ajuste de McNeill. Os ajustes dos pontos contínuos são mais eficazes se feitos na 1ª e 2ª semanas, e a pinça deve ter bordos arredondados e não cortantes.[59,60]

Ponto contínuo duplo

São duas suturas contínuas de *nylon* 10.0 ou a primeira é nylon 10.0 e a segunda *nylon* 11.0, com remoção dos pontos isolados iniciais, conforme descrito por McNeill e H. Kaufman em 1977.[61] Seu intuito foi a recuperação mais rápida da acuidade visual. Também é benéfico nas pupilas irregulares porque causa menos aberração óptica periférica.

O 1º ponto contínuo *nylon* 10.0, com profundidade de 80%, é removido com três meses. O 2º contínuo *nylon* 11.0, com 50% de profundidade, é removido com 18 meses ou mantido indefinidamente.[50] O 2º contínuo pode, também, ser feito com *nylon* 10-0; é mais fácil o custo menor e o efeito é semelhante, em nossa experiência (Figura 6.43).

Em publicações recentes, especialmente se associadas a outros avanços técnicos na execução da incisão, o ponto contínuo duplo parece ser superior aos anteriores, em relação ao astigmatismo.[44,36,62,63] A melhora precoce de visão é desejável, mas obstáculos da técnica, por exemplo, as 2 suturas contínuas, que devem ser regulares e simétricas, são mais trabalhosas e há o risco de seccionar a 1ª contínua, ao passar a agulha da 2ª. Esse tipo de ponto exige maior habilidade do cirurgião. Contudo, após a remoção dos pontos, as manifestações de astigmatismo são semelhantes às outras técnicas.[64,50,65,66,67]

Ponto contínuo e ceratocone

No ceratocone, como a periferia receptora pode estar mais fina e distrófica, o TxP com ponto contínuo, como foi descrito, pode evoluir com afrouxamentos prematuros, comprometendo a qualidade óptica final do transplante, além do risco da necessidade de reintervenções. Para esses casos, desenvolvemos uma variante que consiste em passadas curtas, profundas (> 90%) e radiais (CPR), que produzem fechamentos incisionais firmes e coesos, distorcem menos e induzem menos astigmatismo. Baseia-se no fato de que, sendo mais deformável o parenquima ceratocônico, para podermos induzir zero de distorção astigmática, o ideal é a não

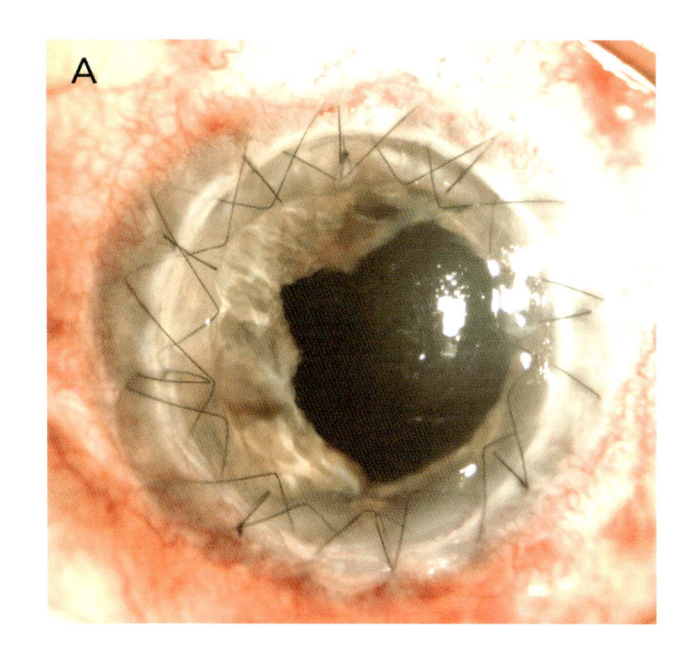

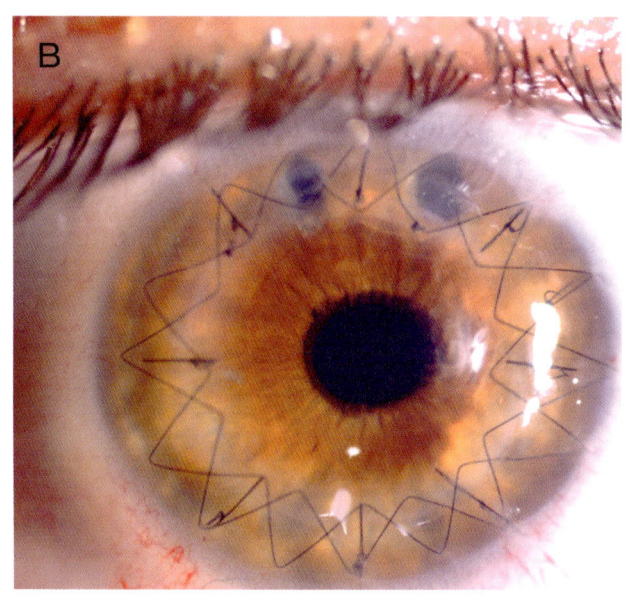

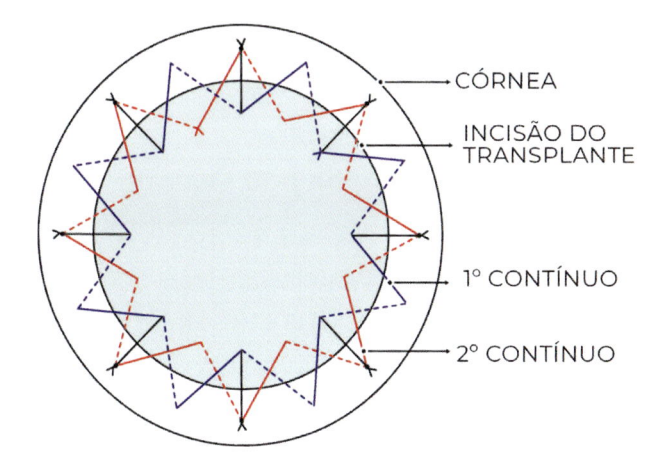

Figura 6.43 Ponto contínuo duplo. (Hoffmann F.) Beneficiado na recuperação visual.
A - Em pupilas deformadas
B - Em recuperação rápida. (P.O. 10 dias - A. V. 20/25)

sutura (cola?), o que permitiria que a periferia da córnea doadora permanecesse com sua curvatura natural (Figura 6.44).

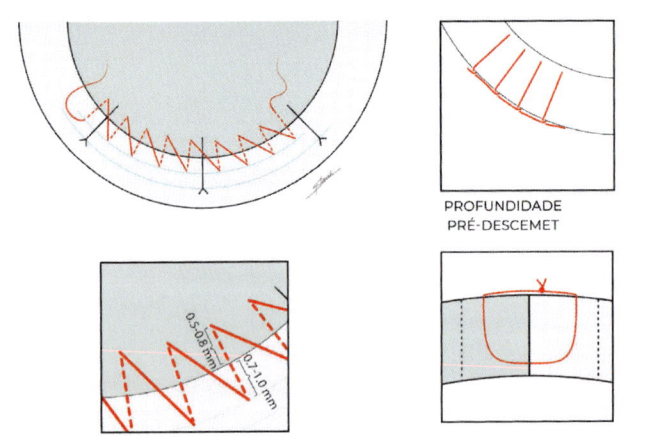

Figura 6.44 Sutura Curta Profunda Radial. (CPR)

Consegue-se essa inserção da sutura, encurvando o terço inicial da agulha com o porta-agulha (Figura 6.45).

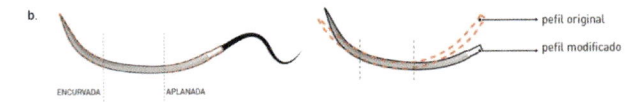

Figura 6.45 Agulha espatulada modificada.

Completada a sutura, em chuleio, nos 360 graus, assegurada a hermeticidade (ausência de vazamentos), atamos as duas extremidades do nylon 10 dentro da incisão, com nó reajustável que, quando concluído, está sepultado.

Infla-se a câmara anterior com BSS até atingir seu volume e tensão normais e, em seguida, o ponto contínuo é ajustado, para corrigir eventuais curvaturas astigmáticas, tracionando e redistribuindo as alças.

Após a conclusão da sutura com pontos isolados ou contínuos, remove-se o viscoelástico, irrigando suavemente de um lado, por paracentese prévia ou espaço entre duas passadas de suturas, permitindo o seu escoamento do outro lado, entreabrindo a incisão com o auxílio de espátula e injetando cerca de 2 cc de BSS.

As diferentes suturas, nós as usamos em função das indicações resumidas na tabela da Figura 6.46.

TIPO DE SUTURA	INDICAÇÕES
Pontos isolados (tendência para afrouxar)	- Vascularização intensa - Edema Coacentuado - A quente – ceratite ativa - Periferia distrófica - Em crianças
Contínua dupla	- Pacientes ativos (necessidade de recuperação mais rápida) - Pupilas midriáticas, disformes potencializam a aberração
Contínua simples (antitorque)	As outras

Figura 6.46 Tipos de suturas e indicações. (T. Cvintal)

Ajuste final

Checamos a presença ou não de vazamento, de pontos folgados, de pontos não radiais para substituir por radiais, com tensão correta e, após remoção do anel escleral e do espéculo, procedemos a uma última ceratoscopia que, se deformada, é corrigida, remanejando ou inserindo pontos extras.

Inovação do lacre

Terminada essa fase e obtida a esfericidade buscada pela ceratoscopia, usando um mínimo de compressão da sutura, um mínimo de efeito rosca (*dough-nut*), obtida incisão à prova de vazamento, podem sobrevir inconvenientes (como o aumento da tensão ocular), provocados por inflamações excessivas, restos de viscoelástico na camada anterior, pelo uso de corticoide – que atrasa a cicatrização etc..., fatores que forçam a incisão, provocando o Seidel no PO imediato. A aplicação dos novos selantes (ReSure®) pode preveni-los, além de facilitar a epitelização, como tem demonstrado o seu uso na cirurgia de catarata.[68,69,70,71,72,73,74,75]

Término da cirurgia

Considerando que a córnea doadora não é estéril, é prudente, em nossa opinião, a aplicação de antibiótico subconjuntival. As incidências de endoftalmites em Tx publicadas chegam a 1%, comparadas a 0.25 a 1 por mil nas cirurgias de catarata.[76,77,78,79] Os antibióticos mais usados são a Gentamicina 20 mg e a Cefazolina 25 mg, cuja eficácia varia com o tempo, bem como geograficamente, dependendo da microbiologia e sensibilidades locais.[80,81] A dexametasona subconjuntival 4 mg (2 mg[8]) é anti-inflamatório eficaz, especialmente em olhos com inflamação ativa e em reoperações.

Fase de Transição

Entramos, em seguida, no período de transição, que tem limites imprecisos. Inicialmente, o pós-operatório imediato, ainda intimamente ligado à técnica cirúrgica, é seguido de considerações sobre medicações pós-operatórias, manuseio das suturas, administração inicial do astigmatismo, com o intuito de atingirmos o estágio de higidez do transplante, essencial para a sua consolidação por tempo prolongado (décadas).

Prosseguem, então, pós-transição, os cuidados ininterruptos do transplante, igualmente ou mais importantes que a própria técnica cirúrgica e, fundamentais para a sua sobrevivência perene.

Conduta no pós-operatório imediato

A oclusão é recomendável até a completa epitelização (de 2 a 4 dias), porque acelera a reconstituição de superfície e protege de infecções oportunistas.

É complementada pelo uso de pomada ou colírio de corticoide (dexametasona, prednisolona) associado a antibiótico indicado, não epiteliotóxico (besifloxacino 0.6%, gatifloxacino 0.3%, moxifloxacino 0.5%).

Uma alternativa à oclusão é o uso de lente de contato terapêutica, que protege e acelera a epitelização, mas favorece a infecção.

Recomendamos visitas diárias ou geralmente nos dias 1, 2, 3, 4 e 8, até a completa epitelização.

Cicloplégico

Neste período, deve-se ter especial cautela com midriáticos e cicloplégicos, principalmente com o colírio de atropina, que em TxP em córneas distróficas, mormente nos ceratocones, pode ser causa de midríase paralítica – síndrome de Urrets Zavalia. Passadas algumas semanas, e não se sabe exatamente quando, com o olho branco, desinflamado, esse risco deixa de existir.

Antibióticos sistêmicos

Embora não aconselhados pela Anvisa e contestados por outros especialistas, por sua pouca penetração no olho, nós os usamos, como rotina, apoiados nos seguintes argumentos: a córnea doadora nunca é estéril; o TxP, por sua estruturação anatômica, facilita a penetração de microorganismos, porque existem antibióticos que penetram mais facilmente (ciprofloxacina, ampicilina, cloranfenicol); o olho inflamado abre a barreira histometabólica para outros fármacos; a incidência de endoftalmite por TxP é grande (até 1%), quando poucos olhos sobrevivem com alguma visão útil. Preventivamente, os mais usados, por nós, são a cefalexina 500 mg, 6/6 horas, por 5 dias ou a ciprofloxacina 500 mg, de 12/12 horas, por 5 dias. Esses antibióticos devem ser substituídos, quando indicado, pelos levantamentos microbiológicos locais.[137,138]

Hipotensor

Na forma de Acetazolamida 250 mg, 3 a 4 vezes/dia, por 2-3 dias, é usado com frequência no PO imediato, principalmente para controlar os efeitos de restos de viscoelástico deixados na câmara anterior. Como o glaucoma ou a hipertensão ocular transitória após TxP aumentam o risco de lesão endotelial, o seu uso é importante em casos de glaucoma preexistente, afacia, reTxP, ceratopatia bolhosa ou trauma, ou seja, em condições que predispõem a alterações de ângulo trabecular.

Um pico de tensão elevado pode induzir alterações de ametropia, quando a força tênsil dos pontos for assimétrica.

Corticoide sistêmico

O mais usado é a prednisona, via oral, na dose inicial de 40 a 60 mg, ajustado a eventuais comorbidades. Tem ação anti-inflamatória e diminui a sensibilização imunológica, que somente se manifestará na forma de rejeição após a 2ª semana, nos casos de TxP primário.[74,75,82,83]

Nos retransplantes pós-rejeição imunológica, essa reação pode se manifestar após o 1º dia do pós-operatório.

O desmame gradativo será feito nas semanas seguintes, na tentativa de não ultrapassar um mês nos casos primários, mas esse esquema pode variar amplamente, em função do prognóstico da ceratopatia, presença de diabetes, úlcera gástrica, hipertensão ou outra comorbidade agravante.

Na 2ª semana de pós-operatório (PO), já sem oclusão, uma das principais manifestações, nesse período de restauração histo-fisiológica da superfície, são as erosões epiteliais e, às vezes, pequenas desepitelizações. Seu aparecimento e intensidade dependem de múltiplos fatores, como a natureza da ceratopatia original, a qualidade de doador, o tempo de enucleação e preservação da córnea, traumas transoperatórios etc..., podendo levar mais ou menos tempo (dias ou semanas) para a recuperação da superfície epitelial (Figuras 6.47A, 6.47B, 6.47C e 6.48D).

Algumas vezes, as erosões/desepitelizações são resistentes, ou mesmo pioram, e se constituem no melhor exemplo entre uma evolução normal e um estágio que pode ser considerado complicação. Os cuidados pós-operatórios visam a impedir essa transição agravante, que pode ser sutil, mas é sempre indesejável.

Os cuidados pós-operatórios incluem:

Colírios: antibióticos tópicos, corticoides tópicos, que devem ser livres de conservantes, e não epitélios tóxicos, medida suficientemente eficaz para a maioria dos casos.

Lubrificantes: no caso de persistência da erosão, os lubrificantes podem se constituir em um complemento eficaz. Os componentes dos mais usados incluem: o hidroxipropil guar 8 A, o polietilenoglicol, carmelose sódica, dexpantenol, hipromelose, dextrana, glicerol, metilcelulose etc..., mas, aqueles à base de ácido hialurônico e seus derivados estão entre os mais eficientes.[84,85]

Gel e pomadas: podem ser usados nos mais resistentes, por sua ação protetora contra a ação mecânica do piscar. Os componentes químicos usados incluem o dexpantenol, o carbômer, o retinol, aminoácidos, metionina, etc...

Soro autólogo: é indicado em casos recalcitrantes que ultrapassem a 2ª semana e sempre que se suspeita de componente tró-

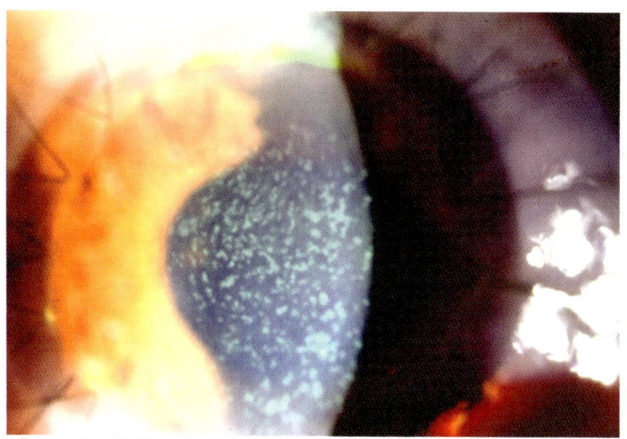

Figura 6.47A Erosões simples.

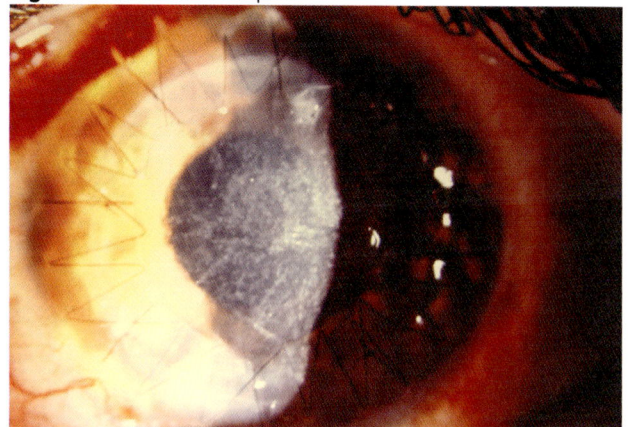

Figura 6.47B Erosões persistentes com início de opacidade subepitelial.

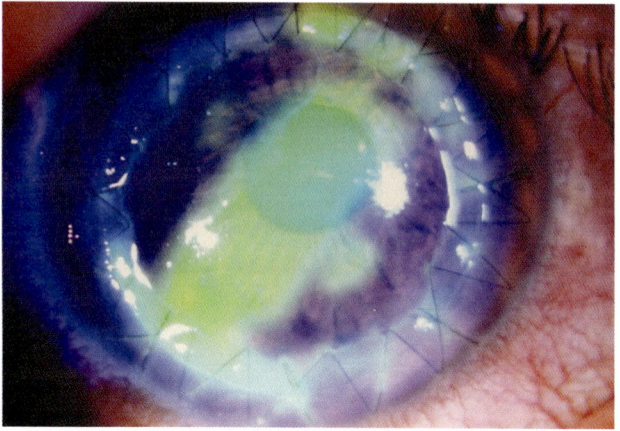

Figura 6.47C Desepitelização na 1ª. semana.

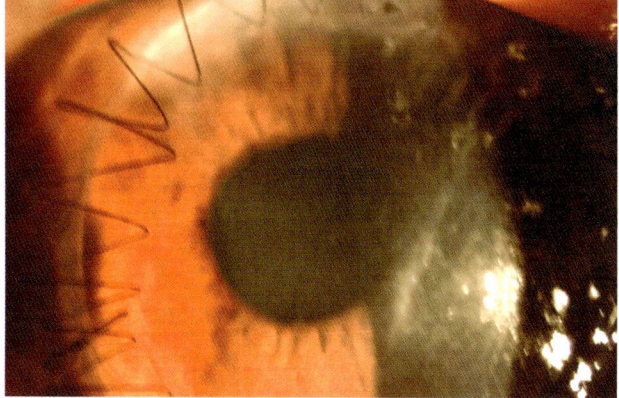

Fig. 6.47D Desepitelização trófica - início da opacidade.

fico na cicatrização ou de lágrima deficiente. Diferente dos colírios artificiais, o soro autólogo se aproxima da lágrima natural, porque contém mistura de fatores de crescimento, neuropeptídios e vitaminas. Usa-se na concentração de 20%. É um preparado de manipulação farmacêutica, mas concentrações de até 100% são toleradas.[86,87,88]

A ação trófica do soro, quando necessário, pode ser potencializada se enriquecida com a adição de plaquetas (Soro Autólogo Premium®), agora disponíveis no nosso meio.[89,90] Quando o Tx é realizado em olhos com deficiência lacrimal ou em diabéticos, é justificável o seu uso, preventivamente, já na primeira semana do PO.[91,92]

Todos os agentes mencionados devem ser, preferencialmente, sem conservantes.

Lente de Contato Terapêutica (LCT)

Se a superfície da córnea transplantada tiver acentuada irregularidade anatômica (como o efeito rosca) ou se a pálpebra apresentar anomalias traumatizantes para o epitélio, a LCT associada a colírio antibiótico é primordial, devendo ser trocada mensalmente, quando usada.

Erosão/Epiteliopatia

Quando um fator patológico (genético, "olho seco") é detectado no PO imediato, as "erosões normais" adquirem uma dimensão mais grave e o enfoque deixa de ser nos cuidados pós-operatórios, para ser no tratamento de complicações e com a devida intensidade. Uma nova concepção para enfrentar, especificamente, essa transição, é o VisuXL® (Visufarma, Itália), uma combinação de ácido hialurônico reticulado, coenzima Q10 e vitamina E, ETPGS, na forma de colírio.[93,94]

• O controle rápido de erosões mais intensas previne o aparecimento de nebulosidade subepitelial, que pode se tornar indelével e causa de indução e persistência de aberrações ópticas.

Doxiciclina

Se a desepitelização se prolonga por mais de uma semana ou se apresentam características de indolência, a doxiciclina (100 mg, 2x/dia) acelera a cicatrização. Graças às suas ações anticolagenolíticas, inibição das metaloproteinases (M.M.P.) e inibição da neovascularização, estimula-se a rápida cobertura da área cruenta com células epiteliais basais, produzindo epitélio estratificado estável. O seu uso precoce impede a instalação de alterações patológicas, incluindo a nebulosidade subepitelial.[95,96,97,98]

Prevenção da rejeição imunológica

Inicia-se no 1º dia do pós-operatório e se prolonga por tempo indeterminado (de semanas a anos), dependendo da natureza da ceratopatia e de incidentes agravantes de evolução. É, basicamente, exercida pelos corticoides tópicos e sistêmicos, que são, em geral, suficientes[54,99] (ver acima).

Outros imunossupressores

Podem ser usados, como a azatioprina, ciclosporina, tacrolima, microfenolato, sirolimus, rapamicina etc..., isolados ou de preferência combinados.[100,101,102,103,104,105] O seu uso preventivo no PO imediato só se justifica em casos especiais como: no segundo retransplante em córneas rejeitadas e em ceratopatias que, por sua natureza (vascularização profunda, obliterações de câmara anterior por sinéquia anterior extensas, uveítes recidivantes etc.) são muito propensas à rejeição imunológica, especialmente se, nas circunstâncias mencionadas, tratar-se de olho único. Esses imunossupressores podem ser usados, pré-operatoriamente (de 15 a 30 dias), nos casos de 2º retransplante e seu uso pode ser prolongado por mais de um ano. O esquema atual recomendado pela Dra. R. Castro[27] e usado por nós é o seguinte:

• Prednisona: dose inicial de 0,5 mg/kg/dia, com redução progressiva e retirada em torno do 3º mês, de acordo com a evolução.

• Azatioprina: dose de 2 mg/kg/dia, com retirada progressiva ao longo do 1º ano, de acordo com a evolução.

• Ciclosporina: dose de 0,1 mg/kg/dia, controlada pelo nível sanguíneo e retirada no 2º ano, de acordo com a evolução.[134,135]

A assistência de imunologista especializada é essencial nessas situações. O seu uso ainda é controverso, principalmente quando não se trata de olho único.

Em caso de melhor prognóstico imunológico, o corticoide tópico (glaucoma, alguma contraindicação, catarata) pode ser substituído por outros imunossupressores tópicos: ciclosporina colírio (de 0.05 a 0.25) ou tacrolimus colírio (0.03). Contudo, o grau de sua eficácia ainda não está bem delimitado.

No período de PO imediato, as manifestações pós-operatórias detectadas podem significar uma passagem, mais ou menos sutil, para o que já podemos considerar de complicações, que exigem adequações da conduta.

Os cuidados gerais no pós-operatório imediato são semelhantes a qualquer cirurgia intraocular, mas dois aspectos específicos devem ser enfatizados ao paciente:

• O embaçamento repentino da visão, que pode significar rejeição imunológica, requer pronta avaliação oftalmológica – para o imediato e intensivo tratamento.

• O aparecimento de sensação de corpo estranho pode significar ponto frouxo que, se infectado, leva com frequência à perda do transplante.

Se o sucesso do TxP depende de sua execução com o máximo de perfeição técnica, igualmente fundamental são os cuidados pós-operatórios, que exigem exames oftalmológicos frequentes, bem como repetidos esclarecimentos, ao paciente, sobre a evolução esperada.

Entre as manifestações pós-operatórias normais e as consideradas complicações, a passagem pode ser rápida, mas esse é assunto extenso e tratado em outra publicação.[27]

Suturas no astigmatismo pós-operatório

A influência da sutura no astigmatismo não se encerra com o término da cirurgia; o seu efeito é importante no pós-operatório. Podemos resumi-lo:

• As suturas são os principais indutores de astigmatismo, mas a manipulação dos mecanismos de sua atuação podem ser usados para o seu tratamento e prevenção.

Dividimos sua influência em três períodos:

O primeiro período, 1º mês – um erro maior de técnica cirúrgica, ou o afrouxamento ou ruptura prematura do ponto pode induzir a um cilindro elevado. A ressutura e/ou redistribuição do ponto contínuo corrige de imediato o problema.

No caso do Seidel positivo, temos dois enfoques:

a) Se houver astigmatismo maior que 2 dioptrias, corrigir o Seidel e o astigmatismo, com ponto adicional.

b) Se o astigmatismo for menor que 2 dioptrias, obliterar o Seidel com cola de fibrina (Tissel), utilizando-se cânula de 28 gauge.[41] A cola, diferentemente da sutura, não induz astigmatismo nesses casos. Em ambos os casos, a LC terapêutica é complemento útil.

Pequenos erros são mais difíceis de avaliar, no início, pelo ceratômetro ou topografia, por causa da irregularidade da imagem no PO imediato. Nesse período, a ceratoscopia (ceratômetro modelo B&L, ceratoscópio de Karichoff) é mais útil na avaliação da intensidade e eixo do astigmatismo.

No segundo período, de 2 a 5 meses, a diminuição do astigmatismo é conseguida, em geral, pela remoção seletiva de pontos, de acordo com a seguinte regra: a remoção do ponto do meridiano mais curvo aplana a sua curvatura. Se o meridiano considerado estiver muito plano (K < 36.00 dioptrias), o melhor é encurvá-lo com reaposição e ressutura[59, 60] (Figuras 6.48, 6.49 e 6.50).

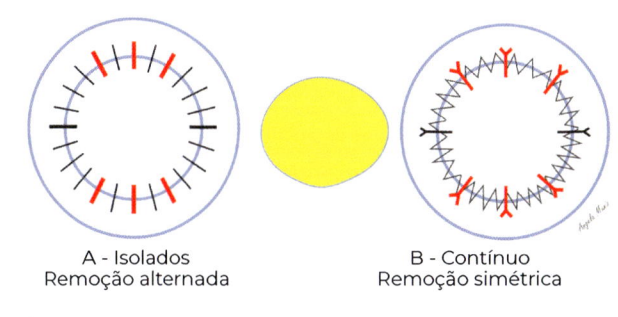

Figura 6.48 Astigmatismo simétrico - remoção seletiva dos pontos

Lembramos que quando aplanamos ou encurvamos um meridiano, provocamos um efeito contrário (efeito *coupling*) no meridiano oposto (a 90 graus).

A Figura 6.49 demonstra que não basta a ceratometria K 42.00 - 46.00 x 10, pois é a ceratoscopia que determina o local da remoção ou adição de pontos. A Figura 6.50 demonstra, em função da ceratoscopia, como proceder

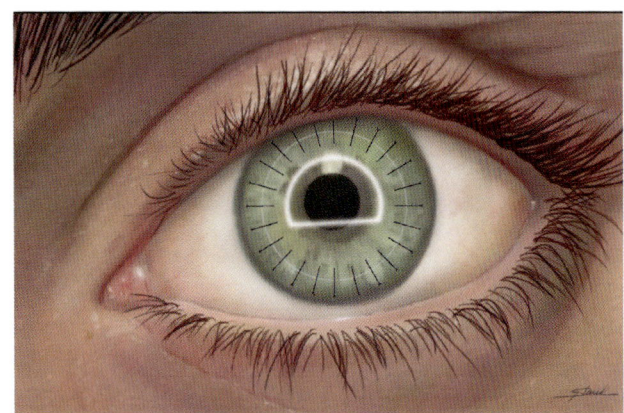

Figura 6.49 Ceratoscopia assimétrica - K 42.00 - 46.00 X 10

na remoção dos pontos com sutura isolada e sutura contínua associada a pontos isolados.

A remoção ou o afrouxamento precoce dos pontos produz, às vezes, deformações irregulares na ceratoscopia, exigindo remoções localizadas assimétricas para manter a ceratoscopia circular, isto é, sem astigmatismo (Figura 6.51).

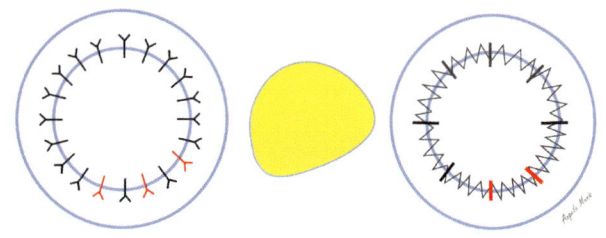

A - Pontos isolados   B - Pontos contínuos + isolados
Figura 6.50 Astigmatismo assimétrico – remoção seletiva dos pontos

Sua eficácia é variável, pois o resultado depende também da força tênsil do tecido corneano, de erros de aposição na incisão, de anomalias das margens cirúrgicas do doador e do receptor, do estado de compressão da sutura etc...

Cada ponto é fonte de distorção periférica do tecido doador. Quanto mais pontos, mais distorção (Speaker).

Entretanto, quanto mais pontos, 24 ou mais, menor será o efeito de aplanamento pela remoção de um ponto isolado, permitindo a sua redução mais gradual e controlada. A contenção do efeito de aplanação é, ainda conseguida, pela remoção alternada dos pontos. Com 24 pontos, a remoção seletiva e gradual pode ser iniciada já no 2º mês, proporcionando a instalação de visão útil no início do período pós-operatório (Figuras 6.48A e 6.50A).

Quando utilizados 8 pontos isolados associados à sutura contínua, a mesma ideia de remoção seletiva pode ser usada já no primeiro mês do PO (Figuras 6.48B e 6.50B).

No terceiro período, de 6 meses em diante, a cicatrização já é mais sólida e estável e o efeito da remoção seletiva é menor. Nesse período, quando o astigmatismo é detectado, sua correção exige, em geral, abertura e reaposição das margens cirúrgicas e ressutura. Dependendo da curvatura, da topografia assimétrica, da espessura corneana, outras

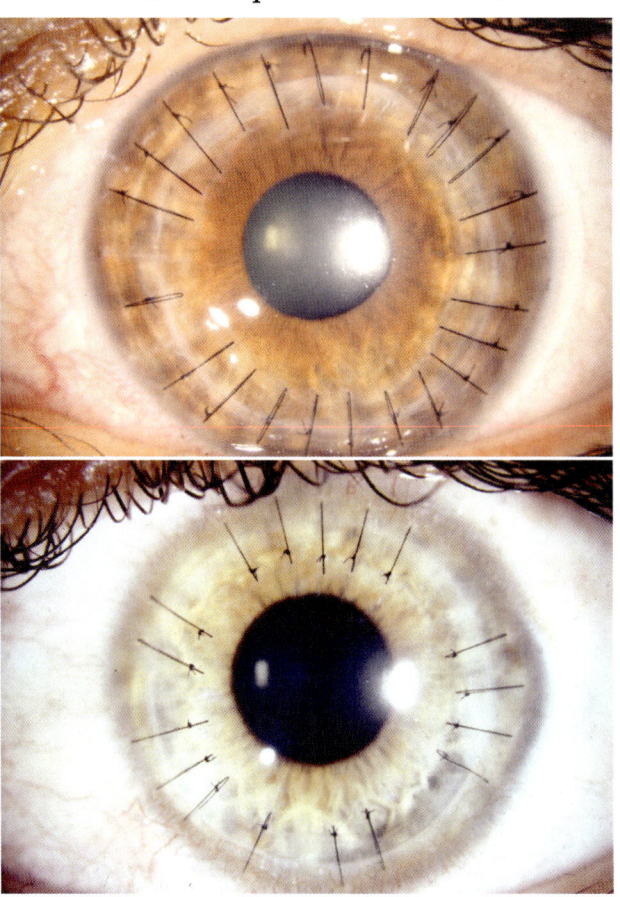

Figura 6.51 Configuração de remoção alternada progressiva conforme progresso.

intervenções corretoras têm sido usadas, tais como: incisões relaxantes, anéis estromais e lentes fácicas (ICL). Seus efeitos, em médio e longo prazo, são menos conhecidos.

Há casos, com pontos isolados, em que a principal manifestação é hipermetropia, de quatro ou mais dioptrias. A remoção alternada dos pontos após o 6º mês do pós-operatório permite leve protrusão do transplante e redução da ametropia (Figura 6.52). Se houver combinação de 8 pontos isolados e um contínuo, sua remoção tem efeito semelhante.

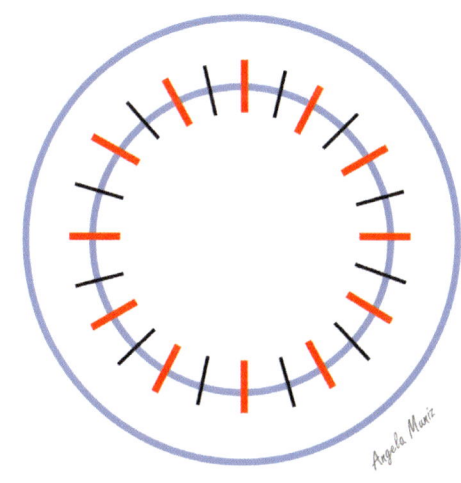

Figura 6.52 Hipermetropia pós-operatória. Remoção alternada Refr: +6.00 -----> +2.00

Remoção de todos os pontos

Sabemos que, quanto antes removermos os pontos, mais cedo se regulariza a córnea doadora e a qualidade da visão. Por outro lado, a incisão fica mais frágil e sujeita a deiscências.[108]

O tempo indicado para a remoção dos pontos é variável e deve ser analisado em cada caso, mas algumas regras podem ser lembradas:

Natureza da ceratopatia original

Quando se trata de leucoma pós-infecção, trauma etc..., em que houve estímulo prévio da fibrose, os pontos podem se removidos com um ano ou até menos.[130,32]

Nas córneas distróficas, como o ceratocone, há pouca tendência para fibrose e os pontos podem ser mantidos por dois ou mais anos.[131]

Nas periferias receptoras de espessura normal ou em periferias vascularizadas, que cicatrizam mais rapidamente, os pontos podem ser removidos antes.

Apesar de todos os cuidados mencionados, o astigmatismo final pós TxP só será conhecido após a remoção de todos os pontos. É sabido que, mesmo com a remoção dos pontos, após dois ou mais anos, pode se instalar astigmatismo significativo (Mader),[29] gerando altas ametropias pós-operatórias e/ou astigmatismo significativo que, eventualmente, necessitem de intervenções cirúrgicas adicionais (topoplastia).[109] A causa do astigmatismo é multifatorial e depende do doador (astigmático, distrófico etc...), do receptor (ectasia, vascularização, cicatrização, afinamento periférico etc...), de erros na técnica cirúrgica (defeito de corte, defeitos de sutura etc...), e liberada da ação refreadora da sutura, quando ela é removida. Apesar disso, é apropriado enfatizar que a ação corretora das suturas se desfaz, apenas parcialmente, quando elas são removidas, o que justifica a sua aplicação e seu manuseio. E mesmo nesses casos, o procedimento não é definitivo, podendo se instalar anos mais tarde, pela deiscência lamelar progressiva, que consiste no esgarçamento parcial e progressivo da incisão do transplante.

O hábito de coçar o olho ou de dormir com o olho mergulhado no travesseiro aumenta essa tendência, como acontece pós-ceratotomia radial, devendo ser evitado. No mesmo sentido, o efeito do uso de lentes de contacto deve ser monitorado, com frequência.[110]

É oportuno enfatizar que, nos TxPs as curvaturas anterior e posterior podem ser muito discrepantes, de modo que as ceratometrias e topografias podem não ser base fidedigna para a refração final e a necessidade ou não de sua correção cirúrgica.

Nesta revisão realçamos a importância da necessidade da busca pela perfeição técnica, mas é oportuno lembrar que David Paton (um luminar da Oftalmologia de sua época), em 1980, reportou 4.7 dioptrias de astigmatismo como a média dos seus resultados. Atualmente, em 2019, quarenta anos depois, Jeroen van Rooij, revendo seus 721 casos, registrou 4.5 D ± 3.3 D, como sua média.[10] As centenas de pesquisas nas quatro últimas décadas pouco mudaram a previsão do astigmatismo final, o que nos leva para as numerosas e complexas variantes de cicatrização, revistas por Ljubimov, em 2015.[111,112] É na cicatrização, diversificada e instável da incisão do transplante que se ocultam muitas das respostas que procuramos e não controlamos.

A realidade atual é que o astigmatismo final no TxP e TxL é imprevisível, instável e progressivo: urge uma concepção inovadora para a incisão do transplante e que novos alentos sobrevenham.

Senão vejamos. Entre os inúmeros fatores indutores do astigmatismo, a coaptação da incisão doador/receptor mais congruente conseguida pelo excimer tem sido valorizada na diminuição do efeito pós-remoção das suturas, em pequeno e médio prazos.[38]

Berthold Seitz *et al.*, por sua vez, com o uso do excimer e máscaras metálicas com identações direcionadoras do laser, produziram margens cirúrgicas idênticas no doador e receptor, resultando em coaptações congruentes. Diminuiu a média do astigmatismo ceratométrico para 3.00 D, o que é extraordinário, mas que requer confirmações adicionais. É um passo importante em direção ao TxP refrativo, mas aplicável a ceratopatias com periferia anatomicamente normal como distrofia corneana, leucoma central, mesmo em ceratocones localizados mais centralmente etc... Talvez outros caminhos hão de vir.[113,114]

Outra técnica, promissora para casos selecionados, é a soldagem da incisão cirúrgica pelo laser diodo, descrito por A. Canoveti, que, pela emissão de radiação infravermelha, provoca ativação fototérmica do colágeno estromal.[115, 116,117]

Técnica perfeita x realidade – Abordamos múltiplos aspectos na busca de um TxP opticamente perfeito, o que é plausível em córneas como a da Figura 6.53A (leucomas

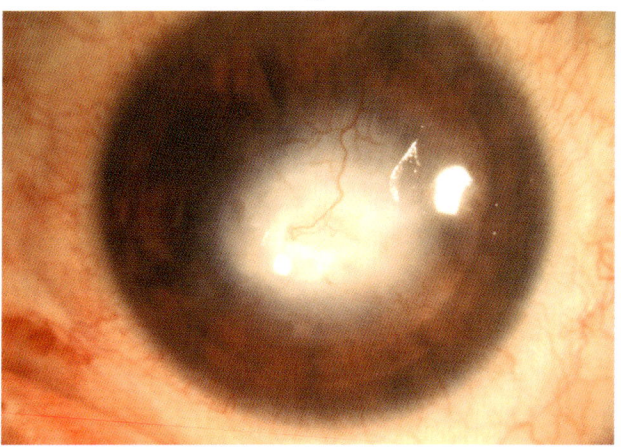

Figura 6.53A Técnica fácil.

centrais, distrofia, ectasia cônica etc...), mas com frequência (> 50%) nos deparamos com córneas muito alteradas, em que a perfeição técnica é inatingível e secundária, visto que o que se busca como expressão de sucesso é apenas alguma visão útil (Figura 6.53B).

Entre as duas, encontramos toda gama de situações intermediárias, com diferentes influências sobre o astigmatismo final.

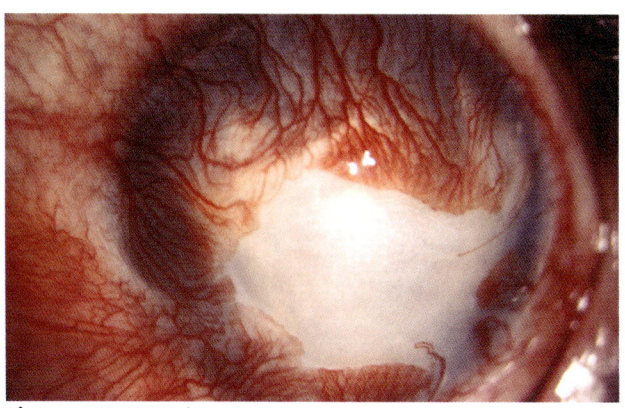

Figura 6.53B Desafio técnico.

Resultado final

Em função do acima exposto, o sucesso do resultado final pode ser apenas um transplante transparente, mas em que o astigmatismo acentuado, o astigmatismo irregular, a aberração óptica reduzem significativamente a visão do paciente (Figura 6.54). Para esses, a LC corneana, o PRK/LASIK em casos escolhidos e agora a LC escleral complementam a recuperação da acuidade visual, bem como a qualidade da visão.

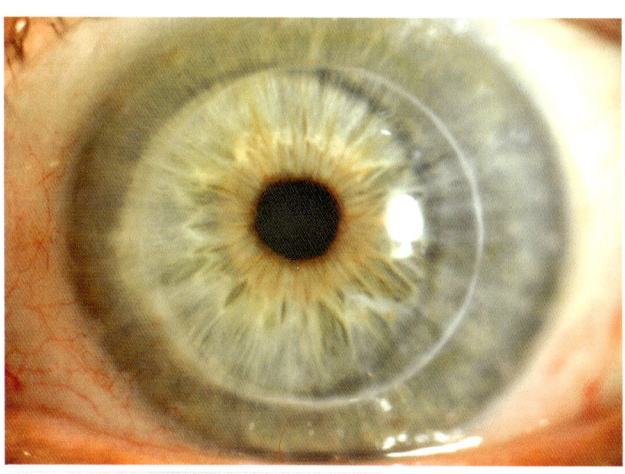

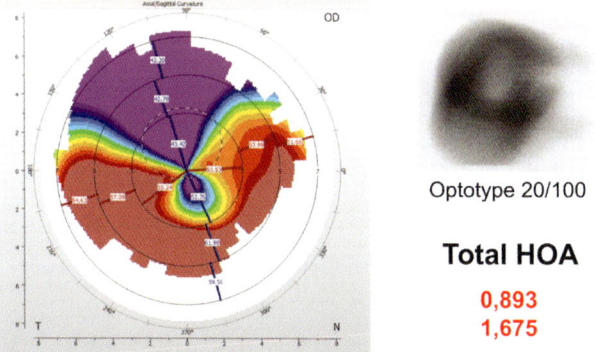

Optotype 20/100

Total HOA
0,893
1,675

Figura 6.54 A - Topografia – TP 10 anos PO
B - Aberrometria 1.675 (normal < 0.500)

Tx penetrante e o futuro

Algumas das limitações do TxP mencionadas, mas não resolvidas na sua plenitude, anteveem perspectivas promissoras.

Atraso na cicatrização/epitelização

Atraso na cicatrização epitelial predispõe o transplante à infecções e à opacidades, limitando a vida útil e a qualidade óptica.

Os agentes regeneradores (RGTA®) são glicosaminoglicanos estruturais análogos ao sulfato de heparina, que substituem o sulfato de heparina endógena degradado da matriz extracelular; representam uma abordagem inovadora para melhorar e acelerar o processo de cicatrização de feridas na superfície ocular e já foram usados em TxP com sucesso[109,118,119,120] (Cacicol®, Lab. Théa, France).

Descompensação edematosa do transplante

Sabemos que a perda endotelial pelo envelhecimento é mais rápida no transplante do que na córnea normal (7,8% x 0,5%) e que pode ser acelerada por diferentes intercorrências.[121,122]

Isso faz com que os transplantes penetrantes durem cerca de vinte anos, na média. A introdução do Ripasudil, inibidor de RHO-Kinase, por Kinoshita, em 2013, promove a regeneração e reprodução das células endoteliais, o que perpetuaria a vida do endotélio. Já está em uso no Japão.[123]

APP da compatibilidade e rejeição imunológica

Este é um projeto novo, mas viável. Acumulam-se dados sobre características compatíveis entre doadores e receptores (HLA, ABO, outros), os Bancos de Olhos aperfeiçoam-se nas suas estruturas organizacionais e logísticas, e, adicionados os recursos técnicos do grande banco de dados (Big-data), algoritmos e inteligência artificial, é possível estruturá-los na forma de um APP da compatibilidade (como o Tinder do relacionamento). Assim, as córneas doadas, penosamente conseguidas, poderiam ter um destino mais compatível com o receptor, diminuindo a incidência de rejeição imunológica.[124, 125]

Córneas biossintéticas

Foram iniciadas por M. Gonzalez, na Espanha, que produziu matriz com fibrina e agarose enxertada com fibroblastos e epitélio, na forma de córnea artificial, por sua vez enxertada e incorporada na córnea do paciente.[126] Vantagens: elimina a rejeição, a transparência é permanente, não permite distorção astigmática, pode ser produzida industrialmente, assegurando controle de qualidade e esterilidade.[127,128]

Quinze outros centros de pesquisa, com diferentes concepções, trabalham no mesmo sentido.

Em Curitiba, a Faculdade Objetivo (M. Fonseca)[32] conduz projeto nessa área.

Modulação da cicatrização

Nos capítulos anteriores, discorremos sobre alguns dos muitos fatores que concorrem para o astigmatismo final e instável, mesmo após a remoção dos pontos. Sabemos também que, nos leucomas pós-infecção ou trauma, a cicatrização é mais sólida e estável. Com a modulação dos mecanismos bioquímicos da cicatrização, é possível que venhamos a consolidar e estabilizar a fibrose cicatricial.[129]

Genética e rejeição

A terapia genética, através das técnicas de transdução, utilizando vetores virais (adenovírus), não virais e plasmídeos, tem alcançado lenta e progressivamente avanços, que nos fazem crer na possibilidade de prevenir a rejeição imunológica, em futuro próximo – uma dádiva da ciência para os pacientes de alto risco.[132,133] São todas perspectivas viáveis e próximas, que revolucionarão os TxP, em seus múltiplos aspectos.

Treinamento Experimental

1- Por que treinar?

O número de cirurgias em programas de Residência Médica é, geralmente, voltado a cirurgias de catarata ou de patologia externa/oculoplástica, como pterígio. Como o número de facectomias é grande, a maior parte das escolas faz um treinamento de forma escalonada, iniciando por passos mais fáceis até aqueles mais complexos, não alterando o resultado final da cirurgia. Contudo, o transplante não é cirurgia de grande volume, na maioria dos serviços, e seu treinamento torna-se desafiador.

No Reino Unido e Estados Unidos, por exemplo, há números mínimos de facectomia que o residente deve realizar durante seu treinamento. Segundo Hoffman *et al*, nos últimos anos, o número médio dessas cirurgias girou em torno de 592 e 173, respectivamente. Já para transplantes de córnea, a obrigatoriedade varia, sendo necessária, apenas, a ajuda em 6 cirurgias, durante sua formação, no Reino Unido. Os autores notaram que os residentes participaram em média de 9 transplantes, mas nenhuma cirurgia fora feita por eles nos últimos anos.

Com a crescente subespecialização dos últimos 20 anos, as cirurgias mais específicas são reservadas aos *fellows* e cada vez menos, aos residentes. Com isso, poucos estudos demonstram as dificuldades encontradas pelos residentes, durante a sua formação. Em um artigo conduzido por Randleman e publicado na Córnea, foi demonstrado que, em um serviço do Veterans Hospital de Atlanta, um residente completou, em média, 3,2 transplantes penetrantes. De todos os transplantes realizados, aproximadamente 65% eram primários, enquanto o restante era retransplante. Desses, 30% eram por falência do transplante prévio, 21% por bolhosa e 20% por ceratocone (estudo publicado em 2003, por isso sem menção de anel). A curva de sobrevivência foi um pouco menor, em relação à literatura, contudo os casos eram mais complexos. Shimura, em seu estudo recente, demonstra um importante fator: a diferença de tempo entre cirurgiões experientes e residentes, 66 contra 28 minutos, demonstrando que parte do treinamento deve estar focada no tempo de realização.

Já Kutzscher *et al*, de São Francisco, relatam uma média de 5 cirurgias por residentes e demonstram a possibilidade de complicações pós-operatórias como deiscência de sutura e aumento de pressão-intraocular (mais comuns) até endoftalmite. Neste serviço, para o residente iniciar a realização de TP deveria já ter realizado, pelo menos, 30 facectomias via extra-capsular e um mini *Wet Lab* de sutura em córnea.

Hammoudi *et al*, publicaram, na Córnea, um trabalho interessante que compara *fellows* e cirurgiões experientes da Universidade de Toronto. Como a refração e adaptação de lente de contato no pós-operatório de TP está diretamente ligada ao astigmatismo final e à superfície da córnea, os autores compararam mais de 200 casos realizados por esses dois grupos. A conclusão foi que, mesmo esses *fellows* tendo pouca experiência prévia (menos de 10 casos), os resultados finais foram semelhantes, na maioria dos quesitos. Contudo, Gross afirma que tais resultados são mais semelhantes nos últimos 6 meses de treinamento dos *fellows*. Ou seja, a quantidade de cirurgia realizada é proporcional ao resultado final em relação à qualidade de visão, astigmatismo e superfície ocular.

Dos dados apresentados, tira-se as seguintes conclusões: (1) o número de transplantes penetrantes realizados por residentes é pequeno, no mundo, (2) a chance de treino escalonado é menor, (3) os casos de centro escolas são mais complexos e podem envolver olhos previamente transplantados, (4) complicações e resultados da cirurgia estão diretamente relacionados à técnica cirúrgica, e (5) com isso há necessidade de treinamento prévio.

Deste modo, o treinamento prévio é imperioso e, para tal, algumas premissas devem ser levadas em consideração:

1 - Treinamento em *Wet Lab*

2 - Treinamento da técnica

3 - Treinamento do tempo

4 - Treinamento em módulos básico e avançado

1 e 2 - Material e Esquema Necessário

Wet Lab – Para o treinamento experimental precisaremos de (Figura 6.55):

1) Pinça colibri ou reta 0,12

2) Pinça de ponto

3) Lâmina de trépano e bisturi 11 ou 15

4) Tesoura – basta um tipo *Wescot* curva
5) Porta-agulha
6) Fio de *nylon* 10.0
7) Olhos descartados dos Bancos de Olhos ou olho de porco (de matadouro)

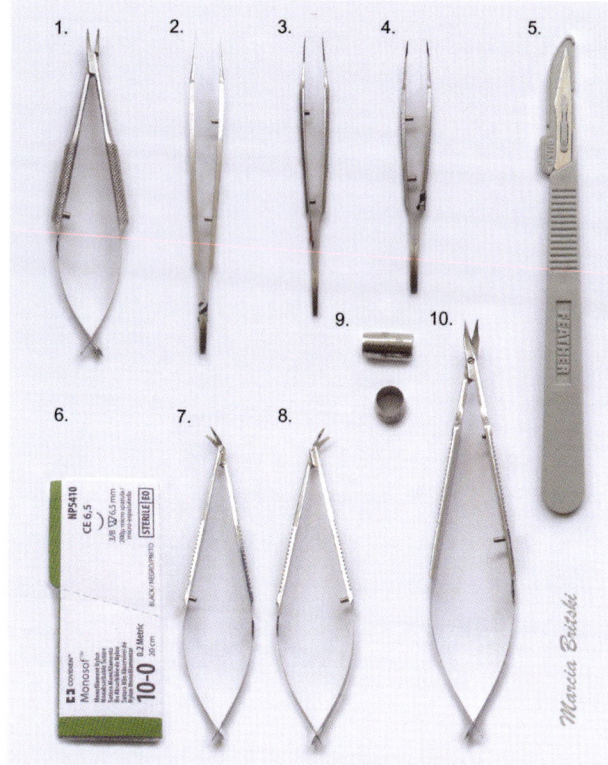

1 - Porta-agulha delicado
2 - Pinça Castroviejo
3 - Pinça McPherson longa
4 - Pinça McPherson curta
5 - Bisturi 11 e 15
6 - Nylon 10-0 (envelope)
7 - Tesoura esquerda de córnea
8 - Tesoura direita de córnea
9 - Lâmina de trépano
10 - Tesoura Wescot pontiaguda

Figura 6.55 Mesa de instrumentos / *Wet Lab*

Para iniciar o treinamento, fixar os olhos pelos músculos retos, em bloco de isopor, a fim de manter um tônus adequado para a realização da trepanação e incisão corneana. Para o treinamento das técnicas de sutura, recomendamos a trepanação da córnea a 80% de profundidade.

Se o estudante ainda não se familiarizou com as cirurgias de catarata, uma incisão com bisturi em olho de porco é um exercício realista de inserção de sutura e anodamento.

Para os serviços que tenham dificuldade de acesso às córneas humanas ou porcinas, sugerimos o uso de uma laranja (fruta) descascada mantendo-se o mesocarpo (parte branca) para que o iniciante possa treinar a trepanação manual.

2 - Cenários

Cenários de *Wet Lab* que podem ser utilizados para treinamento:

1 - Tradicional: olho de porco/humano
2 - Feito em Casa: casca da laranja
3 - *High Tech*: olhos biônicos (modelos artificiais)

3 - Módulos e Objetivos do Treinamento

O sucesso de um transplante envolve muitos fatores, contudo três são essenciais e embasarão o treinamento: marcação, precisão e tempo. O TxP é uma cirurgia que deve envolver agilidade (em etapas cruciais, a fim de evitar complicações como a hemorragia expulsiva) e precisão, uma vez que o resultado refrativo é o grande objetivo da cirurgia. Com isso, a marcação de todas etapas no treinamento, associada à repetitividade das mesmas e competição contra o próprio tempo promoverão a automação, associada à precisão dos movimentos.

4 - Módulos e objetivos a serem cumpridos para treinamento de PK

4.1 - Módulos Básicos:

I. Trepanação do doador
 a. Marcação
 b. Centração na Câmara Artificial

II. Trepanação do receptor
 a. Marcação
 b. Centração no microscópio

III. Pontos simples
 a. Posicionamento da sutura na córnea
 b. Marcação prévia com caneta marcadora (cirúrgica ou *sharpie*)

c. Treinamento dos pontos fixadores

d. Treinamento do quadrado

e. Treinamento dos pontos de astigmatismo

f. Treinamento do ponto ajustável

g. Posicionamento das mãos

h. Tempo

IV. Ponto contínuo

a. Passagem

b. Nodação

4.2 - Módulos avançados

Tais módulos podem ser realizados poucos dias antes de casos reais, uma vez que a frequência de acometimento é difícil, e caso realizado com longo tempo de antecedência cairá no esquecimento:

I. PK sobre PK prévio: utilizar modelo já usado, fixar partes com super bonder e notar a dificuldade que é a trepanação em superfícies previamente trepanadas. Um segundo objetivo seria a trepanação manual, uma vez que em muitos casos de retransplante, o botão receptor antigo pode ser removido com espátula e tesoura.

II. PK em córneas perfuradas: realizar pequeno furo para notar a dificuldade de trepanação por perda do tônus. Para treinamento avançado, recomenda-se a sutura de um pedaço de material na região do furo, para depois treinar a marcação, centração e trepanação.

III. Trepanação incompleta: em um olho em que já foi realizado o treinamento de TxP, cole parte do botão com super bonder e retire as suturas. Com isso, poderá ser treinado o uso da tesoura de córnea.

IV. Expulsiva:

a. Evitando expulsiva: posicionamento do anel de Flieringa, tal procedimento associado à "retopexia, que na realidade é o posicionamento da seda superior e inferior no anel, pode custar 10 a 15 minutos da cirurgia.

b. Sutura ASAP (As Soon As Possible): neste modelo, o intuito é realizar a sutura de maneira mais ágil, a fim de manter a câmara fechada.

5 - Treinamento dos pontos simples

Diferente da facectomia, grande dificuldade do transplante está na posição das suturas, uma vez que dar pontos de modo circular, fora dos pontos cardinais, não é natural.

Faça incisões retas, verticais e tangenciais em algum material (plástico, papelão, isopor, laranja, casca de banana) para treinar a posição dos pontos e trejeito da mão. Faça marcações de duas linhas paralelas ao plano de incisão e marque pontos contralaterais com uma caneta esferográfica (Figura 6.56).

Treine 10 suturas em cada plano (total de 80 suturas)

Cordelia – Bioniko

Atente para os seguintes aspectos:

a. Distância entre entrada e saída do fio

b. Simetria entre os pontos subsequentes

c. Economia de fio ao nodar, atinja o seu limite de menor fio possível de nodar

d. Posicionamento da sutura na córnea

e. Tempo

6 - Treinamento da sutura do transplante penetrante simples

Para esta, o ideal é atentar para os seguintes passos:

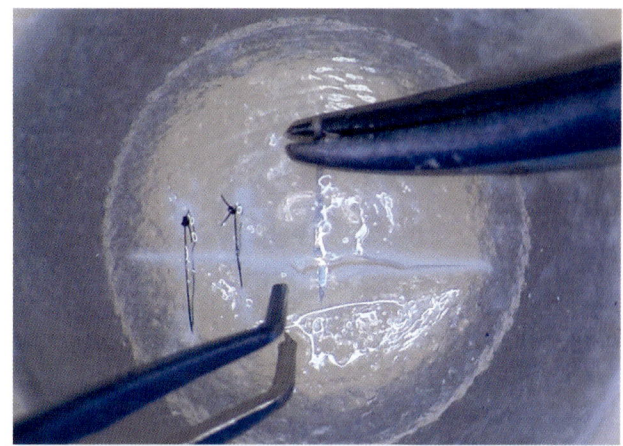

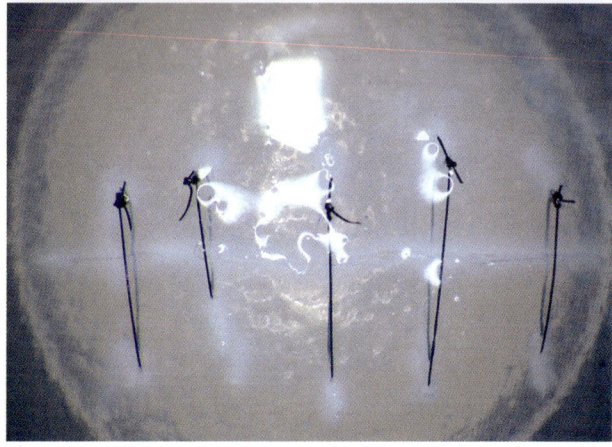

Figura 6.56 Exemplo de modelo biônico para treinamento de sutura simples em córnea.

a. Marcação prévia com caneta marcadora (cirúrgica ou *sharpie*)

b. Treinamento dos pontos fixadores

c. Treinamento do quadrado

d. Treinamento dos pontos de astigmatismo

   i. Treinamento do ponto ajustável

   ii Posicionamento das mãos

Nos últimos anos, diversos modelos artificiais surgiram. Suas vantagens são a semelhança com os tecidos humanos, a praticidade e a higiene. Contudo, o custo pode ser uma barreira se comparado a uma laranja ou olho de porco.

A empresa americana BIONIKO™ (Figura 6.57) é inovadora nesta área, possui diversos modelos para diferentes cirurgias, inclusive para cirurgias na córnea, transplantes penetrantes e até transplantes lamelares. Seu uso já é estudado, e provado que o treinamento aumenta a agilidade e efetividade dos movimentos, inclusive possui um programa próprio de tratamento que se demonstrou efetivo e com metas mensuráveis (Figura 6.58).

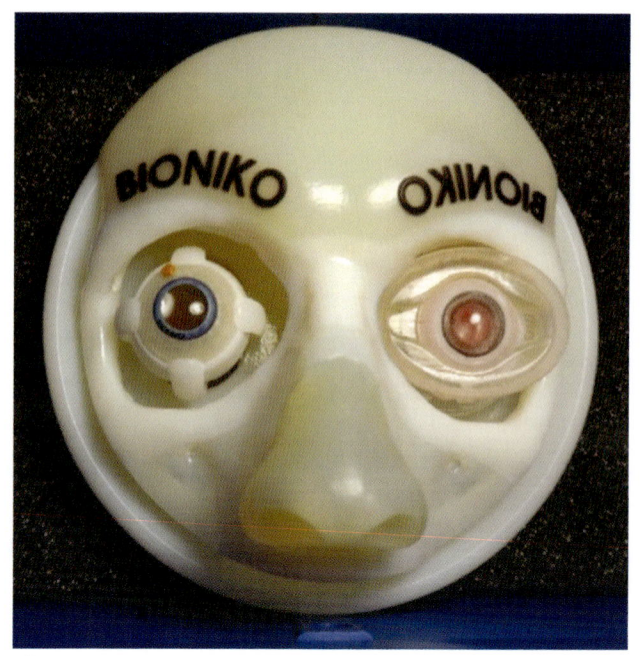

Figura 6.57 Modelo de cabeça para treinamento.

Os modelos de olhos são modelos sintéticos, que reproduzem as características cirúrgicas e são feitos de poliacrilato. Para treinamento da córnea, o modelo é formado de uma parte que representa a órbita e outra que mimetiza a córnea, que pode ser substituído pelo botão doador.

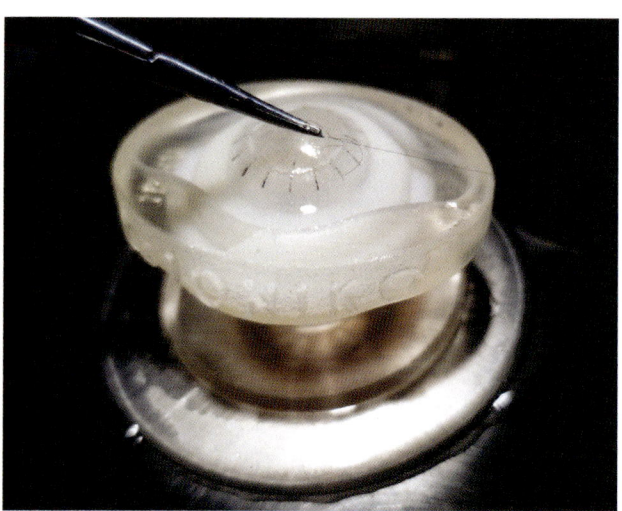

Figura 6.58 Exemplo de modelo para treinamento

Steinegger *et al*, quantificaram a melhora da técnica cirúrgica em transplantes, em relação ao tempo e acurácia de suturas corneanas, de residentes sem experiência prévia, usando modelos artificiais. Para o tempo, avaliaram o tempo levado para realizar suturas corneanas, posição e integridade do botão doador. Para avaliar a sutura corneana, usaram um "mean suture score (MMS)", que era avaliado por 0, 1 ou 2 pontos avaliados por: tensão, simetria e posição (Figura 6.59).

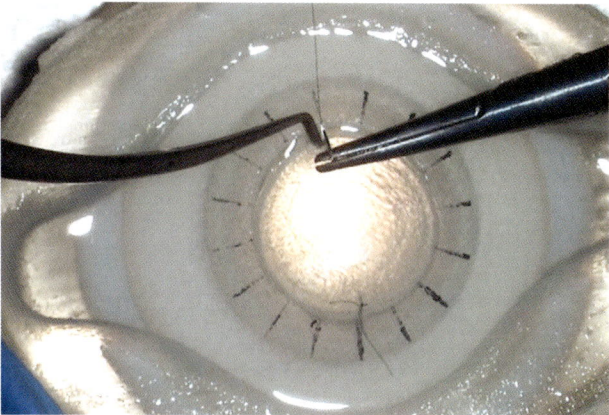

Figura 6.60 Kerato - Bioniko: Note a simetria e espaçamento entre as suturas.

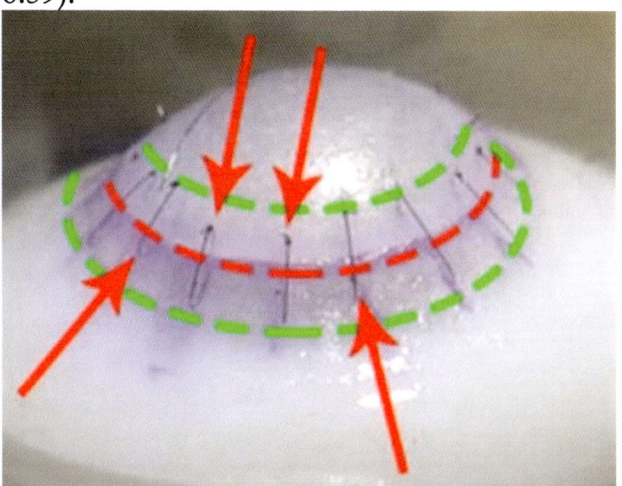

Figura 6.59 Kerato - Bioniko: Este modelo demonstra como se avaliar a simetria dos pontos.

Suturas corneanas foram realizadas 46% mais rapidamente, após treinamento com 5 modelos, diminuindo o tempo de 9.6 para 5.5 minutos, para realização de 4 suturas. Todas as outras variáveis analisadas melhoraram, segundo o MMS, em especial a simetria dos pontos (Figura 6.60). Outro fator importante melhorado foi a confiança e a familiaridade com o procedimento, segundo questionário.

Já Cabot *et al*, por sua vez, compararam a performance de sutura corneana, comparando cirurgiões com experiência em transplante, com aqueles sem experiência e com novos cirurgiões. Após duas semanas, houve importante melhora dos parâmetros em todos os grupos, inclusive em cirurgiões experientes. Por exemplo, nestes últimos, o tempo de realização dos primeiros 4 e 8 pontos foi, em média, 10 e 20 minutos, após as duas semanas, o tempo caiu pela metade, 6 e 9 minutos. Já para novos cirurgiões, essa mesma redução de tempo foi de 55 e 95 minutos para 28 e 46 minutos. Outros parâmetros, neste último grupo, como penetração na câmara anterior, diminuiu de uma média de 4 para 0 e pontos frouxos de 7 para 0. Já o número de fios usados diminuiu de 4 para 1.

O mesmo grupo liderado por Carol Karp, demonstrou, ainda, por meio de fotografias, melhora significativa em todos os três parâmetros: a radialidade (o ângulo entre a sutura ideal e a sutura realizada), a simetria (a diferença entre a distância da sutura dentro e fora da junção doador/receptor), e o espaçamento (diferença em mm entre cada sutura).

7 - *Apparatus* para olhos *in-vivo*

O uso de olhos de porco ou mesmo de cadáver já é bastante usado, uma das dificuldades é a fixação do mesmo em uma superfície mantendo a PIO. Para tanto, recentemente na Índia, um novo instrumento foi proposto por Seema Ramakrishnan, chamado de SAFE (*Spring-action Apparatus for Fixation of Eyeball*) (Figura 6.61).

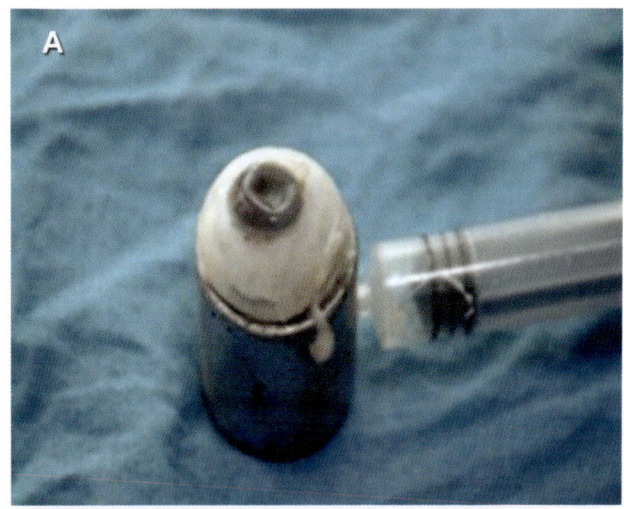

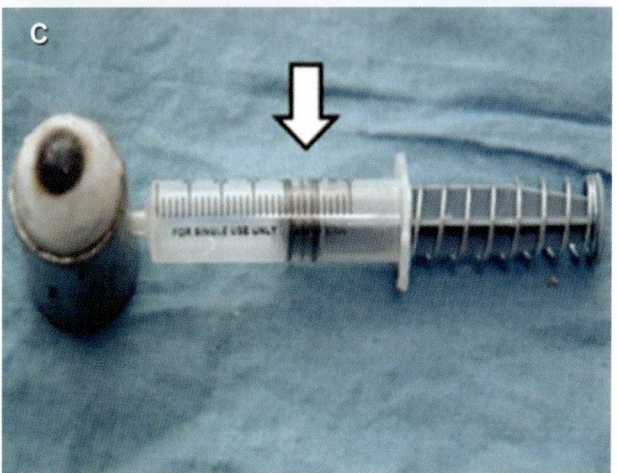

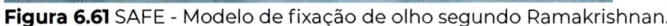

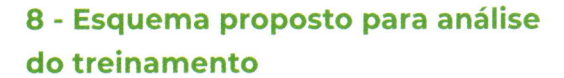

Figura 6.61 SAFE - Modelo de fixação de olho segundo Ramakrishnan.

8 - Esquema proposto para análise do treinamento

Independentemente do modelo usado, é necessário, como já dito, medir parâmetros e cronometrar o tempo. Para tanto, aconselha-se a realização dos 8 pontos iniciais.

Cronometrar o tempo de realização dos 4 pontos iniciais e ao acabar os 8 pontos iniciais. Após finalização, cada ponto deve ser analisado e dado uma nota. Caso o ponto esteja radial, simétrico e com a tensão correta, dado 1 ponto, caso falte um dos fatores dado 0. Com isso, a pontuação máxima será 8 pontos. Quando faltar um destes três parâmetros, faz-se uma marca na parte inferior, e, no final, pode-se avaliar qual é o parâmetro que mais necessita atenção; a pontuação máxima para cada parâmetro é de 8 pontos, mas note que aqui, quanto maior a pontuação mais atenção deve ser tomada (Figuras 6.62 e 6.63).

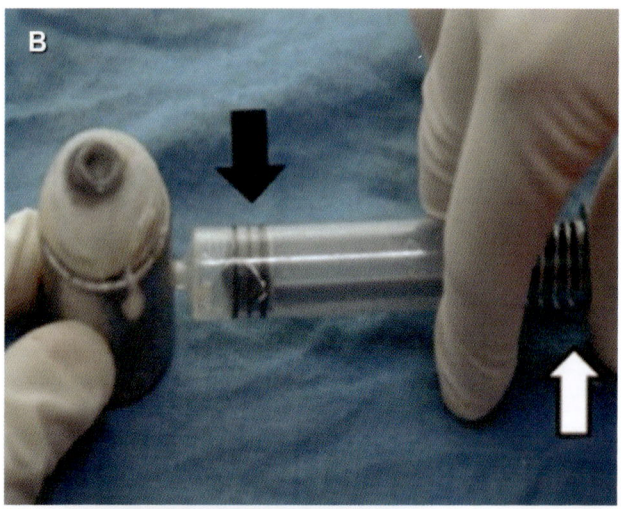

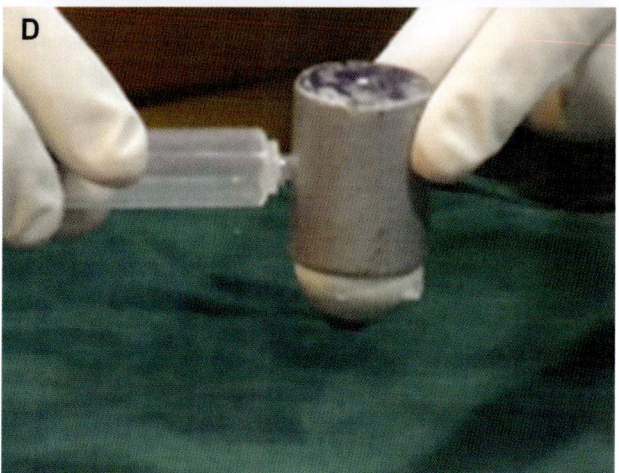

Em cada sutura que estiver faltando um destes parâmetros, o ideal é circular no gráfico e marcar na tabela. Isso sinalizará, de forma bastante ilustrativa, qual deve melhorar. Muitas vezes, a dificuldade está na posi-

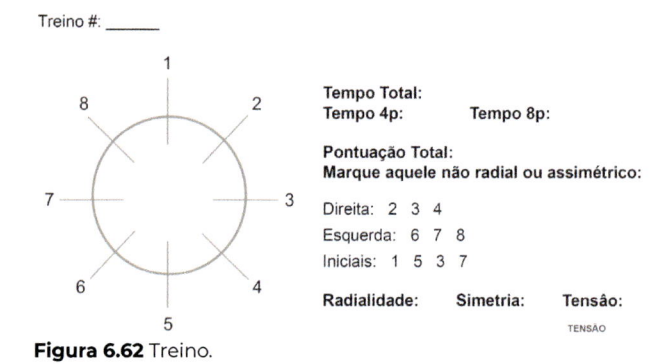

Figura 6.62 Treino.

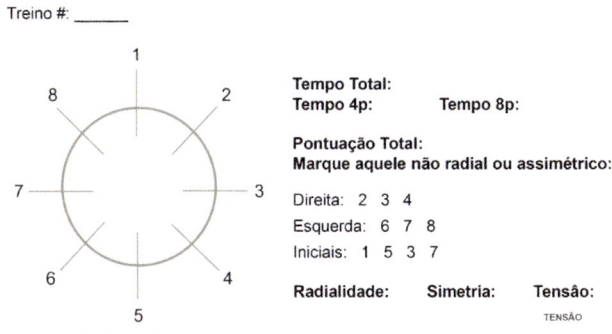

Figura 6.63 Treino.

ção das mãos e não no ponto propriamente dito, assim, a tabela demonstrará se é uma questão de posição das mãos ou de técnica.

Para melhora da parte direita/esquerda iniciais, o treinamento está mais ligado à posição das mãos e ao uso bimanual. Já a pontuação (radialidade/simetria/tensão) está mais relacionada à destreza e à técnica de marcação prévia do ponto na córnea (Figura 6.64).

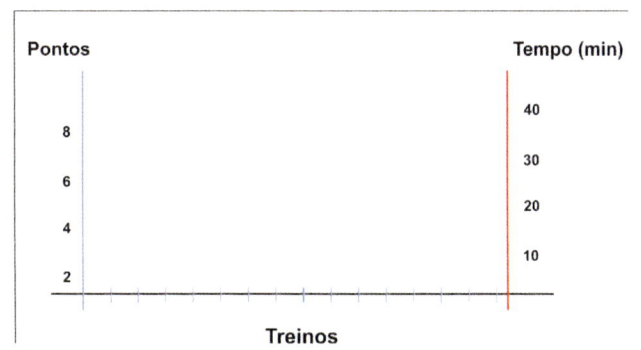

Figura 6.64 Gráfico de Performance.

Referências

1 - Rémont L, Duchesne B, La C, Rakic J-M, Hick S. Nouvelles Approches des Greffes de Cornée. [Updates in corneal transplantation]. Rev Med Liège. 2014; 69(9):490-6.

2 - Matthaei M, Sandhaeger H, Hermel M, Adler W, Jun A S, Cursiefen C, Heindl L M. Changing Indications in Penetrating Keratoplasty: A Systematic Review of 34 Years of Global Reporting. Transplantation 2016; 00(00):00-00. doi: 10.1097/TP. 0000000000001281.

3 - Maier P, Reinhard, T. Keratoplastik: Lamellieren oder perforieren? Teil 1: Perforierende Keratoplastik. Ophthalmologe 2009; 106(6), 563–570. doi:10.1007/s00347-009-1931-3

4 - Israel Rosemberg: Transplante de Córnea e o microscópio cirúrgico, Rio de Janeiro, 1988, Colina Editora

5 - Referência: Livro Corneal Transplantation, A history in profiles, 2nd Edition, Mark J. Mannis, Avi A. Mannis, Daniel M. Albert, J.P. Wayenborgh.

6 - Tan D T H, Dart J K G, Holland E J, Kinoshita S. Corneal transplantation. Lancet 2012; 379:1749-1761.

7 - Netto M J C, Giustina E D, Ramos G Z, Peccini R F C, Sobrinho M, Souza L B. Principais indicações de transplante penetrante de córnea em um serviço de referência no interior de São Paulo (Sorocaba - SP, Brasil). Arq Bras Oftalmol. 2006; 69(5):661-664

8 - Inoue K, Amano S, Oshika T, Sawa M, Tsuru T. A 10-Year review of penetrating keratoplasty. Jpn J Ophthalmol 2000; 44:139-45.

9 - Matthaei M, Sandhaeger H, Hermel M, Adler W, Jun A S, Cursiefen C, Heindl L M. Changing Indications in Penetrating Keratoplasty: A Systematic Review of 34 Years of Global Reporting. Transplantation 2016; 00(00):00-00. doi: 10.1097/TP. 0000000000001281.

10 - Jeroen Van Rooij; Corneal transplantation for fuch's endothelial dystrophy. A comparison of three surgical techniques. (pedir separata – 2018 – The Chinese university of Hong Kong)

11 - Wang F, Zhang T, Kang Y W, He J L, Li S-M, Li S-W. Endothelial keratoplasty versus repeat penetrating keratoplasty after failed penetrating keratoplasty: A systematic review and meta-analysis. PLoS ONE 12(7): e0180468. https://doi.org/10.1371/journal.pone.0180468

12 - Roozbahani M, Hammersmith K M, Nagra P K, Ma J F, Rapuano C J. "Therapeutic Penetrating Keratoplasty: A Retrospective Review". Eye & Contact Lens 2018; 0(0):1-9. doi:10.1097/ICL.0000000000000522.

13 - O M S. World Health Organization. Global guidelines for the prevention of surgical site infection. W H O, 2016. Disponível em: http://apps.who.int/iris/bitstream/handle/10665/250680/9789241549882- eng.pdf;jsessionid=F094DA-639808420310623AA5DDE070F2?sequence=1

14 - Purcell J J, Krachmer J H, Doughman D J, Bourne W M. Expulsive hemorrhage in penetrating keratoplasty. Opthalmology 1982; 89(1): 41-43.

15 - Chua A W Y, Chua M J, Kam P C A. Recent advances anaesthetic considerations in corneal transplantation. Anaesth Intensive Care 2018; 46(2):162-170.

16 - Chua A W Y, Chua M J, Kam P C A. Recent advances and anaesthetic considerations in corneal transplantation. Anaesth Intensive Care. 2018 Mar;46(2):162-170. https://doi.org/10.1177/0310057X1804600204

17 - Hersh P S, Zagelbaum B M, Cremers S L. Procedimentos cirúrgicos em Oftalmologia. Tradução André Garcia Islabão; revisão técnica Eduardo Marques Mason et al. 2ed- Porto Alegre: Artmed,2012

18 - Shigeyasu C, Shimazaki J. Ocular surface reconstruction after exposure to high concentrations of antiseptic solutions. Cornea 2012; 31(1):59-65.

19 - Carrim Z I, Mackie G, Gallacher G, Wykes W N. The efficacy of 5% povidone-iodine for 3 minutes prior to cataract surgery. Eur J Ophthalmol. 2009 Jul-Aug;19(4):560-4.

20 - Speaker M G, Menikoff J A. Prophylaxis of endophthalmitis with topical povidone-iodine. Ophthalmology 1991; 98(12):1769-1775.

21 - Ciulla T A, Starr M B, Masket S. Bacterial endophthalmitis prophylaxis for cataract surgery: an evidence-based update. Ophthalmology 2002 Jan;109(1):13-24.

22 - Ferguson A W, Scott J A, McGavigan J, et al. Comparison of 5% povidone-iodine solution against 1% povidone-iodine solution in preoperative cataract surgery antisepsis: a prospective randomized double blind study. Br J Ophthalmol. 2003 Feb;87(2):163-7.

23 - Kessel L, Flesner P, Andresen J, Erngaard D, Tendal B, Hjortdal J. Antibiotic prevention of postcataract endophthalmitis: a systematic review and metaanalysis. Acta Ophthalmol. 2015 Jun; 93(4):303-17.

24 - Montan P G, Setterquist H, Marcusson E, Rylander M, Ransjo U. Preoperativegentamicin eye drops and chlorhexidine solution in cataract surgery. Experimental and clinical results. Eur J Ophthalmol. 2000 Oct- Dec;10(4):286-292.)

25 - Mcneill J, Goldman K N, Kaufman H E. Combined Scleral Ring and Blepharostat. Am J Ophthalmol. 1977; 83(4): 592-593.

26 - Seitz B, Langenbucher A, Küchle M, Naumann G O H. Impact of Graft Diameter on Corneal Power and the Regularity of Postkeratoplasty. Ophthalmology 2003; 110(11): 2162-2167.

27 - Cvintal T, Munarin M A M, Moro F. Complicações do Transplante de Córnea. Livraria Santos Editora Ltda., 2004.

28 - Van Rensburg P I, Raber I M, Orlin S E. A simple method on accurate centering of the hessburg-Barron Trephine during penetrating keratoplasty, Ophthalmic surg lasers 28 (12) 1025-1026, 1997

29 - Mader T H, Yuan R, Lynn M S, et al. Changes in keratometric astigmatism after suture removal more than one year after penetrating keratoplasty. Ophthalmology 1993;100:119-27

30 - Williams K A, Keane M C, Galettis R A, Jones V J, Mills R A D and Coster D J. The Australian corneal graft registry 2015 registry. Australian corneal graft registry 2015; 1-134.

31 - Hjortdal J, Sondergaard A, Fledelius W, Ehlers N. Influence of suture regularity on corneal astigmatism after penetrating keratoplasty. Acta Ophthalmol. 2011; 89: 412-16.

32 - Marcelo Fonseca Efeitos tardios do uso do Femtossegundo nas incisões do transplante de córnea, Comunicação Pessoal, 2018

33 - Daniel M C, Böhringer D, Maier P, Eberwein P, Birnbaum F, Reinhard T. Comparison of long-term outcomes of femtosecond laser-assisted keratoplasty with conventional keratoplasty. Cornea 2016; 35(3): 293-97.

34 - Chamberlain W D, Rush S W, Mathers W D, Cabezas M, Fraunfelder F W. Comparison of Femtosecond laser-assisted keratoplasty versus conventional penetrating keratoplasty. Ophthalmology 2011; 118(3): 486-491.

35 - Janunts E, Schirra F, Szentmáry N, Seitz B, Langenbucher A. Eye-tracker-guided non-mechanical excimer laser assisted penetrating keratoplasty. Sensors 2013; 13: 3753-3764.

36 - Seitz B, Hager T, Langenbucher A, Naumann G O H. Reconsidering sequential double running suture removal after penetrating keratoplasty: a prospective randomized study comparing excimer laser and motor trephination. Cornea 2018; 37(3): 301-306.

37 - Seitz B, Langenbucher A, Hager T, Janunts E, El-Husseiny M, Szentmáry N. Penetrating keratoplasty for keratoconus – Excimer versus femtosecond laser trephination. The Open Ophthalmology Journal 2017; 11(Suppl-1,M7): 225-240.

38 - Seitz B, Langenbucher A, Hager T, Janunts E, El-Husseiny M, Szentmáry. Penetrating Keratoplasty for Keratoconus – Excimer Versus Femtosecond Laser Trephination. The Open Ophthalmology Journal 2017; 11(Suppl-1, M7): 225-240.

39 - Herndon L. Suturing or gluing the corneal wound. Presented at: American Society of Cataract and Refractive Surgery annual meeting; April 13-17, 2018; Washington. David Paton. Problems os penetrating keratoplasty: graft failure and graft astigmatism, transactions of the New Orleans Academy of ophthalmology. 1980

40 - Olson J L, Velez-Montoya R, Erlanger M. Ocular biocompatibility of Nitinol intraocular clips. IOVS 2012; 53(1): 354-60.

41 - Seabra R F. Selante de fibrina extraído do veneno da cascavel entra na sua terceira fase. Disponível em: URL: http://cevap.org.br/2018/04/25/selante-de-fibrina. 2018 comunicado UNESP, Botucatu, 2018. Seabra R F. Veneno de cascavel com sangue de búfalo viram adesivo biocurativo. Disponível em URL: http://cevap.org.br/2018/04/25/veneno-de-cascavel.

42 - Harris D J, Waring G O. A granny-style slip knot for use in eye surgery. Refractive & Corneal Surgery 1992; 8: 396-398.

43 - Sarhan A R S, Fares U, Al-Aqaba M A, Miri A, Otri A M, Said D G, Dua H S. Rapid suture management of post-keratoplasty astigmatism. Eye 2010; 24: 540-546. doi: 10.1038/eye.2009.146; published online 12 june 2009.

44 - Kim S J, Wee W R, Lee J H, Kim M K. The effect of different suturing techniques on astigmatism after penetrating keratoplasty. J Korean Med Sci 2008; 23: 1015-9.

45 - Lutchman C R, Leung L H, Moineddin R, Chew H F. Comparison of tensile strength of slip knots with that of 3-1-1 knots using 10-0 nylon sutures. Cornea 2014; 33(4): 414-8.

46 - Hammond C J, Chan W Y, Liu C S C. Scanning electron microscopic study of monofilament suture knots. Br J Ophthalmol 1996; 80:164-167.

47 - Rabkin S S, Troutman R C. A clinical application of the slip knot tie in corneal surgery. Ophthalmic Surgery 1981; 12(8): 571-573.

48 - Roozbahani M, Hammersmith K M, Nagra P K, Ma J F, Rapuano C J. "Therapeutic Penetrating Keratoplasty: A Retrospective Review". Eye & Contact Lens 2018; 0(0): 1-9.

49 - Woodford Van Meter, Douglas G Katz: Keratoplasty Suturing Techniques, Cornea, Vol Two, Krachmer, Mannis, Holland, Elsevier Mosby, 2005.

50 - Lee W B, Mannis M J. Corneal suturing techniques 2006; 6: 49-59.

51 - Rowsey J J: In Cornea, refractive surgery and contact lens: transactions of the New Orleans Academy of Ophthalmology, New York, 1987, Raven Press

52 - Meter W S V, Gussler J R, Soloman K D, Wood T O. Postkeratoplasty astigmatism control. Single continuous sutu-

re adjustment versus selective interrupted suture removal. Ophthalmology 1991; 98(2):177-83.

53 - McNeill J I, Aaen V J. Long-term results of single continuous suture adjustment to reduce penetrating keratoplasty astigmatism. Cornea 1999; 18(1): 19-24.

54 - Vajpayee R B, Sharma V, Sharma N, Panda A, Taylor H R. Evaluation of techniques of single continuous suturing in penetrating keratoplasty. Br J Ophthalmol 2001; 85: 134-138.

55 - David Verdier: Penetratinfg Keratoplasty, Cornea Vol Two, Krachmer, Wannis, Holland, Elsevier Mosby, 2005.

56 - MacNeill J I, Wessels I F. Adjustment of single continuous suture to control astigmatism after penetrating keratoplasty. Refractive and Corneal Surgery 1989; 5: 216-223.

57 - Van Meter W S, Gussler J R, Soloman K D, Wood T O. Postkeratoplasty astigmatism control. Single continuous suture adjustment versus selective interrupted suture removal. Ophthalmology 1991; 98(2): 177-183.

58 - Meter W S V, Gussler J R, Soloman K D, Wood T O. Postkeratoplasty astigmatism control. Single continuous suture adjustment versus selective interrupted suture removal. Ophthalmology 1991; 98(2): 177-183.

59 - Binder P S. Selective suture removal can reduce postkeratoplasty astigmatism. Ophthalmology 1985:92:1412-6.

60 - Tadeu Cvintal: Remoção Seletiva dos Pontos em Transplante Penetrante, Congresso Panamericano, N. Orleans,1986

61 - McNeill J I, Kaufman H E. A double running suture technique for keratoplasty: earlier visual rehabilitation. Ophthalmology Surgery 1977; 8(4): 58-61.

62 - Naydis I, Klemm M, Hassenstein A, Richard G, Katz T, Linke S J. Astigmatismus nach perforierender keratoplastik. Vergleich verschiedener Nahttechniken. Der Ophthalmologe 2011; 108: 252-259.

63 - Seitz B, Hager T, Langenbucher A, Naumann G O H. Reconsidering Sequential Double Running Suture Removal After Penetrating Keratoplasty: A Prospective Randomized Study Comparing Excimer Laser and Motor Trephination. Cornea 2018; 37(3): 301-306.

64 - Solano J M, Hodge D O, Bourne W M. Keratometric astigmatism after suture removal in penetrating keratoplasty: double running versus single running suture techniques. Cornea 2003; 22(8): 716-720.

65 - Javadi M A, Naderi M, Zare M, Jenaban A, Rabei H M, Anissian A. Comparison of the effect of three suturing techniques on postkeratoplasty astigmatism in keratoconus. Cornea 2006; 25(9):1029-1033.

66 - Wang X, Fan C H, Gao Y, Duan L, Dang G F. Clinical outcomes of non-torque pattern double running suture technique for optical penetrating keratoplasty. Int J Clin Exp Med 2015; 8(2): 2607-2613. eCollection 2015.

67 - Wang X, Fan C-H, Gao Y, Duan L, Dang G-F. Clinical outcomes of non-torque pattern double running suture technique for optical penetrating keratoplasty. Int J Clin Exp Med 2015; 8(2): 2607-2613.

68 - Matossian C, Makari S, Potvin R. Cataract surgery and methods of wound closure: a review. Clinical Ophthalmology 2015; 9: 921-928.

69 - Masket S, Hovanesian J A, Levenson J, Tyson F, Flynn W, Endl M, Majmudar P A, Modi S, Chu R, Raizman M B, Lane S S, Kim T. Hydrogel Sealant versus sutures to prevent fluid egress after cataract surgery. J Cataract Refract Surg 2014; 40: 2057-2066.

70 - Matossian C. New Sealant's many uses after cataract surgery.The ReSure sealant offers multiple benefits over traditional sutures. Cataract & Refractive Surgery Today 2014; 73-76.

71 - Seitz B, Langenbucher A, Hager T, Janunts E, El-Husseiny M, Szentmáry N. Penetrating Keratoplasty for Keratoconus – Excimer Versus Femtosecond Laser Trephination. The Open Ophthalmology Journal 2017; 11(Suppl-1, M7): 225-240.

72 - Nallasamy N, Grove K E, Legault G L, Daluvoy M B, Kim T. Hydrogel Ocular Sealant for Clear Corneal Incisions in Cataract Surgery. J cataract Refract Surg 2017; 43(8): 1010-1014.

73 - Nallasamy N, et al. No changes seen in surgical time, corneal edema with hydrogel sealant.J Cataract Refract Surg. 2017; doi:10.1016/j.jcrs.2017.05.035.

74 - Urrets-Zavalía A. Fixed, dilated pupil, iris atrophy and secondary glaucoma. A distinct clinical entity following penetrating keratoplasty in Keratoconus. Complications after keratoplasty1962; 257-265.

75 - Khodadoust A A, Silverstein A M. Transplantations and rejection of individual cell layers of the cornea. Investigative Ophthalmology 1969; 8(2): 180-195.

76 - Gauthier A S, Castelbou M, GarnierM B, Pizzuto J, Roux S, Gain P, Pouthier F, Delbosc B. Corneal Transplantation: study of the data of a regional eye bank for the year 2013 and analysis of the evolution of the adverse events reported in France since 2010. Cell Tissue Bank 2017; 18(1):83-89. doi: 10.1007/s10561-016-9593-2.Epub 2017 Jan 23.

77 - Chen J Y, Jones M N, Srinivasan S, Neal T J, Armitage W J, Kaye S B, NHSBT Ocular Tissue, Advisory Group and Contributing Ophthalmologists (OTAG Audit Study 18). Ophthalmology 2015; 122(1):25-30. doi 10.1016/j.ophtha.2014.07.038. Epub 2014 Sep 26.

78 - Tran K D, Yannuzzi N A, Si N, Patel N A, Miller D, Amescua G, Berrocal A M, Flynn H W Jr. Clinical features, antimicrobial susceptibilities, and treatment outcomes of patients with culture positive endophthalmitis after penetrating keratoplasty. Am J Ophthalmol Case Rep. 2018; 9:62-67. doi: 10.1016/j.ajoc.2018.01.011. eCollection 2018 mar.

79 - Gauthier A-S, Castelbou M, Garnier M B, Pizzuto J, Roux S, Gain P, Pouthier F, Delbosc B. Corneal transplantation: study of the data of a regional eye bank for the year 2013 and analysis of the evolution of the adverse events reported in France since 2010. Cell Tissue Bank 2017; DOI 10.1007/s10561-016-9593-2.

80 - Linke S J, Fricke O H, Eddy M-T, Bednarz J, Druchkiv V, Kaulfers P-M, Wulf B, Püschel K, Richard G, Hellwinkel O J C. Risk Factors for Donor Cornea Contamination: Retrospective Analysis of 4546 Procured Corneas in a Single Eye Bank. Cornea 2013; 32(2): 141-148.

81 - Tandon R, Mehta M, Satpathy G, Titiyal J S, Sharma N, Vajpayee R B. Microbiological Profile of Donor Córneas: A Re-

trospective Study from an Eye Bank in North India. Cornea 2008; 27(1): 80-87.

82 - Khodadoust A A, Silverstein A M. Local graft versus host reactions within the anterior chamber of the eye: the formation of corneal endothelial pocks. Investigative Ophthalmology 1975; 14(9): 640-647.

83 - Silverstein A M, Khodadoust A A. Transplantation immunobiology of the cornea. Ciba Foundation 1973; 105-125.

84 - Moreira L B, Scalco R, Hara S. Tempo de reepitelização corneana com a instilação de colírio contendo hialuronato de sódio e carboximetilcelulose. Arquivos Brasileiros de Oftalmologia 2013; 76(5): http://dx.doi.org/10.1590/S0004-27492013000500008.

85 - Ho W-T, Chiang T-H, Chang S-W, Chen Y-H, Hu F-R, Wang I-J. Enhaced corneal wound healing with hyaluronic acid and high-potassium artificial tears. Clinical and Experimental Optometry 2013; 96(6):http://doi.org/10.1111/cxo.12073.

86 - Lekhanont K, Jongkhajornpong P, Choubtum L, Chuckpaiwong V. Topical 100% serum eye drops for treating corneal ephielial defect after ocular surgery. BioMed Research International 2013; 2013:521315.

87 - Moon J, Ko J H, Yoon C H, Kim M K, Oh J Y. Effects of 20% Human Serum on Corneal Epithelial Toxicity. Induced by Benzalkonium Chloride: In Vitro and Clinical Studies. Cornea 2018; 37(5): 617-623. doi: 10.1097/ICO.0000000000001475.

88 - Anitua E, Muruzabal F, Tayebba A, Riestra A, Perez V L, Merayo-Lloves J, Orive G. Autologous serum and plasma rich in growth factors in ophthalmology: preclinical and clinical studies. Acta Ophthalmol. 2015; 93:e605-e614.

89 - Rezende M S V M, Silva C A A, Antunes V C, Ribeiro L E F, Tatsui N, Cvintal T. uso do concentrado de plaquetas em doença da superfície ocular – Use of platelet concentrate for ocular surface disease. Ver Brás Oftalmol. 2007; 66(4): 254-261.

90 - Arnalich F, Rodriguez A E, Luque-Rio A, Alio J L. Solid Platelet Rich Plasma in Corneal Surgery. Ophthalmol Ther 2016; 5:31-45.

91 - Ribeiro M V M R, Barbosa F T, Ribeiro L E F, Lacet C M C, Lyra J M A G, Guedes V L, Pinto P C A, Ribeiro E A N. Platelet-rich plasma in diabetic dry eye disease. Rev Bras Oftalmol. 2016; 75 (4): 308-313.

92 - Liu L, Hartwig D, Harloff S, Herminghaus P, Wedel T, kasper K, Geerling G. Corneal Epitheliotrophic Capacity of Three Different Blood-Derived Preparations. IOVS 2006; 47(6):2438-2444.

93 - Dua H S, Said D G, Messmer E M, Rolando M, Benitez-Del-Castillo J M, Hossain P N, Shortt A J, Geerling M, Nubile M, Figueiredo F C, Rauz S, Mastropasqua L, Rama P, Baudouin C. Neurotrophic keratopathy. Prog Retin Eye Res 2018; 66:107-131. doi: 10.1016/j.preteyeres.2018.04.003.

94 - Gumus K. Topical coenzyme Q10 Eye drops as an adjuvant treatment in challenging refractory corneal ulcers: A case serie and literature review. Eye Contact Lens 2017; 43(2): 73-80. doi: 101097/ICL.0000000000000229

95 - McElvanney A M. Doxycycline in the management of pseudomonas corneal melting: two case reports and a review of the literature. Eye Contact Lens 2003; 29(4):258-261

96 - Smith V A, Cook S D. Doxycycline – a role in ocular surface repair. Br J Ophthalmol. 2004; 88(5):619-625.

97 - Chandler H L, Gemensky-Metzler A J, Bras I D, Robbin-Webb T E, Saville W J, Colitz C M. In vivo effects of adjunctive tetracycline treatment on refractory corneal ulcers in dogs. J AM Vet Med Assoc. 2010; 237(4):378-386. doi: 10.2460/javma.237.4.378.

98 - Dan L, Shi-long Y, Miao-li L, Yong-ping L, Hong-jie M, Ying Z, Xiang-gui W.Inhibitory effect of oral doxycycline on neovascularization in a rat corneal alkali burn model of angiogenesis.Curr Eye Res. 2008; 33(8):653-660. doi: 10.1080/02713680802245772.

99 - Shimmura-Tomita M1, Shimmura S, Satake Y, Shimazaki-Den S, Omoto M, Tsubota K. Keratoplasty postoperative treatment update.Cornea. 2013 Nov;32 Suppl 1:S60-4. doi: 10.1097/ICO.0b013e3182a2c937.

100 - Bali S, Filek R, Si F, Hodge W. Systemic immunosuppression in high-risk penetrating. Keratoplasty: A systematic review. J Clin Med Res. 2016; 8(4): 269-276.

101 - Yu A L, Kaiser M, Schaumberger M, Messmer E, Kook D, Welge-Lussen U. Donor-related risk factors and preoperative recipient-related risk factors for graft failure. Cornea 2014; 33(11): 1149-1156.

102 - Shimazaki J Den S Omoto M Satake Y Shimmura S Tsubota K. Prospective, randomized study of the efficacy of systemic cyclosporine in high-risk corneal transplantation. Am J Ophthalmol. 2011; 152: 33-39 e3

103 - Joseph A Raj D Shanmuganathan V Powell R J Dua H S. Tacrolimus immunosuppression in high-risk corneal grafts. Br J Ophthalmol. 2007; 91: 51-55)

104 - Chatel M A Larkin D F. Sirolimus and mycophenolate as combination prophylaxis in corneal transplant recipients at high rejection risk. Am J Ophthalmol. 2010; 150: 179-184

105 - Birnbaum F Mayweg S Reis A et al. Mycophenolate mofetil (MMF) following penetrating high-risk keratoplasty: long-term results of a prospective, randomised, multicentre study. Eye (Lond). 2009; 23: 2063-2070)

106 - Edelstein S L, DeMatteo J, Stoeger C G, Macsai M S, Wang C-H. Report of the Eye Bank Association of America Medical Review Subcommittee on Adverse Reactions Reported From 2007 to 2014. Cornea 2016; 35(7):917-926.

107 - Boruchof S A, Jenson A D, Dohlman C H: Comparison of suture techniques in keratoplasty for keratoconns, AM Ophthalmol, 7: 433-436, 1975

108 - Fujii S, Matsumoto Y, Fukui M, Fujitake J, Kawakita T, Shimmura S, Tsubota K. Clinical backgrounds of postoperative keratoplasty patients with spontaneous wound dehiscence or graps after suture removal. Cornea 2014; 33(12): 1320-1323. doi: 10.1097/ICO.0000000000000284.

109 - Timaru C M, Stefan C, Iliescu D A, De S A, Batras M. Matrix regenerative therapy. Romanian Journal of Ophthalmology 2017; 61(1): 2-10. doi:10.22336/rjo.2017.2)

110 - Masket S, Hovanesian J, Raizman M, Wee D, Fram N. Use of a calibrated force gauge in clear corneal cataract surgery

to quantify point-pressure. J Cataract Refract Surg 2013; 39: 511-518.

111 - Ljubimov A V, Saghizadeh M. Progress in corneal wound healing. Prog Retin Eye Res 2015; 49: 17-45. doi:10.1016/j.preteyeres.2015.07.002.

112 - Johnson A J, Stulting R D. Knot-tying principles and techniques. In: Macsai M S, ed. Ophthalmic Microsurgical Suturing Techniques. New York, NY 2007; 3: 21-8.

113 - Behrens A, Seitz B, Küchle M, Langenbucher A, Kus M M, Rummelt C, Naumann G O H. "Orientation teeth" in non--mechanical laser corneal trephination for penetrating keratoplasty: 2.94 μm Er:YAG v 193 nm ArF excimer laser. Br F Ophthalmol 1999; 83: 1008-1012.

114 - Valle V D, Bonci P. Excimer laser mushroom penetrating keratoplasty: new technique. Eur J Ophthalmol 2014; 24(2): 186-190.

115 - Canovetti A, Malandrini A, Lenzetti L, Rossi F, Pini R, Menabuoni L. Laser-assisted penetrating keratoplasty: 1-year results in patients using a laser-welded anvil-profiled graft. AmJ Ophthalmol 2014; 158(4): 664-670. e2. doi: 10.1016/j.ajo.2014.07.010. Epub 2014 Jul 15.

116 - Menabuoni L, Pini R, Rossi F, Lenzetti I, Yoo S H, Parel J-M. Laser-assited corneal welding in cataract surgery: Retrospective study. J Cataract Refract Surg 2007; 33: 1608-1612.

117 - Rossi F, Matteini P, ratto F, Menabuoni L, Lenzetti I, Pini R. Laser tissue welding in ophthalmic surgery. J. Biophoton. 2008; 1(4): 331-342.

118 - Ioannis M Aslanides, Vasilis D Selimis, Nikolaos V Bessis, and Panagiotis N Georgoudis. A pharmacological modification of pain and epithelial healing in contemporary transepithelial all-surface laser ablation (ASLA). Clin Ophthalmol. 2015; 9: 685–690.Published online 2015 Apr 15. doi: [10.2147/OPTH.S81061

119 - Experimental - Celine Olmiere; Zhiguo He; Emmanuel Crouzet; Chantal Perrache; Simone Piselli; Remy Jullienne; Philippe Gain; Gilles Thuret. Topical treatment with a new matrix therapy agent or regenerating agent (RGTA) (CACICOL) improves epithelial wound healing after penetrating keratoplasty in a rabbit model. ARVO Annual Meeting Abstract. June 2015

120 - Julienne R, Haouas M, Trone MC, et al. Topical treatment with a new matrix therapy agent (RGTA, CACICOL-20) improves epithelial wound healing after penetrating keratoplasty. Acta Ophthalmologica. 2014;92(Suppl S253):S0

121 - Bourne W M, Hodge D, Nelson L R. Corneal endothelium five years after transplantation, AM. J. ophthalmol. 1994:118:185-196

122 - Seabra R F. Selante de fibrina extraído do veneno da cascavel entra na sua terceira fase. Disponível em: URL: http://cevap.org.br/2018/04/25/selante-de-fibrina. 2018 comunicado UNESP, Botucatu, 2018 Seabra R F. Veneno de cascavel com sangue de búfalo viram adesivo biocurativo. Disponível em URL: http://cevap.org.br/2018/04/25/veneno-de-cascavel.

123 - Okumura N, Kinoshita S, Koizumi N. Application of Rho Kinase Inhibitors for the Treatment of Corneal Endothelial Diseases. Hindawi. Journal of Ophthalmology 2017; volume 2017. Article ID 2646904, 8 pages. In: https://doi.org/10.1155/2017/2646904.

124 - Kim M J, Kim J H, Jeon H S, Wee W R, Hyon J Y. Effect of histocompatibility Y antigen matching on graft survival in primary penetrating keratoplasty. Cornea 2018; 37(1): 33-38.

125 - App de compatibilidade Austrália, Fígado (Ver com Maria do Carmo) Médicos se baseiam no Tinder para criar novo método de transplante de fígado. CanalTech (redação) 2017 janeiro 17. Disponível em URL: http://canaltech.com.br/ciencia.

126 - Fagerholm P, Lagali N S, Merrett K, Jackson W B, Munger R, Liu Y, Polarek J W. A Biosynthetic Alternative to Human Donor Tissue for inducing Corneal Regeneration: 24-Month Follow-Up of a Phase 1 Clinical Study. Science Translational Medicine 2010; 2(46): pp. 46ra61. DOI: 10.1126/scitranslmed.3001022.

127 - Gonzales-Andrades M, Cardona J LC, Ionescu A M, Campos A, Perez M D M, Alaminos M. Generation of Bioengineered Córneas with Decellularizes Xenografts and Human Keratocytes. IOVS 2011; 52(1): 215-222

128 - Fagerholm P, Lagali N S, Ong J A, Merrett K, Jackson W B, Polarek J W, Suuronen E J, Liu Y, Brunette I, Griffith M. Biomaterials 2014: 2420-2427.

129 - Ljubimov A V, Saghizadeh M. Progress in corneal wound healing. Prog Retin Eye Res 2015; 49: 17-45. doi:10.1016/j.preteyeres.2015.07.002.

130 - Purcell J J, Krachmer J H, Doughman D J, Bourne W M. Expulsive hemorrhage in penetrating keratoplasty. Opthalmology 1982; 89(1): 41-43.

131 - Perl T, Charlton K H, Binder P C: Disparate diameter grafting – Astigmatism, intraocular pressure and visual acuity, ophthalmology 88:774-780, 1981

132 - Yiu S C. Strategies for local gene therapy of corneal allograft rejection. Middle East Afr J Ophthalmol 2013;20(1): 11-25.

133 - Figueiredo C, Blasczyk R. RNA Interference as a Tool to Reduce the Risk of Rejection in Cell-Based Therapies. RNA Interference 2016. DOI: 10.5772/61829. Available from: https://www.intechopen.com/books/rna-interference/rna-interference-as-a-tool-to-reduce-the-risk-of-rejection-in-cell--based-therapies.

134 - Fries D et al. Triple therapy with low-dose cyclosporine, azathioprine, and steroids: long-term results of a randomized study in cadaver donor renal transplantation. Transplant Proc 1988; 20: (suppl 3) 130-135.

135 - Castro M C R, Cvintal T. Best survival of corneal transplantation using systemic immunossupression. XV American Society of Transplant Physicians Abstracts. Book 1996; p 244.

136 - Crawford A Z, Patel D V, McGhee C N J. A brief history of cornel transplantation: From ancient to modern. Oman J Ophthalmol. 2013; 6(Suppl 1): S12-S17.

137 - Lesk R, Ammann H, Marcil G, Vinet B, Lamer L, Sebag M. The penetration of oral Ciprofloxacin into the aqueous humor, vitreous, and subretinal fluid of humans. A J Ophthalmol.1993; 115(5): 623-628.

138 - Hariprasad S M, Mieler W F, Holz E R. Vitreous and aqueous penetration of orally administered Gatifloxacin

in humans. Arch Ophthalmol. 2003; 121(3):345-350. doi: 10/1001/archopht.121.3.345

139 - Gross RH, Poulsen EJ, Davitt S, Schwab IR, Mannis MJ. Comparison of astigmatism after penetrating keratoplasty by experienced cornea surgeons and cornea fellows. Am J Ophthalmol. 1997 May; 123(5):636-43.

140 - Hammoudi DS, Segev F, Abdolell M, Rootman DS. Outcome of penetrating keratoplasty performed by cornea fellows compared with that of an experienced staff surgeon. Cornea. 2005 May; 24(4):410-6.

141 - Hoffman J, Spencer F, Ezra D, Day AC. Changes in UK ophthalmology surgical training: analysis of cumulative surgical experience 2009-2015.BMJ Open. 2017 Oct6; 7(10): e018526. doi: 10.1136/bmjopen-2017-018526.

142 - Ramakrishnan, Seema & Baskaran, Prabu & Fazal, Romana & Sulaiman, Syed & Krishnan, Tiruvengada & Venkatesh, Rengaraj. (2016). Spring-action Apparatus for Fixation of Eyeball (SAFE): A novel, cost-effective yet simple device for ophthalmic wet-lab training. British Journal of Ophthalmology. 100. bjophthalmol-2015.

143 - Randleman JB, Song CD, Palay DA. Indications for and outcomes of penetrating keratoplasty performed by resident surgeons. Am J Ophthalmol. 2003 Jul; 136 (1): 68-75.

144 - (VC) Shimmura-Tomita M, Shimmura S, Tsubota K, Shimazaki J. Penetrating Keratoplasty Performed by Residents Compared With an Experienced Cornea Transplant Surgeon. J Surg Educ. 2017 Mar – Apr; 74 (2): 258-263.

Posteres

145 - Steinegger K, Dirani A, Bergin C, Mayer C, Majo F, Behar-Cohen F, Pournaras JAC. Apresentação de Poster: Assessment of the BIONIKO prosthetic surgical training tools. Jules-Gonin Eye Hospital, Department of Ophthalmology University of Lausanne, Lausanne, Switzerland.

146 - Cabot F, Joag M, Chhadva P, Freitas C, Durkee H, Alawa k, Arrieta E, Parel JM, Yoo SH, Karp C. Apresentação de Poster: Assessment of Cornal Suturing Performance Using the Bioniko Ophthalmic Surgery Models in Inexperienced vs. Experienced Ophthalmic Surgeons.

147 - Alawa K, Cabot A, Durkee H, Joag M, Aguillar M, Chhadva P, Mote K, Parel JM, Galor A, Yoo SH, Karp CL. Apresentação de Poster: Assessment of Corneal Suturing Performance on Novel 3D-printed Ophthalmic Teaching Models Using a Custom Photogrammetry – Based Software.

7
Transplante de Córnea Penetrante com Laser de Femtossegundo

Leonardo de Resende Sousa Oliveira

Introdução

A tecnologia do laser de femtossegundo foi incorporada na cirurgia oftalmológica, sendo cada vez mais presente em diversos serviços brasileiros. Por meio de inúmeros pulsos de fotodisrupção adjacentes, permite-se o corte do tecido corneano. A utilização dessa tecnologia é possível em transplantes penetrantes e lamelares anteriores, sendo possível programar o corte com padrão circular ou com diferentes arquiteturas.

O laser de femtossegundo foi desenvolvido pelo Dr. Kurtz, na Universidade de Michigan, nos anos 90. Inicialmente, foi utilizado para a confecção dos *flaps* de LASIK, entretanto, em 2005, foi realizado o primeiro transplante penetrante de córnea utilizando-se o laser de femtossegundo.[1] A primeira plataforma a realizar tal técnica foi a IntralaseTM (IntraLase Femtosecond Laser, AMO, Irvine, CA).[2]

A arquitetura da ferida operatória pode ser confeccionada de diferentes formas. As formas convencionais, *mushroom*, *zig-zag*, *top-hat* e *Christmas tree* são as mais utilizadas (Figura 7.1). Ignacio *et al.*[3] destacam maior estabilidade da ferida cirúrgica, bem como menor *Seidel*, ao final da cirurgia, em estu-

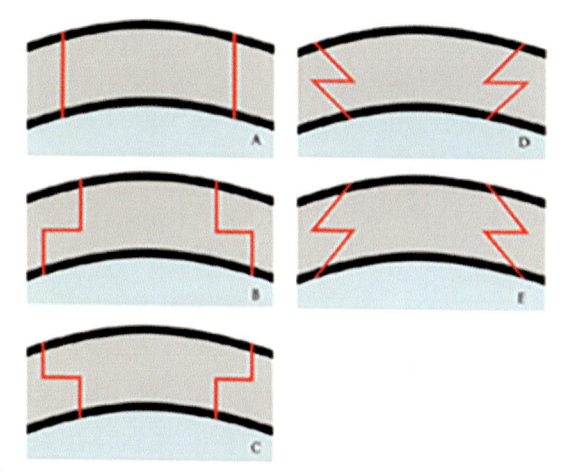

Figura 7.1 (A) Corte circular padrão (B) *Top hat* (C) *Mushroom* (D) *Zig-Zag* (E) Christmas Tree.
Fonte: GAUGER; GOINS, 2009.

dos com configuração *top-hat*. Maier *et al.*[4] demonstraram maior resistência ao vazamento e ao prolapso do tecido corneano, estatisticamente superior ao padrão de corte convencional: a pressão na câmara artificial necessária para provocar vazamento no transplante manual foi de 38 mmHg, enquanto no transplante com femtossegundo, foi de 240 mmHg, mostrando melhor selamento e estabilidade da ferida operatória no corte com o laser.[5]

O uso de laser de femtossegundo nos transplantes pode permitir mais centralização e coaptação do tecido operado, de modo a diminuir a assimetria de tensão das suturas, provendo recuperação visual mais rápida e melhor do paciente. A superioridade do femtossegundo em relação à acuidade visual e ao astigmatismo induzido cirurgicamente parece se resumir aos primeiros meses de pós-operatório, com resultados semelhantes em longo prazo. Contudo, a literatura é controversa e faltam estudos randomizados, prospectivos e que abranjam uma população com mesmo potencial visual e diagnóstico primário, para mais comparação de ambas as técnicas.[1]

Selecionando o paciente

O candidato ao transplante com laser de femtossegundo apresenta os mesmos critérios dos que têm a indicação da técnica convencional. Na avaliação pré-operatória, alguns cuidados devem ser verificados, como a avaliação da fenda palpebral, a exposição do fórnice conjuntival e o aspecto da conjuntiva bulbar. Pacientes com fenda palpebral muito estreita, bem como pacientes já operados de cirurgia filtrante de glaucoma podem não apresentar adequada coaptação do anel de sucção na região limbar, sendo contraindicada a técnica com laser de femtossegundo, para esses.

Embora o laser apresente excelente penetração no tecido corneano, sabe-se que, em pacientes com opacidades corneanas severas ou vascularização intensa, podem ser necessários ajustes na potência e na velocidade do corte. Em casos de intensa opacidade, sugere-se que se dê preferência ao corte circular, uma vez que são mais frequentes áreas de maior aderência ou intervalos não cortados por essa tecnologia.

Casos em que sejam necessários transplantes de grande diâmetro, acima de 10 mm de córnea receptora, é adequado optar pela trepanação por lâmina convencional, visto que esse, geralmente, é o tamanho máximo oferecido pelas plataformas na preparação da córnea receptora.

Preparando a córnea doadora

Córneas doadoras com rimas esclerais maiores ou iguais a 3-4 mm podem garantir mais estabilidade quando estiverem posicionadas em câmaras artificiais (Figura 7.2). Córneas doadoras com rimas pequenas apresentam mais facilidade de se desprenderem total ou parcialmente da câmara artificial, podendo levar a cortes assimétricos, principalmente em transplantes de grande diâmetro. Independentemente da plataforma utilizada, o cirurgião deve garantir a adequada centralização do corte, com energia e velocidade adequadas para sua maior efetividade.

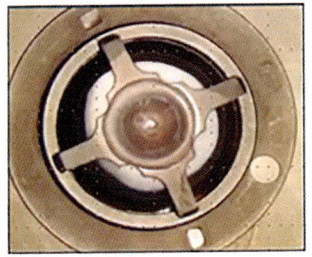

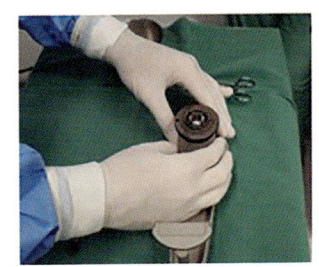

Figura 7.2 (A) Botão doador na câmara artificial (B) Visão da câmara artificial (Sistema LDV Z8/Ziemer).
Fonte: Acervo pessoal.

A utilização de Sinskey durante a manipulação e o preenchimento da câmara artificial com viscoelástico tornam a etapa de remoção do tecido mais delicada. Todos esses cuidados propiciam menor manipulação do tecido doador durante sua remoção da câmara. Por vezes, pode ser necessária a utilização de lâminas ou tesouras, para remoção de estroma ainda coaptado.

Preparação do tecido receptor

Resultados obtidos pela utilização laser demonstram bem mais coaptação dos tecidos doador e receptor, como já relatado.

Alguns cuidados devem ser tomados para o melhor resultado visual, como a centralização do corte e a diferença entre os botões doador e receptor. A centralização do corte no paciente é facilitada com marcações realizadas com trépanos de grande diâmetro ou com 4 a 5 marcações na periferia, distando 1,5 a 2 mm do limbo (Figura 7.3). A marcação no centro corneano não serve de referência em pacientes com ceratocone, em virtude da assimetria apresentada por essas córneas. Em relação à diferença entre a córnea doadora e a receptora, orienta-se que esta seja de 0,2 mm a 0,4 mm, a depender da preferência do cirurgião, bem como do objetivo refracional e da amplitude de câmara anterior final que se deseja.

O vácuo para estabilidade (*docking*) do laser de femtossegundo é etapa importante e deve durar o menor tempo possível, devido à elevada pressão intraocular durante esse processo – cerca de 40 a 50 mmHg. De acordo com a experiência do cirurgião, esse processo torna-se mais rápido (Figura 7.4).

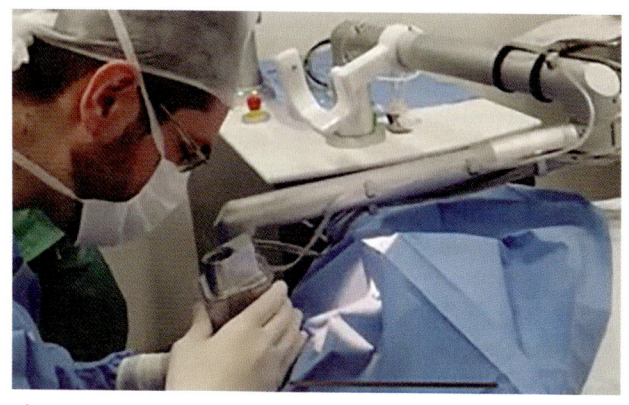

Figura 7.4 Realização de corte na córnea receptora com laser LDV Z8. (Sistema LDV Z8/Ziemer)
Fonte: Acervo pessoal

Em casos em que o laser femtossegundo não está situado na mesma sala em que o paciente será operado, pode-se deixar programado áreas de "não corte", principalmente na córnea receptora. Assim, pontes de cerca de 20 a 30 μm no estroma intermediário são mantidas, permitindo mais segurança no transporte do paciente entre as salas do centro cirúrgico. Essas traves podem ser facilmente removidas no intraoperatório. Após a realização de corte a laser, estando a câmara anterior formada, administra-se uma gota de colírio de iodo, com posterior lavagem.

Utilização de OCT durante a confecção do corte

A evolução das plataformas de laser de femtossegundo permitiu a realização da tomografia de coerência óptica (OCT) durante o *docking*, sendo possível o refinamento do planejamento do corte a laser, de modo a ajustar a velocidade e a profundidade de corte (Figura 7.5).

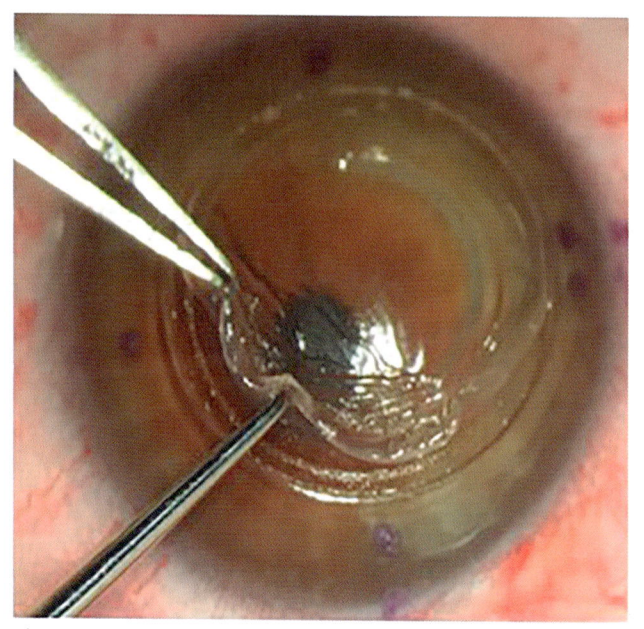

Figura 7.3 Córnea doadora já com corte *mushroom*. Observe marcações na periferia da córnea do paciente, orientando adequada centralização. Observe a possibilidade de se manter a câmara ainda não acessada, uma vez da presença de áreas de não corte (traves estromais). Trata-se de uma proteção facilmente removida pelo cirurgião no intraoperatório. (Corte na plataforma Intralase / IntraLase Femtosecond Laser, AMO, Irvine, CA)
Fonte: Acervo pessoal.

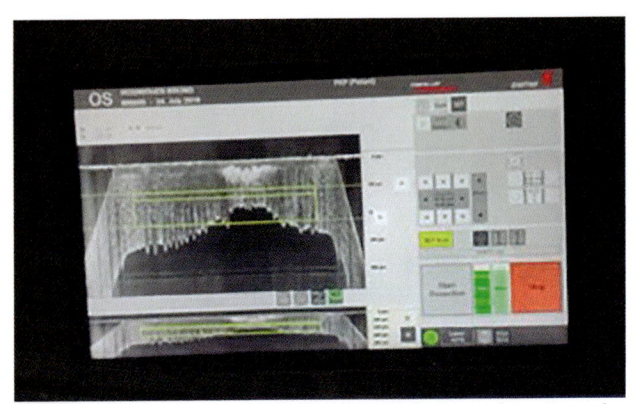

Figura 7.5 Tela de programação do corte a laser durante o *docking*. Na imagem, é possível visualizar a córnea através de imagem de OCT.
Fonte: Acervo pessoal

Sutura

A sutura deve ser realizada na profundidade compatível com a inclusão das camadas profundas da córnea – 90% profundidade estromal – uma vez que suturas superficiais podem levar à deiscência precoce, hidratação do estroma profundo, bem como ectasias de inferface (Figura 7.6). Em pacientes submetidos à técnica *zig-zag*, suturas com 50% de profundidade já seriam eficientes para adequada estabilização da interface[7] (Figura 7.7).

Os resultados da literatura podem variar no que diz respeito à acuidade visual pós--transplante. Burato e Bohm[9] demonstraram recuperação visual mais precoce, com menor indução do astigmatismo. Daniel et

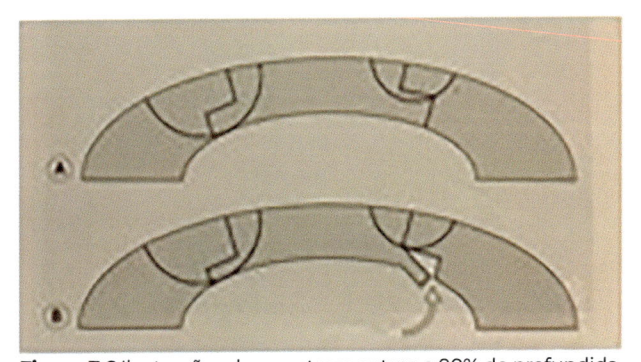

Figura 7.6 Ilustrações demonstram sutura a 90% de profundidade à esquerda, em córnea A e B. À direita, observa-se sutura com profundidade intermediária em A, não cursando com complicações. Em córnea B, à direita, observa-se tecido profundo não coaptado e hidratação do estroma profundo.
Fonte: FARID; GARG; STELNERT, 2011.

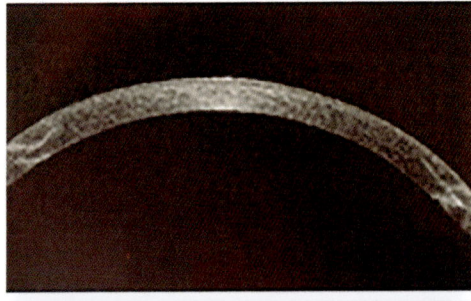

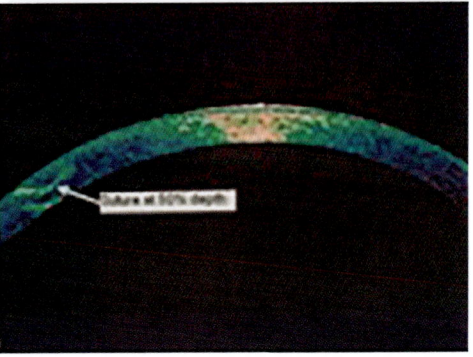

Figura 7.7 (A e B) OCT demonstra interface em *zig-zag*, com sutura a 50% de profundidade.
Fonte: FARID; GARG; STELNERT, 2011.

al.[10], por outro lado, observaram menor astigmatismo no pós-operatório de transplante manual, em relação às técnicas *mushroom* e *top-hat* usando-se o femtossegundo, com significância estatística.

Sobre a remoção de suturas, Chamberlain et al.[11] e Bahar et al.[12] demonstraram mais vantagem do grupo submetido ao femtossegundo versus a técnica manual, devido ao menor tempo de remoção de suturas. A cicatrização da ferida cirúrgica no transplante a laser parece ser mais precoce, e a remoção das suturas deve seguir o eixo mais curvo e a refração pós-operatória. Em geral, a remoção de sutura pode ser iniciada aos 3-4 meses de cirurgia, abordando astigmatismos refracionais induzidos acima de 3,5 a 4,0 dioptrias. No entanto, isso dependerá da acuidade visual do paciente, dos achados topográficos, da estabilidade refracional e, evidentemente, da experiência de cada cirurgião.

Price *et al.*[13] demonstraram perda endotelial semelhante entre a técnica convencional e o transplante com corte *top-hat*. Bahar *et al.*[12] observaram, ao final de um ano de acompanhamento, uma média de contagem endotelial significativamente maior, no grupo femtossegundo padrão *top-hat* (1.981/mm^2), em relação à técnica manual (1.449/mm^2). A taxa de perda celular foi de 32,4% após esse período no grupo do laser e de 40,8% no grupo submetido ao transplante manual (p = 0,05). Os autores advogam que tais resultados podem ter sido não somente pelo menor trauma intraoperatório, mas também pelo maior diâmetro posterior do padrão *top-hat*, levando maior quantidade de células endoteliais do doador para o receptor.

Conclusão

A realização de transplante com laser de femtossegundo é prática frequente, em grandes centros de referência em transplante de córnea, por meio de diferentes plataformas. O especialista em córnea que opta por incorporar essa tecnologia em sua rotina necessita se manter em constante atualização e prática, de modo a maximizar seus resultados. A Tecnologia e a Medicina sempre estarão alinhadas e ambas devem se aprimorar em benefício do paciente.

Referências

1 - Oliveira, RR de; Forseto, AS. Transplante penetrante de córnea com femtossegundo: Resultados da literatura. In: CONSELHO BRASILEIRO DE OFTALMOLOGIA. Lasers em Oftalmologia. Cultura Médica, 2019. cap. 16.

2 - Hoffart, L. et al. Short-term results of penetrating keratoplasty performed with de Femtec femtosecond laser. Am Ophtalmol., v. 146, n. 1, p. 50-55, 2008.

3 - Ignacio, TS. et al. Top-hat wound configuration for penetrating keratoplasty using the femtosecond laser: a laboratory model. Cornea, v. 25, p. 336-340, 2006.

4 - Maier, P. et al. Improved Wound Stability of Top-Hat Profiled Femtosecond Laser-Assisted Penetrating Keratoplasty In Vitro. Cornea, v.31, n. 8, p. 6-963, ago. 2012.

5 - Gaster, RN; Dumitrascu, O; Rabinowitz, YS. Penetrating keratoplasty using femtosecond laser-enabled keratoplasty with zig-zag incisions versus a mechanical trephine in patients with keratoconus. Br J Ophthalmol., v. 96, n. 9, p. 9-1195, set. 2012.

6 - Gauger, EH; Goins, KM. Laser Assisted Keratoplasty. EyeRounds.org. 15 out. 2009. Disponível em: http://www.EyeRounds.org/cases/46-LaserAssistedKeratoplasty.htm. Acesso em: 27 jul. 2020.

7 - Farid, M; Kim, M; Stelnert, RF. Results of penetrating keratoplasty peformed with femtosecondf laser zigzag incision: initial report. Am J Ophtamol., v. 145, v. 2, p. 210-214, 2008.

8 - Farid, M; Garg, S; Stelnert, RF. Femtosecond laser-assisted penetrating keratoplasty. In: Krachmer; Mannis; Holland. Cornea: Surgery of the cornea and conjunctiva. 3. ed. Mosby Elsevier, 2011. v. 2. p. 1352.

9 - Buratto, L; Bohm, E. The use of femtosecond laser in penetrating keratoplasty. Am Ophtamol., v. 143, n. 5, p. 737-742, 2007.

10 - Daniel, MC. et al. Comparison of Long-Term Outcomes of Femtosecond Laser-Assisted Keratoplasty with Conventional Keratoplasty. Cornea, v. 35, n. 3, p. 8-293, mar. 2016.

11 - Chamberlain, WD. et al. Comparison of Femtosecond Laser-assisted Keratoplasty versus Conventional Penetrating Keratoplasty. Ophthalmology, v. 118, n. 3, p. 91-486, mar. 2011.

12 - Bahar, I. et al. Femtosecond laser versus manual dissection for top hat penetrating keratoplasty. Br J Ophthalmol., v. 93, n. 1, p.8-73, jan. 2009.

13 - Price, FW; Price, MO. Femtosecond laser shaped penetrating keratoplasty: one-year results utilizing a top-hat configuration. Am J Ophhtamol., v. 145, n. 2, p. 210-214, 2008.

8
Transplante de Córnea Penetrante com a Técnica "Avoid Open Sky"

João Marcelo Lyra
Leonardo Aguiar
Andréia Peltier Urbano
Bruno Vilaça

Introdução

Dentre todos os procedimentos de transplante de órgão/tecido no mundo, o transplante de córnea é o mais realizado.[1] A ceratoplastia penetrante convencional consiste na substituição da espessura total da córnea, apresentando boa taxa de sucesso no tratamento de opacidades e deformidades da córnea.[1,2,3] O desenvolvimento de novos tipos de cirurgia, como a ceratoplastia lamelar profunda e as técnicas lamelares posteriores, tem revolucionado os transplantes de córnea, principalmente nos últimos 10 anos.[1,3] Embora o transplante de córnea esteja passando de uma era da técnica penetrante para a substituição seletiva da camada da córnea doente, a ceratoplastia penetrante é a cirurgia de escolha para distúrbios da córnea de espessura total. Apesar do desenvolvimento das técnicas lamelares, a ceratoplastia penetrante convencional continua sendo um dos procedimentos mais comumente realizados, em todo o mundo.[4,5]

A pressão hidrostática é definida pela densidade do fluido, força da gravidade e diferença entre dois pontos em uma coluna de líquido. Quanto maior a diferença entre os dois pontos, maior será a pressão. Podemos utilizar este conceito nas cirurgias oftalmológicas como o transplante de córnea penetrante, principalmente para patologias que acometem todo o tecido da córnea. Uma das maiores limitações do transplante penetrante convencional é ser um procedimento "a céu aberto" (*open sky*).[6] A abertura da câmara anterior ocasiona mudança repentina da pressão hidrostática ocular, durante o tempo em que o globo está aberto e colapsado. Desta forma, o transplante total possui maior risco de complicações cirúrgicas, como a temida hemorragia supracoroidal expulsiva, prolapso vítreo e endoftalmite.[6,7,8]

Inspirados na técnica transplante lamelar anterior profundo,[9] Chen et al[10] desenvolveram um procedimento de ceratoplastia penetrante mais estável e seguro, pois a câmara anterior é mantida pressurizada durante o procedimento. Os autores propuseram uma técnica cirúrgica inovadora evitando a cirurgia "a céu aberto", ou "Avoid Open Sky", reduzindo substancialmente o risco de graves complicações. Iremos mostrar, a seguir, como fazemos a Cirurgia de Transplante de Córnea Penetrante com a Técnica "Avoid Open Sky", segundo os passos propostos por Chen et al (Figuras 8.1A à 8.1Q).

CAPÍTULO 8 - Transplante de Córnea Penetrante com a Técnica "Avoid Open Sky"

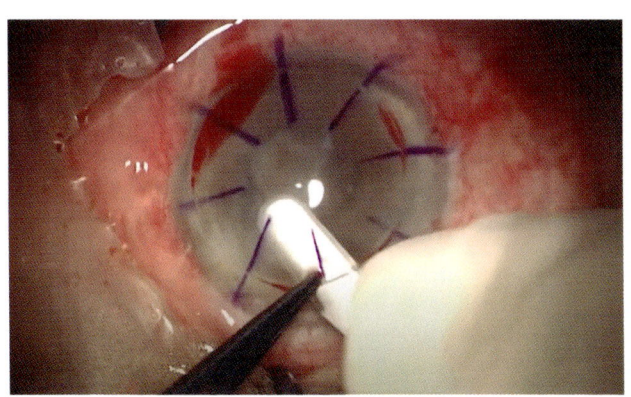

Figura 8.1A Plano de clivagem com lâmina crescente da lamela anterior profunda da córnea receptora.

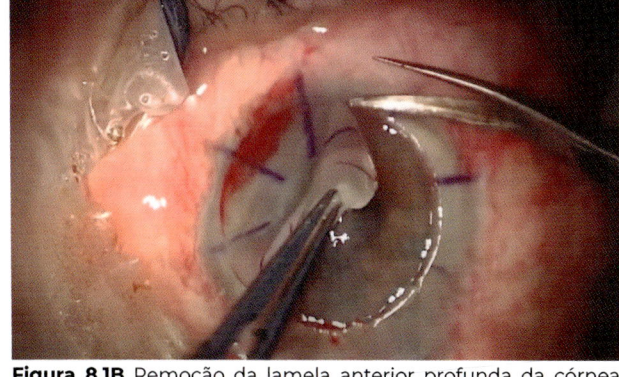

Figura 8.1B Remoção da lamela anterior profunda da córnea receptora com a tesoura de córnea, deixando um leito residual estromal posterior da córnea doadora.

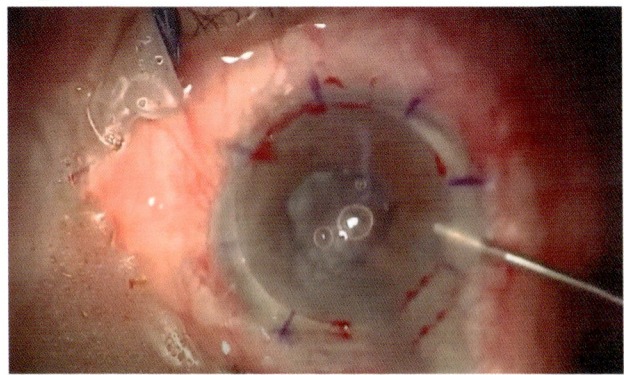

Figura 8.1C Injeção de viscoelástico na câmara anterior para manter a pressão hidrostática e evitar o trauma da íris.

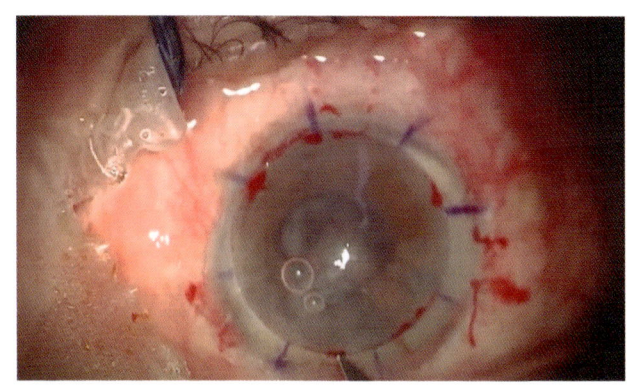

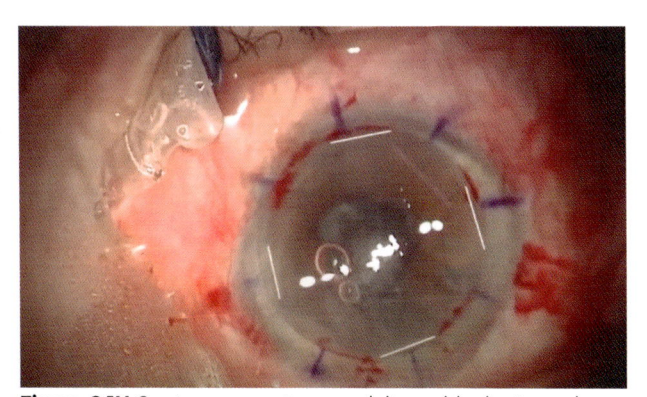

Figura 8.1D Realização de quatro paracenteses no leito residual estromal posterior da córnea receptora: às 12 horas.

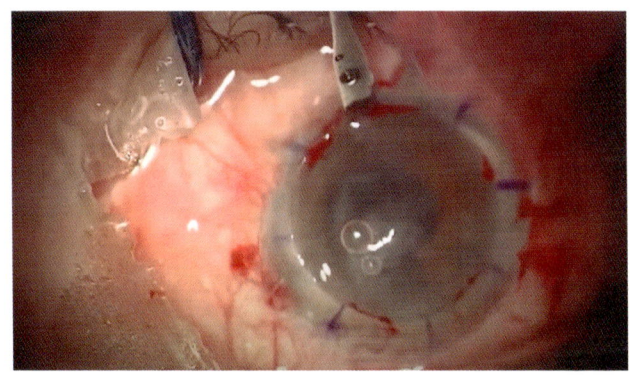

Figura 8.1E Realização de quatro paracenteses no leito residual estromal posterior da córnea receptora: às 6 horas.

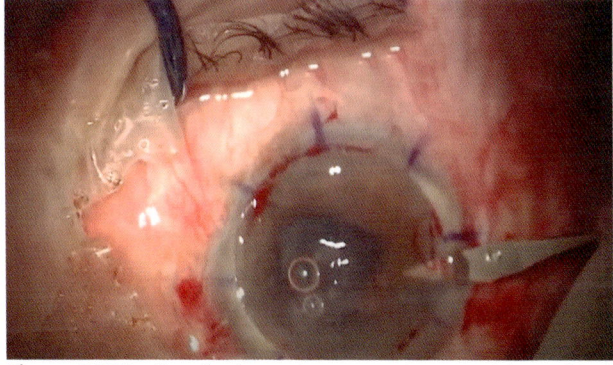

Figura 8.1F Realização de quatro paracenteses no leito residual estromal posterior da córnea receptora: às 9 horas.

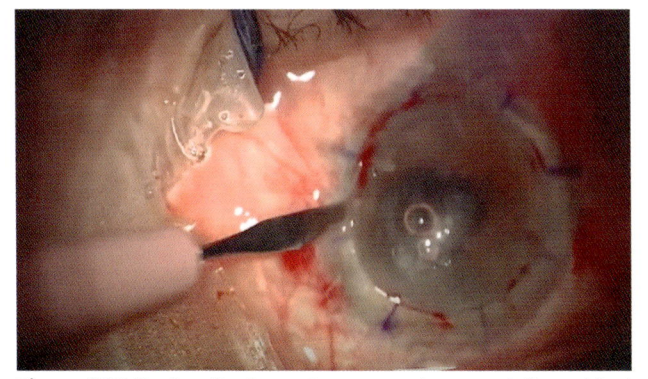

Figura 8.1G Realização de quatro paracenteses no leito residual estromal posterior da córnea receptora: às 3 horas.

Figura 8.1H Quatro paracenteses no leito residual estromal posterior da córnea receptora: às 12, às 6, às 9 e às 3 horas.

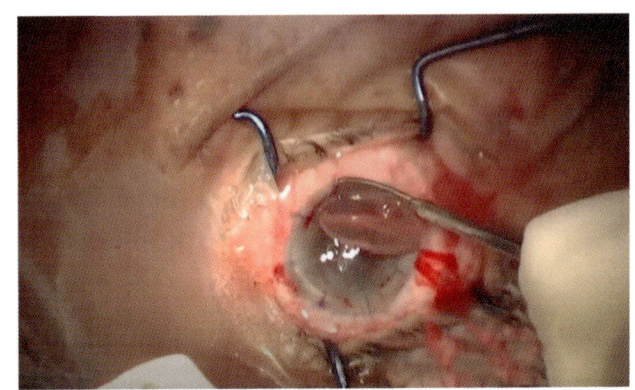

Figura 8.1I Colocação da córnea doadora com viscoelástico, no leito residual estromal posterior da córnea receptora, evitando o trauma endotelial da córnea doadora.

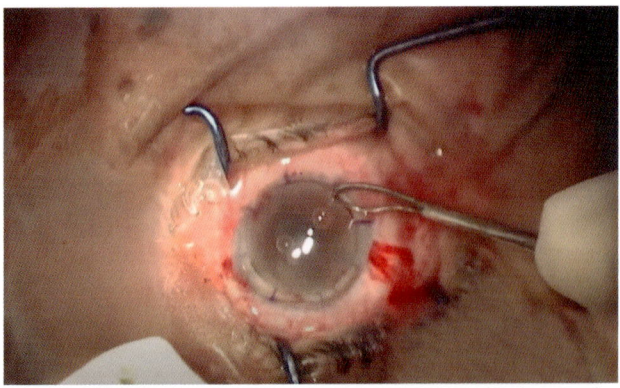

Figura 8.1J Córnea doadora protegida com viscoelástico, apoiada no leito residual estromal posterior da córnea receptora.

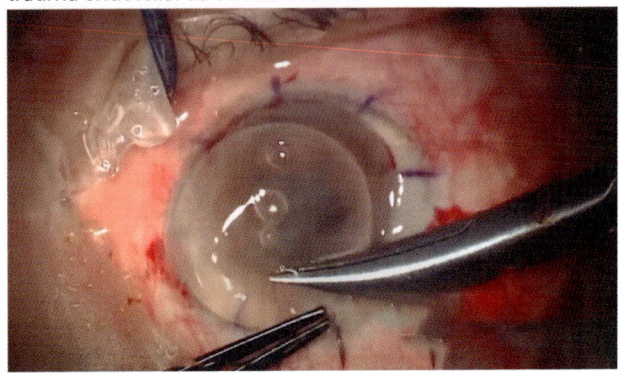

Figura 8.1L Sutura da córnea doadora coincidindo com as quatro paracenteses do leito residual estromal posterior da córnea receptora: sutura às 12 horas.

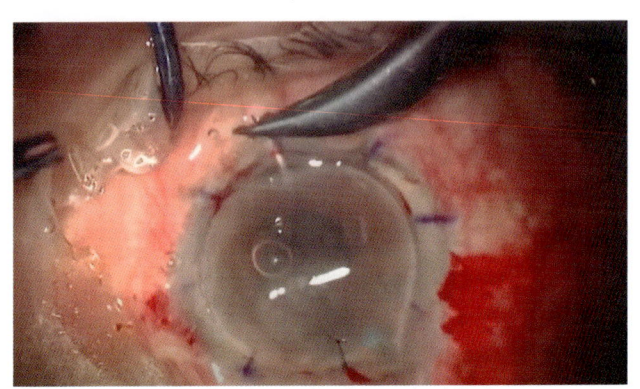

Figura 8.1M Sutura da córnea doadora coincidindo com as quatro paracenteses do leito residual estromal posterior da córnea receptora: sutura às 6 horas.

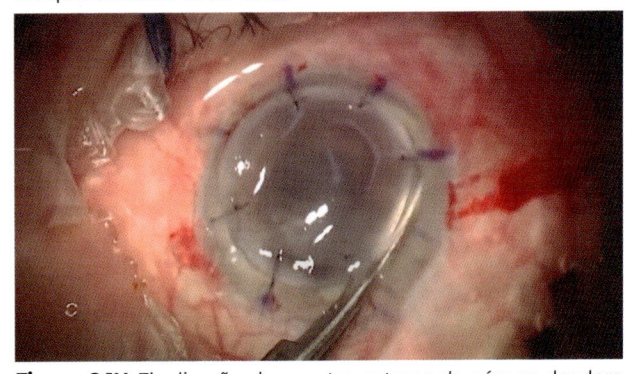

Figura 8.1N Finalização das quatro suturas da córnea doadora coincidindo com as quatro paracenteses do leito residual estromal posterior da córnea receptora: às 12, às 6, às 9 e às 3 horas. A partir desse momento, a abertura da câmara anterior é processada de forma gradual, com uma tesoura, fazendo a conexão entre as quatro paracenteses, evitando a descompressão repentina.

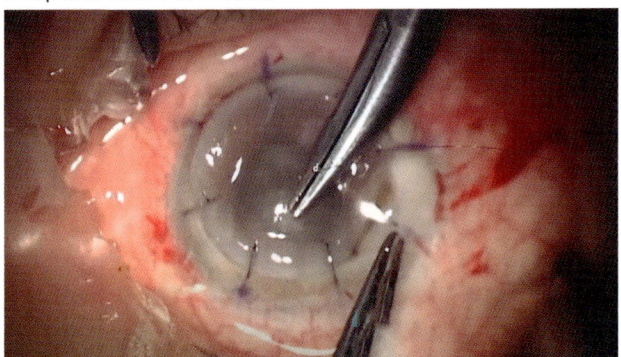

Figura 8.1 O Completar 7 suturas da córnea doadora com a córnea receptora, deixando o leito residual estromal posterior da córnea receptora já totalmente solto, abaixo da córnea doadora.

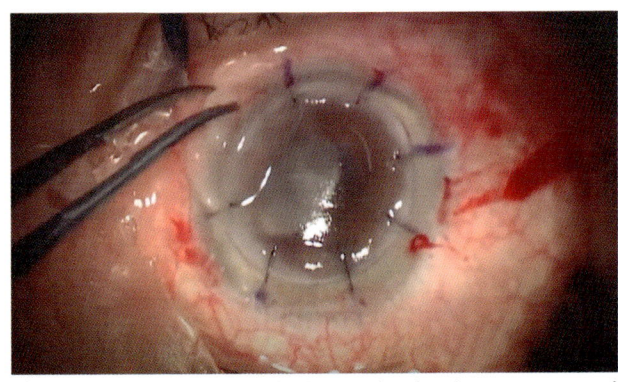

Figura 8.1P O estroma residual posterior da córnea receptora é retirado antes do oitavo ponto ser concluído.

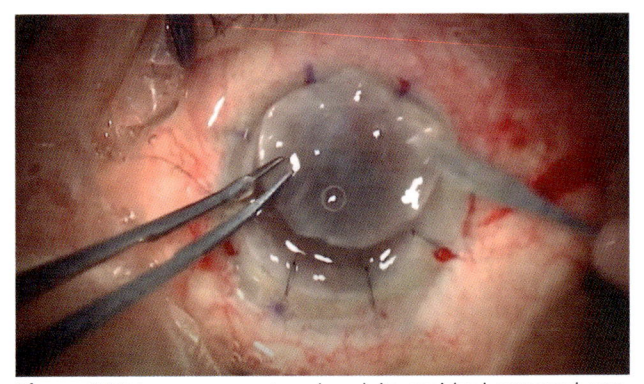

Figura 8.1Q Imagem mostrando o leito residual estromal posterior da córnea receptora removido. Após essa etapa, proceder as demais suturas da córnea doadora com a córnea receptora, finalizando a Cirurgia de Transplante de Córnea Penetrante com a Técnica "Avoid Open Sky".

Neste procedimento, é retirada a lamela anterior profunda (como no DALK), com a dissecção manual, deixando um leito residual estromal, ao invés de retirar todas as camadas da córnea. Logo após, é realizada uma parecentese e injetado viscoelástico coesivo na câmara anterior, para evitar trauma da íris e do cristalino. A seguir, são realizadas quatro paracenteses — às 12, 3, 6 e 9 horas — ao longo do eixo residual estromal. Em seguida, é introduzida a córnea doadora, com auxílio de viscoelástico, no leito estromal residual. Procede-se, então, as quatro suturas da córnea doadora com o leito estromal, coincidindo com as paracenteses. A partir deste momento, a abertura da câmara anterior é processada, de forma gradual, com a tesoura de córnea, promovendo a conexão entre as paracenteses e evitando a descompressão repentina. O estroma posterior residual é retirado antes do oitavo ponto ser concluído. A partir deste ponto, o transplante irá transcorrer com a finalização dos 16 pontos previstos na técnica. Desta forma, a pressão hidrostática vai, paulatinamente, se igualando com o meio externo, evitando complicações, como a hemorragia expulsiva. Segundo Chen e cols[10] a técnica foi realizada em 15 casos, com perda de células endoteliais de 25,7%, um ano de pós-operatório da técnica "Avoid Open Sky", demonstrando que o endotélio foi protegido com a nova técnica. Estudos demonstram que a perda de células endotelial variou entre 27,7% e 40,9%, na técnica de ceratoplastia penetrante convencional.[11,12] Este novo procedimento está associado a uma curva de aprendizado mais curta, em relação à cirurgia convencional, pois as suturas podem ser realizadas de maneira mais estável, já que a câmara anterior está perfeitamente mantida durante o procedimento. Da mesma forma, a distribuição da força exercida nos pontos da córnea fica mais equilibrada, o que ajuda a controlar o astigmatismo após a ceratoplastia. Na maioria dos artigos, o astigmatismo topográfico médio de um ano após a ceratoplastia convencional foi relatado entre 3,37 e 4,85 dioptrias,[13,14,15] e no estudo de Chen e cols.[10] o astigmatismo estava na extremidade inferior desse intervalo.

Recentemente, outros métodos foram propostos para obter um procedimento estabilizado de ceratoplastia penetrante,[16,17] no qual a câmara anterior é mantida. Alguns autores[16,17] propuseram uma técnica "Avoid Open Sky" que consiste em colocar a córnea doadora sobre a córnea receptora (*covered cornea*) e, antes do oitavo ponto ser concluído, a córnea receptora é retirada. O dano endotelial do botão do doador pareceu ser maior, devido ao contato temporário do endotélio doador com o botão do receptor. A vantagem da técnica descrita por Chen e cols.[10] é que a lamela do leito residual estromal é mais fina, podendo recuar levemente, para evitar atritos no momento da sutura da córnea doadora, proporcionando uma transição mais suave entre o tecido do receptor e doador.

Yukihiro e cols.[17] apresentaram resultados animadores em um relato de caso utilizando a técnica de ceratoplastia penetrante "Avoid Open Sky", em cirurgia tríplice com facoemulsificação e implante de lente intra-ocular. O transplante de córnea convencional a céu aberto é, tecnicamente, mais complexo na cirurgia tríplice, aumentando o risco de aderências iridocorneais, extrusão espontânea da lente e perda vítrea. Este estudo demonstrou que técnica de ceratoplastia com a manutenção parcial da lamela tornou o procedimento mais seguro, reprodutível e eficaz.

A experiência de nosso grupo decorre da utilização da técnica descrita por Chen e cols.,[10] em 10 casos de ceratoplastia penetrante "Avoid Open Sky". Além da maior segurança em relação à técnica "a céu aberto", ainda podemos observar outras vantagens, como a maior facilidade da passagem da agulha na confecção dos pontos iniciais, devido à permanência do leito residual estromal, menor risco de trauma da íris, menor risco de complicações do cristalino e melhor coaptação das bordas do transplante. As Figuras 8.2 e 8.3 mostram o 30º dia de pós operatório de um paciente submetido à Cirurgia de Transplante de Córnea Penetrante com a Técnica "Avoid Open Sky", com córnea transparente e sem edema estromal, enquanto a Figura 8.4 mostra o 4º mês de pós operatório, com a coaptação regular e simétrica entre o leito doador e o leito receptor.

Os corantes vitais tornaram-se ferramentas cirúrgicas eficazes e úteis para identificação de tecidos oculares. Vários tipos de corantes, incluindo fluoresceína, indocianina verde (ICG) e sangue autólogo são utilizados. De longe, o corante azul de Tripan tem sido o agente mais frequentemente utilizado na cirurgia de catarata, bem como em outras cirurgias do segmento anterior, principalmente no transplante lamelar posterior.[18]

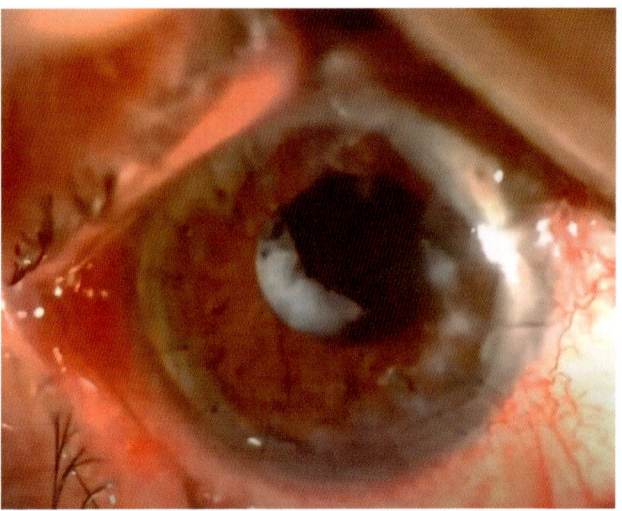

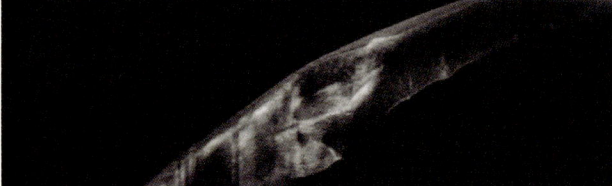

Figura 8.2 No 30º dia de pós-operatório da Cirurgia de Transplante de Córnea Penetrante com a Técnica "Avoid Open Sky", a córnea apresenta transparência normal.

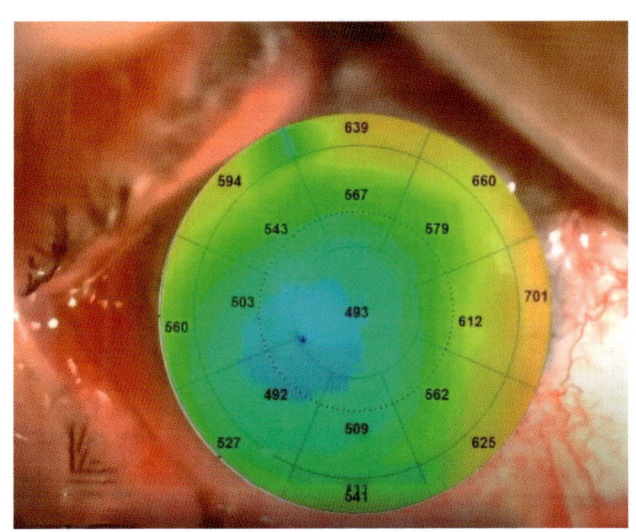

Figura 8.3 No 30º dia de pós-operatório da Cirurgia de Transplante de Córnea Penetrante com a Técnica "Avoid Open Sky", a córnea apresenta mapa paquimétrico sem edema estromal, no exame de OCT de segmento anterior.

Figura 8.4 No 4º mês de pós-operatório da Cirurgia de Transplante de Córnea Penetrante com a Técnica "Avoid Open Sky", o OCT de segmento anterior mostra uma coaptação regular e simétrica entre o leito doador e o leito receptor, já que as suturas são realizadas com o apoio do leito estromal residual posterior da córnea receptora.

Nosso grupo de pesquisa realizou uma modificação na técnica de Chen e cols.,[10] fazendo o uso do corante azul de tripan sobre o estroma da lamela residual, para facilitar a sua visualização durante a técnica. A inclusão desse passo cirúrgico foi proposto para facilitar a identificação e retirada da lamela residual, principalmente após a colocação da córnea doadora. A coloração da lamela com azul de tripan tornou a técnica mais segura e reprodutível, com menor risco de trauma por manipulação excessiva da lamela residual.

Em conclusão, o procedimento de ceratoplastia penetrante "evitando o céu aberto", com estabilização da pressão hidrostática durante todo o procedimento, parece ser uma técnica promissora e segura, nos casos que apresentam danos estruturais da córnea em toda a sua espessura. A técnica é, particularmente, útil em casos onde o risco de descompressão da câmara anterior é maior, como nos transplantes em afácicos, vitrectomizados, em crianças e nas cirurgias combinadas com extração do cristalino.[13,17]

Todos esses avanços, incluindo as técnicas lamelares e o procedimento "evitando o céu aberto", garantem melhores resultados cirúrgicos, permitindo que um número maior de pacientes sejam beneficiados e recuperados. A cirurgia assistida por laser de femtossegundo, a córnea desenvolvida por meio da bioengenharia tecidual, a impressão 3 D de tecido, a nanotecnologia e o tratamento clínico para doenças endoteliais também deverão desempenhar um papel cada vez mais preponderante, no futuro do tratamento das patologias da córnea.

Referências

1 - Tan DT, Dart JK, Holland EJ, et al. Corneal transplantation. Lancet. 2012;379:1749–1761.

2 - Muraine M, Toubeau D, Gueudry J, Brasseur G. Impact of new lamellar techniques of keratoplasty on eye bank activity. Graefes Arch Clin Exp Ophthalmol 2007;245:32–

3 - Cheng YY, Visser N, Schouten JS, et al. Endothelial cell loss and visual outcome of deep anterior lamellar keratoplasty versus penetrating keratoplasty: a randomized multi-center clinical trial. Ophthalmology. 2011; 118:302–309.

4 - Eye Bank Association of America. 2008 Eye Banking Statistical Report. Washington, DC: Eye Bank Association of America; 2009:1–17.

5 - Claerhout I, Maas H, Pels E; European Eye Bank Association. EEBA Directory. 18th ed. Barcelona, Spain; EEBA, 2010.

6 - Price FW Jr, Whitson WE, Ahad KA, et al. Suprachoroidal hemorrhage in penetrating keratoplasty. Ophthalmic Surg. 1994;25:521–525.

7 - Taban M, Behrens A, Newcomb RL, et al. Incidence of acute endophthalmitis following penetrating keratoplasty: a systematic review. Arch Ophthalmol. 2005;123:605–609.

8 - K Emi 1, J E Pederson, C B Toris. Hydrostatic Pressure of the Suprachoroidal SpaceInvest Ophthalmol Vis Sci. 1989 Feb;30(2):233-8.

9 - Reinhart WJ, Musch DC, Jacobs DS, et al. Deep anterior lamellar keratoplasty as an alternative to penetrating keratoplasty: a report by the American Academy of Ophthalmology. Ophthalmology. 2011;118: 209–218.

10 - Wei Chen 1, Yueping Ren, Qinxiang Zheng, Jinyang Li, Stephen G Waller.Securing the Anterior Chamber in Penetrating Keratoplasty: An Innovative Surgical Technique. Cornea. 2013 Sep 32(9):1291-5.

11 - López-Plandolit S, Etxebarría J, Acera A, et al. Protected penetrating keratoplasty: surgical technique and endothelial response [in Spanish]. Arch Soc Esp Oftalmol. 2008;83:231–236.

12 - Cheng YY, Visser N, Schouten JS, et al. Endothelial cell loss and visual outcome of deep anterior lamellar keratoplasty versus penetrating keratoplasty: a randomized multi-center clinical trial. Ophthalmology. 2011; 118:302–309.

13 - Borderie VM, Sandali O, Bullet J, et al. Long-term results of deep anterior lamellar versus penetrating keratoplasty. Ophthalmology. 2012; 119:249–255.

14 - Cheng YY, van den Berg TJ, Schouten JS, et al. Quality of vision after femtosecond laser-assisted Descemet stripping endothelial keratoplasty and penetrating keratoplasty: a randomized, multicenter clinical trial. Am J Ophthalmol. 2011;152:556–566.e1.

15 - Larkin DF, Mumford LL, Jones MN; NHS Blood and Transplant Ocular Tissue Ad-visory Group and Contributing Ophthalmologists (OTAG Audit Study 7). Centre-specific variation in corneal transplant outcomes in the United Kingdom. Transplanta-tion. 2011;91:354–359.

16 - Osman Ş. Arslan, Mustafa Ünal, Ceyhun Arici, Erdogdan Cicik, Serhat Mangan, and Eray Atalay. Novel Method to

Avoid the Open-Sky Condition in Penetrating Keratoplasty: Covered Cornea Technique. Cornea 2014;33:994–998

17 - Yukihiro Matsumoto, Murat Dogri, Jun Shimazaki, Kazuo Tsubota. Novel Corneal Piggyback Technique for Consecutive Intraocular Lens Implantation and Penetrating Keratoplasty Surgery Cornea. 2015 Jun;34(6):713-6.

18 - Namrata Sharma, Vishal Jhanji, Jeewan S. Titiyal, Howard Amiel, Rasik B. Vajpay-ee. Use of trypan blue dye during conversion of deep anterior lamellar keratoplasty to penetrating keratoplasty. J Cataract Refract Surg 2008; 34:1242–1245.

9
Patch Corneal

Gustavo Amorim Novais
Ana Carolina Vieira

Introdução

A córnea humana é uma estrutura transparente e avascular. Uma de suas funções consiste na proteção das estruturas intraoculares, agindo como uma barreira contra possíveis traumas e infecções.

A córnea possui seis camadas distintas, da parte externa para interna: epitélio, camada de Bowman, estroma, camada Pré-Descemet (camada de Dua),[1] membrana de Descemet e endotélio. O estroma é responsável por, aproximadamente, 85% da espessura da córnea e é composto em sua maioria por colágeno do tipo 1, distribuídos em um arranjo perfeito. É justamente essa distribuição precisa das fibras de colágeno, em conjunto com a ausência de vasos sanguíneos, que confere transparência à córnea.

Algumas situações, descritas abaixo neste capítulo, podem causar afinamento da córnea e até mesmo perfuração, comprometendo a integridade do globo ocular. A perfuração ocorre quando há consumo total do tecido corneano e comunicação da câmara anterior com o ambiente externo. Denominamos descemetoceles, as lesões em que há destruição do epitélio e estroma, restando apenas a membrana de Descemet e endotélio na região acometida. Descemetoceles e perfurações são situações emergenciais que devem ser tratadas, idealmente, nas primeiras 24-48 horas, a fim de evitar complicações como: formação de sinéquias, glaucoma, lesão do cristalino, acometimento do segmento posterior e endoftalmite.

Neste capítulo, iremos discutir o uso de tecido corneal de diâmetro reduzido para o tratamento de afinamentos severos, descemetoceles, perfurações corneanas, ou até mesmo perfurações esclerais,[2] o chamado *patch corneal*.

Indicações

Diversas patologias oculares podem cursar com injúria e consumo da córnea, resultando em afinamentos severos, descemetoceles e até mesmo perfurações. Os mecanismos pelos quais a córnea pode ser acometida são os mais variados, podendo ser consequência da ação direta de um agente infeccioso e da resposta do organismo ao mesmo, alterações da sensibilidade corneana, disfunção da lubrificação ocular, ativação de cascata inflamatória em resposta a imuno-complexos, mal posicionamento das pálpebras e cílios, acidentes externos e eventos relacionados a procedimentos cirúrgicos oculares prévios. Citaremos, aqui, da seguinte maneira:

Causas de afinamentos, descemetocele e perfuração corneana:

1 - Origem infecciosa
- Bactérias
- Fungos
- Herpes simples
- Protozoários (Acanthamoeba)

2 - Origem não infecciosa
- Ceratopatia neurotrófica
- Ceratopatia por exposição
- Olho seco severo
- Rosácea
- Doenças autoimunes
- Posição anômala das pálpebras/cílios (ex: triquíase)
- Traumas penetrantes
- Iatrogênica: (pós-exérese de tumores corneanos, pterígio)

Sinais e sintomas da perfuração corneana

Perfurações em córneas cuja sensibilidade encontra-se reduzida ou abolida, como por exemplo, na ceratopatia neurotrófica, podem passar despercebidas pelo paciente. Já as perfurações agudas costumam cursar com queda abrupta da acuidade visual, associada à dor ocular. A dor é decorrente da exposição de terminações nervosas do plexo subepitelial corneano, podendo também ser secundária ao espasmo ciliar ou ao descolamento hemorrágico da coroide por descompressão aguda do globo ocular. Muitas vezes, o paciente descreve episódio de lacrimejamento excessivo e contínuo, correspondente à perda de humor aquoso pelo local da perfuração.

Sinais de perfuração encontrados ao exame clínico incluem:

- Câmara anterior (CA) rasa ou atalamia
- Teste de Seidel positivo
- Prolapso iriano causando tamponamento da perfuração (nestes casos, a CA pode voltar a se formar)
- Hipotonia ocular

É importante salientar que, para a realização do teste de Seidel, devemos dar preferência ao uso de fluoresceína em tira, umidificada com soro fisiológico, ambos estéreis.

Dobras da membrana de Descemet, com distribuição radial a partir da base da úlcera, e área de maior transparência em meio a infiltrado estromal são sinais de afinamento significativo. O abaulamento com prolapso da membrana de Descemet e da camada de Dua corresponde à descemetocele e perfuração iminente.

Tratamento das perfurações ou afinamentos

O objetivo do tratamento dos afinamentos corneanos é promover a reepitelização e a recuperação da espessura da córnea. O tratamento inicial depende da etiologia e consiste no uso de lubrificantes sem conservantes, uso de lentes de contato terapêuticas, controle da reação inflamatória, inibição da colagenólise, assim como tratamento adequado do quadro infeccioso, se presente.[3] A escolha da modalidade terapêutica deve ser adaptada a cada caso, individualmente.

Quando não há resposta ao tratamento clínico e ocorre progressão do afinamento, o tratamento cirúrgico deve ser implementado. O planejamento da intervenção cirúrgica dependerá do tamanho, profundidade e localização do afinamento.

Perfurações corneanas menores que 2-3 mm de diâmetro podem ser tratadas com cola sintética de cianoacrilato[4] ou cola biológica de fibrina.[5]

Enxerto de membrana amniótica com cola de fibrina também pode ser empregado nestas perfurações menores. Múltiplas camadas de membrana amniótica podem ser usadas em afinamentos profundos, recuperando a espessura estromal.[6] No entanto, o acesso à membrana amniótica processada em Banco de Olhos e o seu envio podem retardar a intervenção, ocasionando perda de tempo precioso no tratamento desta emergência oftalmológica. O uso da membrana amniótica, associado ao *patch corneal*, possui efeito anti-inflamatório e acelera a reepitelização do enxerto.[7]

O *flap* conjuntival consiste em alternativa eficiente, em casos de perfurações onde os recursos anteriores e o acesso ao tecido corneano são restritos. Entretanto, a utilização de tecido conjuntival prejudica a verificação da resposta ao tratamento nas causas infecciosas e da presença de vazamentos sob a conjuntiva. Quando empregada em perfurações mais centrais, causa redução da acuidade visual e, nos casos periféricos, pode perpetuar o acesso de imunocomplexos à córnea, nas causas autoimunes.[8]

Perfurações maiores, com diâmetro acima de 3 mm, requerem a realização de *patch* ou de transplante de córnea. A escolha do tamanho do botão doador dependerá da extensão e da localização da perfuração. Além disso, o tecido corneano pode ser utilizado com espessura total ou parcial, de acordo com a gravidade do afinamento. Em casos de afinamentos, é realizada a confecção de enxerto de espessura parcial e variada (lamela). No entanto, quando há perfuração, utiliza-se enxerto com espessura corneana total (retirando-se ou não a membrana de Descemet e endotélio).

O tecido corneano pode ser empregado com finalidade tectônica – para preservar a integridade do globo ocular, em perfurações – ou terapêutica – em casos infecciosos, removendo o tecido infectado total ou parcialmente. No primeiro caso, o tecido utilizado como enxerto não precisa ter qualidade óptica satisfatória, uma vez que a grande maioria dos casos são emergências ou urgências oftalmológicas, cujo objetivo é a manutenção da integridade do globo ocular (transplante tectônico).

Em relação ao formato do *patch corneal*, este pode ser "circular" ou "em crescente" (formato de meia-lua) dependendo da localização e conformação do acometimento corneano. Afinamentos e perfurações centrais ou paracentrais, geralmente, possuem aspecto circular, enquanto afinamentos periféricos, como nas doenças autoimunes (ceratite ulcerativa periférica), podem apresentar morfologia em crescente. Nos periféricos, onde a sutura do *patch* não irá interferir com o eixo visual, o tratamento é, geralmente, definitivo. Entretanto, quando a perfuração é central, posteriormente, o paciente poderá necessitar de transplante óptico para reabilitação visual.

Com a evolução das técnicas e popularização dos transplantes lamelares (anteriores e posteriores), tecido corneano parcial residual de córneas doadoras passou a contribuir como fonte adicional para casos em que o *patch* é indicado. A lamela anterior residual proveniente da realização de transplantes endoteliais (DSEK/DSAK, DMEK e PDEK) pode ser utilizada para recobrimento de defeitos pós-remoção de dermoides límbicos, fios de sutura expostos em casos de fixação escleral de LIOs, *meltings* córneo-esclerais pós-exérese de pterígio, afinamentos corneanos infecciosos ou não, com ou sem perfuração corneana.[9] De forma semelhante, a evolução de equipamentos a laser (ex: laser de Femtossegundo) e o desenvolvimento de novas técnicas de cirurgia refrativa também possibilitaram outras fontes de tecido para confecção de *patch* corneal, como na técnica SMILE (*Small Incision Lenticule Extraction*). A lamela intraestromal retirada com fins refrativos pode ser utilizada associada à cola biológica, no tratamento de microperfurações e defeitos corneanos parciais.[10]

É importante salientar que a identificação da etiologia do afinamento ou perfuração corneana é fundamental, uma vez que procedimentos cirúrgicos adicionais podem ser necessários. Por exemplo, a tarsorrafia pode ser indicada em casos de ceratopatias neurotróficas ou em ceratopatias de exposição, da mesma forma que a iridectomia setorial com pupiloplastia deve ser indicada quando o tecido iriano herniado encontra sinais de sofrimento.

Técnica cirúrgica

No pré-operatório, a avaliação ultrassonográfica é de suma importância para detectar a possível presença de descolamento hemorrágico da coroide. A ultrassonografia deve ser realizada por examinador experiente, comprimindo, o mínimo possível, o globo ocular, a fim de evitar a herniação do conteúdo intraocular. Nesses casos, devemos, se for viável, optar por aguardar alguns dias antes da realização do transplante ou obter o parecer do especialista em retina para avaliar a possibilidade de drenagem, para reduzir o risco de hemorragia expulsiva.

Em globos oculares perfurados, devemos dar preferência à anestesia geral. Entretanto, em pacientes com muitas comorbidades sistêmicas, o bloqueio peribulbar pode ser empregado, devendo ser utilizado o menor volume de anestésico possível. Não deve ser realizada massagem ou utilização do manômetro para difusão do anestésico.

Na Prática

1º passo:

Avaliação da etiologia do afinamento ou perfuração

Nos casos infecciosos, ultrapassar, em cerca de 1 mm, o limite do infiltrado, visando eliminar totalmente o foco de infecção. Lembrar de enviar o material para exame microbiológico e histopatológico.

Nos casos periféricos, avaliar a associação com doenças autoimunes que possam cursar com depósitos de imuno-complexos. Lembrar de ressecar a conjuntiva adjacente, nestes casos.

É importante, também, avaliar a necessidade de outros procedimentos associados, como a tarsorrafia e a correção de mal posicionamento das margens palpebrais.

2º passo:

Avaliação da extensão do afinamento ou perfuração

O planejamento cirúrgico começa com uma atenciosa biomicroscopia à lâmpada de fenda, determinando a extensão (diâmetros nos maiores eixos) e profundidade (parcial ou total) da lesão. Auxílio de exames complementares, como tomografia de coerência óptica (OCT do segmento anterior), podem ajudar nesta etapa. No ato operatório, geralmente, a preparação do tecido doador é realizada primeiro, entretanto, em alguns casos onde a avaliação da extensão do acometimento corneano é duvidosa, deve-se explorar o leito receptor antes da confecção do tecido doador, para que as medidas do enxerto doador sejam as mais precisas possíveis.

3º Passo:

Confecção do tecido doador

Em afinamentos ou perfurações circulares menores, podem ser utilizados trépanos (*punch*) dermatológicos, de 3 a 5 mm de diâmetro, para a trepanação do tecido doador. O ideal é usar a base côncava de um *punch* maior, como suporte, para que a trepanação ocorra de maneira mais regular.

No acometimento periférico em crescente, após a medição da região, utiliza-se 02 trépanos de diâmetros iguais ou diferentes, sendo a primeira trepanação centralizada na córnea doadora e a segunda trepanação (*punch* de diâmetro igual ou superior ao usado na primeira trepanação) descentrada sobre a primeira, para confeccionar um tecido em forma de crescente.

O tamanho do enxerto doador deve exceder a área acometida em 0.5 a 1 mm.

A remoção do endotélio em conjunto com a membrana de Descemet pode ser realizada, visando reduzir a chance de rejeição ao enxerto doador, principalmente nos casos de enxertos realizados fora do eixo visual, onde a transparência do tecido não é primordial.

Nos casos em formato de crescente (Figura 9.1), deve-se optar pelo tamanho do enxerto com margens maiores e, após as primeiras suturas, ajustar suas margens de forma "artesanal" (manual) até que se obtenha um encaixe perfeito com o leito receptor.

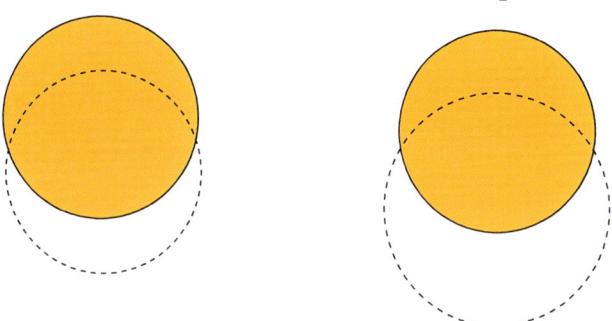

Figura 9.1 Confecção do enxerto em crescente. Botão em amarelo proveniente da 1ª trepanação central da córnea doadora. Em tracejado, a 2ª trepanação descentrada realizada sobre o botão doador com trépano do mesmo (esquema à esquerda) ou maior (esquema à direita) tamanho que a 1ª trepanação.

4º Passo:

Preparação do leito receptor

Em casos de afinamento corneano, a preparação do leito receptor acontece mais facilmente do que em casos de perfuração, uma vez que o olho do paciente encontra-se pressurizado, facilitando a trepanação. Esta pode ser feita de maneira circular, com *punches* de diâmetros reduzidos (de 3-5 mm). Os *punches* dermatológicos são comumente encontrados nestes diâmetros, possuem baixo custo e são descartáveis.

Em afinamentos periféricos em crescente, utiliza-se *punches* maiores (8 a 9 mm) para a trepanação parcial descentrada centralmente (similar à confecção em crescente, demonstrada acima no passo número 3) formando um leito com margens mais regulares. Em ambas as situações, deve-se ter cautela na trepanação, para não penetrar na câmara anterior.

Quando há perfuração, pode-se encontrar maior dificuldade técnica, devido à hipotonia ocular. Dependendo do tamanho da perfuração ou do tamponamento parcial pela íris, a injeção de viscoelástico na câmara anterior pode ajudar a manter melhor o tônus ocular. Recomenda-se utilizar *punches* com lâminas novas e bom corte, para que não seja necessário exercer pressão demasiada sobre o globo ocular, evitando, assim, a extrusão do conteúdo intraocular. Entretanto, apesar dos cuidados, pode ocorrer a trepanação incompleta, que deve ser complementada com tesouras finas ou lâminas retas (lâmina 11 ou 15 graus).

5º Passo:

Suturas

Patches corneanos devem ser fixados, utilizando-se suturas interrompidas, com fio de Nylon 10.0. Suturas mais curtas são realizadas, quando próximas ao eixo visual, enquanto mais longas, quando distantes do eixo visual. O número de suturas varia com a localização e tamanho da lesão. É aconselhado realizar maior número de suturas para assegurar a integridade da ferida cirúrgica, uma vez que a inflamação tecidual (geralmente presente) pode afrouxar as suturas mais precocemente.

A profundidade das suturas no leito receptor deve ser cuidadosamente avaliada, a fim de evitar desníveis na ferida cirúrgica que possam comprometer a reepitelização corneana. Ao final da cirurgia, os nós devem ser embutidos, preferencialmente, em direção ao tecido doador. Deve-se tomar cuidado para que não fiquem exatamente na interface da ferida cirúrgica, o que aumenta o risco de deiscência, na ocasião de sua retirada. A retirada das suturas costuma acontecer de maneira mais precoce (pontos ficam frouxos com mais facilidade) do que nos transplantes corneanos eletivos, devido à presença de reação inflamatória significativa, na maioria das vezes. Entretanto, na ausência de inflamação, é possível esperar alguns meses para o início da remoção das suturas.

Complicações

No pós-operatório, principalmente imediato, o paciente deve ser acompanhado para identificação precoce de possíveis complicações, como:

Infecção: nos casos infecciosos, pode haver recorrência do infiltrado infeccioso no enxerto doador. Defeitos epiteliais persistentes aumentam o risco de infecção secundária.

Deiscência da ferida cirúrgica: pode acontecer secundariamente ao afrouxamento precoce dos pontos devido à inflamação.

Melting **corneano:** pode ocorrer no enxerto, em casos de inflamação persistente (ex: depósito de imuno-complexos e ativação da cascata do complemento) e em dificuldade de reepitelização do enxerto.

Hipotonia ocular e atalamia: a dificuldade de aposição das margens da ferida cirúrgica, em lesões irregulares, pode permitir o vazamento de humor aquoso (sinal de Seidel positivo).

Rejeição: pode ocorrer a partir de 2 semanas e acometer qualquer camada transplantada, levando à opacificação do tecido doador. Como o endotélio corneano é a camada mais imunogênica, opta-se, na maioria dos casos, pela sua retirada no botão doador.

Conclusões

O manejo dos pacientes candidatos ao *patch* corneal é um desafio e constitui emergência ou urgência oftalmológica. O desafio começa na identificação da patologia de base e na avaliação da extensão do acometimento da córnea, passando pela obtenção de tecido corneano em tempo hábil, escolha da técnica cirúrgica a ser empregada (*patch* circular versus em crescente) (Figuras 9.2 e 9.3), planejamento de procedimentos associados (pupiloplastia, tarsorrafia, correção das margens palpebrais, uso de membrana amniótica etc...) e pós-operatório cuidadoso para identificação precoce de complicações. Todos esses passos terão impacto no prognóstico ocular.

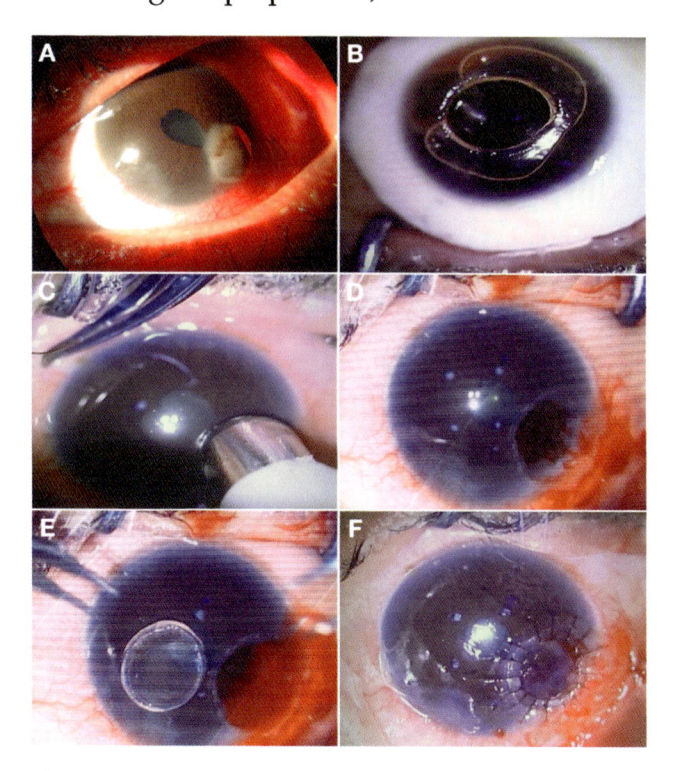

Figura 9.2 *Patch* circular.
A - Perfuração corneana com tamponamento de íris, no quadrante ínfero-temporal.
B - Após mensuração dos diâmetros da perfuração foi realizada trepanação com *punch* dermatológico do botão doador (enxerto).
C - Trepanação do leito receptor com *punch* dermatológico 1 mm menor que enxerto.
D - Aspecto final do leito receptor, e pupiloplastia com prolene 10.0, após iridectomia setorial.
E - Enxerto sobre a córnea antes das suturas com fio Nylon 10.0.
F - Resultado final do *patch* circular, após 16 suturas interrompidas.

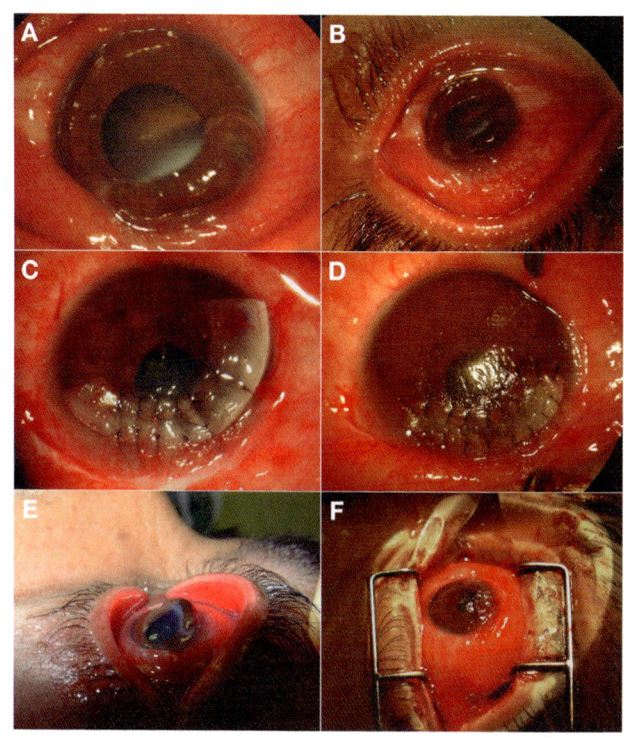

Figura 9.3 *Patch* em crescente.
A e B - Perfuração periférica em crescente, vista em magnificações diferentes.
C - Suturas iniciais no enxerto com margens com sobra de tecido.
D - Corte manual das bordas e sutura do enxerto com pontos interrompidos com fio Nylon 10.0 para encaixe adequado no leito receptor.
E e F - Vistas externas no pré-operatório e pós-operatório imediato, respectivamente.

Referências

1 - Dua HS, Faraj LA, Said DG, Gray T, Lowe J. Human corneal anatomy redefined: a novel pre-Descemet's layer (Dua's layer). Ophthalmology. 2013;120(9):1778-85.

2 - Jhanji V, Young AL, Mehta JS, Sharma N, Agarwal T, Vajpayee RB. Management of corneal perforation. Surv Ophthalmol. 2011;56(6):522-38.

3 - Stamate AC, Tataru CP, Zemba M. Update on surgical management of corneal ulceration and perforation. Rom J Ophthalmol. 2019;63(2):166-73.

4 - Vote BJ, Elder MJ. Cyanoacrylate glue for corneal perforations: a description of a surgical technique and a review of the literature. Clin Exp Ophthalmol. 2000;28(6):437-42.

5 - Sharma A, Kaur R, Kumar S, Gupta P, Pandav S, Patnaik B, et al. Fibrin glue versus N-butyl-2-cyanoacrylate in corneal perforations. Ophthalmology. 2003;110(2):291-8.

6 - Solomon A, Meller D, Prabhasawat P, John T, Espana EM, Steuhl KP, et al. Amniotic membrane grafts for nontrauma-

tic corneal perforations, descemetoceles, and deep ulcers. Ophthalmology. 2002;109(4):694-703.

7 - Savino G, Colucci D, Giannico MI, Salgarello T. Amniotic membrane transplantation associated with a corneal patch in a paediatric corneal perforation. Acta Ophthalmol. 2010;88(2):e15-6.

8 - Alino AM, Perry HD, Kanellopoulos AJ, Donnenfeld ED, Rahn EK. Conjunctival flaps. Ophthalmology. 1998;105(6):1120-3.

9 - Chu HS, Hsieh MC, Chen YM, Hou YC, Hu FR, Chen WL. Anterior corneal buttons from DSAEK donor tissue can be stored in optisol GS for later use in tectonic lamellar patch grafting. Cornea. 2014;33(6):555-8.

10 - Bhandari V, Ganesh S, Brar S, Pandey R. Application of the SMILE-Derived Glued Lenticule Patch Graft in Microperforations and Partial-Thickness Corneal Defects. Cornea. 2016;35(3):408-12.

10
Transplantes de Córnea Tectônicos

Tatiana Prazeres

Introdução

O transplante tectônico é definido como um procedimento de ceratoplastia da córnea, no qual se substitui a córnea hospedeira por um enxerto de espessura total ou parcial devido a uma perfuração ocular, afinamento corneano e/ou iminência de perfuração, como nos casos de descemetocele.[1,2] O objetivo primordial desta técnica cirúrgica é restaurar a integridade anatômica do olho prevenindo a evisceração ou enucleação do globo ocular. A reabilitação visual é um objetivo secundário após o transplante tectônico [1,3] (Figuras 10.1 e 10.2).

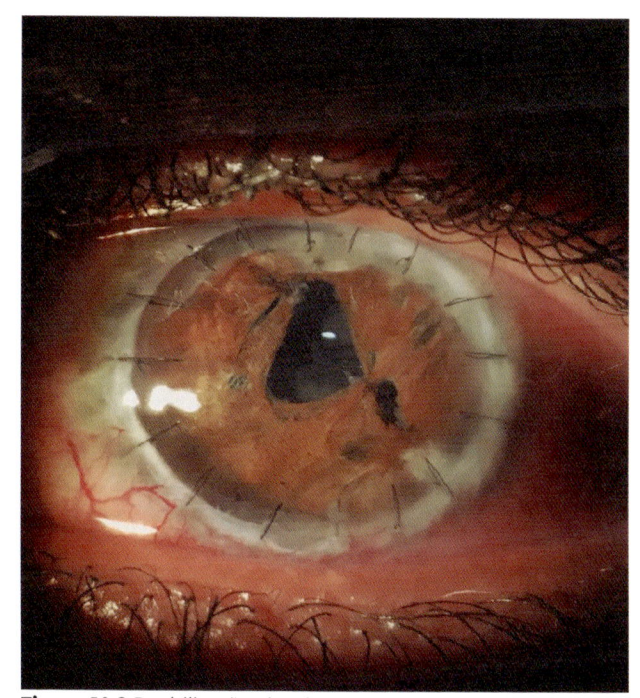

Figura 10.2 Reabilitação visual após transplante óptico.

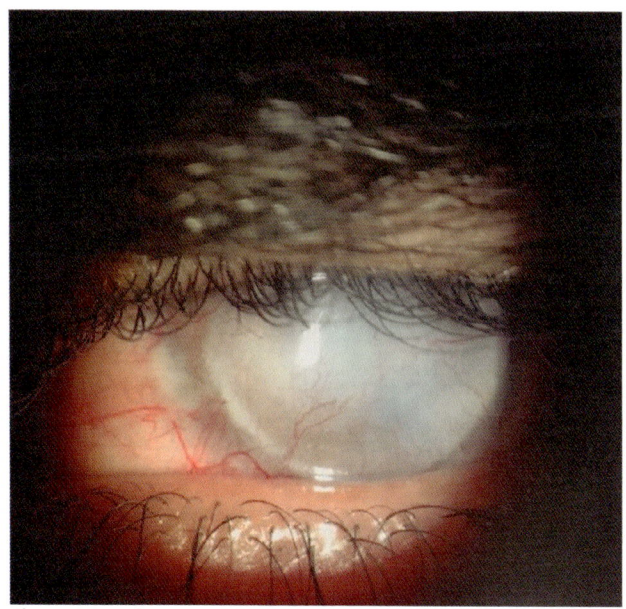

Figura 10.1 Pós-operatório transplante tectônico.

As principais indicações para este procedimento variam desde causas infecciosas (ceratite bacteriana, fúngica, viral e por *acanthamoeba*)[4-8], como também condições não infecciosas que incluem trauma, doenças da córnea não inflamatória (degeneração marginal pelúcida, ceratocone, degeneração marginal de Terrien), doenças inflamatórias secundárias a patologias sistêmicas, doenças dermatológicas, atopia, lagoftalmo, xeroftalmia, ou até mesmo idiopática, como a úlcera de Mooren.[1,8,9,10]

O manejo da perfuração da córnea depende da causa, da localização e do tamanho da lesão. Em casos de perfurações menores, algumas medidas temporárias, como aplicação de cola de cianoacrilato, cola de fibrina, *flap* conjuntival, membrana amniótica associada à cola podem ser efetivas.[9,10] Entretanto, perfurações corneanas com diâmetro maior que 3 mm geralmente requerem transplante tectônico para preservação da integridade do globo ocular associado ao manejo da condição subjacente.[10]

Pode-se considerar ainda, para lesões menores que 6 mm, a realização ceratoplastia lamelar tectônica, ou *patch* corneano. O *patch* pode ser temporário ou permanente, e realizado em perfurações periféricas ou centrais. É efetivo em reforçar uma área de afinamento para posteriormente programar um novo transplante, ou ainda em substituição à cola, sendo estruturalmente superior no tratamento de perfurações da córnea com maior envolvimento periférico. Nestes casos de lesões periféricas, um grande enxerto de córnea central pode apresentar maior risco de rejeição e glaucoma secundário. Outra vantagem do transplante lamelar é manter o endotélio do doador íntegro, diminuindo o risco de rejeição do enxerto, prevenindo a perda endotelial em longo prazo e, portanto, melhor sobrevida.[10-12]

Perfurações corneanas maiores que 6 mm podem ser tratadas eficazmente com enxerto central, dependendo do seu tamanho. Enxertos com tamanhos maiores que 9 mm têm maior probabilidade de apresentar falência e glaucoma pós-ceratoplastia (formação de sinéquias anteriores periféricas e fechamento do ângulo). Nos casos de enxertos grandes e/o excêntricos, recomenda-se a peritomia conjuntival para evitar a passagem da sutura pela conjuntiva.[12]

Outros fatores de risco que podem influenciar na falência do enxerto pós-transplante tectônico são: inflamação aguda, doenças infecciosas prévias (como ceratite herpética, por exemplo), vascularização profunda na córnea do hospedeiro em três ou mais quadrantes, história de ceratoplastia prévia, posicionamento do enxerto próximo ao limbo, dermatite atópica grave, glaucoma corticogênico, insuficiência de células-tronco límbicas e ceratoplastia em recém-nascidos.[9,12]

Em relação à técnica cirúrgica, existem muitos desafios no intra e pós-operatório envolvidos nos transplantes tectônicos. A realização de transplante de córnea em um olho inflamado associado ao rompimento da barreira hematoaquosa aumenta a taxa de complicações, como por exemplo: rejeição do enxerto de córnea, pressão intraocular elevada, glaucoma, risco de recorrência da infecção, catarata, glaucoma secundário, ceratopatia epitelial, ulceração da córnea, fístulas, suturas frouxas, sinéquias anteriores e posteriores, edema de mácula, opacificação, vascularização.[10,11,13] Portanto, é de suma importância experiência cirúrgica, conhecimento técnico e manejo intraoperatório, uma vez que se trata de casos complexos em um globo inflamado[2,11] (Figuras 10.3, 10.4, 10.5, 10.6 e 10.7).

Recomenda-se, antes do início da cirurgia, a utilização do Manitol intravenoso com a finalidade de descomprimir o vítreo e reduzir a pressão vítrea positiva durante a realização da cirurgia.[14] O anel de Flieringa ou anel de fixação proporciona suporte estrutural e facilita a cirurgia, a sua utilização,

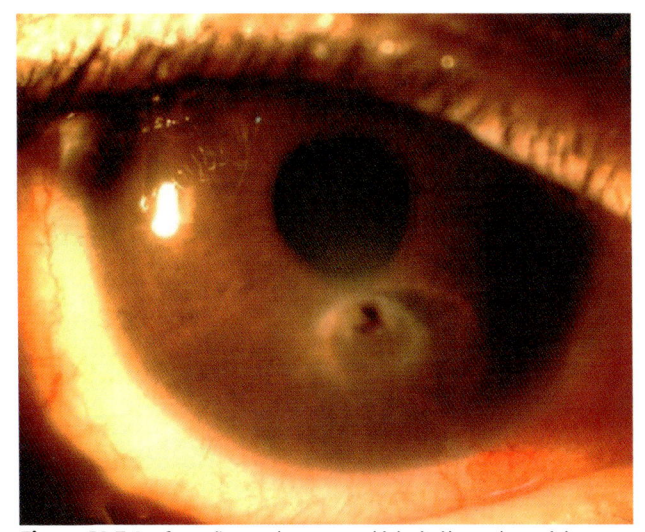

Figura 10.3 Perfuração ocular secundário à úlcera herpética.

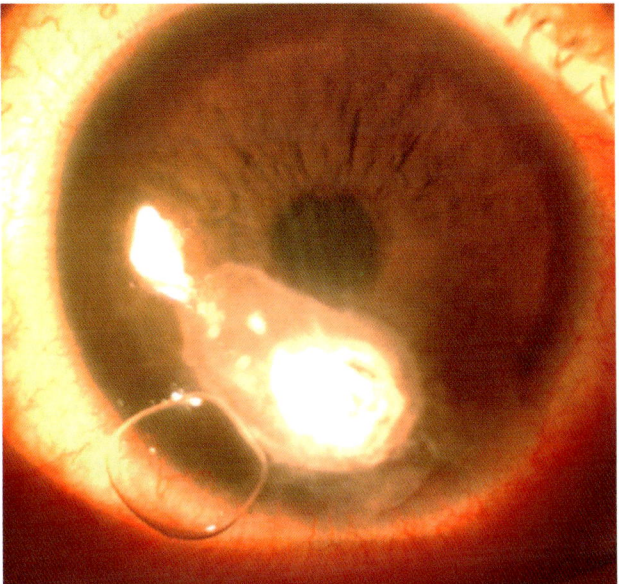

Figura 10.4 Realizado inicialmente cola de cianoacrilato + lente de contato terapêutica associado ao tratamento sistêmico da doença de base.

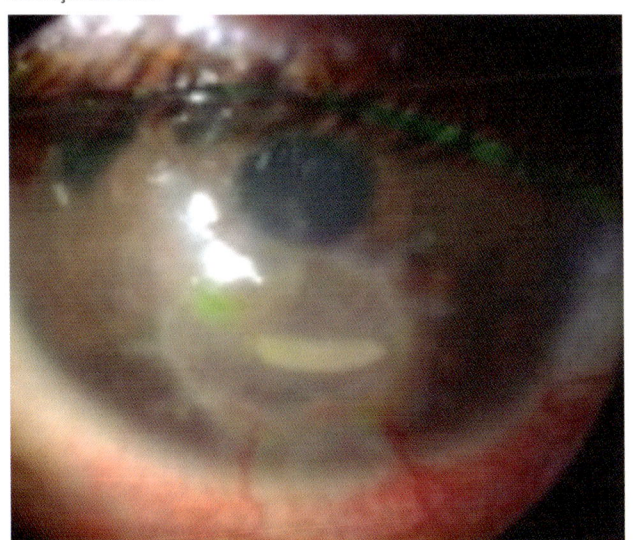

Figura 10.5 Após melhora do quadro inflamatório foi realizado *patch* corneano lamelar.

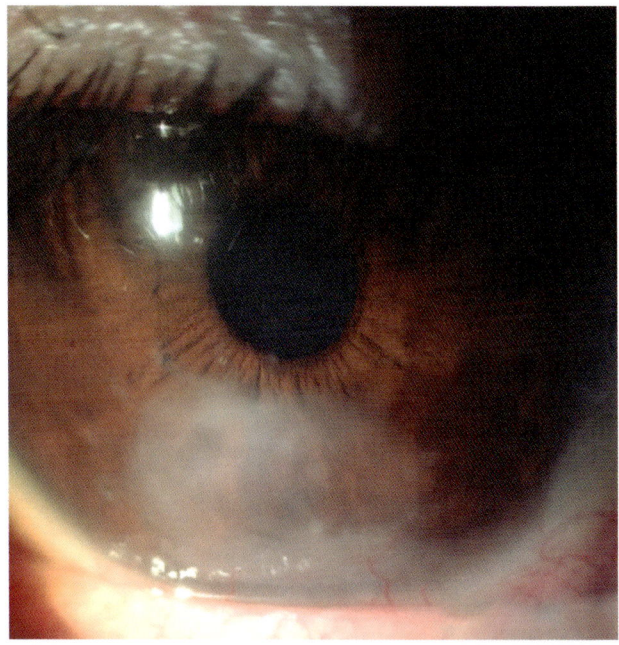

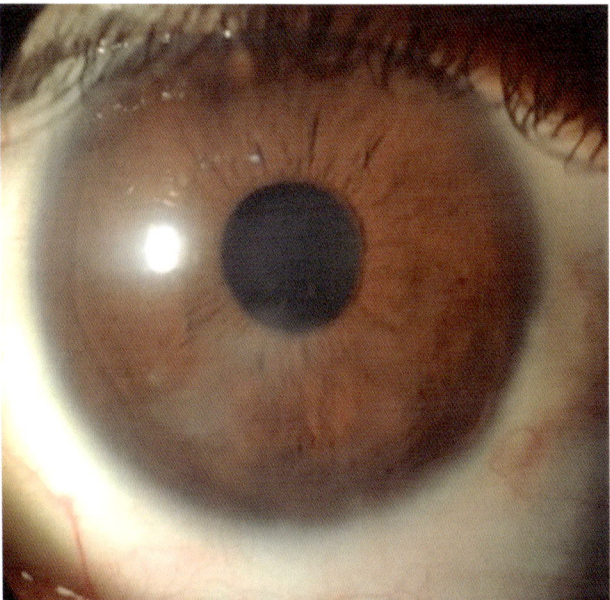

Figuras 10.6 e 10.7 Resultado final após 6 meses e 01 ano.

entretanto, depende da preferência de cada cirurgião.[12]

No intraoperatório, deve-se avaliar se há possibilidade de trepanação da córnea receptora utilizando-se trépano manual ou a vácuo, pois há risco de extrusão do conteúdo intraocular. Em alguns casos, a superfície ocular deve ser apenas marcada com o trépano e a dissecção é realizada à mão livre.[10] Se for possível a utilização do trépano, deve-se manter o tamanho do botão doador com uma diferença de 0,5-1,0 mm maior em relação ao receptor.[12] Outra recomendação nos casos de transplante tectônico é a preservação do cristalino, sempre que possível, pois este atua como barreira contra a migração da infecção para o segmento posterior e vítreo.[1]

Uma iridectomia cirúrgica periférica pode ser necessária, a fim de evitar o glaucoma de bloqueio pupilar no pós-operatório. Nos casos de infecção, optar deixar a cápsula posterior intacta para evitar a transmissão da infecção da câmara anterior para a posterior. Por fim, preferir suturas interrompidas, abrangendo 90% da profundidade do hospedeiro com utilização de náilon 10-0.[12]

No pós-operatório imediato, a terapia antimicrobiana deve ser iniciada com base no diagnóstico pré-operatório, e esteroides tópicos podem ser utilizados se não houver contraindicações devido à etiologia da perfuração.[12]

Em relação aos resultados da sobrevida dos enxertos, sabemos que a taxa de falência é maior para os transplantes realizados em cenário de perfuração ou na presença de inflamação e/ou infecção, do que a ceratoplastia óptica convencional.[7] Percebe-se ainda, que nos casos em que o transplante tectônico é decorrente de doença ocular primária inativa, como perfuração traumática ou cicatrizes da córnea, há melhores resultados de sobrevivência, em comparação com olhos que necessitam de ceratoplastia tectônica por infecção ativa ou inflamação ativa da córnea, como ceratite ulcerativa periférica, úlceras de Mooren ou síndrome de Steven-Johnsons.[10,13]

Concluindo, os transplantes tectônicos têm importância fundamental na preservação do globo ocular em pacientes com afinamentos, descemetoceles e/ou perfuração da córnea. Para estes casos, os resultados visuais são geralmente de importância secundária, e o prognóstico envolve diversas variáveis como tamanho e localização da lesão, patologia de base.

Referências

1 - Ang, M., Mehta, J. et al (2012). Indications, outcomes, and risk factors for failure in tectonic keratoplasty. Ophthalmology, 119(7), 1311-1319.

2 - Doğan, C., & Arslan, O.Ş. (2019). Outcomes of therapeutic and tectonic penetrating keratoplasty in eyes with perforated infectious corneal ulcer. Turk J Ophthalmol, 49(2), 55-60.

3 - Cunningham, M. A., Alexander, J. et al (2011). Management and outcome of microbial anterior scleritis. Cornea, 30(9), 1020-1023.

4 - Szentmáry, N., Daas, L. et al (2019). Acanthamoeba keratitis - Clinical signs, differential diagnosis and treatment. J Curr Ophthalmol, 31(1), 16-23.

5 - Koganti, R., Yadavalli, T. et al(2021). Pathobiology and treatment of viral keratitis. Exp Eye Res, 205, 108483.

6 - Sacchetti, M., & Lambiase, A. (2014). Diagnosis and management of neurotrophic keratitis. Clin Ophthalmol, 8, 571-579.

7 - Sony, P., Sharma, N. et al (2002). Therapeutic keratoplasty for infectious keratitis: A review of the literature. CLAO J, 28(3), 111-118.

8 - Hassan, S., Noorani, S. et al. Anatomical success of tectonic keratoplasty in children at a tertiary care eye hospital. Journal of the Pakistan Medical Association, 73(1), 54-59.

9 - Wiedenmann, C. J., Böhringer, D. et al (2023). Indications, techniques, and graft survival of mini and corneo-scleral tectonic keratoplasties: A retrospective single-center case series. PLoS One, 18(8), e0289601.

10 - Jhanji, V., Young, A. L. et al (2011). Management of corneal perforation. Surv Ophthalmol, 56(6), 522-538.

11 - Austin, A., Lietman, T., & Rose-Nussbaumer, J. (2017). Update on the management of infectious keratitis. Ophthalmology, 124(11), 1678-1689.

12 - Gurnani, B., & Kaur, K. Therapeutic Keratoplasty. In StatPearls [Internet]. Last Update: June 11, 2023.

13 - Vanathi, M., Sharma, N. et al (2002). Tectonic grafts for corneal thinning and perforations. Cornea, 21(8), 792-797.

14 - O'Keeffe, M., & Nabil, M. (1983). The use of mannitol in intraocular surgery. Ophthalmic Surg, 14(1), 55-56.

11

Ceratoplastias Lamelares Anteriores Superficiais
FALK - Femtosecond Assisted Lamellar Keratoplasty

Anderson de Lima Martins
Leonardo Ugulino Araújo Neto
Lycia Maria Martins Pinho Pedral Sampaio

Introdução

Durante muitos anos, o transplante penetrante (PK) foi a única alternativa de tratamento para os casos de opacidade corneana, mesmo as superficiais. Apesar de seus bons resultados, os riscos inerentes de um procedimento "a céu aberto" e as possíveis complicações pós-operatórias (rejeição, uso prolongado de corticoide, infecções de suturas frouxas, entre outras...) limitam seus resultados, em longo prazo. A ceratoplastia lamelar anterior profunda (DALK) veio, como alternativa, para os casos de doenças que acometem o estroma corneano sem lesão no endotélio, reduzindo os riscos da cirurgia "a céu aberto" e da rejeição endotelial. No entanto, sua alta demanda técnica limita seu uso entre os cirurgiões de córnea.

Nas últimas décadas, diversas técnicas de transplante lamelar anterior (ALK) foram descritas e aperfeiçoadas, melhorando seus resultados clínicos. As técnicas de dissecção manual foram as primeiras descritas, no entanto, apresentavam limitações com relação à precisão da dissecção e à irregularidade da interface doador-receptor, o que aumentava a incidência de *haze* e astigmatismo irregular, comprometendo a acuidade visual final. O uso do microcerátomo para confecção da lamela melhorou os resultados pós-operatórios, entretanto, ainda apresentava limitações em relação à precisão e à coaptação entre doador e receptor, sendo necessário o uso de suturas para estabilizar o enxerto.

Com o advento do laser de femtossegundo, a acurácia, a segurança e a eficiência do ALK melhoraram bastante, graças à precisão e possibilidade de ajustes nos cortes, incluindo a confecção de cortes verticais, levando à maior adesão entre o botão e o leito receptor. Com o uso do laser, foi possível mais previsibilidade nos resultados, recuperação visual mais rápida e a possibilidade do não uso de suturas. A primeira descrição da técnica foi feita por Yoo *et al.*, em 2008.

Pré-operatório

As principais indicações de FALK (*Femtosecond Laser-assisted sutureless Anterior Lamellar Keratoplasty*) são as cicatrizes superficiais após trauma/ceratite e as distrofias epiteliais e estromais anteriores que acometam o eixo visual ou causem astigmatismo irregular (Figura 11.1). Casos pós-herpes ou com sinais de uveíte devem ser avaliados com cautela, devido ao risco de lesão endotelial associada. Em casos superficiais, acometendo até 150 µm da córnea, a ceratectomia fototerapêutica (PTK) também é uma opção, mas apresenta limitações em casos de lesões mais profundas ou de retratamentos, pois pode levar à formação de *haze*, *shift* hipermetrópico e astigmatismo irregular.

No pré-operatório, é importante um exame oftalmológico completo, incluindo acuidade visual com e sem correção e potencial de acuidade visual, que pode ser medido com buraco estenopeico (*pinhole*) ou teste com lente de contato rígida (LCR). No exame biomicroscópico, devem ser avaliadas a extensão, a profundidade e a densidade da lesão. Opacidades densas, que prejudicam a visibilização da câmara anterior, não são boas indicações para esta técnica, devido às limitações dos lasers de femtossegundo em ultrapassar essas áreas. Um exame topográfico é essencial para avaliar a irregularidade da córnea. A tomografia de coerência óptica do segmento anterior é a melhor ferramenta para medir, com precisão, a profundidade da lesão, além de obter, de forma mais confiável, um mapa paquimétrico em casos de córneas irregulares ou com cicatrizes, permitindo melhor planejamento cirúrgico.

Em relação ao leito residual, o mais preconizado é o valor de 250 µm para menor risco de evolução para ectasia no receptor. Esse valor foi extrapolado dos estudos com LASIK. Por isso, a avaliação cuidadosa no pré-operatório é essencial para a seleção dos casos que mais se beneficiam da técnica. Alguns estudos com leitos residuais mais finos já foram publicados, mas ainda apresentam pequeno número de cirurgias avaliadas e *follow-up* curto para comprovação da sua eficácia e segurança, em longo prazo (Figura 11.2).

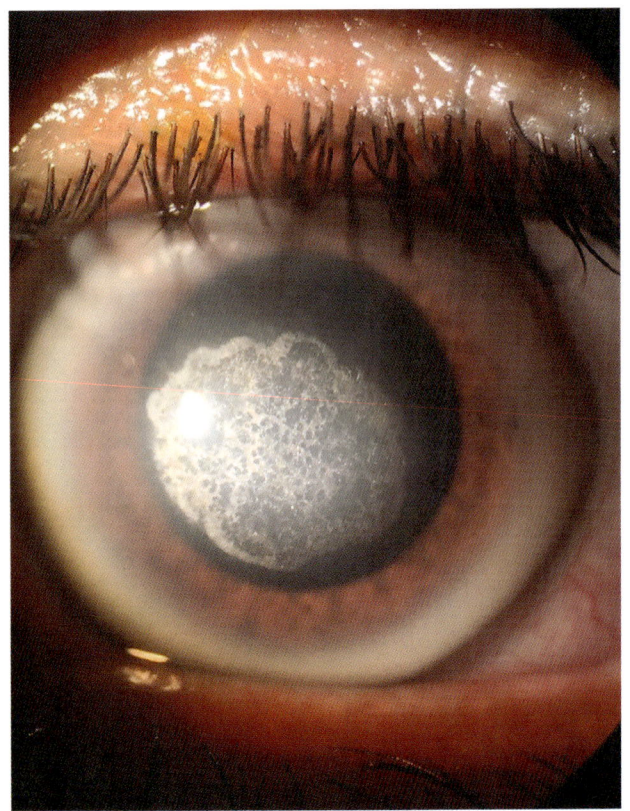

Figura 11.1 Biomiscroscopia anterior pré-operatória demostrando opacidade corneana central densa no eixo visual de paciente com diagnóstico de distrofia de Schnyder.

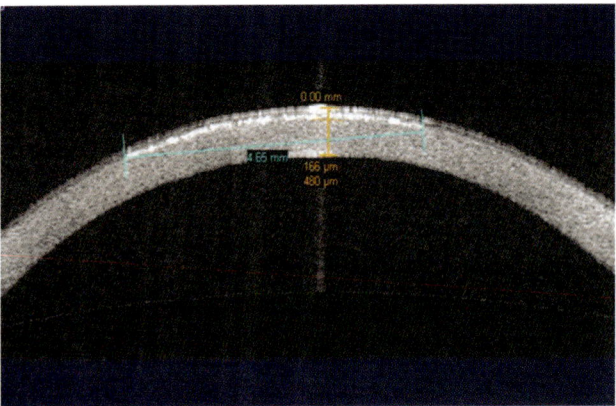

Figura 11.2 Imagem de tomografia de coerência óptica do paciente da Figura 11.1 mostrando hiper-refletividade, estimando opacidade de, aproximadamente, 166 micra.

Técnica cirúrgica

O FALK é um procedimento estéril e deve ser realizado sob assepsia e antissepsia e com o uso de isolamento plástico para os cílios, reduzindo a contaminação pela flora palpebral. Pode ser realizado apenas com anestesia tópica, o que facilita a centralização do corte no laser de femtossegundo, porém, para isso, precisamos da colaboração do paciente. Recomendamos o uso de sedação, porém essa não é obrigatória.

Para a confecção do botão doador é necessário o uso de uma câmara artificial. Essa lamela pode ser de 0,0 a 0,2 mm maior do que o leito receptor e ser da mesma espessura ou até 20% mais espessa que a lamela que será extraída do paciente. Uma vez que consideramos que a córnea doadora esteja edemaciada, não existe consenso quanto a essa porcentagem.

A centralização no receptor pode ser feita pelo centro pupilar, porém, em nossa experiência, usamos um trépano marcado com violeta genciana, com diâmetro cerca de 0,75 ou 1 mm maior do que o corte desejado para marcar o receptor, possibilitando centralização mais eficiente (Figura 11.3).

É importante evitar marcar o centro óptico ou o *Purkinje* com a caneta de violeta genciana, como é realizado nas cirurgias que demandam centralização de tratamento, pois a marcação dificulta a passagem do laser e, consequentemente, seu corte e pode causar aderências, prejudicando a regularidade da interface.

Após a aplicação do laser, deve ser realizado um descolamento delicado nas bordas da córnea doadora, com instrumento cirúrgico gancho "Sinskey" e o leito, com uma espátula de íris. Manter o botão doador umedecido ajuda a evitar o ressecamento e a "memória" do tecido. Caso seja necessário o

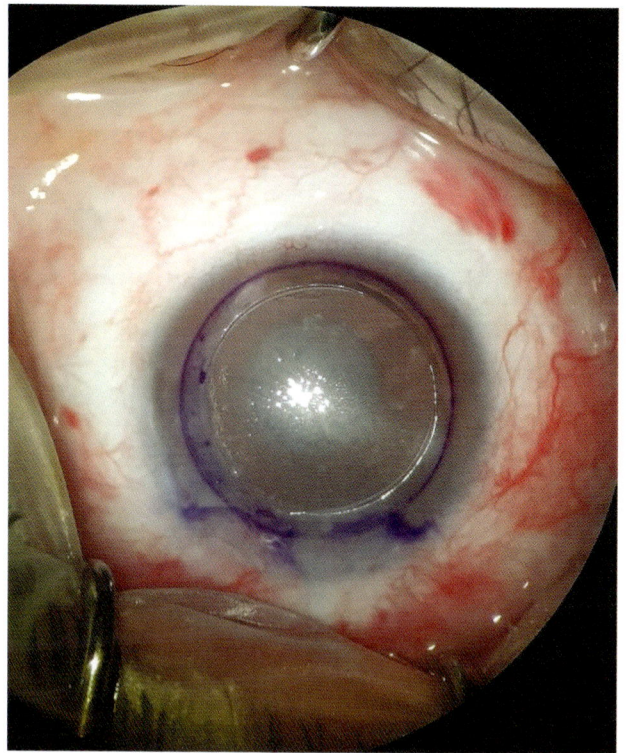

Figura 11.3 Imagem intra-operatória demonstrando a marcação corneana realizada com um trépano e violeta de genciana, periférica ao corte do laser.

uso de pinça, deve-se optar pelas pinças sem dentes, para não traumatizar a borda do botão. O mesmo procedimento deve ser realizado no leito receptor. Após ele estar completamente solto, procede-se à sua retirada e à sua substituição pelo botão doador, centralizando o mesmo e evitando movimentos que possam levar o epitélio para interface entre o doador e o receptor, a fim de evitar futuras complicações.

Após o correto posicionamento do botão, as suas bordas precisam estar bem coaptadas. E uma esponja seca ajuda no processo de alinhamento do botão. Esse período demora cerca de 2 a 5 minutos, e uma seringa com ar pode ajudar nesse processo, que é semelhante ao que fazemos no LASIK. Ao final, coloca-se uma lente de contato terapêutica, que deve permanecer por cerca de 2 semanas.

Pós-operatório

A avaliação no período pós-operatório deve ser realizada a partir do primeiro dia de pós-operatório, cerca de 1 semana após o procedimento (período de maior risco de infecção em cirurgia oftalmológica), com 2 semanas de pós-operatório (quando é feita a remoção da lente de contato terapêutica) e depois, mensalmente, ou de acordo com a evolução visual do paciente e preferência do cirurgião. É orientado, ao paciente, o uso de colírios com corticoide, antibioticoterapia profilática e lubrificantes, de preferência, sem conservantes.

A melhora visual é rápida, em geral de 1 a 3 meses após a cirurgia, mais célere do que os casos de transplante com suturas, em que o astigmatismo precisa ser manejado com a retirada delas. De acordo com a literatura, a média de acuidade visual corrigida não costuma ultrapassar 20/30 a 20/40. Isso acontece devido à interface estroma-estroma poder ocasionar *haze* leve, justificando o motivo da maioria dos pacientes não conseguir alcançar acuidade visual de 20/20 após a cirurgia. Transplantes com interface estroma-membrana de Descemet podem permitir mais qualidade visual.

A técnica sem sutura reduz o tempo cirúrgico e diminui as complicações relacionadas às suturas como: astigmatismo induzido, infecções e neovascularização que poderia favorecer a uma rejeição. Com o uso do laser, é possível fazer dissecções corneanas precisas, de profundidades programadas, previamente, com diversas orientações e com bom encaixe entre o tecido doador e receptor (Figura 11.4).

Concluímos que o FALK é um procedimento efetivo e seguro no manejo de patologias corneanas anteriores, sem as principais complicações em longo prazo, descritas em outros tipos de transplantes realizados para opacidades anteriores, como PK ou DALK. Porém, a acuidade visual esperada é menor,

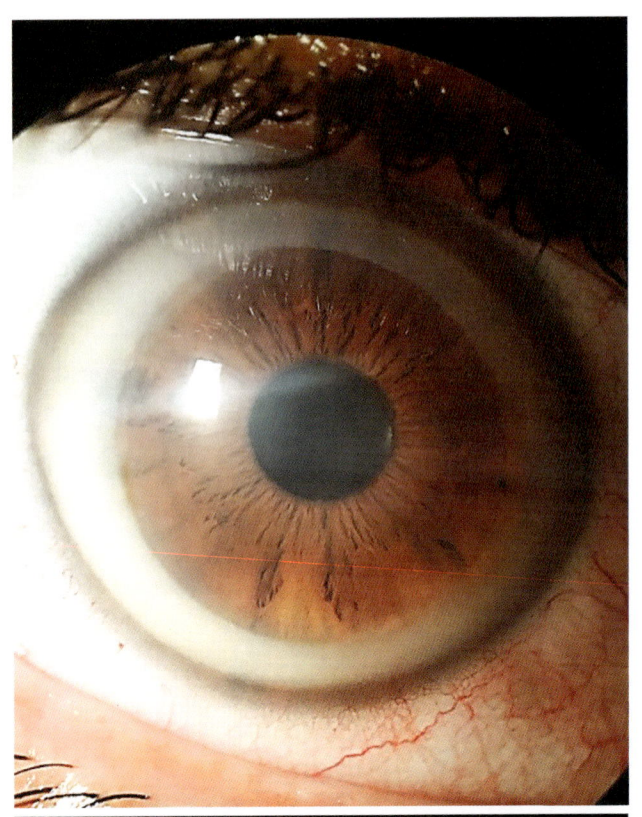

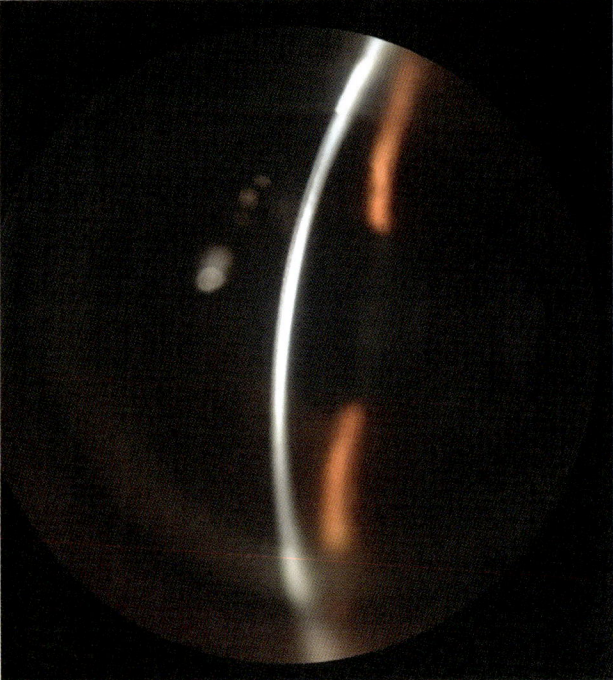

Figura 11.4 Biomicroscopia anterior de paciente submetido ao FALK., após três semanas de cirurgia. Observe o aspecto do transplante corneano com botão transparente e sem edema.

quando comparada a outras técnicas. Sua indicação deve ser avaliada individualmente, levando-se em consideração a causa da opacidade corneana, bem como a avaliação rigorosa da mesma, com exames complementares.

Referências

1 - Almousa, R. et al. (2014) 'Femtosecond laser-assisted lamellar keratoplasty (FSLK) for anterior corneal stromal diseases', International Ophthalmology, 34(1), pp. 49–58. doi: 10.1007/s10792-013-9794-7.

2 - Jabbarvand, M. et al. (2014) 'Femtosecond laser-assisted sutureless anterior lamellar keratoplasty for superficial corneal opacities', Journal of Cataract and Refractive Surgery. ASCRS and ESCRS, 40(11), pp. 1805–1812. doi: 10.1016/j.jcrs.2014.02.044.

3 - Lu, Y. et al. (2015) 'Femtosecond laser-assisted anterior lamellar keratoplasty for the treatment of stromal corneal pathology', BMC Ophthalmology, 15(1), pp. 1–5. doi: 10.1186/s12886-015-0009-z.

4 - Mosca, L. et al. (2008) 'Femtosecond laser-assisted lamellar keratoplasty: Early results', Cornea, 27(6), pp. 668–672. doi: 10.1097/ICO.0b013e31816736b1.

5 - Shetty, R. et al. (2014) 'Sutureless femtosecond anterior lamellar keratoplasty: A 1-year follow-up study', Indian Journal of Ophthalmology, 62(9), pp. 923–926. doi: 10.4103/0301-4738.143928.

6 - Shousha, M. A. et al. (2011) 'Long-term results of femtosecond laser-assisted sutureless anterior lamellar keratoplasty', Ophthalmology. Elsevier Inc., 118(2), pp. 315–323. doi: 10.1016/j.ophtha.2010.06.037.

7 - Taneja, M. et al. (2017) 'Femtosecond Laser-Assisted Anterior Lamellar Keratoplasty for Recurrence of Granular Corneal Dystrophy in Postkeratoplasty Eyes', Cornea, 36(3), pp. 300–303. doi: 10.1097/ICO.0000000000001068.

8 - Yoo, S. H. et al. (2008) 'Femtosecond Laser-Assisted Sutureless Anterior Lamellar Keratoplasty', Ophthalmology, 115(8), pp. 1303–1308. doi: 10.1016/j.ophtha.2007.10.037.

12
Ceratocone: Diagnóstico e Tratamento

Allan Luz
Marcella Salomão

Introdução

O desenvolvimento da Cirurgia Refrativa permitiu os maiores avanços na compreensão da fisiopatologia, diagnóstico e tratamento do Ceratocone. A necessidade de diagnóstico precoce no processo de triagem dos candidatos à cirurgia refrativa até a evolução no tratamento da ectasia pós-cirúrgica contribuiu para o desenvolvimento do estudo do Ceratocone.

Há um crescente interesse no Ceratocone, dentro da Oftalmologia. Esse interesse não se limita à doença ceratocone, mas ao Ceratocone como nova especialidade dentro da Oftalmologia. Há enorme avanço tecnológico e diversidade de possibilidades para o diagnóstico, prognóstico e, principalmente, para o tratamento.

Este capítulo discute os conhecimentos fundamentais relacionados ao Ceratocone. Considerando que esta é uma área de desenvolvimento dinâmico do entendimento científico, apresentamos conceitos fundamentais, juntamente com informações dos estudos mais recentes e perspectivas futuras.

Diagnóstico

O desafio do diagnóstico precoce

O grande desafio, na avaliação do Ceratocone, é o diagnóstico precoce. Essa premissa tornou-se tão importante, que chegamos à caracterização da suscetibilidade na detecção da doença. Temos, hoje, tecnologia para avaliação da superfície anterior, posterior, construção de mapa paquimétrico, tomografia segmentar que fornece mapa epitelial, além da percepção da biomecânica da córnea.

O auxílio da inteligência artificial na integração dos dados anatômicos e geométricos e a tomografia da córnea, com os índices de biomecânica da córnea, tem fornecido os melhores parâmetros para o diagnóstico precoce, tanto quanto, para a caracterização da suscetibilidade à doença. O exame da superfície anterior, conhecido como mapa de curvatura anterior, ou simplesmente, topografia corneana, representou uma revolução, no fim dos anos 80, para o diagnóstico do ceratocone. Iniciaremos a nossa seção de diagnóstico por essa ferramenta.

Topografia Corneana

As anormalidades topográficas que caracterizam o ceratocone são consideradas os fatores de risco mais importantes para a ectasia após a cirurgia refrativa. Os índices topométricos podem ser usados para analisar os dados da superfície anterior, de maneira objetiva. Podemos encontrar vários índices importantes para o diagnóstico: Índice de variação de superfície, uma expressão de irregularidade da superfície corneana (ISV); Índice de assimetria vertical (IVA); Índice de ceratocone (KI); Índice de ceratocone central (CKI); Índice de assimetria de altura, semelhante ao IVA, porém, baseado na elevação (IHA); Índice de descentralização da altura, que é calculado a partir da análise de Fourier e que nos fornece o grau de descentração na direção vertical, calculado em um raio de 3 mm (IHD) e raio mínimo de curvatura (Rmin).

A assimetria na curvatura e os índices que traduzem essa assimetria são considerados os melhores, para o diagnóstico pela superfície anterior. O IHD e o ISV são os mais sensíveis. O IHD aparece como o melhor parâmetro (Figura 12.1). A exceção é feita nos casos onde o ápice do ceratocone é central (*nipple cones*). Nesses casos, o ISV é mais sensível. Esses dois parâmetros, em combinação, podem ser muito úteis para o diagnóstico, bem como para a avaliação pré-operatória de cirurgia refrativa. A assimetria da paquimetria e a assimetria do mapa

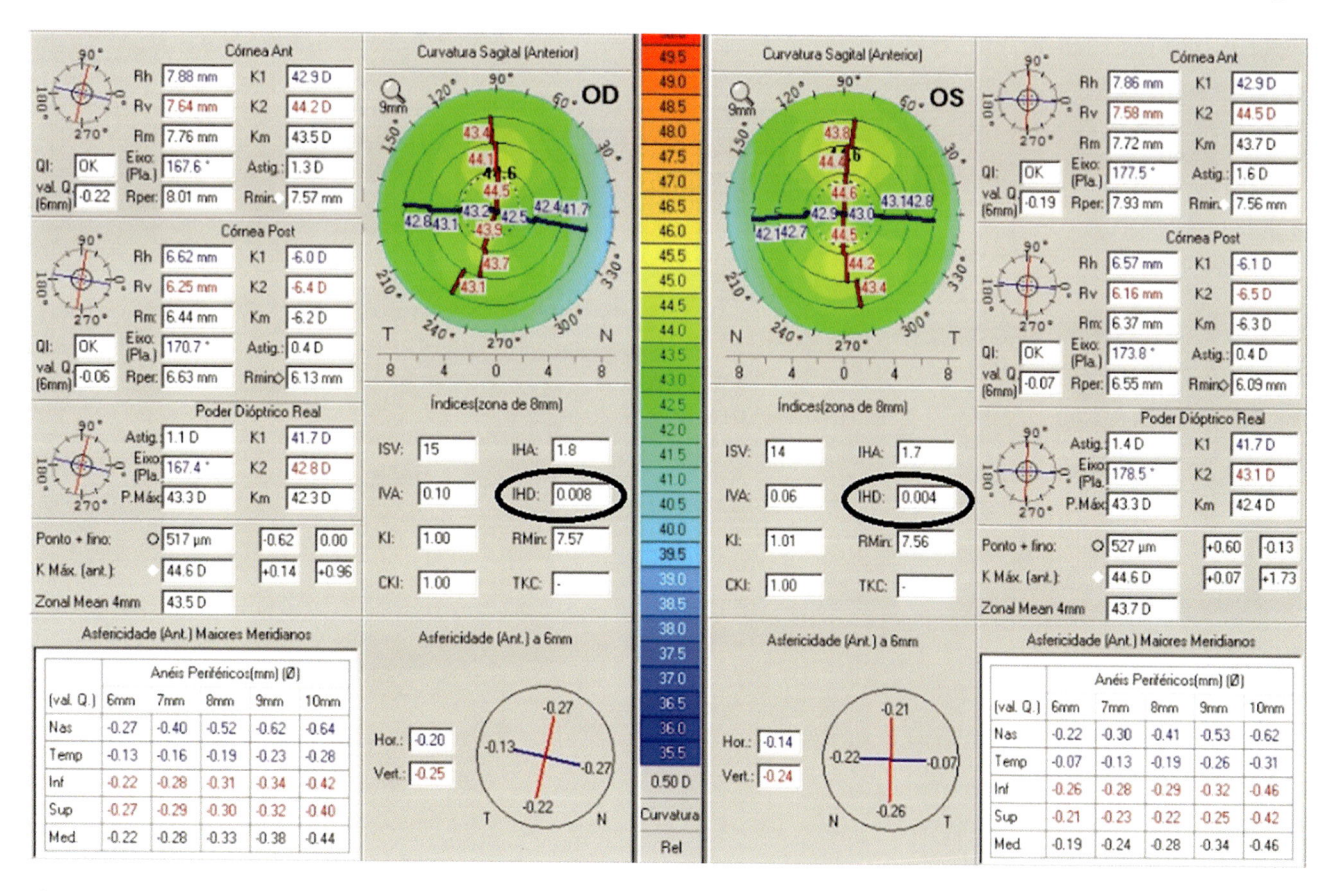

Figura 12.1 *Display* de mapa e índices topométricos. Em destaque, o IHD – que se relaciona à assimetria superior-inferior do mapa de curvatura anterior. O IHD é o índice topométrico que obteve os melhores resultados na detecção de anormalidades.

de epitélio, medidos e fornecidos por OCT (tomografia de coerência óptica), podem ser úteis.

Foi relatado que esses índices são precisos para discriminar o ceratocone, clinicamente definido, dos olhos normais. Faria-Correia e colegas relataram valores de sensibilidade de 90,4% e 89,3% e especificidade de 98% e 98,5%, utilizando pontos de corte 35 e de 0,021, para o ISV e o IHD, respectivamente. Ambos os parâmetros também foram bem correlacionados com a melhor acuidade visual com correção à distância, com o grau topográfico de ceratocone e com o mapeamento epitelial derivado do tomógrafo de coerência óptica (OCT). Esses índices de assimetria são similares à metodologia empregada por Rabinowitz, nos anos 80. Interessante notar, também, que a medida da ceratometria máxima corneana (Kmáx), igualmente, foi um dado de alta sensibilidade e especificidade na detecção da doença, usando como ponto de corte de 47,4 D, mesmo que inferior aos índices de assimetria.

Os mapas de topografia também foram considerados sensíveis à detecção das características da ectasia, mesmo antes da perda da melhor acuidade visual corrigida e dos achados típicos da biomicroscopia com lâmpada de fenda. No entanto, houve casos de doenças nas quais as imagens de topografia ainda pareciam ser normais. Exemplos clínicos incluem olhos contralaterais com topografias normais em pacientes com ceratocone altamente assimétrico. É necessário esclarecer que os mapas de superfície dos mapas de topografia da córnea estão incluídos na tomografia moderna da córnea. Ademais, é fundamental considerar que uma topografia normal não exclui quadros de doença iniciais, conhecidos como forma frusta de ceratocone. A abordagem da tomografia corneana, a seguir, pode elucidar diversos mistérios no diagnóstico da doença, relacionados aos casos de ectasia iatrogênica após cirurgia refrativa, sem condições de riscos topográficos prévios.

Tomografia Corneana

A palavra "tomografia" deriva do grego *tomos* que significa "cortar ou uma seção" e *graphein* que significa "escrever". Na Medicina, o termo clássico de tomografia computadorizada é usado para se referir à técnica radiográfica de geração de imagens de uma série de seções de um órgão sólido interno, produzindo uma imagem tridimensional. Desse modo, "tomografia da córnea" pode ser definida para descrever as superfícies anterior e posterior da córnea, juntamente com o mapa da paquimetria. Aqui reside a distinção essencial entre topografia e tomografia: a primeira é uma representação bidimensional da superfície anterior da córnea e a segunda, uma representação tridimensional da córnea e do segmento anterior. Portanto, um tomógrafo também pode ser um topógrafo da córnea, mas o contrário não é necessariamente verdadeiro. Helmholtz introduziu o conceito de ceratometria, em 1856. Em 1880, o disco de Plácido, com círculos em preto e branco com uma perfuração central, permitiu uma avaliação qualitativa, fornecendo mais informações do que a ceratometria. Cem anos depois, na década de 1980, os sistemas foram baseados na tecnologia de disco de Plácido, permitindo uma avaliação quantitativa da superfície da córnea. No entanto, o topógrafo de Plácido não fornece a elevação verdadeira, nem fornece uma reconstrução tridimensional da espessura da córnea. A tomografia por elevação tem vantagens sobre os sistemas baseados em Plácido, pois permite a medida da superfície anterior e posterior da córnea. Tem sido sugerido que alterações na elevação posterior da córnea podem ser as alterações iniciais que podem ser detectadas no ceratocone. Além disso, um mapa paquimétrico completo (Figura 12.2) pode ser gerado, a partir da medida das superfícies anterior e posterior da córnea, conforme gerado pela tomografia, impossível de ser adquirido pela topografia de Plácido. Por outro lado, a reflexão dos sistemas baseados em Plácido permita a avaliação do filme lacrimal, que também é relevante para a triagem do risco de olho seco após a cirurgia refrativa.

Os mapas de elevação são, tipicamente, calculados como a diferença entre a superfície da córnea examinada (anterior ou posterior) e um formato de referência padrão. Esse formato de referência desempenha papel crítico na inspeção visual e na interpretação desses mapas. A esfera *best fit* de 8 mm (BFS) é útil para triagem refrativa, pois permite a identificação visual de formas sutis de distúrbios ectásicos.

A elevação média da córnea posterior foi estudada para distinguir ceratocones das córneas normais. A elevação posterior mostrada como bem circunscrita, claramente demarcada, ilha de elevação positiva que representa a área de mudança ectásica. Co-

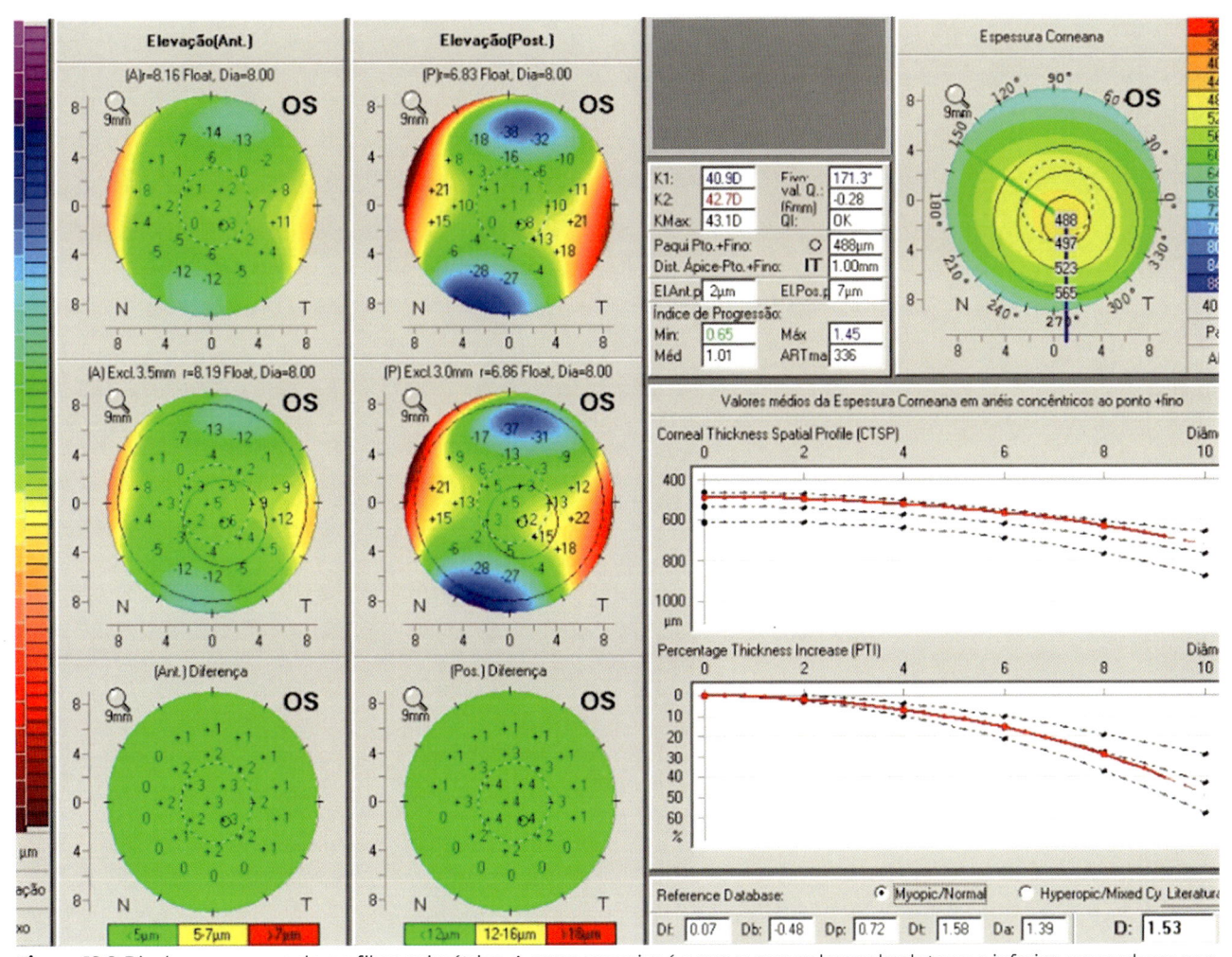

Figura 12.2 *Display* com curva do perfil paquimétrico. A curva superior é a curva com valores absolutos e a inferior, com valores percentuais. As linhas tracejadas indicam os limites superior, médio e inferior do intervalo de confiança.

mumente a área da ectasia posterior e a área mais fina coincidem. Os valores de elevação no ponto mais fino tiveram melhores desempenhos nas superfícies anterior e posterior.

Um tomógrafo corneano fornece um mapa detalhado da distribuição da espessura da córnea, identificando o verdadeiro ponto mais fino, a sua localização e a espessura anular, começando no ponto mais fino e aumentando, concentricamente, para a periferia. Um mapa paquimétrico completo pode ser gerado a partir da medida das superfícies anterior e posterior da córnea, conforme produzido pela imagem *Scheimpflug*. As medidas de espessura da córnea são, simplesmente, a diferença espacial entre essas duas superfícies. O primeiro benefício de um mapa completo de paquimetria foi identificar o verdadeiro ponto mais fino, que nem sempre é o ponto central. Isso é essencial para a avaliação pré-operatória da cirurgia refrativa e para a medida pós-operatória do *flap* do LASIK, bem como importante para o glaucoma e outras doenças da córnea.

Além de determinar o valor e a localização do ponto mais fino, os valores dos dados de paquimetria em toda a córnea permitem a avaliação do perfil da espessura da córnea, que representa a taxa de alteração da espessura, do centro para a periferia.

Os dados de espessura são usados para criarem gráficos de distribuição: gráficos de perfil espacial de espessura da córnea (CTSP) e do aumento de espessura percentual (PTI). Eles descrevem o aumento paquimétrico anular, do centro para a periferia e foram validados, estatisticamente, para o diagnóstico de ceratocone, com maior precisão do que a medida no ápice corneano.

O perfil de espessura fornece informações que permitem, ao clínico, diferenciar uma córnea fina normal, daquela com alteração ectásica precoce. Além disso, auxilia o clínico na detecção de edema precoce, no qual a progressão paquimétrica, do centro em direção à periferia, é atenuada. É exibido um intervalo de confiança de 95%, com os dados da média e dois desvios padrão de uma população normal, para permitir a comparação com a normalidade.

Os índices de progressão paquimétrica são calculados para todos os meridianos, em toda córnea, de modo que a média de todos os meridianos (PPI *Ave*) e o meridiano com aumento paquimétrico máximo (PPI *Max*) sejam observados. O PPI *Ave* e o PPI *Max* fornecem boa precisão no diagnóstico de casos leves de ceratocone. A razão entre o ponto mais fino e o PPI *Ave* e *Max*, respectivamente, produz a espessura relacional de Ambrósio (ART *Ave* e *Max*). Esses índices, dentre os derivados da paquimetria, fornecem a melhor precisão na detecção de ectasia. Um ponto de corte de 339 μm para o ART *Max* leva a uma sensibilidade de 100% e uma especificidade de 95,4%, para a detecção de ceratocone.

Belin Ambrosio *Display / Ectasia Susceptibility Score*

O *software* Belin Ambrosio fornece o desvio dos índices de normalidade: Df (desvio da normalidade da elevação frontal), Db (desvio da normalidade da elevação posterior), Dp (desvio da normalidade da progressão paquimétrica), Dt (desvio da normalidade do ponto mais fino) e Da (desvio da normalidade da espessura relacional). Esses índices são calculados para representar a média da população normal, como um valor zero, e os valores positivos representam o desvio padrão (DP), em relação à doença. Como auxílio à sua interpretação, o *software* sinaliza valores amarelos, entre 1,6 e 2,6, e em vermelho, maior que 2,6 DP. Um índice D final (BAD D) é calculado, com base em uma análise de regressão, para maximizar a precisão e melhorar o ponto de corte, para a detecção da doença ectásica. O BAD D maior que 2,1 foi um critério encontrado, com sensibilidade e especificidade de 99,59% e 100%, em uma série e, em outra, esse critério de corte resultou em perfeita precisão, com 100% de sensibilidade e especificidade, para o diagnóstico de ceratocone. Para a detecção de doença leve ou subclínica, foi relatado que os critérios superiores a 1,22 forneceram sensibilidade de 93,62% em, uma série, e o ponto de corte superior a 1,61 proporcionou sensibilidade de 89,2%, em outra série. Embora o BAD D tenha sido o parâmetro mais preciso na previsão do risco de ectasia, esses dados confirmam a necessidade de integrar outras variáveis, como a biomecânica da córnea, uma vez que o melhor parâmetro único foi insuficientemente preciso para descartar todos os casos com ectasia pré-operatória.

Os dados tomográficos associados aos parâmetros biomecânicos aumentaram a sensibilidade e a especificidade para o diagnóstico do ceratocone frusto. Em um estudo recente, o BAD D foi o melhor parâmetro tomográfico (AUROC 0,91 ± 0,057) e os parâmetros derivados da forma da curva do ORA (*Ocular Response Analyzer*), especificamente, a área sob o primeiro pico (área da p1), obteve o melhor resultado entre todos os parâmetros biomecânicos (AUROC 0717 ± 0,065). Um parâmetro combinado alcançou o melhor resultado, superando os parâmetros individuais (AUROC 0,953 ± 0,024).

Tomografia segmentar

Sabe-se que o epitélio da córnea tem a capacidade de alterar o seu perfil de espessura para tentar restabelecer uma superfície óptica lisa e simétrica, para compensar as alterações na superfície do estroma. Os dados da espessura epitelial podem ser usados para planejar e prever o resultado de um procedimento de ceratectomia fototerapêutica transepitelial. Outra aplicação importante para o mapeamento da espessura epitelial é a triagem de ceratocone.

No ceratocone inicial, é possível que o epitélio compense totalmente o cone da superfície. A espessura do epitélio se altera para reduzir a irregularidade da superfície da córnea. Portanto, a presença de estroma irregular pode ser menos mensurável pela topografia corneana da superfície anterior. A análise das espessuras e formas epiteliais e estromais da córnea, separadamente, pode facilitar a detecção da doença, em seu estágio inicial. Reinstein *et al.* publicaram, pela primeira vez, *in vivo*, o mapeamento da espessura epitelial sobre a área central de 3 mm de diâmetro, usando ultrassom digital tridimensional retilíneo de alta frequência (VHF). Depois, a área do mapeamento epitelial foi aumentada para 10 mm, pelo desenvolvimento de um protótipo de varredura de arco multimeridional. Em 2012, o tomógrafo de coerência óptica RTVue

(OCT) (Optovue, Inc., Fremont, CA) tornou-se o primeiro dispositivo de mapeamento epitelial baseado em OCT comercialmente disponível, produzindo um mapeamento de 6 mm de diâmetro.

As medidas do OCT incluem o filme lacrimal, relatado entre 2 e 7 μm, enquanto o filme lacrimal não é incluído no ultrassom digital VHF, devido às varreduras serem realizadas sob imersão salina normal. É provável que a diferença real entre os métodos seja de, aproximadamente, 3 a 4 μm. As velocidades aprimoradas minimizam o efeito dos movimentos dos olhos durante a aquisição de dados, também permitem imagens de alta definição, devido às varreduras axiais mais densas no mesmo comprimento da varredura transversal.

Tratamento

Crosslinking

Desde que foi introduzido, em 1998, representa a primeira terapia para a doença. Oferece fortalecimento na estrutura biomecânica da córnea. Apesar de não haver consenso sobre o momento ideal de sua realização, ou seja, definição exata da progressão da doença, o critério mais consistente, na literatura, é o aumento de 1 D na curvatura máxima (*Kmax*). Outros critérios seriam o aumento do equivalente esférico ou do astigmatismo e a baixa da acuidade visual.

O primeiro procedimento de Crosslinking (CXL) foi denominado de "protocolo de Dresden" porque foi introduzido na Universidade de Dresden na Alemanha. Esse protocolo consiste na remoção de 9 mm do epitélio corneano e na aplicação de 0,1% de riboflavina, por 30 minutos. Após a impregnação de todo tecido estromal, mais 30 minutos de exposição à energia de 5,4 J/cm^2 (3 mW/cm^2). Desde a sua introdução, esse protocolo demonstrou ser eficaz e seguro.

Outros protocolos têm sido desenvolvidos, ao longo dos anos. Dentre eles, CXL sem remoção do epitélio (*epi on*), CXL acelerado e CXL personalizado. A expectativa de um CXL sem remoção do epitélio é por um procedimento sem dor, com menor risco de infecção e com cicatrização mais fácil. Um dos obstáculos dessa técnica é a barreira epitelial ao raio ultravioleta (UV) e às moléculas de riboflavina. O CXL acelerado demonstrou ser seguro e eficaz, apesar da linha de demarcação ser mais superficial, demonstrando menos enrijecimento que o protocolo de Dresden. A base para esse protocolo é de maior carga de energia, em um tempo menor.

O Crosslinking representa, hoje, o tratamento "padrão ouro" para aumento das propriedades biomecânicas da córnea, em casos de ceratocone em progressão. Especialmente, em pacientes jovens com boa acuidade visual sem ou com correção.

Anel Intraestromal

Os Anéis foram, primeiramente, designados para a correção da alta miopia. Eles induzem alteração na geometria corneana, com aplanamento do centro da córnea (Figura 12.3). Essas mudanças reduzem a ceratometria e melhoram a acuidade visual e a refração. O implante dos segmentos de anel é um procedimento seguro, principalmente se realizado com laser de femtossegundo. As principais complicações intraoperatórias seriam: descentrações, posicionamento

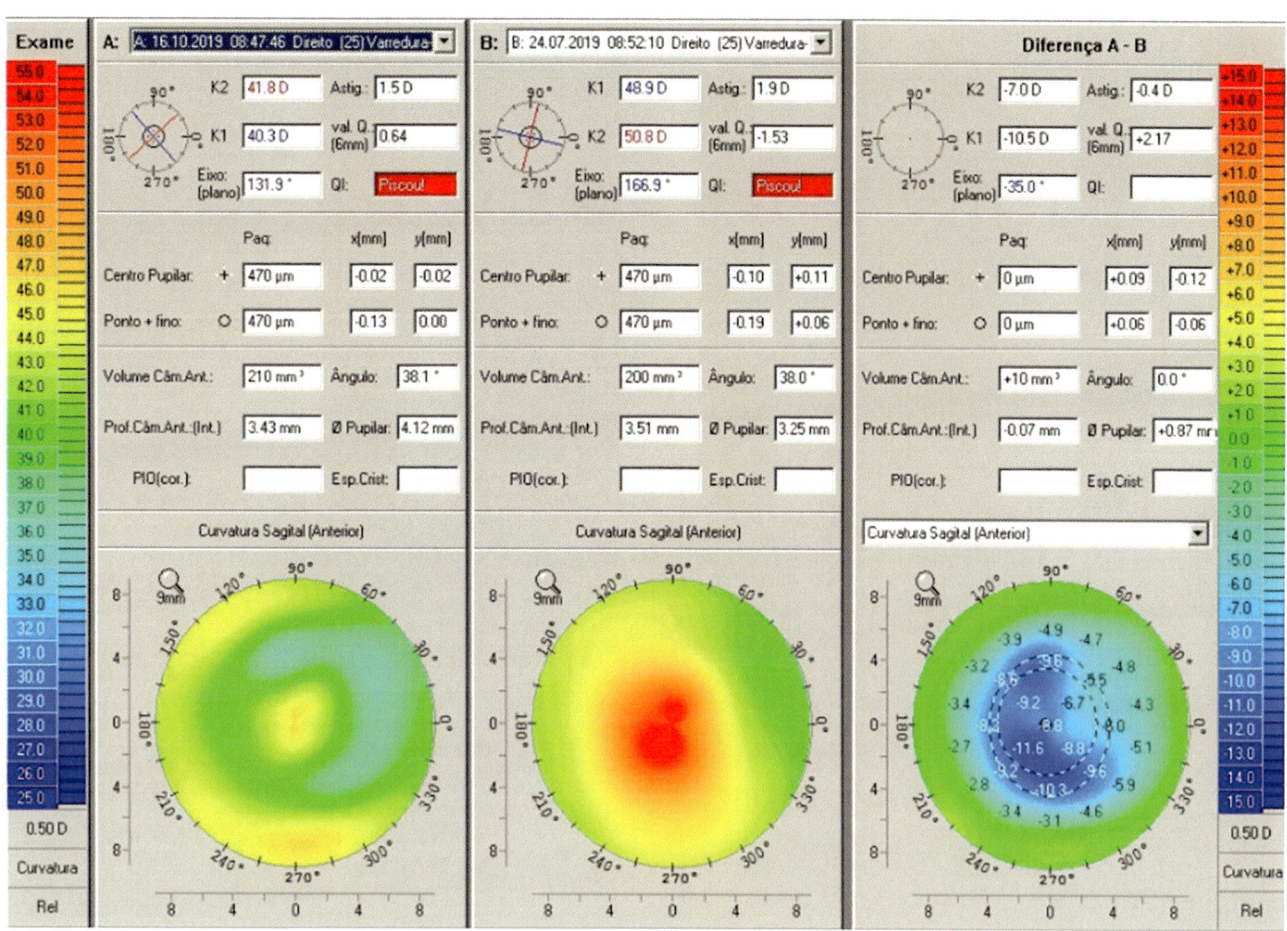

Figura 12.3 *Display* do mapa sagital comparativo. A coluna central mostra a imagem topográfica e os dados topométricos pré-operatórios. Na coluna, à esquerda, é mostrada a imagem topográfica pós-operatória. Na coluna à direita, é mostrado o mapa diferencial, evidenciando a aplanamento central após o implante de anel intraestromal, com redução dos valores de K1, K2 e do astigmatismo topográfico.

assimétrico dos arcos e profundidade inadequada dos implantes, com consequentes perfurações ou segmentos superficiais. No pós-operatório, extrusões, migrações, neovascularização e infecções figuram como as principais complicações.

As principais indicações para o implante de Anel seriam casos de ceratocone com baixa de acuidade visual, má adaptação às lentes de contato e ausência de cicatrizes centrais. Diversos tipos de Anéis são comercializados, atualmente. Dentre esses, podemos citar o Intacs, que tem secção hexagonal, 155 graus de arco e 6,77 mm de diâmetro interno. Temos, também, o Ferrara/Keraring, que tem secção triangular e diâmetros de arco de 5 ou 6 mm, com arcos que variam entre 90 a 340 graus. A espessura do Intacs varia de 250 a 350 micra, e a do Ferrara/Keraring varia de 150 a 300 micra.

Outro ponto importante, é o nomograma para o implante. Existem vários nomogramos cedidos pelos fabricantes. Alguns são guiados para implantes pelo eixo da ceratometria mais curva, outros se guiam pelo eixo da aberração coma. Normalmente, são indicados implantes com profundidade entre 70 e 80% do trajeto do local onde o Anel será colocado.

O implante de Anel tem sido utilizado, com sucesso, para a reabilitação visual e melhora da qualidade de vida. Tecnicamente mais simples com o laser de femtossegundo, vem se tornando popular para o tratamento do ceratocone, antes de se pensar em transplante lamelar.

Transplante Lamelar DALK

A cirurgia lamelar foi o primeiro processo a ter sucesso em transplantes de córnea. Foi alcançada, pela primeira vez, pelo pioneiro Arthur Von Hippel, em 1877, seguindo trabalhos anteriores de Von Walther e Mulhabauer, nos anos 1830-40. O primeiro transplante parcial bem-sucedido foi realizado, por Zirm, em 1950. Desde então, várias técnicas cirúrgicas foram descritas. A ceratoplastia lamelar anterior (DALK) é considerada muito mais segura do que a ceratoplastia penetrante (PK), embora o seu uso tenha sido restrito aos transplantes tectônicos, porque os resultados visuais não eram tão bons quanto na cirurgia de PK. Na década de 1970, apenas 38% dos transplantes foram realizados por cirurgia lamelar.

A ausência de células endoteliais com potencial para rejeição imunológica e a retenção esperada de células endoteliais da córnea receptora, na maioria das cirurgias DALK, em comparação com a rápida diminuição da densidade celular endotelial da córnea doadora, após a cirurgia penetrante, são vantagens teórica de DALK sobre PK.

Anwar e Teichmann, posteriormente, relataram uma técnica chamada "Big-Bubble", na qual uma grande bolha de ar foi usada para facilitar a separação da membrana de Descemet do estroma córnea. Foi usada uma agulha de calibre 27/30 presa a uma seringa cheia de ar. A agulha foi inserida no estroma da córnea, com o bisel para baixo, e avançou 2-4 mm posteriormente, em direção à membrana de Descemet. O ar foi injetado, com força, no estroma, atingindo o plano e causando a separação da membrana de Descemet do estroma sobreposto. Muitos cirurgiões adotaram a técnica DALK "Big-Bubble" e vários estudos publicados confirmaram excelentes resultados visuais com essa técnica. De fato, o DALK "Big-Bubble" é uma das técnicas mais populares para DALK com remoção estromal completa.

DALK é tecnicamente mais difícil, requer mais tempo para aprender e envolve o uso de várias ferramentas. Problemas relacionados à interface, incluindo irregularidades e cicatrizes, podem resultar em resultados visuais ou pobres. No entanto, as técnicas modernas, quando realizadas sem complicações, reduziram significativamente essas questões. Quando certa quantidade significativa de estroma pré-Descemet é deixada no leito receptor, a acuidade visual nos olhos de DALK pode estar comprometida. Há uma curva de aprendizado definitiva para os procedimentos PK e DALK, mas a maioria dos cirurgiões especialistas em córneas já possui as habilidades necessárias para a cirurgia penetrante. O tempo operacional para o DALK é, geralmente, maior do que o do PK, e ambos os procedimentos requerem mais tempo operacional do que a ceratoplastia endotelial, devido à sutura extensiva do enxerto de doador no DALK ou PK.

A complicação mais comum envolve a perfuração da membrana de Descemet, com uma microperfuração (0,1 mm ou menos) ou uma macroperfuração. Isso geralmente leva à conversão da operação para um PK.

As principais causas de falha na cirurgia penetrante são a rejeição endotelial e a falência tardia. No DALK, o próprio endotélio saudável do destinatário é mantido, eliminando o risco de rejeição endotelial.

Em resumo, a vantagem mais óbvia do DALK é que o endotélio da córnea do hospedeiro não está sujeito à rejeição imunológica. A maior vantagem, em longo prazo, do DALK sobre o PK, diz respeito à preservação mais duradoura das células endoteliais da córnea hospedeira, medida por microscopia especular e relatada como densidade celular endotelial. Complicações tais quais: pressão positiva, prolapso de íris e derrame/hemorragia coroidal são muito reduzidas com o DALK, e o uso de corticosteroides tópicos, geralmente, podem ser descontinuados 34 meses após o DALK. Há ainda menor incidência de elevação da pressão intraocular associada ao corticosteroide. Ruptura traumática de feridas cirúrgicas meses a décadas após a cirurgia é uma complicação potencial do PK. No entanto, as feridas do DALK têm certa vantagem teórica sobre as feridas do PK, e, evidências clínicas de deiscência traumática de feridas de DALK sugerem que as lesões são menos graves do que as vistas nos olhos do PK.

Quando ocorre uma perfuração, o cirurgião pode optar por converter para PK, ou pode fazer ajustes, usando injeção de ar intracameral ou *patches* para completar a dissecção de lamelar estromal, sem converter para PK. A taxa de complicações da microperfuração pode ser alta, chegando a 39%, mesmo para cirurgiões experientes.

Estudos biomecânicos têm mostrado resultados inferiores após PK, quando comparados com os olhos após DALK "Big-Bubble" – nesses olhos, os resultados mostram histerese córnea semelhante aos olhos não operados.

Em um estudo sobre o tratamento do ceratocone, entre janeiro de 1991 e janeiro de 2009, foi demonstrado que, tanto no PK quanto no DALK, havia boas características de custo-benefício, mas foi relatado que o DALK mostrou-se superior, ao final de 20 anos. O DALK ofereceu o melhor valor custo-benefício devido à sua menor taxa de falência, em comparação com o PK.

Referências

1 - Correia, Fernando Faria, et al. "Topometric and tomographic indices for the diagnosis of keratoconus." Int J Kerat Ect Cor Dis 1.2 (2012): 92-99.

2 - MW Belin; SS Khachikian. Keratoconus/ectasia detection with the Oculus Pentacam: Belin/Ambrósio enhanced ectasia display. Highlights of Ophthalmology. 35 6 (2007).

3 - R Ambrosio Jr.; RS Alonso; A Luz; Coca Velarde LG. Corneal-thickness spatial profile and corneal-volume distribution: tomographic indices to detect keratoconus. J Cataract Refract Surg. 32 11, 1851-9 (2006).

4 - A. Luz; M Ursulio; D Castaneda; R Ambrosio Jr. [Corneal thickness progression from the thinnest point to the limbus: study based on a normal and a keratoconus population to create reference values]. Arq Bras Oftalmol. 69 4, 579-83 (2006).

5 - R. Ambrosio Jr. Percentage thickness increase and absolute difference from thinnest to describe thickness profile. J Refract Surg. 26 2, 84-6 (2010) author reply 6-7.

6 - R. Ambrosio Jr.; AL Caiado; FP Guerra; R Louzada; AS Roy; A Luz; W Dupps; MW Belin. Novel pachymetric parameters based on corneal tomography for diagnosing keratoconus. J Refract Surg. 27 10, 753-8 (2011).

7 - O. Muftuoglu; O Ayar; V Hurmeric; F Orucoglu; I Kilic. Comparison of multimetric D index with keratometric, pachymetric, and posterior elevation parameters in diagnosing subclinical keratoconus in fellow eyes of asymmetric keratoconus patients. J Cataract Refract Surg. 41 3, 557-65 (2015).

8 - J. Fujimoto; W, Drexler. Introduction to optical coherence tomography. Optical coherence tomography: Springer 1-45 (2008).

9 - DZ Reinstein; TJ Archer; M Gobbe; RH Silverman; DJ Coleman. Epithelial thickness in the normal cornea: three-dimensional display with very high frequency ultrasound. Journal of refractive surgery 24 6 ,571 (2008).

10 - Wollensak G; Spoerl E, Seiler T. Riboflavin/ultraviolet-ainduced collagen crosslinking for the treatment of keratoconus. Am J Ophthalmol 2003 May;135(5):620-627

11 - Galvis V; Tello A; Ortiz AI; Escaf LC. Patient selection for corneal collagen cross-linking: an updated review. Clin Ophthalmol 2017 Apr; 11:657-668.

12 - Galvis V; Tello A; Ortiz AI. Corneal collagen crosslinking with riboflavin and ultraviolet for keratoconus: long-term follow-up. J Cataract Refract Surg 2015 Jun;41(6):1336-1337

13 - Burris TE. Intrastromal corneal ring technology: results and indications. Curr Opin Ophthalmol 1998 Aug;9(4):9-14.

14 - Vega-Estrada A, Alio JL. The use of intracorneal ring segments in keratoconus. Eye Vis 2016 Mar;3(1):8.

15 - Chhadva P; Yesilirmak N; Cabot F; Yoo SH. Intrastromal corneal ring segment explantation in patients with keratoconus: causes, technique, and outcomes. J Refract Surg 2015 Jun; 31(6):362-397.

16 - Troutman RC; Lawless MA. Ceratoplastia penetrante para ceratocone. Córnea 1987;6:298-305.

17 - Arentsen JJ; Morgan B; Green WR. Mudança de indicação para ceratoplastia. Sou J Oftalmol 1976;81:313-8.

18 - Anshu A, Parthasarathy A; Mehta JS, et al. Outcomes of therapeutic deep lamellar keratoplasty and penetrating keratoplasty for advanced infectious keratitis: a comparative study. Oftalmologia 2009;116:615-23

19 - Maier P,Reinhard T. [Keratoplastia: laminado ou penetra? Parte 1: ceratoplastia penetrante]. Oftalmologe 2009;106:563-9; quiz 70.

20 - Luengo-Gimeno F, Tan DT, Mehta JS. Evolução da ceratoplastia lamellar profunda (DALK). Ocul Surf 2011;9:98-110.

13

Tratamento do Ceratocone Precedente ao Transplante de Córnea – CROSSLINKING CORNEAL

Andréia Peltier Urbano
Alessandra Peltier Urbano
Ivan Urbano

Introdução

Até o final da década de 1990, a prática oftalmológica relativa ao tratamento do ceratocone baseava-se na conduta expectante da história natural da doença e, para os casos de progressão da ectasia com comprometimento significativo da melhor acuidade visual corrigida com óculos e lentes de contato rígidas, o transplante de córnea era a indicação terapêutica necessária.

No entanto, a descoberta de que as fibrilas de colágeno têm a capacidade de crosslinking – que é a habilidade de formação de ligações químicas fortes com as fibrilas adjacentes – também denominado potencial da ligação cruzada do colágeno ou reticulação, mudou o curso do tratamento do ceratocone em progressão.[1]

Esse conhecimento proporcionou a base da cirurgia de crosslinking da córnea (CXL) com luz ultravioleta A (UVA) e riboflavina (vitamina B2), tratamento relativamente novo, que tem sido descrito como retardador da progressão da doença nas suas fases iniciais. O surgimento do CXL modificou completamente o tratamento conservador da ectasia corneana progressiva e o prognóstico visual dos pacientes, com redução significativa da necessidade de indicação de transplante de córnea.[2]

Na córnea, a ligação cruzada do colágeno ocorre naturalmente com o envelhecimento, devido a uma reação de desaminação oxidativa que tem lugar nas cadeias terminais do colágeno. Foi levantada a hipótese de que esse crosslinking natural do colágeno explica a razão pela qual a ectasia da córnea progride, frequentemente, mais rapidamente na adolescência ou no início da idade adulta, mas tende a estabilizar-se nos doentes após a meia-idade. Embora o crosslinking tenda a ocorrer naturalmente ao longo do tempo, existem outras vias que podem levar a uma reticulação prematura. A glicação refere-se a uma reação observada predominantemente em diabéticos, que pode levar à formação de ligações adicionais entre o colágeno.[3]

As bases para as técnicas de crosslinking do colágeno da córnea atualmente utilizadas foram desenvolvidas na Europa, por Seiler e Spoerl, em 1997, na Universidade de Dresden, em estudo experimental.[1] A luz ultravioleta (UV) foi utilizada para induzir o crosslinking do colágeno em córneas de porco e de coelho, embebidas em riboflavina, através da via da oxidação. As córneas resultantes revelaram-se mais rígidas e mais resistentes à digestão enzimática. A investigação provou também que as córneas tratadas continham polímeros de colágeno de maior peso molecular, devido à reticulação das fibrilas. Os estudos de segurança mostraram que o endotélio não era danificado pelo tratamento, se fosse mantida uma irradiância UV adequada e se a espessura da córnea fosse superior a 400 micra.[4]

Os estudos, em humanos, do crosslinking corneano induzido pela luz UV começaram com Wollensak et al. em 2003, também em Dresden, e os primeiros resultados foram promissores. O estudo piloto inicial incluiu 16 doentes com ceratocone de progressão rápida e todos os pacientes pararam de progredir após o tratamento. O CXL atua bloqueando a progressão do ceratocone ao aumentar a rigidez biomecânica da córnea (Figura 13.1). Para além disso, 70% dos doentes apresentaram um aplanamento das curvaturas mais íngremes da córnea anterior (diminuição dos valores ceratométricos médios e máximos), 65% melhoraram a acuidade visual e não foram registradas complicações.[5]

No final de 2011, o Food and Drug Administration (FDA) concedeu à Avedro, a aprovação para a formulação da solução oftálmica de riboflavina a ser utilizada em conjunto com o sistema de irradiação UVA específico da empresa. A cirurgia de crosslinking da córnea utilizando riboflavina e luz UVA recebeu a aprovação do FDA em 18 de abril de 2016.[3]

Conceitos básicos

Os principais componentes do CXL são: um fotossensibilizador, uma fonte de luz UV e a reação fotoquímica resultante (Figura 13.2).

Figura 13.1 Córnea antes e depois do efeito da reticulação das fibrilas de colágeno com o procedimento do crosslinking (CXL) com vitamina ribloflavina (Vitamina B2) e luz ultravioleta A (UVA).

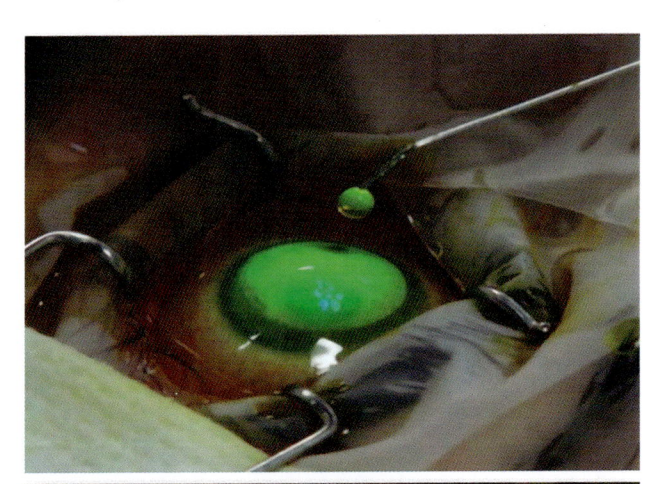

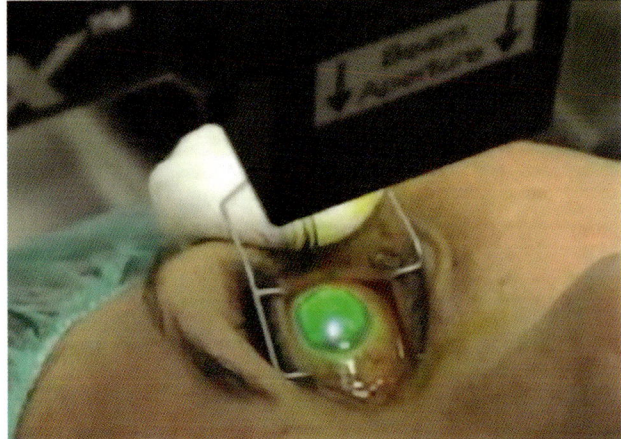

Figura 13.2 Procedimento cirúrgico do crosslinking com colírio de riboflavina e luz UVA.

1. Fotossensibilizador - riboflavina

Um fotossensibilizador é uma molécula que absorve a energia da luz e produz uma alteração química em outra molécula. No CXL, a riboflavina é utilizada como fotossensibilizador. É segura por via sistêmica e pode ser adequadamente absorvida pelo estroma da córnea por via tópica. Tem um pico de absorção a 370 nm^3.

2. Fonte de luz ultravioleta (UV)

Como o pico de absorção da riboflavina situa-se a 370 nm, a luz UV-A foi considerada ideal para o CXL, protegendo, simultaneamente, as demais estruturas oculares. A fluência total necessária foi de 5,4 J/cm^2.

A lei de Bunsen-Roscoe afirma que o efeito fotoquímico deve ser semelhante se a fluência total permanecer constante. Com base neste fato, foram concebidos vários protocolos com diferentes combinações de intensidade e duração da exposição aos raios UV-A.[7] No entanto, verificou-se que o CXL deixa de ser eficaz quando a intensidade de energia excede os 45 mW/cm^2.

3. Reação fotoquímica

A riboflavina no estroma absorve a energia UVA, resultando em uma reação fotoquímica que gera espécies reativas de oxigênio (ROS). As ROS induzem ligações covalentes entre as fibras de colágeno e os proteoglicanos da matriz extracelular. Ao mesmo tempo, a riboflavina atua para proteger as camadas mais profundas da córnea – particularmente o endotélio da córnea – dos danos induzidos pelos raios UV e da morte celular. Estudos recentes indicam que a presença de oxigênio é essencial para um CXL eficaz.[8]

Indicações

Nem todas as córneas com ceratocone precisam ser submetidas ao CXL; a correção simples com óculos e as lentes de contato rígidas constituem a base da terapia conservadora. O CXL não é indicado para o ceratocone estável, como pode ser o caso em olhos mais velhos que naturalmente têm córneas mais rígidas, devido a alterações relacionadas com a idade.[2]

O ceratocone com evidência de progressão é a indicação mais comum para o CXL.

Outras doenças que podem ter indicações são a degeneração marginal pelúcida, a degeneração marginal de Terrien e a ectasia pós-cirurgia refrativa (LASIK, PRK ou Ceratotomia Radial).[2,3]

É também muito importante aconselhar os pacientes com ceratocone a não esfregarem os olhos e a evitarem posições específicas para dormir que provoquem pressão na córnea, uma vez que estes fatores parecem desempenhar um papel importante na progressão do ceratocone.

Embora o Consenso Global sobre Ceratocone e Doenças Ectásicas não tenha uma definição clara e consistente sobre os parâmetros de evolução da doença, os critérios de progressão atualmente mais sugeridos estão relacionados às mudanças da acuidade visual, da refração e das medidas da córnea, no período de um ano.[3,9,10,11,12]

Considera-se que o ceratocone está progredindo se houver diminuição da melhor acuidade visual corrigida de duas ou mais linhas, aumento da miopia e/ou do astigmatismo igual ou maior a 1,00 dioptria (D) ou do equivalente esférico (grau da miopia somado com a metade do astigmatismo) igual ou superior a 0,50 D, no último ano (Figura 13.3).

Figura 13.3 Critérios de Progressão do Ceratocone.

Além disto, são considerados como critérios de progressão o aumento dos seguintes parâmetros topográficos ou tomográficos: aumento da maior curvatura da córnea (K2) e/ou da diferença entre a maior curvatura e menor curvatura da córnea (K2-K1) igual ou superior a 1,00 D; da curvatura máxima e/ou da curvatura média (Km) igual ou superior a 0,75 D; da curvatura central igual ou superior a 1,50 D e/ou da diminuição da espessura da córnea central igual ou superior a 2% (Figura 13.4).

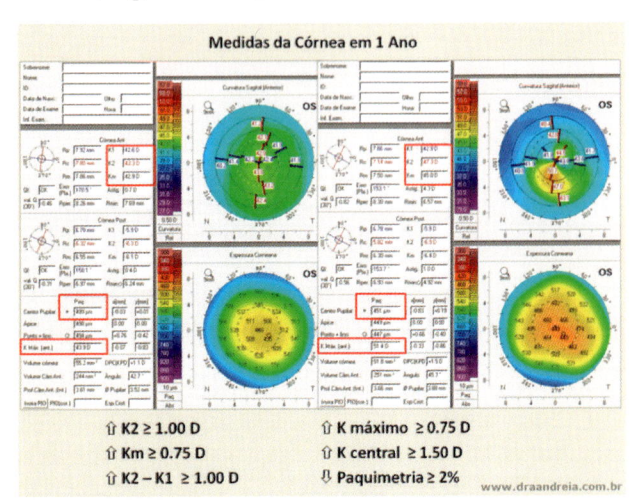

Figura 13.4 Critérios de Progressão Topográficos e Tomográficos do Ceratocone.

No exemplo seguinte, a paciente que aos 15 anos apresentava córnea fina e topografia normal, tinha o hábito crônico de coçar muito mais o olho esquerdo. Aos 19 anos, o olho esquerdo apresentava ceratocone, tendo sido indicada a Cirurgia de Crosslinking. O olho direito, que a paciente não coçava muito, não desenvolveu o ceratocone durante este período (Figuras 13.5 e 13.6).

A conduta médica para essa paciente foi expectante preventiva para o olho direito, com prescrição de colírio lubrificante, higienização palpepral para disfunção das glândulas de Meibomio e colírio antialérgico para o controle do processo alérgico, com muita ênfase da necessidade mandatória de interromper definitivamente o hábito de coçar os olhos e não dormir pressionando os olhos, visto que o olho direito não apresentava ceratocone (Figura 13.7).

Como podemos observar na Figura 13.8, a paciente seguiu a conduta médica à risca, e o olho direito permaneceu sem desenvolver ceratocone dos 15 anos aos 21 anos, con-

CAPÍTULO 13 - **Tratamento do Ceratocone Precedente ao Transplante de Córnea - CROSSLINKING CORNEAL**

Exame de Pentacam aos 15 anos

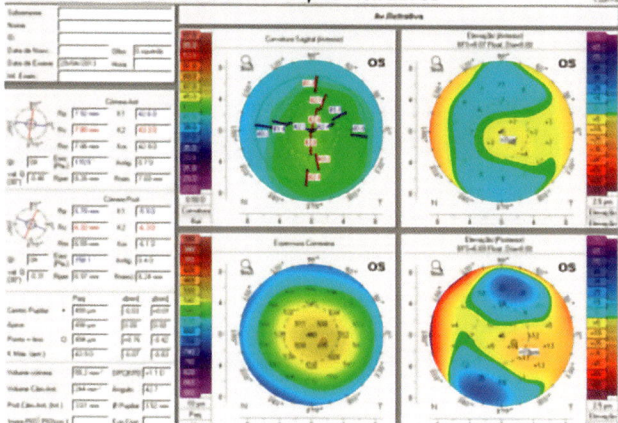

Córnea Fina e Hábito de Coçar os Olhos

Figura 13.5 Ceratocone em paciente com hábito de coçar olho esquerdo.

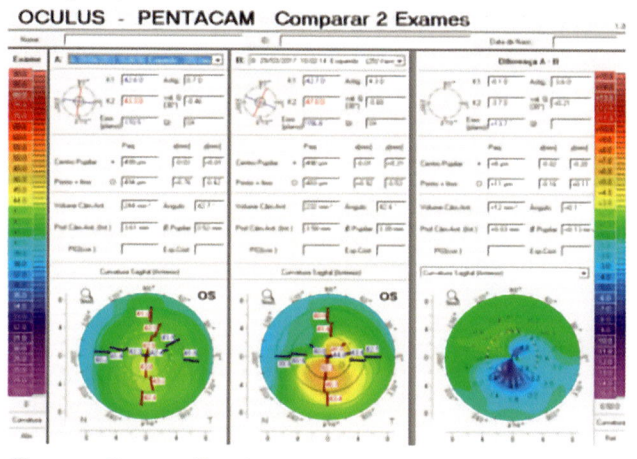

Exame de Pentacam aos 19 anos

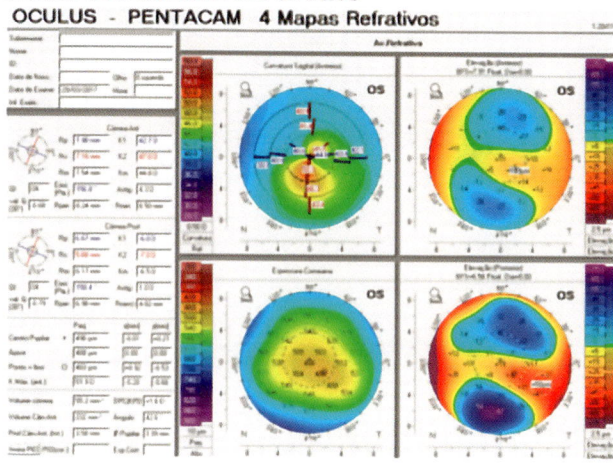

Ceratocone com Indicação de Crosslinking

Comparação dos Pentacam aos 15 anos e 19 anos

Progressão para Ceratocone

Figura 13.6 Córnea normal aos 15 anos que progrediu para ceratocone aos 19 anos: indicação de crosslinking corneal.

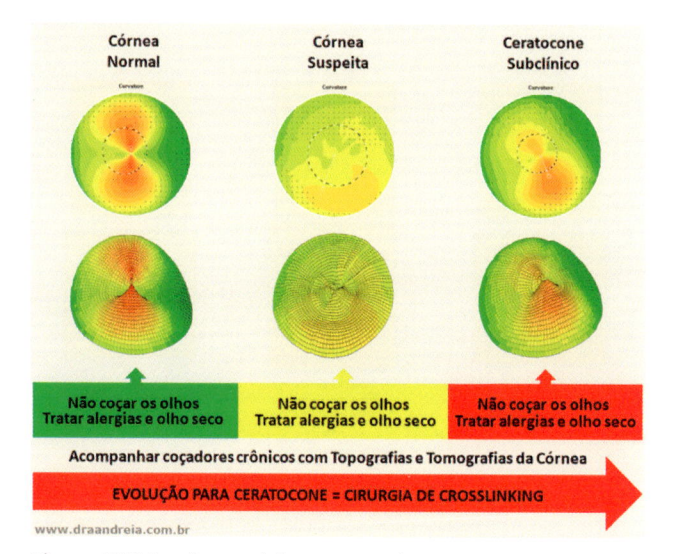

Figura 13.7 Conduta médica para pacientes com quadros alérgicos e coçadores oculares crônicos.

forme registrado no acompanhamento do exame de tomografia de córnea Pentacam, em 2017 e 2023. Os parâmetros de acuidade visual, refração e parâmetros tomográficos mantiveram-se estáveis durante os seis anos de acompanhamento.

A conduta médica para o olho esquerdo que apresentava em 2017 sinais de progressão do ceratocone foi a realização da Cirurgia de Crosslinking, de acordo com o clássico Protocolo de Dresden (Figura 13.9). As devidas orientações clínicas de interromper definitivamente o hábito de coçar os olhos e não dormir pressionando os olhos também foram enfatizadas para evitar que o trauma contínuo corneal pós-operatório não comprometesse a efetividade do crosslinking. Podemos observar que a cirurgia de crosslinking foi eficaz, em relação ao controle da progressão do ceratocone, como registrado na tomografia de córnea Pentacam, no acompanhamento de 2017 e 2023, que evidencia redução dos parâmetros tomográficos e manutenção do resultado cirúrgico, no controle do ceratocone. A melhor acuidade visual corrigida modificou-se de 20/60, em 2017, para 20/25, em 2023.

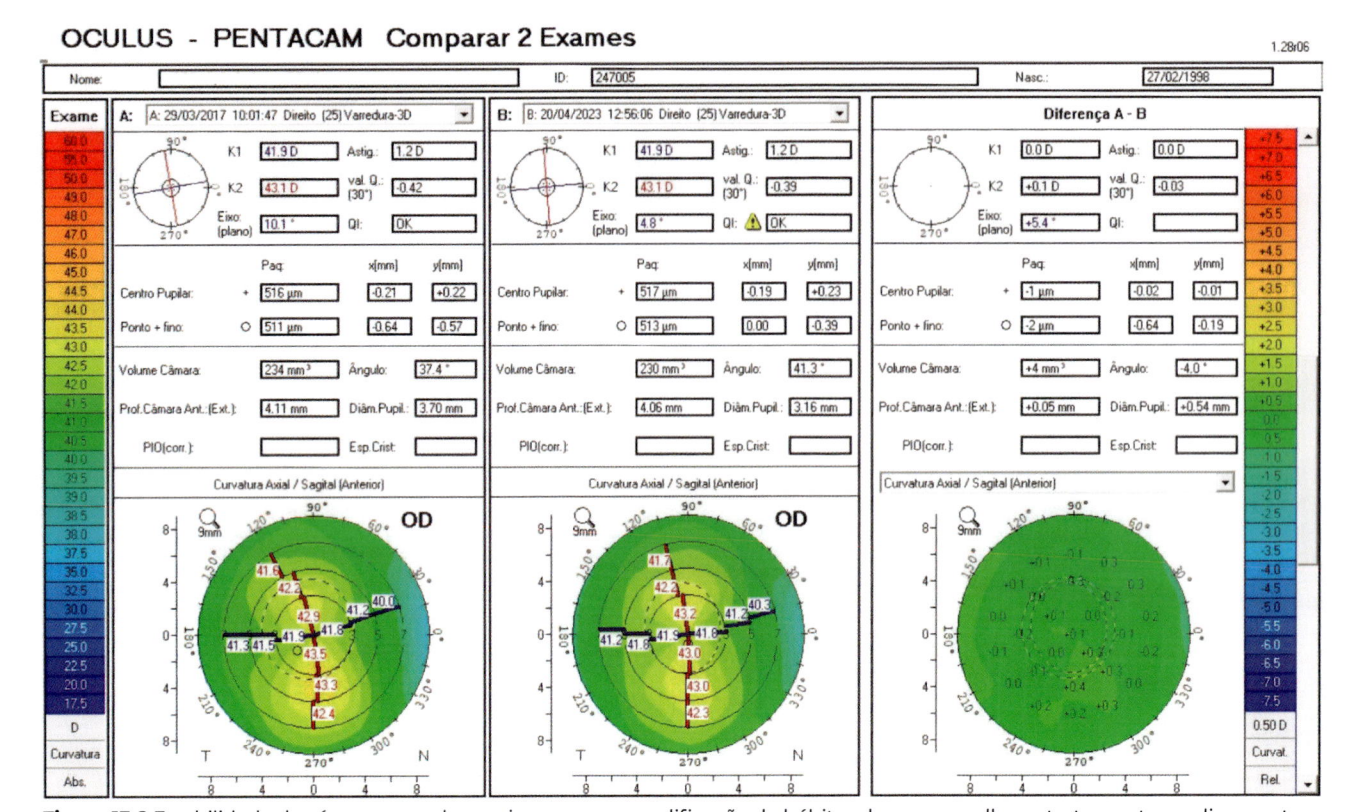

Figura 13.8 Estabilidade da córnea normal em seis anos, com modificação de hábitos de coçar os olhos e tratamento medicamentoso da disfunção de glândulas de Meibomio, olho seco e alergia ocular.

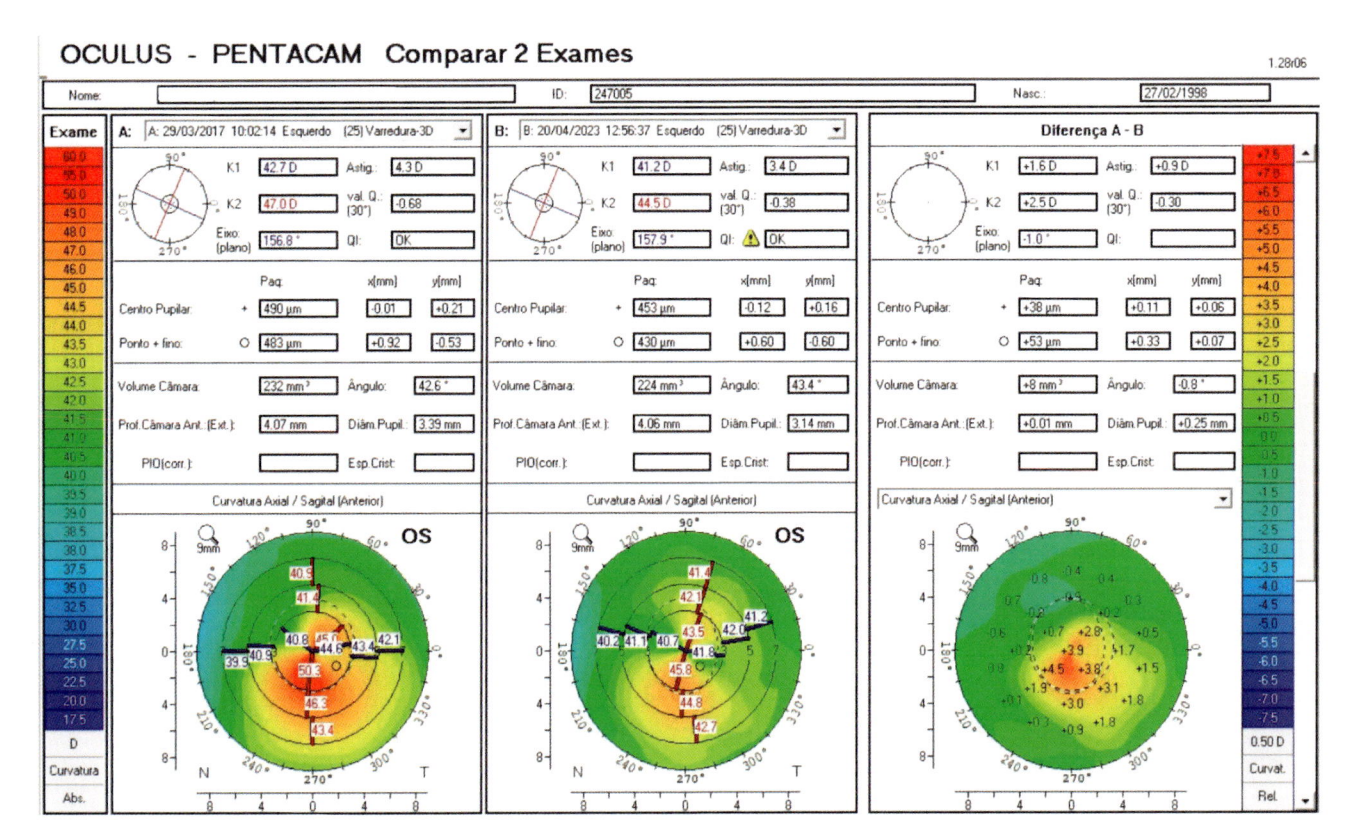

Figura 13.9 Resultado da Cirurgia de Crosslinking no olho esquerdo com Protocolo de Dresden, no acompanhamento da córnea em seis anos, com modificação de hábitos de coçar os olhos e tratamento medicamentoso da disfunção de glândulas de Meibomio, olho seco e alergia ocular.

Contraindicações

A espessura da córnea é um pré-requisito importante para a indicação ou contraindicação do CXL.

Tradicionalmente, a espessura da córnea inferior a 400 µm é considerada contraindicação para o CXL, mas, como será mencionado adiante, o CXL hipoosmolar pode ser efetuado quando a espessura da córnea varia entre 370 e 400 µm² e, atualmente, pode ser feito em córnea ultrafinas, de acordo com o Protocolo Sub400.[13]

As demais contraindicações são: infecção ocular herpética prévia, devido ao risco de reativação da infecção, inflamação ocular ativa, infeção ocular concomitante, presença de cicatrizes corneanas graves, opacidade corneana, ceratite neurotrófica, olho seco grave, história de má cicatrização de feridas epiteliais, doenças autoimunes, gravidez e período de amamentação.[10,25]

Price et al., em sua análise do CXL na ceratite microbiana, com culturas bacterianas ou fúngicas negativas, mas positivas para o herpes simples, mostraram que os doentes desenvolveram ceratite dendrítica após a realização do CXL. Há relatos de ceratite herpética após CXL.[10]

Kymionis et al. relataram um caso de uma jovem que foi submetida ao CXL e cinco dias depois apresentou ceratite geográfica e uveíte anterior. Do mesmo modo, Qarni e Harbi relataram dois casos de doentes que foram submetidos ao CXL e que mais tarde apresentaram ceratite dendrítica, no período pós-operatório precoce. Por conseguinte, os antecedentes de ceratite herpética constituem uma contraindicação para o CXL e a ceratite viral pode também desenvolver-se sem antecedentes de ceratite.[15]

Linha de demarcação

Um sinal utilizado para caraterizar o nível de penetração alcançado com qualquer tipo de protocolo de crosslinking da córnea (CXL) na prática clínica é a linha de demarcação do estroma corneano, que indica a zona de transição entre o estroma da córnea anterior reticulado e o estroma da córnea posterior não tratado (Figura 13.10).

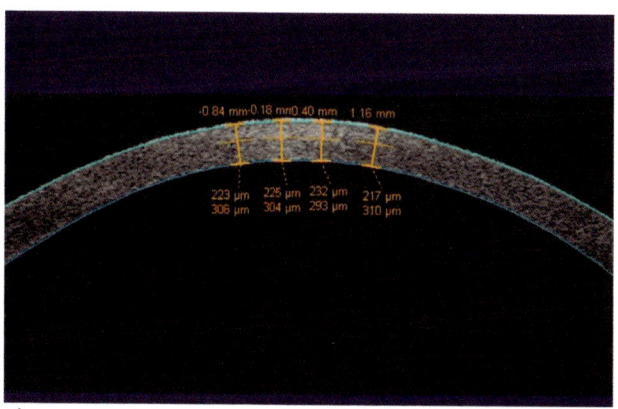

Figura 13.10 Linha de demarcação do estroma corneano após o crosslinking ao exame de tomografia de córnea do segmento anterior (AS-OCT): estroma anterior com crosslinking com profundidade entre 217 a 232 µm.

A linha de demarcação pode ser detectada através da microscopia confocal e da tomografia de coerência óptica do segmento anterior (AS-OCT) e, com menor precisão, através da imagem de Scheimpflug. A linha de demarcação é também detectável no exame da biomicroscopia com lâmpada de fenda, duas semanas após o tratamento.

Até a presente data, com a evidência científica disponível, não se pode afirmar que menor profundidade da linha de demarcação esteja associada a menor efeito do tratamento CXL ou a maior potencial de instabilidade corneana no futuro. Por este motivo, são ainda necessários mais estudos sobre esta questão.

Técnicas cirúrgicas

Protocolo Padrão – Protocolo de Dresden – Corneal "epithelium off" ou "epi-off"

O protocolo de Dresden, formulado por Wollensak et al. para córneas com espessura mínima de 400 μm, é considerado o protocolo de tratamento CXL "convencional".[2,3,11]

Esta técnica tem o nome de protocolo de Dresden porque foi inicialmente concebida na Universidade de Dresden, na Alemanha. Até a data, este é o protocolo padrão seguido na maioria dos centros, também conhecido como protocolo "epithelium-off" ou "epi-off".[2,3,11]

A cirurgia de CXL com o Protocolo de Dresden segue os seguintes passos:

1. Instilar gotas de anestésico tópico no olho;

2. Remover com desbridamento dos 7-9 mm centrais do epitélio da córnea. A retirada do epitélio é fundamental para a entrada da riboflavina no estroma corneal, pois a riboflavina é uma grande molécula hidrofílica, que não penetra nas junções apertadas do epitélio corneano intacto;

3. Instilar uma solução isosmolar de riboflavina a 0,1% (10 mg de riboflavina-5-fosfato em 10 ml de solução de dextrano a 20%), de 5 em 5 minutos, durante 30 minutos, antes do início da irradiação;

4. Exposição à luz ultravioleta A (UVA): a radiação UVA de 370 nm de comprimento de onda e uma irradiância de 3 mW/cm^2 a uma distância de 1 cm da córnea é aplicada durante um período de 30 minutos, fornecendo uma dose de energia total de 3.4 J ou dose de exposição radiante (fluência) de 5,4 J/cm^2, continuando a instilar as gotas de riboflavina, de 5 em 5 minutos;

5. No final do procedimento, aplicar antibióticos tópicos profiláticos e lente de contato terapêutica com boa permeabilidade ao oxigênio, que será removida na consulta de seguimento, quando a cicatrização epitelial estiver completa.

Embora os resultados clínicos desta técnica tenham sido relatados principalmente em séries de casos prospectivos ou retrospectivos, os resultados a médio prazo (6-26 meses) são muito favoráveis. O grupo de Dresden, em 2015, publicou os seus resultados de acompanhamento, de 10 anos, de 34 olhos, demonstrando estabilidade em longo prazo e um bom perfil de segurança.[2]

Atualmente, além da riboflavina a 0,1% à base de dextrano, a riboflavina a 0,1% à base de hidroxipropilmetilcelulose (HPMC) tem recebido uma atenção considerável como alternativa para substituir o dextrano, visto que as soluções de riboflavina à base de dextrano reduzem significativamente a espessura da córnea durante o CXL, enquanto riboflavina à base de metilcelulose tem pouco impacto sobre a paquimetria.

Em comparação com o dextrano, a riboflavina com metilcelulose pode apresentar melhor efeito CXL, resultante de maior concentração de riboflavina na córnea e uma linha de demarcação mais profunda.

No entanto, a riboflavina com dextrano pode resultar em propriedades biomecânicas mais fortes e melhores resultados visuais.

Quanto à segurança, a riboflavina com metilcelulose teve um desempenho tão bom quanto a riboflavina com dextrano.

Do mesmo modo, tanto o dextrano quanto a metilcelulose exercem os seus efeitos, mantendo a pressão osmótica da matriz da córnea, melhorando a absorção de UVA e aumentando a viscosidade das soluções de crosslinking. Mesmo assim, são necessários mais estudos experimentais e clínicos e protocolos descritos com precisão para a escolha racional desses suplementos.

Protocolos alternativos de CXL para córneas finas

Visto que as córneas mais finas são mais susceptíveis aos danos no endotélio ou lenticulares ou intraoculares provocados pela radiação UV, córneas com paquimetria inferior a 400 μm não são adequadas para o CXL epi-off.

Desde 2009, foram desenvolvidas várias modificações do protocolo "epi-off" de Dresden, para permitir a realização de CXL em córneas com paquimetria menor que 400 μm.[16,17,18] Estas técnicas foram elaboradas com o objetivo de modificar a espessura do estroma, para permitir um tratamento CXL seguro e eficaz.

As estratégias encontradas para poder realizar o CXL em córneas com paquimetria inferior a 400 μm são as seguintes:

Estratégia "Epithelium-On" ou "Epi-on"

Como o epitélio da córnea constitui uma barreira à difusão da riboflavina para o estroma, o epitélio é desbridado manualmente, de modo a permitir melhor penetração. No entanto, se houver desepitelização e instilação de riboflavina em córneas finas, o risco endotelial, lenticular e intraocular é considerável.

Como estratégia para proporcionar uma proteção ocular em cirurgias de CXL em córneas finas, foi proposta a técnica "epi-on", na qual o epitélio da córnea não é removido e a ligação cruzada é efetuada com o epitélio intacto.

Embora a preservação do epitélio aumente a espessura da córnea e possa conferir proteção às células endoteliais subjacentes, a sua função de barreira limita a absorção de riboflavina, a penetração de UVA e a disponibilidade de oxigênio.

No início, vários estudos mostraram uma difusão limitada da riboflavina através das junções epiteliais apertadas e, consequentemente, os protocolos "epi-on" reduziram a eficácia do CXL e não conseguiram demonstrar uma eficácia clínica satisfatória.

Soeters et al, em 2015, realizaram um ensaio controlado e relataram evidências de progressão do ceratocone em 23% dos olhos submetidos ao crosslinking corneano com epitélio, enquanto a progressão foi interrompida em todos os olhos sem epitélio.[19]

As meta-análises efetuadas por Li e Wang,[20] e Nath et al.[21] confirmaram que os protocolos "epi-on" eram menos eficazes.

Li e Wang, em 2017, demonstraram que os protocolos padrão de "epi-off" foram mais eficazes na redução da curvatura máxima da córnea do que os protocolos "epi-on",[20] enquanto Nath et al., em 2020, referiram que 7% dos doentes submetidos ao CXL com epitélio registraram uma progressão estatisticamente significante da doença no primeiro ano, em comparação com 2% dos doentes do grupo sem epitélio.[21]

Outro estudo realizado em olhos de suínos, comparando "epi-off" com "epi-on", demonstrou que o "epi-on" foi 70 % menos eficaz.[2]

Embora alguns estudos tenham demonstrado resultados promissores, a eficácia do "epi-on" é ainda controversa, e poucos estudos demonstraram um aumento dos valores ceratométricos e a necessidade de retratamento em muitos casos.[2]

Como resultado, várias modificações ao CXL com epitélio foram propostas:

Potencializadores químicos

Medicamentos tópicos como a tetracaína, o cloreto de benzalcônio, o ácido etilenodiaminotetracético (EDTA) e o trometamol, que são tóxicos para o epitélio da córnea, têm sido utilizados para aumentar a permeabilidade das junções intraepiteliais apertadas e promover a difusão da riboflavina através do epitélio.[22]

Wen et al., em 2018, publicaram uma meta-análise de oito estudos, em curto prazo de um ano, de 455 olhos com ceratocone e mostraram que olhos tratados com protocolos "epi-on" e potenciadores químicos registaram uma redução comparável da curvatura da córnea como os olhos tratados com o protocolo padrão "epi-off".[23]

No entanto, os resultados em longo prazo sugerem que os protocolos "epi-on" com potenciadores químicos isolados são menos eficazes, em comparação com os protocolos "epi-off". Arance-Gil et al., em 2020, publicaram um estudo comparativo de três anos de um protocolo "epi-on" com potenciadores químicos versus pacientes com a técnica padrão "epi-off", tendo demonstrado que, embora a progressão do ceratocone tenha sido interrompida em ambos os grupos, os pacientes com CXL "epi-off" apresentaram resultados superiores de asfericidade e aberrometria corneanas.[24]

Apesar de se evitarem complicações induzidas pelo desbridamento, como a dor pós-operatória, a ceratite, o defeito epitelial persistente e o *haze* corneal, os estudos realizados até a data demonstraram que o CXL sem raspagem epitelial e utilizando-se BAC com colírio de propacaína provoca um enrijecimento biomecânico, aproximadamente um quinto do induzido pelo protocolo de Dresden.[2]

Crosslinking com ilhas epiteliais

Mazzotta et al., em 2014, propuseram uma abordagem personalizada de desbridamento epitelial chamada "epithelial island crosslinking", com a criação de bolsas intraestromais para a introdução direta de riboflavina.[18]

Esta técnica requer o desbridamento epitelial em áreas de córnea mais espessa, deixando uma "ilha" de epitélio não desbridado sobre a zona apical mais fina. Uma vez aplicada a riboflavina, a ilha epitelial embebida em riboflavina atenua a energia UV-A e protege a córnea apical fina dos raios UVA.[25]

Foi observado que a abordagem da "ilha epitelial" apresenta uma linha de demarcação desigual entre áreas epitelizadas e desepitelizadas, em que as áreas de epitélio intacto causam, não somente a atenuação da radiação UV, mas também a restrição de oxigênio e maior perda biomecânica.[26,27] Parece que o efeito do crosslinking é menor nas áreas sob a região "epi-on" (150 μm) do que nas regiões "epi-off" (250 μm).[28] Além disso, visto que o bordo da ilha epitelial pode refratar a energia UVA para o estroma médio, esse fato pode aumentar potencialmente o efeito do crosslinking de uma forma indesejada.

Crosslinking assistido por lentes de contacto (CACXL)

Em 2014, Jacob et al. descreveram um novo método para induzir o edema da córnea em pacientes com ceratocone e córneas finas medindo entre 350 μm e 400 μm. O protocolo proposto envolveu a colocação de uma lente de contato gelatinosa sem barreira ultravioleta (0,09 mm espessura, 14 mm de diâmetro) embebida em riboflavina isosmolar 0,1%, durante 30 minutos sobre a córnea. Quando a espessura da córnea foi confirmada como sendo superior a 400 μm, foi iniciada a irradiação UVA combinada com a administração de riboflavina isosmolar a 0,1%.[29]

O seu estudo concluiu que o CACXL alcançou uma profundidade média da linha de demarcação do estroma de 252,9 ± 40,8 μm, sem qualquer perda endotelial significativa secundária à toxicidade da UVA identificada.

No entanto, a presença de uma lente de contato sobre o epitélio cria uma barreira artificial que reduz a difusão do oxigênio no estroma, o que reduz a eficácia da riboflavina e dos raios UVA na indução de ligações cruzadas.[30]

Crosslinking "Epi-Off-Lenticule-on"

Sachdev et al. relataram três casos de CXL bem-sucedidos realizados em córneas finas e desepitelizadas, sobrepostas com uma lentícula da córnea dadora. As lentículas refrativas foram obtidas de pacientes que tinham sido submetidos a uma extração de lentículas por pequena incisão (SMILE). Em vez de ser aplicada diretamente sobre o epitélio corneano desbridado, este protocolo requer que a riboflavina seja aplicada sobre uma lentícula corneana doadora. Nesta série de casos, esta técnica foi considerada segura e eficaz.[25]

Um estudo de Cagini et al. sobre esta técnica mostrou que a acuidade visual e a densidade de células endoteliais permaneceram estáveis, durante um período de acompanhamento de doze meses. Para além disso, a presença de uma linha de demarcação foi observada em todos os doentes, aos seis meses de seguimento.[25]

Administração de riboflavina assistida por Iontoforese

A iontoforese também foi estudada como um complemento para melhorar a penetração da riboflavina em protocolos epiteliais. Na iontoforese-CXL, é criado um campo elétrico para aumentar a difusão da riboflavina, carregada negativamente através do epitélio e do estroma.[31]

Uma meta-análise de 455 olhos com ceratocone, por Wen et al., em 2018, concluiu que, apesar de uma redução comparável da curvatura da córnea em olhos tratados com o protocolo padrão de remoção do epitélio, os pacientes tratados com protocolos transepiteliais assistidos por iontoforese registaram menor redução da curvatura da córnea, em comparação com os tratados com protocolos-padrão de "epi-off".[32]

Administração de riboflavina assistida por fonoforese

Postula-se que a fonoforese melhora a administração farmacológica através de forças de radiação, fluxo acústico e cavitação acústica.[25] Um procedimento experimental efetuado por Lamy et al., em 2013, envolveu a utilização de ultrassom para aumentar a penetração de riboflavina no estroma da córnea sobre um epitélio intacto. Neste estudo, os autores utilizaram riboflavina fluorescente e um aparelho de ultrassom, ajustado para produzir ultrassom de onda contínua de 880 kHz a 1 W/cm^2, para auxiliar a administração do medicamento.[33]

Foi observada uma diferença estatisticamente significativa entre a penetração da riboflavina entre córneas de coelho não tratadas com ultrassom e córneas de coelho tratadas com ultrassom. Os autores concluíram que o tratamento com ultrassom ajudou a entrada da riboflavina no estroma da córnea, apesar da presença de uma barreira epitelial intacta.[33] Ao mesmo tempo, um aumento médio da temperatura de 6-7°C nos olhos submetidos à administração de riboflavina assistida por fonoforese foi identificada. Isto levanta preocupações de segurança, uma vez que a hipertermia ≥ 41°C tem sido associada ao desenvolvimento de cataratas e à elevação da proteína de estresse de 70 quilodalton do epitélio da córnea.[34]

São necessários mais estudos clínicos para caracterizar melhor os aspectos de segurança deste método.

Riboflavina oral

Uma nova abordagem ao CXL sem a necessidade de desbridamento epitelial envolve a administração de riboflavina oral e exposição natural à luz solar. Nesta técnica proposta por Jarstad et al., em 2019, os pacientes que utilizam riboflavina por via oral são expostos a 15 minutos de luz solar direta, durante a prática de exercício físico diário. Uma série de três casos de ceratocone tratados desta forma não apresentaram efeitos adversos, tendo sido registado um aplanamento da córnea nos seis meses seguintes ao tratamento.[35] Um pequeno estudo prospectivo de 24 pacientes com ceratocone está em andamento para investigar a eficácia de uma dose elevada (400 mg) de riboflavina oral.[35]

Embora a riboflavina oral se apresente como uma alternativa econômica e menos invasiva ao crosslinking corneano, a sua utilidade pode ser limitada pela duração prolongada do tratamento, pela variabilidade da exposição aos raios ultravioleta e à adesão dos pacientes ao ar livre. Além disso, dada a longa duração do tratamento e, consequentemente, à formação mais lenta de ligações cruzadas, este método pode não ser ideal para pacientes com ceratocone progressivo grave, que requer uma estabilização rápida para evitar maior progressão.

Existem também dados limitados sobre a relação dose-resposta de riboflavina absorvida sistemicamente e a sua biodisponibilidade ocular. Além disso, a toxicidade da administração sistêmica de doses elevadas de riboflavina ainda não foi bem estabelecida (Institute of Medicine US, 1998). A administração sistêmica de riboflavina pode também funcionar como um fotossensibilizador endógeno, o que confere um risco acrescido de sofrer queimaduras solares e de fotoenvelhecimento da pele.[25]

Estratégia da osmolaridade – riboflavina hiposmolar hipotônica

Como estratégia também para proteger o olho em cirurgias de CXL em córneas finas, foi proposto, em 2009, por Hafezi et al., o uso da riboflavina hiposmolar (hipotônica) para edemaciar e aumentar a espessura do estroma, durante a fase de exposição à radiação.[35]

A riboflavina hiposmolar em uma solução sem dextrano foi utilizada para induzir o edema do estroma e, consequentemente, aumentar a espessura da córnea em pacientes com córneas finas. O edema da córnea ocorre devido às propriedades hidrofílicas dos proteoglicanos do estroma, que formam "lagos sem colágeno" e aumentam a espessura da córnea.[35]

Hafezi et al. relataram 20 olhos tratados com esta técnica. Não houve casos de perda de células endoteliais e a ectasia manteve-se estável no seguimento pós-operatório de seis meses.[35]

Vários estudos também demonstraram que as formulações hipoosmolares de CXL para córneas finas ajudam na estabilização do ceratocone, sem perda de células endoteliais.[25]

No entanto, a eficácia da riboflavina hipoosmolar tem sido sugerida como menos pronunciada, em comparação com as formulações-padrão.[25]

Isto pode ocorrer devido a concentrações reduzidas de fibrilas de colágeno e à fraca difusão de oxigênio pelo aumento da hidratação do estroma da córnea.

Além disso, Hafezi et al. relataram que a riboflavina hiposmolar atua com grandes variações interindividuais, na duração e amplitude do edema da córnea (a duração do edema variou de 3 a 20 minutos, a extensão do edema variou de 36 a 105 µm).[35]

Variações na exposição Ultravioleta

Tratamento acelerado – Fast Crosslinking

Com o propósito de melhorar o conforto dos pacientes, foram desenvolvidos protocolos de CXL acelerado, para encurtar a duração do procedimento, reduzir o tempo de exposição da córnea a fontes de infecção e diminuir os estímulos do estroma da córnea relacionados com a cicatrização da ferida.[2,3,25]

Os protocolos acelerados fornecem a maior irradiância UVA, em uma duração mais curta.

O conceito dos protocolos acelerados basearam-se na lei de reciprocidade fotoquímica de Bunsen-Roscoe, na qual o mesmo efeito fotoquímico é obtido com um tempo de irradiação mais curto, através de um aumento correspondente da intensidade de irradiação.[2,25]

Foram descritas diversas variações na exposição aos raios UVA para atingir uma dose cumulativa de 5,4 J/cm^2, utilizando-se a riboflavina iso-osmolar:

1. 30 mW/cm^2 durante 3 minutos;
2. 18 mW/cm^2 durante 5 minutos;
3. 9 mW/cm^2 durante 10 minutos.

Kanellopoulos foi o primeiro a revelar que o CXL com maior fluência e menor duração (7 mW/cm² durante 15 min) é tão eficaz quanto o método convencional, na prevenção da progressão do ceratocone, em um longo período de seguimento. No estudo, os 21 pacientes tratados com o protocolo CXL acelerado em olho e Dresden no outro obtiveram resultados iguais em ambos os olhos, sem progressão do ceratocone, sem lesão endotelial, com melhoria da acuidade visual e da ceratometria.[36]

Tomita et al. compararam os resultados em longo prazo do CXL padrão vs. acelerado (30 mW/cm² durante 3 minutos) em 48 olhos de 39 pacientes com ceratocone progressivo. Encontraram uma melhoria significativa do equivalente esférico da refração manifesta e do Kmax (ceratometria máxima) apenas no grupo padrão e do Km (ceratometria média) em ambos os grupos, sem diferença significativa entre os dois grupos.[37]

Kobashi e Tsubota, em 2020, publicaram uma meta-análise que comparou os protocolos acelerados com os protocolos convencionais, tendo registrado uma estabilização dos valores de ceratometria até um ano após o procedimento, em ambos os grupos, sem diferença estatística nos valores máximos da ceratometria, ao fim de um ano de seguimento. Além disso, não foram registradas diferenças estatísticas na densidade de células endoteliais pós-procedimento entre os grupos. No entanto, os pacientes tratados com o protocolo de Dresden exibiram melhor acuidade visual corrigida, no seguimento de um ano e apresentaram uma linha de demarcação mais profunda do que os doentes tratados com um protocolo acelerado.[38]

Kandel et al., em 2021, realizaram um estudo retrospectivo multicêntrico que incluiu 684 olhos, com exames de pacientes submetidos a ambas as intervenções e demonstrou resultados semelhantes. Ambos os protocolos interromperam a progressão (definida como um aumento inferior a uma dioptria na ceratometria máxima) com eficácia semelhante (acelerado: 89% vs convencional: 88%). Os pacientes do grupo do protocolo de Dresden registraram maior acuidade visual com buraco estenopeico média ajustada (4,4 vs 1,6 logMAR, p-value 0.04). Além disso, maior proporção de pacientes no grupo do protocolo acelerado apresentou *haze* corneal clinicamente significativo (17,7 vs 10,2%, p-valor 0,02).[39]

Foi demonstrado que as definições de potência UVA e o tempo de exposição no crosslinking são direcionados para permitir uma penetração de tratamento de, pelo menos, 250 μm. Esta profundidade do tratamento permitiria o crosslinking de uma grande porção do estroma anterior, o que seria desejável, especialmente porque os 40% anteriores do estroma corneano central são a região mais rígida da córnea.

Tem sido observado que a interação máxima entre UVA, a riboflavina, o oxigênio e o complexo colágeno-proteoglicanos seria nos primeiros 200 μm – onde ocorrem os 70% das interações riboflavina-UVA, enquanto os restantes 30% da reação foto-oxidativa do CXL seriam dissipados no estroma profundo, entre 200 μm e 300 μm.[13]

Mazzota et al., em 2021, descreveram um estudo prospectivo não randomizado, de 156 olhos com ceratocone progressivo precoce, com acompanhamento de cinco anos. Demonstraram que o CXL "epi-off" acelerado com irradiação UVA de 9 mW/cm² durante 10 minutos foi associado a resultados favoráveis. Os resultados demonstraram melhorias sustentadas na acuidade visual não corrigida à distância, na acuidade visual corrigida à distância e nos valores da ceratometria. Foi identificada uma profundidade média da linha de demarcação de 332,6 ± 33,6 µm na tomografia de coerência ótica do segmento anterior. Embora a presença de *haze* corneano tenha sido registada em 11,6% dos doentes, este desapareceu em todos os doentes após o início da terapia com esteroides tópicos. Este estudo demonstra a eficácia e segurança em longo prazo dos protocolos de CXL acelerado de 9 mW/cm², fornecendo provas que apoiam a utilização de protocolos de CXL acelerado no tratamento do ceratocone precoce.[40]

Os protocolos de CXL acelerado podem ter taxas de eficácia variáveis diferentes, dependendo do regime de UVA utilizado. Embora as atuais evidências sugiram que a irradiância mais baixa produz mais ligações cruzadas, segundo Seiler et al., o regime UVA ideal necessário para parar a progressão do ceratocone ainda não é conhecido. Esta observação resulta, muito provavelmente, da redução da disponibilidade de oxigênio, que é crucial para a reação CXL e o seu consequente enriquecimento biomecânico. A demonstração de uma redução significativa da disponibilidade de oxigênio durante o CXL em irradiações UVA mais elevadas pode explicar o efeito de reforço reduzido dos protocolos acelerados, em que a curta duração da iluminação com intensidades UVA elevadas proporciona tempo reduzido para que ocorra a redifusão do oxigênio, para produzir ligações cruzadas mediadas pelo oxigênio.[41]

Em um estudo de referência, Wernii et al. estudaram o efeito da irradiância entre 3 e 90 mW/cm². Verificaram que uma intensidade de radiação superior a 50 mW/cm², com um tempo inferior a dois minutos não conseguiu aumentar a rigidez da córnea.[2]

Sabe-se que os raios UVA são altamente tóxicos para as células endoteliais e têm atividade citotóxica. Os níveis citotóxicos de UVA foram descritos como sendo de aproximadamente 0,35 mW/cm², o que é o dobro do protocolo (0,18 mW/cm²). A riboflavina ajuda a reduzir o efeito tóxico dos UVA e aumenta a rigidez da córnea.[42]

É adotado um limite de 400 µm para evitar danificar o endotélio, embora, por vezes, possam ocorrer danos endoteliais, mesmo acima dos 400 µm.

Ozek et at., em 2020, investigaram a eficácia de um protocolo CXL acelerado utilizando solução de riboflavina hiposmolar e UVA para o tratamento do ceratocone em pacientes com uma espessura corneana desepitelizada de < 400 µm (espessuras do estroma da córnea entre 330 e 400 µm), tendo observado que o crosslinking corneano acelerado nos olhos com ceratocone e córneas finas pode interromper a progressão do ceratocone nas córneas mais finas que 400 µm, 24 meses após o tratamento.[43]

Tratamento acelerado – Luz UVA contínua x Luz UVA pulsada

Estudos anteriores demonstraram que a irradiação UVA elevada contínua resulta em um enrijecimento insatisfatório da córnea induzido pela riboflavina, devido à difusão inadequada de oxigênio.[25]

Por conseguinte, foi sugerido que o fracionamento pulsado da irradiação UVA pudesse melhorar a eficácia do crosslinking, permitindo a redifusão de oxigênio, durante as pausas entre os impulsos de luz UVA.[44]

Esta postulação foi confirmada por um ensaio aleatório controlado de 60 pacientes, realizado por Moramarco et al., que comparou o CXL acelerado, utilizando a exposição contínua à UVA a 30 mW/cm², durante 4 minutos, com o CXL acelerado utilizando UVA pulsado com 8 minutos (1 segundo ligado: 1 segundo desligado) de exposição à UVA a 30 mW/cm². O seu estudo mostrou que a linha de demarcação do estroma foi significativamente mais profunda no grupo UVA pulsado (213 ± 47,38 µm), em comparação com o grupo UVA contínuo (149,32 ± 36,03 µm).[45]

Outro estudo controlado e aleatório semelhante, de 70 olhos realizado por Peyman et al. corroborou estes resultados, com uma linha de demarcação estromal significativamente mais profunda observada no grupo pulsado, em comparação com o grupo contínuo (201,11 ± 27,76 vs 159,88 ± 20,86 µm).[46]

No entanto, em ambientes laboratoriais, a luz UVA pulsada, por si só, não melhorou substancialmente o aumento da força biomecânica da córnea.[47]

Gore et al. estudaram um protocolo acelerado de alta-fluência pulsada para ceratocone progressivo em 756 olhos. As córneas com espessura < 375 µm foram excluídas. Luz ultravioleta A pulsada, de alta fluência foi entregue a 30 mW/cm², por 4 minutos, com um ciclo de ligar/desligar de 1,5 s. A energia total fornecida foi de 7,2 J/cm². Aos 6 e 12 meses, o estudo observou um aplanamento corneal modesto, com estabilização ceratométrica em 98,3% dos olhos. Não foram observadas alterações na ceratometria central. Além disso, a acuidade visual média à distância corrigida, a refração manifesta e a densidade de células endoteliais não foram alteradas.[48]

Tratamento acelerado baseado na paquimetria – protocolo M

Mazzotta et al. propuseram o nomograma M, que reúne todas as provas de alta qualidade disponíveis sobre a profundidade da linha de demarcação alcançada em diferentes protocolos de crosslinking.

Isto permite aos cirurgiões escolher dentre uma lista de protocolos (de diferentes regimes de UVA e formulação de riboflavina) para atingir a profundidade desejada de crosslinking para minimizar o risco de induzir toxicidade das células endoteliais. O nomograma M foi validado com os resultados clínicos de 20 olhos. Destes, os olhos tratados com 3 mW/cm² apresentaram uma profundidade média de demarcação profundidade de demarcação de 350 ± 50 µm, enquanto os olhos tratados com 30 mW/cm² de CXL acelerado por luz contínua tinham profundidade de demarcação de 200 ± 50 µm.

Além disso, os olhos tratados com CXL acelerado por luz pulsada de 30 mW/cm² tinham profundidades de 250 ± 50 μm, enquanto os olhos tratados com CXL acelerado por luz pulsada de 15 mW/cm² tinham profundidades de 280 ± 30 μm. A comparação das profundidades medidas da linha de demarcação mostrou uma elevada correlação entre a profundidade medida e a calculada com base no nomograma M. No entanto, este protocolo tem uma limitação distinta – requer que os cirurgiões tenham acesso a várias formulações de riboflavina e dispositivos de crosslinking que podem emitir energia UVA a 3, 9, 15 e até 30 mW/cm², utilizando protocolos de luz contínua ou de luz pulsada. Além disso, a iontoforese também pode ser necessária em alguns casos para efetuar o tratamento.[49]

Variações na fluência ultravioleta

Protocolo Sub400

Hafezi et al., em 2020, publicaram o protocolo CXL de fluência individualizada Sub400, que permite a realização de CXL em córneas com espessura inferior a 400 μm. O protocolo pode ser aplicado em córneas ultra-finas que tenham espessura total, com o epitélio, acima de 325 μm.[13]

O objetivo do protocolo Sub400 é contornar as desvantagens da eficácia reduzida do crosslinking conferida por abordagens anteriores que induziam o edema da córnea através da riboflavina hiposmolar ou do crosslinking da córnea assistido por lentes de contato, e a necessidade de equipamento especializado para técnicas como o "Epi-off-Lenticule-on" e o crosslinking da córnea baseado na paquimetria.[25]

O protocolo CXL individualizado com Sub400 baseia-se em um modelo que leva em conta a difusão do oxigênio e também as correlações entre a densidade do CXL e a quantidade de rigidez da córnea determinada experimentalmente, de modo a que cada córnea possa receber uma quantidade específica de energia total. Em vez de modificar a espessura da córnea ou a formulação de riboflavina, o protocolo Sub400 ajusta o tempo de iluminação UV e a irradiância de acordo com a espessura da córnea (Figura 13.11).

A cirurgia de CXL com o Protocolo Sub400 segue os seguintes passos:

1. Instilar gotas de anestésico tópico no olho;

2. Remover com desbridamento mecânico os 9 mm centrais do epitélio da córnea;

3. Instilar uma solução de edetato de sódio e fosfato de riboflavina enriquecido com trometamol a 0,1% em solução hipotônica (Ricrolin+; Sooft, Montegiorgio, Itália), durante 20 minutos;

4. Realizar paquimetria ultrassônica, a cada cinco minutos, durante a imersão, para monitorizar eventuais alterações na espessura do estroma corneano. As medições de paquimetria intraoperatórias são efetuadas na área mais fina da córnea, de acordo com as imagens Scheimpflug pré-operatórias. Como rotina, efetuar dez medições na área mais fina e considerar o valor mais baixo;

5. Ao final do período da imersão, lavar as córneas com solução salina balanceada (BSS) para remover qualquer excesso de riboflavina;

6. Efetuar a paquimetria ultrassônica para determinar a espessura mínima do estroma. Esta medição da paquimetria intra-operatória é efetuada no final da instilação

da riboflavina, uma vez que este valor da espessura da córnea determina a necessidade de fluência individualizada do paciente – de acordo com o nomograma publicado – com o objetivo de obter uma linha de demarcação 70 µm acima do endotélio corneano;

7. Exposição à luz UVA: para facilitar a aplicação clínica, a fluência de base do protocolo de Dresden é mantida fixa em 5,4 J/cm², com intensidade de irradiação de 3 mW/cm² e depois é reduzida com a modificação do tempo de tratamento de acordo com o nomograma Sub400, obtendo-se a fluência individualizada (Figura 13.1). O algoritmo considera a disponibilidade de riboflavina, de oxigênio e a disponibilidade da luz UVA durante o procedimento do crosslinking;

8. No final do procedimento, aplicar antibióticos tópicos profiláticos e lente de contato terapêutica com boa permeabilidade ao oxigênio, que será removida na consulta de seguimento, quando a cicatrização epitelial estiver completa.

O algoritmo foi publicado em 2017 e, com base nesse algoritmo, um estudo piloto de 39 olhos com espessura do estroma corneano variando de 214 µm a 398 µm mostrou que 90% dos olhos estabeleceram estabilidade topográfica em 12 meses, enquanto nenhum olho apresentou descompensação endotelial.[30] Houve uma melhoria significativa nos valores de ceratometria máxima da córnea (-2,06 ± 3,66 dioptrias), mas não houve alterações na acuidade visual corrigida à distância.[13] Esta abordagem individualizada é uma nova e promissora adição às modalidades de tratamento existentes para córneas finas, especialmente porque pode ser realizada utilizando-se o equipamento de CXL padrão. A profundidade da linha de demarcação não previu o resultado do tratamento. Assim, é pouco provável que a profundidade esteja relacionada com a extensão do enrijecimento da córnea induzido pelo CXL, mas sim com a extensão das alterações microestruturais induzidas pelo CXL e com a cicatrização da ferida.

Crosslinking personalizado - Protocolo SUB400

Estroma mínimo requerido (µm)	Duração da Irradiação UV (min)	Linha de Demarcação (µm)
200	1	130
210	01:20	140
220	01:40	150
230	2	160
240	2:30	170
250	3	180
260	03:30	190
270	4	200
280	5	210
290	6	220
300	7	230
310	9	250
320	10	255
330	12	265
340	14	275
350	16	283
360	18	290
370	20	300
380	23	310
390	26	320
400	29	330

Figura 13.11 Crosslinking personalizado com Protocolo Sub400 – fluência individual com incrementos de 10 µm. Fonte: Hafezi et al. Am J Ophthalmol. 2021

Crosslinking em situações especiais

Crosslinking pediátrico

Os casos pediátricos apresentam, frequentemente, ceratocone que progride mais rapidamente do que o ceratocone de início no adulto.[50] Chatzis e Hafezi F. demonstraram que 88% dos casos pediátricos progridem em um curto período de tempo.[51]

O ceratocone diagnosticado em crianças está geralmente associado a um prognóstico desfavorável e a uma maior necessidade de transplante de córnea. Por isso, neste grupo etário, o CXL é aconselhado de imediato, sem necessidade de documentar a progressão, uma vez que a doença tende a ser mais agressiva.

O estudo "Siena Paediatrics CXL" foi efetuado em 152 doentes com ceratocone entre os 10 e os 18 anos de idade. Demonstrou uma rápida melhoria funcional e melhor estabilidade em longo prazo, independentemente da espessura inicial da córnea em 80% dos pacientes. Como esperado, os pacientes com córneas mais espessas tiveram melhores resultados do que os pacientes com córneas mais finas.[3]

Os estudos mostram que existe uma resposta inicial favorável com melhorias na acuidade visual, na ceratometria, no equivalente esférico, e no acompanhamento de um ano de seguimento.[52,53]

Em longo prazo, foi evidenciado que o ceratocone continua a progredir, apesar da resposta inicial.[52]

Foi observado que a técnica "epi-off" deve ser preferida em relação ao crosslinking transepitelial, uma vez que esta última técnica mostra uma deterioração dos valores ceratométricos ao longo do tempo.[54]

Crosslinking na degeneração marginal pelúcida

Sendo uma doença ectásica rara que envolve geralmente a córnea periférica inferior, o CXL tem sido tentado nestes olhos, descentrando o foco de irradiação para envolver o local patológico. Os relatórios sugerem melhoria dos parâmetros de acuidade visual, ceratometria e astigmatismo. Embora a estabilidade em longo prazo ainda não tenha sido estudada, na ausência de complicações graves, o CXL permite adiar outras intervenções cirúrgicas tectônicas.[3]

Crosslinking na gestação

A gravidez está associada a alterações hormonais que podem afetar negativamente a biomecânica da córnea. Assim, é aconselhável monitorizar de perto as pacientes grávidas com ceratocone ou cirurgia refrativa recente. O CXL é evitado durante a gravidez, tendo-se em conta a possibilidade de complicações que podem exigir terapia sistêmica ou procedimentos adicionais. Se necessário, o CXL pode ser efetuado após o parto. Apesar da realização do CXL, estas pacientes devem ser informadas de que a ectasia pode progredir durante a gravidez subsequente, devido às alterações hormonais. Pela mesma razão, seria prudente que estas doentes evitassem os métodos contraceptivos hormonais.[3]

Crosslinking na ectasia após cirurgia refrativa

Verificou-se que o CXL para a ectasia pós-LASIK estabiliza ou melhora a acuidade visual e os parâmetros ceratométricos. O "Protocolo de Atenas", descrito por Kanellopoulos et al., combina o CXL com o PRK para tratar a ectasia pós-LASIK. O Lasik Xtra é um novo procedimento de LASIK seguido de CXL modificado para prevenir a ectasia pós-Lasik. No entanto, não existem provas quanto ao benefício, à segurança e à estabilidade desta abordagem.[3]

Crosslinking na ceratite infecciosa – PhotoActivated Chromophore for Infectious Keratitis – Corneal Collagen Crosslinking – PACK CXL

O reforço da córnea através do CXL e a atividade microbicida da irradiação UVA têm sido utilizados com sucesso no tratamento da ceratite com *melting* do estroma. Como a consistência dos resultados ainda não foi demonstrada, atualmente o CXL somente é considerado nos casos resistentes à terapia antimicrobiana padrão.[3]

Crosslinking e PACK CXL à lâmpada de fenda

Tradicionalmente, o CXL é efetuado na posição supina, na sala de operações. Existem alguns relatórios recentes sobre as *nuances* do crosslinking realizado à lâmpada de fenda, por Hafezi et al.[55]

O C-Eye (EMAGine, Suíça) é um sistema miniaturizado de irradiação UVA que pode ser montado em uma lâmpada de fenda e operado por oftalmologistas em uma clínica oftalmológica.[56] Este dispositivo pode proporcionar maior conforto ao paciente, uma vez que permite que este permaneça sentado em frente à lâmpada de fenda durante o procedimento. O desbridamento epitelial é efetuado através da aplicação de etanol a 40% sobre o epitélio central. Em seguida, é aplicada uma solução de riboflavina e é administrada irradiação UVA.

Um estudo *exvivo* demonstrou que a posição vertical que o paciente adota durante a irradiação UVA não afeta a distribuição da riboflavina, sendo que a influência gravitacional na distribuição da riboflavina foi observada somente após 60 minutos de posicionamento vertical, muito acima dos requisitos do crosslinking, que normalmente demora entre 3 e 30 minutos.[57]

O dispositivo C-Eye também pode ser utilizado para realizar procedimentos de crosslinking para várias ectasias da córnea. Este dispositivo pode permitir melhor integração do PACK-CXL como tratamento para a ceratite infecciosa durante os cuidados clínicos e permitir que o PACK-CXL seja realizado mesmo em locais com recursos limitados.

Crosslinking na ceratopatia bolhosa

Estudos demonstraram que o CXL provoca uma redução do edema e da espessura da córnea, com melhoria da acuidade visual em pacientes com ceratopatia bolhosa devida a diferentes causas. No entanto, estas alterações duram apenas cerca de seis meses e, devido a este efeito transitório, o CXL pode ter apenas um papel paliativo, se é que tem algum, por enquanto.[3]

Crosslinking combinado com cirurgias refrativas para ectasias – CXL Plus

A combinação de CXL com outras modalidades foi inicialmente sugerida por Kymionis et al., em 2011, conhecida como "CXL Plus".[58,59]

O tratamento do ceratocone exige uma abordagem holística que inclui a inibição da progressão da ectasia e a reabilitação visual. Assim, várias questões que têm de ser abordadas sequencialmente no ceratocone para garantir a recuperação visual incluem a interrupção da ectasia, a redução ou correção do astigmatismo irregular e a correção do erro refrativo residual.

O CXL como procedimento isolado, sem a utilização subsequente de lentes de contato, não é suficiente para ultrapassar a ineficiência ótica devido à irregularidade da córnea e obtenção de um resultado visual satisfatório. Por esse motivo, foi proposta a utilização adjunta de procedimentos refrativos com o CXL para regularizar e remodelar a córnea e melhorar a visão funcional em pacientes com ceratocone.[60,61]

O "CXL plus" engloba procedimentos refrativos combinados com o CXL que visam à melhoria da curvatura da córnea, da irregularidade da córnea, do astigmatismo irregular e do erro refrativo residual otimizar e melhorar o resultado do CXL no ceratocone. Foram estudadas e sugeridas combinações de CXL com ceratoplastia condutora (CK), ceratectomia fotorrefrativa (PRK), ceratectomia fototerapêutica transepitelial (t PTK), implantação de segmentos de anel corneano intraestromal (ICRS), implantação de lente intraocular fácica (PIOL) e várias outras técnicas combinadas.[59]

Crosslinking e ceratoplastia condutiva (CXL + CK)

A ceratoplastia condutiva, do ingês, *conductive keratoplasty* (CK) foi descrita para o tratamento de córneas irregulares no ceratocone.[62] Esta técnica não invasiva não envolve nenhuma incisão na córnea. Funciona com base no princípio da remodelação da córnea, através do aquecimento das fibrilas de colágeno a uma temperatura específica com corrente de radiofrequência (350 kHz) aplicada a pontos seletivos no estroma corneano periférico, a uma profundidade de 500 µm, de modo a obter a correção pretendida.[62]

Kato et al. relataram a regressão da acuidade visual e da topografia corneana para o estado pré-operatório após CK em ceratocone avançado.[63]

Kymionis et al. relataram o efeito combinado dos procedimentos CK e CXL em dois pacientes com ceratocone avançado.[62] A ceratoplastia condutiva foi aplicada em áreas topograficamente mais achatadas da periferia da córnea para as tornar mais íngremes e diminuir o astigmatismo irregular. O número de pontos aplicados em cada caso dependeu da gravidade da irregularidade e da topografia. O procedimento de CXL foi realizado 24 horas mais tarde no primeiro paciente e imediatamente após a CK no segundo paciente, com o objetivo de estabilizar o efeito de remodelação da córnea da CK. Este estudo concluiu que, embora a combinação de CXL com CK oferecesse uma vantagem teórica, não se observou nenhum benefício adicional desta combinação em relação ao CXL isolado devido à potencial regressão.[62]

Crosslinking e ceratectomia fotorrefrativa (CXL + PRK)

A primeira tentativa de obter os benefícios do CXL com a associação da tecnologia do *excimer laser* foi conseguida através da combinação da ceratectomia fotorrefrativa (PRK) guiada por topografia (topo-guiada) e do CXL.

Inicialmente, Kanellopoulos e Binder apresentaram uma abordagem sequencial em duas etapas.[65] Os autores relataram um caso de ceratocone que foi tratado com CXL (3 mW/cm^2, 5,4 J/cm^2, 30 min) e, após um ano de estabilidade da córnea, foi submetido ao PRK guiado por topografia sequencial, resultando em uma melhoria clínica significativa.[65]

Apesar dos resultados promissores deste relato de caso, houve várias limitações com esta abordagem em duas etapas.

A taxa de ablação pode ser diferente em uma córnea com crosslinking de uma córnea virgem não operada, o que conduz a resultados refrativos imprevisíveis e a uma possível eficácia limitada do PRK. O risco de formação de *haze* pós-PRK é maior, uma vez que o estroma anterior é repovoado por novos ceratócitos seis meses após o CXL. Por último, e provavelmente a limitação mais significativa desta abordagem seja o fato de o segundo passo do PRK remover parte do tecido corneano com crosslinking, diminuindo, assim, potencialmente o efeito de rigidez do CXL.[59]

Devido a estas limitações, previa-se que o PRK topo-guiado simultâneo, seguido imediatamente de CXL, de modo a fortalecer a córnea a uma profundidade específica e uniforme, poderia ser uma melhor abordagem para otimizar os benefícios desse tratamento combinado. Essa técnica foi realizada pela primeira vez por Kymionis et al. em um doente intolerante às lentes de contato com degeneração marginal pelúcida da córnea.[66]

Kymionis et al. aplicaram subsequentemente a abordagem simultânea de PRK topo-guiado e CXL (3 mW/cm^2, 5,4 J/cm^2, 30 min) em pacientes com ceratocone progressivo e registraram uma melhoria significativa em todos os parâmetros avaliados, incluindo o equivalente esférico (SE), o defocus, a acuidade visual à distância não corrigida e corrigida (UDVA e CDVA) e os valores ceratométricos.[67] O tratamento do PRK foi modificado em relação à tentativa de correção, zona óptica, percentagem de personalização topográfica, com base na espessura pré-operatória da córnea (CT), nas aberrações de alta ordem da córnea (HOAs) e na refração manifesta, para limitar a profundidade máxima de ablação a 50 μm; a paquimetria mais fina esperada após o PRK visava a mais de 400 μm de paquimetria.[67] A ablação efetuada é utilizada para a correção terapêutica de irregularidades topográficas da córnea e não se destina à correção refrativa. No entanto, pode se tentar a correção parcial do erro refrativo com base na paquimetria pré-operatória.[25]

A técnica simultânea pareceu ultrapassar as desvantagens do procedimento PRK e CXL inicial em duas fases, devido à sua principal vantagem de a ablação por laser não interferir no tecido corneano já submetido ao crosslinking.

Esta consideração foi também confirmada pelo estudo clínico comparativo efetuado por Kanellopoulos, que demonstrou que o CXL e PRK topoguiado no mesmo dia (3 mW/cm², 5,4 J/cm², 30 min) é mais eficaz do que o CXL sequencial com PRK tardio (seis meses ou mais)[68]. Kanellopoulos recomendou o tratamento de 70% do cilindro e até 70% da esfera, de modo a não exceder uma profundidade de ablação de 50 μm e atingir uma paquimetria esperada não inferior a 350 μm após o PRK. A abordagem simultânea foi considerada superior devido a três fatores: o conforto dos pacientes, a minimização da potencial cicatrização do estroma e a preservação do tecido estromal da córnea com crosslinking.[68]

Krueger e Kanellopoulos apresentaram dois casos de ceratocone que foram submetidos simultaneamente a PRK transepitelial topoguiado, seguido de CXL (3 mW/cm², 5,4 J/cm², 30 min), técnica designada pelos autores como "Protocolo de Atenas", tendo mostrado estabilidade e melhoria progressiva durante um longo período de observação de, pelo menos, 30 meses.[69] A Figura 13.12 ilustra o Protocolo de Atenas.

Recentemente, Kanellopoulos confirmou a segurança e a eficácia em longo prazo do PRK topoguiado e CXL (6 mW/cm², 5,4 J/cm², 15 min) em um estudo de acompanhamento de dez anos.[70] A melhoria significativa da acuidade visual observada no primeiro ano de pós-operatório manteve-se estável na avaliação de dez anos.[70]

Kanellopoulos et al. propuseram ainda o protocolo de Atenas melhorado, incorpo-

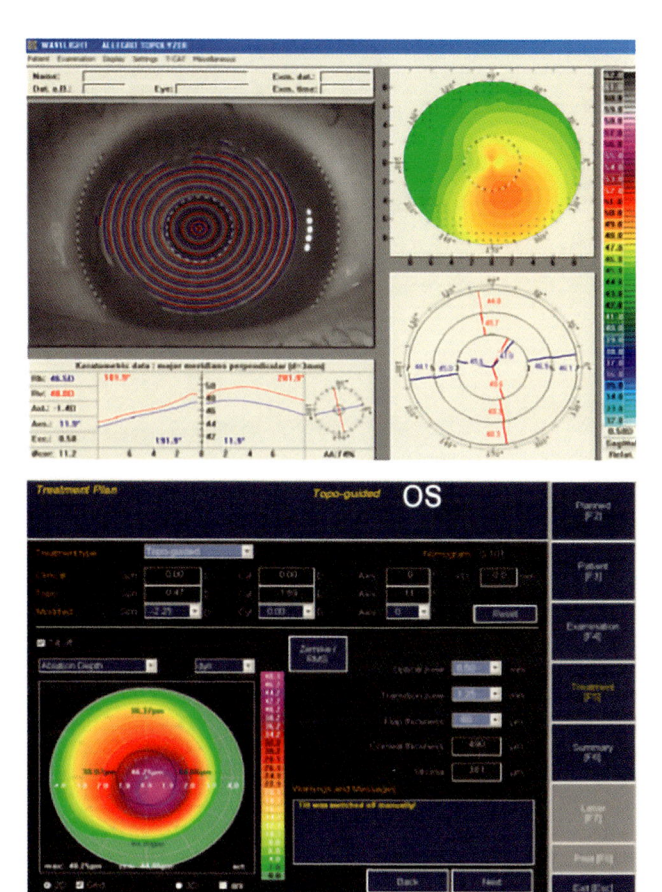

Figura 13.12 Protocolo de Atenas.

rando uma irradiação UVA personalizada e guiada por topografia de fluência para maximizar a normalização refrativa da córnea com menor remoção de tecido estromal em vez de o protocolo de Atenas padrão.[71]

A técnica de CXL acelerado utilizada em simultâneo com o PRK topoguiado foi também referida como meio de proporcionar estabilidade em longo prazo no ceratocone.[59]

Vários estudos avaliaram a eficácia do PRK após remoção mecânica do epitélio, utilizando uma abordagem não guiada por topografia combinada com CXL e registraram melhoria visual significativa em pacientes com ceratocone em fase inicial.[59]

É também de salientar-se que a combinação de PRK e CXL guiados por frentes de onda, sequenciais ou simultâneos, foi igualmente estudada.[59]

O protocolo "epi-off" de Minneapolis, que utiliza CXL simultâneo com o PRK guiado por topografia do software analítico Phorcides, também tem sido explorado como modalidade de tratamento.[72]

A tentativa de realizar PRK com CXL em olhos com ceratocone como tratamento refrativo primário, em vez da abordagem terapêutica recomendada, utilizando-se elevada profundidade de ablação do estroma, determinada com base na emetropia pretendida, mostrou alta incidência de complicações, tais como *haze* corneal e cicatrizes estromais.[59]

A questão que ainda permanece em debate é a utilização de mitomicina C (MMC) após o PRK e antes do CXL. Em vários estudos, a MMC não foi empregada, ou a sua utilização não foi mencionada, durante o CXL e PRK. Kymionis et al. descreveram um efeito de despovoamento do CXL na população de ceratócitos no estroma anterior com microscopia confocal *in vivo*.[73] Este efeito que reduz, pelo menos teoricamente, a possibilidade de formação de *haze* é considerado a principal razão para evitar a utilização de MMC. Outros estudos advogam que essa técnica combinada deve ser praticada com a utilização de MMC.[59]

Crosslinking e ceratectomia fototerapêutica transepitelial (PTK)

Na técnica combinada de ceratectomia fototerapêutica transepitelial (PTK) e crosslinking – Protocolo de Creta – a remoção do epitélio da córnea no procedimento de CXL é substituída por PTK, que não só remove o epitélio mas também regulariza a superfície anterior da córnea.[74,75,76]

Este protocolo constitui-se na remoção epitelial por ablação t-PTK a uma profundidade pretendida de 50 µm, em uma zona de 6,5-7,0 mm; a área desepitelizada é depois alargada por desbridamento mecânico até o diâmetro pretendido de 8,0-9,0 mm, seguido de CXL.[74,75,76]

Em 2010, Kymionis et al. relataram um caso de ceratocone tratado com o protocolo de Creta. Este doente obteve melhoria da acuidade visual pós-operatória não corrigida e da melhor acuidade visual corrigida por óculos, com estabilização da progressão do ceratocone.[74]

Kymionis et al, em um estudo comparativo, demonstraram que a remoção epitelial utilizando PTK durante o CXL – Protocolo de Creta – produz melhores resultados visuais e refrativos do que a remoção mecânica do epitélio.[76]

O PTK transepitelial utiliza o epitélio do paciente como agente de máscara. No ápice do cone, o epitélio e a superfície do estroma anterior são removidos, resultando em uma superfície corneana anterior mais regularizada.[75]

A comparação do protocolo de Creta e de Dresden demonstrou que a acuidade visual à distância não corrigida média e a acuidade visual à distância corrigida dos olhos tratados com o protocolo de Creta melhoraram de logMAR 0,99 ± 0,71 e 0,30 ± 0,26, no pré-operatório, para 0,63 ± 0,42 e 0,19 ± 0,18, aos 12 meses de pós-operatório, respectivamente. Nem a acuidade visual à distância não corrigida, nem a corrigida demonstraram qualquer melhoria significativa no pós-operatório, aos 12 meses, no grupo do protocolo de Dresden.[75]

Um estudo prospectivo comparativo de três anos, de 30 olhos, realizado por Grentzelos et al. mostrou que não apenas a acuidade visual à distância não corrigida e corrigida melhoraram até três anos de pós-operatório, mas também o astigmatismo corneano médio foi reduzido de -6,19 ± 4,54 dioptrias, no pré-operatório, para -4,68 ± 3,10 dioptrias. Os pacientes que foram submetidos ao CXL de rotina sem epitélio não registaram melhorias na acuidade visual ou no astigmatismo da córnea.[77]

Crosslinking e segmento de anel corneal intraestromal (ICRS)

O implante do Segmento de Anel Corneano Intraestromal (ICRS) é atualmente uma opção de tratamento para o ceratocone e a ectasia pós-LASIK. No entanto, não impede a progressão do ceratocone e, em doentes jovens com ceratocone progressivo, o CXL pode ser associado para adicionar estabilidade biomecânica.[50]

Chan et al. referiram que o ICRS (Intacs) com CXL resultou em maior melhoria do ceratocone do que a inserção do Intacs isoladamente.[78]

Coskunseven referiu que a implantação de ICRS seguida de CXL resultou em uma melhor resposta do tratamento do ceratocone do que o CXL seguido de ICRS.[79]

El Awady relatou que o CXL tem um efeito aditivo após a implantação do Keraring (Mediphacos, Belo Horizonte, Brasil).[80]

Estudos sobre ICRS – CXL transepitelial simultâneo relatam que a CXL tem um efeito aditivo na cirurgia do ICRS.[81,82]

Lam et al. relataram um caso de ectasia pós-LASIK tratado com implante de ICRS assistido por laser de femtossegundo seguido de CXL, resultando na estabilização da ectasia e na melhoria da visão.[83]

Kim et al. reportaram que a implantação do segmento de anel intracorneano seguida de CXL com riboflavina no prazo de um mês teve um efeito maior na melhoria da acuidade visual e na redução dos valores refrativos e ceratométricos, em comparação com a implantação do segmento de anel intracorneano ou CXL isoladamente.[84]

Singal et al. realizaram um grande estudo prospectivo com 542 olhos, comparando CXL isolado (CXL isolado), CXL com implante de segmento de anel intracorneano (CXL-ICRS) e ceratectomia fotorrefrativa topoguiada com CXL (CXL-TG-PRK), em pacientes com ceratocone progressivo, degeneração marginal pelúcida ou ectasia induzida por LASIK.[85] Verificou-se que as alterações na acuidade visual à distância não corrigida foram significativas nos pacientes submetidos a CXL-ICRS (-0,31; IC 95%, -0,38 a -0,24) e CXL-TG-PRK (-0,16; IC 95%, -0,24 a -0,09), mas não em CXL isolado. Além disso, as alterações no valor máximo da ceratometria foram significativas entre os olhos submetidos a CXL-ICRS (-3,21 dioptrias (D); IC 95%, -3,98 a -2,45) e CXL-TG-PRK (-3,69 D; IC 95%, -4,49 a -2,90), mas não com CXL isolado (-0,05 D; IC 95%, -0,66 a 0,55). Os autores concluíram que o CXL com implante de segmento de anel corneano intraestromal pode ser mais eficaz para olhos com maior astigmatismo irregular e pior acuidade visual, enquanto a ceratectomia fotorrefrativa guiada por topografia com CXL é eficaz para olhos que requerem melhoria no astigmatismo irregular, mas ainda com boa acuidade visual corrigida a distância.[85]

Crosslinking personalizado – Customised Remodelled Vision (CurV)

A investigação ultraestrutural recente demonstrou que o ceratocone não afeta toda a córnea. Teoriza-se que a fraqueza biomecânica da córnea no ceratocone é de natureza focal.[86]

Para qualquer tratamento, é desejável que as regiões não afetadas do tecido envolvido não sejam desnecessariamente tratadas por uma intervenção ou aplicação de um medicamento. Para minimizar o risco de danos nos tecidos circundantes no CXL, seria benéfico que o feixe de UVA se restringisse apenas à zona afetada pelo ceratocone na córnea.[87,88]

Roy e Dupps demonstraram, utilizando um modelo tridimensional de análise de elementos finitos, que existe um enfraquecimento biomecânico diferencial na área do cone. Concluíram que existe maior eficácia dos tratamentos conecêntricos de menor diâmetro para a redução da curvatura da córnea.[89]

Isto pode ser conseguido personalizando-se a forma e o tamanho do feixe, de modo que apenas a zona degenerada seja tratada, ou seja, através do crosslinking personalizado (cCXL).[89]

O sistema de crosslinking Mosaic (KXL II, Avedro Inc., Waltham, MA, EUA) oferece crosslinking personalizado (crosslinking intraestromal fotorrefrativo – *photorefractive intrastromal cross-linking* – PiXL).[89]

Os estudos iniciais sobre o crosslinking personalizado demonstram maior regularização da córnea e uma redução da ceratometria máxima em comparação ao crosslinking convencional.[90,91,92]

O novo protocolo Customised Remodelled Vision (CurV) pode melhorar a qualidade da visão através da individualização dos padrões de irradiação UVA guiados pela topografia da córnea.[90]

Assim, em contraste com a irradiação UVA generalizada administrada com o protocolo de Dresden, o CurV irradia as partes ectásicas da córnea com uma irradiação UVA mais intensa, enquanto as áreas mais fortes são tratadas com pouca ou nenhuma UVA.[90]

Seiler et al. utilizaram um padrão de tratamento personalizado, com níveis de energia que variavam entre 5,4 J/cm^2 e 10 J/cm^2 centrados na elevação máxima posterior. Verificaram um adelgaçamento e regularização da córnea aos 12 meses e um período de cicatrização epitelial mais rápido. Os resultados de um ano de Seiler et al. foram encorajadores, com os doentes tratados com CurV a apresentarem maiores alterações nos valores máximos de ceratometria (-1,7 ± 2,0 dioptrias vs. -0,9 ± 1,3 dioptrias) e um tempo de cicatrização epitelial superior (2,56 ± 0,50 dias vs. 3,19 ± 0,73 dias) aos pacientes tratados com um protocolo "epi-off".[90]

Nordström et al., que usaram um padrão de tratamento personalizado com níveis de energia que variavam entre 7,2 J/cm^2 e 15 J/cm^2 centrados na inclinação máxima da córnea, verificaram uma melhoria do aplanamento da córnea e da acuidade visual, em comparação com um tratamento CXL uniforme.[91]

Cassagne et al., utilizando crosslinking guiado por topografia com níveis de energia entre 5,4 J/cm² e 15 J/cm², constataram que o CurV obteve tempo de cicatrização mais rápido e melhoria significativa aos doze meses, tanto na ceratometria máxima e média, quanto na melhor acuidade visual corrigida à distância, em comparação com o protocolo padrão de "epi-off" (0,2162 ± 0,2495 logMAR vs 0,2648 ± 0,2574 logMAR), ao longo de um ano de acompanhamento.[92]

Shetty et al. investigaram três padrões diferentes de tratamento personalizado e mostraram maior aplanamento da córnea e uma melhoria da acuidade visual não corrigida e corrigida com um padrão personalizado baseado em mapas de curvatura tangencial.[93]

Mazzotta et al. analisaram recentemente a utilidade do CXL personalizado com epitélio sobre alta irradiância com oxigênio suplementar. Os pacientes obtiveram uma melhoria significativa na acuidade visual corrigida à distância com aplanamento da ceratometria máxima (alteração média de -1,9 dioptrias, valor de $p < 0,05$), no seu acompanhamento seis meses após o procedimento. Adicionalmente, foram observadas duas linhas de demarcação com profundidades médias de 218,23 ± 43,32 μm e 325,71 ± 39,70 μm. Notavelmente, estas linhas de demarcação eram aproximadamente 30% mais profundas nessa série, do que as relatadas anteriormente por estudos que utilizaram protocolos de CurV sem epitélio. Este fato sugere a possibilidade de realizar CurV sem a necessidade de desepitelização. São necessários mais estudos comparativos, em longo prazo, para determinar a eficácia da técnica.[94]

O crosslinking personalizado foi recentemente utilizado para corrigir baixos graus de erro refrativo em um doente sem ceratocone.

Kanellopoulos descreveu pela primeira vez os resultados preliminares da correção de baixa miopia.[95]

Lim et al relataram os resultados do PiXL para o tratamento da miopia baixa em um estudo de coorte, de 14 olhos, com um ano de seguimento.[96] A irradiação UV-A de alta fluência, variando de 10-15 J/cm², foi aplicada em uma zona central de 4,5 mm. Foi registrada uma redução média de 0,72+/-0,43 D, em um ano de seguimento.

Kanellopoulos relatou os resultados do PiXL para a hipermetropia, com uma correção média de +0,85 D.[97]

Crosslinking personalizado e implante de lente fácica Intraocular

Estudos relataram a utilização de lentes intraoculares fácicas (PIOL) após CXL como uma abordagem alternativa para a correção de erros refrativos moderados a elevados, em pacientes com ceratocone progressivo intolerantes às lentes de contato.[59]

Os tipos de PIOL que têm sido implantados em pacientes com ceratocone incluem tanto as lentes de fixação iriana, quanto as de câmara posterior.[59]

Esta abordagem, em duas etapas, foi relatada pela primeira vez, em 2011, por Kymionis et al., em uma mulher de 29 anos com ceratocone progressivo e astigmatismo miópico elevado que foi submetida a um implante de lentes tóricas fácicas de câmara posterior (*Implantable Collamer Lens* – ICL) doze meses após o CXL.[98] Verificou-se uma melhoria significativa na melhor acuidade visual não corrigida e corrigida, três meses após a cirurgia, e os resultados em curto prazo desta abordagem combinada foram considerados encorajadores.[98]

Dois estudos relataram os resultados da implantação de PIOL fixada na íris após CXL.[99,100] Izquierdo et al. estudaram a segurança e eficácia da PIOL com fixação iriana anterior, dobrável, implantada seis meses após CXL em olhos com ceratocone progressivo.[99]

Güell et al. também efetuaram a implantação de PIOL toric Artiflex/Artisan após CXL e confirmaram a estabilidade em longo prazo deste tratamento combinado.[100] Outros estudos relataram resultados em curto e longo prazos da implantação de ICL Visian após CXL.[59]

Kurian et al. relataram que, embora seja possível corrigir com segurança o erro refrativo no ceratocone com PIOL de câmara posterior, as aberrações associadas não são corrigidas pela PIOL.[101]

Antonios et al. avaliaram o resultado clínico, em longo prazo, da inserção da ICL tórica Visian após CXL em ceratocone progressivo.[102] Embora se tenha mantido uma melhoria visual significativa ao longo do acompanhamento, foi observado um pequeno desvio hipermetrópico aos dois anos, que não afetou o resultado visual.[102]

Shafik et al. avaliaram a previsibilidade, eficácia e estabilidade, em longo prazo, da ICL tórica Visian implantada doze meses após o CXL e relataram uma melhoria visual significativa. Nenhum dos olhos necessitou de explante ou reposicionamento da ICL durante os três anos de seguimento.[103]

A diminuição da contagem de células endoteliais observada nos estudos a longo prazo não foi significativa. No entanto, tem sido recomendada a monitorização anual da contagem de células endoteliais.[59]

Depois de se alcançar a estabilidade da progressão da ectasia com CXL, o implante de PIOL pode ser realizado em pacientes com ceratocone selecionado, com boa ou aceitável acuidade visual corrigida por óculos, que possuam um erro refrativo elevado com ou sem anisometropia. Todos os estudos supracitados relataram a implantação de PIOL após um mínimo de três meses após o CXL.[99-103]

Combinação de múltiplas técnicas

A combinação do CXL com um único procedimento refrativo pode, por vezes, conduzir a um ganho parcial da visão funcional.

Por conseguinte, os cirurgiões propuseram combinações de duas ou mais das modalidades acima mencionadas com o CXL, de modo a maximizar o resultado visual.

Uma abordagem multimodal serve para combinar os atributos desejáveis de cada um dos procedimentos incluídos, minimizando as suas limitações individuais. Foram registradas as seguintes combinações de múltiplos procedimentos:[59]

1. CXL com PRK e implantação de ICRS;
2. CXL com PRK e implantação de PIOL;
3. CXL com ICRS e implantação de PIOL;
4. CXL com PTK e implantação de ICRS;
5. CXL com ICRS, PIOL e PRK (abordagem quádrupla).

A combinação de ICRS e PRK incorpora a utilização sinérgica de um procedimento de preservação de tecidos e de um procedimento de remoção de tecidos com CXL. O PRK e o CXL podem ser realizados sequencial ou em simultaneamente com a implantação do ICRS, para tratar o erro refrativo residual encontrado após a inserção do ICRS em pacientes com ceratocone. Apesar das variações no momento e no intervalo entre cada um dos três procedimentos, esta técnica tem sido relatada como segura e eficaz na obtenção da acuidade visual funcional em pacientes com ceratocone baixo a moderado.[104-109]

Outro estudo avaliou a combinação do protocolo de Atenas (PRK com CXL) seguido da implantação de PIOL para tratar o erro refrativo residual elevado e relatou melhoria e estabilização do desempenho visual em pacientes com ceratocone.[110]

Vários estudos confirmaram a segurança, eficácia e estabilidade, em longo prazo, da implantação de PIOL após a inserção sequencial de ICRS e CXL, em pacientes com ceratocone moderado a grave.[111-113] O implante de PIOL foi direcionado para corrigir a ametropia moderada à grave persistente, após os procedimentos iniciais, e melhorar o resultado visual.[111-113]

A combinação do implante de ICRS com CXL e PTK realizados no mesmo dia demonstrou ser segura, eficaz e previsível em pacientes com ceratocone moderado.[114,115]

Um estudo de intervenção retrospectivo recente avaliou um tratamento combinado em quatro fases, incluindo ICRS, CXL, PIOL e PRK, realizado sequencialmente pela mesma ordem, e confirmou a segurança e eficácia desta abordagem combinada em pacientes selecionados com ceratocone.[116] Todos os olhos desta série apresentavam uma baixa acuidade visual corrigida por óculos no pré-operatório, que melhorou significativamente após a implantação de ICRS, em comparação com a melhoria da acuidade visual não corrigida.[116] Os pacientes foram submetidos ao tratamento CXL seguido da implantação de PIOL, com um intervalo de seis meses entre cada um dos procedimentos, para corrigir o erro refrativo residual elevado, o que levou a uma melhoria significativa na melhor acuidade visual sem correção e no equivalente esférico.[116] Os olhos foram posteriormente submetidos ao tratamento de PRK topoguiado, o que resultou em melhoria adicional nestes parâmetros.[116] O resultado final após o procedimento de quatro fases apresentou melhoria significativa na acuidade visual, sendo que todos os olhos obtiveram uma melhor acuidade visual sem correção pós-operatória melhor do que a melhor acuidade visual corrigida com óculos pré-operatória.[116]

LASIK Xtra, SMILE Xtra e PRK Xtra

O Laser in Situ Keratomileusis (LASIK) Xtra é um procedimento modificado que combina LASIK com CXL acelerado profilático para a correção do erro refrativo, em uma tentativa de diminuir o risco de ectasia corneana pós-operatória. Do mesmo modo, a combinação da extração de lentículas por pequena incisão (SMILE) e do PRK com CXL, designados por SMILE Xtra e PRK Xtra, respectivamente, também foi relatada com a mesma justificativa. Estes procedimentos são utilizados, principalmente, em pacientes com erro refrativo elevado ou parâmetros corneanos limítrofes que procuram correção refrativa e, por conseguinte, não foram amplamente discutidos por estarem fora do âmbito deste estudo.

Vários estudos relataram resultados comparáveis em termos de segurança, eficácia e previsibilidade entre o LASIK Xtra e o LASIK convencional.[117-121] Apesar das evidências iniciais de apoio, são necessários estudos, em longo prazo, para determinar se o LASIK Xtra é benéfico na prevenção da ectasia pós-operatória.[119-121]

Tomita et al. mostraram alterações insignificantes na biomecânica da córnea após o LASIK Xtra, em comparação com o LASIK.[117]

Kohnen et al. relataram estabilidade topográfica e refrativa sem sinais de ectasia aos doze meses de pós-operatório em ambos os grupos LASIK Xtra e LASIK convencional e não mostraram qualquer vantagem do LASIK Xtra sobre o LASIK.[120]

Taneri et al. relataram um caso de ectasia corneana unilateral que se desenvolveu dois anos após o LASIK Xtra.[122]

Em um estudo comparativo, foi relatada uma ligeira inclinação para a tendência miópica após o SMILE Xtra.[123] Embora o SMILE Xtra tenha sido utilizado com segurança no ceratocone frusto, os autores mencionaram a necessidade de um período de acompanhamento mais longo e de uma amostra maior para confirmar plenamente esses resultados.[124]

Sachdev et al. demonstraram a segurança e a eficácia iniciais do PRK Xtra em olhos míopes com paquimetria mais fina e anomalias tomográficas, um ano após a operação.[125]

Ohana et al. referiram que, embora a melhoria do resultado visual fosse significativa após o PRK Xtra em olhos com córnea fina ou irregular, o resultado refrativo era menos preciso, em comparação com os resultados publicados do procedimento PRK apenas.[126] Embora a utilização de CXL acelerado adjuvante após LASIK, SMILE e PRK em olhos com córneas finas, topografia limítrofe e erro refrativo elevado tenha sido apresentada em vários dos estudos supramencionados, não existem provas, em longo prazo, que sustentem o seu papel na prevenção da ectasia. Como resultado, devido à escassez de estudos em longo prazo e à falta de evidência conclusiva sobre a eficácia desses protocolos na prevenção da ectasia, atualmente, o implante de PIOL pode ser preferido aos procedimentos corneanos nesses olhos susceptíveis de correção refrativa.

Complicações do crosslinking

Ao longo dos anos, têm sido abordadas várias questões de segurança, com complicações relacionadas com o CXL.

Infecção da córnea

A remoção epitelial realizada durante o CXL expõe a córnea a possíveis infecções.[6,25] Um estudo recente de Tzamalis et al. mostrou que a aplicação pós-operatória de lentes de contato terapêutica e esteroides tópicos eram fatores de risco independentes para o desenvolvimento de ceratite microbiana.[126]

Não existem estudos em grande escala que avaliem as taxas de infecção após o CXL. Foram registadas várias incidências de ceratite infecciosa pós-CXL. Os organismos agressores incluíram organismos Gram-negativos (*escherichia coli, pseudomonas aeruginosa*), organismos Gram-positivos (*staphylococcus aureus*, espécies de *streptococcus*), fungos e vírus herpes simples.[26] Os casos de ceratite herpética descritos foram em pacientes sem infecções herpéticas previamente conhecidas. O mecanismo preciso para a reativação do vírus do herpes simples após o CXL permanece desconhecido. Postula-se que o estresse emocional, o trauma e a exposição aos raios UVA são possíveis mecanismos de reativação.

Por ação profilática, os antibióticos tópicos são utilizados por rotina após o procedimento.

Infiltrados estromais estéreis

Poucas pequenas séries de pacientes descreveram a formação de infiltrados estéreis no estroma após o CXL. Em uma série, 7 olhos desenvolveram infiltrados anulares estéreis periféricos, que se resolveram completamente após a instilação de esteroides tópicos.[6]

Outra série de casos descreveu a formação tardia de infiltrados estromais paracentrais profundos, que persistiram seis e doze meses após o CXL. Estes não causaram redução da acuidade visual devido à sua localização não central.[6]

Foram também descritos infiltrados estéreis como parte de uma resposta inflamatória após o CXL incluindo ceratite, células da câmara anterior e precipitados ceráticos que apareceram em 4 pacientes. Estes responderam rapidamente aos esteroides tópicos e perioculares, sendo que a opacidade do estroma persistiu em alguns dos olhos.[6]

Sensibilidade da córnea e função lacrimal

Após o CXL, foi demonstrado que a sensibilidade da córnea diminui significativamente e recupera, gradualmente, durante os primeiros seis meses de pós-operatório. Não foi observado qualquer efeito na secreção lacrimal ou na estabilidade da película lacrimal.[6]

Efeito nas células epiteliais do limbo

A integridade das células epiteliais límbicas (LEC) é crucial para a manutenção de uma estrutura epitelial corneana normal.

A exposição *in vitro* semelhantes aos utilizados durante o CXL promoveu a expressão de genes envolvidos na apoptose. A adição de riboflavina reduziu os danos causados, mas não os evitou completamente. A combinação de riboflavina e UVA também demonstrou inibir o crescimento e a expansão do LEC.[6]

Olhos humanos enucleados submetidos a um procedimento CXL, com metade do limbo protegido por uma proteção metálica, mostraram queda significativa na contagem de LEC viáveis e falta de crescimento de LEC na área não protegida pela proteção metálica.[128]

Foram apresentados resultados diferentes para as córneas de coelho, em que a exposição ao CXL não parece causar quaisquer alterações histológicas significativas no limbo.[129]

De qualquer modo, deve ser considerada a utilização de proteção límbica durante o CXL. Isto é especialmente verdadeiro para o tratamento da Degeneração Marginal Pelúcida (DMP), uma vez que a área irradiada no CXL para a DPM pode ser descentrada e, assim, posicionada mais perto do limbo.[130] Alguns relatos mostraram casos de defeitos epiteliais persistentes após o crosslinking.

Haze corneal transitório

O *haze* corneano transitório após o CXL não é incomum.[6,25]

Um estudo realizado por Koller et al. avaliou, prospectivamente, 117 olhos que tinham sido submetidos ao CXL e concluiu que todos os olhos apresentavam *haze* do estroma anterior ao fim de um mês, que subsequentemente melhorou em um período de um ano.[131]

Postula-se que o *haze* transitório ocorre secundariamente ao aumento do diâmetro das fibras de colágeno pós-CXL. Este fenômeno não está normalmente associado a perturbações visuais e regride, frequentemente, ao fim de doze meses.[132]

A formação de uma opacidade estromal significativa após o CXL é uma complicação potencial que pode afetar a acuidade visual.

Uma análise retrospectiva de 163 olhos que foram submetidos ao CXL mostrou o desenvolvimento de opacidade estromal significativa em 14 deles (8,6%), que persistiu durante o período de seguimento de um ano. Enquanto os 149 olhos (91,4%) que não desenvolveram *haze* apresentaram uma melhoria significativa da acuidade visual, os 14 olhos com *haze* evidenciaram uma deterioração significativa da acuidade visual. A espessura pré-operatória da córnea foi significativamente reduzida e a ceratometria média pré-operatória significativamente aumentada no grupo de olhos que desenvolveram *haze*, quando comparados com os que não desenvolveram. Isto pode indicar que a ceratometria e a espessura da córnea podem ser fatores preditivos da formação do *haze* estromal.[133]

Haze corneal persistente

O *haze* persistente da córnea que dura mais de doze meses deve ser diferenciado do *haze* transitório, uma vez que pode ter um impacto negativo na acuidade visual e pode responder a um tratamento intensivo com esteroides tópicos.[25]

Pensa-se que este fenômeno é secundário ao processo de ectasia em curso e à remodelação da córnea.

Um estudo de coorte constituído por 34 olhos realizado por Raiskup et al. observou 13 olhos (38,3%) com *haze* corneano persistente durante um período de seguimento de dez anos.[134] Os fatores de risco pré-operatórios identificados incluem idade superior a 35 anos, ceratocone avançado com espessura mínima da córnea < 400 μm e presença de ceratócitos ativados pré-operatórios no estroma anterior, medidos com microscopia confocal. Os fatores de risco intraoperatórios incluem a desfocagem para a frente da fonte de UVA, a falta de aplicação de riboflavina a 0,1% durante a irradiação e o excesso de solução de riboflavina-dextrano a 20% que provoca a desidratação do estroma. Os fatores de risco pós-operatórios relatados incluem o não cumprimento da terapia corticosteroide tópica pós-operatória, ceratite infecciosa, intolerância à lente terapêutica e presença de células de Langerhan após a remoção da lente de contato no pós-operatório.[25]

Toxicidade da riboflavina e dos raios ultravioleta-A

Os raios UVA têm a propensão para induzir danos estruturais, dependendo do seu comprimento de onda, intensidade e duração da irradiação. A exposição direta aos raios ultravioleta pode induzir fotoceratite, danos endoteliais, cataratas e até lesões na retina.[25]

No entanto, é pouco provável que ocorram danos induzidos pelos raios UVA no CXL, uma vez que a riboflavina protege estas estruturas de potenciais lesões. Acredita-se que o grau de proteção contra os raios UVA pela riboflavina seja regido pela Lei de Beer-Lambart, que estabelece uma relação linear entre a concentração e a absorvância da solução. É pouco provável que ocorram lesões secundárias à irradiação UVA direta em um contexto clínico em que se utilize riboflavina a 0,1%.

No entanto, Wollensak et al. referiram que a fotopolimerização entre a riboflavina e o raio UVA produz radicais livres citotóxicos que podem causar danos significativos, especialmente nos ceratócitos da córnea e nas células endoteliais.[135]

Felizmente, estes danos parecem ser transitórios, uma vez que foi observada a repopulação de ceratócitos com uma densidade normal em todo o estroma da córnea, aos seis meses.

Por outro lado, foram relatados, na literatura, danos nas células endoteliais após o CXL, resultando em edema corneano grave com comprometimento da acuidade visual.[25]

Dado o risco de toxicidade das células endoteliais acima mencionado, um potencial desafio no CXL é o tratamento de pacientes com ceratocone grave em que a espessura da córnea seja inferior a 400 µm. Para ultrapassar este problema, foram criadas várias soluções citadas anteriormente.

Alterações na espessura da córnea

A espessura da córnea apresenta uma redução significativa durante e logo após o CXL. Em um estudo, a espessura da córnea diminuiu em uma média de 87 µm durante os primeiros 60 minutos. O adelgaçamento da córnea resolve-se gradualmente durante os primeiros seis meses após o CXL e, ao fim de um ano, regressa aos valores de base.[6]

Dor pós-operatória

O desbridamento epitelial efetuado por rotina no CXL está associado à dor pós-operatória. Um estudo prospectivo que incluiu 178 olhos com ceratocone submetidos ao CXL avaliou a dor durante os primeiros cinco dias de pós-operatório. A dor foi avaliada utilizando-se a documentação da necessidade de analgesia e a avaliação subjetiva dos pacientes na escala de avaliação da dor Wong-Baker FACES. Concluiu-se que a dor após o CXL pode ser intensa, especialmente nos primeiros três dias, mesmo com um regime agressivo de controle da dor. Todos os parâmetros de avaliação da dor diminuíram, rapidamente, em cada dia após o CXL.[6] Na nossa rotina cirúrgica, ao final da cirurgia, instilamos 1 gota de colírio cicloplégico, para evitar o espasmo do músculo ciliar, no intuito da redução da dor pós-operatória.

A nossa receita pós-operatória do crosslinking é a mesma utilizada para a cirurgia de PRK, que, além de colírios de antibiótico e corticoide, lubrificante e anti-inflamatório não-hormonal (para paciente não alérgicos ao AINE e/ou AAS), incluímos analgésico oral associada à codeína.

Para os casos de dor excessiva pós-operatória, orientamos 1 gota de colírio anti-inflamatório não-hormonal, de 5 em 5 minutos (geralmente 3 a 4 vezes), o que proporciona alívio significativo da dor.

Aplanamento Corneal

A ceratotomia radial (RK) foi um dos primeiros e mais comuns procedimentos cirúrgicos refrativos do século XX, as primeiras publicações foram otimistas e houve poucos relatos de complicações. No entanto, o aplanamento progressivo da córnea em alguns desses pacientes exigiu a reabilitação visual em uma fase posterior da vida.

Henriquez et al. registraram que 15,5% (7/45) dos olhos apresentaram um aplanamento ceratométrico extremo superior a 5 D e um caso (2,22%) necessitou de um transplante de córnea devido a um aplanamento assimétrico de 11,5 D na ceratometria e a uma diminuição de 7 linhas na melhor acuidade visual corrigida.[136] Casos isolados de aplanamento grave foram relatados anteriormente.

Nor et al. relataram três casos que continuaram com o aplanamento progressivo, até doze anos após o CXL.[137]

Em 2008, Raiskup et al. relataram um aplanamento da córnea entre um e três anos, seguido de uma fase de estabilidade aos seis anos de acompanhamento, indicando uma estabilização em longo prazo da topografia após o CXL; no entanto, apenas 33 olhos foram incluídos, aos três anos de acompanhamento e 5 olhos, aos seis anos de acompanhamento.[138]

É importante enfatizar que o aplanamento ceratométrico excessivo nem sempre é uma complicação, uma vez que está mais frequentemente associado a uma melhoria da melhor acuidade visual corrigida e da melhor acuidade visual sem correção do que uma redução da melhor acuidade visual corrigida do que a uma redução do CDVA.

Henriquez et al. observaram uma correlação negativa ligeiramente significativa entre a idade pré-operatória e a magnitude do aplanamento 10 anos após o CXL.[136] Isto pode ser explicado, pelo menos em parte, pelo fato de as córneas se tornarem mais rígidas, e talvez menos susceptíveis ao efeito do CXL, em olhos mais velhos.[136] Ao contrário de outros estudos, não encontraram uma correlação significativa entre o Kmax pré-operatório e o aplanamento pós-operatório. O diâmetro corneano anterior central de 0-2 mm foi o local onde estas diferenças foram mais evidentes entre os grupos.[136]

O aplanamento extremo da córnea associado à perda da melhor acuidade visual corrigida é uma complicação do CXL a ser considerado e que pode exigir um transplante de córnea ou lentes de contato rígidas.

Falha do tratamento

A falha do tratamento é também uma complicação notada, definida como a progressão do ceratocone, com um aumento nos valores da ceratometria máxima (K max) de 1,0 D, em relação ao valor pré-operatório ou uma diminuição superior a 10% nas leituras de paquimetria seis meses após a operação; isto pode ocorrer em até 10% dos pacientes.[2]

Outras complicações

Outras complicações mais incomuns descritas após o crosslinking foram *melting* corneal, ceratite ulcerativa periférica de início tardio e ceratite lamelar difusa (DLK).[25]

Considerações finais

Os avanços no CXL mudaram a forma como abordamos e gerimos as ectasias e uma série de doenças da córnea.

Segundo Godefrooij et al., dados relativos aos procedimentos extraídos do Registro Nacional de Transplantes de Órgãos dos Países Baixos mostraram que foram realizados cerca de 25% menos transplantes de córnea no período de 3 anos após a introdução do CXL, em comparação com o período de 3 anos anterior à introdução do CXL.[139]

Os mecanismos moleculares do CXL e o seu impacto na biomecânica da córnea continuam a ser extensivamente estudados, com a esperança de que possam ser feitas melhorias que aumentem a eficácia e a segurança deste tratamento.

São necessários estudos de maior dimensão e a longo prazo para validar a eficácia das novas técnicas de CXL. Todavia, com a rápida acumulação de conhecimentos e experiência neste campo, o CXL tornou-se uma opção de tratamento robusta para as ectasias da córnea e está bem estudado para se tornar uma adição útil ao nosso arsenal para o tratamento da ceratite infecciosa e, potencialmente, no futuro, até de pequenos erros refrativos.

Referências

1 - Spoerl E, Huhle M, Seiler T. Induction of cross-links in corneal tissue. Exp Eye Res. 1998;66:97–103.

2 - Vohra V, Tuteja S, Gurnani B, Chawla H. Collagen Cross Linking for Keratoconus. 2023 Jun 11. In: StatPearls [Internet]. Treasure Island (FL): StatPearls Publishing; 2023 Jan–. PMID: 32965942.

3 - Brad H. Feldman, M.D., Collen Halfpenny, M.D., Erica Berneld M.D., Vandana Reddy, MD, Alain Saad, MD, Amanda Mohanan Earatt MBBS MS (Ophth) MRCS (Glasgow) MRCSEd FICO, Brian Shafer, MD. https://eyewiki.aao.org/ Corneal_Collagen_Cross-Linking 2022 october

4 - P T Ashwin, P J McDonnell. Collagen cross-linkage: a comprehensive review and directions for future research. Br J Ophthalmol 2010;94:965e970.

5 - Wollensak G, Spoerl E, Seiler T. Riboflavin/ultraviolet-a-induced collagen crosslinking for the treatment of keratoconus.Am J Ophthalmol. 2003 May;135(5):620-7.

6 - Sorkin N, Varssano D. Corneal Collagen Crosslinking: A Systematic Review. OPH. 2014;232(1):10-27. doi:10.1159/000357979

7 - Randleman JB, Khandelwal SS, Hafezi F. Corneal cross-linking. Surv Ophthalmol. 2015;60(6):509-523. doi:10.1016/j.survophthal.2015.04.002

8 - Subasinghe SK, Ogbuehi KC, Dias GJ. Current perspectives on corneal collagen crosslinking (CXL). Graefes Arch Clin Exp Ophthalmol. 2018;256(8):1363-1384. doi:10.1007/s00417-018-3966-0

9 - Gomes JA, Tan D, Rapuano CJ, Belin MW, Ambrósio R Jr, Guell JL, Malecaze F, Nishida K, Sangwan VS; Group of Panelists for the Global Delphi Panel of Keratoconus and Ectatic Diseases. Global consensus on keratoconus and ectatic diseases. Cornea. 2015 Apr;34(4):359-69. doi: 10.1097/ICO.0000000000000408. PMID: 25738235.

10 - Galvis V, Tello A, Ortiz AI, Escaf LC. Patient selection for corneal collagen cross-linking: an updated review. Clin Ophthalmol. 2017;11:657-668. [PMC free article] [PubMed]

11 - Sykakis E, Karim R, Evans JR, Bunce C, Amissah-Arthur KN, Patwary S, McDonnell PJ, Hamada S. Corneal collagen cross-linking for treating keratoconus. Cochrane Database Syst Rev. 2015 Mar 24;2015(3):CD010621. doi: 10.1002/14651858.CD010621.pub2. PMID: 25803325; PMCID: PMC10645161.

12 - Greenstein SA, Hersh PS. Corneal Crosslinking for Progressive Keratoconus and Corneal Ectasia: Summary of US Multicenter and Subgroup Clinical Trials. Transl Vis Sci Technol. 2021 Apr 29;10(5):13. doi: 10.1167/tvst.10.5.13. PMID: 34967830; PMCID: PMC8740531.

13 - Hafezi F, Kling S, Gilardoni F, Hafezi N, Hillen M, Abrishamchi R, Gomes JAP, Mazzotta C, Randleman JB, Torres-Netto EA. Individualized Corneal Cross-linking With Riboflavin and UV-A in Ultrathin Corneas: The Sub400 Protocol. Am J Ophthalmol. 2021 Apr;224:133-142. doi: 10.1016/j.ajo.2020.12.011. Epub 2021 Jan 30. PMID: 33340508.

14 - Price MO, Tenkman LR, Schrier A, Fairchild KM, Trokel SL, Price FW. Photoactivated riboflavin treatment of infectious keratitis using collagen cross-linking technology. J Refract Surg. 2012 Oct;28(10):706-13. [PubMed]

15 - Kymionis GD, Portaliou DM, Bouzoukis DI, Suh LH, Pallikaris AI, Markomanolakis M, Yoo SH. Herpetic keratitis with iritis after corneal crosslinking with riboflavin and ultraviolet A for keratoconus. J Cataract Refract Surg. 2007 Nov;33(11):1982-4. [PubMed]

16 - Hafezi F, Mrochen M, Iseli HP, Seiler T. Collagen crosslinking with ultraviolet-A and hypoosmolar riboflavin solution in thin corneas. J Cataract Refract Surg 2009;35:621-624.

17 - Jacob S, Kumar DA, Agarwal A, Basu S, Sinha P, Agarwal A. Contact Lens-Assisted Collagen CrossLinking (CACXL): A New Technique for Cross-Linking Thin Corneas. J Refract Surg 2014;30:366-372.

18 - Mazzotta C, Ramovecchi V. Customized epithelial debridement for thin ectatic corneas undergoing corneal cross-linking: epithelial island cross-linking technique. Clin Ophthalmol 2014;8:1337-43.

19 - Soeters, N., Wisse, R. P. L., Godefrooij, D. A., Imhof, S. M., and Tahzib, N. G. (2015). Transepithelial Versus Epithelium-Off Corneal Cross-Linking for the Treatment of Progressive Keratoconus: A Randomized Controlled Trial. Am. J. Ophthalmol. 159, 821–828. doi:10.1016/j.ajo.2015.02.005

20 - Li, W., and Wang, B. (2017). Efficacy and Safety of Transepithelial Corneal Collagen Crosslinking Surgery versus Standard Corneal Collagen Crosslinking Surgery for Keratoconus: A Meta-Analysis of Randomized Controlled Trials. BMC Ophthalmol. 17, 262. doi:10.1186/s12886-017-0657-2

21 - Nath, S., Shen, C., Koziarz, A., Banfield, L., Nowrouzi-Kia, B., Fava, M. A., et al. (2020). Transepithelial Versus Epithelium-Off Corneal Collagen Cross-Linking for Corneal Ectasia. Ophthalmology. doi:10.1016/j.ophtha.2020.12.023

22 - Cha, S.-H., Lee, J.-S., Oum, B.-S., and Kim, C.-D. (2004). Corneal Epithelial Cellular Dysfunction from Benzalkonium Chloride (BAC) In Vitro. Clin. Exp. Ophthalmol. 32, 180–184. doi:10.1111/j.1442-9071.2004.00782.

23 - Wen, D., Song, B., Li, Q., Tu, R., Huang, Y., Wang, Q., et al. (2018). Comparison of Epithelium-Off versus Transepithelial Corneal Collagen Cross-Linking for Keratoconus: A Systematic Review and Meta-Analysis. Cornea 37, 1018–1024. doi:10.1097/ICO.0000000000001632

24 - Arance-Gil, Á., Villa-Collar, C., Pérez-Sanchez, B., Carracedo, G., and GutiérrezOrtega, R. (2021). Epithelium-Off vs. Transepithelial Corneal Collagen Crosslinking in Progressive Keratoconus: 3 Years of Follow-Up. J. Optom. 14, 189–198. doi:10.1016/j.optom.2020.07.005

25 - Wu Duoduo, Lim Dawn Ka-Ann, Lim Blanche Xiao Hong, Wong Nathan, Hafezi Farhad, Manotosh Ray, Lim Chris Hong Long. Corneal Cross-Linking: The Evolution of Treatment for Corneal Diseases. Frontiers in Pharmacology Vol 12, 2021. https://www.frontiersin.org/articles/10.3389/fphar.2021.686630

26 - Deshmukh R, Hafezi F, Kymionis GD, et al. Current concepts in crosslinking thin corneas. Indian J Ophthalmol 2019;67:8-15. 29.

27 - Torres-Netto EA, Kling S, Hafezi N, Vinciguerra P, Randleman JB, Hafezi F. Oxygen Diffusion May Limit the Biomechanical Effectiveness of Iontophoresis-Assisted Transepithelial Corneal Cross-linking. J Refract Surg 2018;34:768-774. 30.

28 - Kaya V, Utine CA, Yilmaz OF. Efficacy of Corneal Collagen Cross-Linking Using a Custom Epithelial Debridement Technique in Thin Corneas: A Confocal Microscopy Study. J Refract Surg 2011;27:444- 450.

29 - Jacob, S., Kumar, D. A., Agarwal, A., Basu, S., Sinha, P., and Agarwal, A. (2014). Contact Lens-Assisted Collagen Cross-Linking (CACXL): A New Technique for Cross-Linking Thin Corneas. J. Refract Surg. 30, 366–372. doi:10.3928/1081597X-20140523-01

30 - Kling, S., Hammer, A., Conti, A., and Hafezi, F. (2017). Corneal Cross-Linking with Riboflavin and UV-A in the Mouse Cornea In Vivo: Morphological, Biochemical, and Physiological Analysis. Trans. Vis. Sci. Tech. 6, 7. doi:10.1167/tvst.6.1.7

31 - Bikbova G, Bikbov M. Transepithelial corneal collagen cross-linking by iontophoresis of riboflavin. Acta Ophthalmol. 2014 Feb;92(1):e30-4. doi: 10.1111/aos.12235. Epub 2013 Jul 15. PMID: 23848196.

32 - Wen, D., Song, B., Li, Q., Tu, R., Huang, Y., Wang, Q., et al. (2018). Comparison of Epithelium-Off versus Transepithelial Corneal Collagen Cross-Linking for Keratoconus: A Systematic Review and Meta-Analysis. Cornea 37, 1018–1024. doi:10.1097/ICO.0000000000001632

33 - Lamy, R., Chan, E., Zhang, H., Salgaonkar, V. A., Good, S. D., Porco, T. C., et al. (2013). Ultrasound-enhanced Penetration of Topical Riboflavin into the Corneal Stroma. Invest. Ophthalmol. Vis. Sci. 54, 5908–5912. doi:10.1167/ iovs.13-12133

34 - Nabili, M., Geist, C., and Zderic, V. (2015). Thermal Safety of UltrasoundEnhanced Ocular Drug Delivery: A Modeling Study. Med. Phys. 42, 5604–5615. doi:10.1118/1.4929553

35 - Hafezi F, Mrochen M, Iseli HP, Seiler T. Collagen crosslinking with ultraviolet-A and hypoosmolar riboflavin solution in thin corneas. J Cataract Refract Surg 2009;35:621-624.

36 - Kanellopoulos J. Long-term safety and efficacy follow-up of prophylactic higher fluence collagen cross-linking in high myopic laser-assisted in situ keratomileusis. Clin Ophthalmol. 2012;6:1125-1130. https://doi.org/10.2147/OPTH.S31256

37 - Minoru Tomita, Mariko Mita, Tukezban Huseynova. Accelerated versus conventional corneal collagen crosslinking, Journal of Cataract & Refractive Surgery, Volume 40, Issue 6, 2014, Pages 1013-1020.

38 - Kobashi, H., and Tsubota, K. (2020). Accelerated Versus Standard Corneal CrossLinking for Progressive Keratoconus: A Meta-Analysis of Randomized Controlled Trials. Cornea 39, 172–180. doi:10.1097/ICO.0000000000002092

39 - Kandel, H., Nguyen, V., Ferdi, A. C., Gupta, A., Abbondanza, M., Sullivan, L., et al. (2021). Comparative Efficacy and Safety of Standard Versus Accelerated Corneal Crosslinking for Keratoconus. Cornea [Epub ahead of print]. doi:10.1097/ICO.0000000000002747

40 - Mazzotta, C., Raiskup, F., Hafezi, F., Torres-Netto, E. A., Armia Balamoun, A., Giannaccare, G., et al. (2021). Long Term Results of Accelerated 9 mW Corneal Crosslinking for Early Progressive Keratoconus: the Siena Eye-Cross Study 2. Eye Vis. 8, 16. doi:10.1186/s40662-021-00240-8

41 - Seiler, T. G., Komninou, M. A., Nambiar, M. H., Schuerch, K., Frueh, B. E., and Büchler, P. (2021). Oxygen Kinetics During Corneal Cross-Linking with and without Supplementary Oxygen. Am. J. Ophthalmol. 223, 368–376. doi:10.1016/j.ajo.2020.11.001

42 - Andreanos KD, Hashemi K, Petrelli M, Droutsas K, Georgalas I, Kymionis GD. Keratoconus Treatment Algorithm. Ophthalmol Ther. 2017 Dec;6(2):245-262.

43 - Ozek D, Karaca EE, Kemer OE. Accelerated corneal cross-linking with hypo-osmolar riboflavin in thin keratoconic corneas: 2-year follow-up. Arq Bras Oftalmol. 2020 Aug;83(4):277-282. doi: 10.5935/0004-2749.20200049. Epub 2020 Jul 29. PMID: 32756792.

44 - Richoz, O., Hammer, A., Tabibian, D., Gatzioufas, Z., and Hafezi, F. (2013). The Biomechanical Effect of Corneal Collagen Cross-Linking (CXL) with Riboflavin and UV-A Is Oxygen Dependent. Trans. Vis. Sci. Tech. 2, 6. doi:10.1167/tvst.2.7.6

45 - Moramarco, A., Iovieno, A., Sartori, A., and Fontana, L. (2015). Corneal Stromal Demarcation Line after Accelerated Crosslinking Using Continuous and Pulsed Light.

46 - Peyman, A., Nouralishahi, A., Hafezi, F., Kling, S., and Peyman, M. (2016). Stromal Demarcation Line in Pulsed Versus Continuous Light Accelerated Corneal Cross-Linking for Keratoconus. J. Refract Surg. 32, 206–208. doi:10.3928/ 1081597X-20160204-03

47 - Kling, S., Richoz, O., Hammer, A., Tabibian, D., Jacob, S., Agarwal, A., et al. (2015). Increased Biomechanical Efficacy of Corneal Cross-Linking in Thin Corneas Due to Higher Oxygen Availability. J. Refract Surg. 31, 840–846. doi:10.3928/ 1081597X-20151111-08

48 - Gore, D. M., Leucci, M. T., Koay, S.-Y., Kopsachilis, N., Nicolae, M. N., Malandrakis, M. I., et al. (2021). Accelerated Pulsed High-Fluence Corneal Cross-Linking for Progressive Keratoconus. Am. J. Ophthalmol. 221, 9–16. doi:10.1016/j.ajo.2020.08.021

49 - Mazzotta, C., Romani, A., and Burroni, A. (2018). Pachymetry-based Accelerated Crosslinking: The "M Nomogram" for Standardized Treatment of AllThickness Progressive Ectatic Corneas. Int. J. Keratoconus Ectatic Corneal Dis. 7, 137–144. doi:10.5005/jp-journals-10025-1171

50 - Lim L, Lim EWL. A Review of Corneal Collagen Cross-linking - Current Trends in Practice Applications. Open Ophthalmol J. 2018 Jul 23;12:181-213. doi: 10.2174/1874364101812010181. PMID: 30123383; PMCID: PMC6062907.

51 - Chatzis N, Hafezi F. Progression of keratoconus and efficacy of pediatric [corrected] corneal collagen cross-linking in children and adolescents. J Refract Surg 2012; 28(11): 753-8. [http://dx.doi.org/10.3928/1081597X-20121011-01] [PMID: 23347367]

52 - Arora R, Gupta D, Goyal JL, Jain P. Results of corneal collagen cross-linking in pediatric patients. J Refract Surg 2012; 28(11): 759-62. [http://dx.doi.org/10.3928/1081597X-20121011-02] [PMID: 23347368]

53 - Caporossi A, Mazzotta C, Baiocchi S, Caporossi T, Denaro R, Balestrazzi A. Riboflavin-UVA-induced corneal collagen cross-linking in pediatric patients. Cornea 2012; 31(3): 227-31. [http://dx.doi.org/10.1097/ICO.0b013e31822159f6] [PMID: 22420024]

54 - Buzzonetti L, Petrocelli G. Transepithelial corneal cross-linking in pediatric patients: early results. J Refract Surg 2012; 28(11): 763-7. [http://dx.doi.org/10.3928/1081597X-20121011-03] [PMID: 23347369]

55 - Salmon B, Richoz O, Tabibian D, Kling S, Wuarin R, Hafezi F. CXL at the Slit Lamp: No Clinically Relevant Changes in Corneal Riboflavin Distribution During Upright UV Irradiation. J Refract Surg. 2017;33(4):281.

56 - Hafezi, F., Richoz, O., Torres-Netto, E. A., Hillen, M., and Hafezi, N. L. (2021a). Corneal Cross-Linking at the Slit Lamp. J. Refract Surg. 37, 78–82. doi:10.3928/ 1081597X-20201123-02

57 - Salmon, B., Richoz, O., Tabibian, D., Kling, S., Wuarin, R., and Hafezi, F. (2017). CXL at the Slit Lamp: No Clinically Relevant Changes in Corneal Riboflavin Distribution During Upright UV Irradiation. J. Refract Surg. 33, 281. doi:10.3928/1081597X-20161219-03

58 - Kymionis GD. Corneal collagen cross linking PLUS. Open Ophthalmol J 2011;5:10.

59 - Kankariya VP, Dube AB, Grentzelos MA, Kontadakis GA, Diakonis VF, Petrelli M, Kymionis GD. Corneal cross-linking (CXL) combined with refractive surgery for the comprehensive management of keratoconus: CXL plus. Indian J Ophthalmol. 2020 Dec;68(12):2757-2772. doi: 10.4103/ijo.IJO_1841_20. PMID: 33229651; PMCID: PMC7856931.

60 - Kymionis GD. Corneal collagen cross linking PLUS. Open Ophthalmol J 2011;5:10.

61 - Kymionis GD, Grentzelos MA, Portaliou DM, Kankariya VP, Randleman JB. Corneal Collagen Cross linking (CXL) combined with refractive procedures for the treatment of corneal ectatic disorders: CXL plus. J Refract Surg 2014;30:566 76.

62 - Alio×JL, Claramonte PJ, Ca×liz A, Ramzy MI. Corneal modeling of keratoconus by conductive keratoplasty. J Cataract Refract Surg 2005;31:190 7.

63 - Kato N,Toda I,KawakitaT, Sakai C,TsubotaK.Topography guided conductive keratoplasty: Treatment for advanced keratoconus.Am J Ophthalmol 2010;150:481 9.e1.

64 - Kymionis GD, Kontadakis GA, Naoumidi TL, Kazakos DC, Giapitzakis I, Pallikaris IG. Conductive keratoplasty followed by collagen cross linking with riboflavin UV A in patients with keratoconus. Cornea 2010;29:239-43.

65 - Kanellopoulos AJ, Binder PS. Collagen Cross-Linking (CCL) with sequential topography-guided PRK: A temporizing alternative for keratoconus to penetrating keratoplasty. Cornea 2007; 26(7): 891-5. [http://dx.doi.org/10.1097/ICO.0b013e318074e424] [PMID: 17667633]

66 - Kymionis GD, Karavitaki AE, Kounis GA, Portaliou DM, Yoo SH, Pallikaris IG.Management of pellucid marginal corneal degeneration with simultaneous customized photorefractive keratectomy and collagen crosslinking. J Cataract Refract Surg 2009;35:1298 301.

67 - Kymionis GD, Kontadakis GA, Kounis GA, Portaliou DM, Karavitaki AE, Magarakis M,et al.Simultaneous topography guided PRK followed by corneal collagen cross linking for keratoconus. J Refract Surg 2009;25:S807 11

68 - Kanellopoulos AJ. Comparison of sequential vs same-day simultaneous collagen cross-linking and topography-guided PRK for treatment of keratoconus. J Refract Surg 2009; 25(9): S812-8. [http://dx.doi.org/10.3928/1081597X-20090813-10] [PMID: 19772257]

69 - Kanellopoulos AJ, Binder PS. Management of corneal ectasia after LASIK with combined, same-day, topographyguided partial transepithelial PRK and collagen cross-linking:- the Athens Protocol. J Refract Surg.2011;27(5):323- 331.

70 - Kanellopoulos AJ. Ten year outcomes of progressive keratoconus management with the Athens protocol (topography guided partial refraction PRK combined with CXL). J Refract Surg 2019;35:478 83

71 - Kanellopoulos, A. J. (2019). Management of Progressive Keratoconus with Partial Topography-Guided PRK Combined with Refractive, Customized CXL – A Novel Technique: The Enhanced Athens Protocol. Opth 13, 581–588. doi:10.2147/OPTH.S188517

72 - Hammond, P., and Lobanoff, M. (2019). Update on Keratoconus Treatment. Mod. Optom. Available at: https://modernod.com/articles/2019-may/update-onkeratoconus-treatment ((Accessed January 14, 2021).

73 - Kymionis GD, Diakonis VF, Kalyvianaki M, Portaliou DM, Charalampos S, Kozobolis V, et al. One year follow up of corneal confocal microscopy after corneal cross linking in patients with post laser in situ keratosmileusis ectasia and keratoconus. Am J Ophthalmol 2009;147:774 8.

74 - Kymionis GD, Grentzelos MA, Karavitaki AE, Kounis GA, Kontadakis GA, Yoo S, et al. Transepithelial phototherapeutic keratectomy using a 213 nm solid state laser system followed by corneal collagen cross linking with riboflavin and UVA irradiation. J Ophthalmol 2010;2010:146543. doi: 10.1155/2010/146543.

75 - Kymionis GD, Grentzelos MA, Kounis GA, Diakonis VF, Limnopoulou AN, Panagopoulou SI. Combined transepithelial phototherapeutic keratectomy and corneal collagen cross-linking for progressive keratoconus. Ophthalmology 2012; 119(9): 1777-84. [http://dx.doi.org/10.1016/j.ophtha.2012.03.038] [PMID: 22683058]

76 - Kymionis GD, Grentzelos MA, Kankariya VP, Pallikaris IG. Combined transepithelial phototherapeutic keratectomy and corneal collagen crosslinking for ectatic disorders: cretan protocol. J Cataract Refract Surg 2013; 39(12): 1939. [http://dx.doi.org/10.1016/j.jcrs.2013.10.003] [PMID: 24286850]

77 - Grentzelos, M. A., Liakopoulos, D. A., Siganos, C. S., Tsilimbaris, M. K., Pallikaris, I. G., and Kymionis, G. D. (2019). Long-term Comparison of Combined T-PTK and CXL (Cretan Protocol) Versus CXL with Mechanical Epithelial Debridement for Keratoconus. J. Refract Surg. 35, 650–655. doi:10.3928/ 1081597X-20190917-01

78 - Chan CC, Sharma M, Wachler BS. Effect of inferior-segment Intacs with and without C3-R on keratoconus. J Cataract Refract Surg 2007; 33(1): 75-80. [http://dx.doi.org/10.1016/j.jcrs.2006.09.012] [PMID: 17189797]

79 - Coskunseven E, Jankov MR II, Hafezi F, Atun S, Arslan E, Kymionis GD. Effect of treatment sequence in combined intrastromal corneal rings and corneal collagen crosslinking for keratoconus. J Cataract Refract Surg 2009; 35(12): 2084-91. [http://dx.doi.org/10.1016/j.jcrs.2009.07.008] [PMID: 19969212]

80 - El Awady H, Shawky M, Ghanem AA. Evaluation of collagen crosslinking in keratoconus eyes with Kera intracorneal ring implantation. Eur J Ophthalmol 2012; 22(Suppl. 7): S62-8. [http://dx.doi.org/10.5301/ejo.5000020] [PMID: 21786268]

81 - Kılıç A, Kamburoglu G, Akıncı A. Riboflavin injection into the corneal channel for combined collagen crosslinking and intrastromal corneal ring segment implantation. J Cataract Refract Surg 2012; 38(5): 878-83. [http://dx.doi.org/10.1016/j.jcrs.2011.11.041] [PMID: 22425362]

82 - Ertan A, Karacal H, Kamburoğlu G. Refractive and topographic results of transepithelial cross-linking treatment in eyes with intacs. Cornea 2009; 28(7): 719-23. [http://dx.doi.org/10.1097/ICO.0b013e318191b83d] [PMID: 19574920]

83 - Lam K, Rootman DB, Lichtinger A, Rootman DS. Post-LASIK ectasia treated with intrastromal corneal ring segments and corneal crosslinking. Digit J Ophthalmol 2013; 19(1): 1-5. [PMID: 23794955]

84 - Kim, C. Y., and Kim, M. K. (2019). Effect of Sequential Intrastromal Corneal Ring Segment Implantation and Corneal Collagen Crosslinking in Corneal Ectasia. Korean J. Ophthalmol. 33, 528–538. doi:10.3341/kjo.2019.0088

85 - Singal, N., Ong Tone, S., Stein, R., Bujak, M. C., Chan, C. C., Chew, H. F., et al. (2020). Comparison of Accelerated CXL Alone, Accelerated CXL-ICRS, and Accelerated CXL-TG-PRK in Progressive Keratoconus and Other Corneal Ectasias. J. Cataract Refract. Surg. 46, 276–286. doi:10.1097/j.jcrs.0000000000000049

86 - Roberts, C. J., and Dupps, W. J. (2014). Biomechanics of Corneal Ectasia and Biomechanical Treatments. J. Cataract Refract. Surg. 40, 991–998. doi:10.1016/ j.jcrs.2014.04.013

87 - Matalia H, Shetty R, Dhamodaran K, Subramani M, Arokiaraj V, Das D. Potential apoptotic efect of ultraviolet -A irradiation during cross -linking: a study on ex vivo cultivated limbal epithelial cells. Br J Ophthalmol. 2012;96(10):1339–45.

88 - Sinha Roy A, Dupps WJ Jr. Patient-specific computational modeling of keratoconus progression and differential responses to collagen crosslinking. Invest Ophthalmol Vis Sci 2011; 52(12): 9174-87. [http://dx.doi.org/10.1167/iovs.11-7395] [PMID: 22039252]

89 - Vandevenne MMS, Berendschot TTJM, Winkens B, van den Biggelaar FJHM, Visser N, Dickman MM, Wisse RPL, Wijdh RHJ, Roy AS, Shetty R, Nuijts RMMA. Efficacy of customized corneal crosslinking versus standard corneal crosslinking in patients with progressive keratoconus (C-CROSS study): study protocol for a randomized controlled trial. BMC Ophthalmol. 2023 May 19;23(1):224. doi: 10.1186/s12886-023-02976-4. PMID: 37208674; PMCID: PMC10197381.

90 - Seiler TG, Fischinger I, Koller T, Zapp D, Frueh BE, Seiler T. Customized corneal cross-linking: One-Year results. Am J Ophthalmol 2016; 166: 14-21. [http://dx.doi.org/10.1016/j.ajo.2016.02.029] [PMID: 26944278]

91 - Nordström M, Schiller M, Fredriksson A, Behndig A. Refractive improvements and safety with topography-guided corneal crosslinking for keratoconus: 1-year results. Br J Ophthalmol 2017; 101(7): 920-5. [http://dx.doi.org/10.1136/bjophthalmol-2016-309210] [PMID: 27899371]

92 - Cassagne M, Pierné K, Galiacy SD, Asfaux-Marfaing MP, Fournié P, Malecaze F. Customized topography--guided corneal collagen crosslinking for keratoconus. J Refract Surg 2017; 33(5): 290-7. [http://dx.doi.org/10.3928/1081597X-20170201-02] [PMID: 28486719]

93 - Shetty R, Pahuja N, Roshan T, Deshmukh R, Francis M, Ghosh A, et al. Customized corneal cross -linking using diferent UVA beam profles. J Refract Surg. 2017;33(10):676–82.

94 - Mazzotta, C., Sgheri, A., Bagaglia, S. A., Rechichi, M., and Di Maggio, A. (2020b). Customized Corneal Crosslinking for Treatment of Progressive Keratoconus: Clinical and OCT Outcomes Using a Transepithelial Approach with

Supplemental Oxygen. J. Cataract Refract. Surg. 46, 1582–1587. doi:10.1097/ j.jcrs.0000000000000347

95 - Kanellopoulos AJ. Novel myopic refractive correction with transepithelial very high-fluence collagen cross-linking applied in a customized pattern: early clinical results of a feasibility study. Clin Ophthalmol 2014; 8: 697-702. [http://dx.doi.org/10.2147/OPTH.S59934] [PMID: 24741289]

96 - Lim WK, Soh ZD, Choi HKY, Theng JTS. Epithelium-on photorefractive intrastromal cross-linking (PiXL) for reduction of low myopia. Clin Ophthalmol 2017; 11: 1205-11. [http://dx.doi.org/10.2147/OPTH.S137712] [PMID: 28721004]

97 - Kanellopoulos AJ, Asimellis G. Hyperopic correction: Clinical validation with epithelium-on and epithelium-off protocols, using variable fluence and topographically customized collagen corneal crosslinking. Clin Ophthalmol 2014; 8: 2425-33. [http://dx.doi.org/10.2147/OPTH.S68222] [PMID: 25506204]

98 - Kymionis GD, Grentzelos MA, Karavitaki AE, Zotta P, Yoo SH, Pallikaris IG. Combined corneal collagen cross linking and posterior chamber toric implantable collamer lens implantation for keratoconus. Ophthalmic Surg Lasers Imaging 2011;42:e22 5.

99 - Izquierdo L Jr, Henriquez MA, McCarthy M. Artiflex phakic intraocular lens implantation after corneal collagen cross linking in keratoconic eyes. J Refract Surg 2011;27:482 7.

100 - Güell JL, Morral M, Malecaze F, Gris O, Elies D, Manero F. Collagen crosslinking and toric Iris Claw phakic intraocular lens for myopic astigmatism in progressive mild to moderate keratoconus. J Cataract Refract Surg 2012;38:475 84.

101 - Kurian M, Nagappa S, BhagaliR, ShettyR, Shetty BK. Visual quality after posterior chamber phakic intraocular lens implantation in keratoconus. J Cataract Refract Surg 2012;38:1050 7.

102 - Antonios R, Dirani A, Fadlallah A, Chelala E, Hamade A, Cherfane C, et al. Safety and visual outcome of visian toric ICL implantation after corneal collagen cross linking in keratoconus: Up to 2 years of follow up. J Ophthalmol 2015;2015:514834. doi: 10.1155/2015/514834.

103 - Shafik Shaheen M, El Kateb M, El Samadouny MA, Zaghloul H. Evaluation of a toric implantable collamer lens after corneal collagen crosslinking in treatment of early stage keratoconus: 3 year follow up. Cornea 2014;33:475 80.

104 - Kremer I, Aizenman I, Lichter H, Shayer S, Levinger S. Simultaneous wavefront guided photorefractive keratectomy and corneal collagen crosslinking after intrastromal corneal ring segment implantation for keratoconus. J Cataract Refract Surg 2012;38:1802-7.

105 - Coskunseven E, Jankov MR II, Grentzelos MA, Plaka AD, Limnopoulou AN, Kymionis GD. Topography guided transepithelial PRK after intracorneal ring segments implantation and corneal collagen CXL in a three step procedure for keratoconus. J Refract Surg 2013;29:54-8.

106 - Dirani A, Fadlallah A, Syed ZA, Chelala E, Khoueir Z, Cherfan G, et al. Non topography guided photorefractive keratectomy forthe correction ofresidual mild refractive errors afterICRS implantation and CXL in keratoconus. J Refract Surg 2014;30:266-71.

107 - Al Tuwairqi WS, Osuagwu UL, Razzouk H, Ogbuehi KC. One year clinical outcomes of a two step surgical management for keratoconus topography guided photorefractive keratectomy/ cross linking after intrastromal corneal ring implantation. Eye Contact Lens 2015;41:359-66.

108 - Lee H, Kang DSY, Ha BJ, Choi JY, Kim EK, Seo KY, et al. Visual rehabilitation in moderate keratoconus: Combined corneal wavefront guided transepithelial photorefractive keratectomy and high fluence accelerated corneal collagen cross linking after intracorneal ring segment implantation. BMC Ophthalmol 2017;17:270.

109 - Koh IH, Seo KY, Park SB, Yang H, Kim I, Kim JS, et al. One year efficacy and safety of combined photorefractive keratectomy and accelerated corneal collagen cross linking after Intacs SK intracornealring segment implantation in moderate keratoconus. Biomed Res Int 2019;2019:7850216. doi: 10.1155/2019/7850216.

110 - Assaf A, Kotb A. Simultaneous corneal crosslinking and surface ablation combined with phakic intraocular lens implantation for managing keratoconus. Int Ophthalmol 2015;35:411-9.

111 - Coşkunseven E, Sharma DP, Jankov MR 2nd, Kymionis GD, Richoz O, Hafezi F. Collagen copolymer toric phakic intraocular lens for residual myopic astigmatism after intrastromal corneal ring segment implantation and corneal collagen crosslinking in a 3 stage procedure for keratoconus. J Cataract Refract Surg 2013;39:722-9.

112 - Dirani A, Fadlallah A, Khoueir Z, Antoun J, Cherfan G, Jarade E. Visian toric ICL implantation after intracorneal ring segments implantation and corneal collagen crosslinking in keratoconus. Eur J Ophthalmol 2014;24:338-44.

113 - Abdelmassih Y, El Khoury S, Chelala E, Slim E, Cherfan CG, Jarade E. Toric ICL implantation after sequential intracornealring segments implantation and corneal cross linking in keratoconus: 2 year follow up. J Refract Surg 2017;33:610-6.

114 - Yeung SN, Low SA, Ku JY, Lichtinger A, Kim P, Teichman J, et al. Transepithelial phototherapeutic keratectomy combined with implantation of a single inferiorintrastromal cornealring segment and collagen crosslinking in keratoconus. J Cataract Refract Surg 2013;39:1152-6.

115 - Rocha G, Ibrahim T, Gulliver E, Lewis K. Combined phototherapeutic keratectomy, intracorneal ring segment implantation, and corneal collagen crosslinking in keratoconus management. Cornea 2019;38:1233-8.

116 - Coskunseven E, Sharma DP, Grentzelos MA, Sahin O, Kymionis GD, Pallikaris I. Four Stage Procedure for Keratoconus: ICRS Implantation, Corneal Cross linking, Toric phakic Intraocular Lens Implantation, and Topography Guided Photorefractive Keratectomy. J Refract Surg 2017;33:683-9.

117 - Tomita M, Yoshida Y, Yamamoto Y, Mita M, Waring G 4th. In vivo confocal laser microscopy of morphologic changes after simultaneous LASIK and accelerated collagen crosslinking for myopia: One year results. J Cataract Refract Surg 2014;40:981-90.

118 - Wu Y, Tian L, Wang L Q, Huang Y F. Efficacy and safety of LASIK combined with accelerated corneal collagen cross linking for myopia: Six month study. Biomed Res Int 2016:5083069. doi: 10.1155/2016/5083069.

119 - Low JR, Lim L, Koh JCW, Chua DKP, Rosman M. Simultaneous accelerated corneal crosslinking and laser in situ keratomileusis for the treatment of high myopia in Asian eyes. Open Ophthalmol J 2018;12:143 53.

120 - Kohnen T, Lwowski C, Hemkeppler E, de'Lorenzo N, Petermann K, Forster R, et al. Comparison of Femto LASIK with combined accelerated cross linking to Femto LASIK in high myopic eyes: A prospective randomized trial. Am J Ophthalmol 2020;211:42-55.

121 - Seiler TG, Fischinger I, Koller T, Derhartunian V, Seiler T. Superficial corneal crosslinking during laserin situ keratomileusis. J Cataract Refract Surg 2015;41:2165-70.

122 - Taneri S, Kiessler S, RostA, Dick HB. Corneal ectasiaAfter LASIK combined with prophylactic corneal cross linking. J Refract Surg 2017;33:50 2.

123 - Ng ALK, Chan TCY, Cheng GPM, Jhanji V, Ye C, Woo VC, et al. Comparison of the early clinical outcomes between combined small incision lenticule extraction and collagen cross linking versus SMILE for myopia. J Ophthalmol 2016;2016:2672980. doi: 10.1155/2016/2672980.

124 - Graue Hernandez EO, Pagano GL, Garcia De la Rosa G, Ramirez Miranda A, Cabral Macias J, Lichtinger A, et al. Combined small incision lenticule extraction and intrastromal corneal collagen crosslinking to treat mild keratoconus: Long term follow up. J Cataract Refract Surg 2015;41:2524-32.

125 - Sachdev GS, Ramamurthy S, Dandapani R. Comparative analysis of safety and efficacy of photorefractive keratectomy versus photorefractive keratectomy combined with crosslinking. Clin Ophthalmol 2018;12:783-90.

126 - Ohana O, Kaiserman I, Domniz Y, Cohen E, Franco O, Sela T, et al. Outcomes of simultaneous photorefractive keratectomy and collagen crosslinking. Can J Ophthalmol 2018;53:523 8.

127 - Tzamalis, A., Romano, V., Cheeseman, R., Vinciguerra, R., Batterbury, M., Willoughby, C., et al. (2019). Bandage Contact Lens and Topical Steroids Are Risk Factors for the Development of Microbial Keratitis After EpitheliumOff CXL. BMJ Open Ophth 4, e000231. doi:10.1136/bmjophth-2018-00023

128 - Vimalin J, Gupta N, Jambulingam M, Padmanabhan P, Madhavan HN: The effect of riboflavin-UV-A treatment on corneal limbal epithelial cells: a study on human cadaver eyes. Cornea 2012;31:1052–1059.

129 - Wollensak G, Mazzotta C, Kalinski T, Sel S: Limbal and conjunctival epithelium after corneal cross-linking using riboflavin and UVA. Cornea 2011;30:1448–1454.

130 - Koller T, Schumacher S, Fankhauser F 2nd, Seiler T: Riboflavin/ultraviolet A crosslinking of the paracentral cornea. Cornea 2013; 32:165–168.

131 - Koller, T., Mrochen, M., and Seiler, T. (2009). Complication and Failure Rates after Corneal Crosslinking. J. Cataract Refract. Surg. 35, 1358–1362. doi:10.1016/j.jcrs.2009.03.035

132 - Kozobolis, V., Gkika, M., Sideroudi, H., Tsaragli, E., Lydataki, S., Naoumidi, I., et al. (2016). Effect of Riboflavin/UVA Collagen Cross-Linking on Central Cornea, Limbus and Intraocular Pressure. Experimental Study in Rabbit Eyes. Acta Med. (Hradec Kralove, Czech Repub.) 59, 91–96. doi:10.14712/18059694.2016.96

133 - Raiskup F, Hoyer A, Spoerl E: Permanent corneal haze after riboflavin-UVA-induced cross-linking in keratoconus. J Refract Surg 2009;25:S824–S828.

134 - Raiskup, F., Theuring, A., Pillunat, L. E., and Spoerl, E. (2015). Corneal Collagen Crosslinking with Riboflavin and Ultraviolet-A Light in Progressive Keratoconus: Ten-Year Results. J. Cataract Refract. Surg. 41, 41–46. doi:10.1016/j.jcrs.2014.09.033

135 - Wollensak, G., Spörl, E., Reber, F., Pillunat, L., and Funk, R. (2003b). Corneal Endothelial Cytotoxicity of Riboflavin/UVA Treatment In Vitro. Ophthalmic Res. 35, 324–328. doi:10.1159/000074071

136 - Henriquez MA, Perez L, Hernandez-Sahagun G, Rojas RP, Stulting RD, Izquierdo L Jr. Long Term Corneal Flattening After Corneal Crosslinking in Patients with Progressive Keratoconus. Clin Ophthalmol. 2023 Jul 3;17:1865-1875. doi: 10.2147/OPTH.S409009. PMID: 37425031; PMCID: PMC10327904.

137 - Noor IH, Seiler TG, Noor K, Seiler T. Continued long-term flattening after corneal cross-linking for keratoconus. J Refract Surg. 2018;34 (8):567–570. doi:10.3928/1081597X-20180607-01

138 - Raiskup-Wolf F, Hoyer A, Spoerl E, Pillunat LE. Collagen crosslinking with riboflavin and ultraviolet-A light in keratoconus: long-term results. J Cataract Refract Surg. 2008;34(5):796–801.

139 - Godefrooij DA, Gans R, Imhof SM, Wisse RP. Nationwide reduction in the number of corneal transplantations for keratoconus following the implementation of cross-linking. Acta Ophthalmol. 2016;94(7):675–8.

14

Tratamento do Ceratocone Precedente ao Transplante de Córnea – ANEL INTRACORNEANO

Frederico Bicalho
Evandro Diniz
Júlia Barbosa
Raíza Jacometti
Aline Silveira Moriyama
Adriana Forseto

Introdução

A utilização de implantes intracorneanos sintéticos foi idealizada por José Ignácio Barraquer, em 1949, com objetivo de alterar a curvatura corneana e corrigir erros refrativos. Entretanto, apenas no fim do século XX que os segmentos de anel intraestromal corneanos (SAIC) ganharam espaço dentro da Oftalmologia, com modelos de polimetilmetacrilato (PMMA), especialmente através do Intacts e Anel de Ferrara.

Os primeiros modelos de SAIC eram círculos contínuos e, mais tarde, foram modificados e divididos em segmentos para facilitar seu implante.

Apesar de ter sido idealizado para a correção refrativa em córneas saudáveis, o anel corneano acabou se mostrando muito útil no tratamento do ceratocone e demais patologias que promovam irregularidade na superfície ocular, comprometendo a visão.

Hoje, o implante do anel corneano é utilizado em todo o mundo, evitando que milhares de pacientes tenham que se submeter a um transplante de córnea que, até então, era o tratamento clássico para os portadores de ectasias em estágio mais avançado.

O advento do uso do laser de femtossegundo para criar os túneis intraestromais de maneira mais reprodutível, perfeitamente centrados e na profundidade correta, vem tornando os resultados mais regulares, além de dar mais segurança com a redução da quantidade de complicações e reoperações.

Trata-se de uma opção terapêutica ainda em desenvolvimento, merecendo mais estudos para refinar sua indicação, escolha adequada dos melhores segmentos a serem implantados em cada caso (nomograma) e técnica cirúrgica. Para o médico que se interessar por tal cirurgia, é importante acompanhar de perto os estudos a respeito, congressos, entre outros, pois ainda surgem novidades com frequência (novos modelos de segmentos, novos nomogramas etc).

Legislação e regularização da cirurgia de implante de anel corneano no Brasil

No Brasil, o implante de anel intraestromal deixou de ser considerado "cirurgia experimental" em 2005, ao receber o reconhecimento do Conselho Federal de Medicina através da Resolução CFM: Nº 1762-5 (publicada no D.O.U. em 26 jan. 2005). Nessa resolução, em seu artigo primeiro, o CFM resolve:

"Considerar como procedimento terapêutico usual na prática médico-oftalmológica, a utilização de anel intraestromal na córnea para o tratamento de pacientes com CERATOCONE nos estágio III e IV, ressalvadas as contraindicações contidas no parecer CFM Nº 02/2005, de 14 de janeiro de 2005, relacionadas abaixo:

1. ceratocone avançado com ceratometria maior que 75,00 dioptrias;
2. ceratocone com opacidade severa da córnea;
3. hidropsia da córnea;
4. associação com processo infeccioso local ou sistêmico;
5. síndrome de erosão recorrente da córnea."

Em setembro de 2005, a cirurgia de implante de anel intraestromal foi incluída na tabela de procedimentos cobertos pelos planos de saúde: Tabela CBHPM 4ª Edição (Classificação Brasileira Hierarquizada de Procedimentos Médicos). No entanto, as seguradoras somente foram obrigadas a custear essa cirurgia a partir de 1º de janeiro de 2012, para todos os planos privados de assistência à saúde contratados a partir de 1º de janeiro de 1999. Essas determinações são encontradas na Resolução Normativa 262 (de 2/8/2011) da Agência Nacional de Saúde Suplementar (ANS).

Código CBHPM: implante de anel intraestromal: 3.03.04.08-3

Em 15 de novembro de 2011, essa técnica cirúrgica recebeu outro importante impulso, ao ser cadastrada na lista de procedimentos cobertos pelo SUS (Sistema Único de Saúde), facilitando seu acesso para as camadas mais pobres da população.

Código SUS (15nov2011) Implante intraestromal: 04.05.05.014-3

Principais modelos de segmentos de anel corneano do mercado

Dentre as principais marcas de anéis corneanos comercializadas no mundo temos:

- Intacs e AJL-Ring (AJL – Espanha).
- Anel de Ferrara (Ferrara Ophthalmics – Brasil).
- Keraring (Mediphacos – Brasil).
- Cornealring (Visiontech – Brasil).

Todos esses anéis são produzidos em PMMA, sendo disponibilizados em diferentes diâmetros / espessuras / comprimentos de arco, o que gera uma grande quantidade de modelos (Figura 14.1).

Peculiaridades de cada modelo

CORNEALRING: possui uma seção transversal mais arredondada, com o objetivo de causar menor lesão ao estroma adjacente. Sua seção transversal é igualmente assimétrica (semelhante a um triângulo escaleno), como forma de aumentar a zona óptica (ZO), sem aumentar o diâmetro apical, ajudando a manter seu poder de aplanação. Sua base é inclinada para promover melhor adaptação entre as lamelas estromais, as quais também possuem uma inclinação no local de implantação do anel. Possui um modelo de anel de arco longo com 300 graus de comprimento de arco.

KERARING: seu modelo de 5 mm de ZO (SI-5) possui seção transversal aproximadamente triangular (triângulo isósceles), enquanto seu modelo de 6 mm de ZO (SI 6) assemelha-se a um triângulo escaleno (assimétrico). Possui a base plana em todos os modelos. Possui um modelo de anel de arco longo com 325 graus de comprimento

CAPÍTULO 14 - Tratamento do Ceratocone Precedente ao Transplante de Córnea - ANEL INTRACORNEANO

Fábrica	Nome do Anel	Modelo	Zona óptica do túnel	Seção transversal	Base	Arco (°)	Espessura (MICRA)
AJL OPHTHALMIC, S.A	FERRARA RING	AFR	5mm	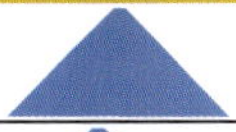 △	Plana	90 120 140 160 180 210 320	150 200 250 300 350
		AFR6	6mm	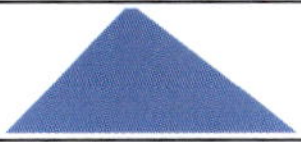 △	Plana		
		HM "High Myopia"	6mm	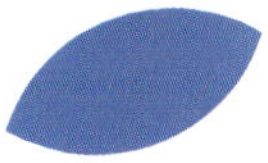 ⬬	Inclinada	320	400
	Intacs CORNEAL IMPLANTS	INTACS SK "Severe Keratoconus"	6mm	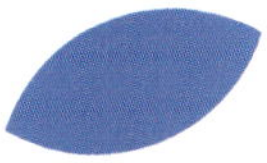 ⬬	Inclinada	90 130 150	250 300 350 400 450 500
		INTACS tradicional	7mm	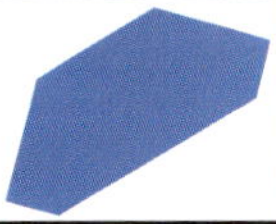 ⬟	Inclinada	150 210	250 300 350 400 450
MEDIPHACOS OPHTHALMIC PROFESSIONALS	KERARING MEDIPHACOS CORNEAL	S15	5mm	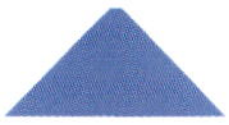 △	Plana	90 120 160 210 325	150 200 250 300 350
		S16	6mm	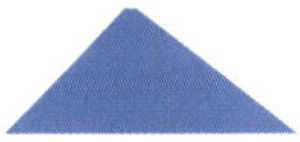 △	Plana	90 120 150 210	150 200 250 300 350
		AS5 "assimétrico"	5mm	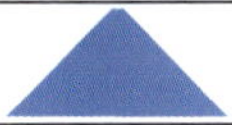 △	Plana	160 330	150-250 200-300
		AS6 "assimétrico"	6mm	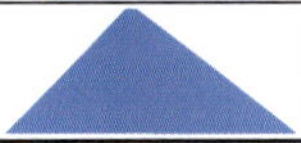 △	Plana	150	150-250 200-300
Visiontech	cornealring	CR5	5mm	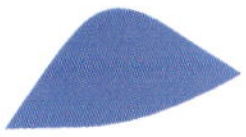 ⬭	Inclinada	90 120 155 220 300	150 200 250 300 350
		CR6	6mm	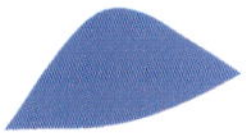 ⬭	Inclinada	90 120 150 220 300	200 250 300 350

Informações colhidas nos sites dos fabricantes: ajlsa.com / mediphacos.com / visiontech.com.br
Obs: a maior parte dos fabricantes aceita encomendas de segmentos especiais, com medidas fora das usuais.

Figura 14.1 Principais modelos de segmentos corneanos encontrados no Mercado.

de arco para os modelos de espessura constante. Seu portfólio também traz segmentos com a espessura assimétrica (Keraring – AS), nos quais a extremidade mais espessa tem um incremento de 100 μm em relação à extremidade mais delgada. Nesses de espessura progressiva, um modelo também possui arco longo com 330 graus.

ANEL DE FERRARA: da mesma forma que o *Keraring*, possui a base plana e a seção transversal é triangular/isósceles, no segmento para ZO de 5 mm e assimétrica (semelhante a um triângulo escaleno), no segmento para ZO de 6 mm. São produzidos segmentos também com PMMA amarelo, com o objetivo de reduzir as queixas de *glare*. Um novo modelo de diâmetro maior vem sendo testado, com resultados animadores. Nome: Ferrara HM (HM = High Myopia). Esse modelo HM tem origem na plataforma do INTACS SK, tendo seção transversal ovalada. Seu diâmetro maior o torna interessante para casos em que se pretende fazer uma correção complementar com PRK.

AJL RING: seu portfólio básico repete o *design* triangular tradicional do Keraring ou Ferrara Ring, com opções para diâmetro de 5 e 6 mm. Possui um modelo de anel de arco longo, com 320 graus de comprimento de arco. Também possui segmentos assimétricos, com arcos de 160 e 210 graus, mas, diferente do Keraring, essa assimetria ocorre na espessura e na largura da base.

INTACS: seu modelo tradicional possui o maior diâmetro interno (6,77 mm) dentre todos os modelos citados, tendo sido desenvolvido para a correção de miopia baixa (de 1 a 4 D). Para a correção do ceratocone, foi desenvolvido o modelo SK (Severe Keratoconus), com um diâmetro interno menor (6 mm). Sua seção transversal igualmente sofreu alteração, tornando-se um segmento de superfície arredondada/ovalada.

Outros segmentos no mercado mundial

Existem diversos fabricantes e distribuidores de anel no mercado mundial, mas, ainda, sem representação no Brasil (Figura 14.2). Exemplos:

Anel	Origem
INTRASEG	GAMMA VISION Argentina
KC SEGMENTS	KC Solutions Espanha
MyoRing	DIOPTEX GmbH Áustria
BIORING	BIOTECH Índia

Figura 14.2 Modelos de segmentos corneanos ainda sem representação no Brasil.

Anéis de tecido biológico

A partir de 2017, a Dra. Soosan Jacob, trabalhando com seu professor (Dr. Amar Agarwal) no Dr Agarwal's Eye Hospital (Chennai, Índia) passou a divulgar interessantes resultados com implantes anelares fabricados com tecido humano. Ela nomeou essa técnica como: CAIRS (*Corneal Allogenic Intrastromal Ring Segments*).

Técnica cirúrgica

Uma córnea humana é preparada removendo-se todo o epitélio e endotélio. Um fragmento anelar é produzido com o uso de um trépano duplo, desenvolvido especialmente para essa técnica (com a opção de utilizar o laser de femtossegundo). O anel produzido de tecido estromal doador é, então, cortado em segmentos e implantado no receptor, através de um túnel dissecado na córnea (tal qual ocorre para o implante dos segmentos de anel convencionais de PMMA). Novamente, o túnel no olho receptor também pode ser confeccionado com laser de femtossegundo. Para conduzir o fragmento de tecido para dentro túnel, existem algumas opções: utilizar ganchos, ou amarrar o fragmento em um segmento de anel de PMMA, que é introduzido anteriormente, ou, simplesmente, desidratando o fragmento para que sua rigidez seja aumentada e permita sua introdução, tal qual, é feita com um segmento plástico tradicional.

Recentemente, alguns médicos passaram a escrever artigos defendendo o uso de implantes de tecido humano, ao invés do uso de implantes fabricados com PMMA. O argumento para preferir o uso do CAIRS é que os anéis de PMMA teriam "alto risco de complicações", especialmente o *melting* com a extrusão do segmento. Outra vantagem seria o baixo custo para a obtenção do implante (normalmente a córnea é fornecida sem custos pelo Banco de Olhos). No entanto, nos serviços que possuem boa experiência com o uso de implantes tradicionais de PMMA, especialmente tendo acesso ao uso de laser de femtossegundo para a confecção do túnel, o encontro de complicações com extrusão do anel é realmente muito baixa, não sendo uma justificativa válida para o uso do CAIRS.

Outra vantagem da técnica CAIRS seria a possibilidade de posicionar o implante de forma mais superficial, o que seria especialmente útil em córneas finas (em casos de cones muito avançados). Nesses casos, o uso de implantes sintéticos seria mais arriscado, de forma que o CAIRS surge como uma opção antes de se indicar o DALK.

No entanto, existem desvantagens do CAIRS, em relação, ao uso dos segmentos de PMMA. Como se trata de um tecido humano, tal qual ocorre em um transplante de córnea, envolve implicações legais e logísticas. Dependendo da cidade em questão, o fornecimento de córnea pode ser demorada e inclui custos de preparação e de exames para descartar doenças do doador e para atestar a qualidade do tecido fornecido. Como o tempo de preservação do material biológico é limitado, o agendamento da cirurgia deve ocorrer o mais rápido possível, podendo acontecer em uma data que não seria a mais adequada, nem para o médico, nem para o paciente. O tempo cirúrgico é muito maior comparado à cirurgia de implante do anel de PMMA, devendo ser acrescido da etapa de preparação do implante. Se a preparação do enxerto for com laser FS, os custos desse procedimento extra devem ser computados.

Outra desvantagem do uso de tecido biológico é a incapacidade de se prever a intensidade na qual esse material irá degradar/compactar/afinar e em que tempo isso irá ocorrer. Também existe a possibilidade de rejeição ou de gerar reação inflamatória exacerbada (comparando com o PMMA que é largamente utilizado em Oftalmologia, há décadas e possui excelente biocompatibilidade, com insignificante indução de reação inflamatória).

Vale ressaltar também que a rigidez do segmento de PMMA parece ter importância na correção das irregularidades da córnea com ceratocone. Como o tecido corneano é flexível, ele fica obrigado a acompanhar a regularidade do implante de PMMA, de forma a reduzir suas ondulações/deformidades. Isso é especialmente relevante na correção do astigmatismo.

É interessante lembrar que o CAIRS não é exatamente uma técnica nova. Em 1966, a Dra. Blavatskaya publicou sua experiência com o implante de anéis confeccionados com tecido corneano humano (Blavatskaya, 1966).

Nomenclatura

Para solicitar, ao distribuidor, um determinado segmento de anel, é necessário especificar todas as suas variáveis:

Diâmetro (zona óptica) / Comprimento de arco / Espessura (Figura 14.3)

Como exemplo, temos o Kearing S15 / 160°
S15 – Kearing de 5mm de diâmetro
160° – Comprimento de arco
250 μm (= 0,25mm) = Espessura

Figura 14.3 Especificação das variáveis dos segmentos de anel para sua solicitação, ao distribuidor.

Existem, ainda, implantes especiais, como os segmentos assimétricos, por exemplo:

Mediphacos (Brasil): Keraring AS (espessura progressiva)

AJL (Espanha): AJL Pró+ (espessura e base progressivas)

Mecanismo de ação

O entendimento sobre "como o anel atua" provendo alterações morfológicas na córnea, nos ajuda a selecionar adequadamente qual estratégia seguir (quantos e quais segmentos usar, onde posicionar etc). Também nos permite compreender que segmentos de tamanhos, diâmetros e espessuras diferentes podem gerar resultados semelhantes.

O implante de segmentos de anel em meio ao estroma da média periferia da córnea tende a promover:

1.1. Estiramento das lamelas corneanas

1.2. Remodelamento epitelial

1.3. Retificação corneana

1.1 Estiramento das lamelas corneanas

Nas primeiras peça publicitárias para divulgar o lançamento do ICR (IntraCornealRing = futuro "INTACS"), ainda nos anos 90, já havia a explicação sobre o mecanismo de ação que lhe permitia aplanar a córnea e corrigir a miopia.

Esse primeiro mecanismo de ação descrito pode ser entendido da seguinte forma: ao introduzir algum material em meio ao estroma corneano, suas lamelas ficam obrigadas a contornar esse "obstáculo", de forma que ficam mais curtas (mais esticadas) (Figura 14.4).

Analisando-se apenas esse mecanismo de ação, é possível compreender que o formato do anel (se é triangular, hexagonal, ovalado etc) não é tão relevante em relação à sua capacidade para promover o aplanamento da córnea. O seu volume, sim, é importante, pois quanto maior o objeto que as lamelas corneanas tiverem de desviar, mais serão esticadas.

Esse mecanismo de ação nos permite compreender o que ficou conhecido como: "Lei de Barraquer":

Influência da espessura do anel:

"quanto mais espesso o anel implantado, MAIOR será o aplanamento da córnea" (Lei de Barraquer) (Figura 14.5).

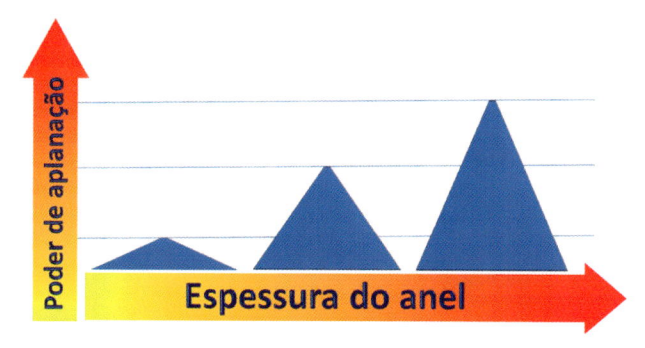

Figura 14.5 Desenho esquemático mostrando que um anel mais espesso terá maior poder de aplanação que outro mais delgado (Lei de Barraquer).

Outro parâmetro que pode alterar o volume implantado na periferia da córnea é o comprimento de arco do segmento (ou, da mesma forma: a quantidade de segmentos

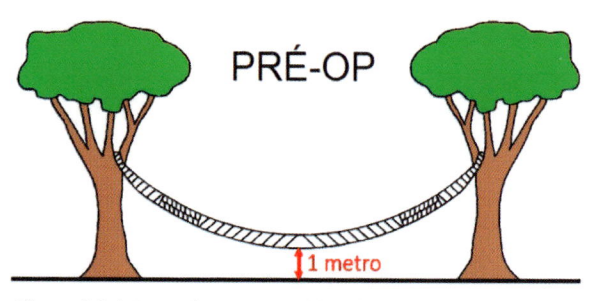

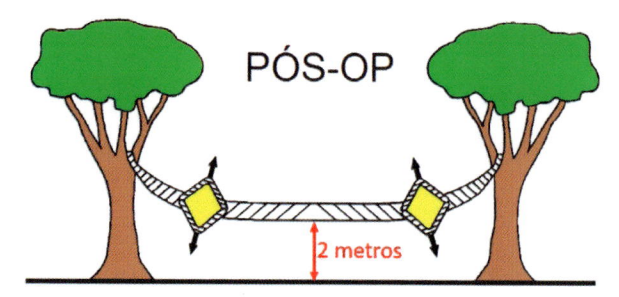

Figura 14.4 Desenho esquemático de uma rede de dormir (representando a córnea) presa em 2 árvores. Na figura da direita (pós-op) é possível verificar que a rede ficou mais "esticada" (menos curva) após a introdução de 2 dispositivos amarelos entre suas camadas.

implantados). Assim, existe uma relação direta entre o comprimento de arco e a redução promovida na ceratometria central:

Influência do comprimento de arco do segmento de anel:

"quanto maior o comprimento de arco do segmento implantado,

MAIOR será o aplanamento da córnea" (Figura 14.6)

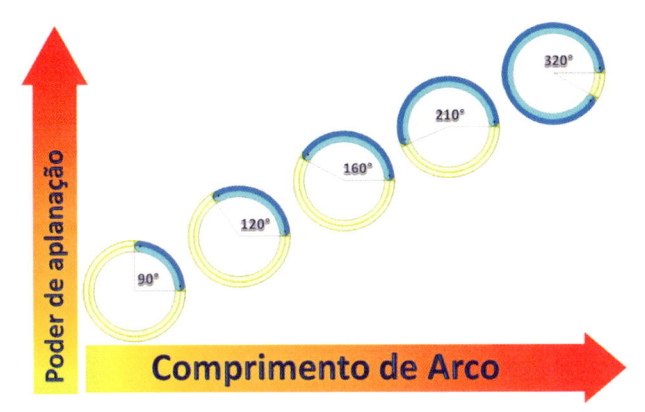

Figura 14.6 Desenho esquemático mostrando que um segmento de anel com comprimento de arco longo (exemplo: arco 210°) promoverá aplanação maior que a de um segmento de arco menor. (exemplo: 160°) Vale lembrar que o implante de 2 segmentos de arco 160° (2 x 160° equivale a 1 segmento de 320°) irá produzir aplanação maior que o uso de um segmento de 210° de arco isoladamente.

O fato do implante do anel "ESTICAR" a córnea também ajuda a compreender a redução nas aberrações de mais alta ordem (efeito que muitas vezes é observado após a cirurgia). Assim, pequenas ondulações/irregularidades da córnea são atenuadas quando ela é esticada. Podemos comparar esse fenômeno a um lençol cheio de ondulações que é solto sobre uma cama. Essas ondulações diminuem quando o lençol é esticado.

1.2 Remodelamento epitelial

Como os segmentos corneanos são anelares, eles promovem uma elevação circular da córnea. Essa, por sua vez, promove alterações para tentar restaurar o padrão anterior. Assim, para atenuar essa elevação, ocorre um afinamento do epitélio suprajacente ao anel. Enquanto isso, ocorre uma hiperplasia das células epiteliais adjacentes ao anel ("lago epitelial"), como forma de suavizar o vale que se forma nessa região. Essas alterações epiteliais são uma tentativa do organismo de tornar a superfície da córnea o mais regular possível (Figura 14.7).

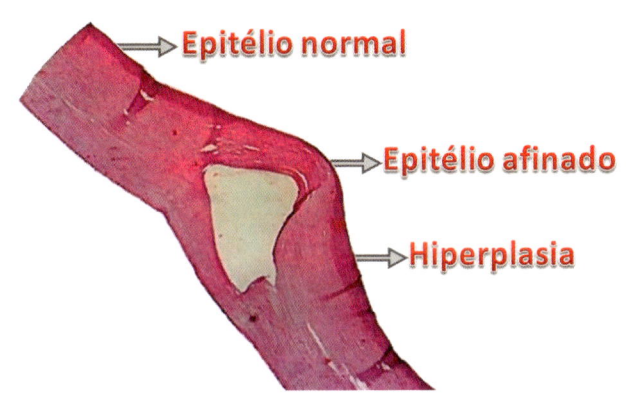

Figura 14.7 Histologia da córnea que recebeu um segmento de anel de grande espessura. Observe o afinamento do epitélio sobre o anel e a hiperplasia adjacente.

Dessa forma, ocorre um espessamento do epitélio à medida que se caminha do centro da córnea em direção ao local de implantação do anel (área de maior elevação). Esse espessamento do epitélio paracentral promove o aplanamento da córnea central, com consequente redução da miopia (Figura 14.8).

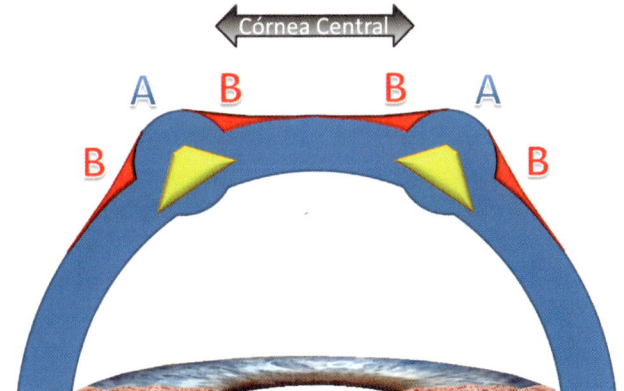

Figura 14.8 Desenho esquemático mostrando como o efeito de elevação da superfície acima do anel promove o aplanamento da região central da córnea.
A (em azul): área mais elevada e encurvada.
B (em vermelho): espessamento epitelial paracentral ("lago epitelial"), o qual torna a córnea central mais plana.

Se o anel implantado tiver um diâmetro muito grande, a região central da córnea passa a sofrer pouca ou nenhuma repercussão dessa elevação periférica da superfície corneana, conforme mostrado no desenho abaixo (Figura 14.9):

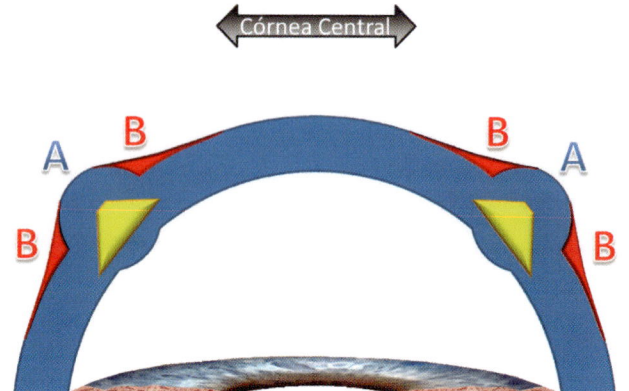

Figura 14.9 Desenho esquemático mostrando o implante do anel com diâmetro grande. A elevação da superfície é muito distante do centro da córnea, a qual NÃO sofre alteração da sua curvatura.

Esse fenômeno pode ainda ser observado ao se analisar topografias corneanas após o implante do anel. É encontrada uma área circunferencial mais elevada e curva na região onde o anel está localizado (formação de um "novo limbo"). Na zona central, a córnea já está muito distante da área elevada, permanecendo com uma curvatura ainda significativa. Entre essas duas áreas elevadas, encontra-se uma zona circunferencial mais aplanada (Figura 14.10).

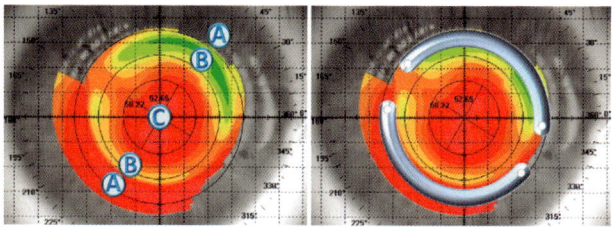

Figura 14.10 Desenho esquemático mostrando as alterações de relevo da córnea após o implante do anel intraestromal
A: Área elevada situada entre 5 e 6 mm de diâmetro, onde se encontra o anel implantado no estroma (local de formação de um "novo limbo").
B: Área intermediária que se torna côncava e será parcialmente preenchida pelo espessamento do epitélio.
C: Área central mais curva por não sofrer, de forma significativa, os efeitos da mudança do relevo decorrente da implantação do anel, que está muito distante.

A intensidade do aplanamento central por esse mecanismo depende de:
- diâmetro de implantação do anel;
- espessura e número de segmentos implantados;
- profundidade de implantação do anel.

O aplanamento central secundário a essa elevação anelar paracentral é extremamente dependente do diâmetro de implantação do anel. Essa característica já havia sido descrita pela médica da antiga União Soviética (Dra. Blavatskaya) sendo hoje conhecida como "Lei de Blavatskaya" e diz:

Influência do diâmetro do anel:

"quanto maior o diâmetro do anel introduzido no estroma,

MENOR será o seu efeito de aplanação"

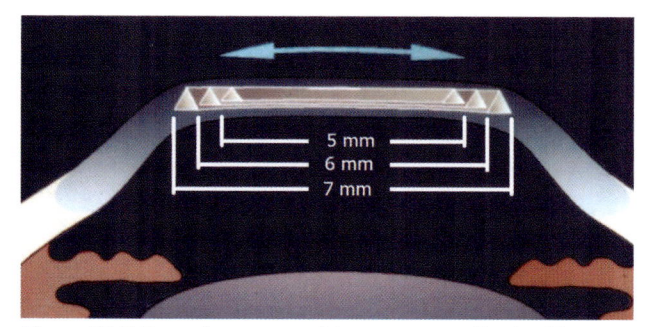

(Figura 14.11).

Figura 14.11 Desenho esquemático mostra anéis de diferentes diâmetros, mas com o mesmo poder de aplanação. Observar que um anel de 7 mm de diâmetro deve ser bem mais espesso do que um de 5 mm, para obter o mesmo resultado quanto à intensidade de aplanação. (Lei de Barraquer/Blavatskaya).

As espessuras dos segmentos implantados são importantes, não somente para produzir a elevação da superfície paracentral, mas também para tensionar as lamelas corneanas, como foi discutido anteriormente.

Em relação à profundidade, é fato que os anéis implantados mais superficialmente acabam por gerar uma área circular de elevação mais pronunciada. Quando o anel é implantado muito profundamente no estroma, as alterações são mais discretas. Assim, para obter maior efeito, seria ideal o implante superficial dos segmentos, se não fosse o grande sofrimento tecidual suprajacente (especialmente se o segmento, além de superficial, for muito espesso), com risco de desepitelização seguida de *melting* corneano e, finalmente, com a extrusão do segmento. Por isso, existe uma preferência para implantar os anéis bem profundamente no estroma, priorizando a segurança, mesmo com limitação do resultado ("é melhor uma hipocorreção do que uma extrusão de um segmento").

Influência da profundidade de implantação do anel:

"Quanto maior a profundidade do anel implantado,

MENOR será o aplanamento da córnea"

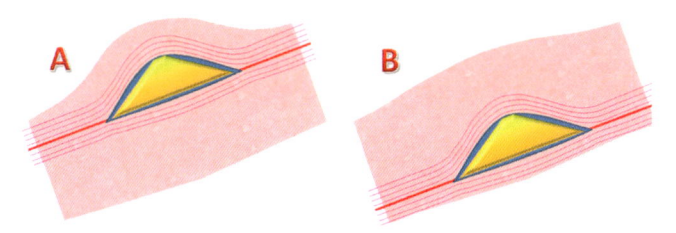

(Figura 14.12).

Figura 14.12 Desenho esquemático mostrando como um segmento implantado mais superficialmente (A) consegue uma elevação maior das lamelas da córnea paracentral, o que irá promover maior aplanamento da região central. Infelizmente, colocar um anel muito superficial é perigoso, pois aumenta o risco de comprometer o metabolismo ao seu redor, podendo provocar desepitelizações locais de repetição, ou mesmo *melting* e extrusão do implante.

1.3 Retificação corneana

A retificação da córnea ocorre como resultado da "briga" entre uma estrutura mole (córnea) contra uma estrutura rígida (PMMA do anel). A córnea possui suas ondulações (ainda mais proeminentes na existência de ceratocone), e o segmento de anel tem perfil retilíneo. Ao acoplar uma estrutura na outra, uma delas terá de ceder e passar a adotar as características da outra. Nesse caso, a córnea é que irá ficar retificada, seguindo o padrão do anel (Figura 14.13).

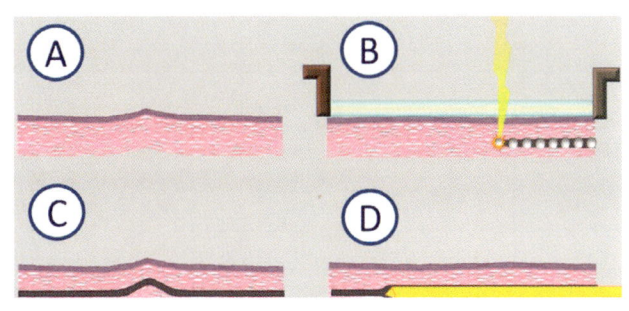

Figura 14.13 Desenho esquemático mostrando o que ocorre ao se acoplar o anel dentro da córnea.
A- Pré-Op. Observar a ondulação no centro da córnea (=ceratocone).
B- Criação do túnel com Femto. Inicialmente a córnea é totalmente retificada pelo cone de aplanação do equipamento. Nessa situação, o túnel é criado pelo laser, tendo todo ele a mesma profundidade em relação à superfície epitelial.
C- Túnel pronto. Ao retirar o cone de aplanação, a córnea (e seu túnel) voltam a ficar abaulados na região central.
D- Introdução do anel. O segmento vai sendo introduzido da direita para esquerda e a córnea passa a ficar retificada na sua região central (antes abaulada pelo ceratocone).

É interessante observar que, para que esse mecanismo de retificação aconteça, mais uma vez, não é muito relevante o formato da seção transversal do segmento escolhido pelo médico, seja ele triangular, hexagonal, ovalado etc.

Nessa briga entre o anel e a córnea, a pressão continuada do estroma tentando forçar um encurvamento do segmento pode provocar a sua quebra ao meio (Figura 14.14).

Essa ação do anel forçando a mudança na morfologia da córnea se mostrou especialmente útil na correção do astigmatismo regular. Com essa finalidade, parece haver mais eficiência se os segmentos de anel forem implantados com as extremidades próximas ao meridiano mais curvo da córnea. Esse é o posicionamento considerado ideal

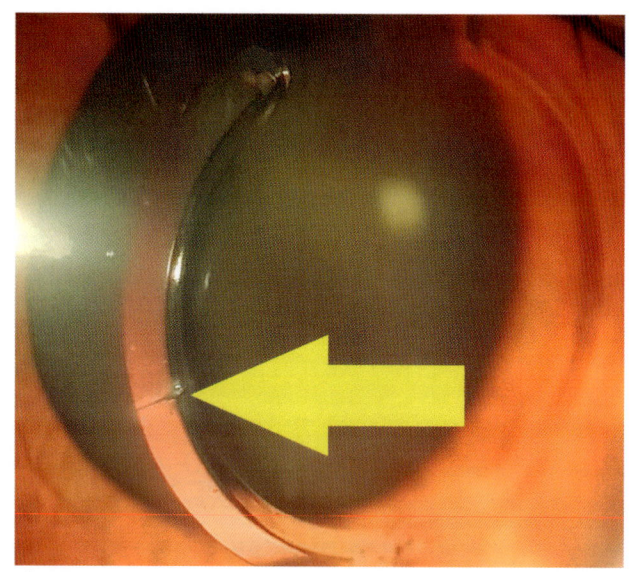

Figura 14.14 Exemplo de anel quebrado no pós-operatório tardio, com perda parcial da correção que havia sido obtida na redução do astigmatismo.

para se fazer a máxima correção do astigmatismo corneano. Para facilitar a memorização de como deve ser o posicionamento dos segmentos, podemos pensar que as extremidades dos dispositivos fazem força para cima, o que aplana o meridiano onde são posicionadas (Figura 14.15).

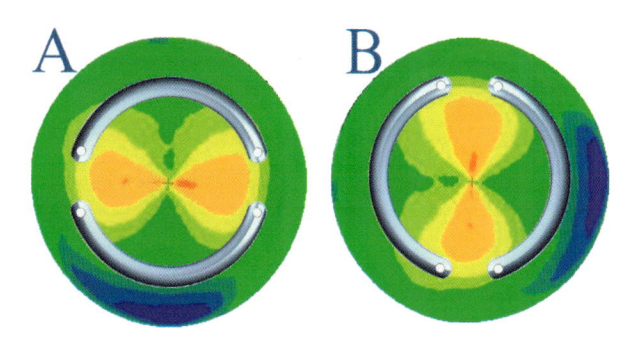

Figura 14.15 As imagens acima mostram o posicionamento correto dos segmentos, devendo suas extremidades estarem próximas ao meridiano mais curvo da córnea (= K2 da ceratometria simulada). Exemplos:
A: Se o K2 é horizontal = os segmentos devem ficar em posição horizontal.
B: Se o K2 é vertical = os segmentos devem ficar em posição vertical.

Como o meridiano mais curvo da córnea, no ceratocone, geralmente é oblíquo (de temporal-superior a nasal-inferior), os segmentos também devem ser colocados de forma oblíqua (inclinados), com as extremidades próximas ao K2.

Esse mecanismo de retificação da córnea ocorre somente porque o Segmento de Anel é fabricado com um material rígido (PMMA). Assim, esse mecanismo de ação não deve ocorrer ao se optar por utilizar implantes de material flexível (técnica CAIRS).

"Efeito COUPLING" interferindo na correção do astigmatismo

Definição de "Efeito COUPLING":

"Quando uma força torna um meridiano da córnea mais plano, o meridiano oposto (90° de distância) tende a responder com um aumento da curvatura na mesma intensidade."

O astigmatismo regular da córnea pode ser considerado como a diferença de curvatura entre o K2 e o K1 da ceratometria simulada (valores fornecidos por ceratômetros, topógrafos e tomógrafos de córnea). Uma cirurgia que tenha a intenção de reduzir o astigmatismo regular tem o objetivo de reduzir o K2, de forma que seu valor se torne mais próximo ao valor do K1. Pelo "Efeito Coupling" essa aproximação entre K2 e K1 fica ainda mais potencializada, uma vez que a redução do K2 tende a gerar um aumento do K1. Nos casos com astigmatismo muito alto, a redução do K2 é também maior e, consequentemente, o "Efeito Coupling" se torna mais importante. Nesses casos, apesar de raro, pode ser observado um aumento da miopia no pós-operatório, pelo aumento do valor do K1 (especialmente se forem utilizados segmentos delgados). Para prevenir um aumento indesejado da miopia, nos casos de astigmatismo alto, é interessante usar segmentos mais espessos do que os usuais como compensação, prevenindo a miopização prevista no pós-op.

É sempre importante ter em mente que não pode ser negligenciada a existência de uma percentagem significativa de erros na medida da refração do paciente com ceratocone, especialmente no pré-operatório.

"Efeito Colchão D'Água" promovendo alterações corneanas em áreas distantes

Definição de "Efeito Colchão D'Água":

> "Quando uma força atua em um ponto da córnea, promovendo sua deformação em uma determinada direção, outro local da córnea irá responder sendo deformado na direção contrária." (Figura 14.16).

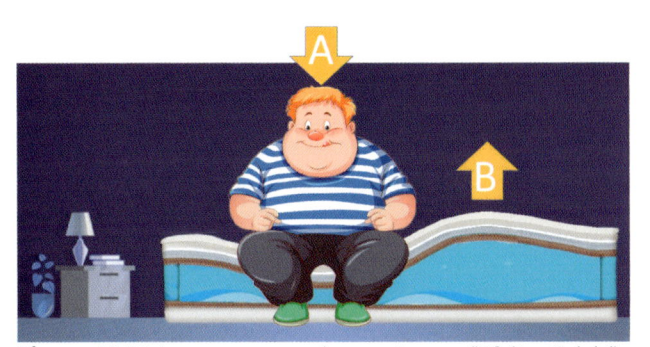

Figura 14.16 Imagem para demonstrar o "Efeito Colchão D'Água":
Quando o colchão d'água é pressionado para baixo em um ponto (posição A) um outro local responde deslocando para cima (posição B).

Para explicar o "Efeito Colchão D'Água" temos que considerar que a córnea é formada por estruturas que vão de limbo a limbo e se conectam entre si, formando uma rede única. Por isso, fenômenos pontuais acabam repercutindo até mesmo em locais distantes.

Vamos imaginar uma córnea com um ceratocone oval bem descentrado inferiormente. Nesse caso, a córnea superior pode possuir ótima regularidade, uma vez que não é acometida pela doença. Assim, ao implantar um segmento de anel no hemisfério inferior (com a intenção de atenuar a ectasia), podem ocorrer alterações indesejáveis na região central ou superior da córnea (podendo até mesmo piorar a visão que existia no pré-op). É nesse momento que entra a arte da seleção adequada e o posicionamento correto dos segmentos. A estratégia adotada deve ser aquela que promova a maior correção possível da doença, sem comprometer áreas distantes que apresentam boa regularidade. Algumas vezes, um segmento implantado inferiormente "empurra" a área mais curva pra cima, em direção ao eixo visual, aumentando a miopia ("Efeito Sutiã").

Como descrito acima, o "Efeito Colchão D'Água" ocorre quando realizamos intervenções restritas a uma pequena região da córnea. Isso é especialmente relevante ao se optar por implantar apenas um segmento e que este tenha arco de 160° ou menor. Pela mesma razão, esse fenômeno tende a ser menos perceptível ao se implantar um segmento de arco longo, visto que, nesse caso, a intervenção na córnea não foi pontual, mas sim, difusa em uma área maior envolvendo todos os quadrantes.

"IDADE" interferindo no resultado da cirurgia

Em 2012, foi publicado um artigo mostrando o resultado do implante do anel corneano, em 1073 olhos, divididos em grupos de diversas faixas etárias. Foi observada maior aplanação da córnea nos pacientes do grupo mais jovem (com menos de 20 anos de idade), quando comparados com os pacientes mais velhos (Torquetti at al, 2012). Talvez isso seja explicado pelo fato dos mais jovens possuírem a córnea mais macia... mais flexível... podendo ser alterada com maior facilidade.

"Quanto mais jovem for o paciente submetido ao implante de anel, MAIOR será o aplanamento da córnea."

O quadro abaixo reúne as variáveis que podem interferir no efeito de aplanação obtido com a implantação de um segmento de anel corneano. O conhecimento destes fatores intervenientes ajuda o médico a programar melhor a cirurgia e facilita a previsão do provável resultado pós-operatório (Figura 14.17).

Leis dos Anéis:

EM RELAÇÃO AO SEGMENTO DE ANEL:

- *Espessura:* quanto + espesso ▶ **maior** aplanação
- *Arco:* quanto maior ▶ **maior** aplanação
- *Diâmetro:* quanto maior ▶ **menor** aplanação

EM RELAÇÃO À CIRURGIA:

- *Profundidade de implantação:* quanto + profundo ▶ **menor** aplanação

EM RELAÇÃO AO PACIENTE:

- *Grau evolutivo do ceratocone:* quanto + curvo ▶ **maior** aplanação
- *Idade do Pte:* quanto + jovem ▶ **maior** aplanação

Figura 14.17 Fatores que interferem na intensidade do aplanamento da córnea ao ser submetida ao implante de um segmento de anel corneano.

Princípios relacionados com a correção do astigmatismo irregular

O segmento de anel é feito de PMMA regular e rígido, enquanto que a córnea do paciente é irregular e maleável. No ceratocone, as irregularidades de córnea são ainda mais pronunciadas. Ao introduzir um segmento de anel (regular e rígido) na córnea (irregular e maleável), o primeiro força a segunda a ficar mais regular que antes. Além disso, as lamelas corneanas têm seu tensionamento aumentado após o implante do anel, de forma que as pequenas irregularidades (astigmatismo irregular) tendem a diminuir. É o mesmo que esticar um cobertor sobre uma cama. Antes, o cobertor tinha muitas ondulações e essas começam a diminuir, à medida que o cobertor é esticado.

Em alguns casos, percebemos pouca alteração nos valores ceratométricos após o implante do anel, mas o paciente está feliz, relatando a melhora da qualidade da visão. Isso pode ser explicado pela redução do astigmatismo irregular.

Resultados

Outro fator que interfere, em maior ou menor aplanamento da córnea, é o número de segmentos implantados. A colocação de um segundo segmento aumenta o aplanamento da córnea, mas não chega a dobrar o efeito obtido com a introdução de apenas um segmento. Da mesma forma, se for necessária a remoção de apenas um segmento, não vamos perder metade do efeito obtido. De fato, na maioria dos pacientes em que temos de remover apenas um segmento, especialmente se a cirurgia não for muito recente, o resultado refracional é praticamente mantido, de forma que uma reintrodução do segmento, no futuro, quase sempre é desnecessária (Figura 14.18).

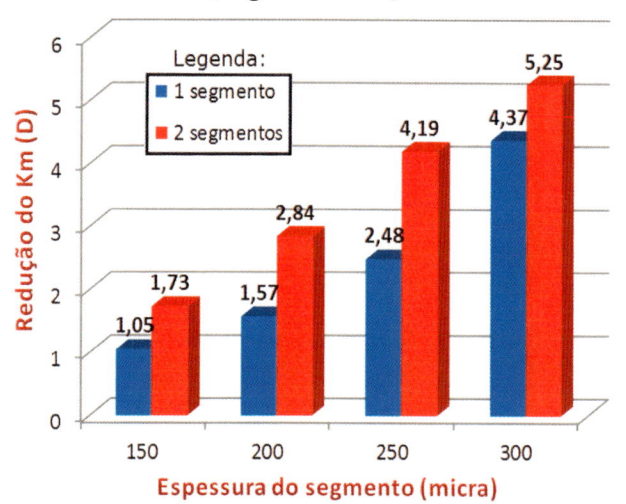

Figura 14.18 Comparação entre a redução da ceratometria média (Km) obtida com a introdução de um ou dois segmentos de anel de mesma espessura.

Foi observado que o aplanamento da córnea, obtido com o implante do anel corneano, depende da ceratometria pré-op. A redução da ceratometria média (em valores absolutos) é mais intensa quando o ceratocone é mais avançado (curvatura corneana mais alta). Um par de segmentos de 350 μm de espessura é capaz de aplanar 10,83 D em um ceratocone com Km pré-op maior que 54 D, mas aplana somente 2,90 D, se o Km inicial for menor que 48 D (Figura 14.19).

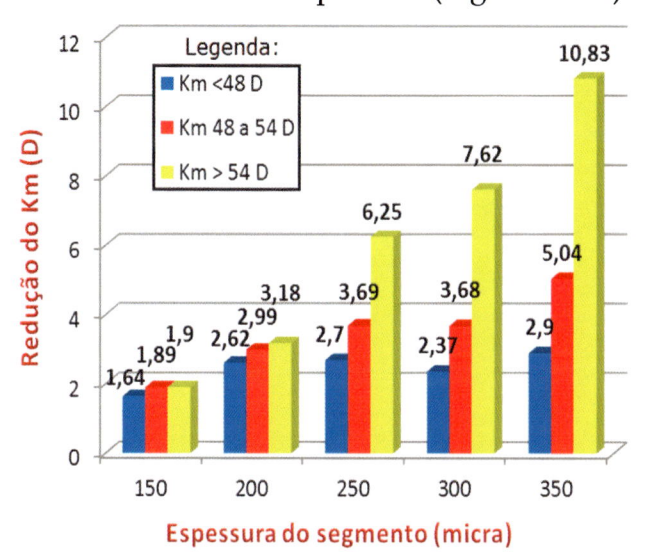

Figura 14.19 Comparação entre a redução obtida no Km em três grupos de olhos com ceratocone, classificados de acordo com o Km pré-op: grupo 1: Km menor que 48 D; grupo 2: Km entre 48 e 54 D e grupo 3: Km maior que 54 D.

Vantagens e desvantagens da cirurgia de implante do anel corneano

Vantagens

A cirurgia de implante de anel corneano tem vantagens, quando comparada com o transplante de córnea:

1) É uma cirurgia eletiva, agendada para o dia e horário conveniente.

2) É mais simples, mais segura, mais rápida e mais barata que o transplante de córnea.

3) Não manipula a córnea central, assim, se ocorrer uma infecção resultando em leucoma local, não haverá importante comprometimento da acuidade visual, pois a região central da córnea permanecerá transparente.

4) É reversível. No caso de implante de anel em posição equivocada, ou superficial, ou descentrado, os segmentos podem ser removidos, e a córnea readquire uma morfologia semelhante à do pré-operatório (Figura 14.20).

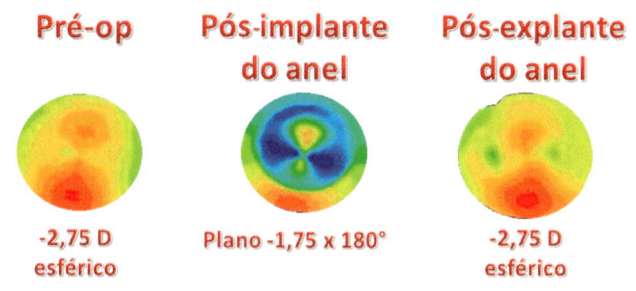

Figura 14.20 Caso clínico demonstrando a reversibilidade da cirurgia de anel.
Imagem da esquerda: morfologia pré-operatória.
Imagem central: aspecto pós-operatório. Observar o ótimo aplanamento obtido. No entanto, os segmentos estavam superficiais e tiveram de ser removidos.
Imagem da direita: aspecto após a remoção dos segmentos. Observar que existe grande semelhança com o aspecto do pré-operatório.

5) É ajustável. Em caso de insucesso, ao ser identificada a causa, podemos remover os segmentos e implantar outros de espessura mais adequada, ou corrigir descentralizações ou apenas girar os segmentos para uma posição mais eficiente.

6) Regulariza a superfície da córnea, melhorando a visão com óculos ou facilitando a adaptação de lente de contato.

7) Preserva a asfericidade da córnea, ao contrário do excimer laser tradicional, que pode gerar uma córnea excessivamente oblada.

8) Interrompe ou lentifica a evolução do ceratocone. É difícil avaliar o quanto o

anel protege a córnea, evitando a progressão do ceratocone. Essa dificuldade se deve ao fato de que o ceratocone tende a uma certa estabilidade por si só, provavelmente devido ao aumento da rigidez, promovido pelo crosslinking natural feito pela luz do Sol. Acredita-se que esse aumento da rigidez fique completo até os 35 anos de idade. Dessa forma, fica a dúvida se a estabilidade das medidas ceratométricas foi promovida exclusivamente pelo anel ou se contou com a contribuição do aumento fisiológico da rigidez da córnea. De toda forma, é nítida a estabilidade completa ou parcial das medidas ceratométricas após o implante do anel.

Em muitos casos, o olho que era o melhor e não foi submetido à cirurgia vai sofrendo a evolução do ceratocone e acaba por se tornar pior que o olho contralateral que foi operado. Veja o exemplo mostrado abaixo (Figura 14.21):

É muito importante que a família esteja esclarecida sobre a possibilidade de evolução futura do ceratocone, mesmo diante de um resultado interessante no pós-operatório imediato. Dessa forma, um acompanhamento topográfico deve ser feito de seis em seis meses após a cirurgia, e o crosslinking deve ser utilizado em caso de evolução da ectasia, a despeito do implante do anel.

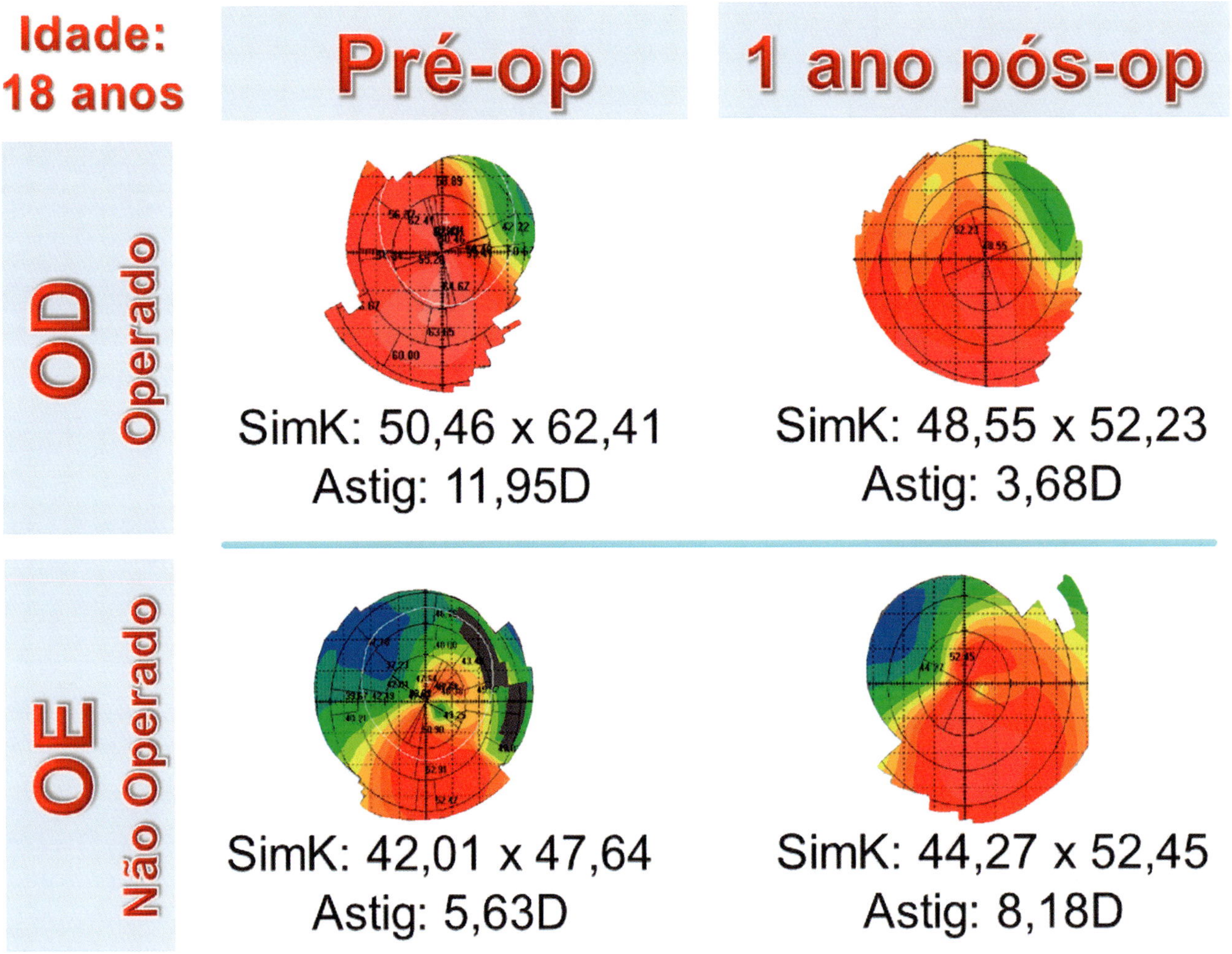

Idade: 18 anos

OD Operado
- Pré-op: SimK: 50,46 x 62,41 — Astig: 11,95D
- 1 ano pós-op: SimK: 48,55 x 52,23 — Astig: 3,68D

OE Não Operado
- Pré-op: SimK: 42,01 x 47,64 — Astig: 5,63D
- 1 ano pós-op: SimK: 44,27 x 52,45 — Astig: 8,18D

Figura 14.21 Evolução da topografia corneana em jovem de 18 anos submetido ao implante de anel apenas no olho direito. Enquanto o astigmatismo do OD foi reduzido com a cirurgia e manteve-se baixo após um ano, o cilindro do OE aumentou substancialmente nesse período.

Desvantagens

1) Imprevisibilidade (a qual dificulta o uso desse tipo de cirurgia com finalidade exclusivamente refrativa).

2) Necessidade de realizar a cirurgia com perfeição técnica, com pouca margem para erros. Como a cirurgia parece ser simples, é possível que o cirurgião venha a negligenciar sua preparação, encurtando o seu tempo de treinamento. Realizar uma quantidade suficiente de cirurgias em Wet Labs e contar com o acompanhamento de um colega mais experiente nas primeiras cirurgias, é fundamental.

3) Limitação para tratamento de ceratocones em estágios iniciais e moderados. Apesar de a cirurgia de implante de anel normalmente melhorar a qualidade visual do paciente com ceratocone em qualquer grau evolutivo, seu efeito é limitado nos casos mais avançados (os quais também possuem um risco aumentado de complicações).

Objetivos da cirurgia de anel corneano

1) Principal objetivo: "Melhorar a acuidade visual com correção"

A meta a ser alcançada é flexível, sendo mais ambiciosa nos casos leves a moderados e mais modesta em se tratando de doenças avançadas.

A busca da melhora na visão com o implante do anel deve sempre ser discutida com o paciente tal qual uma "TENTATIVA", uma vez que estamos diante de um tratamento que fornece resultados pouco reprodutíveis. Essa variação na resposta ao implante do anel certamente sofre grande influência das características biomecânicas da córnea de cada indivíduo. Se o resultado obtido for insuficiente, pode ser indicada alguma cirurgia complementar ou podem ser feitos ajustes na própria cirurgia de anel.

Para a obtenção da melhor acuidade visual possível após a cirurgia, podem ser indicados:

- óculos;
- lente de contato gelatinosa (isoladamente ou associada com óculos);
- lente de contato rígida (isoladamente ou associada à lente gelatinosa: Piggy Back);
- cirurgia complementar (*Excimer Laser*, facorrefrativa, implante de LIO fácica etc).

2) "Contribuir para lentificar/evitar a progressão da ectasia"

Essa premissa é aceita pela maior parte dos cirurgiões de córnea, mas ainda é carente de comprovação científica sólida. Existem autores (Torquetti et al., 2014 e Alfonso et al., 2019) que publicaram trabalhos que defendem essa ideia, enquanto outros não observaram tal estabilização, especialmente nos pacientes mais jovens com a forma mais agressiva da doença (de Araújo et al., 2020). Artigos com maior evidência científica iriam exigir a criação de uma amostra grande e homogênea, dividida para a criação de um grupo controle e avaliada prospectivamente (desenho metodológico difícil para uma doença tão heterogênea e que nem sempre necessita de tratamento cirúrgico). Os estudos também podem sofrer a ação de fatores intervenientes, os quais podem contribuir para a estabilização da doença e falsear os resultados. Por exemplo, o fato de o paciente parar de coçar os olhos (ao ser alertado sobre o risco de progressão causado por esse péssimo hábito) pode ser mais importante para interromper a progressão da doença do que uma intervenção cirúrgica.

A premissa de que o anel contribui na lentificação da progressão de uma ectasia de córnea ganha força pela observação de alguns indícios:

Primeiro: redução significativa da indicação de transplantes de córnea para ceratocone, nas localidades onde a cirurgia de implante de anel vem sendo amplamente indicada.

Segundo: em indivíduos submetidos à cirurgia em apenas um dos olhos, é comum encontrar casos onde o olho não operado passa a apresentar uma velocidade de evolução maior que a do olho operado.

Existem outros propósitos que podem também ser o motivo da indicação do implante do anel intracorneano:

• Correção refrativa, atuando isoladamente ou em associação com outra técnica cirúrgica, por exemplo o *Excimer Laser* (exemplo: pacientes com córneas finas).

• Redução de anisometropia em casos de ceratocones muito assimétricos.

• Propiciar o uso de lentes de contato (especialmente as gelatinosas, após a correção de boa parte do astigmatismo pelo implante do anel).

• Regularizar a córnea como preparo para uma posterior cirurgia de catarata.

As principais patologias apresentadas pelos pacientes que são submetidos ao implante de anel intracorneano são:

a) ceratocone (essa é a principal);

b) ectasia corneana iatrogênica após excimer laser;

c) degeneração marginal pelúcida;

d) astigmatismo alto ou irregular após transplante de córnea;

e) irregularidades corneanas após ceratotomia radial (RK);

f) Outros (irregularidades corneanas provocadas por trauma, degenerações periféricas etc).

Considera-se como "sucesso cirúrgico": conseguir melhorar a acuidade visual com correção (propiciando uma visão que satisfaça às necessidades do dia a dia do paciente) e/ou obter uma desaceleração na velocidade de progressão da ectasia.

Para a obtenção de melhores resultados é necessária uma seleção adequada dos pacientes, os quais devem PREFERENCIALMENTE reunir as seguintes características:

Paciente ideal

• Baixa acuidade visual com óculos (pior que 20/30)

• Intolerância ao uso de Lentes de Contato Rígidas

• Ceratometria simulada com K2 < 60 D

• Astigmatismo ceratométrico significativo (ideal entre 3 e 10 D)

• Córnea sem leucomas ou outras lesões estruturais importantes

• Paquimetria suficiente na zona de tunelização (a espessura do anel não deve ser maior que 60% da espessura do ponto mais fino do túnel).

Embora o paciente com todas as características acima seja o que provavelmente irá obter maior benefício com o implante do anel, isso não significa que a ausência de uma(s) dessas irá contraindicar o procedimento. Casos que fogem do ideal podem ser operados desde que tudo seja debatido com o paciente, que deverá entender que os benefícios a serem obtidos podem ser mais limitados.

Com o ganho de experiência com o tempo, é natural que o cirurgião ouse operar casos mais limítrofes, ora muito iniciais, ora mais avançados que os usuais.

Indicação para uso de segmentos de grande comprimento de arco (300° de arco ou maior)

Os segmentos de arco longo não são uma novidade. Dr. Paulo Ferrara começou a utilizar segmentos de 355° de arco, antes até mesmo de usar os segmentos, que hoje são tradicionais, de arco 160° (Figura 14.22).

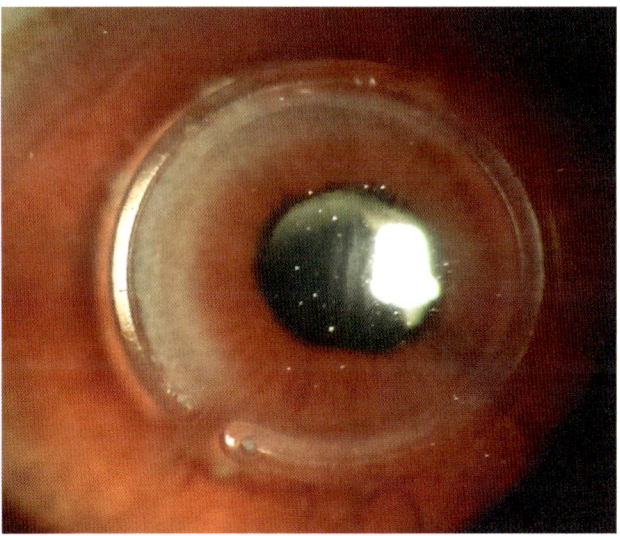

Figura 14.22 Segmento de anel de 355° de arco implantado pelo dr. Paulo Ferrara, em 1995.

Ainda na década de 1990, o segmento de arco longo foi dividido em duas metades para facilitar sua implantação e, desde então, esse segmento de arco 355° caiu no esquecimento.

Com o passar dos anos, foi identificado que os cones centrais, com a morfologia do tipo "Nipple" (frequentemente com muita miopia e pouco astigmatismo) não obtinham resultados tão bons, quanto os obtidos em cones mais periféricos, com morfologia "Oval". Assim, iniciaram os experimentos para testar se os antigos segmentos de arco longo poderiam produzir melhores resultados nesses casos, os quais ainda não tinham uma alternativa adequada. Como o segmento de arco longo tem grande capacidade para aplanar a córnea, conseguiu, sim, produzir resultados mais animadores nos cones tipo "Nipple", tornando-se esta, a sua principal indicação, desde então. Assim, os segmentos de arco longo renasceram para corrigir córneas com miopia alta e astigmatismo baixo (cone tipo "Nipple"). Isso explica a fama que passou a ter, de que era bom para corrigir a miopia e ruim para a correção do astigmatismo. Na verdade, ele não havia sido testado para a correção do astigmatismo, visto que era reservado para casos que não possuíam córnea tórica.

Em 2011, contrariando essas premissas de que o anel de arco longo seria incapaz de atuar na correção da toricidade das córneas, foi dado início a um estudo em que foram utilizados segmentos de 300° de arco para o tratamento de olhos COM astigmatismo importante (território dominado pelos segmentos de arco pequeno). Os resultados preliminares mostraram a grata surpresa de que esses segmentos longos também são capazes de realizar a correção do astigmatismo ceratométrico. Colocar um segmento de comprimento de arco longo para o tratamento de astigmatismo representa uma quebra de paradigma.

Assim, o segmento único de anel com comprimento de arco longo, que já era reconhecidamente útil no tratamento dos pacientes com muita miopia e pouco astigmatismo, agora, parece também ser útil no tratamento dos pacientes COM astigmatismo relevante. Ou seja, ele passou a ser indicado para uma gama muito grande de pacientes, o que lhe valeu o "slogan":

"ONE SIZE FITS ALL"

(certamente trata-se de um exagero e, os estudos acabarão por definir seu espaço no Mercado, em meio a tantos outros modelos de segmentos).

Os resultados iniciais com esses segmentos de arco longo são muito animadores!

Vantagens do uso de um segmento grande, em substituição aos dois segmentos tradicionais:

1) simplifica o planejamento cirúrgico, de forma que os segmentos passam a variar apenas em espessura. Deixa de existir uma quantidade enorme de combinações possíveis, com dois segmentos, com as mais diversas características.

2) evita a ocorrência de complicações relacionadas ao mal posicionamento de um segmento de anel, em relação ao outro. Quando se usa dois segmentos, eles podem ser equivocadamente implantados muito próximos um do outro, ou muito distantes, ou desalinhados (não concêntricos), ou mesmo um segmento pode entrar no túnel do outro segmento e ficar um sobre o outro.

3) o segmento único garante que todo o implante esteja no mesmo plano, o que parece conferir maior regularidade da superfície corneana. Quando se implanta dois segmentos tradicionais, não temos a garantia que essas duas partes ficarão no mesmo plano. Pode ocorrer, por exemplo, um caso em que as extremidades dos segmentos fiquem mais altas que a parte mediana dos segmentos, conforme mostra imagem abaixo (Figura 14.23):

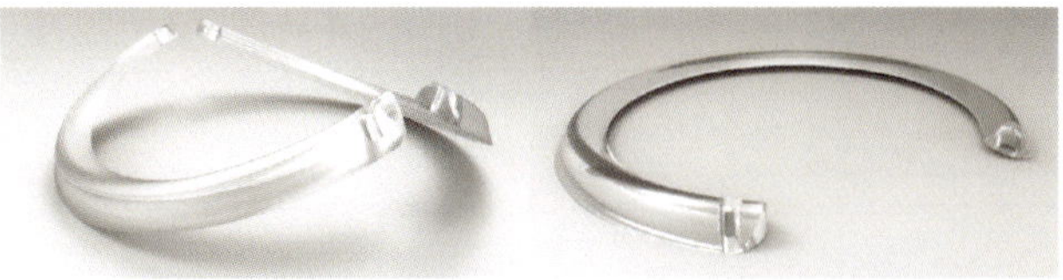

Figura 14.23 Comparação entre o posicionamento possível de dois segmentos tradicionais de anel em planos diferentes, em comparação com a situação de um segmento único de arco grande, o qual sempre estará totalmente no mesmo plano. Ilustração: Fernando Denis.

O avanço tecnológico que mais contribuiu para a volta dos segmentos grandes foi o Laser de Femtossegundo. Esse equipamento permite a criação de um túnel único, largo, com limites perfeitos, por onde o segmento grande tem maior facilidade para deslizar. Por isso, o uso da tunelização a laser deve ser considerado como o método padrão/recomendado para a introdução dos segmentos de comprimento de arco maiores.

Indicação dos segmentos de 6 mm

Os segmentos de diâmetro grande são preferencialmente indicados em:

- Pupila mesópica ≥ 5 mm
- Acuidade visual com correção ≥ 0.6
- Necessidade de aplanação ≤ 5 D
- Situações em que se pretende associar o implante do anel com uma futura aplicação de Excimer Laser (PRK).

No dia a dia do consultório, é relativamente rara a queixa ESPONTÂNEA de visão de *halos* ou *glare* no pós-operatório (mesmo com segmentos implantados a 5 mm de diâmetro), e sua frequência vai diminuindo com o passar dos meses. A redução desses sintomas se deve à anulação das imagens periféricas distorcidas pelo cérebro (neuroadaptação). Certamente, esses sintomas serão muito mais frequentes se o paciente for questionado sobre a sua presença. Para reduzir a insatisfação do paciente quanto a esses sintomas, é importante orientar, NO PRÉ-OPERATÓRIO, sobre a presença praticamente certa desses problemas, nos primeiros meses após a cirurgia, principalmente à noite, quando a pupila fica maior. Assim, o fato de o paciente não reclamar sobre a presença de *halos* ou *glare* no pós-op, não significa que eles não existam. O que poderá ocorrer será uma complicação conhecida, esperada e exaustivamente discutida previamente, de forma que o paciente não sentirá necessidade de solicitar maiores informações a respeito. Se as queixas forem importantes, uma boa opção de tratamento é o uso de Brimonidina (0,1 a 0,3%), uma gota à noite, apenas nos dias em que o paciente julgar necessário. Depois de alguns meses, a maioria dos pacientes interrompe o uso do medicamento de forma espontânea, uma vez que os *halos* e *glare* já não os incomodam.

É importante que o paciente seja esclarecido de que o implante do anel na córnea apresenta pontos positivos e negativos. Para proporcionar uma boa satisfação no pós-operatório, será necessário que os benefícios (melhora da visão) superem seus malefícios (*halos*, *glare* etc.)

Os maiores problemas do uso de segmentos de 6 mm são:

1) eficáfia reduzida na capacidade de aplanação, em relação aos segmentos de 5 mm;

2) menor experiência do mercado no uso desses dispositivos, dificultando a construção de nomogramas, estabelecimento de limites para sua utilização etc.

Com o tempo e o aumento do número de pacientes operados, o uso de segmentos de 6 mm pode se tornar mais seguro e previsível, de forma que eles poderão tomar uma grande fatia do mercado ocupado, hoje, pelos segmentos de 5 mm.

Nomogramas
A escolha da melhor estratégia cirúrgica para cada caso

Ainda não há um consenso sobre quais critérios devem ser avaliados para a escolha adequada dos segmentos, para um caso específico.

Esse é um problema antigo e de difícil solução, pois o ceratocone é uma doença rara e muito heterogênea, de forma que a obtenção de uma amostra adequada para estudos com significância estatística é muito difícil. Com exceção de clínicas muito grandes, a única solução, para a obtenção de uma amostra grande o suficiente para ser estudada, é a criação de um banco de dados coletivo na internet. Enquanto isso não for feito, diversas tentativas de construção de nomogramas (ferramenta que auxilia na escolha do dispositivo adequado para uma dada cirurgia) continuarão a surgir todos os anos, usando variáveis diferentes. A maioria desses nomogramas são intuitivos, ou seja, são baseados mais nas crenças dos seus autores, do que em estudos estatísticos.

As principais variáveis usadas nos diversos nomogramas são:
- refração,
- ceratometria média,
- astigmatismo corneano,
- morfologia do ceratocone (face anterior),
- patologia a ser tratada,
- paquimetria corneana.

Outras variáveis também vêm sendo estudadas, atualmente:

- aberrometria: coma
- asfericidade da córnea (valor Q)
- morfologia do relevo no mapa de elevação posterior da córnea.

Em relação ao posicionamento dos segmentos, a maioria dos nomogramas sugere que os segmentos sejam alinhados pelo meridiano mais curvo da córnea. Outros menos tradicionais sugerem um alinhamento pelo eixo comático medido pela aberrometria.

O segmento de anel corneano é classificado tal qual um "Dispositivo Médico Implantável", devendo ser comercializado, acompanhado de uma etiqueta de rastreabilidade e uma instrução de uso (BULA). Desta forma, cabe ao fabricante orientar o médico sobre como escolher e de que maneira utilizar aquele produto. Assim, as indústrias buscaram, no meio Oftalmológico, parceiros que contribuíssem na construção de ferramentas para a tomada de decisão acerca da melhor estratégia cirúrgica para um determinado paciente. Essas ferramentas são chamadas de Nomogramas e podem, além de orientar na seleção de segmentos, buscar também instruir sobre outros detalhes da cirurgia, como o local onde deve ser feita a incisão, profundidade do túnel etc.

Vamos descrever, a seguir, qual é a metodologia adotada para a seleção adequada dos principais segmentos de anel corneano comercializados no Brasil, que são:

- Cornealring – fabricado pela Visiontech (Belo Horizonte – MG – Brasil)
- Ferraning – fabricado pela AJL (Álava – País Basco – Espanha)
- Keraring – Fabricado pela Mediphacos (Belo Horizonte – MG – Brasil)

Nomograma Cornealring – Visiontech

Para a escolha correta dos segmentos a serem usados em uma cirurgia, a Visiontech vem apostando na premissa de que o ideal é que seja feita a análise de uma grande quantidade de variáveis da córnea e da refração. Para tornar uma avaliação multiparâmetros possível, torna-se necessária a utilização de recursos de inteligência artificial. Assim foi desenvolvido um *software* para orientar nessa tomada de decisão. Uma análise computadorizada, além de mais ágil, fácil, precisa e reprodutível, pode fornecer imagens que facilitem a visualização da posição ideal para o implante dos segmentos.

O *software* de orientação do plano cirúrgico para utilização do Cornealring/Visiontech está disponível no site: www.cornealring.com. O acesso a esse programa é gratuito e direto, sem a necessidade de cadastro prévio ou de utilização de senha (Figura 14.24).

Como alimentar os dados para usar o Nomograma On-Line do Cornealring

Para obter a melhor sugestão possível de estratégia cirúrgica a ser utilizada, é importante que o nomograma *on-line* do Cornealring seja alimentado com os dados coletados de forma padronizada. Assim, podem ser feitas as seguintes orientações:

* Ceratometria: deve ser utilizada a ceratometria simulada (Sim K) fornecida pelo topógrafo (portanto, o meridiano mais curvo deve estar a 90º de distância do meridiano mais plano). Alguns topógrafos não fornecem o "Sim K", mas mostram as medidas

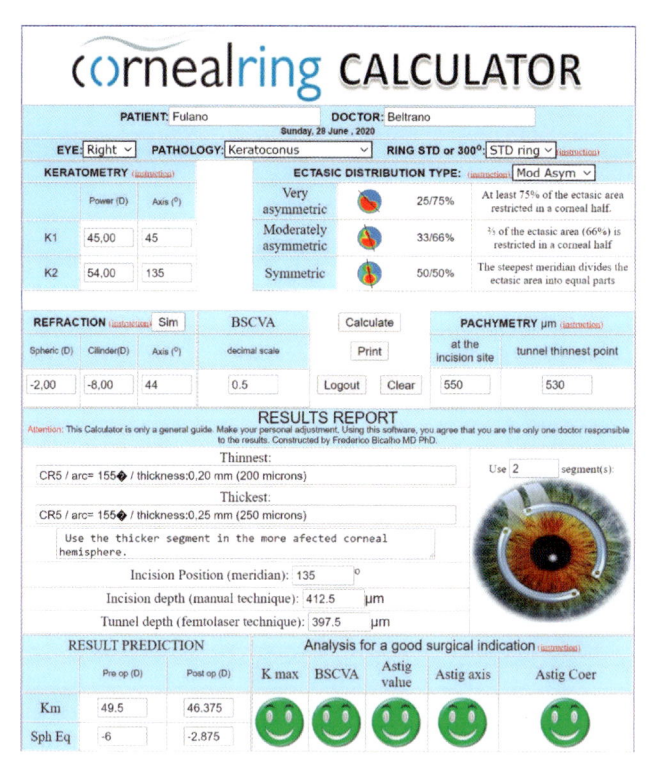

Figura 14.24 Nomograma on-line do Cornealring. Trata-se de uma ferramenta de análise multiparâmetros (ceratometria, refração, morfologia do cone, astigmatismo, paquimetria). Na metade superior, o médico alimenta o *software* com os dados do paciente. Na metade inferior, o *software* apresenta uma sugestão de estratégia cirúrgica para o olho em questão.

de curvatura em 3, 5 e 7 mm. Nesse caso, devem ser utilizadas as medidas efetuadas em 3 mm (pois é a que se aproxima mais do valor do Sim K).

* Refração: deve ser utilizada a refração dinâmica, sem o uso de cicloplégicos. Isso se deve ao fato de que, no ceratocone, o poder da córnea varia demais nos diversos pontos da sua superfície. Assim, dilatar a pupila iria gerar uma alteração refracional que não representa o dia a dia do paciente. Se a acuidade visual obtida com correção for muito ruim, pouco se poderá confiar na refração. Se for encontrada uma miopia muito alta, sem coerência com a curvatura corneana, deverá ser repetido o exame sob cicloplegia, por poder se tratar de espasmo de acomodação. Nesses casos, se possível, seria interessante fazer a medida do comprimento axial dos olhos para se certificar de que se trata de uma miopia axial. Se a refração de um paciente for mesmo impossível de ser obtida, o médico poderá fazer uma previsão de refração baseada na ceratometria, apertando o botão "sim" (de "simulador de refração").

Indicação de segmentos de arco longo: Cornealring de 300 graus de arco. Diferindo de outros nomogramas, para a metodologia adotada no *software* do Cornealring, o uso de segmentos de arco longo é uma opção do cirurgião. Assim, na parte superior direita da tela, o médico deverá optar se deseja usar segmentos de arco tradicionais = "standard" (STD) ou se prefere usar segmentos de arco longo (Cornealring de 300° de arco).

Morfologia do Cone: distribuição da área ectásica em relação ao meridiano mais curvo da córnea: para essa avaliação, o ideal é que seja utilizado o mapa topográfico axial, estando a escala ajustada para o tipo "customizado" ou "normalizado". Assim, será evitada a obtenção de mapas totalmente vermelhos que aparecem nos ceratocones mais avançados quando uma escala padrão para olhos normais é utilizada. Teremos três opções:

• Tipo muito assimétrico. Nesse, pelo menos 75% da área representada em vermelho (ectasia) encontram-se em um lado da córnea.

• Tipo moderadamente assimétrico. Nesse, a área ectasiada fica quase dividida igualmente pelo meridiano mais curvo da córnea, tendo uma leve assimetria. Normalmente, o hemisfério corneano temporal-inferior é o que recebe a porção um pouco maior da área ectasiada.

• Tipo simétrico. Nesse, o meridiano mais curvo da córnea divide a área ectasiada da córnea em duas partes de mesmo tamanho (Figura 14.25).

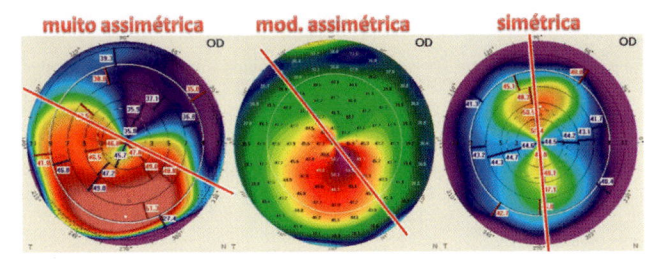

Figura 14.25 Imagens do Pentacam mostrando as três opções de classificação da topografia corneana de acordo com a distribuição da área ectásica em relação ao meridiano mais curvo da córnea (representado pela linha vermelha). À esquerda, temos uma distribuição "muito assimétrica", onde a quase totalidade da ectasia se situa no hemisfério temporal inferior. No centro, uma topografia "moderadamente assimétrica" onde existe um pouco mais de área ectásica no hemisfério temporal inferior. À direita, o meridiano mais curvo da córnea divide a área ectásica em duas partes praticamente iguais (distribuição "simétrica").

Existe uma tendência à distribuição ectásica mais simétrica à medida que o meridiano da córnea fica mais verticalizado. Quando o ceratocone encontra-se em estágio muito avançado, com curvatura ultrapassando as 60 D, um padrão típico de distribuição passa a não existir, nem uma inclinação típica do meridiano mais curvo (K2).

Paquimetria: esse dado não altera a sugestão fornecida pelo *software* sobre quais serão os segmentos eleitos como os mais adequados para a cirurgia em questão. No entanto, se a córnea for fina, uma mensagem de alerta é mostrada para avisar o cirurgião sobre o risco de um possível sofrimento corneano no pós-operatório. O ideal é que a córnea tenha, no mínimo, o dobro da espessura do segmento que se pretende implantar. Assim, o cirurgião deverá optar por segmentos mais finos que os "ideais" sugeridos pelo Nomograma. Certamente, com essa alteração, o resultado obtido (em relação à aplanação da córnea) será inferior ao desejado. Essa informação poderá ser compartilhada com o paciente, devendo o médico dizer: "infelizmente seu caso já é um pouco avançado, de forma que não podemos usar segmentos muito espessos para sua própria segurança. No entanto, podemos fazer um tentativa, usando segmentos mais finos, os quais produzem um efeito menor, mas que, ainda sim, poderão lhe ajudar. O que você pensa sobre isso? Vamos tentar"? Dessa forma, é muito desejável que o médico peça um mapa de paquimetria (Pentacam, Galilei, Orbscan) visando obter uma completa avaliação da córnea e definir a melhor opção cirúrgica.

Caso seja inviável a obtenção de um mapa paquimétrico, o médico poderá optar pela realização da paquimetria durante o procedimento cirúrgico. Nesse caso, os espaços existentes no nomograma para fornecimento de valores paquimétricos podem ser deixados vazios.

Resultado da avaliação feita pelo Nomograma On-Line com a sugestão de Estratégia Cirúrgica a ser usada:

Na metade inferior da página Web do Nomograma, será visualizado o "Result Report", com a sugestão de qual(is) segmento(s) usar, em que posição, onde fazer a incisão e a que profundidade. É importante ressaltar que o *software* não possui todos os dados da córnea em questão, nem nenhuma questão ou informação acerca do outro olho ou demais dados clínicos do paciente. Assim, o resultado apresentado pelo *software* será apenas um guia, devendo receber os ajustes devidos pelo cirurgião, baseado na sua experiência pessoal e na avaliação de diversos outros dados oftalmológicos, na expectativa do paciente, entre outros.

Quando o programa sugerir o uso de dois segmentos de diferentes espessuras, o mais espesso deverá ser posicionado no local da córnea que é mais afetado pelo ceratocone. Esse local mais afetado é, geralmente, temporal inferior.

Em relação à profundidade da incisão, para a técnica manual, ela é calculada como sendo 75% da paquimetria no local onde será a incisão. Para a técnica com laser de femtossegundo, a incisão (bem como todo o túnel) terá 75% da paquimetria medida no ponto mais fino da zona de tunelização. Essa diferenciação é necessária, pois o túnel na técnica manual segue entre duas lamelas, tendo a mesma "profundidade relativa" de 75% da espessura da córnea em toda a sua extensão, sendo a "profundidade absoluta" (real) diferente em cada uma de suas partes (pois as lamelas são mais delgadas inferiormente e mais espessas na parte superior da córnea). Por outro lado, o laser de femtossegundo cria um túnel que tem a mesma "profundidade absoluta" (por exemplo: 400 μm em toda a sua extensão) a qual representa uma porcentagem variável da paquimetria nas suas diversas partes. O único local onde o túnel feito pela técnica manual e o feito pelo laser têm exatamente a mesma profundidade é no ponto mais fino da zona de tunelização (Figura 14.26).

Na parte inferior do nomograma, à esquerda, pode ser vista uma previsão do resultado cirúrgico se o plano sugerido for seguido. Essa previsão acerta mais em relação à ceratometria do que em relação à refração. O principal problema que afeta a previsão da refração pós-op é a imprecisão dos dados do pré-operatório. Mesmo não sendo muito precisa, a previsão de refração pós-op pode servir de alerta ao paciente sobre a necessidade quase certa de uma correção visual após a cirurgia, especialmente nos casos de alta miopia.

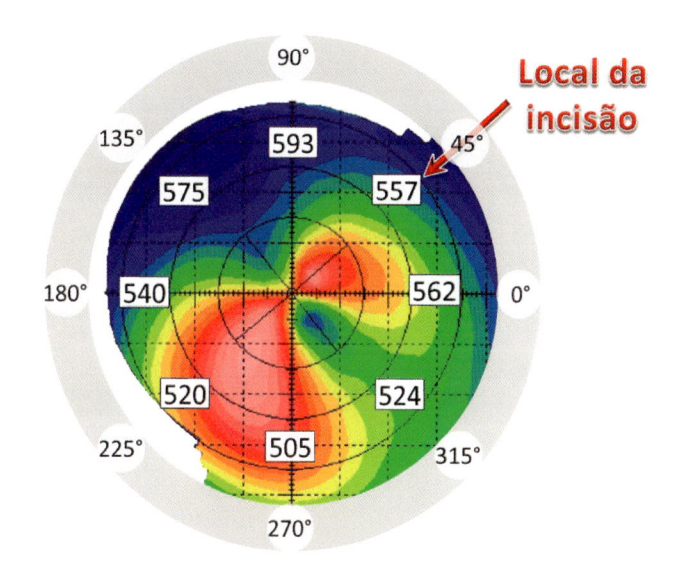

Figura 14.26 Topografia de córnea mostrando a paquimetria medida sobre a zona de tunelização (entre 5 e 6 mm de diâmetro) nas posições: 0°, 45°, 90°, 135°, 180°, 225°, 270° e 315. O meridiano mais curvo é o de 45°, sendo o eleito para a realização da incisão. O ponto mais fino da córnea, na zona de tunelização, tem 505 μm e fica na porção inferior (270°).

Na parte inferior do nomograma, à direita, pode ser observado o "Satisfatômetro" ("Satisfactometer"), que avalia se o caso foi bem indicado através da análise de cinco diferentes variáveis. Casos bem indicados terão um índice de satisfação do paciente bastante alto.

Observe que o mapa topográfico é a principal ferramenta na determinação da estratégia cirúrgica. Dessa forma, se esse exame não estiver bem feito, ele deverá ser repetido até que fique adequado para ser avaliado. Caso isso não ocorra, existirá um risco muito grande se forem determinados segmentos de anel corneano inadequados e mal posicionados. Muitas vezes, a simples lubrificação adequada da córnea com colírio pode ser suficiente para melhorar a qualidade do exame. Pacientes com deficiências físicas ou mentais frequentemente dificultam a obtenção de um bom mapa topográfico.

Nomograma Ferraring

A partir de 2018, a empresa Ferrara Ophthalmics (distribuidora do Anel de Ferrara no Brasil), passou a adotar um novo nomograma. Este utiliza uma inovadora classificação de ceratocone baseada na morfologia apresentada no mapa de elevação posterior da córnea, a qual é fornecida pelos tomógrafos do segmento anterior do olho (Pentacam, Galilei, etc.) Essa nova classificação, capitaneada pelo Dr. Paulo Ferrara, busca tornar o método de escolha do anel a ser implantado, mais simples e mais reprodutível. Isto se dá uma vez que tal morfologia não sofre tantas interferências quanto às imagens coletadas da superfície anterior da córnea (que podem ser alteradas por ressecamento ocular, por exemplo).

O Nomograma funciona então em duas etapas

1ª etapa: Classificação do ceratocone pela análise do mapa de elevação posterior.

2ª etapa: escolha das características dos segmentos, de acordo com o astigmatismo corneano e a asfericidade da córnea.

Segundo os seus idealizadores, este nomograma tem melhor desempenho, se as informações da córnea forem colhidas através do equipamento Pentacam (Oculus).

1ª ETAPA: Classificação do ceratocone

Esse novo método classifica os padrões morfológicos apresentados no mapa de elevação posterior da córnea em quatro tipos: lago central, lago descentrado, ístmo e península. Ele também faz uma relação destes padrões com a provável imagem morfológica correspondente, apresentada no mapa topográfico da superfície anterior. Assim temos (Figura 14.27):

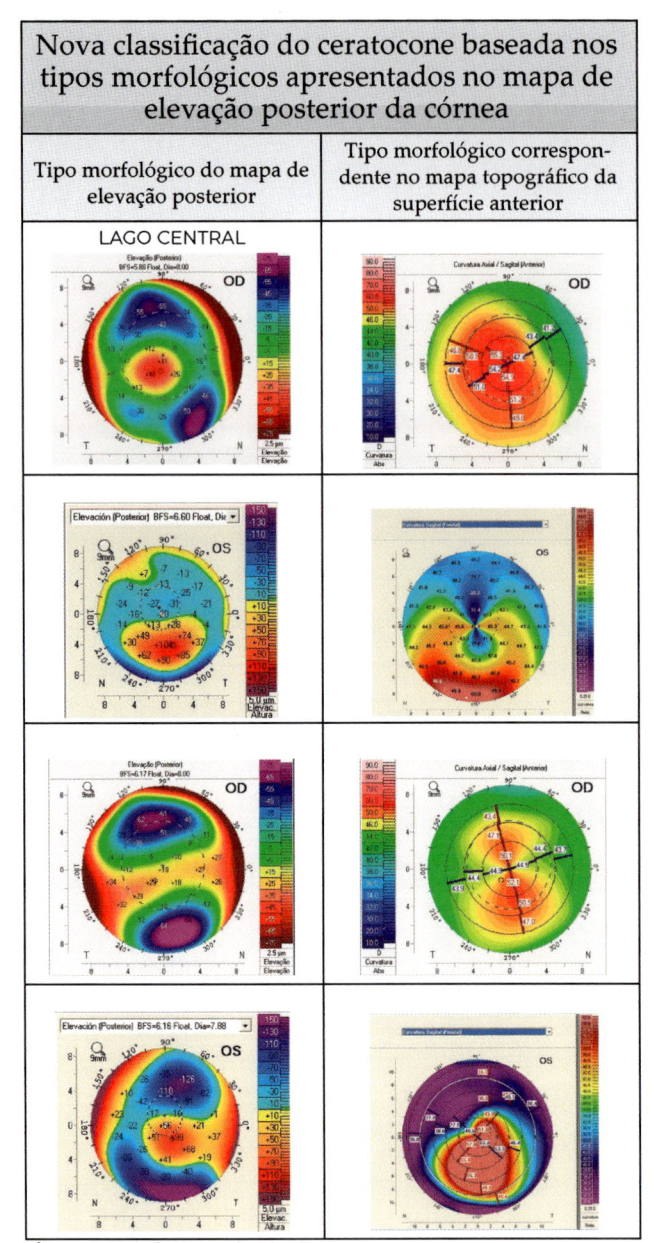

Figura 14.27 1ª Etapa do Ceratocone.

2ª ETAPA:

Uma vez classificado o ceratocone, o médico deve prosseguir buscando a tabela de seleção de segmentos específica para o tipo morfológico identificado. O método de seleção do(s) segmento(s) em cada uma dessas tabelas é diferente, de acordo com a classificação do cone. Nessa segunda etapa, as variáveis a serem consideradas são: o astigmatismo corneano e a asfericidade da córnea (fornecida pelo Pentacam, analisando a área de 30°) (Figuras 14.28, 14.29, 14.30 e 14.31):

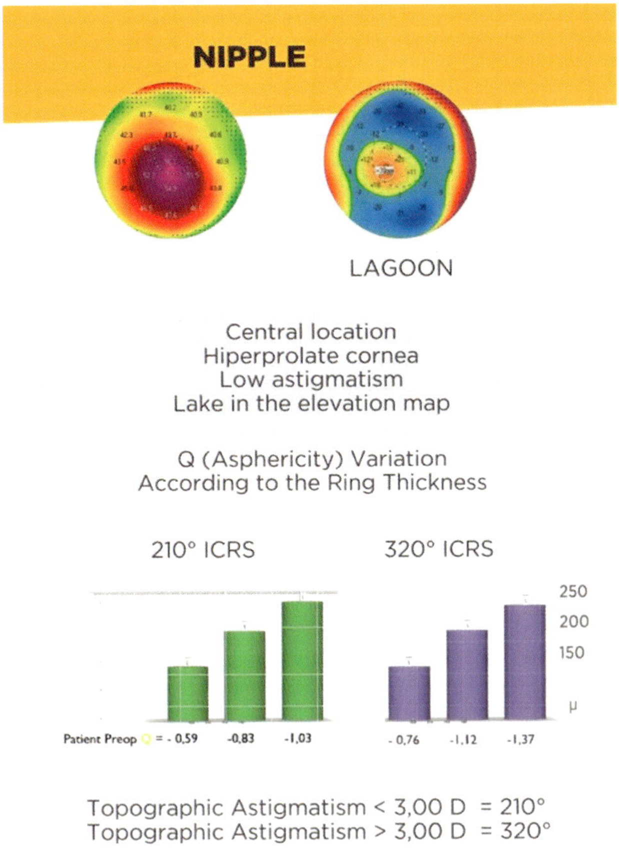

CAPÍTULO 14 - **Tratamento do Ceratocone Precedente ao Transplante de Córnea - ANEL INTRACORNEANO** 229

NIPPLE

LAGOON

Central location
Hiperprolate cornea
Low astigmatism
Lake in the elevation map

Q (Asphericity) Variation
According to the Ring Thickness

210° ICRS   320° ICRS

Patient Preop = -0,59   -0,83   -1,03   -0,76   -1,12   -1,37

Topographic Astigmatism < 3,00 D = 210°
Topographic Astigmatism > 3,00 D = 320°

Figura 14.28 2ª Etapa Nipple.

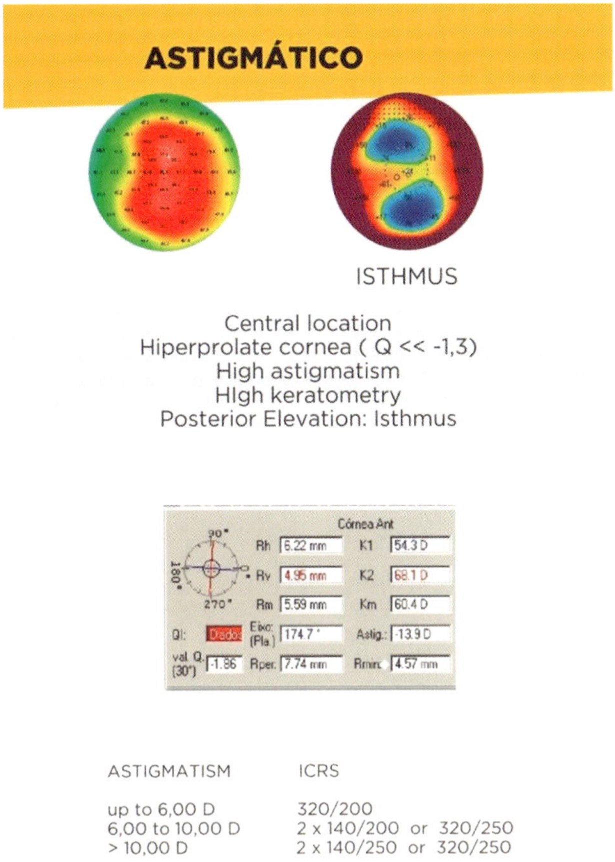

ASTIGMÁTICO

ISTHMUS

Central location
Hiperprolate cornea (Q << -1,3)
High astigmatism
HIgh keratometry
Posterior Elevation: Isthmus

Córnea Ant			
Rh: 6.22 mm	K1 54.3 D
Rv: 4.95 mm	K2 68.1 D
Rm: 5.59 mm	Km 60.4 D
QI: Prolato Eixo (Pla.): 174.7°	Astig.: -13.9 D
val. Q (30°): -1.86 Rper: 7.74 mm	Rmin: 4.57 mm

ASTIGMATISM	ICRS
up to 6,00 D	320/200
6,00 to 10,00 D	2 x 140/200 or 320/250
> 10,00 D	2 x 140/250 or 320/250

Figura 14.29 2ª Etapa Astigmático.

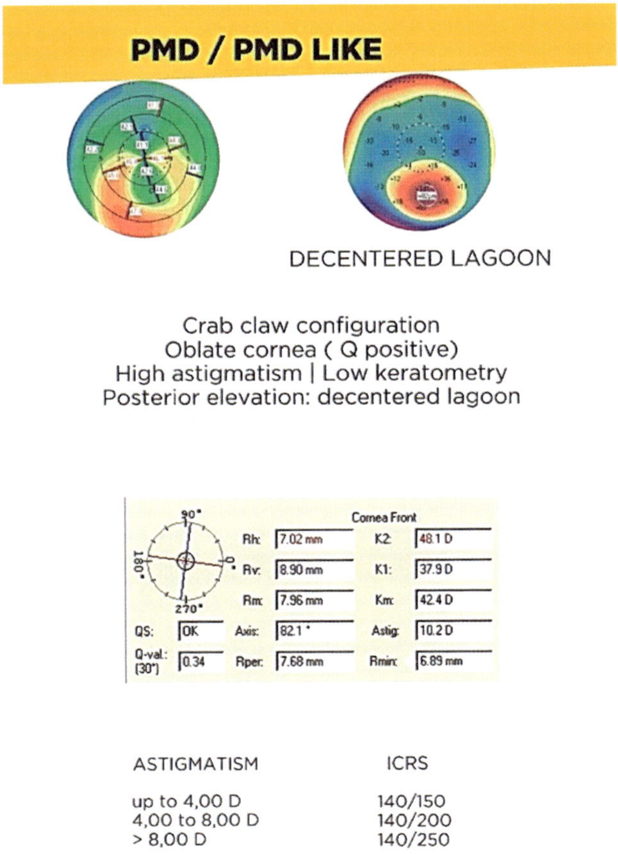

PMD / PMD LIKE

DECENTERED LAGOON

Crab claw configuration
Oblate cornea (Q positive)
High astigmatism | Low keratometry
Posterior elevation: decentered lagoon

Córnea Front			
Rh: 7.02 mm	K2: 48.1 D
Rv: 8.90 mm	K1: 37.9 D
Rm: 7.96 mm	Km: 42.4 D
QS: OK Axis: 82.1°	Astig: 10.2 D
Q-val. (30°): 0.34 Rper: 7.68 mm	Rmin: 6.89 mm

ASTIGMATISM	ICRS
up to 4,00 D	140/150
4,00 to 8,00 D	140/200
> 8,00 D	140/250

Figura 14.30 2ª Etapa PMD / PMD LIKE.

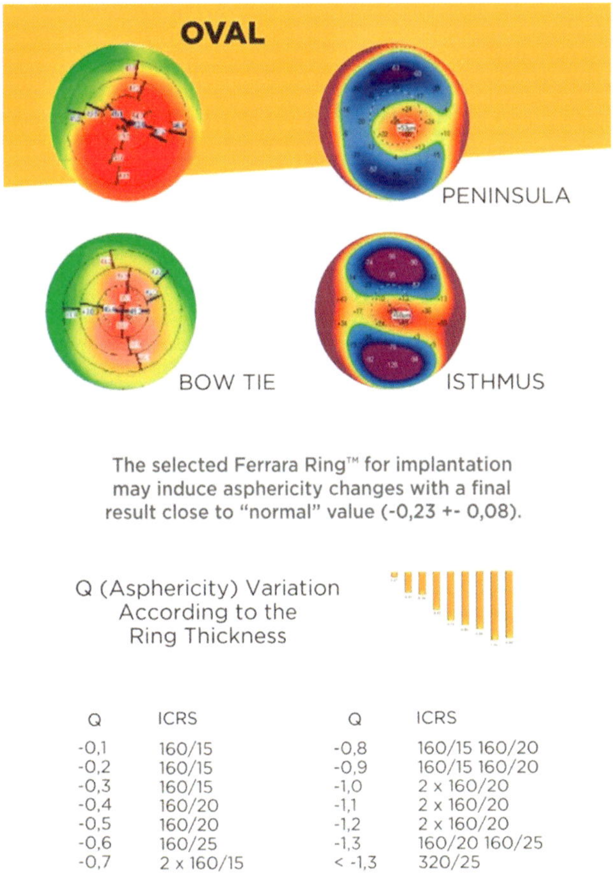

OVAL

PENINSULA

BOW TIE   ISTHMUS

The selected Ferrara Ring™ for implantation may induce asphericity changes with a final result close to "normal" value (-0,23 +- 0,08).

Q (Asphericity) Variation
According to the
Ring Thickness

Q	ICRS	Q	ICRS
-0,1	160/15	-0,8	160/15 160/20
-0,2	160/15	-0,9	160/15 160/20
-0,3	160/15	-1,0	2 x 160/20
-0,4	160/20	-1,1	2 x 160/20
-0,5	160/20	-1,2	2 x 160/20
-0,6	160/25	-1,3	160/20 160/25
-0,7	2 x 160/15	< -1,3	320/25

Figura 14.31 2ª Etapa Oval.

A filosofia adotada nesse nomograma é a de tentar alterar a asfericidade da córnea, trazendo-a para perto do valor considerado normal, o que representaria importante ganho na qualidade da visão. De acordo com Yebra (2004), a asfericidade normal da córnea humana (Q em 30°) é = -0,23.

Assim, a Ferrara Ophthalmics fornece um gráfico (abaixo) que indica qual é a alteração induzida na asfericidade "Q", mediante ao implante de segmentos de anel de diferentes espessuras. O(s) segmento(s) eleito(s) para uma determinada cirurgia deve(m) alterar a asfericidade da córnea, trazendo-a para perto do valor normal: -0,23 (Figura 14.32).

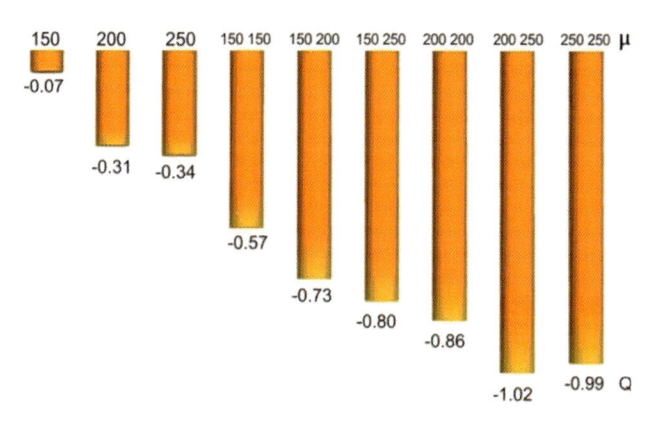

Figura 14.32 Alteração na Asfericidade (Q) induzida pelo implante corneano de segmento(s) de diferentes espessuras (Torquetti, 2010).

Exemplo: imaginemos uma córnea com ceratocone e asfericidade (Q em 30°) = -1,00. De acordo com o gráfico acima, seria muito bem indicado o implante de um par de segmentos de arco tradicional (160°) e espessuras 150 e 250 µm. A previsão é de que essa cirurgia altere a asfericidade da córnea em 0,80, resultando em uma asfericidade bastante desejável de -0,20 (próxima ao valor normal -0,23).

Nomograma Keraring – Mediphacos

Nomograma Mediphacos 2018

Os nomogramas da Mediphacos, anteriores a 2018, são limitados à análise de uma ou poucas variáveis, não incluem os novos modelos de implante de anel (arco longo e assimétricos), além de não definir critérios em casos em que existem discrepâncias entre os eixos refracional, topográfico e comático. Nesse contexto, surgiu a necessidade de criação de novo nomograma, incluindo os anéis de arco longo e assimétricos e aberrometria.

Desde 2015, a Mediphacos iniciou a comercialização de modelos de SAIC assimétricos, ou seja, com espessura variável ao longo do implante. Esses modelos foram desenhados com intuito de permitir melhor tratamento de aberrações comáticas, além do aplanamento corneano.

Os novos segmentos conferem arco de 160°, com zonas ópticas de 5 e 6 mm (AS5 e AS6) e espessura progressiva de 150-250 µm e 200-300 µm, nos sentidos horário e anti-horário. O arco de 330° apresenta-se com zona óptica de 5 mm (AS5 330) e espessura de 150-250 µm e 200-300 µm, com as pontas mais finas e o centro mais espesso. O segmento de 330 também tem sua forma sinusoidal (ASD5 330) com espessura de 150/250/150 µm e 200/300/200 µm, com as pontas e o centro fino e as laterais mais espessas. (Figuras 14.33 e 14.34).

Com intuito de incorporar a magnitude de parâmetros dos modernos equipamentos propedêuticos, foi desenvolvido o novo nomograma para modelos de SAIC, da Keraring, em 2018. O novo nomograma é basea-

ARCO ASSIMÉTRICO

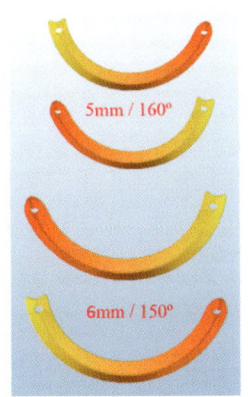

- Arco 160º (AS5 e AS6)
  ✓ Zona óptica de 5mm e 6mm

- Espessura
  ✓ 150-250 micra e 200-300 micra

- Direção da progressão
  ✓ Sentido horário e anti-horário

Figura 14.33 Segmentos de Anéis Mediphacos.

ARCO ASSIMÉTRICO

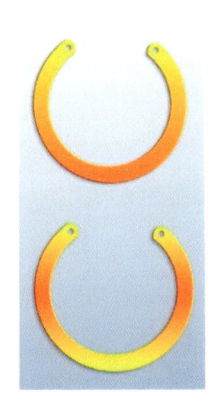

- Arco 330º (AS5 330)
  ✓ Zona óptica 5mm

- Espessura
  ✓ 150-250 micra ou 200-300 micra

- Direção do aumento de espessura
  ✓ Menos espesso nas pontas e mais espesso no centro

- Arco 330º (ASD5 330)
  ✓ Espessura sinusoidal
  ✓ 150/250/150 micra e 200/300/200 micra

- Direção do aumento de espessura
  ✓ Menos espesso nas pontas e no centro, com área mais espessa nos lados

Figura 14.34 Segmentos de Anéis Mediphacos.

do em algoritmos específicos para cada tipo morfológico de ceratocone e sua severidade, incorporando modelos novos de anéis (arco longo e assimétricos). Traz novos critérios para seleção de zona óptica, eixo de implantação e especificação do tamanho.

Cada ceratocone é único e deve ser avaliado de forma individual e sistematizada, para se atingir a abordagem cirúrgica apropriada.

São considerados para análise: acuidade visual; refração; potencial visual (com lente de contato ou buraco estenopeico); diâmetro pupilar; paquimetria; dados tomográficos e aberrométricos; técnica cirúrgica e classificação morfológica do ceratocone de Fernandez-Vega Alfonso.

- **Refração:** deve, principalmente, ser considerada quando a correção produz melhora da acuidade visual, o que resulta de uma refração confiável.

- **Topografia / Tomografia de córnea:** permite avaliar a curvatura da córnea. Dar atenção a valores ceratométricos como o K2, Kmáximo e astigmatismo topográfico. Nesse momento, é importante comparar se o astigmatismo topográfico e refracional estão se relacionando, em termo de magnitude e eixo.

- **Paquimetria:** são dados fornecidos pelo exame de tomografia de córnea e deve-se avaliar seu ponto mais fino, assim como a paquimetria no local de implante do anel. A tomografia e seu mapa paquimétrico contribuíram para aumentar a segurança do procedimento, no que diz respeito à confecção do túnel e profundidade do implante.

OBSERVAÇÃO IMPORTANTE: a espessura mínima da córnea no trajeto do túnel, segundo o fabricante, não deve ser menor que 400 µm, e a espessura do segmento de anel a ser implantado não deve ultrapassar 60% de tal espessura mínima. Ou seja, a fim de se implantar um segmento de espessura de 250 µm, a paquimetria mínima no trajeto do túnel do anel deve ser de, pelo menos, 420 µm. A profundidade do túnel a ser confeccionado deve ser calculada, subtraindo-se 100 µm da paquimetria mínima no trajeto de implantação, não devendo ser menor que 300 µm e nem maior que 400 µm. Exemplo: se o ponto mais fino na córnea no trajeto do túnel for 470 µm, a profundidade do mesmo deverá ser de 370 µm. Já se o menor valor da paquimetria no trajeto da tunelização for 515 µm, o túnel deverá ter profundidade de 400 µm, e não 415 µm.

- Aberrometria: quando se avalia o polinômio de Zernike, as aberrações mais importantes nos pacientes com ceratocone são: esférica e coma. A aberração esférica, por si, se resolve com o implante de anel e seu aplanamento corneano induzido. Assim, deve-se dar maior atenção à avaliação do eixo e magnitude do coma.

O coma é considerado uma das aberrações mais importantes dentro das aberrações de alta ordem, devido ao grande prejuízo na qualidade visual que pode produzir. É considerado tal qual uma descentração dos elementos que constituem um sistema óptico, explicando a queda na acuidade visual. Com frequência se encontra elevado em patologias corneanas assimétricas.

Em pacientes com ceratocone, o coma é o índice aberrométrico que se encontra mais alterado. Os mapas aberrométricos de superfície são formados a partir de dados de elevação, permitindo avaliar a magnitude do coma e seu eixo e, dessa forma, estabelecem a gravidade da ectasia. Como a redução das aberrações de alta ordem é parte importante dos resultados entregues pelos segmentos de anel, parece ser razoável que os nomogramas mais avançados incluam o coma e outras aberrações relevantes em consideração, em sua análise. Devido à importância do coma, Alió e Shabayek (2006) propuseram um sistema de classificação do ceratocone usando o valor do coma, como referência. Classificado como Grau 1 – 1,87 µm; Grau 2 – 2.97 µm; Grau 3 - 3,46 µm; Grau 4 - 5,20 µm, correlacionando com a gravidade da doença.

- Classificação Morfológica de Fernandez-Vega Alfonso

É uma nova classificação morfológica do ceratocone, orientada ao implante de anel corneano intraestromal, proposta por Luis Fernadez-Vega e José Alfonso (Oviedo – Espanha). São definidos 5 tipos distintos de ceratocone, de acordo com as seguintes variáveis:

1) Localização do cone: distância do centro ao ápice do cone no mapa de elevação posterior:

Central: < 0.75 mm.

Paracentral: entre 0.76 e 1.80 mm.

Pericentral: > ou igual 1.80 mm.

2) Relação entre os 3 eixos diagnósticos principais: divergência entre os eixos refrativo mais plano, topográfico mais plano e comático:

Coincidentes: divergência < 30 graus.

Não coincidentes: divergência entre 31 e 60 graus.

Perpendiculares: divergência entre 61 e 120 graus.

3) Ortogonalidade: angulação entre os lóbulos do astigmatismo topográfico:

Regular: angulação < ou igual a 20 graus.

Irregular: angulação > ou igual a 21 graus.

4) Simetria: simetria entre os lóbulos do astigmatismo topográfico:

Simétrico: lóbulos de tamanho semelhantes.

Assimétricos: lóbulos de tamanhos diferentes.

5) Aspecto topográfico do mapa de curvatura (Figura 14.35).

Após classificar o ceratocone em um dos seus cinco tipos morfológicos e de mão de todos os dados necessários à análise, vamos explicar como utilizar o nomograma Keraring 2018. A Figura 14.36 mostra o critério primário para a indicação do implante do Ceratocone Tipo 1 e a Figura 14.37 representa o fluxograma para a escolha do anel.

CAPÍTULO 14 - Tratamento do Ceratocone Precedente ao Transplante de Córnea - ANEL INTRACORNEANO

Figura 14.35 Classificação Fernandez-Vega /Alfonso: aspecto topográfico do mapa de curvatura. Fonte: www.keraring.online

Cone Tipo 1

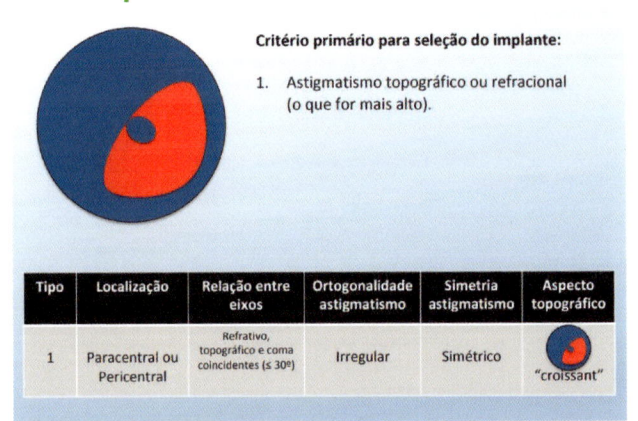

Figura 14.36 Critério para seleção do implante do ceratocone Tipo 1.

Fluxograma

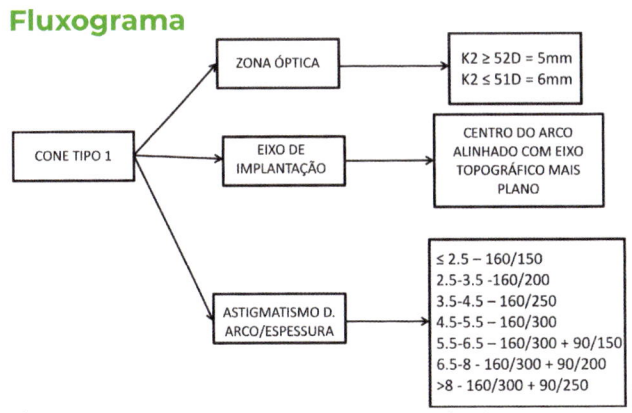

Figura 14.37 Fluxograma para o Ceratocone Tipo 1.

Caso Clínico

Masculino, 25 anos, com ceratocone intolerante ao uso de lente de contatos. Refração dinâmica em OD: -8,50 -2,50 x 45 (20/60)

Potencial de visão com lente de contato em OD: 20/50 e com PH 20/30. A Figura 14.38 mostra a tomografia do paciente.

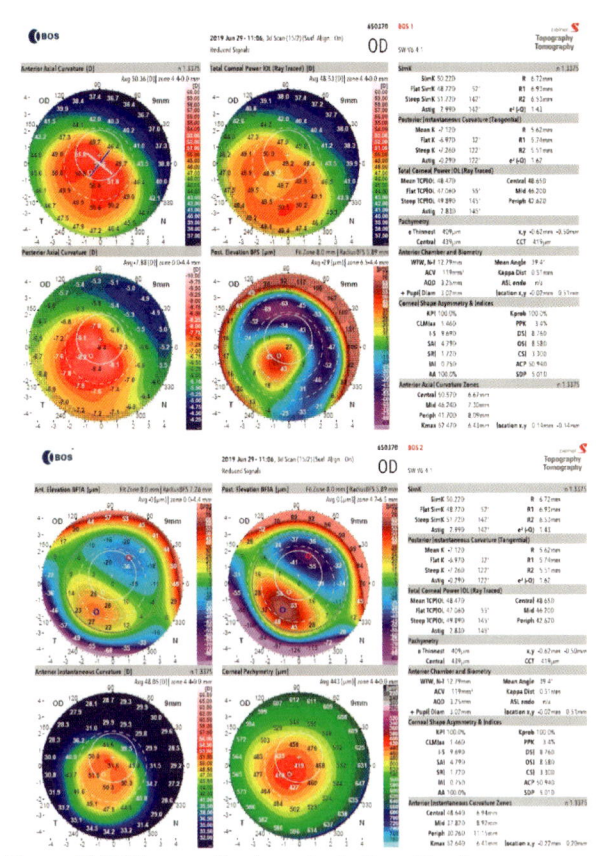

Figura 14.38 Tomografia do paciente Cone Tipo 1.

Eixo topográfico mais plano: 52
K médio: 50,22 D
Coma: 2.31 x 64.7
Tipo morfológico: tipo 1
Proposta terapêutica:
  - Implante de um segmento de anel SI5 160/200
  - Centro do arco alinhado com eixo 52
  - Profundidade: 477 -100 = 377 µm

Cone Tipo 2

A Figura 14.39 mostra o critério primário para a indicação do implante do Ceratocone

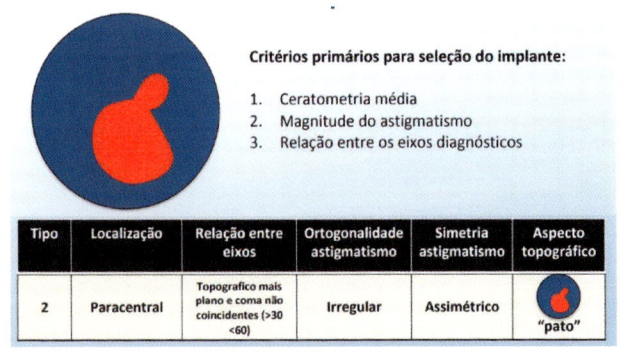

Figura 14.39 Critério para seleção do implante do Ceratocone Tipo 2.

Tipo 2 e a Figura 14.40 representa o fluxograma para a escolha do anel.

Fluxograma

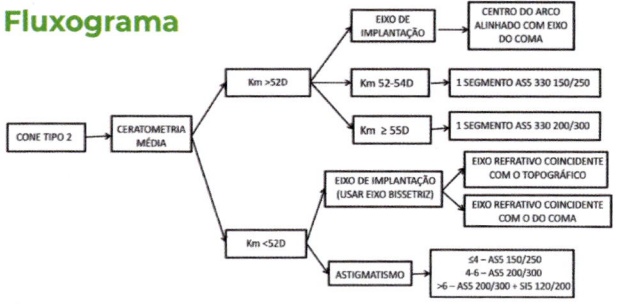

Figura 14.40 Fluxograma para o Ceratocone Tipo 2.

A Figura 14.41 mostra a tomografia do paciente.

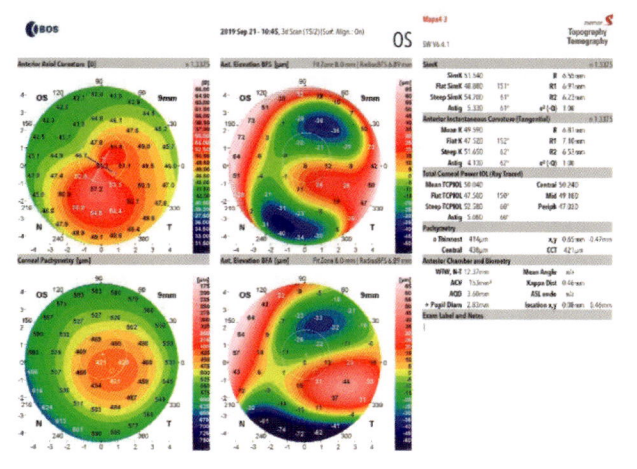

Figura 14.41 Tomografia do paciente Cone Tipo 2.

Caso Clínico

Feminina, 30 anos, ceratocone, intolerante ao uso de óculos e lente de contato em olho esquerdo (OE).

Refração dinâmica em OE: -2.00 -5.00 x 140º (20/100 +1) Potencial de visão com lente de contato em OE: 20/20

- Eixo topográfico mais plano: 151
- K médio: 51.54 D
- Coma: 1.84 x 104.6
- Tipo morfológico: TIPO 2
- Proposta terapêutica:
  - Implante de um segmento de anel AS5 160 150/250μ (w – horário)
  - Centro do arco alinhado com eixo 145 (Bissetriz entre eixo refracional e eixo topográfico mais plano)
  - Profundidade: 459 -100 = 359 μm

A Figura 14.42 mostra o critério primário para a indicação do implante do Ceratocone Tipo 3 e a Figura 14.43 representa o fluxograma para a escolha do anel.

Cone Tipo 3

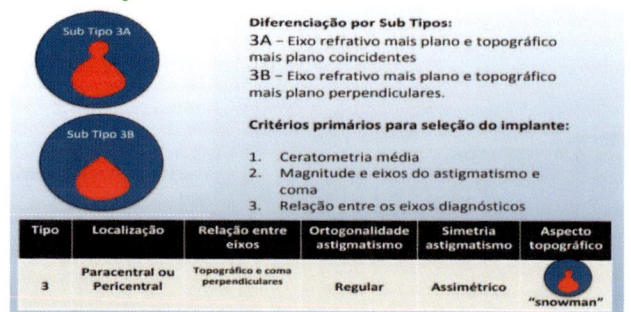

Figura 14.42 Critério para seleção do implante do Ceratocone Tipo 3.

Fluxograma

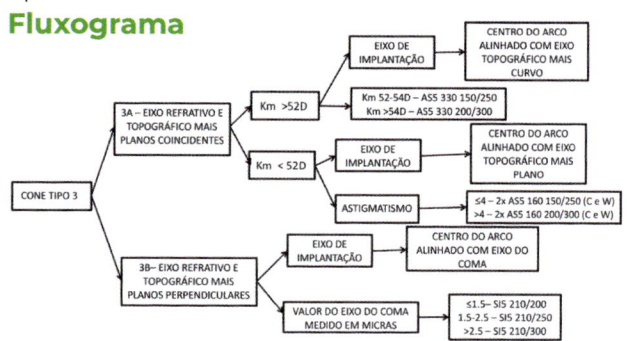

Figura 14.43 Fluxograma para o Ceratocone Tipo 3.

Caso Clínico

Masculino, 34 anos, ceratocone, intolerante ao uso de lentes de contato e óculos em olho direito.

Refração dinâmica em OD: -5,50 -4,50 x 180 (20/200 – não evolui) Potencial de visão com lente de contato em OD: 20/25

- Eixo topográfico mais plano:
- 07 K médio: 52,40 D
- Coma: 3,29 x 79
- Tipo morfológico: TIPO 3A
- Proposta terapêutica:
  - Implante de um segmento de anel AS5 330 150/250
  - Centro do arco alinhado com eixo Eixo 97
  - Profundidade: 531 -100 = 431 (400 μm). A Figura 14.44 mostra a tomografia do paciente.

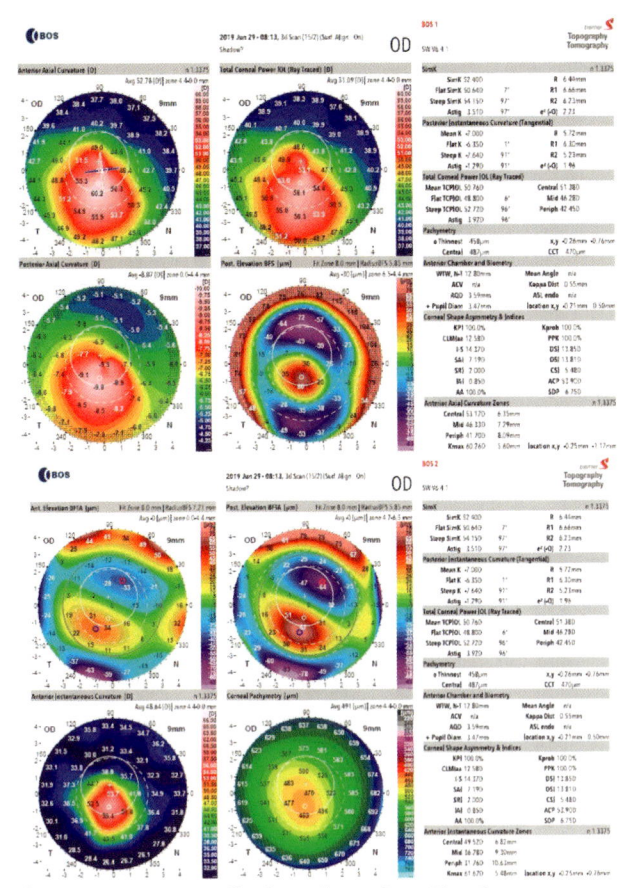

CAPÍTULO 14 - Tratamento do Ceratocone Precedente ao Transplante de Córnea - ANEL INTRACORNEANO

Figura 14.44 Tomografia do paciente Cone Tipo 3.

A Figura 14.45 mostra o critério primário para a indicação do implante do Ceratocone Tipo 4 e a Figura 14.46 representa o fluxograma para a escolha do anel.

Cone Tipo 4

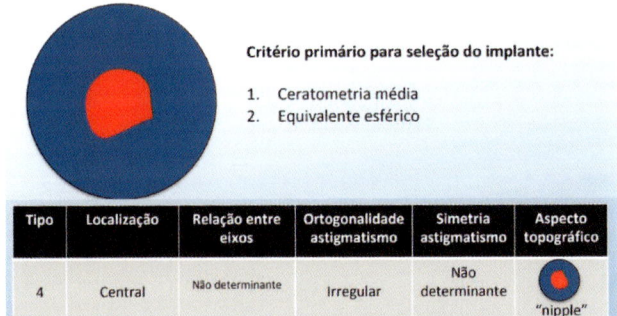

Figura 14.45 Critério para seleção do implante do Ceratocone tipo 4.

Fluxograma

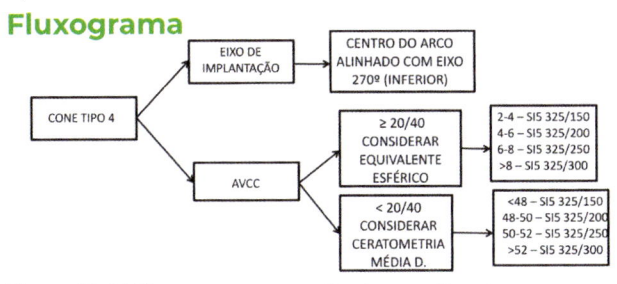

Figura 14.46 Fluxograma para o Ceratocone Tipo 4

Caso Clínico

Masculino, 25 anos, ceratocone, intolerante a óculos e lente de contato em olho direito. Acuidade visual sem correção: Conta dedos há 1 metro.

Refração dinâmica em OD -9.50 -1.50 x 55º (20/60) Potencial de visão com lente de contato em OD: 20/30.

A Figura 14.47 mostra a tomografia do paciente.

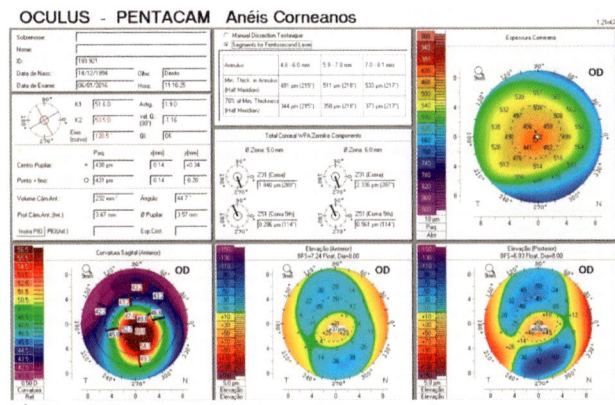

Figura 14.47 Tomografia do paciente Cone Tipo 4.

Eixo topográfico mais plano: 30
K médio: 52,4 D
Coma: 119
Tipo morfológico: tipo 4 – NIPPLE

Proposta terapêutica:

- Implante de um segmento de anel SI5 325/250 (sugestão pelo nomograma seria de espessura do segmento de 300 µm. Mas para tal, seria necessária uma espessura mínima no trajeto do túnel de pelo menos 500 µm. Assim, reduz-se a espessura do segmento a ser implantado, mantendo demais características).

- Centro do arco alinhado com eixo 270 (inferior)

- Profundidade: 492-100 = 392 µm

A Figura 14.48 mostra o critério primário para a indicação do implante do Ceratocone Tipo 5 e a Figura 14.49 representa o fluxograma para a escolha do anel.

Cone Tipo 5

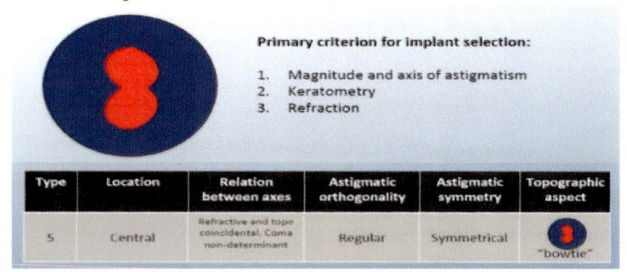

Figura 14.48 Critério para seleção do implante do Ceratocone tipo 5.

Fluxograma

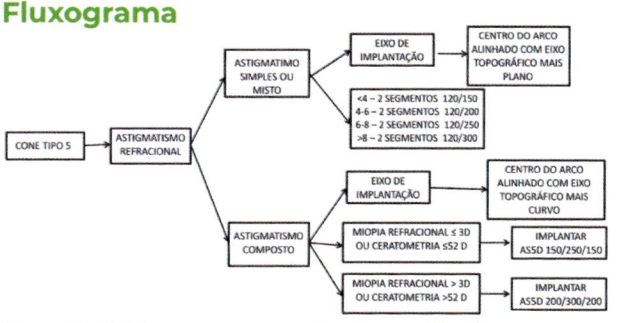

Figura 14.49 Fluxograma para o Ceratocone Tipo 5.

Caso Clínico

Masculino, 27 anos, ceratocone intolerante ao uso de lente de contato em OD. Refração dinâmica em OD: -2,00 -6,00 x 180 - 20/100.

Potencial de acuidade visual com lente de contato em OD: 20/40 PH 20/30-2.

A Figura 14.50 mostra a tomografia do paciente.

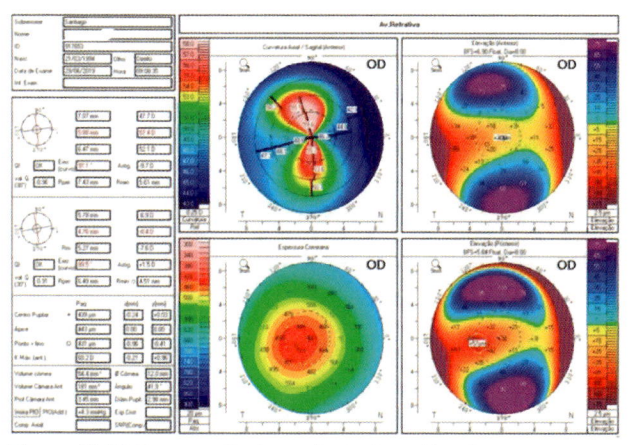

Figura 14.50 Tomografia do paciente Cone Tipo 5.

Eixo topográfico mais plano: 7
K médio: 52,1 D
Coma: 0,752 x 148
Tipo morfológico: TIPO 5
Proposta terapêutica:
- Implante de um segmento de anel AS5D 150/250/150
- Centro do arco alinhado com eixo Eixo 97
- Profundidade: (451-100=351) 351 μm

Resultados

Ainda são raros os estudos envolvendo os SAIC assimétricos e de arco longo, por serem modelos considerados novos no mercado.

Recentemente, Prisant et al. publicaram o primeiro estudo prospectivo com segmentos de anel assimétricos, sendo avaliados 104 olhos, com períodos de *follow up* de três meses. Avaliou-se acuidade visual sem e com correção, dados refrativos, astigmatismo corneano e parâmetros topográficos no pré e pós-operatório. As cirurgias foram realizadas com laser de femtossegundo e implantados um ou dois segmentos de anel de 160 de arco e espessura de 150\250 ou 200\300 μm. Os anéis foram implantados em ceratocones com fenótipo topográfico de córnea com astigmatismo assimétrico, conhecidos como fenótipos "de pato" e "boneco de neve". Com relação aos resultados, observou-se melhora em todos os parâmetros avaliados, com redução do erro refrativo e ceratometria e melhora da acuidade visual. Ao se comparar o implante de um ou dois segmentos de anel assimétricos, olhos com dois segmentos apresentaram redução maior na ceratometria máxima e astigmatismo topográfico. Porém, olhos com implante de apenas um segmento apresentaram maior melhora com relação à acuidade visual corrigida.

Estamos realizando um estudo de validação e avaliação da previsibilidade do novo nomograma Keraring 2018, no Banco de Olhos de Sorocaba e, assim que pronto, publicaremos nossos resultados.

Consideração final

As diretrizes fornecidas nos nomogramas servem de ponto de partida para o planejamento cirúrgico. Recomenda-se avaliar conjuntamente todas as variáveis diagnósticas do paciente e os critérios do cirurgião para melhor personalização do plano cirúrgico.

A cirurgia de implante de anel corneano

Assistir a um vídeo que mostra como é feita a cirurgia de implante do anel corneano pode dar a falsa impressão de que se trata de uma técnica extremamente fácil de ser executada, o que não é verdade. A necessidade de precisão de movimentos, habilidade com as duas mãos, centralização perfeita do anel, profundidade adequada do túnel e posicionamento correto dos segmentos, unidos ao fato de os médicos estarem trabalhando com instrumentais e órteses de tamanhos bastante reduzidos, fazem com que os cirurgiões iniciantes tenham muita dificuldade, nos primeiros olhos. Assim, torna-se indispensável a realização de um treinamento intensivo em cirurgia experimental e, de preferência, acompanhamento de um cirurgião mais experiente, nos primeiros casos. Acredita-se que um oftalmologista bem treinado no "Wet Lab", para vencer a "Curva de Aprendizado", necessita realizar, ao menos, dez cirurgias.

Preparo do paciente para a cirurgia

A cirurgia de implante de anel corneano é ambulatorial, com mínimo risco de descompensar a saúde ou mesmo causar a morte do paciente. Realizada por cirurgião com experiência, dura em torno de 15 minutos (tanto na técnica manual quanto se for utilizado o laser de femtossegundo). Além disso, é realizada normalmente em pacientes jovens, sem qualquer doença sistêmica. Assim, é dispensada a realização de consulta com clínico geral ou cardiologista para fornecimento de relatório de Risco Cirúrgico. Certamente, em casos especiais, essa solicitação poderá ser feita, como é o caso da necessidade de anestesia geral pela idade reduzida ou pela presença de quadro sindrômico.

Também não há a necessidade de jejum por tempo prolongado. A sugestão é que os pacientes evitem alimentação pesada nas 2 horas que antecedem a cirurgia, devido à mínima chance de ocorrência de náuseas por uma ansiedade mais exagerada.

Para os pacientes mais ansiosos, pode ser uma boa ideia o uso de uma medicação ansiolítica (Diazepan, Lexotan etc.), por via oral, duas horas antes da cirurgia.

Devido ao pequeno risco de complicações sistêmicas, é dispensada a colocação de cateter venoso para administração de soro fisiológico ou medicamentos. Pelo mesmo motivo, não é necessário o monitoramento cardíaco durante a cirurgia. Certamente, em casos especiais, todos esses cuidados podem ser necessários, e o médico deverá encaminhar o paciente para clínicas com capacidade de fornecê-los.

Por ser cirurgia ambulatorial feita com anestesia local (pelo próprio cirurgião), não há necessidade de contratação de médico anestesista.

Quadros oftalmológicos infecciosos ou alérgicos devem ser tratados antes da realização da cirurgia. É muito frequente a associação de ceratocone com conjuntivite alérgica.

É solicitado ao paciente tomar banho antes da cirurgia para evitar o contato da água do chuveiro com o olho operado (com a incisão ainda aberta), reduzindo o risco de infecção.

Técnica cirúrgica manual

Preparo do olho e anestesia

Assim que o paciente entra no bloco cirúrgico, é instilada uma gota de colírio anestésico sem fenilefrina (não pode ser o anestésico da Allergan) e, logo em seguida, uma gota de Brimonidina (0,1 a 0,2%), tal qual o Alphagan. Anestésicos em GEL ficam aderidos na córnea, dificultando sua marcação com a violeta de genciana e, portanto, devem ser evitados (ou, se forem usados, que seja muitos minutos antes da cirurgia).

O colírio anestésico reduz a sensibilidade da córnea, mas tem pouco ou nenhum efeito sobre a conjuntiva, a qual será bastante molestada pela pinça de fixação, o que pode ser bastante incômodo.

A Brimonidina possui vários efeitos benéficos à nossa cirurgia (nenhum relacionado a seu efeito primário como hipotensor ocular) (Figura 14.51):

- Miose: dessa forma, a luz do microscópio incomoda menos.
- Vasoconstrição: tem um ótimo efeito estético para os que desejam filmar a cirurgia para presentear o paciente com o vídeo ou para exibir em aulas/congressos. A vasoconstrição também reduz o sangramento pré-operatório.
- Hipoestesia: talvez por efeito direto da Brimonidina ou como efeito secundário da vasoconstrição, a conjuntiva torna-se menos sensível, permitindo ser tocada com menor incômodo. Esse efeito é também útil no momento da realização da anestesia subconjuntival, a qual ocorre sem molestar o paciente.

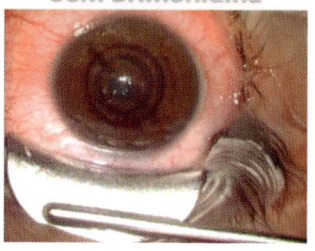

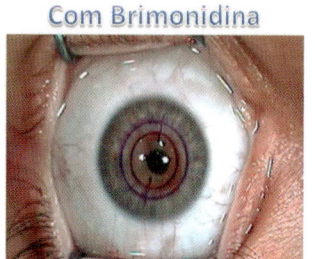

Figura 14.51 Imagens obtidas durante cirurgias de implante de anel corneano.
À esquerda: sem o preparo com Brimonidina. Observe a hiperemia intensificada pelo colírio anestésico.
À direita: com Brimonidina. Observe a importante vasoconstrição.

1 - Marcação do meridiano vertical: a marcação do meridiano vertical (12 e 6 horas) pode ser feita dentro do bloco cirúrgico com o paciente sentado na mesa cirúrgica, olhando para frente. Como a córnea já está anestesiada pelo colírio anestésico e a conjuntiva está com a sensibilidade reduzida pela Brimonidina, o procedimento ocorre com pouco incômodo.

2 - Marcação do ponto para centralização dos túneis e dos segmentos sobre o Primeiro reflexo de Purkinje-Sanson.

3 - Marcação da "zona de tunelização" utilizando o "Marcador Duplo", que funciona feito um carimbo.

4 - Paquimetria: a paquimetria deverá ser realizada e anotada em dois pontos: local da incisão e local mais fino da zona de tuneliza-

ção. Uma opção para não depender de medir a paquimetria durante a cirurgia é a análise de um mapa de paquimetria fornecido por um Tomógrafo de córnea (ORBSCAN, PENTACAM ou GALILEI) ou por um OCT de segmento anterior. Nesse mapa, deve ser definido o local onde será feito o túnel. O local da incisão é definido pela interseção do meridiano mais curvo da ceratometria simulada com a Zona de Tunelização.

5 - Anestesia subconjuntival.

6 - Incisão: Utiliza-se um bisturí com lâmina ajustável (micrometrada) de diamante. O tamanho da lâmina é normalmente ajustado para 75 ou 80% da espessura da córnea no local da incisão.

Local da incisão: a lâmina do bisturi deverá tocar a marca do meridiano mais curvo da córnea, entre os dois círculos que delimitam a zona de tunelização. Esse ponto, geralmente, fica no quadrante temporal-superior.

A incisão é realizada através de pequenos movimentos de vaivém no sentido radial. Esses movimentos são responsáveis não somente para garantir a seção das lamelas, mas também pelo alargamento da incisão.

7 - Início da criação de um "bolso escleral" com um pré-delaminador. O pré-delaminador é introduzido na incisão e começa a descer até que toque o assoalho, o que é percebido quando a córnea começa a baixar com esse instrumento. Nesse ponto, nenhuma força adicional para baixo deverá ser feita para evitar uma perfuração. São, então, iniciados movimentos giratórios que farão com que a pequena espátula da extremidade do pré-delaminador crie espaços entre as lamelas estromais (criação do "bolso estromal").

8 - Aumento do tamanho do "bolso escleral": o próximo passo é utilizar o delaminador (*spreader*) para aumentar e dissecção iniciada na etapa anterior.

9 - Tunelização: nesse momento, a pinça de fixação dupla é utilizada para imobilizar o olho, sendo afixada novamente na conjuntiva perilímbica. Com o olho imóvel, fica mais fácil conduzir o tunelizador exatamente dentro da zona de tunelização marcada na córnea pelo marcador duplo.

10 - Implante dos segmentos de anel: o segmento é segurado com a pinça de manipulação, a qual possui uma ranhura (sulco) na extremidade distal, a qual permite o encaixe com maior firmeza. A incisão é aberta pelo guia, seguindo a mesma técnica descrita na tunelização. O segmento é introduzido por baixo do guia. A visualização de bolhas de ar junto ao segmento indica que ele está realmente dentro do túnel. Com uma série de pequenos movimentos, a pinça vai introduzindo o segmento dentro do túnel. O segmento deve ser guiado pela pinça para seguir as marcas que delimitam a zona de tunelização. Quando faltar apenas ¼ do segmento para ser introduzido, a pinça é substituída pelo gancho de manipulação.

O cirurgião deverá levar para o bloco, além dos segmentos que pretende utilizar, outros de reserva (para caso de extravio, queda ou quebra). Para os que não tiveram acesso a um mapa de paquimetria previamente, é necessário também levar segmentos mais finos que os indicados pelo Nomograma. Os segmentos mais finos poderão ser usados se a paquimetria intraoperatória revelar que a córnea não é suficientemente espessa.

Avaliação na lâmpada de fenda

É muito importante a verificação da correta profundidade de implantação dos segmentos, antes de o paciente receber alta da clínica. Durante a cirurgia, é possível averiguar se a centralização do anel está correta e se os segmentos encontram-se longe da incisão. No entanto, é difícil garantir que a profundidade esteja correta.

Se, por acaso, o segmento estiver superficial, o ideal é o retorno imediato para o bloco cirúrgico para fazer o ajuste (Figura 14.52). Nesse caso, os segmentos são removidos, nova paquimetria é feita e nova incisão é realizada no mesmo local (dentro da primeira incisão), sendo que essa ficará mais profunda. Todos os passos cirúrgicos serão refeitos, como se nenhuma cirurgia tivesse sido feita.

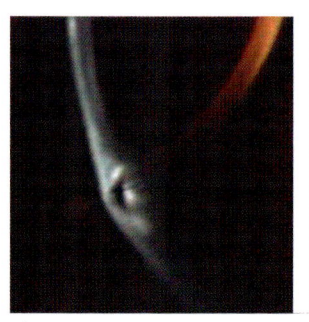

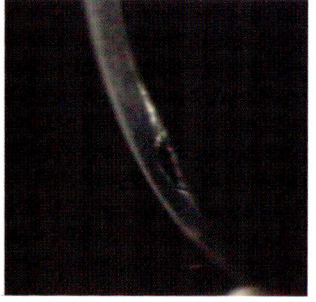

Figura 14.52 Foto mostrando, à esquerda, um segmento superficial. À direita, um segmento na profundidade adequada.

Caso essa verificação seja feita somente no dia seguinte, ao se constatar uma tunelização superficial, isso será um transtorno para o médico (o qual não estará com tempo para ir imediatamente ao centro cirúrgico) e um grande estresse para o paciente, que entenderá que "a cirurgia não deu certo". Existem também entraves burocráticos/financeiros para o retorno do paciente ao centro cirúrgico no dia seguinte:

- Se a cirurgia for particular, o centro cirúrgico cobrará novamente todas as taxas (quem vai pagar essa conta? O médico ou o paciente?).

- Se o paciente estiver sendo operado custeado por algum plano de saúde, deverá ser feita uma justificativa para o retorno do paciente ao bloco, o que poderá ou não ser aceita. De toda forma, não existe nas tabelas de procedimentos usadas pelos Planos de Saúde no Brasil (CBHPM, AMB etc.), um código para "reposicionamento de segmento" ou "remoção de segmento".

Para verificar a profundidade do segmento, é utilizado o aumento maior da lâmpada de fenda com forte intensidade de luz. Os locais a serem inspecionados são as regiões dos segmentos que se encontram aproximadamente na horizontal (Figura 14.53). A Figura 14.54 mostra a biomicroscopia da córnea com o implante de dois segmentos de anéis bem posicionados.

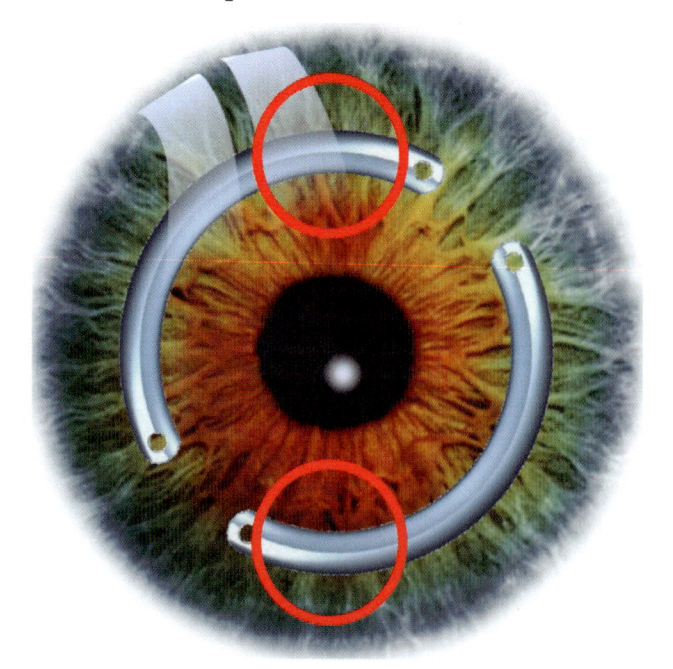

Figura 14.53 Desenho esquemático mostrando com círculos vermelhos, as regiões onde a profundidade dos segmentos é mais facilmente avaliada.

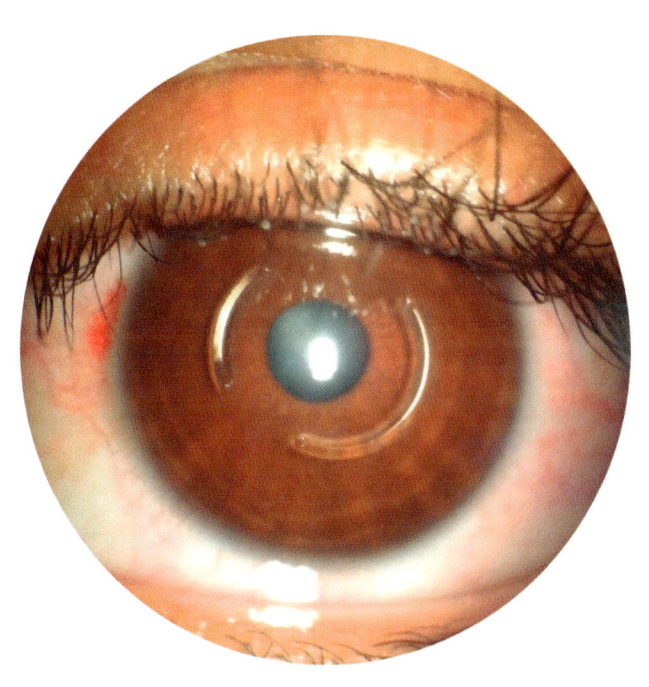

CAPÍTULO 14 - Tratamento do Ceratocone Precedente ao Transplante de Córnea - ANEL INTRACORNEANO

Figura 14.54 Iluminação direta difusa do OE mostrando dois segmentos de anel intraestromal.

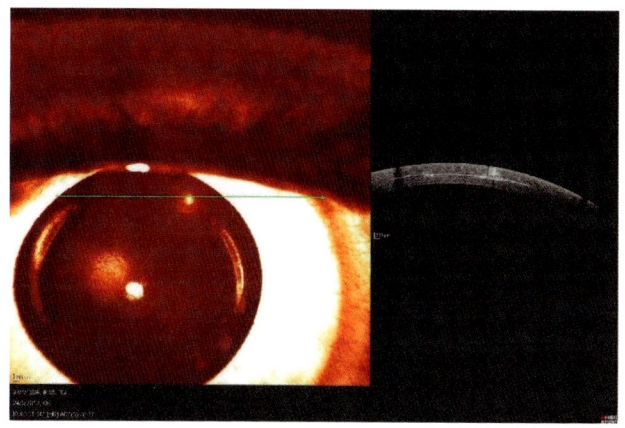

Figura 14.55 OCT de câmara anterior mostrando uma linha hiper-reflectiva correspondente à tunelização precisa realizada pelo FSL.

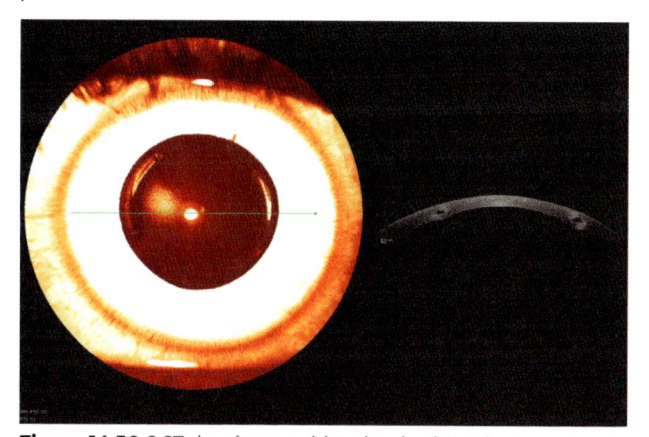

Figura 14.56 OCT de córnea evidenciando simetria na profundidade dos dois segmentos de anel intraestromal.

Técnica cirúrgica com laser de femtossegundo

O túnel intraestromal para o implante de anel foi inicialmente feito pela técnica manual. Complicações como defeitos epiteliais, assimetria de profundidade e perfuração, foram relatados e descritos (Kanellopoulos AJ et al. 2006; Bourcier T et al. 2003; Ruckhofer J et al. 2001). Vale lembrar que a curva de aprendizado para a técnica manual é longa e o fator experiência do cirurgião deve ser levado em consideração, ao analisar taxas de complicações. Com o advento do laser de femtossegundo (FSL) foi possível a realização de um túnel com profundidade, largura e localização predeterminadas e precisas (Figuras 14.55 e 14.56), resultando em menores taxas de complicações cirúrgicas per e pós-operatórias (Ferenczy PAH et al. 2015).

O FSL atua através do mecanismo de fotodisrupção. Pulsos ultrarrápidos de Infravermelho (IV) são emitidos, a fim de dissecar o material em nível molecular. Neste momento, na profundidade escolhida previamente, ocorre uma queda brusca da pressão no estroma corneano, que, por sua vez, expande-se em forma de microbolhas formadas por dióxido de carbono e água. A união de vários pulsos de luz IV permite a criação de um túnel perfeito e de maneira extremamente precisa (Diniz ER et al. 2019).

Indicações

O implante de anel intraestromal com o auxílio do FSL possui as mesmas indicações que o implante via técnica manual, sendo estas: ceratocone (mais comum); outros tipos de ectasias corneanas e astigmatismos irregulares, como após ceratoplastias. O implante de anel com FSL possui boas indicações em pacientes transplantados, devido ao menor risco de deiscência da interface doador/receptor em relação à dissecção manual do túnel.

Krachmer et al. sugeriram que pacientes portadores de doenças ectásicas, intolerantes a lentes de contato, sem cicatrizes centrais da córnea e com doença leve a moderada são os melhores candidatos ao implante intrastromal (Krachmer JH et al. 2011). Portanto, os implantes são contraindicados nas opacidades da córnea envolvendo o eixo visual (incluindo hidropsia) ou cicatrizes irregulares da córnea. Aqueles pacientes portadores de ceratocone avançado, com K máximo superior a 70 D, devem ter a sua indicação avaliada individualmente, uma vez que o procedimento pode ser viável caso possuam uma espessura corneana suficiente. A alta previsibilidade na profundidade do túnel, realizado pelo FSL, garante a segurança do procedimento mesmo em casos de córneas com espessura limítrofe. Pacientes atópicos com prurido crônico, imunossupressão local ou sistêmica ou infecção ocular ativa, erosão recorrente ou portadores de distrofia corneana também não são indicados a tal procedimento (Tognon T et al. 2017).

O tamanho e a espessura do segmento do anel são definidos com base nos exames oftalmológicos do paciente e nos nomogramas fornecidos pelo seu respectivo fabricante.

Técnica cirúrgica

O procedimento, por ser seguro e rápido, é preferencialmente realizado sob anestesia tópica e sem sedação, salvo casos em que o paciente não apresente uma boa colaboração. Além disso, deve-se realizá-lo em sala cirúrgica, respeitando todos os cuidados inerentes a cirurgias em geral.

Realiza-se:

1 - Anestesia Tópica (cloridrato de proximetacaína 0,5% ou proparacaína 0,5%)

2 - Demarcação do eixo 0-180° com o paciente sentado

3 - Assepsia e antissepsia com iodopovidona 10%

4 - Posicionamento do paciente em maca de maneira confortável

5 - Identificação do ápice corneano com uma caneta com base no reflexo da luz do microscópio óptico

6 - Posicionamento do anel de sucção sobre a córnea

7 - Realização do *docking* – acoplamento da interface do laser com o anel de sucção formando um sistema único e estável

8 - Tunelização por fotodisrupção

9 - Liberação do vácuo e retirada do anel de sucção

10 - Implante do(s) segmento(s) de acordo com o planejamento cirúrgico prévio

11 - Colocação de lente de contato terapêutica

A terapia tópica pós-operatória é realizada com colírio de associação de dexametasona a 0,1% e quinolona de quarta geração, quatro vezes ao dia, por duas semanas e lubrificante ocular, quatro vezes ao dia, por quatro semanas.

Observação: Variações da técnica podem ocorrer, conforme o equipamento de FSL utilizado. A tabela da Figura 14.57 exemplifica alguns aparelhos de FSL com suas respectivas configurações. Alguns equipamentos permitem o monitoramento com OCT intraoperatório da profundidade do túnel a ser confeccionado (Figuras 14.58 e 14.59).

Equipamentos	Alcon Wavelight	Bausch Lomb	Bausch Lomb	Carl Zeiss	Johnson-Johnson Intralase	Ziemer
	FS 200	Perfect Vision	Victus	VisuMax	Ifs	Femto LDV
Frequência (KHZ)	200	80	160	500	150	>1000
Tunelização	360°	360°	360°	360°	360°	Personalizado

Figura 14.57 Equipamentos de Femtossegundo disponíveis no Mercado e suas respectivas configurações.

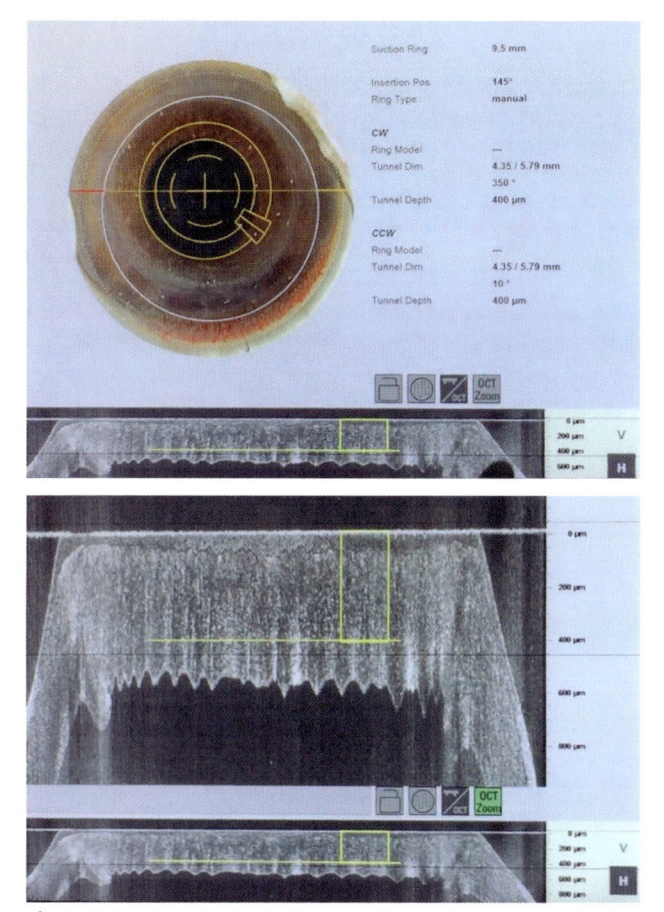

Figuras 14.58 e 14.59 Confecção de túnel com LFS (LDV Ziemer) para implante de segmento de anel de arco longo em paciente com transplante de córnea prévio. Observe as imagens de OCT intraoperatório possibilitando o ajuste da profundidade da dissecção (linha amarela horizontal).

Manual X Femto

O uso do FSL para a tunelização corneana foi proposto, com o objetivo de reduzir as complicações cirúrgicas decorrentes da confecção do túnel com a técnica manual. Esta teoria pôde ser corroborada com importantes estudos já publicados e crescente popularização da técnica.

Rabinowitz e co-autores realizaram, em 2006, uma análise retrospectiva de prontuários de pacientes submetidos ao implante de anel com FSL. Objetivou-se determinar a eficácia da inserção do anel utilizando o FSL no tratamento do ceratocone e compará-lo à técnica manual. No grupo FSL, os resultados refracionais, em geral, foram melhores do que no grupo manual, no entanto, essa diferença não foi estatisticamente significativa. Concluiu-se que os resultados no grupo do FSL são comparáveis aos resultados do tunelizador mecânico (Rabinowitz YS et al. 2006).

Um estudo prospectivo realizado por Kubaloglu e colaboradores, em 2010, comparou os resultados visuais e refrativos, bem como as complicações cirúrgicas secundárias à tunelização via manual, em relação aos túneis criados pelo FSL. Observou-se uma redução dos valores refratométricos e ceratométricos em ambos os grupos analisados, não havendo diferença estatisticamente significativa entre eles. Por outro lado, houve complicações intraoperatórias apenas no grupo manual (perfuração corneana, implante superficial). Os defeitos epiteliais corneanos também foram estatisticamente maiores naqueles pacientes que tiveram seus túneis realizados manualmente (Kubaloglu A et al. 2010).

Em 2012, pesquisadores brasileiros avaliaram os resultados do implante de anel intraestromal com FSL para o tratamento de ectasias corneanas. As variáveis analisadas foram acuidade visual (logMAR), refração, ceratometria e análise vetorial do astigmatismo. Obtiveram-se resultados animadores, sendo a cirurgia considerada segura, com baixo risco de complicação e com melhora importante na acuidade visual e nos dados topográficos dos pacientes (Coimbra CC et al. 2012).

Apesar da facilidade, rapidez e segurança, a realização do implante de anel com auxílio do FSL não está isenta de algumas intercorrências.

Coskunseven e colaboradores, em 2011, publicaram um importante ensaio clínico sobre complicações do implante de anel intraestromal utilizando o FSL, em 531 pacientes com ceratocone leve a moderado. Dos 850 olhos operados, apenas 49 (5,7%) apresentaram algum tipo de complicação cirúrgica. As intercorrências mais comuns foram: criação de túnel incompleto (intraoperatório – 2,6%) e migração do segmento (pós-operatório – 0,8%). Coskunseven E et al. 2011). As demais complicações estão descritas na tabela da Figura 14.60.

Considerações finais

O implante de anel intraestromal com o auxílio do FSL apresenta resultados visuais e refrativos comparáveis ao implante via técnica manual. No entanto, o procedimento é considerado mais rápido, fácil, seguro e, sobretudo, mais preciso. Devido ao alto custo, não está amplamente disponível no Mercado.

Vantagens e desvantagens da tunelização a laser perante a tunelização pela técnica manual

Vantagens

O uso do laser de femtossegundo para produzir o túnel e a incisão de acesso para a introdução dos segmentos corneanos apresenta muito mais vantagens que desvantagens. As vantagens são ainda maiores para os cirurgiões em processo de aprendizado, que ainda não dominam a técnica manual com perfeição. Mesmo nas mãos mais experientes, o índice de complicações é reduzido na técnica com laser, diante da técnica manual.

	Complicações Cirúrgicas	
Intraoperatória	Túnel Incompleto	2,6%
	Mal funcionamento do sistema	0,6%
	Perfuração endotelial	0,6%
	Perda do vácuo	0,1%
	Entrada incorreta do túnel	0,2%
Pós-operatória	Migração dos Segmentos	0,8%
	Melting Corneano	0,2%
	Infecção	0,1%

Figura 14.60 Complicações do implante de anel intraestromal utilizando o FSL, segundo Coskunseven e colaboradores.

Em alguns países, a etapa da tunelização feita com laser é delegada a um técnico treinado (não médico). Nesses locais, cabe ao cirurgião médico apenas a introdução dos segmentos.

O laser de femtossegundo popularizou muito a cirurgia do anel, possibilitando que cirurgiões inseguros quanto à técnica manual possam realizá-la com mais tranquilidade. São vantagens da técnica com laser de femtossegundo:

1) A cirurgia fica mais fácil (não exige muita habilidade cirúrgica).

2) Reduz o risco de colocação dos segmentos em nível muito superficial.

3) Reduz o índice de descentralizações em relação ao eixo visual.

4) Reduz o risco de descentralização de um segmento em relação ao outro.

Enfim, a cirurgia com laser fica mais reprodutível e previsível, com redução substancial do índice de complicações.

Desvantagens

1) Custo 1: preço elevado do equipamento.

2) Custo 2: necessidade de pagar para a indústria do equipamento uma "taxa de utilização" para cada procedimento.

3) Custo 3: necessidade de ter acesso a um equipamento que forneça um mapa paquimétrico da zona onde será feita a tunelização. Esses equipamentos (Orbscan, Pentacam, Galilei, etc.) são bem mais caros que os topógrafos corneanos tradicionais.

4) Necessidade de treinamento (apesar de a curva de aprendizado ser pequena).

5) Como a profundidade do túnel é determinada por um percentual em relação ao ponto mais fino da zona de tunelização, nos casos em que a espessura da córnea varia bastante ao longo da zona de tunelização, teremos o anel relativamente superficial na região superior da córnea.

6) O laser promove destruição de tecido. No início da comercialização dos equipamentos de laser de femtossegundo, que faziam apenas *flaps* de LASIK, era disseminada a ideia de que o laser não promovia destruição de tecido. A ideia era a de que se criavam bolhas que, simplesmente, separavam as lamelas do estroma. No entanto, em pouco tempo, surgiram novos equipamentos de laser que realizavam também cortes verticais, o que não poderia ocorrer sem a destruição de tecido. Assim, para uma córnea com ceratocone, onde a estrutura já é frágil, a destruição de fibras de colágeno não é desejável.

Medicação pós-operatória

Colírios

Colírio de associação entre antibiótico e corticoide. É prescrito por uma semana no pós-operatório, podendo ser também iniciado antes da cirurgia (como é feito em alguns centros para as cirurgias de catarata). Deve ser dada preferência para o uso de medicamentos que cobrem bactérias gram-positivas, como as quinolonas de 4ª geração: moxifloxacino e gatifloxacino.

Colírio lubrificante. Deve ser utilizado, de acordo com a necessidade do paciente.

Medicação via oral

Medicamentos analgésicos e anti-inflamatórios por via oral são prescritos, se houver necessidade.

Lente de contato terapêutica

É recomendada nas primeiras 24 horas para reduzir o desconforto, especialmente se tiver ocorrido uma quantidade de desepitelização mais significativa.

Referências

01 - Barraquer, J.I. Modification of refraction by means of intracorneal inclusion. Int Ophthalmol Clin 1966;6:53-78.

02 - Bourcier, T; Borderie, V; Laroche, L. Late bacterial keratitis after implantation of intrastromal corneal ring segments. J Cataract Refract Surg. 2003;29(2):407-9.

03 - Coimbra, C.C.; Gomes, M.T., Campos, M. et al. Femtosecond assisted intrastromal corneal ring (ISCR) implantation for the treatment of corneal ectasia. Arq Bras Oftalmol. 2012;75(2):126-30

04 - Coskunseven, E., Kymionis, G.D., Tsiklis, N.S. et al. Complications of intrastromal corneal ring segment implantation using a femtosecond laser for channel creation: a survey of 850 eyes with keratoconus. Acta Ophthalmologica. 2011: 89(1):54-57

05 - Cunha, P.F.A.; Silva, F.B.D. Anel de Ferrara. Rio de Janeiro: Cultura Médica; 2006.

06 - Cunha, P.F.A. Anel Corneano demonstra boa estabilidade a longo prazo em portadores de ceratocone. Ocular Surgery News – Latin America Edition. 2005; 7 (5): 22-24.

07 - Cunha, P.F.A.; Alves, E.A.F.; Silva, F.B.D.; Cunha, G.H.A. Estudo das modificações oculares induzidas pelo implante estromal do anel Corneano em portadores de ceratocone. Arq Bras Oftalmol, 2003; 66 (4).

08 - Cunha, P.F.A. Ferrara Ring Segments. In: Lovisolo, C.F.; Fleming, J.F.; Pesando, P.M. Intrastromal Corneal Ring Segments. Canelli A.T.: Fabiano Editore; 2002. p.167-181.

09 - Cunha, P.F.A.: Técnica Cirúrgica para Correção de Miopia com Implante de Anel Corneano Intraestromal. II Congresso Internacional da Sociedade Brasileira de Cirurgia Refrativa, São Paulo, 1994.

10 - Cunha, P.F.A. Técnica Cirúrgica para Correção de Miopia com Implante de Anel Corneano Intraestromal. Revista Brasileira de Oftalmologia, 1995;54(8): 19-30.

11 - de Araujo, B.S.; Kubo, L.; Marinho, D.R; Kwitko, S. Keratoconus progression after intrastromal corneal ring segment implantation according to age: 5-year follow-up cohort study. Int Ophthalmol (2020). https://doi.org/10.1007/s10792-020-01468-4

12 - Diniz, E.R.; Barbosa, J.C.; Botelho, D.P. Transplante lamelar anterior profundo assistido pelo femtossegundo. In: Crema, A, Gonçalves ER, Lima F. Lasers em oftalmologia. 1ed. Rio de Janeiro, Cultura Médica, 2019. p77-80.

13 - Felgueroso, L.F.V.C.; Sánchez, J.F.A.; Arbaiza, B.B. Clasificacion del queratocono para su correcion quirurgico con segmentos de anillo intracorneales tipo Ferrara. Universidad de Oviedo, Abril 2016

14 - Ferenczy, P.A.H.; Dalcegio, M.; Koehler, M.; Pereira, T.S.; Moreira, H.; Moreira, L.B. Femtosecond-assisted intrastromal corneal ring implantation for keratoconus treatment: a comparison with crosslinking combination. Arq Bras Oftalmol. 2015;78(2):76-81.

15 - Gatzioufas, Z.; Panos, G.D.; Elalfy, M.; Khine, A.; Hamada, S.; Lake, D.; Kozeis, N.; Balidis, M. Effect of Conus Eccentricity on Visual Outcomes After Intracorneal Ring Segments Implantation in Keratoconus. J Refract Surg. 2018 Mar

16 - Giacomin, N.T.; Mello, G.R.; Medeiros, C.S.; Kiliç, A.; Serpe, C.C.; Almeida, H.G.; Kara-Junior, N.; Santhiago, M.R. Intracorneal Ring Segments Implantation for Corneal Ectasia. J Refract Surg. 2016 Dec 1

17 - Jorge, L.; Alió, M.D.; Mohamed, H.S.; Corneal Higher Order Aberrations: A Method to Grade Keratoconus. J Refract Surg. 2006.

18 - Joshua, K.D.; Michael, W.B.; Mark, B. Assessing progression of keratoconus: novel tomographic determinants. Eye and Vision (2016) 3:6

19 - Kanellopoulos, A.J.; Pe, L.H.; Perry, H.D.; Donnenfeld, E.D. Modified intracorneal ring segment implantations (INTACS) for the management of moderate to advanced keratoconus: efficacy and complications. Cornea. 2006;25(1):29-33.

20 - Krachmer, J.H.; Mannis, M.J.; Holland, E.J. Cornea. 3rd ed. Philadelphia: Elsevier; 2011.

21 - Kubaloglu, A.; Sari, E.S.; Cinar, Y.; Cingu, K.; Koytak, A.; Coşkun, E.; Ozertürk, Y. Comparison of mechanical and femtosecond laser tunnel creation for intrastromal corneal ring segment implantation in keratoconus Prospective randomized clinical trial. J Cataract Refract Surg. 2010 Sep;36(9):1556-61.

22 - Kwitko, S.; Severo, N. Ferrara intra-corneal ring segments for keratoconus. Cataract and Refract Surg J, 30:812-820, 2004.

23 - Lyra, J.M.; Lyra, D.; Ribeiro, G.; Torquetti, L.; Ferrara, P.; Machado, A. Tomographic Findings After Implantation of Ferrara Intrastromal Corneal Ring Segments in Keratoconus. J Refract Surg. 2017 Feb 1

24 - Martínez-Abad, A.; Piñero, D.P. New perspectives on the detection and progression of keratoconus. J Cataract Refract Surg. 2017 Sep

25 - Moreira, L.B.; Alchieri, J.C.; Belfort, Júnior R.; Moreira, H. Aspectos psicossociais do paciente com ceratocone. Arq Bras Oftalmol. 2007;70(2):317-22.

26 - Moreira, H., Oliveira, C.S.; Godoy, G.; Wahab, S.A. Anel intracorneano em ceratocone. Arq Bras Oftalmol, 2002;65:59-63.

27 - Nassaralla, B.R.A. Intrastromal Corneal Ring Segment Implantation for High Astigmatism on Postkeratoplasty Eyes. 2010. {online}. Disponível em: http://www.abstractsonline.com/plan/ViewAbstract.aspx?mID=2511&sKey=7dcaf923=-ea6f4744--557a-026a7a8407dc&Key-c853e1d5-1421-4564-9d3d-cf3720d70511&mKey=%7B1E-A90E66-C548-49E0-9F05-30DA7938D511%7D. [Acessado em: 12 maio 2013]

28 - Nassarala B.A., Coscarelli S., Bicalho F., Nassaralla Jr J.J. Intrastromal Corneal Ring Segment Implantation For High Astigmatism on Post-keratoplasty Eyes, AAO (American Academy of Ophthalmology) Annual Meeting, Chicago, Illinois, 16-19 Oct 2010.

29 - Neves, R.A., et al. Intrastromal Corneal Ring. Arq Bras Oftalmol, 1996; 59: 224.

30 - Nose, W. et al: Intrastromal corneal ring: 12 months sighted myopic eyes. J. Refract Surg, 1996;12:20-28.

31 - Park, J.; Gritz, D.C. Evolution in the use of intrastromal corneal ring segments for corneal ectasia. Curr Opin Ophthalmol. 2013 Jul

32 - Piñero, D.P.; Alio, J.L.; Teus, M.A.; Barraquer, R.I.; Uceda-Montañés, A. Modeling the intracorneal ring segment effect in keratoconus using refractive, keratometric, and corneal aberrometric data. Invest Ophthalmol Vis Sci. 2010 Nov;51(11):5583-91. doi: 10.1167/iovs.09-5017. Epub 2010 May 26.

33 - Prisant, O.; Pottier, E.; Guedj, T.; Hoang Xuan, T. Clinical Outcomes of an Asymmetric Model of Intrastromal Corneal Ring Segments for the Correction of Keratoconus. Cornea. 2020 Feb;39(2):155-160.

34 - Rabinowitz, Y.S.; Li, X.; Ignacio, T.S.; Maguen, E. INTACS Inserts Using the Femtosecond Laser Compared to the Mechanical Spreader in the Treatment of Keratoconus. J Refract Surg. 2006;22:764-771.

35 - Rocha, G.; Silva, L.N.P.; Chaves, L.F.O.B.; Bertino, P.; Torquetti, L.; de Sousa, L.B. Intracorneal Ring Segments Implantation Outcomes Using Two Different Manufacturers' Nomograms for Keratoconus Surgery. J Refract Surg. 2019 Oct 1;35(10):673-683. doi: 10.3928/1081597X-20190916-01. PMID: 31610009.

36 - Ruckhofer, J.; Stoiber, J.; Alzner, E.; Grabner, G; Multicenter European Corneal Correction Assessment Study Group. One-year results of European multicenter study of intrastromal corneal ring segments. Part 2: complications, visual symptoms, and patient satisfaction. J Cataract Refract Surg. 2001;27(2):287-96.

27 - Ruiseñor Vázquez, P.R.; Galletti, J.D.; Minguez, N.; Delrivo, M.; Fuentes, B.F., Pförtner, T., Galletti, J.G. Pentacam Scheimpflug tomography findings in topographically normal patients and subclinical keratoconus cases. Am J Ophthalmol. 2014 Jul

38 - Silva, F.B.D.; Alves, E.A.F.; Ferrara, P. Utilização do Anel Corneano na estabilização e correção da ectasia corneana pós PRK. Arq Bras Oftalmol, 2000; 63 (3): 215-218.

39 - Silva, F.B.S. Anel Corneano. Rio de Janeiro. Cultura Médica, 2015.

40 - Silva, F.B.D.; Daher, N.D.; Botelho, F.A. Comparação entre os resultados do implante de um segmento de arco longo versus dois segmentos de arco tradicional no tratamento de pacientes com ceratocone. Rev. bras. oftalmol ; 82: e0016, 2023.

41 - Silva, F.B.D. Estudo das modificações oculares induzidas pelo implante de segmentos de anel corneano. UOL Artigos Científicos [online] Disponível em: http://artigocientifico.uol.com.br/artigos/?mnu=1&smnu=5&artigo=3968 ou http://artigocientifico.uol.com.br/uploads/artc_1358733725_74.doc [Acessado em: 02 mar 2013]

42 - Tognon, T.; Campos, M.; Wengrzynovski, J.P. et al. Indications and visual outcomes of intrastromal corneal ring segment implantation in a large patient series. Clinics (Sao Paulo). 2017;72(6):370–377.

43 - Torquetti, L.; Berbel, R.F.; Ferrara, P. Long-term follow-up of intrastromal corneal ring segments in keratoconus. J Cataract Refract Surg 35:1768–1773 (2009).

44 - Torquetti, L.; Ferrara, P.; Ferrara, G. Predictors of Clinical Outcomes after Intrastromal Corneal Ring Segments Implantation. International Journal of Keratoconus and Ectatic Corneal Disorders. 2012. 1. 10.5005/jp-journals-10025-1005.

45 - Torquetti, L.; Ferrara, P. Corneal asphericity changes after implantation of intrastromal corneal ring segments in keratoconus. J Emmetropia, 2010; 1:178-181.

46 - Yebra-Pimentel, E.; González-Méijome, J.M.; Cervino, A. et al. Asfericidad corneal en una poblácion de adultos jóvenes. Implicaciones clínicas. Arch Soc Esp Oftalmol 2004: 79:385-392

15
Transplante da Camada de Bowman

Philip W. Dockery
Jack S. Parker
Rénuka S. Birbal
Korine van Dijk
Maya Tong

Balamurali Ambati
Lamis Baydoun
Isabel Dapena
Gerrit R.J. Melles
Tradução: Andréia Peltier Urbano

Introdução

Durante décadas, os pacientes com ceratocone foram tratados de forma conservadora, até o ponto de precisarem substituir o estroma danificado por meio de ceratoplastia penetrante ou lamelar anterior profunda (PK ou DALK, respectivamente). Procedimentos como o crosslinking da córnea com a luz ultravioleta (UVCXL) e a implantação do segmento do anel intracorneal (ICRS) foram desenvolvidos para melhorar os resultados visuais e evitar a progressão da doença, nas tentativas de evitar o PK e DALK; no entanto, estes são tipicamente limitados aos pacientes com ceratocone leve e moderado. Para aqueles com ceratocone avançado, o Transplante da Camada de Bowman (BL) foi introduzido.

O objetivo principal é evitar, ou pelo menos retardar, a necessidade de um tratamento mais invasivo. Aqui, nós fornecemos um guia para a implementação desta cirurgia.

O Transplante da Camada de Bowman (BL) foi introduzido para combater a progressão da doença e a morbidade do tratamento para pacientes com ceratocone avançado que não eram elegíveis para procedimentos estabelecidos, tais como crosslinking corneal (UVCXL) e o implante de anel intracorneal (ICRS). Ele foi projetado para fortalecer e aplanar a córnea receptora, criando uma forma mais normal, semelhante à do doador da camada de Bowman estruturalmente intacta. Como o ceratocone é, em parte, caracterizado pelo enfraquecimento e descontinuidade na camada de Bowman da córnea, em teoria, a substituição ou reforço de uma camada de Bowman patológica com uma camada de Bowman doadora intacta deve ajudar a restaurar a integridade da córnea, de uma forma específica no ceratocone.[1]

A cirurgia consiste na implantação de uma camada de Bowman doadora descelularizada, em uma bolsa de estroma médio.[2] Em córneas gravemente ectásicas, o Transplante da Camada de Bowman aplana a córnea receptora, em média, 7 dioptrias (D) e aumenta a rigidez corneana para evitar mais ectasias e, portanto, cirurgias mais invasivas, como a ceratoplastia penetrante ou lamelar anterior profunda (PK ou DALK, respectivamente).[3] Consequentemente, muitas complicações relacionadas ao PK ou ao DALK podem ser evitadas pois, no Transplante da Camada de Bowman não há incisões corneais superficiais, suturas ou tecido celular doador da camada de Bowman.[4]

Antecedentes

Até a última década, as técnicas de PK e DALK eram o padrão de indicação cirúrgica em pacientes com ceratocone avançado e continuam a ser amplamente utilizadas, apesar de carregarem uma extensa lista de dificuldades pós-operatórias: resultados visuais decepcionantes e, frequentemente, flutuantes, resultados refrativos imprevisíveis, cicatrização de feridas e complicações relacionadas à sutura, progressão da doença, instabilidade e deiscência dos enxertos, reação e rejeição de aloenxertos e dependência de esteroides, predispondo à formação de cataratas e glaucoma. [4,5] Enquanto o DALK proporciona um pouco menos frequente e menos complicações graves, em comparação com o PK, as questões persistentemente significativas incitaram o desenvolvimento de alternativas a esses transplantes de córnea.

O método mais amplamente aceito e mais comumente realizado para prevenir ou adiar o PK e o DALK em pacientes com ceratocone é o crosslinking corneal (UV-CXL), que foi introduzido por Wollensak, et al., em 2003. O UVCXL interrompe a progressão da doença em seus estágios iniciais – e assim, retardando ou prevenindo a necessidade de transplante da córnea –, através do fortalecimento da córnea, com a formação de ligações cruzadas entre as fibras de colágeno no estroma anterior.[6] Enquanto há fortes evidências da eficácia do procedimento, com mais de 90% dos olhos tratados alcançando estabilidade topográfica[7], o UVCXL enfrenta dois obstáculos fundamentais para o seu uso universal para o ceratocone: aprovação regulamentada (particularmente nos Estados Unidos) e limitação a doenças leves ou moderadas. O UVCXL não foi aprovado pelo FDA, nos EUA, até 2016, que atualmente inclui apenas o protocolo original de Dresden, de modo que os protocolos transepiteliais ou acelerados mais recentes não estão amplamente disponíveis. Além disso, o procedimento geralmente torna-se contraindicado quando a ectasia torna-se mais severa, o que é frequentemente definido como uma ceratometria máxima (Kmax) maior que 58 dioptrias (D) e sempre definido com uma paquimetria no ponto mais fino menor que 400 μm.[8-11] Deste modo, grande número de pacientes com ceratocone moderado a severo não são capazes de obter os benefícios do UVCXL, deixando-os suscetíveis à progressão potencial da doença que poderia necessitar de ceratoplastia.

Outro tratamento para aqueles com ceratocone leve a moderado é o implante de segmentos de anéis intracorneanos (ICRS). Os ICRS são implantes semicirculares de vários tamanhos e espessuras, feitos de polimetilmetacrilato. Originalmente, eles foram projetados para aplanar a córnea central, em pacientes míopes, mas estão sendo usados, mais recentemente, para tratar o ceratocone, aplanando o cone, de forma semelhante, em uma posição mais favorável do ponto de vista óptico, ao mesmo tempo em que também fornecem suporte estrutural adicional, reduzindo, assim, o risco de ectasia adicional.[12,13] No entanto, semelhante ao UVCXL, o implante de ICRS é frequentemente considerado contraindicado em córneas com ceratometria máxima (Kmax) maior que 58 D ou paquimetria menor que 400 μm ao longo do caminho de inserção do segmento. Além disso, a ausência de opacidade da córnea é frequentemente considerada um requisito para a indicação da cirurgia.[14]

Enquanto estes procedimentos – o UV-CXL e o ICRS –, oferecem boas opções aos pacientes com ceratocone leve a moderado, deixam aqueles com ceratocone progressivo avançado sujeitos a opções de tratamentos conservadores, tais como a mera correção de lentes de contato (LC) e o monitoramento clínico regular. A visão, em particular, com LC esclral é, frequentemente, excelente. Entretanto, estes pacientes ainda estão em alto risco de progressão contínua, de modo que a tolerância a essas lentes pode diminuir com o avanço da ectasia, mas, ainda mais importante, a opacificação da córnea visualmente significativa pode, eventualmente, ocorrer, o que exigirá intervenção cirúrgica para restaurar a visão.

Consequentemente, nesta população de pacientes frequentemente jovens, há uma evidente necessidade de intervenção, para evitar a progressão da doença (e um PK ou um DALK potencialmente subsequentes) e para restaurar sua tolerância a LC, dando-lhes a oportunidade de uma ótima acuidade visual corrigida. Assim, o Transplante de Camada de Bowman foi projetado.

Indicações

Enquanto o Transplante de Camada de Bowman é realizado, principalmente, para prevenir a ectasia adicional em indivíduos com ceratocone avançado sem outras opções de tratamento minimamente invasivo, ele também pode ser usado para tratar outras formas de ectasia corneana, incluindo ectasia pós-LASIK avançada, ceratoglobus e degeneração marginal pelúcida. Como uma das metas acessórias do Transplante de Camada de Bowman é restaurar a tolerância à lente de contato em olhos operados, os pacientes devem ter progressão documentada, e a visão corrigida com lente de contato deve ser autorreportada como aceitável e suficiente para a rotina diária. Embora as cicatrizes estromais não sejam contraindicações diretas à cirurgia, as opacidades centrais podem limitar o potencial visual pós-operatório. Ter uma conversa com os pacientes (discutindo os riscos e os benefícios de potenciais opções de tratamento, as suas demandas visuais e o compromisso de comparecer às consultas de acompanhamento) pode ajudar a determinar o gerenciamento clínico desses casos. Em nossa experiência, muitos pacientes têm o prazer de preservar a visão que têm, em vez de assumir os riscos e encargos pós-operatórios, tanto do PK como do DALK.

Preparação do enxerto

A preparação do enxerto da camada de Bowman foi documentada, pela primeira vez, em um relato de caso, em 2011, no qual o enxerto foi usado "onlay" para tratar o *haze* pós-operatório da cirurgia refrativa com *Excimer Laser*.[15] Desde então, a preparação do enxerto permaneceu essencialmente inalterada.

Os botões córneo-esclerais são colhidos dos olhos do doador, menos de 36 horas *post-mortem* e são armazenados em cultura de órgãos ou Optisol, até o momento da preparação do enxerto. Eles são, então, removidos do líquido conservante, posicionados do lado endotelial em um suporte com uma ventosa, e um enxerto de membrana de Descemet (DM) é cuidadosamente preparado, de acordo com o protocolo padrão para o uso na ceratoplastia endotelial da membrana de Descemet (DMEK), para um paciente com disfunção endotelial da córnea.[16] Como o botão da córnea anterior é deixado intacto, esta abordagem permite que uma córnea doadora seja usada para tratar múltiplos olhos, com diferentes patologias da córnea.[17] Após a remoção do complexo membrana de Descemet-endotélio, o botão córneo-escleral é montado em uma câmara anterior artificial, com a orientação do lado epitelial para cima. Em seguida, o epitélio é desbridado, usando-se uma esponja cirúrgica (merocel) e, opcionalmente, o azul de tripano 0,06% é gotejado sobre a superfície anterior, corando a camada de Bowman, recentemente descoberta. Em seguida, a camada de Bowman é marcada, circunferencialmente, com uma agulha de calibre 30, logo dentro do limbo. A pinça McPherson é, então, usada para remover, cuidadosamente, a camada de Bowman do estroma subjacente. Para esta etapa, a paciência é fundamental, devido à fragilidade do enxerto em relação à força necessária para quebrar a sua aderência às fibras do estroma. Uma vez que a camada de Bowman é completamente isolada do resto da córnea, ela, espontaneamente, fica enrolada, semelhante a um enxerto de DMEK, mas um enxerto da camada de Bowman é orientado com o lado epitelial, externamente ao enrolamento. Finalmente, o enxerto da camada de Bowman é embebido em álcool a 70%, durante 30 segundos, retornando, depois, para a cultura de órgãos ou Optisol, até o momento do transplante (Figura 15.1).

Técnica cirúrgica

É administrada anestesia retrobulbar, seguida de massagem ocular digital e colocação de um balão de Honan, durante 10 minutos, para deixar o olho sem tensão. Em seguida, é realizada uma peritomia conjuntival superior, estendendo-se por algumas horas de relógio e após, é realizada uma hemostasia, usando cautério. Um sulco escleral parcial de 5 mm de espessura é confeccionado, aproximadamente, 1-2 mm posterior ao limbo. O sulco é dissecado, com uma lâmina crescente, até a córnea transparente, visando a uma profundidade de 50% e, neste ponto, é feita uma paracentese e 100% de preenchimento de ar na câmara anterior. O ar permite que o cirurgião veja o reflexo ar-endotelial, como foi descrito, pela primeira vez, para uso no DALK manual, de Melles.[18] Um reflexo forma-se na ponta do instrumento quando este é inserido na córnea periférica, o que ajuda o cirurgião a estimar a profundidade da dissecção na córnea. Além disso, o uso da tomografia de coerência óptica intraoperatória foi descrito para confirmar a localização da dissecção, particularmente em casos difíceis, com córneas turvas ou cicatrizadas (Figura 15.2).[19] Em contraste com o DALK, onde uma profundidade de dissecção de 95-99% (apenas anterior à membrana de Descemet) é visada, usando as espátulas de dissecção manual de Melles, no Transplante de Camada

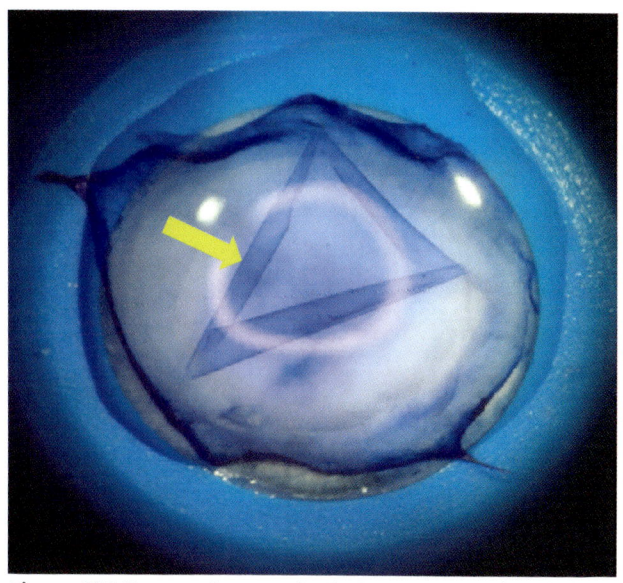

Figura 15.1 Enxerto da camada de Bowman corada e isolada, imediatamente após a sua remoção. A seta amarela marca a borda do enxerto enrolado.

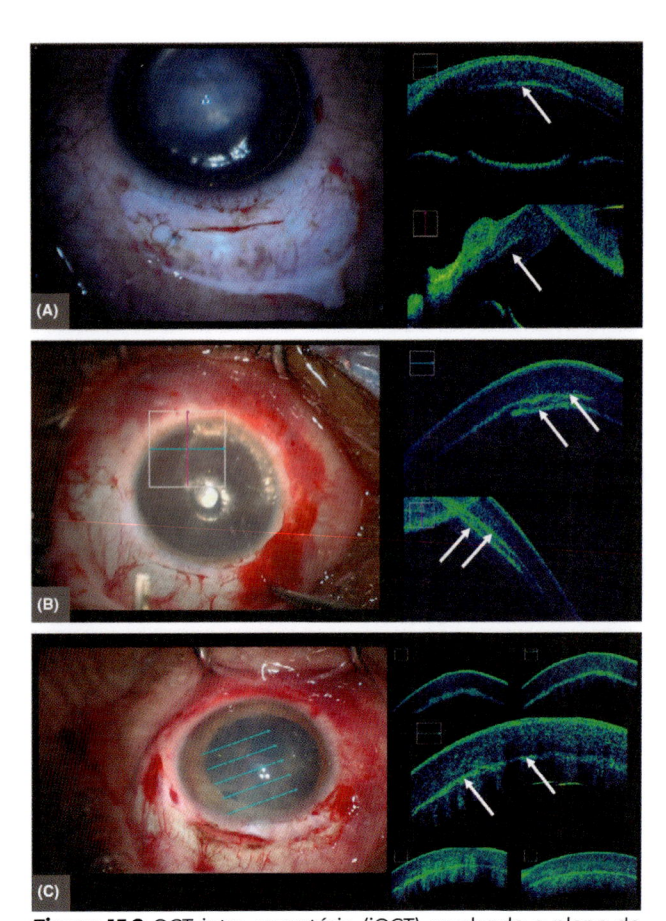

Figura 15.2 OCT intra-operatório (iOCT) revelando o plano de dissecção contínua do estroma, mesmo quando a visão direta do cirurgião é obscurecida pela opacidade do estroma (A). Esta visualização melhorada pode também permitir a detecção de múltiplos (errados) planos de dissecção (B), e a confirmação de posicionamento do enxerto (C).

de Bowman é criada uma bolsa estromal de, aproximadamente, 50% da profundidade do estroma, estendendo-se de limbo a limbo, em todas as direções.[19] Como alternativa à dissecção manual, a criação da bolsa usando-se um laser de femtossegundo, de maneira semelhante à Extração Lenticular com Pequena Incisão (SMILE), foi descrita em uma pequena série de casos. O enxerto é, então, inserido sobre o guia cirúrgico, através da incisão corneal, para dentro da bolsa de 9 mm, no meio do estroma. Esta técnica pode evitar a necessidade de incisões conjuntivais e de um túnel escleral.[20] Após a formação da bolsa no meio do estroma, reduz-se o ar da câmara anterior, e um guia cirúrgico é inserido, através do túnel escleral, na bolsa estromal média. Neste ponto, o enxerto da camada de Bowman é retirado da solução conservante, lavado com álcool 70% (para remover qualquer célula epitelial residual) e, subsequente, solução salina balanceada (BSS), e corado com azul de tripano 0,06%. Após a conclusão da preparação do enxerto, ele é dobrado e colocado sobre o guia cirúrgico e, suavemente, empurrado para dentro da córnea, usando-se uma cânula romba (Figura 15.3). Em seguida, o guia cirúrgico é removido e o enxerto é desdobrado, com o uso, principalmente, de 3 técnicas: manipulação direta com a cânula, toques suaves na superfície corneana e pequenas injeções intrastromais de solução

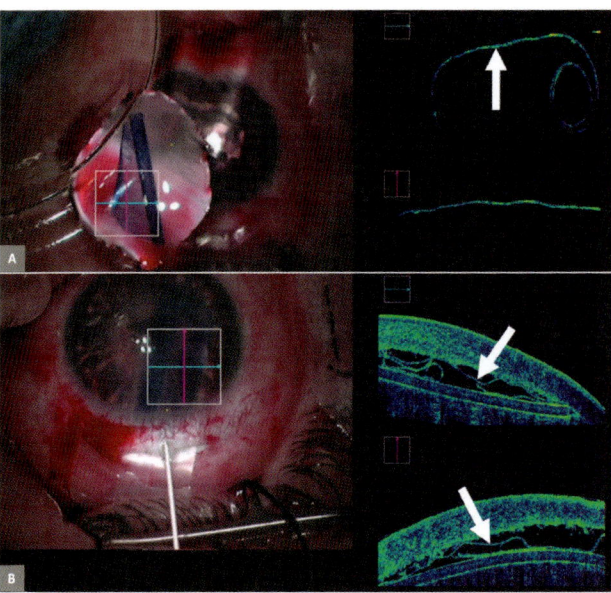

Figura 15.3 Enxerto da camada de Bowman (setas brancas) imediatamente antes da inserção (A), e depois de ter sido direcionado para a bolsa estromal, ao longo do guia cirúrgico, antes que o desdobramento completo esteja realizado (B).

salina balanceada. Uma vez que o enxerto esteja em sua posição final, é realizada uma troca de fluido de ar da câmara anterior, deixando o olho a uma pressão fisiológica. A conjuntiva é fechada, e o olho é ocluído (Figura 15.4). A prescrição pós-operatória inclui o uso de colírio antibiótico, por 1 semana, e colírio de esteroides, por 1 mês, que é reduzida a critério do médico. Em nossa

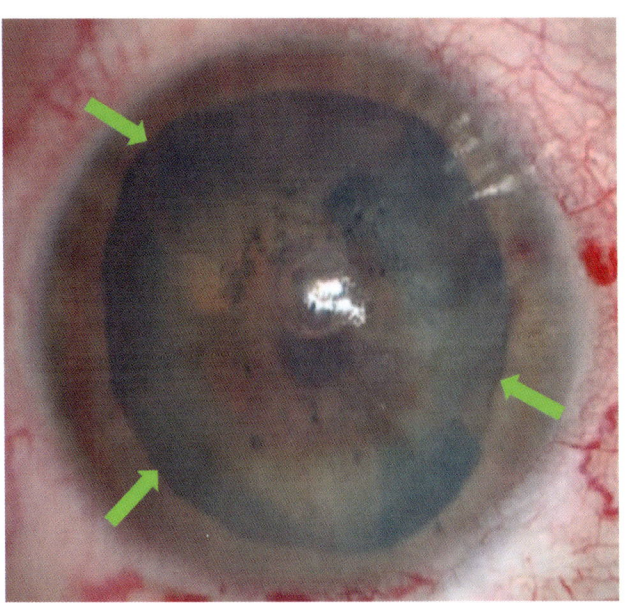

Figura 15.4 Enxerto da camada de Bowman desdobrado na sua posição final. As bordas do enxerto coradas com azul de tripano estão marcadas pelas setas verdes.

experiência, os pacientes são frequentemente capazes de interromperem os colírios, no período de 2-6 meses de pós-operatório.[2,3]

Resultados Cirúrgicos

Os resultados do Transplante da Camada de Bowman usando a dissecção manual, durante os primeiros 7 anos, mostram um aplanamento significativo, em média de 7 D, em relação à ceratometria máxima pré-operatória. Grande parte desta mudança topográfica é evidente no primeiro dia pós-operatório, com menor aplanamento residual ocorrendo nos meses seguintes.[2,3,21] Além disso, apesar destes olhos terem ceratocone avançado, com alto risco de ectasia progressiva, 84% de todos os olhos transplantados demonstraram interrupção do encurvamento e afinamento, ao longo de 5 anos de pós-operatório, o que é apenas ligeiramente inferior às taxas de sucesso do crosslinking corneal e do implante de anel intraestromal, em olhos com doença leve a moderada.[21-23] Uma técnica precoce, que consiste na formação de uma bolsa no meio do estroma sem o implante de um enxerto da camada de Bowman, prova ser bem sucedida apenas no ceratocone leve a moderado, indicando a necessidade do enxerto da camada de Bowman doadora no tratamento do ceratocone avançado.[24] Embora nenhuma diferença significativa na acuidade visual melhor corrigida seja documentada após o Transplante da Camada de Bowman, muitos pacientes descrevem melhora subjetiva significativa em sua visão funcional. Isto, em parte, é devido ao fato de alguns pacientes recuperarem a tolerância à lente de contato, após o aplanamento obtido. Além disso, a normalização da forma da córnea pode reduzir as aberrações de ordens mais elevadas, particularmente as aberrações esféricas, o que poderia resultar na melhora visual subjetiva relatada.[21,25] Após a resolução do *haze* pós-operatório, o enxerto pode ser visto como uma fina linha hiperreflexiva na imagem Scheimpflug ou na tomografia de coerência óptica do segmento anterior, e a borda do enxerto permanece sutilmente visível na biomicroscopia à lâmpada de fenda (Figura 15.5).

Complicações

A única complicação intraoperatória, até agora vista durante a cirurgia de Transplante da Camada de Bowman, é a perfuração posterior ou anterior inadvertida, durante a dissecção romba, que chegou a 10% no estudo de coorte original, mas foi menor, após a curva de aprendizado inicial.[2,3,26] Algumas perfurações são conduzidas de forma conservadora, abortando a cirurgia para permitir a cicatrização da ferida e, posteriormente, possibilitando nova tentativa de novo Transplante da Camada de Bowman. Se a perfuração for grande ou ao longo do eixo visual, o cirurgião pode mudar a indicação

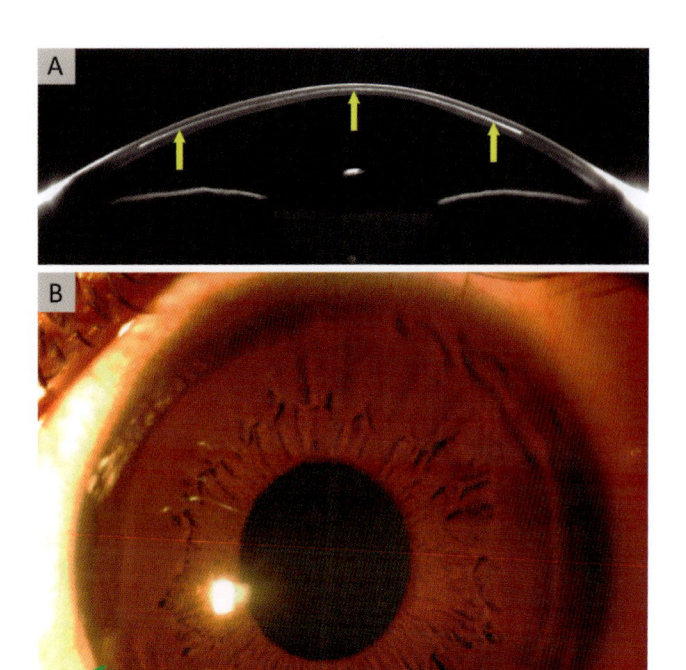

Figura 15.5 Imagem de Scheimpflug após Transplante da Camada de Bowman. A linha hiperreflexiva (setas amarelas) indica o enxerto da camada de Bowman doadora (A). As bordas do enxerto da camada de Bowman implantada são apenas vagamente visíveis (setas verdes) (B).

cirúrgica para PK ou DALK, a depender dos desejos pré-operatórios do paciente.

Até o momento, não foram descritas complicações pós-operatórias significativas resultantes diretamente do Transplante da Camada de Bowman. Como a cirurgia não utiliza suturas, as complicações decorrentes delas são inexistentes. Sem a criação de incisão na superfície corneana e com a devida desepitelização usando álcool, o risco de crescimento epitelial também pode ser minimizado. Mais importante ainda, como a camada de Bowman é acelular, não foram observados casos de reação alérgica ou rejeição, e os colírios de esteroides podem ser rapidamente regredidos, o que diminui o risco de glaucoma e catarata corticogênicos.[3,23] Entretanto, três casos de hidropsia aguda da córnea foram descritos, alguns anos após a estabilidade tomográfica. É importante notar que esses pacientes continuaram a esfregar os olhos, o que pode ter contribuído para a hidropsia pós-operatória, portanto, pode ser benéfico continuar a aconselhar os pacientes sobre a interrupção do hábito de coçar os olhos.[22,23, 27,28]

Conclusões

O Transplante da Camada de Bowman foi desenvolvido para ser uma alternativa cirúrgica menos invasiva ao PK e ao DALK, para pacientes com ceratocone progressivo avançado; os resultados, até o momento, demonstram estabilidade corneana com aplanamento significativo da córnea na maioria dos olhos tratados e interrupção da progressão da doença. Ao contrário do PK e do DALK, os olhos submetidos ao Transplante da Camada de Bowman têm uma lista muito menor de complicações pós-operatórias e exigências pós-cirúrgicas, deixando os pacientes com uma responsabilidade de tratamento significativamente menor.

Referências

1 - Fournié P, Touboul D, Arné JL, et al. Keratoconus. J Fr Ophtalmol. 2013;36(7):618-26.
2 - Van Dijk K, Liarakos VS, Parker J, et al. Bowman layer transplantation to reduce and stabilize progressive, advanced keratoconus. Ophthalmology. 2015;122:909-17.
3 - Van Dijk K, Parker J, Tong CM, et al. Midstromal isolated Bowman layer graft for reduction of advanced keratoconus: a technique to postpone penetrating or deep anterior lamellar keratoplasty. JAMA Ophthalmol. 2014;132:495-501.
4 - Parker JS, van Dijk K, Melles GR. Treatment options for advanced keratoconus: A review. Surv Ophthalmol. 2015;60:459-80.
5 - Pramanik S, Musch DC, Sutphin JE, Farjo AA. Extended long-term outcomes of penetrating keratoplasty for keratoconus. Ophthalmology. 2006;113:1633-8.
6 - Wollensak G, Spoerl E, Seiler T. Riboflavin/ultraviolet-a induced collagen crosslinking for the treatment of keratoconus. Am J Ophthalmol. 2003;135:620–7.
7 - De Bernardo M, Capasso L, Lanza M, et al. Long-term results of corneal collagen crosslinking for progressive keratoconus. J Optom. 2015;8(3):180-6.

8 - Wollensak G, Spoerl E, Wilsch M, Seiler T. Endothelial cell damage after riboflavin ultraviolet-A treatment in the rabbit. J Cataract Refract Surg. 2003;29:1786-90.

9 - Kolli S, Aslanides IM. Safety and efficacy of collagen cross-linking for the treatment of keratoconus. Expert Opin Drug Saf. 2010;9(6):949-57.

10 - Seiler T, Hafezi F. Corneal cross-linking-induced stromal demarcation line. Cornea 2006;25:1057-9.

11 - Dhaliwal JS, Kaufman SC. Corneal collagen cross-linking: a confocal, electron, and light microscopy study of eye bank corneas. Cornea 2009;28:62-7.

12 - Medical Advisory Secretariat. Intrastromal corneal ring implants for corneal thinning disorders: an evidence-based analysis. Ontario Health Technology Assessment Series 2009;9:1-90.

13 - Alió JL, Vega-Estrada A, Esperanza S, et al. Intrastromal corneal ring segments: how successful is the surgical treatment of keratoconus? Middle East Afr J Ophthalmol. 2014;21:3-9.

14 - Alió JL, Shabayek MH, Belda JI, et al. Analysis of results related to good and bad outcomes of Intacs implantation for keratoconus correction. J Cataract Refract Surg. 2006;32:756-61.

15 - Lie J, Droutsas K, Ham L, et al. Isolated Bowman layer transplantation to manage persistent subepithelial haze after excimer laser surface ablation. J Cataract Refract Surg. 2010;36:1036-41.

16 - Melles GR, Ong TS, Ververs B, van der Wees J. Descemet membrane endothelial keratoplasty (DMEK). Cornea. 2006;25:987-90.

17 - Groeneveld-van Beek EA, Parker J, Lie JT, et al. Donor tissue preparation for Bowman layer transplantation. Cornea. 2016;35:1499-1502.

18 - Melles GRJ, Lander F, Rietveld FJR, et al. A new surgical technique for deep, anterior lamellar keratoplasty. Br J Ophthalmol. 1999;83:327–33.

19 - Tong CM, Parker JS, Dockery PW, Birbal RS, Melles GRJ. Use of intraoperative anterior segment optical coherence tomography for Bowman layer transplantation. Acta Ophthalmol. 2019;97(7):e1031-2.

20 - García de Oteyza G, González Dibildox LA, Vázquez-Romo KA, et al. Bowman layer transplantation using a femtosecond laser. J Cataract Refract Surg. 2019;45(3):261-266.

21 - Zygoura V, Birbal RS, van Dijk K, et al. Validity for Bowman layer transplantation for keratoconus: visual performance at 5-7 years. Acta Ophthalmol. 2018;96(7):e901-e902.

22 - Tong CM, van Dijk K, Melles GRJ. Update on Bowman layer transplantation. Curr Opin Ophthalmol. 2019;30(4):249-255.

23 - van Dijk K, Parker JS, Baydoun L, et al. Bowman layer transplantation: 5-year results. Graefes Arch Clin Exp Ophthalmol. 2018;256(6):1151-1158.

24 - Birbal RS, van Dijk K, Parker JS. Manual mid-stromal dissection as a low risk procedure to stabilize mild to moderate progressive keratoconus. Eye Vis (Lond). 2018;5:26.

25 - Luceri S, Parker J, Dapena I, et al. Corneal densitometry and higher order aberrations after Bowman layer transplantation: 1-year results. Cornea. 2016;35:959-66.

26 - Parker JS, Birbal RS, van Dijk K, et al. Are Descemet membrane ruptures the root cause of corneal hydrops in keratoconic eyes? Am J Ophthalmol. 2019;205:147-152.

27 - Ben-Eli H, Erdinest N, Solomon A. Pathogenesis and complications of chronic eye rubbing in ocular allergy. Curr Opin Allergy Clin Immunol. 2019;19(5):526-534.

28 - McMonnies CW. Mechanisms of rubbing-related corneal trauma in keratoconus. Cornea. 2009;28(6):607-15.

16

Ceratoplastias Lamelares Anteriores Profundas DALK – Deep Anterior Lamellar Keratoplasty – Técnica Big-Bubble

Henrique Silva Delloiagono
Laiane da Cruz Lopes
Aline Silveira Moriyama

Conceitos de pré-operatórios

A Ceratoplastia Lamelar Anterior Profunda ou *Deep Anterior Lamellar Keratoplasty* (DALK) é uma modalidade de transplante que visa a substituição das camadas anteriores da córnea. Preserva-se integralmente a membrana de Descemet (MD) e endotélio do receptor, associado ou não, a uma camada de estroma posterior. As principais indicações são as patologias corneanas nas quais há acometimento estromal e cuja MD e endotélio estão sadios, como em ectasias de córnea, distrofias estromais, opacidades e cicatrizes. Em um levantamento realizado no Hospital Oftalmológico de Sorocaba (HOS), do Banco de Olhos de Sorocaba (BOS), entre 2137 transplantes de córneas realizados no ano de 2019, 334 (15,63%) casos foram DALK. Desses, 301 (90,12%) foram devido ao ceratocone.

Por se tratar de cirurgia lamelar, o DALK oferece vantagens em relação à ceratoplastia penetrante (PK). A manutenção da MD e endotélio receptores implica menor risco de rejeição. Enquanto no PK a taxa de rejeição, em cinco anos, é de cerca de 20%, no DALK essa taxa cai para 1% e, quando presente, trata-se de rejeição estromal e/ou epitelial. Por haver menor risco de rejeição, o pós-operatório requer menor uso de corticosteroides, associando-se a menos risco de aumento da pressão intraocular (PIO) e catarata. Trata-se, ainda, de uma cirurgia em sistema fechado, o que garante menores taxas de hemorragia expulsiva e perda do cristalino e/ou vítreo intraoperatória. Ademais, a presença de remanescente receptor consegue assegurar mais resistência a eventuais traumas oculares.

Sabe-se que a existência de uma interface entre córnea doadora e receptora pode gerar alterações que podem interferir no resultado visual. Isso ocorre principalmente nos casos de remanescente receptor espesso. De forma geral, considera-se que técnicas de DALK que gerem remanescente receptor fino (menor que 80 μm) oferecem resultados visuais equiparáveis ao PK. Nos casos de remanescentes mais espessos, os resultados visuais podem ser inferiores em relação ao PK.

Diversas técnicas cirúrgicas são descritas para delaminação profunda da córnea nas cirurgias lamelares: delaminação manual com espátulas, viscodissecção, hidrodissecção e pseudodissecção. Entre essas alternativas, a técnica de pneumodissecção descrita, em 2002, por Anwar (popularizada como técnica "Big-Bubble") é a mais difundida. Isso por apresentar relativa reprodutibilidade, com remanescente receptor extremamente fino e, assim, resultados visuais excelentes. Consiste na injeção de ar no estroma corneano, que leva à criação de uma grande bolha em um plano que delamina o estroma profundo da córnea.

No artigo inicial de descrição da técnica, os autores comentam que essa bolha somente se formaria entre o plano da MD e estroma posterior. Assim, o remanescente receptor seria composto do endotélio e MD desnuda. Entretanto, em 2013, Dua *et al.* descreveram a chamada camada pré-Descemet (ou camada de Dua), acrescentando novos conceitos à cirurgia de DALK. A camada pré-Descemet (CPD) foi descrita como uma fina camada acelular composta por fibras de colágeno compactadas entre a MD e o estroma. Nesse mesmo estudo, os autores demonstram que a injeção de ar no estroma corneano levaria à formação de dois tipos de bolhas, em planos distintos. Em cerca de 80% das vezes, ocorria a formação de uma grande bolha central denominada *Big-Bubble* tipo 1 (BB1), com expansão centrípeta e plano de delaminação entre o estroma e a camada de Dua. A BB1 atinge cerca de 8 a 8,5 mm de diâmetro, sendo delimitadas por um halo esbranquiçado enfisematoso. Nos demais casos, geralmente há a formação da bolha tipo 2 (BB2): uma bolha que se inicia na periferia e progride centralmente, com potencial de maiores diâmetros finais. Nesta, o plano de delaminação é entre a camada de Dua e a membrana de Descemet (Figuras 16.1A e 16.1B). Raramente, pode ocorrer a formação de uma bolha mista, com presença de componente de BB1 e BB2.

Considerando-se os diferentes planos de clivagem, o remanescente receptor é mais resistente nos casos de BB1. Assim, nos casos de formação de BB2, o risco de ruptura intraoperatória do remanescente receptor, com necessidade de conversão da cirurgia para PK, é maior.

A indicação cirúrgica deve ser antecedida por vasta explicação sobre expectativas em relação à cirurgia, objetivos, reabilitação visual (remoção de suturas, prescrição de óculos, lentes de contato e/ou cirurgias

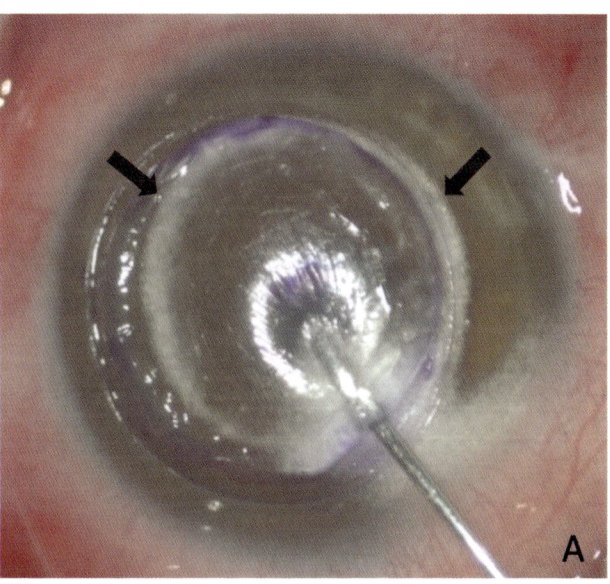

Figura 16.1A Formação de *Big-Bubble* tipo 1. Note que a bolha é central e um halo enfisematoso esbranquiçado a delimita. As setas indicam esse halo.

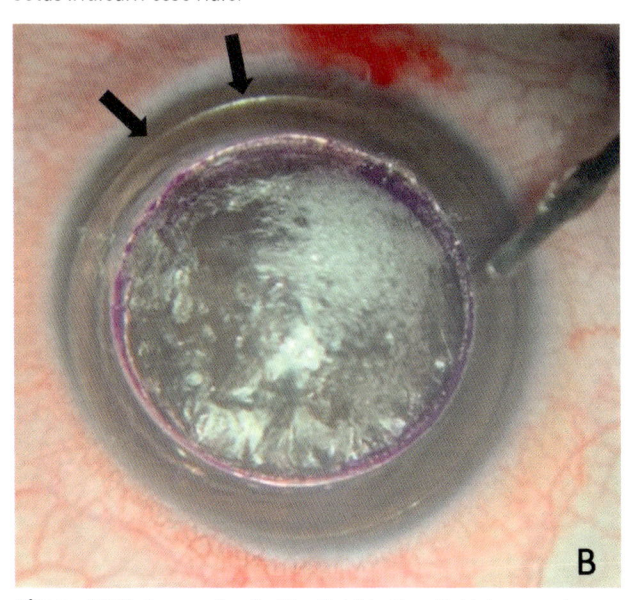

Figura 16.1B Formação de *Big-Bubble* tipo 2. Note que é uma bolha grande, que se estende até a periferia da córnea. As setas indicam o limite da bolha.

ceratorrefrativas), possíveis complicações (como rejeição do enxerto) e necessidade de seguimento ambulatorial periódico. No pré-operatório, deve-se realizar exame oftalmológico completo, incluindo exames complementares como microscopia especular, paquimetria, tomografia corneana e potencial de acuidade visual. Nos casos em que a visibilização retiniana esteja prejudicada, deve-se solicitar a ultrassonografia diagnóstica e afastar patologias que comprometam o resultado visual final.

Inflamações ativas, infecções e síndrome de olho seco aumentam o risco de falência do enxerto e devem ser tratadas previamente. Deve-se avaliar a presença de catarata e se há comprometimento visual por componente cristaliniano. Caso a patologia corneana não limite a realização da cirurgia de catarata, esta pode ser realizada previamente ao DALK. Entretanto, pode haver redução da previsibilidade refracional após o transplante. Se a visualização do segmento anterior não for adequada, a facectomia poderá ser realizada simultaneamente ao transplante, em um procedimento tríplice, ou após a retirada das suturas e estabilidade ceratométrica, cerca de um ano após a cirurgia.

Técnica cirúrgica

A técnica *Big-Bubble* - BB foi descrita por Anwar, em 2002 e, desde então, diversos autores propuseram modificações. No presente capítulo, os autores apresentam a técnica padronizada para o ensino no Hospital Oftalmológico de Sorocaba (HOS) (Figura 16.2). Vale ressaltar que, em outros serviços, podem desenvolver técnicas cirúrgicas diversas.

Inicialmente, deve-se atentar à escolha do blefarostato a ser utilizado. O modelo escolhido deve possuir tamanho adequado à fenda palpebral e ajustado de forma a não exercer pressão excessiva sobre o globo ocular. Apesar de se tratar de cirurgia lamelar, o uso do anel de sustentação escleral é aconselhável, pois existe a possibilidade de conversão intraoperatória para PK. Sua retirada deve ocorrer após metade dos pontos serem realizados, para melhor manejo ceratoscópico e ajuste de tensão das suturas.

A trepanação da córnea receptora é habitualmente realizada com um diâmetro 3,0 mm inferior ao menor diâmetro da córnea (geralmente o diâmetro vertical é menor que o horizontal). O centro da córnea pode ser marcado com o auxílio de um compasso ou Sinskey e deve englobar adequadamente a patologia a ser tratada. Essa etapa deve ser planejada de acordo com dados topográficos e anatômicos pré-operatórios de cada paciente, uma vez que o diâmetro corneano implica o cálculo médio do trépano a ser utilizado. Como exemplo, em uma córnea de 11,0 mm de diâmetro vertical, deve-se subtrair 3,0 mm deste valor, resultando tamanho médio de 8,0 mm para o trépano escolhido. Trata-se, dessa forma, de um passo fundamental, por suas implicações, em longo prazo, no resultado refrativo final. É recomendável ainda, que a marcação da região a ser trepanada seja realizada previamente com caneta estéril, uma vez que a injeção de ar e a formação do enfisema podem prejudicar a visibilização dos bordos cirúrgicos, posteriormente.

Após marcação e centralização na córnea receptora, gira-se o trépano com pressão moderada, até aproximadamente 80% da espessura corneana total. Esse procedimento é realizado depois de considerada a paquimetria corneana pré-operatória do paciente, pois, a cada um quarto de volta,

Técnica cirúrgica DALK "Big-Bubble"

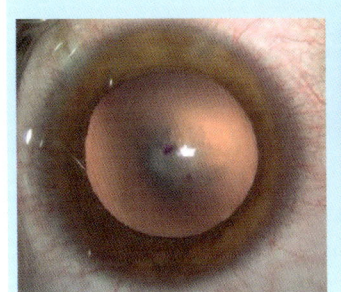

1 - Marcação do centro e medida da córnea.

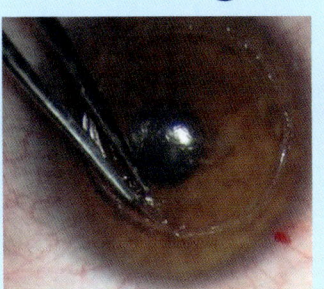

2 - Trepanação com profundidade de cerca de 80% da espessura da córnea.

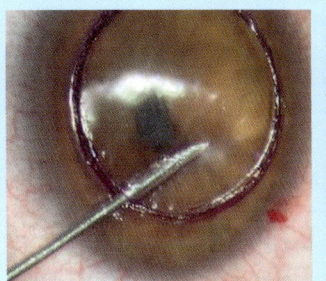

3 - Inserção da agulha com direcionamento na região paracentral da córnea.

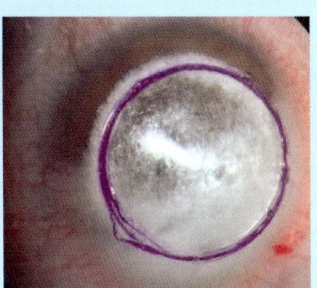

4 - Injeção de ar e formação de BB. Com a formação da BB, é notável o aumento da PIO. No caso, a presença de efisema que dificulta visualização dos limites da bolha.

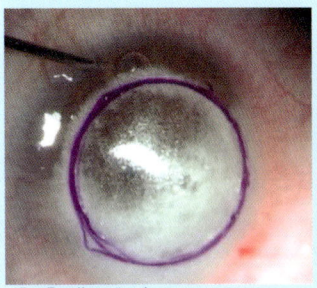

5 - Realização de paracentese para descompressão de câmara anterior. Foi optado por injetar uma pequena bolha de ar intracameral, a fim de comprovar a formação da bolha.

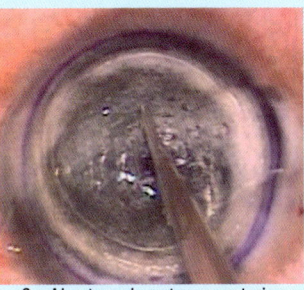

6 - Abertura do estroma anterior com lâminda de bisturi 15° voltada para cima.

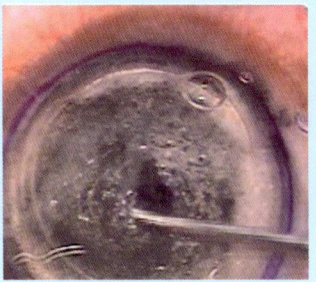

7 - Aspecto da incisão criada para acessar Big-Bubble - BB. O afastamento dos bordos da incisão foi realizado para, didaticamente, facilitar observação da incisão.

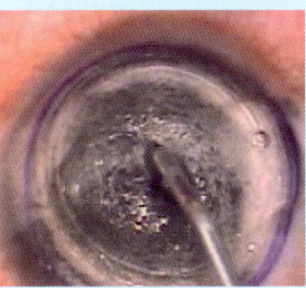

8 - Injeção de viscoelástico pela incisão para recriar a bolha e proteger a MD.

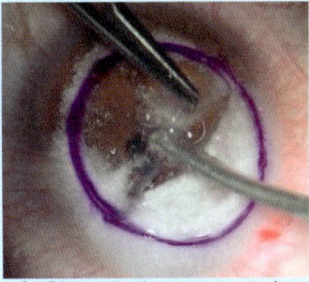

9 - Dissecção do estroma anterior em quadrantes. Essa etapa pode ser realizada com tesoura ou lâmina guiada por espátula.

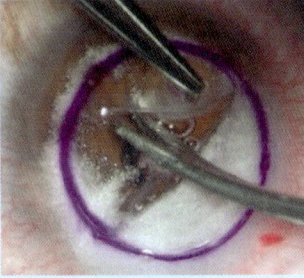

10 - Dissecção do estroma anterior em quadrantes.

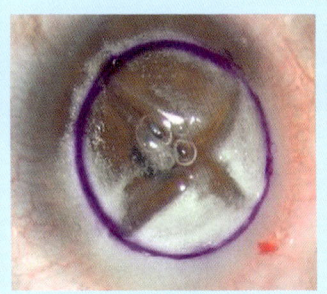

11 - Aspecto após dissecção do estroma anterior em quadrantes.

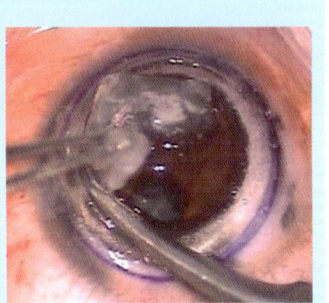

12 - Remoção dos quadrantes.

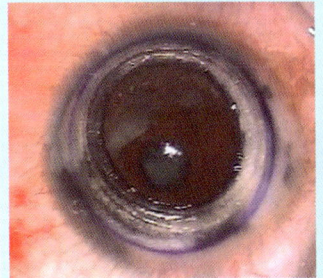

13 - Aspecto após remoção do estroma corneano. Após esse passo, é realizada a lavagem com BSS para a remoção de resíduos de viscoelástico.

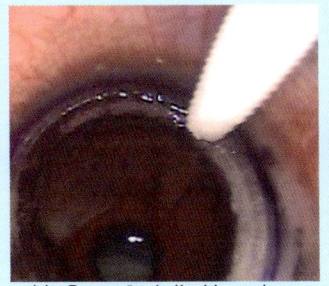

14 - Remoção de líquidos sobre o remanescente receptor por esponja cirúrgica. Evitar usar cotonete pois pode deixar fios na interface. Note remanescente transparente, liso, fino e brilhante.

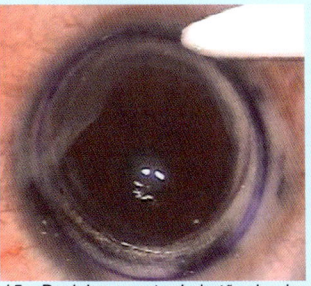

15 - Posicionamento do botão doador trepanado previamente e remoção de líquidos na interface usando esponja cirúrgica.

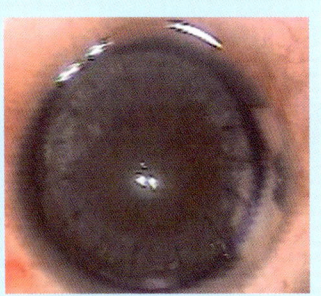

16 - Aspecto final após sutura cirúrgica.

Figura 16.2 Técnica DALK "*Big-Bubble*".

trepana-se cerca de 62,5 μm de profundidade. A profundidade da trepanação pode ser verificada deslizando-se um Sinskey no sulco trepanado.

Atualmente, há grande variedade de trépanos disponível, incluindo modelos mecânicos (com ou sem vácuo). Os modelos com vácuo oferecem mais estabilização sobre o globo, com resultados mais reprodutíveis. O advento do laser de femtossegundo possibilitou cortes com múltiplos formatos e a possibilidade de uma recuperação pós-operatória mais precoce. O que deve ser priorizado, independentemente do tipo de trepanação, é que a margem cirúrgica esteja centralizada, englobando toda área ectásica, e que a incisão não seja ovalada, nem biselada.

Após a trepanação parcial da córnea receptora, a remoção de dois terços do estroma anterior pode ser realizada, a fim de facilitar o posicionamento da agulha para injeção de ar. Esse passo é importante, especialmente nos casos com opacidades estromais anteriores, que possam dificultar a observação da agulha durante a injeção de ar. Para a injeção de ar, foi descrito inicialmente o uso de uma agulha 27 ou 30 G, dobrada a aproximadamente 5,0 mm da ponta, com bisel voltado para MD e conectada a uma seringa de 1,0 a 3,0 mL. Esta deve ser introduzida no ponto mais profundo do sulco periférico e avançar, cuidadosamente, para a região paracentral. Deve-se evitar que a ponta atinja o centro da córnea, uma vez que há menor espessura nesta região e maior risco de perfuração.

Por outro lado, caso a ponta da agulha se aproxime muito da periferia do botão receptor, o ar injetado pode vazar pela trepanação, ao invés de gerar enfisema no estroma corneano. É importante também evitar movimentos laterais inadvertidos, pois há um selamento anatômico do estroma em seu entorno e menor possibilidade de escape do ar, durante a pneumodissecção. O estroma posterior corneano possui fibras colágenas organizadas de forma mais espaçada. Assim, o cirurgião pode sentir que a progressão da agulha ocorre com menor resistência, ao se atingir plano profundo em relação ao plano superficial. A chance de formação da BB é maior quando a injeção de ar é feita em planos mais profundos.

Mais recentemente, foram desenvolvidos diversos modelos de cânulas específicas para o DALK. Para o uso da cânula, deve-se iniciar a criação do túnel com microdissector e, então, progredir com este instrumento. As cânulas possuem pontas rombas, reduzindo-se, significativamente, o risco de perfuração da MD durante esse passo da cirurgia.

Depois de formada a BB, realiza-se a paracentese vertical próxima ao limbo, de aproximadamente 0,8 mm de tamanho, com a lâmina 15°, a fim de reduzir a pressão dentro da câmara anterior e viabilizar a injeção de ar para ratificar se houve a separação do estroma da MD. A presença de bolhas que se mantêm na periferia da câmara anterior, mesmo com o movimento do olho, confirma a formação da BB1.

O acesso à bolha pode ser realizado utilizando-se a lâmina 15° para a incisão na lamela anterior e divisão do estroma em quadrantes, através da associação com espátula romba ou apenas tesoura de córnea. Com o intuito de evitar a brusca descompressão da bolha e toque inesperado na lâmina, com rotura na MD, viscoelástico coesivo pode ser injetado no interior da BB1, por meio do orifício de abertura da BB. Antes da coaptação do botão doador no leito receptor, deve-se realizar lavagem abundante, com remoção completa do viscoelástico residual.

Durante o preparo da córnea doadora é fundamental a centralização do botão para a trepanação. O enxerto deve estar apoiado sobre uma base de *punch* côncava e epitélio voltado para baixo. Assim, a lâmina iniciará o corte pela face endotelial doadora. Deve-se garantir que não haja líquido sob o tecido, evitando-se um enxerto doador oval ou irregular. A retirada da MD e endotélio doadores não deve ser feita, até que a córnea receptora esteja completamente dissecada, uma vez que a conversão para PK pode ser necessária, caso ocorram macroperfurações ou roturas da MD no intraoperatório. Assim, é importante que a córnea doadora tenha características anatômicas e ópticas compatíveis com aquelas utilizadas nas cirurgias penetrantes. Orienta-se que o enxerto doador seja trepanado com diferença entre 0,25 mm a 0,50 mm superior à trepanação receptora planejada.

As suturas podem ser interrompidas, contínuas ou combinadas, a depender da preferência de cada cirurgião. Vale ressaltar que, ao contrário do PK, idealmente a profundidade em que são feitas as suturas no DALK deve ser mais superficial na córnea doadora que na receptora (cerca de 50% da espessura no doador e 90% da espessura na receptora), para obter melhor aposição local com a MD. Durante a realização dessa etapa cirúrgica, deve-se atentar ao risco de toque inadvertido da agulha na MD e, subsequente, perfuração.

Complicações intraoperatórias

A complicação intraoperatória mais frequentemente observada é a perfuração da MD receptora. A depender do tamanho, localização e experiência do cirurgião, a perfuração pode exigir a conversão da técnica para cirurgia penetrante. Em um estudo prospectivo realizado no Hospital Oftalmológico de Sorocaba (HOS), do grupo Banco de Olhos de Sorocaba (BOS), foram avaliadas 174 cirurgias eletivas planejadas como DALK. As cirurgias foram realizadas por cirurgiões com experiência em cirurgia penetrante, mas no início da curva de aprendizado de DALK. Observou-se uma taxa de sucesso, com realização de DALK de 69,67% e conversão para PK nos demais casos. As perfurações ocorreram em 33,71% dos casos, sendo 3,37% devido à microperfurações e 30,33% à macroperfurações. Considerou-se macro ou microperfurações da MD aquelas com diâmetro superior a 1,0 mm ou menor/igual a 1,0 mm, respectivamente. Houve maior prevalência desse evento na BB2, o que corrobora a importância de se obter a BB1, a fim de minimizar complicações. As etapas possíveis de perfuração listadas no estudo foram: trepanação, confecção da bolha, acesso à bolha, dissecção da bolha, retirada do estroma receptor remanescente e sutura. A confecção da bolha e sua dissecção representaram as etapas com maior porcentagem de perfurações (36,67% dos casos). Do mesmo modo que em outros estudos, os dados deste trabalho mostraram, também, a relativamente longa curva de aprendizado da cirurgia. O desenvolvimento das habilidades cirúrgicas pode ser otimizado com a realização de *Wet Labs*. A dificuldade, entretanto, está no fato de ser essencial o uso de córneas doadoras humanas (que sejam impróprias para transplante) no âmbito de treinamento em *Wet Lab*. Córneas porcinas são frequentemente utilizadas em treinamentos cirúrgicos por sua grande disponibilidade, no entanto, possuem anatomia corneana muito diferente da humana, dificultando a reprodução dos conceitos da cirurgia e aprimoramento das habilidades do cirurgião.

Complicações cirúrgicas pós-operatórias

A formação de dupla câmara pode ocorrer quando há penetração de humor aquoso na interface doador-receptor e está associada a perfurações intraoperatórias, córneas com cicatrizes e formação da BB2. Essa condição pode ocorrer em 4,4 a 36% dos casos. Descolamentos extensos geralmente requerem intervenção cirúrgica e o reparo precoce tem sido preconizado, uma vez que a MD se torna progressivamente rígida e opaca, sendo menos provável que seja reposicionada com sucesso tardiamente. Embora haja relatos de resolução espontânea, a injeção de ar ou gás (SF6/C3F8) na câmara anterior, em geral, é suficiente para resolver o descolamento. E esse procedimento pode ser repetido, se necessário. Em casos refratários, entretanto, pode ser preciso realizar a remoção cirúrgica da MD.

A síndrome de Urrets-Zavalia é uma complicação de etiologia incerta, descrita como o aparecimento de uma midríase fixa associada ou não ao aumento da pressão intraocular (PIO). Há relatos de ocorrência de síndrome de Urrets-Zavalia em até 18,1% dos casos de DALK, sendo considerada mais frequente que na cirurgia de PK. Tais alterações são possivelmente decorrentes de isquemia transitória da íris intraoperatória. Acredita-se que no DALK, esse aumento possa ocorrer após a formação da BB. A eventual elevação da PIO no pós-operatório imediato, com ou sem bloqueio pupilar, tem sido implicada também como mecanismo desencadeante. Sua prevenção pode ser alcançada realizando-se paracentese a fim de descomprimir a câmara anterior após a injeção de ar no estroma corneano, com o uso de hiperosmóticos intravenosos, controle adequado da PIO, da quantidade de ar/gás na câmara anterior e iridectomia. O uso de manitol 20% intravenoso reduziu, em mais de 50%, a incidência da síndrome após transplante de córnea.

A ceratite após DALK, embora rara, pode ameaçar a transparência do enxerto e resultar em endoftalmite. O diagnóstico e o tratamento podem ser desafiadores, especialmente nos casos de ceratite de interface, devido à localização estromal profunda. Clinicamente, as ceratites de interface após DALK apresentam-se como múltiplos infiltrados na interface doador-receptor e, é mais comum durante os primeiros três meses de pós-operatório. As opções de tratamento incluem terapia clínica e/ou cirúrgica (raspagem de interface, antibioticoterapia intraestromal e/ou intracameral, troca de enxerto lamelar ou PK). Nesse tipo de infecção, o patógeno micótico deve sempre ser considerado.

Outras técnicas de DALK

Técnica de dissecção manual

Sabe-se que quanto maior a quantidade de estroma residual houver e mais irregular for este, pior será o resultado refrativo final. Diversas técnicas são descritas para obtenção de remanescente receptor fino, a partir da dissecção manual. Destaca-se aquela feita camada a camada, na qual são removidas, sequencialmente, diversas lamelas do estroma. A dissecção mais superficial pode ser feita com lâmina crescente, de forma cuidadosa, e nas demais lamelas, utilizando-se uma espátula romba. À medida que se torna mais profunda, o cirurgião pode sentir que a espátula progride com menor resistência durante a delaminação. Idealmente, são removidas camadas sucessivas até que se atinja um plano mais profundo, com remanescente delgado e superfície transparente, lisa e brilhante. Apesar dessa técnica associar-se aos remanescentes estromais receptores mais espessos que a técnica BB, tem a grande vantagem de redução significante do risco de perfuração, e, portanto, de conversão para PK. Assim, é uma modalidade interessante nos casos pediátricos, nos quais a redução do risco de rejeição associada ao DALK é especialmente importante. Além disso, situações em que a integridade da MD é comprometida inviabilizam DALK BB, mas podem permitir delaminação manual, como nos casos de cicatrizes corneanas profundas ou após hidrópsia.

Técnica *Pachy-Bubble*

Uma variante da técnica de BB, a Pachy-Bubble (PB), oferece medidas paquimétricas intraoperatórias na área por onde passará a agulha/cânula que injetará ar intraestromal. Após trepanação parcial de aproximadamente 80% de profundidade, uma paquimetria ultrassônica é realizada a 0,8 mm internamente à margem da trepanação, na posição das 11h. Neste local, uma incisão de 2,0 mm de extensão, com profundidade de 90% da espessura mais fina medida, é criada com bisturi de diamante micrometrado. Através desta incisão, insere-se uma cânula 27 G e 0,5 cc de ar é injetado. Dessa forma, aumenta-se a possibilidade de sucesso na formação de bolha. Em publicação de Ghanem *et al.*, dos 105 olhos submetidos ao transplante de córnea através da PB, 95,5% foram feitos pela técnica lamelar, e a BB1 foi alcançada em 91% dos casos.

Conceitos pós-operatórios

Medicações pós-operatórias habitualmente incluem antibióticos e corticosteroides. No HOS/BOS utiliza-se, de rotina, colírios de quinolonas de quarta geração, como moxifloxacino ou gatifloxacino, durante 15 dias ou até reepitelização completa do enxerto. Associa-se colírio de corticoide, como acetato de prednisolona 1%, oito vezes ao dia, com regressão mensal. Quando são removidas suturas, deve-se utilizar colírios associados de antibiótico com corticoide, durante período de 07 dias, a fim de prevenir infecções e rejeição.

Remoção de suturas

À semelhança do que observamos no pós-operatório de PK, a rotina de remoção seletiva de suturas pode variar de acordo com a preferência do cirurgião, levando-se em consideração, primordialmente, os resultados topográficos e refrativos do caso. Recomenda-se iniciar essa retirada baseada no astigmatismo topográfico e/ou refrativo, a partir do quarto ao sexto mês. Em pacientes com alto astigmatismo, a remoção precoce da sutura apresenta-se como uma opção viável.

Prognóstico

A técnica de DALK BB oferece remanescente residual extremamente fino e resultados visuais equiparáveis ao PK, considerando-se acuidade visual com refração, acuidade visual com lente de contato e astigmatismo refrativo e topográfico final. É importante destacar que o DALK oferece as vantagens em relação ao PK de menor perda endotelial e manutenção da contagem endotelial por um período maior, menor uso de corticosteroides, menor chance de rejeição e maior resistência anatômica a traumas.

Referências

1 - Anwar M; Teichmann KD. Big-bubble technique to bare descent's membrane in anterior lamellar keratoplasty. J Cataract Refract Surg. 2002 Mar; 28(3):398-403.

2 - Ardjomand N; Hau S; McAlister JC; Bunce C; Galaretta D; Tuft SJ; Larkin DF. Quality gf vision and graft thickness in deep anterior lamellar and penetrating corneal allografts. Am J Ophthalmol. 2007. Vol. 143, No. 2; 143:228-235.

3 - Bagga B; Garg P; Joseph J; Mohamed A; Kalra P. Outcome of therapeutic deep anterior lamellar keratoplasty in advanced acanthamoeba keratitis. Indian J Ophthalmol. 2020; 68:442-6.

4 - Bozkurt TK; Acar BT; Acar S. Fixed dilated pupilla as a common complication of deep anterior lamellar keratoplasty complicated with descemet membrane perforation. Eur J Ophthalmol. 2013; 23 (2): 164-170.

5 - Coster DJ; Lowe MT; Keane MC; Williams KA. A comparison of lamellar and penetrating keratoplasty outcomes: a registry study. Ophthalmology. 2014 May; 121(5):979-87.

6 - D'Oria et al. Multi-drug resistant enterococcus faecium in late-onset keratitis after deep anterior lamellar keratoplasty. A case report and review of the literature. Medicine. 2019 Aug; 98:37.

7 - Dua HS; Faraj LA; Said DG, et al. Human corneal anatomy redefined: a novel pre-descemet's layer (dua's layer). Ophthalmology. 2013; 120:1778-1785.

8 - Gao Y; Li C; Bu P, et al. Infectious interface keratitis (IIK) following lamellar keratoplasty: a literature review. The Ocular Surface. 2019; 1542-124.

9 - Gaoa Y; Lic C; Bub P; Zhanga L; Bouchard CS. Infectious interface keratitis (IIK) following lamellar keratoplasty: a literature review. Ocul Surf. 2019 Aug; 1542-0124.

10 - Ghaffari R; Ghassemi H; Latifi G; Jabbarvand M; Zamzam A; Hashemi H. Stromal patch with fibrin glue as a novel surgical technique to seal peripheral descemet's membrane perforations in deep anterior lamellar keratoplasty. Int Ophthalmol. 2018 Oct; 39(10): 2275-2282.

11 - Ghanem RC; Bogoni A; Ghanem VC. Pachymetry-guided intrastromal air injection ("Pachy-Bubble") for deep anterior lamellar keratoplasty: results of the first 110 cases. Cornea. 2015 Jun; 34; 625-631.

12 - Ghanem RC; Ghanem MA. Pachymetry-guided intrastromal air injection ("Pachy-Bubble") for deep anterior lamellar keratoplasty. Cornea. 2012; 31:1087-1091.

13 - Jhanji V; Sharma N; Vajpayee RB. Intraoperative perforation of descemet's membrane during "big bubble" deep anterior lamellar keratoplasty. Int Ophthalmol. 2010; 30:291-295.

14 - Li J; Chen W; Zhao Z; Wang H; Gui Q; Jhanji V; Zheng Q. Factors affecting formation of type-1 and type-2 big bubble during deep anterior lamellar keratoplasty. Curr Eye Res. 2019; 44:7, 701-706.

15 - Magalhães AO; Kronbauer CL; Müller EG; Sanvicente CT. Update and review of urrets-zavalia syndrome. Arq Bras Oftalmol. 2016; 79(3):202-4.

16 - McKee HD; Irion LC; Carley FM; Jhanji V; Brahma AK. Residual corneal stroma in big-bubble deep anterior lamellar keratoplasty: a histological study in eye-bank corneas. Br J Ophthalmol. 2011; 95:1463 -1465.

17 - Myerscough J; Bovone C; Mimouni M; Elkadim M; Rimondi E; Busin M. Factors predictive of double anterior chamber formation following deep anterior lamellar keratoplasty. Am J Ophthalmol. 2019 Sep; Vol. 205; 11-16.

18 - Passani A; Sframeli AT; Loiudice P, Nardi M. Late spontaneous resolution of a double anterior chamber post deep anterior lamellar keratoplasty. Saudi J Ophthalmol. 2017; 31, 58-60.

19 - Shimazaki J. Double-bubble technique to facilitate descemet membrane exposure in deep anterior lamellar keratoplasty. J Cataract Refract Surg. 2010; 36:193-6.

20 - Smadja D; Colin J; Krueger RR, et al. Outcomes of deep anterior lamellar keratoplasty for keratoconus: learning curve and advantages of the big bubble technique. Cornea. 2012;31:859-863.

21 - Tan DTH; Dart JKG; Holland EJ; Kinoshita S. Ophthalmology 3. Corneal transplantation. Lancet 2012; 379: 1749-61

22 - Titiyal J.S. et al. Double bubble technique for total DMD. Nepal J Ophthalmol 2018; Vol 10 (20): 180-183.

17

Ceratoplastias Lamelares Anteriores Profundas DALK – Deep Anterior Lamellar Keratoplasty – Técnica Pachy-Bubble

Ramon Coral Ghanem
Sérgio Kwitko

Introdução

A Ceratoplastia Lamelar Anterior Profunda (sigla DALK em inglês, *Deep Anterior Lamellar Keratoplasty*) é a técnica usada para a substituição das camadas anteriores da córnea, preservando-se as membranas internas de Dua e Descemet e o endotélio.[1]

Esta técnica de ceratoplastia deve ser indicada para casos em que a patologia corneana não comprometa o endotélio, como, por exemplo, o ceratocone, as distrofias estromais e os leucomas pós-infecciosos e pós-inflamatórios.

No pré-operatório, além do exame oftalmológico completo, deve ser realizada a biometria para um adequado planejamento da diferença receptor-doador, além da ultrassonografia ocular, nos casos em que a opacidade corneana não permita a adequada avaliação do polo posterior.

Para a avaliação da função macular e melhor estimativa do prognóstico visual, o PAM (Potencial de Acuidade Macular) e o OCT de macular trazem dados importantes.

Mesmo sendo comparável à ceratoplastia penetrante (sigla PK em inglês, *Penetrating Keratoplasty*) quanto à acuidade visual, sua maior vantagem é a preservação do endotélio do receptor saudável, o que evita, portanto, a rejeição endotelial e falência endotelial tardia, aumentando sobremaneira a vida do transplante.[1-3] Também, reduz-se o risco de outras complicações, como hemorragia expulsiva, expulsão do cristalino por hipertensão vítrea e endoftalmite, uma vez que a cirurgia é realizada a "céu fechado", preservando-se a integridade do globo ocular.[1-3]

Contudo, para alcançar boa qualidade visual com o DALK, são necessários um estroma residual fino ou ausente e uma interface lisa, uniforme e regular.[4,5] Dissecção manual, frequentemente, causa irregularidades na interface e deixa quantidade variável de estroma residual. Por outro lado, as técnicas que criam um plano de clivagem entre o estroma e as camadas internas da córnea, seja a Dua ou a Descemet, geralmente resultam em uma superfície lisa e sem estroma residual.

Diversas técnicas foram descritas para a realização do DALK, utilizando-se ar para dissecção,[6-10] viscoelástico,[11,12] dissecção manual,[13,14] hidrodelaminação,[15] laser de femtossegundo,[16] excimer laser,[17] ou, ainda, a associação dessas técnicas.

Todas essas técnicas têm por objetivo a retirada completa do estroma, tentando expor um leito receptor com mais qualidade óptica. A dificuldade técnica, a curva de aprendizado mais longa, o tempo cirúrgico prolongado e o risco de perfuração que, mesmo entre cirurgiões experientes, pode chegar a 25%, dependendo da série, tornam esse procedimento mais complexo que o transplante penetrante.

A técnica mais conhecida que busca alcançar esse plano de clivagem é a *Big-Bubble* (BB), descrita por Anwar e Teichmann, em 2002.[6] Os autores relataram que uma injeção de ar no estroma profundo seria capaz de criar uma bolha de ar intracorneana que separaria as camadas mais profundas da córnea. Os autores acreditavam que a Descemet estava sendo separada do estroma profundo. Posteriormente, nova camada, chamada pré-Descemet ou Dua, foi descrita[18] e assim houve melhor entendimento dos tipos de bolha:

• Bolha tipo 1 (Figura 17.1), uma bolha que inicia no centro e se estende até os 7 a 8,5 mm centrais, bem circunscrita, com margens brancas, de elevação em forma de cúpula, que separa a Dua do estroma profundo.

• Bolha tipo 2 (Figura 17.2), uma bolha de paredes finas, com margens claras, translúcidas e diâmetro máximo de cerca de 10,5 mm, que se inicia na periferia e se estende ao centro e separa a Dua da Descemet, e

• Bolha tipo 3 (Figura 17.3), o tipo misto, com ambos planos de clivagem.

Apesar da padronização proposta para a técnica da BB, uma longa curva de aprendizado é necessária para se alcançarem melhores índices de sucesso.[19] Fogla e Padmanabhan relataram a formação da bolha em 9 de 13 olhos (69,2%).[20] Fontana *et al.*, conseguiram bolha em 50 de 78 olhos com ceratocone (64%), excluindo-se 3 casos que foram convertidos para PK.[21] No estudo de Feizi *et al.*, um cirurgião experiente relatou índice de sucesso de somente 55% nos primeiros 20 casos de ceratocone.[22] Excluindo os casos convertidos para PK, foi relatado um índice de sucesso de 82% em 126 olhos. Kubaloglu *et al.*, conseguiram a formação da bolha em 193 de 234 olhos (82,4%).[23] Muftuoglu *et al.*, relataram uma série de 300 olhos usando a BB com cânula na qual somente 141 (47%) conseguiram formar a bolha após a injeção de ar.[24]

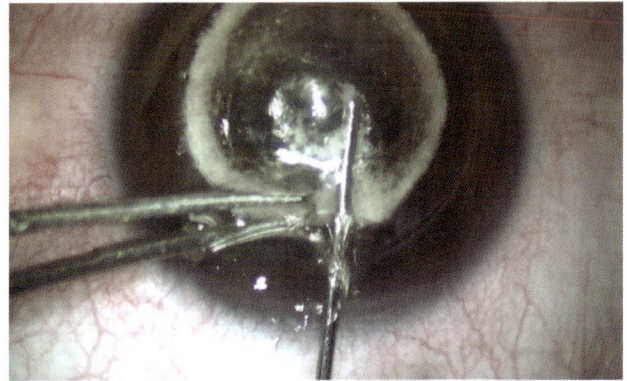

Figura 17.1 Bolha do tipo 1.

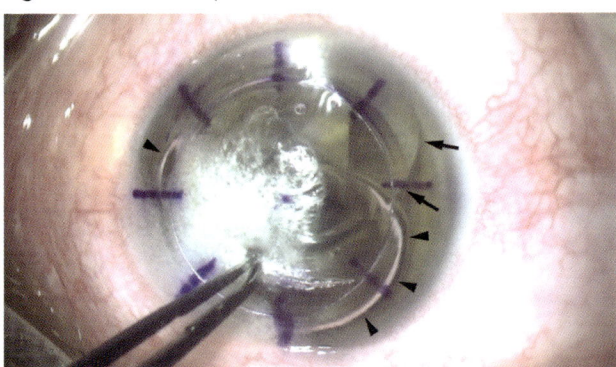

Figura 17.2 Bolha do tipo 2. As setas indicam as bordas da bolha. As pontas de seta indicam bolhas de ar na câmara anterior.

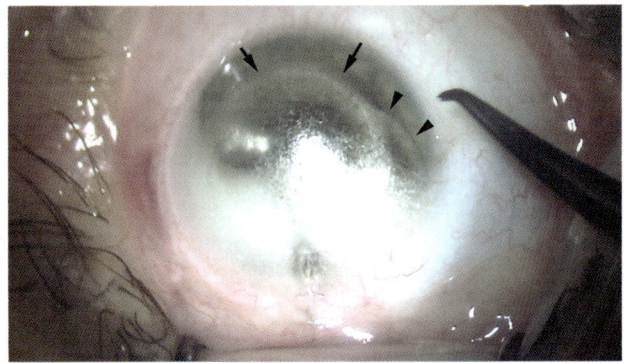

Figura 17.3 Bolha do tipo 3 ou mista. As setas indicam as bordas da bolha tipo 1 e as pontas de seta indicam as bordas da bolha tipo 2.

Existe consenso entre os cirurgiões e na literatura científica, que entre os vários fatores possivelmente relacionados à formação da bolha durante o DALK, a profundidade da injeção do ar é o mais importante.[25,26] Outros fatores já descritos que podem estar correlacionados à formação da bolha: ceratocone avançado,[27] sexo masculino e maior diâmetro de trepanação.[28]

Com o objetivo de aumentar a taxa de formação de bolha através do controle da profundidade de injeção de ar, Ghanem *et al.*[9,10] desenvolveram a técnica *Pachy-Bubble*. Nela, uma medida da espessura da córnea é realizada no intraoperatório, guiando uma incisão que alcança o estroma profundo e permite a injeção de ar com uma cânula.

Técnica Cirúrgica

O procedimento é realizado sob anestesia peribulbar. Após o posicionamento do paciente, assepsia e antissepsia apropriadas, os diâmetros corneanos horizontal e vertical são medidos com um compasso cirúrgico.

O tamanho da trepanação é determinado de acordo com os diâmetros corneanos e a localização do ceratocone, almejando preservar, no mínimo, 1 mm da córnea receptora ao redor da trepanação. Um trépano a vácuo é usado para a trepanação até 60 a 70% da espessura corneana no local, geralmente 400 µm. Este trépano é ajustado para cortar cerca de 250 µm em rotação completa, portanto, geralmente é feita uma rotação e meia no trépano (Figura 17.4A).

No intraoperatório, a espessura da córnea é medida por paquimetria ultrassônica 1,0 mm internamente ao sulco da trepanação, às 12 horas (Figura 17.4B). Nessa área, é feita uma incisão de 1 mm paralela ao sulco com um bisturi de diamante calibrado 60 µm a menos do que a paquimetria mais fina (Figura 17.4C). Então, a incisão é aberta com uma pinça colibri e alargada superficialmente (Figura 17.4D). O estroma profundo é exposto, e uma dissecção inicial é realizada com um gancho de Sinskey (Figura 17.4E). A seguir, um túnel é criado com uma espátula de DALK até a córnea central ou paracentral (Figura 17.4F). Por este túnel

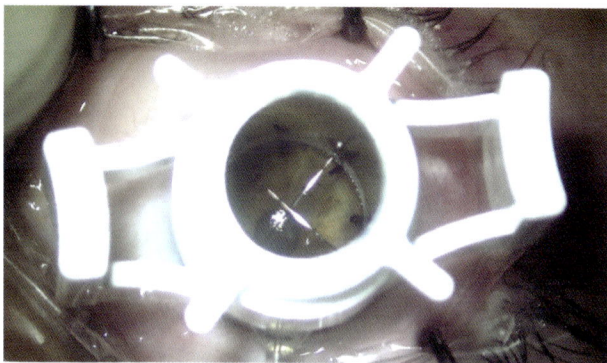

Figura 17.4A Cirurgia de DALK com *Pachy-bubble*. Trepanação corneana com trépano a vácuo de Hessburg-Barron.

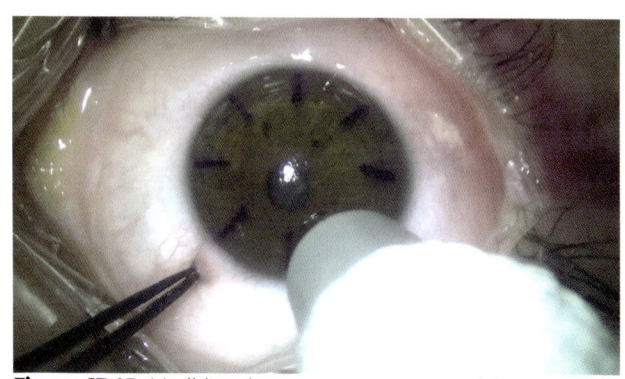

Figura 17.4B Medidas da espessura corneana intraoperatória usando a paquimetria ultrassônica, realizadas 1,0 mm internamente ao sulco de trepanação, na posição de 12 horas.

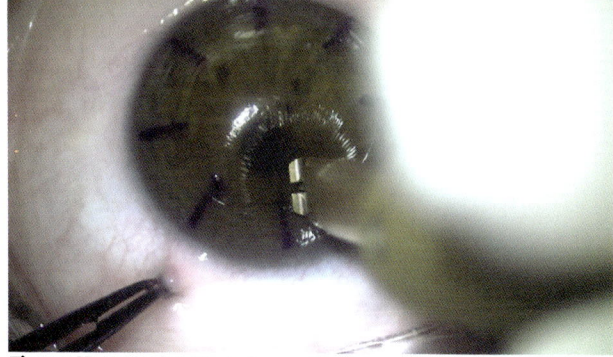

Figura 17.4C A incisão de 1 mm é feita com o bisturi de diamante calibrado para 60 µm a menos do que a medida paquimétrica mais fina.

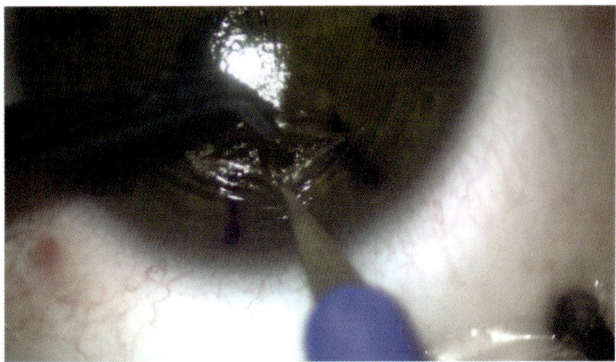

Figura 17.4D A incisão é ampliada lateralmente com uma lamina 15 graus e o estroma profundo é exposto.

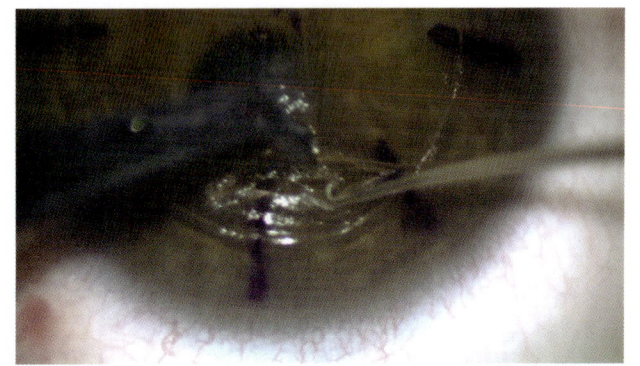

Figura 17.4E A dissecção inicial do túnel é feita com um Sinskey.

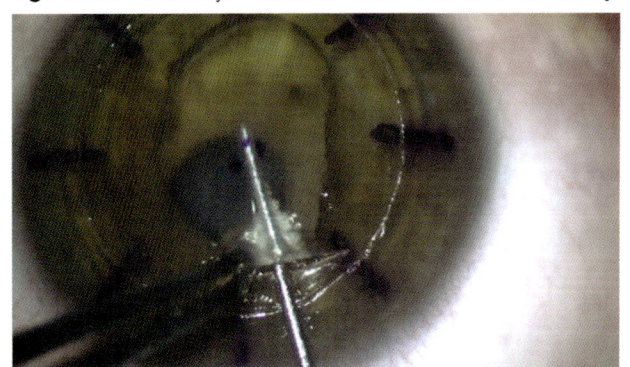

Figura 17.4F A espátula de DALK é utilizada para criar o túnel no estroma profundo que atinge o centro da córnea.

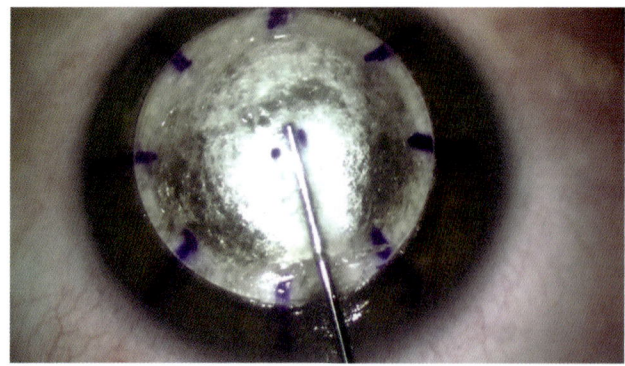

Figura 17.4G A cânula de DALK é introduzida no túnel e usada para injetar ar no estroma profundo. Aproximadamente 0,5 ml de ar é injetado até que uma bolha de tamanho médio a grande seja formada. Na imagem, uma bolha tipo 1 é formada.

é introduzida uma cânula de DALK, que é usada para injetar o ar no estroma profundo (Figura 17.4G) Uma cânula genérica de DALK calibre 27 ou os modelos de Fogla (Storz Ophthalmics, USA) ou Sarnicola (Asico, Westmont, IL) podem ser usados.

Logo após, uma paracentese límbica é criada usando-se um bisturi 15 graus, às 12 horas, para remover uma pequena quantia de humor aquoso e baixar a pressão intraocular.

Por fim, a ceratectomia anterior é realizada com uma lâmina crescente, começando no vão da trepanação, e uma fina camada de tecido estromal da córnea é deixada sobre a bolha de ar (Figura 17.4H). Uma pequena quantidade de viscoelástico (visco) (em geral, 2% metilcelulose) é injetada dentro da bolha com uma agulha calibre 26 ou 27 para manter as camadas posteriores afastadas (Figura 17.4I). O pequeno orifício feito pela agulha é, então, alargado com uma tesoura

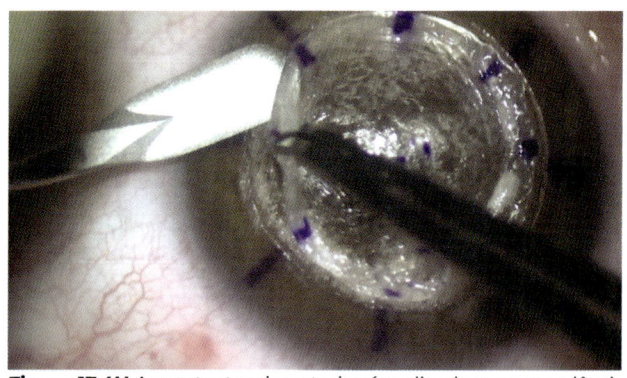

Figura 17.4H A ceratectomia anterior é realizada com uma lâmina crescente.

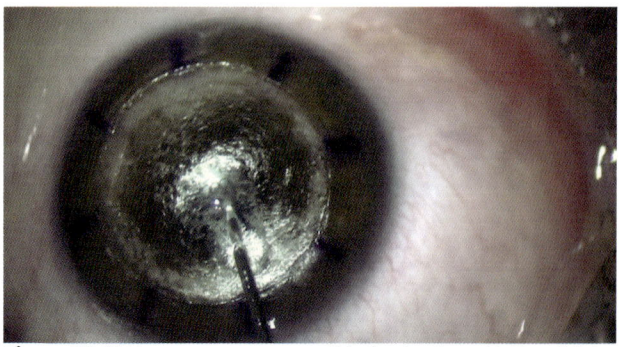

Figura 17.4I Uma pequena quantidade de viscoelástico é injetado, por meio de uma agulha, dentro da bolha para manter as camadas posteriores afastadas.

de ponta romba de Cohan-Vannas (Figura 17.4J).

A seguir, quando necessário, uma espátula de íris é usada para facilitar a dissecção do estroma na periferia da bolha, para chegar perto das bordas da trepanação (Figura 17.4K). Após, o restante do tecido estromal é completamente removido com a tesoura (Figura 17.4L).

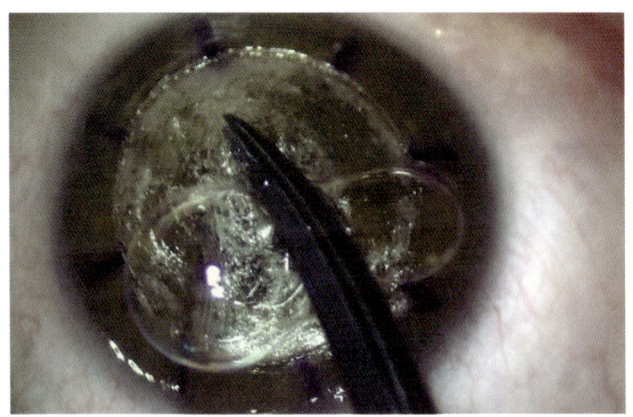

Figura 17.4J O pequeno orifício criado com a agulha é alargado com tesoura Vannas de ponta romba.

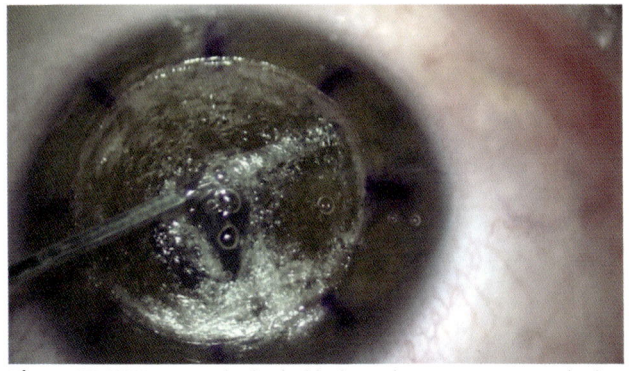

Figura 17.4K Uma espátula de íris é usada para remover aderências periféricas entre o estroma profundo e a camada de Dua.

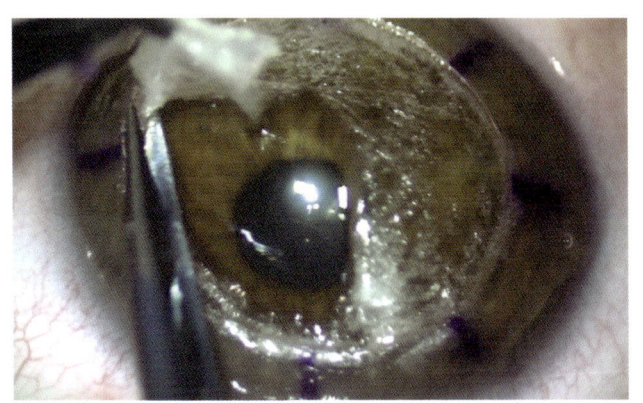

Figura 17.4L O tecido estromal é completamente removido com o uso da tesoura.

Se a formação da bolha falha após a injeção de ar pela incisão da *pachy-bubble*, o próximo passo é repetir a injeção de ar por meio de outro túnel, na mesma profundidade ou levemente mais profundo. Contudo, tal medida, muitas vezes, não é bem sucedida na formação da bolha.

Depois que 2 ou 3 injeções de ar consecutivas falham em formar a bolha, o próximo passo é fazer uma ceratectomia anterior e injetar visco no estroma residual, geralmente pela incisão da *pachy-bubble*, para conseguir a viscobolha (Figura 17.5). Devido à sua alta viscosidade, o visco não escapa lateralmente, criando maior pressão intraestromal, aumentando as chances de formar a bolha. Quando o visco falha na formação da bolha após várias tentativas, é feita a dissecção manual, camada por camada, para tentar a remoção total ou subtotal do estroma.

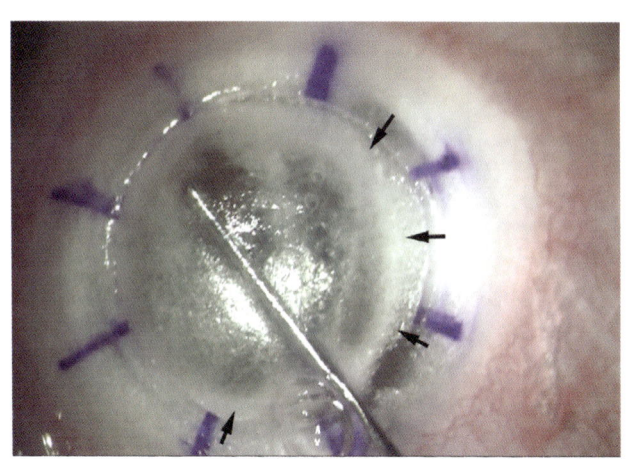

Figura 17.5 *Visco-bubble* formada após consecutivas falhas de formação de bolha com injeções de ar. As setas indicam as bordas da bolha.

Após a remoção completa do tecido estromal e exposição da Dua ou Descemet, o viscoelástico é lavado com solução salina balanceada, a córnea doadora é colocada sobre a Descemet ou Dua desnudas, e é realizada sutura com mononylon 10.0, com controle ceratoscópico transoperatório.

Resultados da *Pachy-Bubble*

Existem dois artigos principais publicados a respeito dos resultados da técnica *Pachy-Bubble*, ambos por Ghanem et al.[9,10]

O primeiro foi publicado em 2012, relatando os resultados dos primeiros 34 olhos consecutivos submetidos ao DALK por meio desta técnica.[9] O DALK foi realizado com sucesso em 94,1% dos olhos (32 de 34), e a bolha foi formada em 30 olhos (88,2%). Nesses artigos, os autores discutem as vantagens potenciais dessa técnica. A incisão da *pachy-bubble* pode chegar ao estroma profundo com segurança, com mais precisão do que a incisão da trepanação que, na técnica de *Anwar*, pode ser muito rasa e levar à inserção superficial da agulha ou, muito profunda, e levar à perfuração. Por sua vez, a técnica *Pachy-Bubble* pode criar, com mais precisão, um túnel para a injeção do ar, independentemente do sulco da trepanação, o que resulta em mais eficiência e segurança. Outra vantagem é que essa técnica pode ser realizada em córneas opacas (Figura 17.6), iguais às com cicatrizes densas, vascularização e algumas distrofias corneanas, onde a visualização da ponta da agulha é difícil, com a técnica de *Anwar*.

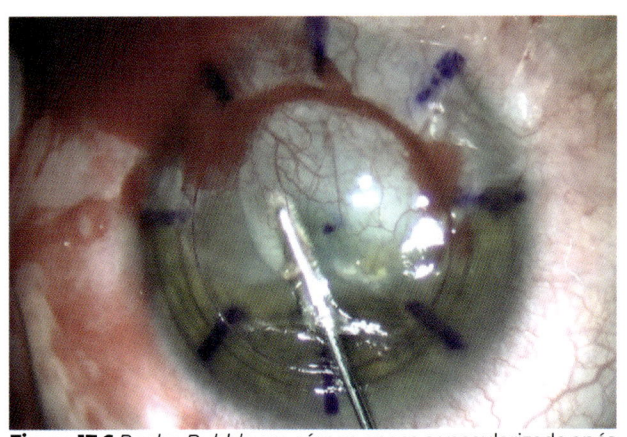

Figura 17.6 *Pachy-Bubble* em córnea opaca e vascularizada após recobrimento conjuntival antigo.

O segundo artigo foi publicado em 2015, relatando os resultados de um grupo maior, com 110 olhos consecutivos.[10] Foram encontrados resultados semelhantes, em que o DALK foi realizado com sucesso em 95,5% dos olhos (105 de 110). A formação da bolha foi conseguida em 100 olhos (90,9%), incluindo três olhos que foram convertidos ao PK durante a remoção do estroma. A bolha de ar foi alcançada em 93 olhos (85,3%) e a viscobolha em 7 (5,6%). Em 8 olhos (7,3%), o DALK foi finalizado pela dissecção manual, de camada por camada, após ar e visco falharem na formação da bolha. Foi, também, relatado o índice de 96,6% de bolhas tipo 1, maior do que o relatado por Goweida et al., de 42,4%.[29] A previsibilidade dessa técnica é refletida na curva de aprendizado. Smaja et al. relataram um índice de sucesso de 60% nos primeiros 20 casos, que aumentou para 80% nos últimos 20 casos.[19] Feizi et al. relataram um índice de sucesso de 55% nos 20 primeiros casos de ceratocone.[22] Excluindo os casos convertidos a PK, Feizi et al. relataram um índice de sucesso final de 82%. Ghanem et al. relataram uma curta curva de aprendizado para a formação da bolha de ar (86% de formação da bolha nos primeiros 22 casos, sem diferença estatisticamente significativa nos casos restantes), uma vez que este passo cirúrgico é padronizado e não depende da experiência do cirurgião.[10]

Cuidados pós-operatórios

Mesmo sendo um procedimento extraocular, os cuidados pós-operatórios são semelhantes aos do PK. Normalmente, são utilizados colírios antibiótico de 8/8h por 7 dias, de corticoide de 3/3h, com redução progressiva ao longo de 3 a 6 meses, a depender do caso, além de lubrificantes oculares, por 3 meses.

A retirada de pontos depende de vários fatores que devem ser analisados em conjunto, quais sejam:

a) Idade do receptor: quanto mais jovem o receptor, mais rápida será a cicatrização, e mais precocemente pode-se retirar as suturas. Em crianças, por exemplo, a retirada dos pontos pode ser iniciada com 15 dias de pós-operatório. Em pacientes adolescentes, a partir do 2º ou 3º mês. Em pacientes com idade superior a 50 anos, em geral, inicia-se a remoção, a partir do 6º mês de pós-operatório.

b) Patologia de base do receptor: a presença de neovascularização da interface receptor-doador favorece a cicatrização mais rápida e, portanto, a retirada mais precoce das suturas.

c) Astigmatismo topográfico: retira-se, seletivamente, as suturas, se o astigmatismo topográfico for superior a 3 dioptrias, conforme a orientação topográfica. Prefere-se retirar uma sutura de cada vez, para evitar a inversão do eixo do astigmatismo, exceto quando o astigmatismo topográfico for superior a 6.00 D.

d) Tipo de suturas: em casos de suturas isoladas, combinadas com sutura contínua, a retirada das suturas isoladas faz-se mais precocemente (a partir do 2º mês de pós-operatório). A sutura contínua é retirada somente após o 6º mês de pós-operatório, em pacientes jovens, e após 1 ano, em pacientes idosos.

e) Aspecto dos pontos: as suturas também devem ser removidas caso estejam frouxas, atraindo neovascularização ou com presença de microabscessos.

f) Aspecto da linha de cicatrização: a coloração esbranquiçada da junção receptor-doador sugere cicatrização mais eficiente (com menor risco de deiscência caso sejam retiradas novos pontos).

Conclusão

A técnica *Pachy-Bubble* consiste em método novo de conseguir a bolha de ar no DALK. É reprodutível, fácil, de perfuração baixa e alto índice de sucesso na formação da bolha. De qualquer forma, o DALK segue sendo um procedimento desafiador em que o conhecimento da anatomia da córnea, das diferentes técnicas cirúrgicas e das condutas, frente às complicações, continua a ser de fundamental importância para aumentar o índice de sucesso.

Referências

1 - Arenas E, Esquenazi S, Anwar M, Terry M. Lamellar corneal transplantation. Surv Ophthalmol. 2012 Nov;57(6):510-29.

2 - Keane M, Coster D, Ziaei M, Williams K. Deep anterior lamellar keratoplasty versus penetrating keratoplasty for treating keratoconus. Cochrane Database Syst Rev. 2014(7):CD009700.

3 - Sarnicola V, Toro P, Sarnicola C, Sarnicola E, Ruggiero A. Long-term graft survival in deep anterior lamellar keratoplasty. Cornea. 2012 Jun;31(6):621-6.

4 - Javadi MA, Mohammad-Rabei H, Feizi S, Daryabari SH. Visual Outcomes of Successful versus Failed Big-Bubble Deep Anterior Lamellar Keratoplasty for Keratoconus. J Ophthalmic Vis Res. 2016;11(1):32-6.

5 - Ardjomand N, Hau S, McAlister JC, Bunce C, Galaretta D, Tuft SJ, Larkin DF. Quality of vision and graft thickness in deep anterior lamellar and penetrating corneal allografts. Am J Ophthalmol. 2007 Feb;143(2):228-235.

6 - Anwar M, Teichmann KD. Big-bubble technique to bare Descemet's membrane in anterior lamellar keratoplasty. J Cataract Refract Surg. 2002 Mar;28(3):398-403.

7 - Parthasarathy A, Por YM, Tan DT. Using a "small bubble technique" to aid in success in Anwar's "big bubble technique" of deep lamellar keratoplasty with complete baring of Descemet's membrane. Br J Ophthalmol. 2008 Mar;92(3):422

8 - Shimazaki J. Double-bubble technique to facilitate Descemet membrane exposure in deep anterior lamellar keratoplasty. J Cataract Refract Surg. 2010 Feb;36(2):193-6.

9 - Ghanem RC, Ghanem MA. Pachymetry-guided intrastromal air injection ("pachy-bubble") for deep anterior lamellar keratoplasty. Cornea. 2012 Sep;31(9):1087-91.

10 - Ghanem RC, Bogoni A, Ghanem VC. Pachymetry-guided intrastromal air injection ("pachy-bubble") for deep anterior lamellar keratoplasty: results of the first 110 cases. Cornea. 2015 Jun;34(6):625-31.

11 - Melles GR, Remeijer L, Geerards AJ, Beekhuis WH. A quick surgical technique for deep, anterior lamellar keratoplasty using visco-dissection. Cornea. 2000 Jul;19(4):427-32

12 - Manche EE, Holland GN, Maloney RK. Deep lamellar keratoplasty using viscoelastic dissection. Arch Ophthalmol. 1999 Nov;117(11):1561-5.

13 - Saw VP, Ng T, Crouch R, Maloof AJ. Deep anterior lamellar keratoplasty using the manual dissection technique of Melles: a histopathologic correlation. Cornea. 2006 Sep;25(8):882-5.

14 - Ferrara P, Ferrara G, Torquetti L. Ferrara technique of deep anterior lamelar keratoplasty

15 - Sugita J, Kondo J. Deep lamellar keratoplasty with complete removal of phathological stroma for vision improvement. Br J Ophthalmol 1997; 81: 184-188.

16 - Buzzonetti L, Laborante A, Petrocelli G. Standardized big-bubble technique in deep anterior lamellar keratoplasty assisted by the femtosecond laser. J Cataract Refr Surg 2010; 36:1631-1636.

17 - Spadea L et al. Excimer laser–assisted lamellar keratoplasty for the surgical treatment of keratoconus. J Cataract Refr Surg 2009; 35:105-112.

18 - Dua HS, Faraj LA, Said DG, Gray T, Lowe J. Human corneal anatomy redefined: a novel pre-Descemet's layer (Dua's layer). Ophthalmology. 2013 Sep;120(9):1778-85.

19 - Smadja D, Colin J, Krueger RR, Mello GR, Gallois A, Mortemousque B, Touboul D. Outcomes of deep anterior lamellar keratoplasty for keratoconus: learning curve and advantages of the big bubble technique. Cornea. 2012 Aug;31(8):859-63.

20 - Fogla R, Padmanabhan P. Results of deep lamellar keratoplasty using the big-bubble technique in patients with keratoconus. Am J Ophthalmol. 2006 Feb;141(2):254-259.

21 - Fontana L, Parente G, Tassinari G. Clinical outcomes after deep anterior lamellar keratoplasty using the big-bubble technique in patients with keratoconus. Am J Ophthalmol. 2007 Jan;143(1):117-124.

22 - Feizi S, Javadi MA, Jamali H, Mirbabaee F. Deep anterior lamellar keratoplasty in patients with keratoconus: big-bubble technique. Cornea. 2010 Feb;29(2):177-82.

23 - Kubaloglu A, Sari ES, Unal M, Koytak A, Kurnaz E, Cinar Y, Ozertürk Y. Long-term results of deep anterior lamellar keratoplasty for the treatment of keratoconus. Am J Ophthalmol. 2011 May;151(5):760-767.e1

24 - Muftuoglu O, Toro P, Hogan RN, Bowman RW, Cavanagh HD, McCulley JP, Mootha VV, Sarnicola V. Sarnicola air-visco bubble technique in deep anterior lamellar keratoplasty. Cornea. 2013 Apr;32(4):527-32.

25 - Vajpayee RB, Tyagi J, Sharma N, Kumar N, Jhanji V, Titiyal JS. Deep anterior lamellar keratoplasty by big-bubble technique for treatment corneal stromal opacities. Am J Ophthalmol. 2007 Jun;143(6):954-957.

26 - Scorcia V, Busin M, Lucisano A, Beltz J, Carta A, Scorcia G. Anterior segment optical coherence tomography-guided big-bubble technique. Ophthalmology. 2013 Mar;120(3):471-476.

27 - Huang T, Zhang X, Wang Y, Zhang H, Huand A, Gao N. Outcomes of deep anterior lamellar keratoplasty using the big-bubble technique in various corneal diseases. Am J Ophthalmol. 2012 Aug;154(2):282-289.e1.

28 - Feizi S, Javadi MA, Daryabari SH. Factors influencing big-bubble formation during deep anterior lamellar keratoplasty in keratoconus. Br J Ophthalmol. 2016 May;100(5):622-5.

29 - Goweida MB. Intraoperative review of different bubble types formed during pneumodissection (big-bubble) deep anterior lamellar keratoplasty. Cornea. 2015 Jun;34(6):621-4.

18
Ceratoplastias Lamelares Anteriores Profundas DALK – Conduta nas Complicações

João Felipe Ditzel Westphalen
Jonathan Barbieri Hauschild
Gustavo Yuzo Gapski Yamamoto
Crislaine Caroline Serpe
Glauco Henrique Reggiani Mello

Introdução

O DALK apresenta uma série de vantagens em relação a complicações trans e pós-operatórias, comparado ao transplante penetrante, entretanto é uma técnica com curva de aprendizado mais lenta, maior complexidade em sua realização e maior tempo operatório. Além disso, apresenta uma série de complicações exclusivas e inerentes a ela, que devem ser conhecidas pelo cirurgião disposto a realizá-la. Neste capítulo, abordaremos, separadamente, complicações transoperatórias e pós-operatórias, com orientações e dicas práticas no seu manuseio.

Complicações transoperatórias

1 - Instrumentais, materiais e equipamentos auxiliares

Antes de abordarmos as complicações operatórias em si, é fundamental salientarmos a importância do material adequado. Certifique-se, com antecedência, de que o centro cirúrgico onde opere disponha de todos os materiais necessários e esteja familiarizado com a sua adequada utilização. Solicite ajuda aos cirurgiões mais experientes, instrumentadores e/ou ao *staff* do centro cirúrgico, para que otimize esta etapa da curva de aprendizado. Não inicie qualquer procedimento sem conhecer o material que estará utilizando e como contornar possíveis falhas de funcionamento.

A seguir, listaremos alguns materiais e equipamentos comuns na realização das diferentes técnicas de DALK e comentaremos sobre como sua utilização nos auxilia em maior controle sobre possíveis complicações.

Trépanos mecânicos: os trépanos podem ser divididos em duas categorias: manual e "a vácuo". Os trépanos "a vácuo" (ou de sucção) permitem mais estabilidade do globo ocular e mais controle da lâmina durante o corte, evitando assimetria na profundidade do corte, bordas oblíquas ou biseladas. Além de melhor regularidade do corte, trépanos a vácuo geralmente apresentam formas de controlar a sua profundidade, ajudando a evitar perfuração nessa etapa.

Cânulas para "Big-Bubble": a realização da dissecção com ar, viscoelástico ou solução salina balanceada (BSS) pode ser realizada com o uso de agulhas de 27-30 G ou com cânulas rombas próprias para a realização do "Big-Bubble" (ex: Cânula de Fogla, Tan ou Rosenwasser). As cânulas, por serem rombas, mantêm-se melhor no plano desejado, enquanto as agulhas podem aprofundar ou superficializar o plano mais facilmente, tanto que o uso destas cânulas está associado à maior taxa de sucesso, em comparação ao uso de agulhas.

Tesouras de córnea com ponta romba e espátulas específicas: úteis para acessar o estroma profundo com menor risco de perfuração da membrana de Descemet (MD).

Paquímetro de contato: a paquimetria intraoperatória pode ser realizada antes da trepanação em córneas irregulares, para a identificação e aferição da área mais fina no trajeto do trépano. Essa informação pode auxiliar no cálculo da profundidade final do corte e evitar perfurações indesejadas. A disponibilidade de mapas paquimétricos pré-operatórios também auxiliam nesse cálculo e ajudam na localização do ponto mais fino. Outra utilização da paquimetria intraoperatória é na realização da técnica do "Pachy-Bubble", com aumento na taxa de sucesso e reprodutibilidade do "Big-Bubble".

Laser de femtossegundo: pode ser utilizado como alternativa na trepanação da córnea receptora e doadora, além de auxiliar na formação de um plano profundo, no caso de dissecções manuais.

Tomar cuidado com a sua utilização, pois o aplanamento da córnea durante o corte pode produzir cortes verticais irregulares ou "ovalados", principalmente, em ceratocones mais avançados. Da mesma forma, a realização de cortes horizontais profundos com laser de femtosgundo podem se mostrar irregulares, pois utilizam a superfície anterior como referência, podendo gerar *haze* de interface e redução na performance óptica do enxerto.

Equipamentos mais modernos com interface de aplanação curva podem oferecer resultados mais assertivos, nesse sentido.

Lâmpada de fenda acoplada ao microscópio cirúrgico: pode ser de grande utilidade na observação de estroma residual, durante a dissecção estromal e na identificação de dupla câmara, em casos de perfurações.

OCT intraoperatório: permite a visibilização, em tempo real, da profundidade de trepanação e do correto posicionamento da cânula do DALK; permite a visibilidade do plano de clivagem da dissecção da bolha, presença de dupla câmara ou pequenas roturas da Membrana de Descemet.

Perfurações no DALK: conceitos práticos

A **complicação mais comum** durante o DALK é a perfuração ou ruptura da membrana de Descemet, ocorrendo de 4 a 39,2% dos casos. É muito dependente da experiência do cirurgião, da doença corneana de base e da técnica adotada, mas pode ocorrer em qualquer etapa do procedimento.

Pacientes idosos apresentam menor risco de perfuração, pois possuem a membrana de Descemet mais espessa. Pacientes com córneas finas, histórico de hidropsia, trauma ou cirurgia intraocular apresentam maior risco.

Considera-se **microperfuração, aquelas menores de ¼ da área trepanada de receptor**, enquanto **macroperfurações, correspondem a roturas maiores de ¼** (Figura 18.1).

Quanto mais precoce durante o ato cirúrgico, mais difícil o manejo e prognósti-

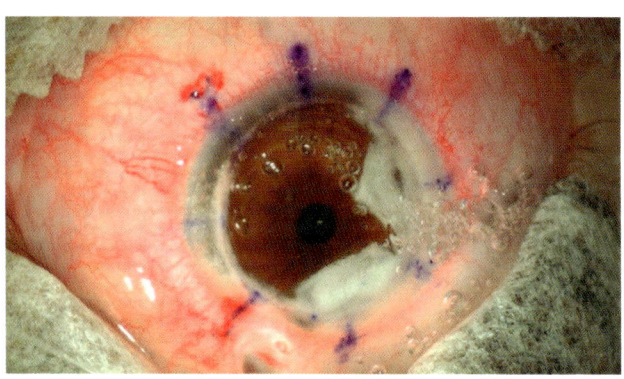

Figura 18.1 Macroperfuração de MD superior.

co. Perfurações precoces da Descemet dificultam a retirada completa do estroma, e a maior quantidade de fibras residuais induzem *haze* e opacidades na interface e por isso, pior reabilitação visual. O tamanho da rotura é determinante na perda de células endoteliais.

Perfurações no quadrante superior da córnea são mais fáceis de serem manejadas no pós-operatório, enquanto perfurações inferiores são mais desafiadoras.

No manejo da perfuração é provável a necessidade de realizar um tamponamento da rotura com ar, por isso, essas diferenças com relação à posição da perfuração. Pelo efeito da gravidade e diferença de densidade entre o ar e humor aquoso, a bolha de ar necessária para tamponar essas perfurações tende sempre a se localizar superiormente na câmara anterior. Observação importante que pode ser positivamente utilizada em alguns casos de microperfurações.

Tenha esses conceitos, em mente, na hora de indicar e programar sua cirurgia, na hora de conduzir uma complicação transoperatória e na hora de orientar seu paciente, sobretudo, quanto à posição de decúbito no pós-operatório recente.

2 - Complicações durante a trepanação

De acordo com o que foi mencionado, a utilização de trépanos "a vácuo" e o conhecimento da espessura corneana na área de corte garantem mais segurança nessa etapa do procedimento. Se for utilizar o trépano "a vácuo", lembre-se de estar familiarizado com o mecanismo de sucção e com a taxa de progressão do corte da lâmina para cada ¼ de volta, ou se possível, procure modelos milimetrados, para mais segurança. Lembre-se também de zerar a posição da lâmina, conforme instrução de cada fabricante e testar a formação do vácuo antes de iniciar a trepanação.

No caso de perda do vácuo durante a trepanação, podemos proceder de algumas maneiras.

2.1 Perda de vácuo

No início da trepanação: conferir se há profundidade do corte inicial. Se desejado, pode-se retirar o epitélio para avaliar melhor a profundidade estromal. Se muito superficial ou caso nem tenha atingido o estroma, checar novamente o mecanismo de vácuo, "zerar" a lâmina e proceder com nova acoplagem.

Na metade anterior do estroma: se a profundidade ainda estiver distante da desejada, pode-se tentar realizar nova acoplagem do vácuo, alinhando com muito cuidado o trépano, para evitar cortes duplos ou ovalados. Lembre-se de não rodar a lâmina após a perda de vácuo, para não perder a medida da profundidade inicial trepanada. A formação do vácuo na córnea parcialmente trepanada é mais difícil e muitas vezes impossível; nesse caso, devemos proceder com trepanação manual até a profundidade desejada.

Ao final da trepanação: conferir a profundidade com instrumental rombo (ex: Sinskey ou "taquinho"). Se profundidade adequada, conduzir ao passo cirúrgico seguinte. Caso profundidade insuficiente, a dissecção final pode ser realizada com uma lâmina nº 11 ou com próprio Sinskey, apenas até localização de plano para inserção da cânula de DALK. Lembre-se que o terço posterior do estroma possui lamelas mais frouxas, que podem ser facilmente separadas com a ponta romba do Sinskey. Utilize este parâmetro para auxiliar na identificação da profundidade correta.

Independentemente do tipo ou modelo de trépano utilizado, a pior e principal complicação que pode ocorrer nesta etapa é a entrada acidental na câmara anterior (perfuração). Córneas muito finas podem ser um desafio, mesmo com trépanos a vácuo ou milimetrados.

Ao identificar uma perfuração durante a trepanação, com a saída de humor aquoso da câmara anterior, devemos seguir o procedimento abaixo.

2.2 - Perfuração durante trepanação

1. Ao identificar a perda de humor aquoso, pare imediatamente a trepanação, retire o trépano com cuidado e identifique o local e a extensão da perfuração.

2. Suture, firmemente, a córnea no local da perfuração, com Nylon 10-0. Pode ser necessário mais de 1 ponto.

3. Reforme a câmara anterior com BSS ou ar. Evite o uso de viscoelástico para refazer câmara anterior. Previna o olho hipertônico pelo risco de ampliar a rotura.

4. Confira se a sutura está seca, mantendo o tônus. Repita os passos 2 e 3, se necessário.

5. Proceda com a dissecção manual do estroma, iniciando, preferencialmente, oposto à área de rotura e deixando essa região por último. Pode ser necessária a dissecção em várias etapas, por camadas, para se atingir um plano desejável.

6. Sutura do botão doador e tamponamento com ar, na câmara anterior, sob pressão.

Comentários: nessa etapa inicial, roturas muito extensas, múltiplas ou com selamento inadequado podem necessitar de conversão para transplante penetrante. Considerar a idade e morbidade do receptor, tipo de anestesia utilizada, mapa cirúrgico e expertise pessoal na tomada de decisões.

3 - Complicações durante a dissecção profunda

A intercorrência intraoperatória mais frequente no DALK com "Big-Bubble" é o enfisema estromal. Apesar de dificultar o procedimento cirúrgico pela redução da visibilidade, sua ocorrência é tão comum que não podemos considerá-lo uma complicação, sendo que seu manejo deve ser tratado como algo de rotina na técnica DALK. Seguem algumas orientações de como conduzir nesses casos.

3.1 - Mal posicionamento da cânula e injeção de ar no estroma posterior (enfisema estromal)

Nessa situação, podemos ter total opacificação do estroma que impossibilite a visibilização da câmara anterior e torne incerta a existência ou não da "Big-Bubble".

1. O primeiro passo é conferir a pressão intraocular e o aspecto do enfisema.

a) Se for possível ver aquele contorno típico da Bolha tipo 1 ou caso o olho apresente aumento considerável do tônus, provavelmente temos a formação da "Big-Bubble", pelo menos, parcialmente.

b) Caso a pressão ocular se mantenha inalterada, é provável que a "Big-Bubble" não tenha se formado. Caso o enfisema seja parcial e permita a realização de nova injeção de ar com segurança, selecione o novo local com mais visibilidade para a inserção da cânula/agulha, avalie a necessidade de aprofundar o plano em relação à primeira injeção e siga em diante.

2. Se persistir a dúvida em relação à formação ou não da bolha, e caso a periferia corneana apresente algum grau de transparência, podemos avaliar a presença e o comportamento de bolhas de ar na câmara anterior. Quando o enfisema estromal atinge a periferia corneana por alguma região, é comum que microbolhas de ar atravessem pelo trabeculado sem, necessariamente, haver rotura de Descemet. Caso não apresente pequenas bolhas de ar na câmara anterior, podemos injetá-las com uma agulha ou paracentese limbar. Tome cuidado, pois caso a "Big-Bubble" esteja formada, podemos perfurá-la neste momento. Com presença de bolhas de ar na câmara anterior, movimente o olho em diversas direções e observe o comportamento do ar intracameral.

a) Caso a bolha de ar se movimente pela região central da câmara anterior, demonstrando ausência de "obstáculo" à sua passagem, consideramos que a "Big-Bubble" não tenha se formado.

b) Caso a bolha de ar se movimente apenas pela região periférica da câmara anterior, entendemos que tenha algo impedindo sua passagem na área central, neste caso a "Big-bubble" formada.

3. Uma vez constatada a presença da "Big-Bubble", proceda normalmente ao restante da cirurgia. Caso negativo, realize o passo descrito a seguir.

4. Realize a dissecção manual do estroma com crescente até atingir transparência suficiente para nova injeção estromal de ar ou viscoelástico. Nesta etapa, preferimos a utilização do visco e lembre-se de que teremos as bolhas na câmara anterior para auxiliar durante a dissecção. Pode ser necessária a realização de sucessivas delaminações e injeções, até a formação da "Big-Bubble".

5. a) Caso tenha tido sucesso na formação da dissecção com visco ou ar, continue a cirurgia padrão.

b) Caso ainda não tenha formado a "Big-Bubble" e não haja estroma suficiente para novas tentativas, considere a realização do DALK com dissecção profunda manual. Uma recomendação para identificar o estroma residual para dissecção mais segura é realizar a injeção de BSS no estroma com cânula de irrigação, para hidratá-lo e torná-lo visível.

Comentários: alguns cirurgiões realizam a injeção de uma pequena bolha de ar na câmara anterior antes de realizar a "Big-Bubble" para auxiliar na sua constatação, uma vez que esse ar se desloca para a periferia quando a "Big-Bubble" é formada com sucesso.

O enfisema estromal ocorre, basicamente, quando a cânula ou agulha encontra-se muito superficial no estroma e o ar não consegue adentrar o plano pré-membrana de Descemet. O completo oposto disso também pode ocorrer e, inadvertidamente, a cânula ou agulha pode perfurar a membrana de Descemet, e o ar ser injetado diretamente na câmara anterior.

3.2 - Mal posicionamento da cânula e injeção de ar na câmara anterior

Nesta situação temos uma microperfuração, geralmente autosselante, e assim, tamponada pelo ar na câmara anterior.

1. O primeiro passo é conferir a pressão intraocular e remover o excesso de ar por paracentese, para manter um gradiente neutro de pressão entre a câmara anterior e a córnea.

2. Proceder com dissecção manual do estroma profundo, mantendo a região da perfuração por último.

3. A) Caso ao retirar o estroma sobre a área de perfuração, a mesma permanecer tamponada e seca, com manutenção do tônus, proceder para a sutura do botão doador.

B) Caso o olho perca o tônus graças à saída de ar ou humor aquoso pelo local da perfuração, deve-se realizar as primeiras 4 suturas do botão doador com o olho hipotônico, reformar a câmara anterior com ar por paracentese limbar, de forma a tamponar a rotura contra o botão doador e, então, finalizar os pontos com o olho tônico.

4. Considerar pressurizar a câmara anterior com ar.

Comentários: a realização de nova tentativa de "Big-Bubble" após perfuração inicial deve ser evitada, pelo risco de ocorrência da macrorrotura no local de fragilidade. Como forma de atingir o plano da pré-Descemet, nesses casos, pode-se realizar viscodissecção controlada, o mais distante possível da área da perfuração, apenas para definir o plano de clivagem e seguir com a dissecção manual cuidadosa, deixando o local de perfuração para o final.

Caso a dissecção profunda utilizando-se a "Big-Bubble" ou visco dissecção tenha sido realizada com sucesso, ela pode ocorrer em dois planos diferentes. Se a dissecção ocorrer entre o estroma e a camada de Dua, caracteriza-se como **bolha tipo 1**. Caso a bolha separe a membrana de Descemet da camada de Dua, caracteriza-se como **bolha tipo 2**. A ruptura de DM é mais comum na dissecção tipo 2, uma vez que consiste apenas em DM e endotélio. Além disso, mesmo na ausência de perfuração, a ocorrência de uma bolha tipo 2 foi recentemente associada ao risco aumentado de formação de dupla câmara anterior no pós-operatório. Ambas as bolhas podem coexistir e formar uma **bolha mista**. Neste caso, deve-se tentar não entrar no plano da bolha tipo 2, pelo risco aumentado de ruptura da DM. O ar presente na bolha tipo 2 será reabsorvido espontaneamente no pós-operatório (Figura 18.2). Caso a bolha esteja preenchida por visco, poderá ser necessária a sua drenagem, considerando-se que o visco não é reabsorvido na interface e pode ocasionar opacificações de interface no pós-operatório.

Mesmo que o plano de clivagem consiga ser obtido pela "Big-Bubble" ou viscodissecção, roturas nesse momento podem acontecer em razão de fragilidades existentes na Descemet (ex: ceratocone avançado, trauma ou cirurgia intraocular prévios) ou excesso de pressão na formação da bolha pelo cirurgião. **Em casos de ceratocone com hidropsia prévia, a realização da "Big-Bubble" é bastante questionável, pelo elevado risco de rotura, sendo preferível optar pela técnica de DALK com dissecção manual.** Roturas nesse momento, por envolver gradientes pressóricos muito altos, são geralmente

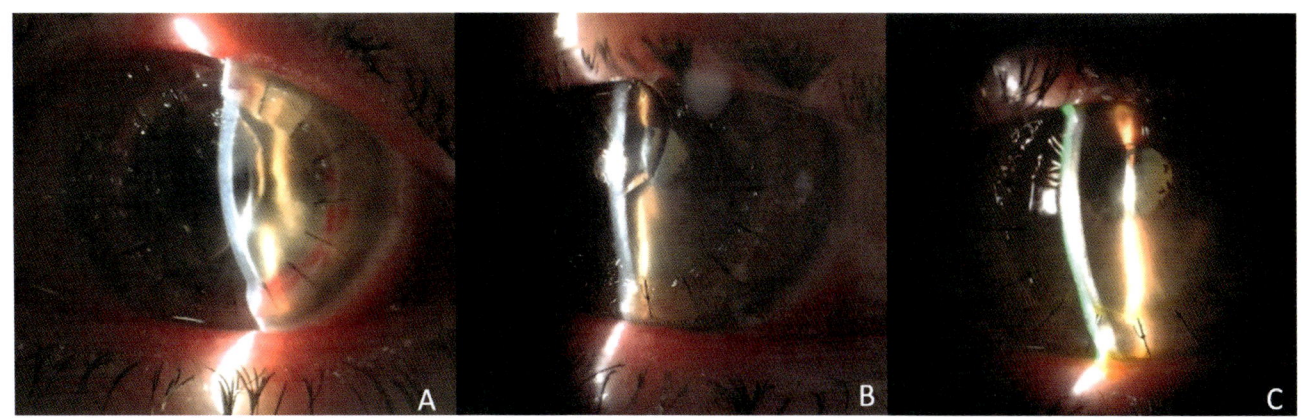

Figura 18.2 Evolução pós-operatória de DALK com formação de bolha mista. Conseguiu-se durante procedimento não entrar no plano da bolha 2. A – Observa-se bolha tipo 2 no 1º dia pós-operatório. B – Bolha tipo 2 em reabsorção no 3º dia pós-operatório. C – Completa reabsorção no 15º pós-operatório.

extensas. Nessas situações devemos prosseguir da seguinte maneira:

3.3 - Rotura durante formação da "Big-Bubble" ou "Visco-Bubble"

Nessa situação, geralmente, temos macroperfuração, no entanto, o plano pré-Descemet pode já estar totalmente dissecado.

1. O primeiro passo é proceder com a dissecção cuidadosa para atingir o plano pré-Descemet obtido pela bolha. Pequena quantidade de visco pode ser utilizada para afastar a Descemet do estroma.

2. Proceder com a ressecção cuidadosa do estroma corneano, tentando, ao máximo, não ampliar a área de rotura.

3. Avaliar a área de rotura.

a) Em caso de rotura muito extensa, de formato estrelado ou localização que dificulte o tamponamento posterior com ar: considerar a conversão para transplante penetrante.

b) Em caso de rotura pequena, linear e preferencialmente em quadrante superior: deve-se lavar o excesso de visco elástico e tentar posicionar os folhetos da DM em posição mais anatômica possível; realizar as primeiras 4 suturas do botão com olho hipotônico; reformar a câmara anterior com ar, de forma a tamponar a rotura existente no botão doador e, então, finalizar os pontos com olho tônico.

4. Pressurizar a câmara anterior com ar.

Comentários: em situações de roturas extensas, mas em plano adequado de dissecção, podemos optar por manter a membrana de Descemet do doador no botão, como forma de "back-up", caso o endotélio receptor não seja mais viável ou não consiga permanecer aderido ao enxerto. Nessa situação, caso observe a não aderência do endotélio receptor ao botão ou sua fibrose, pode-se removê-lo, em um segundo momento, e convertê-lo, definitivamente, em um transplante penetrante.

Embora a "Big-Bubble" ou "Visco-Bubble" tenha sido realizada sem intercorrências, perfurações ainda são possíveis durante a remoção da última camada de estroma. Perfurações nesta etapa podem ocorrer durante a "entrada" no plano da bolha e durante a ressecção desta camada. A manobra tradicionalmente chamada de "brave slash", que consiste na realização de um corte único e rápido na superfície anterior do estroma, para despressurizar a "Big-Bubble", pode causar movimentação da Descemet em direção à lâmina, devido à diferença no gradiente pressórico entre a câmara anterior e a bolha "recém-aberta". Para reduzir essa movimentação abrupta, podemos reduzir a pressão na câmara anterior, através de uma paracentese e/ou reduzir a velocidade de saída de ar da bolha, com a colocação de uma camada de visco sobre a superfície anterior do estroma. Além dessas medidas, recomenda-se optar por técnicas mais controladas para esse primeiro corte do estroma, como a realização de incisões mais tangenciais à córnea, formando um túnel em direção ao ápice da bolha. Após a despressurização da bolha, devemos proceder à injeção de visco elástico na cavidade e seguir com a ressecção do estroma. Bolhas realizadas através da viscodissecção são mais seguras nessa etapa, pois o visco impede o total colabamento da bolha.

Durante a ressecção do estroma, pequenas aderências entre a membrana de Descemet e o estroma podem surgir, facilitando a ocorrência de roturas. Além destas aderências, a própria dissecção pode não ter atingido a margem da trepanação, situações essas que devem ser avaliadas e resolvidas antes de se proceder com a ressecção estromal. Essa dissecção final pode ser realizada com espátulas rombas e viscoelástico. Confira no microscópio que as espátulas e as tesouras de córnea não apresentem bordas ásperas ou cortantes que possam perfurar a membrana de Descemet. Lembre-se que, nesse estágio, bolhas tipo 2 estão mais susceptíveis a complicações, por serem mais finas e frágeis.

3.4 - Rotura durante a ressecção da última camada de estroma

Nessa situação, podemos ter micro e macro-perfurações, devido fragilidade do tecido a ser manuseado.

1. Independentemente do momento em que a perfuração ocorra, proceda com a injeção de visco-elástico, separando a Descemet do estroma e siga com cuidado redobrado com a ressecção estromal, para não ampliar o tamanho da rotura.

2. Avalie a área de rotura e siga os passos sugeridos no item 3.3.

Como vimos até aqui, **a dissecção profunda manual é passo recomendado no manejo de roturas em diferentes estágios da cirurgia, contudo, é também utilizada como técnica de escolha em casos em que o risco de rotura é muito alto ou suas consequências catastróficas** (ex: hidropsia prévia e ceratites infecciosas). A presença de pequena quantidade de estroma residual sobre a camada de Dua oferece maior proteção contra perfurações, no entanto, também apresenta menor *performance* óptica devido à formação de *haze* e opacidades na interface. Apesar de mais segura, a dissecção manual não é isenta de perfurações, porém quando ocorrem, geralmente, são mais fáceis de serem contornadas.

Antes de proceder com a sutura do enxerto, não esqueça de lavar copiosamente o leito receptor, para retirar todo o viscoelástico utilizado anteriormente. O viscoelástico deixado na interface não será reabsorvido no pós-operatório, podendo causar opacidades na interface.

3.5 - Perfuração durante a dissecção lamelar profunda manual

Nessa situação, geralmente temos microperfurações localizadas e com maior resistência ao aumento da rotura, em razão do estroma adjacente.

1. Assim que identificada a perfuração, pare a dissecção e avalie o seu tamanho e a

presença de saída de humor aquoso espontâneo. Por vezes, o próprio estroma presente sobre a perfuração é suficiente para tamponá-la.

2. Caso apresente fluxo espontâneo de aquoso, pode-se tamponar a perfuração com injeção de ar na câmara anterior. Cuidado para manter a pressão intraocular baixa e evitar o aumento da perfuração.

3. Continue com a dissecção manual, contornando a área de perfuração, que deve ser a última a ser abordada. Se necessário, pode-se deixar pequena quantidade de estroma nesta área, para atuar como um "patch". A remoção completa de todo o estroma no local de perfuração pode levar ao aumento de extensão da rotura.

4. Seguir para a sutura do botão.

5. Considerar pressurizar a câmara anterior com ar, ao término do procedimento, principalmente nas perfurações maiores.

Comentários: pequenas quantidades de estroma deixadas nas áreas de perfuração podem interferir na acuidade visual pós-operatória do paciente, entretanto, em longo prazo, essas fibras remanescentes tendem a se remodelar com o "turnover" do colágeno, melhorando progressivamente, com o tempo. As consequências, em longo prazo, de se converter um DALK em um transplante penetrante não justificam uma tentativa arriscada de remover pequenas quantidades de estroma.

4 - Complicações durante a sutura do enxerto

Mesmo durante a sutura do botão doador, podemos ter perfurações (Figura 18.3), então, não "baixe a guarda" até que o procedimento esteja concluído. Toques acidentais

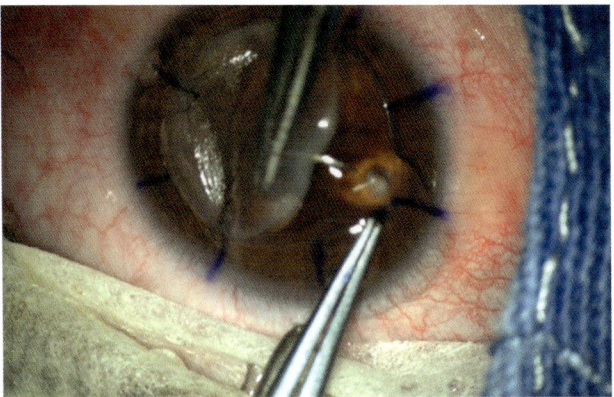

Figura 18.3 Perfuração de DM durante sutura.

de pinças e agulhas na membrana de Descemet podem ser suficientes para rompê-la, mesmo que muito sutis. Atenção à profundidade dos pontos.

Para tentar reduzir o risco de perfuração durante a sutura do enxerto, recomendamos dissecar a membrana de Descemet além da margem da trepanação, durante a ressecção da última camada de estroma. O objetivo é criar uma "folga" entre a Descemet e o leito estromal, para acomodar mais facilmente as diferenças de espessura entre a córnea doadora e a receptora, evitando assim, tensões muito elevadas sobre a Descemet capazes de rompê-la durante a sutura. Em caso de perfurações ocorridas durante a sutura, uma bolha de ar preenchendo a câmara anterior geralmente é suficiente para o seu tamponamento.

Manejo do tamponamento com ar: evitando novas complicações

Em caso de perfuração da camada de Descemet, pode ser necessário injetar uma bolha de ar total, sob pressão, na câmara anterior, para tamponá-la e induzir mais aderência entre o leito doador e o receptor. Essa pressurização com ar deve ser realizada após a sutura do enxerto, através de uma incisão acessória ou com agulha de 30 G perilimbar. Explicaremos, a seguir, a nossa rotina de cuidados intra e pós-operatórios, para guiá-lo quando necessário.

1. Mantenha a pressão em torno de **30-40 mmHg, por cerca de 10 minutos**. Caso não consiga manter esse nível de pressão pela incisão acessória, garanta que ela esteja totalmente selada e injete o ar com uma agulha de 30 G em trajeto longo, para que seja autosselante ao retirar a agulha.

2. Aproveite esse momento para realizar uma "ordenha" de todo líquido na interface, por meio do rolamento do cotonete na superfície anterior do botão doador e injeção de corticosteroide subtenoniano. Pode ser necessário afastar as bordas entre o doador e o receptor no local da trepanação, com uma pinça, ou até retirar pontos específicos para a drenagem adequada.

3. Após 10 minutos, diminua a pressão intraocular para 20 mmHg, mantendo a bolha total.

4. **Utilize midriáticos** para reduzir a chance de bloqueio pupilar pós-operatório e mantenha o paciente em posição supina **(olhando para o teto)**.

5. **Reavalie o paciente após 01 hora** do procedimento. Avalie a PIO, a extensão da bolha de ar e a presença de nível líquido na câmara anterior.

6. **Pingue novamente colírio midriático**.

7. Retire um pouco do ar pela paracentese da câmara anterior para desfazer eventual bloqueio pupilar.

8. **Oriente o paciente e o acompanhante verbalmente e, por escrito,** a manter posição supina da cabeça, até completa reabsorção da bolha (cerca de 24-36 horas).

9. Enquanto houver ar na câmara anterior, há risco de bloqueio pupilar. Oriente os sinais de alarme e forneça contato telefônico, em caso de necessidade.

10. **Qualquer suspeita de bloqueio deve ser avaliada com urgência**.

Atenção! O paciente sob anestesia retrobulbar pode não sentir dor em caso de bloqueio pupilar no dia da cirurgia. Explique as consequências ao paciente e reforce a importância da posição de cabeça.

Atenção! Evite a pressurização em pacientes com glaucoma avançado; considerar utilização de C3F8 (10%) ou SF6 (20%) nesses casos. O gás tenta compensar a falta da pressão inicial, por duração maior na câmara anterior. Prescreva midriáticos para casa e fique atento ao bloqueio pupilar.

Complicações pós-operatórias

As complicações pós-operatórias no DALK podem ser inespecíficas, relacionadas a procedimentos cirúrgicos de maneira geral, comuns ao transplante de córnea ou específicas da técnica e de possíveis intercorrências durante ato cirúrgico.

Complicações inespecíficas como inflamação, infecções de superfície, endoftalmites e hemorragias não serão tratadas neste capítulo, pois fazem parte do conhecimento básico de qualquer cirurgião oftalmológico. A seguir, trataremos de algumas complicações relacionadas ao transplante de córnea, e mais especificamente, relacionadas ao DALK.

1 - Complicações comuns ao transplante de córnea

1.1 - Rejeição

Uma das vantagens do DALK em relação ao TP é relacionada à remoção do endotélio da córnea doadora, eliminando o risco de rejeição endotelial. Entretanto, a rejeição epitelial e estromal ainda são possíveis.

Apesar de serem incomuns, ocorrendo em aproximadamente 5% (3-14,3%) dos casos, podem ser manejadas com corticoesteroides tópicos ou subconjuntivais, de forma semelhante ao transplante penetrante.

Como vimos, no manejo de roturas extensas, o cirurgião pode optar por manter o endotélio doador, caso o endotélio do receptor não se mostre mais viável no pós-operatório. Nessas situações, o transplante se comportará como um TP, em relação a complicações e duração do enxerto.

1.2 - Síndrome de Urretz-Zavalia (UZS)

O DALK é a segunda causa mais comum da Síndrome de Urretz-Zavalia e representa, aproximadamente, 15-20% de todos os casos, com incidência entre 1-7,5%. Sua exata patogenia ainda é desconhecida, mas várias teorias são propostas na literatura. A maioria dessas teorias envolve algum componente isquêmico da íris como parte do processo. Quando avaliado, exclusivamente, casos de DALK, os principais fatores de risco associados à síndrome é a ocorrência de perfurações e necessidade de injeção de ar/gás na câmara anterior (80-90% dos casos), sendo mais rara em pacientes pseudofácicos (10% de todos os casos). Por esse motivo, a teoria de que a UZS esteja, de alguma maneira, relacionada ao aumento da pressão intraocular decorrente de bloqueio pupilar é bastante defendida. No entanto, a elevação da PIO nas primeiras 24 horas da cirurgia foi identificada em apenas 60% dos pacientes, de maneira que não explica quase metade dos casos. Não há comprovação, até o momento, de qualquer relação com uso de medicações perioperatórias como midriáticos ou mióticos.

Não há tratamento específico, sendo que quadros intensos de fotofobia, disfotopsias e baixa qualidade visual em decorrência de midríase paralítica e atrofia iriana podem ser manejados com próteses irianas, lentes de contato cosméticas ou implantes intraoculares do tipo "pin-hole".

1.3 - Deiscência do enxerto

A deiscência do enxerto pode ocorrer em função de rotura ou retirada precoce dos pontos. Nesses casos, para evitar astigmatismo significativo, a melhor conduta é a ressutura precoce desses pontos. Percebemos, na prática, que a formação de um degrau entre o botão e o leito receptor é mais frequente no DALK, em relação ao TP. Esse degrau ocorre devido à persistência da camada de Descemet, que impede o deslocamento do botão em direção à câmara anterior ou pela sutura, em profundidades diferentes, entre a córnea receptora e a córnea doadora. Recomendamos aguardar pelo menos, 4 meses para o início da retirada de pontos, idealmente, 6 meses, quando possível.

1.4 - Vascularização do enxerto

De forma semelhante ao transplante penetrante, a vascularização do enxerto aumenta o risco de rejeição, pelo maior aporte local de células apresentadoras de antígeno, além de predispor à ocorrência de leucomas, em razão das degenerações lipídicas ou extravasamento de material proteico no estroma. Pontos soltos ou próximos ao limbo, olhos "quentes" por inflamação ou alergia e irregularidades na superfície, são fatores de risco para maior vascularização. Fique atento à essas situações. Em caso de vascularização localizada do enxerto, podemos realizar uma injeção de corticoide subtenoniano naquele quadrante e cauterizar os vasos com cautério térmico ou bipolar, se necessário.

2 - Complicações específicas ao DALK

2.1 - Dupla câmara

A presença de dupla câmara é geralmente vista logo nos primeiros dias de pós-operatório. É usualmente decorrente de roturas na membrana de Descemet (Figuras 18.4 e 18.5), mas pode ocorrer por retenção de viscoelástico na interface corneana (Figura 18.6). Nesse caso, quando em pequena quantidade e fora do eixo visual, parece não apresentar efeito visual significativo e pode ser apenas observado. Quantidades maiores de visco, principalmente próximas ao eixo visual, que possam acarretar baixa qualidade ótica do enxerto, devem ser removidas. Importante observar que, quando a dupla câmara é exclusivamente decorrente de persistência de viscoelástico, seu tamanho não se altera durante o acompanhamento, pois não há comunicação com o humor aquoso.

Quando a dupla câmara é decorrente de roturas da membrana de Descemet, o manejo consiste na injeção de ar ou gás na câmara anterior, como o hexafluoreto de enxofre (SF6) a 20% ou perfluoropropano (C3F8) a 10%, na câmara anterior. O procedimento é idêntico ao descrito na seção anterior sobre o tamponamento com ar. Pode ser necessária mais de uma intervenção, até a completa adesão da Descemet ao botão. Na nossa prática, percebemos que, nos enxertos nos quais o cirurgião manteve o endotélio doador, foi mais difícil a adesão à Descemet receptora, entretanto, não há evidências, até o momento, que confirmem tal observação. Após alguns dias de dupla câmara, ocorre o início de fibrose da MD receptora, e a taxa de sucesso com nova injeção de ar diminui, sendo recomendável, assim, a precoce intervenção.

2.2 - Falsa Dupla câmara (Bolha mista)

Como vimos na seção, caso haja complicações transoperatórias, durante a confecção da "Big-Bubble", podemos nos deparar com a formação de uma bolha mista. No pós-operatório recente, essa bolha mista é muito semelhante a uma dupla câmara por rotura da Descemet, então tenha registrado a ocorrência de bolha mista na descrição cirúrgica pois, diferentemente da dupla câmara, essa não precisa ser abordada cirurgicamente. Em alguns dias, o ar presente na bolha tipo 2

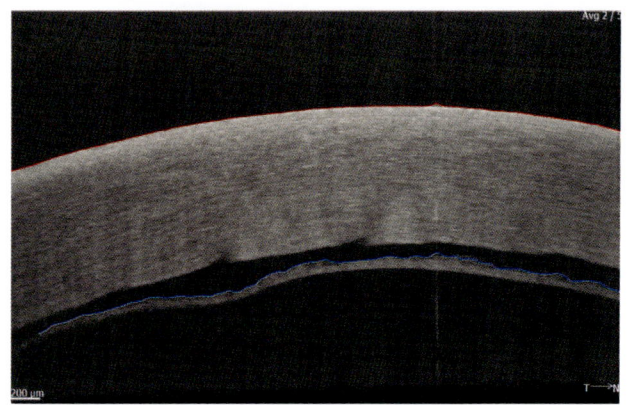

Figura 18.4 Dupla Câmara ao OCT.

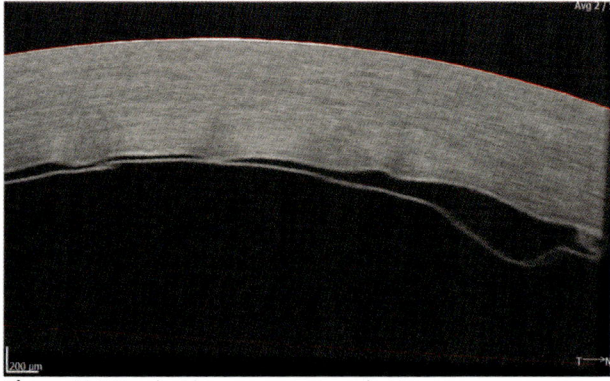

Figura 18.5 Dupla Câmara por rotura de MD.

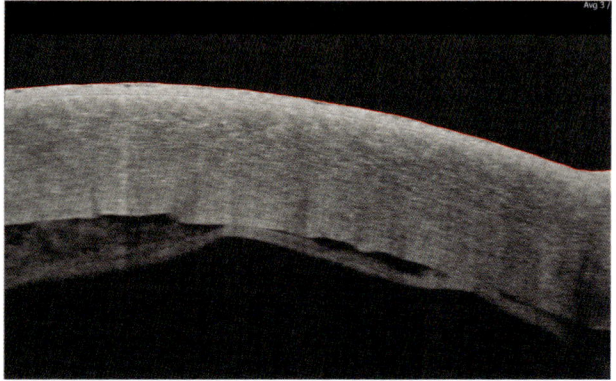

Figura 18.6 Dupla Câmara com viscoelástico na interface.

será reabsorvido espontaneamente. Fique atento caso note aumento do tamanho dessa suposta bolha mista, porque podemos ter uma microperfuração associada.

2.3 - Dobras da membrana de Descemet

Dobras da Descemet, geralmente, são transitórias e com melhora espontânea após alguns dias ou semanas. Dobras centrais podem prejudicar a acuidade visual e provocar aberrações de alta ordem, entretanto, esses casos apresentam melhora lenta, mas progressiva, da qualidade visual e, geralmente, não necessitam de intervenção. As dobras ocorrem quando a área total do botão é menor que a área da membrana de Descemet e, então, ocorre uma "sobra" de Descemet, em relação ao botão. Exemplos práticos são o uso de um botão pequeno em relação ao leito ou sutura dos primeiros pontos muito tensa, causando distorção da Descemet. Uma forma de evitar a formação de tais dobras é utilizar um botão doador 0.25-0.50 mm maior que o leito receptor e usar suturas ajustáveis, com menor tensão nos primeiros pontos.

2.4 - Ceratite de interface

A ceratite de interface é um processo infeccioso e pode ser causado por vários tipos de agentes patológicos (fungos, bactérias e protozoários). Esses microrganismos são "semeados" nesse espaço durante a cirurgia, e são provenientes da microflora do receptor, da contaminação do campo operatório ou da córnea doadora. Sua apresentação pode ocorrer a partir do 2º dia de pós-operatório até o 3º mês (com média até o 30º dia), na forma de infiltrados esbranquiçados localizados na interface do transplante, sem contudo, apresentar grande inflamação ocular. Essa baixa inflamação local pode ser decorrente do uso concomitante de corticosteroides no pós-operatório. A maioria dos casos relatados (60%) são causados pela *Candida sp*, porém temos relatos de bactérias gram positivas, negativas e micobactérias.

A presença de partículas ou restos de materiais utilizados no procedimento (visco, algodão, gaze, esponjas e fios) pode gerar processo inflamatório local semelhante à ceratite de interface, no entanto, diminui rapidamente com corticosteroides.

Infecções na interface do DALK são bastante raras, mas potencialmente devastadoras. Esta região não apresenta contato com vasos sanguíneos, lágrima ou medicações tópicas que possam providenciar resposta ao patógeno agressor.

A grande maioria dos casos relatados não responde à terapia tópica. A conduta deve ser cirúrgica, com coleta de material para bacterioscopia, cultura e antibiograma. Não há uma recomendação formal de como proceder nesses casos, mas passaremos algumas orientações para guiá-lo nesse processo.

2.4.1 - Manejo cirúrgico da ceratite de interface

1. Solicite uma córnea de emergência ao Banco de Olhos.

2. Solicite um microscópio e material de coloração para bacterioscopia (Gram) e micológico direto (KOH), ao centro cirúrgico, se disponível.

3. Retire o enxerto e realize raspados da interface para avaliação microscópica, envie parte do botão para cultura bacteriana e micológica. A outra parte envie ao Banco de Olhos para avaliação.

4. Avalie a integridade e o comprometimento da interface receptora. Realize debridamento delicado do material necrótico, para não perfurar a Descemet.

5. Caso o exame microscópico revele o agente etiológico, proceda com a lavagem da interface com medicação apropriada. Caso contrário, realize a lavagem com antibiótico de amplo espectro e antifúngico.

6. Se a interface ou a Descemet estiverem viáveis, é possível tentar apenas trocar o botão. Caso necessário, remova a Descemet do paciente e proceda com o transplante penetrante. Envie a Descemet para cultura.

7. Lave ou injete antibiótico e antifúngico na câmara anterior, pelo risco de endoftalmite.

8. Caso tenha optado por manter a Descemet receptora, recomendamos injeções intraestromais e intracamerais de antimicrobianos de amplo espectro, até o resultado laboratorial.

9. Fique atento aos sinais de recidiva ou endoftalmite. Podem ser necessárias a realização de novo transplante penetrante e injeções intravítreas para endoftalmite.

Comentários: apesar de descrições, na literatura, de bons resultados com intervenções mais conservadoras, a maioria dos casos acaba evoluindo com acometimento e perfuração da Descemet, com necessidade de transplante penetrante. Na maioria das vezes, o transplante penetrante precoce deve ser o tratamento de escolha e apresenta os melhores resultados.

Conclusão

O objetivo deste capítulo foi aprender como conduzir, em diversas situações cotidianas, para quem realiza a cirurgia de DALK. Esperamos que as informações apresentadas possam auxiliar e reduzir a curva de aprendizado e que sejam úteis para, gradualmente, oferecermos o melhor cuidado possível para nossos pacientes.

Referências

1 - Spada FR, Hirai FE et al. Astigmatismo. In: Moreira H, Souza LB, Sato EH, Faria MAR. Banco de olhos, transplante de córnea. 3a Ed. Cultura Médica: Guanabara Koogan; 2013. 119-134.

2 - Sarnicola, E., Sarnicola, C., Sabatino, F., Tosi, G. M., Perri, P., & Sarnicola, V. (2016). Cannula DALK Versus Needle DALK for Keratoconus. Cornea, 35(12), 1508–1511.

3 - Tao, Y.K.; LaBarbera, M.; Ehlers, J.P.; Srivastava, S.K.; Dupps, W.J., Jr. Image-guided modified deep anterior lamellar keratoplasty (DALK) corneal transplant using intraoperative optical coherence tomography. In Ophthalmic Technologies XXV; International Society for Optics and Photonics: Washington, DC, USA, 2015; Volume 9307, p. 930708.

4 - Guo, S., Sarfaraz, N. R., Gensheimer, W. G., Krieger, A., & Kang, J. U. (2020). Demonstration of Optical Coherence Tomography Guided Big Bubble Technique for Deep Anterior Lamellar Keratoplasty (DALK). Sensors, 20(2), 428.

5 - Venkatraman A. Spontaneus resolution of double anterior chamber with perforation of Descemet's membrane in deep anterior lamellar keratoplasty. Oman J Ophthalmol 2012;5:112-4.

6 - Leccisotti A. Descemet's membrane perforation during deep anterior lamellar keratoplasty: prognosis. J Cataract Refract Surg. 2007 May;33(5):825-9.

7 - Karimian F, Feizi Sepehr. Deep Anterior Lamellar Keratoplasty: Indications, Surgical Techniques and Complications. Middle East Afr J Ophthalmol. 2010 Jan-Mar; 17(1): 28–37.

8 - Noble BA, Agrawal A, Collins C, Saldana M, Brogden PR, Zuberbuhler B. Deep Anterior Lamellar Keratoplasty (DALK): Visual Outcome and Complications for a Heterogeneous Group of Corneal Pathologies. Cornea 2007;26:59–64.

9 - Nanavaty MA, Vijjan KS, Yvon C. Deep anterior lamellar keratoplasty: A surgeon's guide. Journal of Current Ophthalmology 2018;30(4): 297-310.

10 - Sarnicola V, Toro P, Gentile D, Hannush SB. Descemetic DALK and Predescemetic DALK: Outcomes in 236 Cases of Keratoconus. Cornea 2010;29:53–59.

11 - Dua HS, Faraj LA, Said DG, Gray T, Lowe J. Human corneal anatomy redefined: a novel pre-Descemet's layer (Dua's layer). Ophthalmology 2013;120(9), 1778-1785.

12 - Scorcia V, Giannaccare G, Lucisano A, Soda M, Scalzo GC., Myerscough J, Pellegrini M, Verdoliva F, Piccoli G, Bovone C, Busin M. Predictors of Bubble Formation and Type Obtained with Pneumatic Dissection During Deep Anterior Lamellar Keratoplasty in Keratoconus. Am J Ophthalmol. 2020;212:127-133.

13 - Andreanos KD, Hashemi K, Petrelli M, Droutsas K, Georgalas I, Kymionis GD. Keratoconus treatment algorithm. Ophthalmol Ther. 2017 Dec;6(2):245-262.

14 - Jhanji V, Sharma N, Vajpayee RB. Intraoperative perforation of Descemet's membrane during "big bubble" deep anterior lamellar keratoplasty. Int Ophthalmol. 2010 Jun;30(3):291-5.

15 - Den S, Shimmura S, Tsubota K, Shimazaki J. Impact of the descemet membrane perforation on surgical outcomes after deep lamellar keratoplasty. Am J Ophthalmol. 2007 May;143(5):750-4.

16 - Jhanji V, Sharma N, Vajpayee RB. Deep anterior lamellar keratoplasty: different strokes. 1st Ed. Jaypee Brothers Medical Publishers; 2012.

17 - Bhojwani RD, Noble B, Chakrabarty AK, Stewart OG. Sequestred viscoelastic after deep lamellar keratoplasty using viscodissection. Cornea 2003;22(4): 371–373.

18 - Shimmura S. Intraoperative and Postoperative Complications of Anterior Lamellar Keratoplasty. In: Krachmer JH, Mannis MJ, Holland EJ. Cornea. 3rd Ed. Mosby Elsevier; 2011. 1523-1526.

19 - Liu H, Chen Y, Wang P, Li B, Wang W, Su Y, et al. (2015) Efficacy and Safety of Deep Anterior Lamellar Keratoplasty vs. Penetrating Keratoplasty for Keratoconus: A Meta-Analysis. PLoS ONE. 2015; 10(1): e0113332.

20 - El Sayed SH, Ismail MM, El Sawy MF, El Hagaa AA, Abdel Aziz MS. The visual outcome and complications in deep anterior lamellar keratoplasty for keratoconus. Menoufia Med J 2016;29(3):587–592.

21 - Mohamed SRH, Manna A, Amissah-Arthur K, McDonnell PJ. Non-resolving Descemet folds 2 years following deep anterior lamellar keratoplasty: The impact on visual outcome. Contact Lens Anterior Eye 2009;32(6):300-302.

22 - Maurino V, Allan BDS, Stevens JD, Tuft SJ. Fixed Dilated Pupil (Urrets-Zavalia Syndrome) After Air/Gas Injection After Deep Lamellar Keratoplasty for Keratoconus. Am J Ophtalmol 2002;133(2):266-268.

23 - Fontana L, Parente G, Tassinari G. Clinical outcomes after deep anterior lamellar keratoplasty using the big-bubble technique in patients with keratoconus. Am J Ophthalmol. 2007;143(1):117-24.

24 - Anwar M, Teichmann KD. Deep lamellar keratoplasty: surgical techniques for anterior lamellar keratoplasty with and without baring of Descemet's membrane. Cornea 2002; 21(4):374-83.

25 - Kanavi MR, Foroutan AR, Kamel MR, Afsar N, Javadi MA. Candida interface keratitis after deep anterior lamellar keratoplasty: Clinical, microbiologic, histopathologic, and confocal microscopic reports. Cornea 2007;26:913–6.

26 - Sharma N, Gupta V, Vanathi M, Agarwal T, Vajpayee RB, Satpathy G. Microbial keratitis following lamellar keratoplasty. Cornea. 2004;23:472–8

27 - Fontana L, Moramarco A, Mandarà E, Russello G, Iovieno A. Interface infectious keratitis after anterior and posterior lamellar keratoplasty. Clinical features and treatment strategies. A review. Br J Ophthalmol 2019;103:307–314.

28 - Kodavoor SK, Dandapani R, Kaushik AR. Interface infectious keratitis following deep anterior lamellarkeratoplasty. Indian J Ophthalmol. 2016 Aug; 64(8): 597–600.

29 - Willians KA, Lowe M et al. Risk Factors for Human Corneal Graft Failure Within the Australian Corneal Graft Registry. Transplantation 2008;86: 1720–1724.

30. - hanem RC, Bogoni A, Ghanem VC. Pachymetry-guided intrastromal air injection ("pachy-bubble") for deep anterior lamelar keratoplasty: results of the first 110 cases. Cornea 2015 Jun;34(6):625-31.

31 - Magalhães Otavio A., Kronbauer Claudia L., Müller Eduardo G., Sanvicente Carina T.. Update and review of Urrets-Zavalia syndrome. Arq. Bras. Oftalmol. [Internet]. 2016 June [cited 2020 Apr 03] ;9(3): 202-204.

19
Ceratoplastias Lamelares Posteriores DSEK – Descemet's Stripping Endothelial Keratoplasty

Tatiana Prazeres
Marco Polo Ribeiro

Introdução

Nas últimas décadas, grandes avanços ocorreram a partir da introdução de uma nova técnica denominada "Descemet Stripping Endothelial Keratoplasty" (DSEK).[1-3]

Neste procedimento, o estroma posterior, a membrana de Descemet e o endotélio doente são substituídos por um tecido doado saudável.

O DSEK foi rapidamente adotado por cirurgiões de todo o mundo e se tornou, por muitos anos, o tratamento de escolha para doenças que acometem o endotélio, como a Distrofia de Fuchs, Ceratopatia bolhosa do pseudofácico e afácico, Síndrome Irido-Corneana-Endotelial (ICE), dentre outras causas de disfunção endotelial.[1-6]

As vantagens do transplante endotelial são muito bem reportadas na literatura e são inúmeras, quando comparadas às do transplante penetrante. A recuperação visual ocorre de forma mais rápida e a taxa de complicações é menor, tanto no intra, quanto no pós-operatório. Como exemplo, temos menor tempo de uso de corticoides, menor risco de rejeição, melhor controle de erros refracionais, menor risco de infecção, além de menores taxas de complicações relacionadas às suturas e à temida hemorragia expulsiva.[7-9]

O DSEK apresenta todas as vantagens de um transplante endotelial acima citadas e, ainda, uma curva de aprendizado rápida, bons resultados visuais, além da preparação do tecido doado ser reprodutível, segura e consumir pouco tempo cirúrgico. Entretanto, algumas características tais quais irregularidades na interface e/ou lamelas espessas podem limitar a qualidade visual, além de resultar em erros refrativos, como a presença de maior hipermetropia.[10-12]

Dessa forma, outras técnicas cirúrgicas, como o DSAEK, que utilizam o microcerátomo para a confecção da lamela doadora vêm substituindo em muitos casos o DSEK, assim também suas variantes, como o *ultra thin* DSAEK e, finalmente, o DMEK. Todas essas novas técnicas surgiram na tentativa de oferecer uma interface mais lisa, fina e homogênea e, consequentemente, melhor acuidade visual final.[6, 13-15]

Apesar da técnica cirúrgica do DSAEK ser reprodutível e oferecer excelentes resultados visuais, o custo torna seu uso limitado, uma vez que muito dos serviços oftalmológicos não dispõem dessa tecnologia para transplantes de córnea.

O DMEK apresenta resultados visuais superiores, quando comparados ao DSAEK e ao DSEK, entretanto, tem limitações em casos nos quais a visibilização dos meios é prejudicada, como por exemplo, nos casos de córneas muito opacas (ceratopatias bolhosas avançadas). O DMEK possui, ainda, maior curva de aprendizado, sendo, tecnicamente mais difícil, especialmente em casos desafiadores como pacientes afácicos, submetidos a múltiplas cirurgias e/ou vitrectomizados.[6,9-16] Além disso, a maior taxa de descolamento do botão e a restrição da idade do doador também são fatores que limitam algumas indicações.[5, 17]

Apesar de vários estudos destacarem a superioridade do DMEK, quando comparado ao DSEK/DSAEK em relação aos resultados visuais, ambas técnicas têm vantagens, desvantagens e indicações específicas. A interface entre o tecido doado e o estroma do receptor é a principal barreira para alcançar a melhor acuidade visual final. Portanto, com o objetivo de obter lamelas mais finas e interface mais homogênea, algumas estratégias vêm sendo desenvolvidas com essa finalidade, dentre elas, a utilização de paquímetro ultrassônico (PACHY-DSEK) para guiar a confecção de lamelas com um excelente resultado visual e anatômico, tanto no estudo *in vivo*, quanto no estudo *in vitro*. (Prazeres, T *et al.*; Bertino P *et al.* – estudo em fase de publicação).

Avaliação pré-operatória

A avaliação pré-operatória minuciosa do paciente é determinante para um bom resultado cirúrgico.

O exame externo inclui o estudo das pálpebras e anexos, com ênfase na avaliação da oclusão palpebral, a presença entrópio, ectrópio, triquiase e da blefarite.

Ao exame de biomicroscopia, deve ser avaliado o filme lacrimal, presença de opacidades superficiais e a sua localização (topografia e profundidade), a medida da córnea horizontal e vertical, a avaliação de vasos, a profundidade da câmara anterior, características do ângulo camerular, da íris, e presença ou ausência de cristalino e/ou lente intraocular. A presença de opacidades ou irregularidades no eixo visual do paciente são uma contraindicação importante, nos pacientes submetidos ao transplante com finalidades ópticas.

O exame oftalmológico completo irá determinar a escolha da técnica cirúrgica ideal, o tamanho do botão doado, assim como detectar possíveis riscos e correções necessárias para a programação cirúrgica.

Ao analisar o botão doado, além da avaliação das características convencionais, como presença de opacidades, dobras e características do endotélio, deve-se observar o tamanho da rima escleral do tecido doado, a fim de se obter uma boa adaptação na câmara artificial, durante a preparação do tecido doado.

A rima escleral pequena pode dificultar a preparação da lamela pela falta de pressurização da câmara artificial e, por consequência, ocorrer escape de solução de Optisol durante a preparação do tecido a ser transplantado (Figura 19.1).

Indicações

O DSEK está indicado em doenças que acometem o endotélio. Como discutido anteriormente, a interface do DMEK apresenta

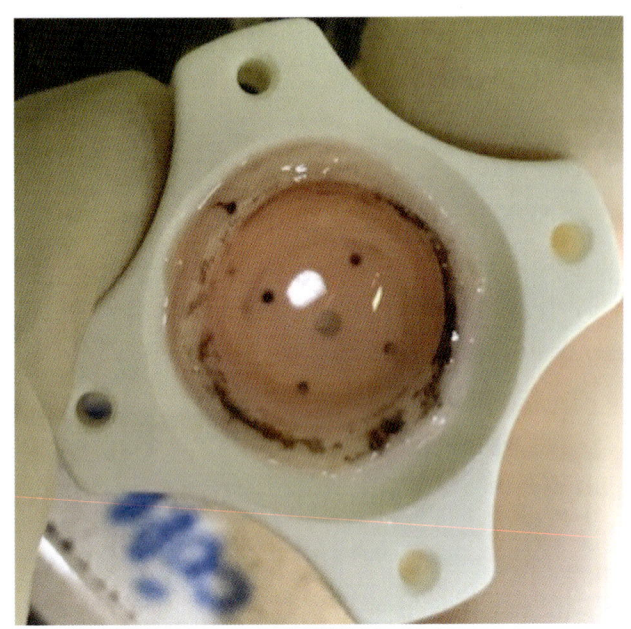

Figura 19.1 Rima escleral pequena e irregular pode prejudicar o ajuste na câmara artificial.

vantagens em relação ao DSEK, resultando na melhor acuidade visual, na maioria dos casos. Entretanto, em casos especiais e com opacidade importante dos meios, o DSEK pode ser utilizado, lembrando-se que esses representam apenas uma contraindicação relativa para o DMEK.

Casos especiais

- Afacia (Figura 19.2)
- Doenças associadas com glaucoma (presença de tubo, trabeculectomia hiperfiltrante devido a dificuldade em manter a câmara anterior rasa, sinéquias anteriores)
- Cirurgias combinadas
- Pacientes vitrectomizados
- Maior dificuldade postural de manter a posição supina

Preparação do tecido

Técnica padrão

O tecido doado é colocado na câmara anterior artificial (Katena®, USA) e preenchido com Optisol GS (Bausch & Lomb, USA). A pressão intracameral é ajustada até o nível desejado, utilizando-se uma seringa 10 mL. Após a remoção do epitélio, é realizada a incisão arqueada de 3.0 mm, ao longo da córnea periférica (em uma zona de 10.0 mm), utilizando um bisturi de diamante com profundidade de 350 μm. Posteriormente, é realizada a dissecção manual, posicionando a espátula de forma perpendicular à incisão e, gradualmente, a movendo para o plano paralelo à córnea doada. Uma espátula reta é utilizada até a parte central da córnea e, posteriormente, trocada por uma espátula curva (DALK *corneal dissectors*, Katena®, USA).

Após a separação das lamelas, o tecido pode ser trepanado e reservado em local seguro. A medida da trepanação depende do tamanho do diâmetro da córnea receptora. Normalmente, mede-se o diâmetro vertical e horizontal da córnea e prioriza-se deixar um intervalo de 1.5 mm entre o tecido doado e a rima receptora. Esse intervalo de segurança diminui o risco de bloqueio do ângulo camerular e do aumento súbito da pressão intraocular. A Figura 19.3 mostra os instrumentos utilizados para a cirurgia de DSEK.

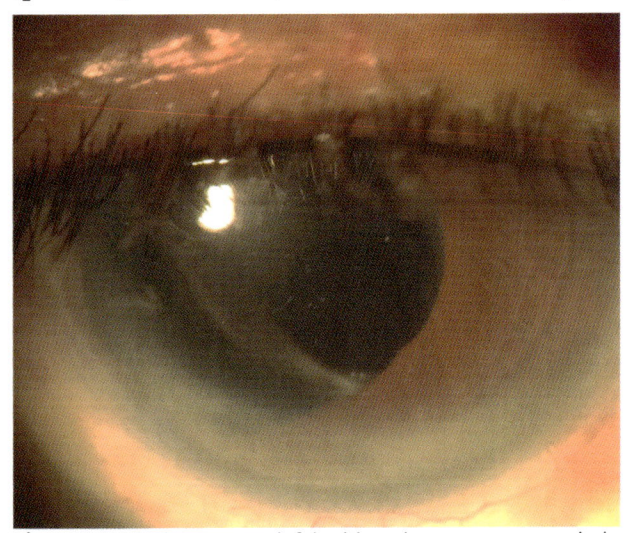

Figura 19.2 Paciente com defeito iriano importante, associado à afacia (realizado implante secundário de lente intraocular e PACHY-DSEK).

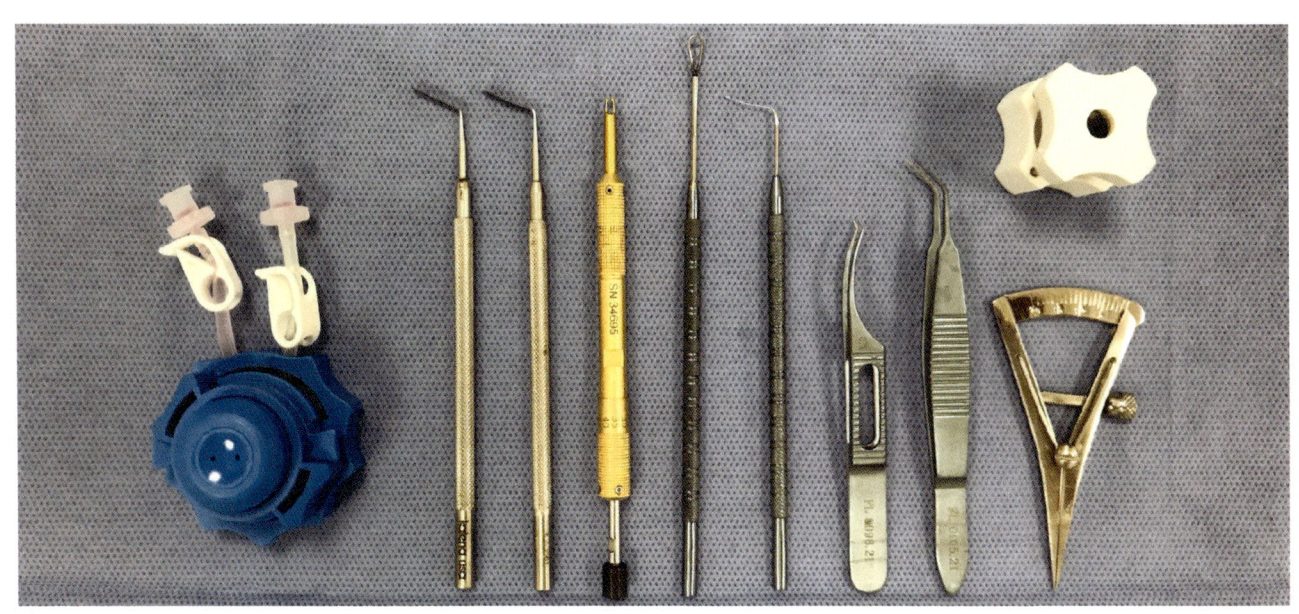

Figura 19.3 Material utilizado para DSEK.

PACHY-DSEK

O tecido doado é colocado na câmara anterior artificial (Katena®, USA) e preenchido com Optisol GS (Bausch & Lomb, USA). A pressão intracameral é ajustada até o nível desejado, utilizando-se uma seringa 10 mL. Após a remoção do epitélio, vinte medidas são realizadas, utilizando-se a paquimetria ultrassônica (Ocuscan, Alcon, USA) da córnea central e paracentral. Para estabelecer a profundidade da dissecção da lamela, a medida mais fina é selecionada e subtraída, deixando uma margem de segurança de 100 μm. Exemplo: se a medida mais fina utilizando a paquimetria ultrassônica for 540 μm, a medida estabelecida para profundidade do corte com o bisturi de diamante será 440 μm.

A sequência da técnica segue, conforme a descrição da técnica padrão.

Técnica cirúrgica

Inicialmente, é realizada a remoção do epitélio do receptor, com objetivo de melhorar a visualização dos meios. Realizadas 3 incisões acessórias (conforme a necessidade de cada cirurgião) às 3h, 6h e 9h. Incisão principal de 2.75 mm, às 12h.

Em seguida, é realizada a iridectomia cirúrgica (pode ser também realizada iridotomia no pré-operatório com *Yag Laser*, caso haja transparência dos meios). Procede-se a retirada da membrana de Descemet (*stripping*), utilizando um Sinskey reverso, podendo ser realizada tanto com uso de metilcelulose para preenchimento da câmara anterior, quanto com bolha de ar. A vantagem da bolha, em relação à utilização de material viscoelástico, é a melhor visibilização da membrana de Descemet, além de não haver necessidade da remoção deste material após a retirada da membrana de Descemet. Por outro lado, com a utilização do ar pode haver escapes e a necessidade de múltiplas injeções e, por consequência, maior manipulação. A membrana de Descemet deve ser retirada por completo, bem como o material viscoelástico, pois são fatores que podem dificultar a adesão do botão doado no estroma receptor.

Finalmente, a inserção do botão. Esta pode ocorrer utilizando-se:

- Uso de pinça adequada
- Uso de fio de prolene – agulha reta (Figura 19.4)
- Agulha de insulina
- Uso de ferramenta para inserção
  - Busin glide ®
  - Tan Endoglide ®
  - EndoSerter ®

Complicações

As complicações no DSEK podem ocorrer em diversas etapas da cirurgia.[18] Fatores predisponentes cuidadosamente avaliados, além de proporcionarem um bom manejo pós-operatório, podem prevenir danos severos. Algumas das complicações inerentes à cirurgias oftalmológicas e/ou aos outros tipos de transplante como: edema macular cistoide, endoftalmite, crescimento epitelial, falência primária e secundária, glaucoma secundário ao uso de corticosteroides, perda celular progressiva e elevados astigmatismos, não serão aqui discutidos.

Preparação da lamela

- Lamelas espessas
- Perfuração do tecido doado

Durante a preparação da lamela, alguns cuidados devem ocorrer. Lamelas muito espessas e irregulares podem resultar em interface ruim, além da presença de astigmatismos posteriores elevados, interferindo no resultado visual final desses pacientes. Em casos de perfuração do tecido doado que inviabilizem a utilização da córnea doada, novo tecido deve ser solicitado. Por motivos de segurança, a preparação do tecido doado deve ocorrer antes da anestesia do paciente, para que não haja danos para o mesmo.

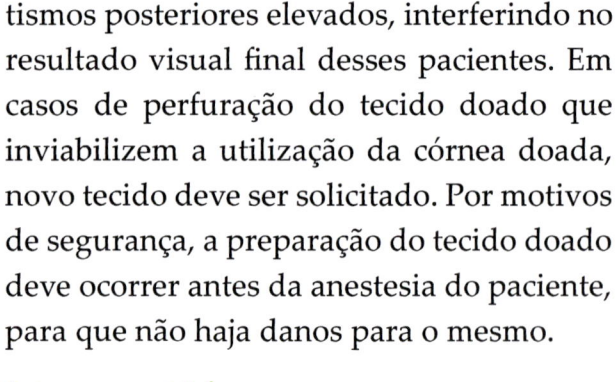

Intraoperatório

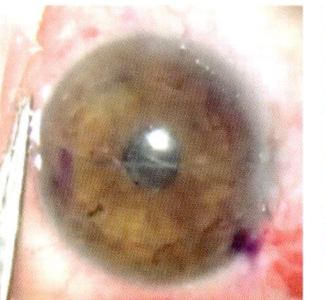

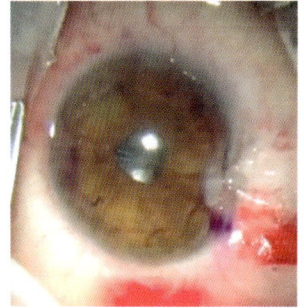

- Meios turvos
- Sangramento na câmara anterior
- Perda da lamela pela incisão principal

A detecção de complicações e o bom manejo no intraoperatório são essenciais para o sucesso do DSEK. A dificuldade com os meios turvos pode ser minimizada com a retirada do epitélio no início da cirurgia e/ou mudança do feixe luminoso. Caso ocorram sangramentos na câmara anterior durante a cirurgia, estes podem ser cessados com a injeção de grande bolha de ar. Caso não seja possível fazer a lavagem posterior da câmara anterior, os sinais inflamatórios e a pressão intraocular devem ser monitorados, de perto, no período pós-operatório. Lembrando-se que, durante todo procedimento cirúrgico, a manipulação da lamela doada deve ocorrer através das incisões acessórias, a fim de evitar a perda da lamela pela incisão principal, gerando, assim, a manipulação excessiva e perda celular, além da po-

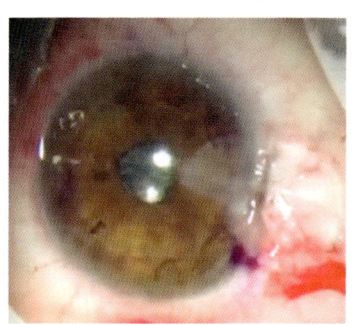

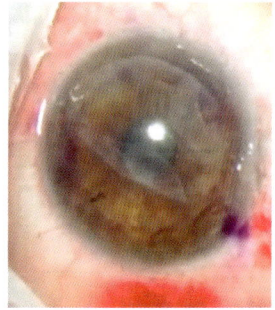

Figura 19.4 Inserção da lamela doadora utilizando fio de prolene agulha reta.

sição inadvertida do botão posteriormente. Para evitar dúvidas sobre o posicionamento do lado da lamela doada, alguns cirurgiões optam por realizar a marcação ("S" *stamp*) no estroma anterior, enquanto preparam a lamela.

Pós-operatório

- Lamelas descentradas
- Bloqueio pupilar
- Descolamentos do botão

No pós-operatório do DSEK, o cirurgião deve estar disponível, pois algumas complicações devem ser prontamente resolvidas.

Tomografia de coerência óptica de segmento anterior (AS-OCT), no pós-operatório, pode medir a lamela doada (Figura 19.5).

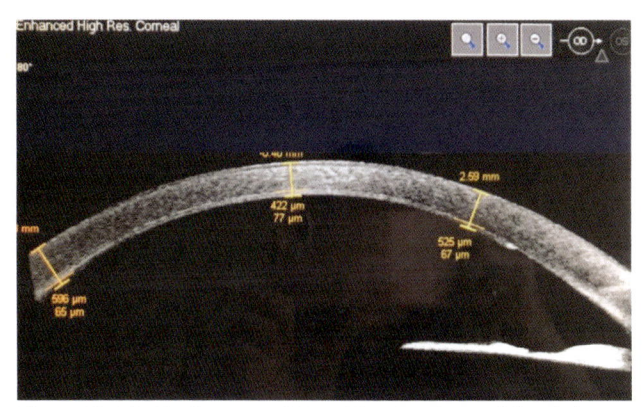

Figura 19.5 OCT pós-operatório evidenciando medidas da lamela doada.

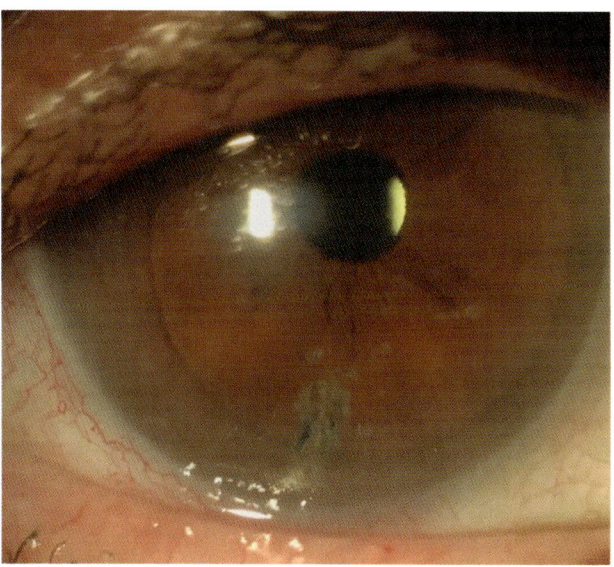

Figura 19.6 Lamela doada levemente descentrada (com boa cobertura do eixo visual).

As lamelas descentradas podem ocorrer após a injeção de ar no intraoperatório, mas caso o eixo visual esteja completamente preenchido pelo tecido corneano, não há indicação de reposicionamento (Figura 19.6). Entretanto, deve-se estar atento para o fechamento angular, pela proximidade do tecido ao seio camerular, além do aumento da taxa de descolamento do botão.

Os casos de bloqueio pupilar geralmente ocorrem diante de bolhas de ar excessivamente grandes. A ocorrência de bloqueio pupilar pode ser prevenida com a injeção de bolha de ar que tenha uma mobilidade na câmara anterior, além de gotas de ciclopégico no final do procedimento cirúrgico.[19] Em situações de bloqueio pupilar instalado, este deve ser imediatamente tratado. Injeção venosa de manitol e dilatação pupilar devem ser imediatamente iniciadas, podendo ser necessárias, ainda, a mobilização da bolha de ar com *Sinskey*[18] ou a retirada de parte da bolha com agulha. Estas intervenções podem ser realizadas na lâmpada de fenda ou mesmo no centro cirúrgico.

Os descolamentos da lamela corneana podem ocorrer pela remoção incompleta da membrana de Descemet ou restos de material viscoelástico. Estes descolamentos são mais comuns em pacientes com dificuldade de pressurizar a câmara anterior e da manutenção da bolha de ar, como afácicos e vitrectomizados. Nesses casos, pode ser indicada a injeção de gás (SF_6 ou C_3F_8), a fim de manter a bolha de ar por tempo mais prolongado, evitando possíveis descolamentos.

Conclusão

O DSEK representa uma técnica segura, com excelentes resultados visuais. Possui uma curva de aprendizado rápida, com baixo índice de complicações e pode ser considerada a técnica de escolha dentre os transplantes endoteliais para casos desafiadores, com pouca transparência dos meios e em locais sem acesso ao uso do microcerátomo para confecção da lamela doada. Diferente do DMEK, no qual os botões doados muito jovens podem representar aumento da dificuldade da técnica cirúrgica, o DSEK não necessita de seleção de doadores, podendo ser utilizados botões doados de qualquer idade, sem interferir na técnica utilizada.

A preparação do tecido é reprodutível, e com o advento de novas técnicas guiadas pela paquimetria, tanto a espessura da lamela, quanto a acuidade visual observada são satisfatórias (trabalho em fase de publicação).

Referências

1 - Melles GR. Posterior lamellar keratoplasty: DLEK to DSEK to DMEK. Cornea. 2006; 25(8):879±81.

2 - Price FW Jr. Descemet's stripping with endothelial keratoplasty in 50 eyes: a refractive neutral corneal transplant. Journal of Refractive Surgery. 2005; 21(4):339.

3 - Terry MA, Ousley PJ. Replacing the endothelium without corneal surface incisions or sutures: the first United States clinical series using the deep lamellar endothelial keratoplasty procedure. Ophthalmology. 2003; 110(4):755±64.

4 - Price MO, Price FW. Descemet's stripping endothelial keratoplasty. Current opinion in ophthalmology. 2007; 18(4):290±4.

5 - Terry MA. Endothelial keratoplasty: why aren't we all doing Descemet membrane endothelial keratoplasty? Cornea. 2012; 31(5):469±71.

6 - Dapena I, Ham L, Melles GR. Endothelial keratoplasty: DSEK/DSAEK or DMEK-the thinner the better? Current opinion in ophthalmology. 2009; 20(4):29-307.

7 - Ang, M., et al., Descemet membrane endothelial keratoplasty. Br J Ophthalmol, 2016. 100(1): p. 15-21.

8 - Bahar, I., et al., Retrospective contralateral study comparing descemet stripping automated endothelial keratoplasty with penetrating keratoplasty. Cornea, 2009. 28(5): p. 485-8.

9 - Melles, G.R., et al., A surgical technique for posterior lamellar keratoplasty. Cornea, 1998. 17(6): p. 618-26.

10 - Woodward, M.A., et al., Corneal donor tissue preparation for endothelial keratoplasty. J Vis Exp, 2012(64): p. e3847.

11 - Neff, K.D. et al., Comparison of central corneal graft thickness to visual acuity outcomes in endothelial keratoplasty. Cornea, 2011. 30(4): p. 388-91.

12 - Uchino, Y., et al., Comparison of corneal thickness and haze in DSAEK and penetrating keratoplasty. Cornea, 2011. 30(3): p. 287-90.

13 - Tourtas, T., et al., Descemet membrane endothelial keratoplasty versus descemet stripping automated endothelial keratoplasty. Am J Ophthalmol, 2012. 153(6): p. 1082-90 e2.

14 - Busin, M., et al., Ultrathin descemet's stripping automated endothelial keratoplasty with the microkeratome double-pass technique: two-year outcomes. Ophthalmology, 2013. 120(6): p. 1186-94.

15 - Villarrubia, A. and A. Cano-Ortiz, Development of a nomogram to achieve ultrathin donor corneal disks for Descemet-stripping automated endothelial keratoplasty. J Cataract Refract Surg, 2015. 41(1): p. 146-51.

16 - Dirisamer, M., et al., Identifying causes for poor visual outcome after DSEK/DSAEK following secondary DMEK in the same eye. Acta Ophthalmol, 2013. 91(2): p. 131-9.

17 - Li, S., et al., Efficacy and safety of Descemet's membrane endothelial keratoplasty versus Descemet's stripping endothelial keratoplasty: A systematic review and meta-analysis. PLoS One, 2017. 12(12): p. e0182275.

18 - Basak, S., et al., Complications and management in Descemet's stripping Endothelial keratoplasty: Analysis of consecutive 430 cases. Indian J Ophthalmol., 2014. 62(2): 209–218.

19 - Terry, MA., et al., Endothelial keratoplasty a simplified technique to minimize graft dislocation, iatrogenic graft failure, and pupillary block. Ophthalmology. 2008; 115:1179–86.

20
Ceratoplastias Lamelares Posteriores Pachy-DSEK – Pachymetry-Descemet's Stripping Endothelial Keratoplasty

Pedro Bertino
Renata Magalhães

Introdução

Em um passado recente, as técnicas lamelares revolucionaram o cenário mundial da cirurgia corneana.[1,2] Essencialmente, as taxas de complicação foram reduzidas e os resultados visuais, que outrora se mostraram pobres, foram significativamente melhorados.[3,4] Atualmente, a seletividade de abordagem no tocante à anatomia da patologia corneana, inerente aos lamelares, retirou, dos transplantes penetrantes, o posto de primeira opção de tratamento, na maioria dos Centros.

No que tange aos distúrbios do endotélio, o transplante lamelar posterior evoluiu de maneira impactante, nas últimas duas décadas.[1,5] As técnicas que permanecem em uso hoje, foram as que sofreram modificações e se consolidaram. Mas, ainda apresentam limitações inerentes às suas peculiaridades técnicas.[6-8]

O DSEK foi a primeira técnica a entregar resultado com reprodutibilidade razoável.[4,9-11] E assim, se popularizou. Com uma curva de aprendizado relativamente suave, sua simplicidade técnica e baixo custo atraíram, rapidamente, os cirurgiões de córnea. Dependendo, durante o intraoperatório, tão somente de uma câmara artificial descartável, um bisturi de diamante de profundidade ajustável (para muitos cirurgiões, material disponível desde a época das ceratotomias radiais e arqueadas) e um par de espátulas de dissecção, o DSEK se estabeleceu, em pouco tempo. Todavia, a sua grande limitação reside na espessura e qualidade da interface da lamela endotelial preparada. Por ser uma técnica de dissecção manual, a profundidade da dissecção depende, essencialmente, do material cirúrgico e da habilidade técnica do cirurgião. Apesar de haver controvérsia quanto ao papel da espessura da lamela no resultado visual, muitos autores defendem que lamelas finas geram melhores resultados.[12-15] Além disso, a qualidade da face estromal da lamela tem papel importante no resultado visual: lamelas com interface irregular tendem a gerar resultados pobres. Em tese, qualquer método que envolva dissecções lamelares pode gerar limitação visual.[16] Assim, esses dois fatores - a espessura e a qualidade da interface - são os principais fatores limitadores na reabilitação visual após a realização de um DSEK.

A tentativa de aperfeiçoamento da limitação proveniente dessa imprevisibilidade veio com o desenvolvimento de nova proposta: o DSAEK. Este método automatizado permite a preparação de lamelas, através de um planejamento que envolve cabeças de dissecção com profundidades específicas para cada caso.[17] Popularizou-se muito rapidamente e superou, em pouco tempo, o DSEK, à medida que entregava resultado visual superior.[18] Além da melhora da interface, evoluiu na busca por espessuras ultrafinas, com o método de dupla passagem.[19-21] A grande limitação desse método reside, ainda hoje, no custo, mesmo após relativa popularização. Um microcerátomo com único objetivo de produzir lamelas endoteliais é inviável economicamente, especialmente para clínicas de médio ou pequeno porte. Segundo a informação de um fabricante, existem, no país, cerca de 15 aparelhos em funcionamento para esse fim – margem muito aquém do crescente número de procedimentos lamelares posteriores.

O DMEK foi a grande revolução no resultado dos endoteliais. Ao retirar o estroma da equação, elevou o patamar da acuidade visual final a níveis comparáveis aos da técnica penetrante.[18] E além do mais, com baixo custo operacional. Mas, demorou a se popularizar, devido a uma curva de aprendizado muito íngreme.[22,23] Para muitos, a dificuldade técnica, ainda hoje, impede que o DSAEK seja ultrapassado. Outra desvantagem da técnica é a limitação relativa à idade do doador, considerando-se que córneas muito jovens são uma contraindicação relativa, por aumentar a dificuldade cirúrgica.[24]

O PDEK veio com a proposta de facilitar a etapa mais difícil do DMEK: a abertura do rolo endotelial. Com seu plano de clivagem pré-Descemet, a técnica inclui a camada de Dua, conferindo rigidez extra aos enxertos e facilitando sua abertura.[25,26] O PDEK resolve também a questão da limitação da idade do doador, permitindo que a técnica inclua doadores abaixo de 2 anos.[27] Entretanto, nova e relevante limitação se impôs: a preparação envolve a formação de uma bolha tipo 1 (aquela em que a Dua, Descemet e endotélio se separam do resto do estroma), nem sempre de fácil realização. Consequentemente, a técnica não se popularizou, na maioria dos Centros.

Dessa forma, acreditamos que exista espaço para o desenvolvimento e mais popularização do DSEK, uma vez que se trata de técnica com curva de aprendizado com grau de dificuldade baixo, em relação às demais técnicas.[23] Adicionalmente, o baixo custo para a sua realização abre o leque do transplante endotelial para cirurgiões que não dispõem de microcerátomo ou não transpuseram a curva dos métodos de alta dificuldade (DMEK ou PDEK). Infelizmente, há poucas pesquisas em andamento para o DSEK. A nossa proposta nasce no sentido de padronizar a técnica e incorporar algumas modificações, com a intenção de possibilitar a preparação de lamelas mais finas e com reprodutibilidade aceitável. A este novo método, demos o nome de Pachy-DSEK.

Vantagens do Pachy-DSEK

1. Curva de aprendizado mais fácil (em relação ao DMEK / PDEK)

2. Custo baixo (em relação a técnicas de dissecção automatizada, como DSAEK)

3. Ausência de limite inferior de idade do doador (em relação ao DMEK)

4. Padronização e otimização das etapas previamente descritas no DSEK

5. Alta probabilidade de confecção de lamelas ultrafinas (abaixo de 130 μm)

6. Reprodutibilidade de espessura de lamela

7. Baixo erro de dissecção, em relação ao planejado

8. Preparação de lamelas quase planares na área central e menor indução de hipermetropia (em relação ao DSAEK)

9. Maior facilidade de inserção, abertura e posicionamento da lamela em olhos com comorbidades (em relação ao DMEK)

10. Menor probabilidade de descolamento de lamela e *rebubble* (em relação ao DMEK).

Sobre as vantagens acima, os itens sublinhados são características específicas do Pachy-DSEK. Os itens restantes são também compartilhados pelo DSEK.

Desvantagens do Pachy-DSEK

1. Baixa qualidade de interface (em relação ao DSAEK)

2. Pior acuidade visual final média (em relação ao DSAEK, DMEK e PDEK)

Sobre as desvantagens acima, todas são inerentes ao DSEK, igualmente se aplicam ao Pachy-DSEK.

Pré-operatório

O pré-operatório não difere das técnicas endoteliais, sendo o principal desafio estimar o prognóstico visual que a transparência final pode gerar. O grau de fibrose estromal e a opacificação continuam sendo um fator crucial na hora de indicar qualquer técnica de transplante endotelial.

A tomografia de coerência óptica de segmento anterior (AS-OCT) pode ajudar a estudar o grau de comprometimento do estroma, antes do procedimento.

Técnica cirúrgica

Apresentamos, a seguir, o passo a passo da preparação de lamelas Pachy-DSEK, com as principais modificações ao método clássico.

1. Posicionamento da córnea doadora na câmara artificial descartável. É importante notar que, assim como para a realização do DSAEK, essa etapa requer um tecido com rima escleral suficiente. Com a realidade do transplante de endotélio, os Bancos de Olhos devem se adaptar para ofertar tecidos com rima adequada aos cirurgiões.

2. Remoção do epitélio. O cirurgião deve avaliar a condição do epitélio doador: caso o mesmo encontre-se irregular ou frouxo, deve ser removido. Em córneas com endotélio em perfeito estado, o mesmo pode ser mantido.

3. Paquimetria ultrassônica intraoperatória. Com auxílio de um compasso cirúrgico, o centro da córnea doadora deve ser identificado e marcado. Uma leve pressão de um Sinskey sobre a superfície seca, em geral, é o suficiente. Após instilar gotas de BSS sobre a superfície da córnea doadora, 20 medidas são realizadas com o paquímetro, com atenção para manter a sonda o mais próximo de 90 graus do plano da superfície. Dentro de uma área central de 3,0 mm de diâmetro, são realizadas as primeiras 10 medidas. As medidas restantes são realizadas à distância de 1,0 mm externamente às medidas ante-

riores, isto é, dentro de uma área central de 4,0 mm (Figura 20.1). Essas medidas dispersas radialmente, dentro de uma área de 4,0 mm, buscam identificar o ponto mais fino da córnea doadora e consistem em importante modificação da técnica. A maioria dos trabalhos sobre DSEK não detalha essa etapa.[4,9,10,11,28-32]

4. Cálculo da profundidade incisional. Após a exclusão de medidas pouco confiáveis (*outliers* ou valores discrepantes), a menor, medida das 20 realizadas, será anotada. Uma margem de segurança de 100 μm é subtraída desse valor. O resultado será a profundidade da incisão (Figura 20.2). Exemplo: Menor medida das 20 realizadas = 550 μm. Profundidade incisional = 450 μm. Essa margem de segurança pressupõe que existam erros em uma técnica com dissecção completamente manual e o seu propósito consiste em evitar a perfuração endotelial.

5. Ajuste e calibração do bisturi de diamante. A profundidade final da dissecção é dependente da profundidade inicial de dissecção, isto é, da profundidade da incisão. Acreditamos que essa é uma etapa crucial para a reprodutibilidade da técnica. Assim, utilizamos uma régua de calibração para ajustar a exposição da lâmina de diamante antes de proceder à incisão, em todos os casos. Finalmente, o bisturi é ajustado, conforme a profundidade planejada no item anterior. Em seguida, a exposição da lâmina é conferida através da régua de calibração, e os devidos ajustes são realizados, quando necessários (Figura 20.3). Tal modificação da técnica visa a conferir maior reprodutibilidade ao plano inicial de dissecção e não é detalhada na literatura de DSEK.[4,9,10,11,28-32]

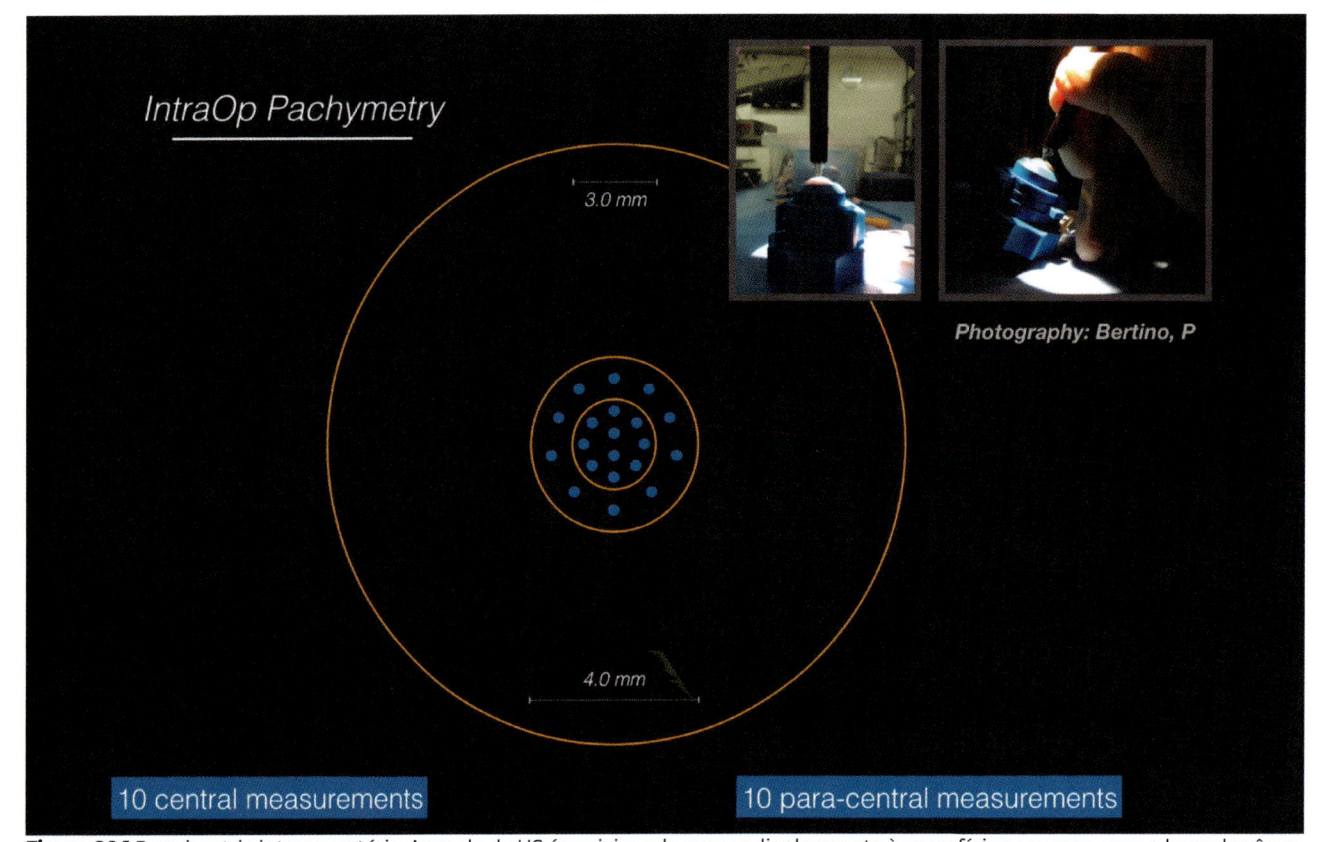

Figura 20.1 Paquimetria intraoperatória. A sonda do US é posicionada perpendicularmente à superfície corneana, com a base da câmara no plano horizontal ou inclinado. São realizadas 10 medidas em cada uma das duas áreas circulares centrais (3,0 e 4,0 mm).

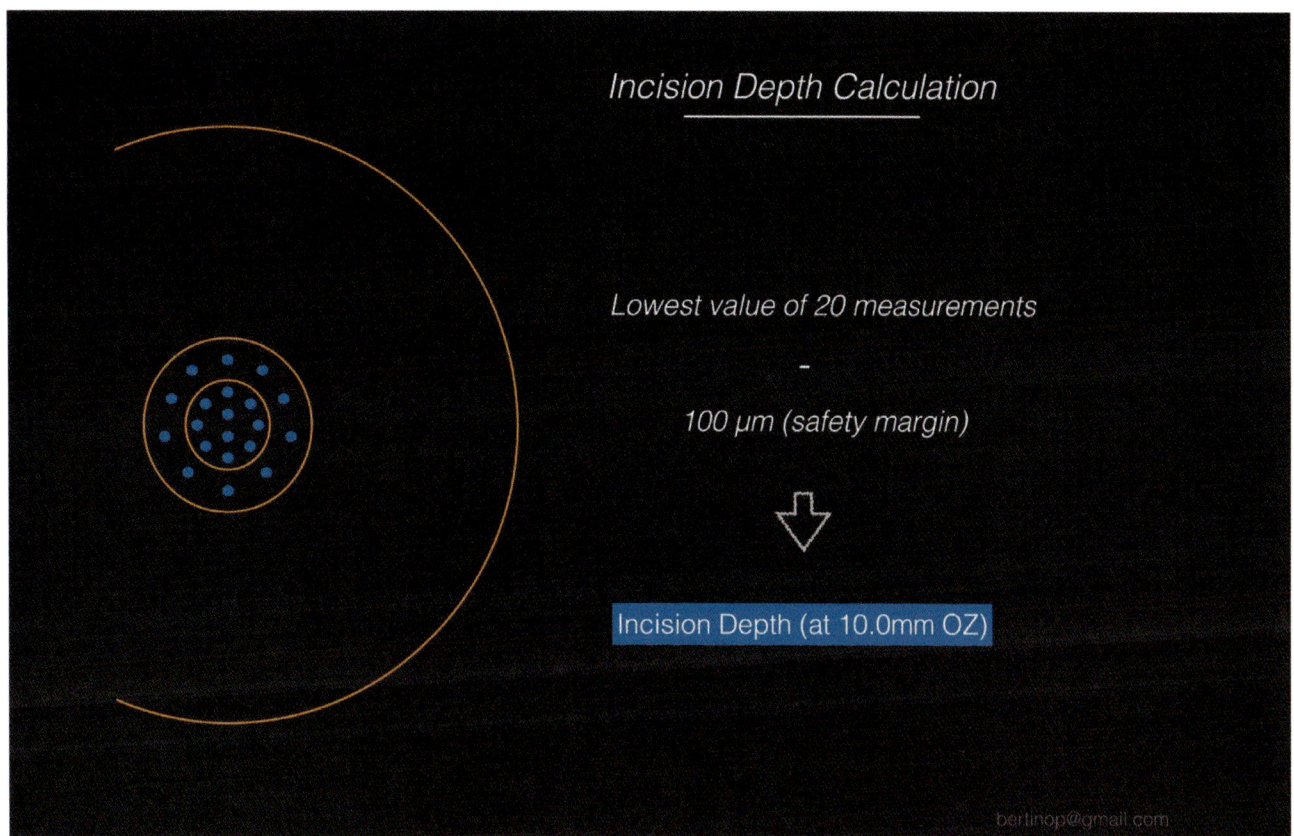

CAPÍTULO 20 - **Ceratoplastias Lamelares Posteriores - PACHY-DSEK - Pachymetry-Descemet's Stripping Endothelial Keratoplasty**

Figura 20.2 Cálculo da profundidade incisional. O menor valor das 20 medidas é selecionado. Dele, subtrai-se 100 μm de margem de segurança.

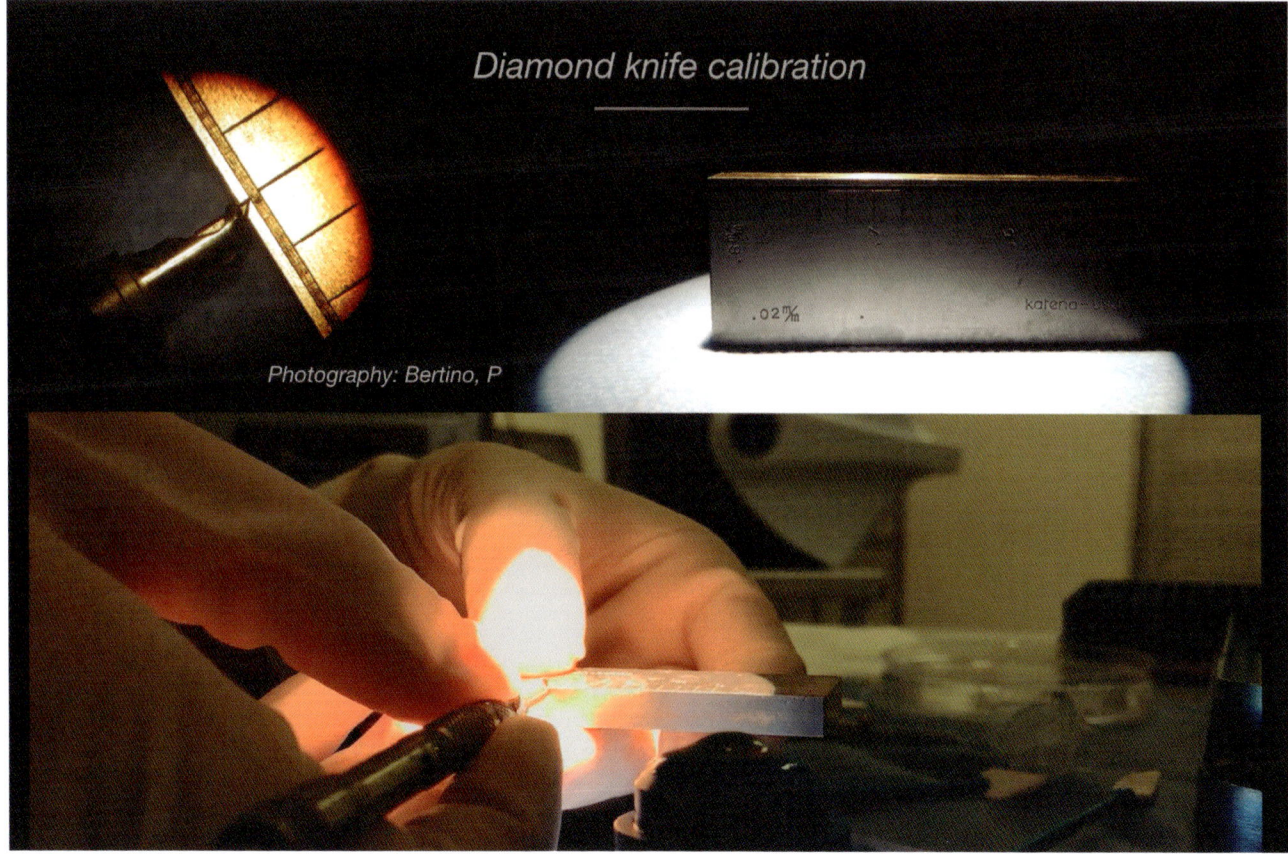

Figura 20.3 Calibração do bisturi. Uma régua de calibração é usada para garantir o ajuste da profundidade da lâmina.

6. Aumento transitório da pressão intracameral. Acreditamos que uma câmara artificial hipotônica possa influenciar na profundidade atingida pelo bisturi, durante a confecção da incisão. Isso pode ocorrer, secundariamente, a uma depressão do tecido durante a pressão exercida pelo bisturi na superfície da córnea doadora, podendo gerar uma incisão mais superficial. Assim, recomendamos alta pressão intracameral durante a confecção da incisão, de forma semelhante ao que se recomenda com o uso do microcerátomo, no DSAEK. Como vantagem adicional, uma dissecção manual sob alta pressão é tecnicamente mais fácil. Uma seringa de 10 ml acoplada a uma das conexões da câmara é recomendada, para produzir alta pressão. Essa conexão é travada simultaneamente, enquanto o êmbolo é pressionado. A pressão da câmara não é relatada pela maioria dos trabalhos sobre DSEK.[4,9,10,11,28-32]

7. Posicionamento da incisão. Acreditamos que o posicionamento da incisão influencie diretamente a profundidade de dissecção final, isto é, na córnea central, o que faz sentido teórico, uma vez que quanto mais distante se está do centro corneano, maior a paquimetria local medida. Por exemplo, realizar uma incisão de 500 μm em uma periferia de 650 μm (77% de profundidade local), pode gerar resultado de espessura final diferente de uma mesma profundidade incisional, em uma periferia de 700 μm (71%). A maioria dos trabalhos relata incisão posicionada no limbo, mas não descreve se o limbo encontra-se no meridiano horizontal ou vertical da córnea doadora, cujos diâmetros são, conhecidamente, divergentes.[9,28,30-32] Esses dois pontos não estão equidistantes do centro corneano e, portanto, apresentam paquimetrias locais distintas. Por este motivo, padronizamos uma incisão a 5,0 mm do centro, isto é, na zona óptica de 10,0 mm de diâmetro (Figura 20.4). Como consequência, a espessura final resultante terá, teoricamente, maior reprodutibilidade (Figura 20.5). Acreditamos ser essa, a principal modificação apresentada pelo Pachy-DSEK.

8. Incisão. Finalmente, a incisão é realizada, seguindo um trajeto arqueado com raio de 5,0 mm do centro corneano. O bisturi deve ser posicionado perpendicularmente ao plano da córnea. Depois, deve ser completamente pressionado, até que as sapatas (*stops*) toquem a superfície. Para a maioria das espátulas de dissecção, uma incisão de 4,0 mm é recomendável. Uma incisão pequena e desproporcional à largura da espátula pode restringir o movimento lateral de dissecção.

9. Dissecção manual próxima à incisão. Acreditamos que o início da dissecção seja uma etapa crucial para o resultado. Preferimos uma espátula reta para essa etapa. Apesar de, em muitos casos, se conseguir uma incisão com profundidade adequada, se a espátula de dissecção não atingir o fundo da incisão, produzirá plano mais superficial que o planejado. Assim, recomendamos que o início do movimento de dissecção seja realizado com o plano da espátula perpendicular ao plano da superfície. Essa modificação garante que a ponta da espátula esteja em contato com o fundo da incisão, durante o início do movimento. A margem de segurança de 100 μm durante a incisão impede que tal dissecção inicial ocasione uma perfuração. Após breve pe-

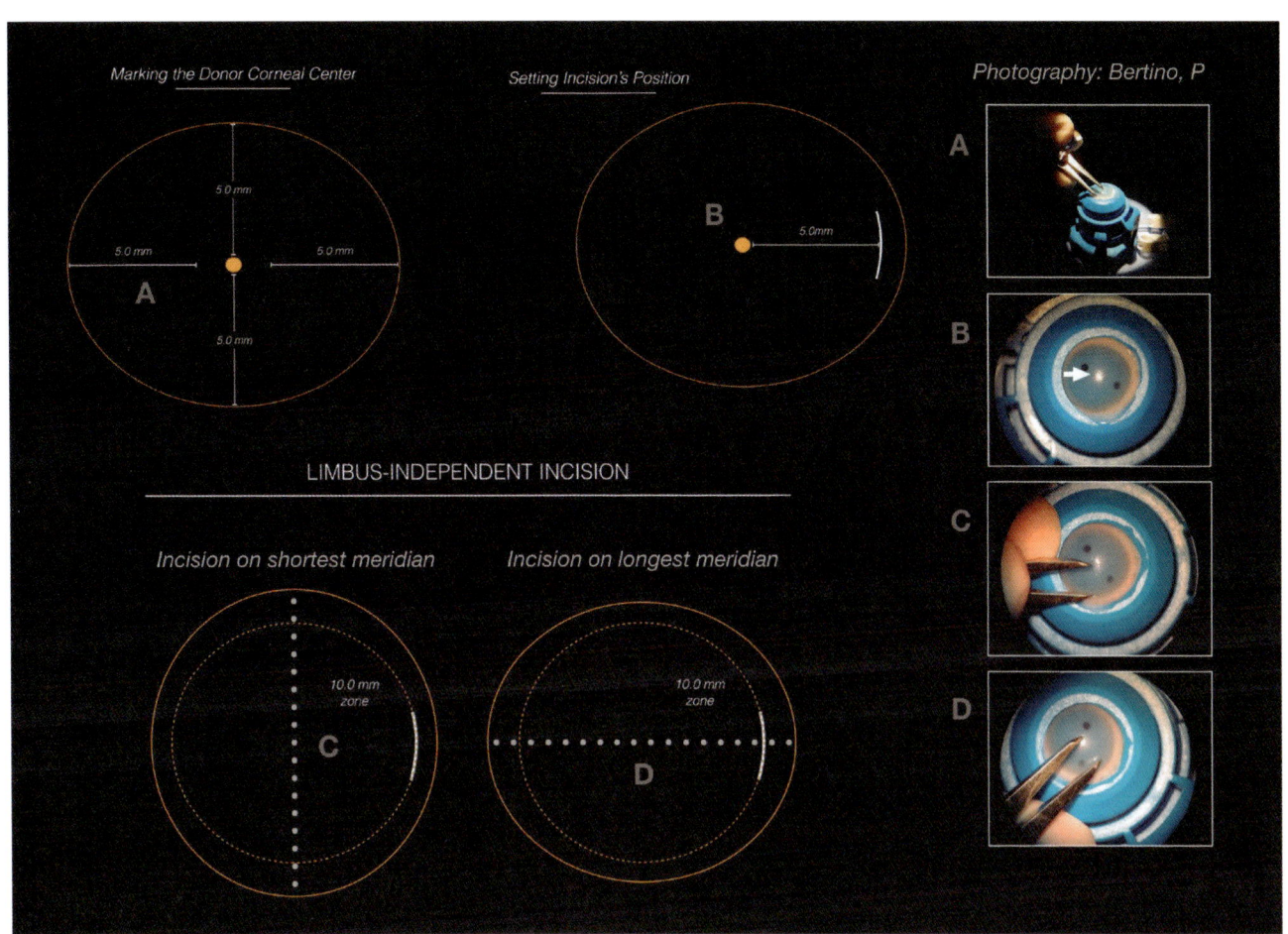

Figura 20.4 Posicionamento da incisão. O centro corneano é identificado realizando-se 4 marcas a igual distância do limbo, em 4 pontos cardeais (A). Em seguida, a incisão é, invariavelmente, posicionada a 5,0 mm do centro corneano previamente marcado (B). Independentemente da incisão, localizar se o meridiano maior ou menor da córnea doadora estará sempre equidistante do centro (C e D).

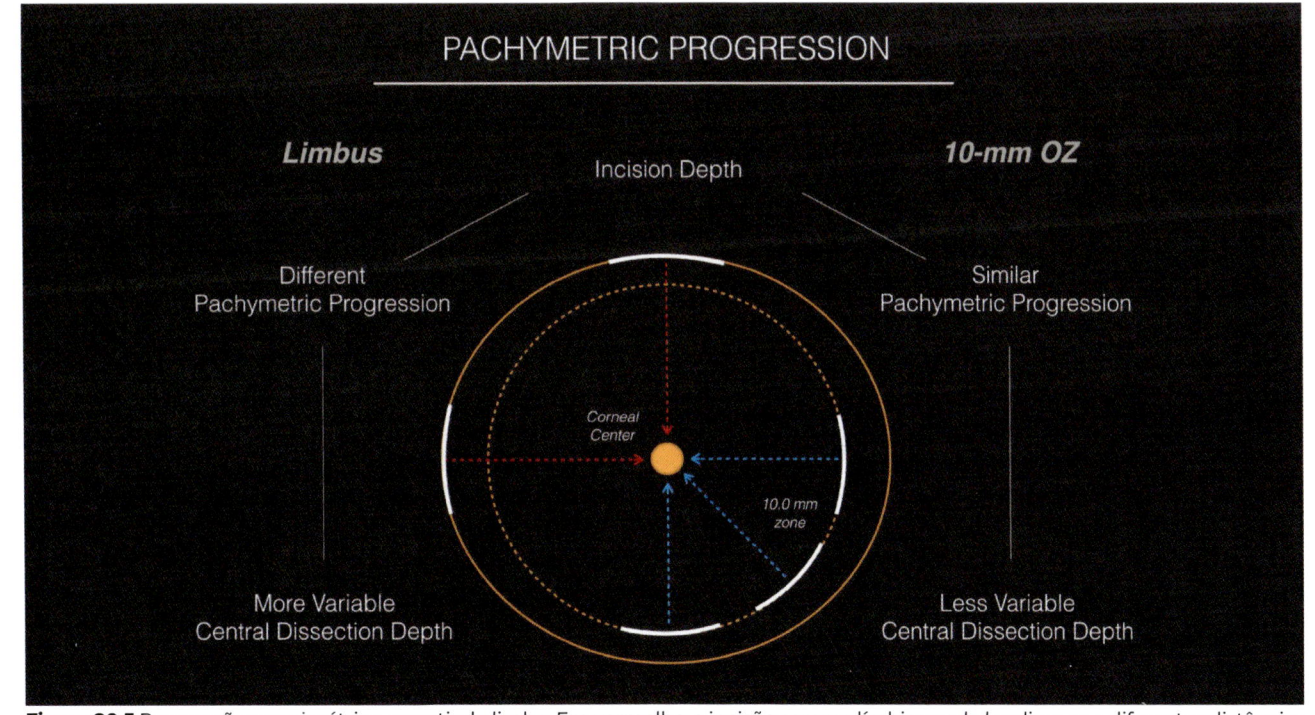

Figura 20.5 Progressão paquimétrica, a partir do limbo. Em vermelho, a incisão sempre límbica pode localizar-se a diferentes distâncias do centro corneano. Em azul, a incisão sempre localizada na zona óptica de 10.0 mm garante a mesma distância do centro.

ríodo de tempo, a espátula é gradualmente inclinada, até que atinja um plano paralelo à superfície (Figura 20.6).

10. Dissecção manual no terço proximal. Recomendamos seguir utilizando a espátula reta, até que cerca de um terço do diâmetro no eixo da incisão seja dissecado.

11. Dissecção manual nos terços distais. Recomendamos utilizar uma espátula curva nesta etapa, prosseguindo-se a dissecção, até que os dois terços restantes do diâmetro no eixo da incisão sejam dissecados. O motivo do uso de materiais de dissecção distintos neste item e no anterior reside na maior facilidade em acompanhar a curvatura corneana a partir da incisão, objetivando-se manter sempre possível, um plano mais paralelo à superfície. As etapas relativas à dissecção manual durante a preparação da lamela são, certamente, essenciais para o padrão final da lamela. Lamelas planares (cujas razões de espessura centro/periferia são próximas de 1,0) são preferíveis, pois alteram menos o raio de curvatura da nova face posterior da córnea submetida ao DSEK. Lamelas planares tendem a ter resultados refrativos mais previsíveis, com menos indução de hipermetropia. Em casos de cirurgia tríplice (faco + endotelial) isto é especialmente vantajoso durante o planejamento da lente intraocular.[33-35]

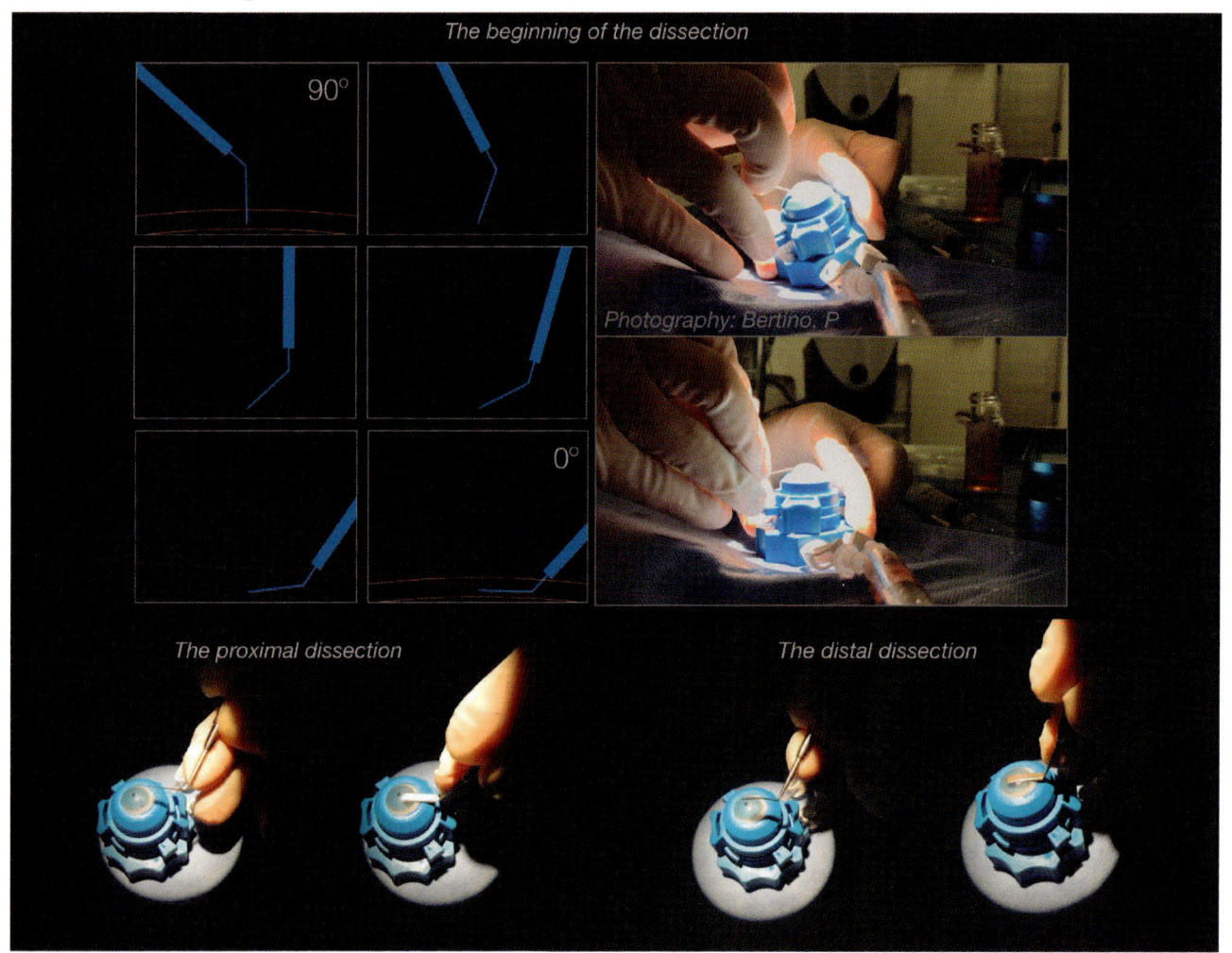

Figura 20.6 O início da dissecção. Uma inclinação totalmente perpendicular da espátula é adotada no início do movimento, por alguns segundos. Em seguida, gradualmente, a dissecção atinge um plano paralelo à superfície. Uma espátula reta é usada no terço proximal e uma curva, no restante.

12. As etapas seguintes (trepanação, marcação da orientação da lamela, inserção, posicionamento da lamela etc.) não foram modificadas, seguindo a técnica padrão de DSEK ou DSAEK. A Figura 20.7 exibe o material necessário para a preparação de lamelas, com a técnica Pachy-DSEK.

Pós-operatório

O manejo do pós-operatório não difere da técnica padrão de DSEK/DSAEK. Em geral, com 90 dias de acompanhamento, o corticoide tópico está descontinuado ou em doses mínimas.

O AS-OCT tem especial importância na identificação precoce do descolamento de lamela, como também no planejamento de um *rebubble* (reinjeção de ar ou gás), assim como em qualquer técnica de transplante endotelial.[36]

Estudo e resultados

Desenvolvemos um estudo retrospectivo que envolveu 15 olhos de 15 pacientes, submetidos, consecutivamente, ao Pachy-DSEK. Esse estudo foi apresentado nos Congressos ASCRS (San Diego - EUA, 2019) e BRASCRS (Brasília, 2019) e a técnica Pachy-DSEK foi publicada em 2021.[37] Em todos os casos, o DMEK, que sempre que possível é a primeira escolha em nossa Instituição, foi contraindicado devido à presença de alguma comorbidade. O resumo das características demográficas está na tabela da Figura 20.8.

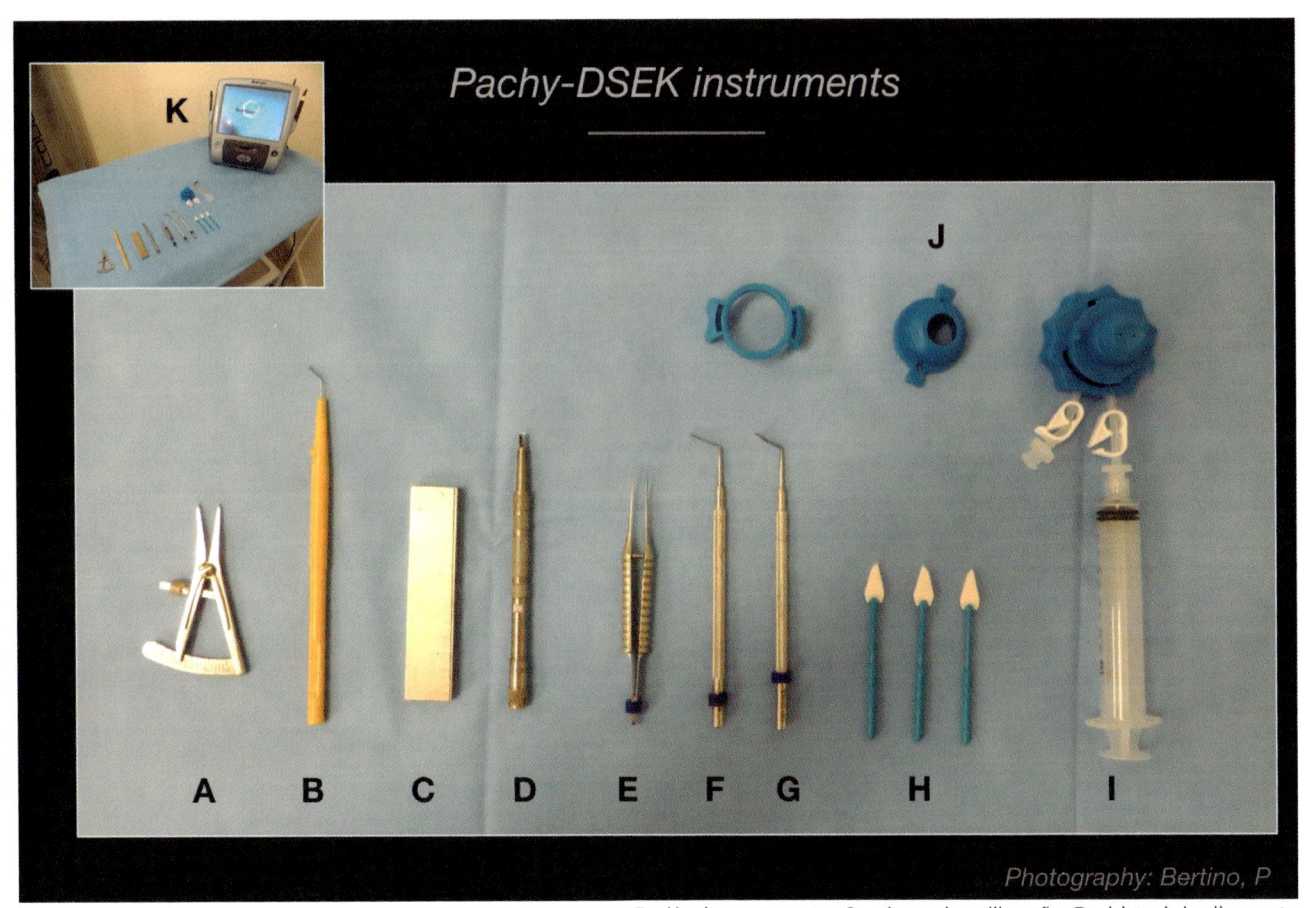

Figura 20.7 Material cirúrgico para Pachy-DSEK. A - compasso; B - lâmina crescente; C - régua de calibração; D - bisturi de diamante ajustável; E - pinça colibri; F - espátula de dissecção reta; G - espátula de dissecção curva; H - microesponjas; I - seringa de 10 ml; J - câmara artificial descartável; K - paquímetro ultrassônico.

O acompanhamento teve mediana de 19 meses (3-36), com apenas três casos com menos de 12 meses. Todos os casos foram operados pelo mesmo cirurgião (PB), utilizando a técnica de Pachy-DSEK, previamente detalhada. Os parâmetros pré e pós-operatórios estão resumidos na tabela da Figura 20.9.

Dentre os casos que não apresentavam limitação ao prognóstico visual (n=5), a visão corrigida final foi de 20/40 em um caso,

PARAMETER	STUDY POPULATION (n = 15 eyes)
Age (y)	
Median (LQ-UQ)	69 (63-76)
Sex, n (%)	
Male	8 (53)
Famale	7 (47)
Eye laterality, n (%)	
Right	8 (53)
Left	7 (47)
Indication for DSEK, n (%)	
Pseudophakic bullous keratopathy	8 (53)
Failed keratoplasty	5 (33)
Fuchs Dystrophy	2 (13)
Ocular comorbidities, n (%)	
Glaucoma	4 (26)
Cystoid macular edema	4 (26)
Peripheral anterior synechiae	3 (20)
IOL dislocation	2 (13)
Corneal *haze*	1 (6)
Chronic anterior uveitis	1 (6)
Anterior vitreous opacity	1 (6)

Figura 20.8 Tabela com dados demográficos do estudo da população.

PARAMETER	PREOPERATIVE MEDIAN (LQ-UP)	POSTOPERATIVE MEDIAN (LQ-UP)	P VALUE
BCVA, LogMAR	1.60 (1.30-1.60)	0.40 (0.14-0.60)	< .001
Anterior Corneal Astigmatism, D	1.80 (1.50-2.03)	1.70 (1.23-2.55)	.507
Posterior Corneal Astigmatism, D	0.30 (0.19-0.83)	0.35 (0.30-0.50)	.483
Anterior Mean, K, D	42.40 (41.49-43.45)	42.40 (40.65-43.63)	.683
Posterior Mean, K, D	6.56 (6.39-6.81)	6.55 (6.46-6.78)	.767
Total Mean K (anterior-posterior), D	36.13 (34.88-37.38)	35.90 (34.11-36.80)	.952
Full-thickness thinnest point, µm	644 (604-695)	543 (487-635)	.130
Recipient's thinnest, point, µm	644 (604-695)	520 (500-590)*	.004
Donor endothelial cell count, cells/mm²	2500 (2445-2778)	1116 (995-1337)**	.001

* Calculated by subtracting endothelial lamella's thickness from the thinnest point.
** 12-24 months after DSEK.

Figura 20.9 Tabela com parâmetros do pré-operatório e dos 6 meses pós-operatórios.

de 20/25 em um caso e de 20/20 em três casos. Esses números sugerem que visão corrigida satisfatória pode ser atingida com essa técnica, em olhos sem limitação de prognóstico. Entretanto, outros estudos serão necessários para comprovar tais resultados.

A técnica padronizada de dissecção manual conseguiu produzir lamelas abaixo de 100 μm de espessura central, em 60% dos casos e abaixo de 130 μm, em 80% (com 6 meses de acompanhamento). A média de espessura central das lamelas foi de 94 μm (com mediana de 80 μm). Todas as lamelas apresentaram espessura menor que 150 μm. A razão de espessura centro/periferia nos 3,0 mm centrais foi de 0,90 (0,87-0,91), sendo um indicativo de lamelas quase planares na região central do enxerto. A tabela da Figura 20.10 resume os parâmetros relativos às lamelas endoteliais preparadas. É importante ressaltar que não houve mudança nas curvaturas corneanas anterior e posterior (tabela da Figura 20.9). Esses dados sugerem pouca indução de erro refrativo após realização de Pachy-DSEK.

Outro ponto importante desse método foi apresentar um erro de dissecção de 33 μm (10-50), em relação à espessura planejada (100 μm para todos os casos). Consideramos essa reprodutibilidade aceitável para um método cuja dissecção é completamente manual. A análise estatística mostrou uma correlação positiva entre o erro de dissecção e a paquimetria do doador (rho=0,50, p=0,039), mas não com a idade do doador (rho=0,35, p=0,178) ou com sua contagem endotelial (rho=0,43, p=0,090). Esses dados sugerem que córneas doadoras mais espessas estão associadas à maior imprevisibilidade no resultado da espessura final.

Esse trabalho apresentou a segunda maior porcentagem de lamelas abaixo de 100 μm de espessura central na literatura sobre DSEK. A tabela da Figura 20.11 apresenta um resumo dos principais trabalhos em DSEK.

Mesmo quando comparamos os resultados do Pachy-DSEK com a literatura de lamelas feitas com microcerátomo (DSAEK), nossos resultados são comparáveis, em relação à espessura. Eles correspondem à terceira maior porcentagem de lamelas ultrafinas, ficando abaixo apenas dos métodos de "dupla-passagem" e "nano-thin". (tabela da Figura 20.12).

PARAMETER	3 months median (LQ-UP)	6 months median (LQ-UP)	P VALUE
Central thickness, μm	97 (78-150)	80 (66-124)	.022
Thickness error from 100-v thickness target, μm	-	33 (22-37)	-
Thickness at. 3.0-mm zone, μm	98 (90-160)	-	-
Thickness at. 6.0-mm zone, μm	177 (149-237)	-	-
Central/peripheral thickness ratio (3.0-mm zone), %	90 (87-91)	-	-
Central/peripheral thickness ratio (6.0-mm zone), %	60 (50-68)	-	-
Endothelial lamella/total cornea thickness ratio, %	-	14 (12-19)	-

Figura 20.10 Tabela com parâmetros da espessura da lamela endotelial.

DSEK	n (eyes)	Incision depth	Incision site	thickness mean (µm)	Thickness range (µm)	UT (<100µm)
Price and Price (2006)	112 (112/200)	80-90%	Limbus	n.a.	n.a.	n.a.
Mearza et al. (2007)	11	350µm	n.a.	n.a.	n.a.	n.a.
Bahar et al. (2008)	16	400µm	Scleral	n.a.	n.a.	n.a.
Terry et al. (2008)	19 (19/80)	n.a.	Limbus	n.a.	n.a.	n.a.
Tarnawska and Wylegala (2010)	86	n.a.	Limbus	100 (mean, estimated from graph)	85-115**	n.a.
Shinton et al. (2012)	51	CCT or 90%	Limbus	142 (median)	99-172	27%
Tsatsos et al. (2014)	10	CCT (BSS soaking)	Limbus	90.7 (mean)	48-137	70%
Bertino et al.	15	CCT - 100µm	10.0mm-zone	80.0 (median) 94.6 (mean)	58-150	60%

Figura 20.11 Tabela com resumo dos principais trabalhos em DSEK.

Não houve perda de qualquer tecido durante a preparação das lamelas. Em apenas um caso (a lamela mais fina da série, com 58 µm), houve um rasgo periférico. Apesar disso, não houve caso de falência endotelial do enxerto, em nenhum caso. Houve um caso de rejeição endotelial e dois casos de *rebubble* (reinjeção de ar ou gás), tratados com sucesso.

A Figura 20.13 mostra alguns casos de Pachy-DSEK com, pelo menos, 6 meses de pós-operatório.

Treinamento (Wet Lab)

O aperfeiçoamento da dissecção, seguindo o protocolo de Pachy-DSEK em córneas de treinamento, pode ser desenvolvido entre os que estão em suas curvas de aprendizado. As etapas de preparação da lamela são mais facilmente reproduzidas em um ambiente de treinamento, que as de inserção e abertura. E essencialmente, são idênticas às da cirurgia em pacientes.

É importante notar que as córneas de treinamento, frequentemente, apresentam epitélio em condições ruins e por isso é recomendável sempre removê-lo antes das medidas com paquímetro.

Outro ponto importante: não é raro, em córneas de treinamento, haver paquimetrias altas e presença de dobras de Descemet no centro. Nessas situações, o paquímetro tem dificuldade em realizar as leituras. Recomendamos não considerar esses resultados em um treinamento, pois a técnica de aferi-

DSAEK	n (eyes)	Incision depth	thickness mean (µm)	thickness range (µm)	UT (<100µm)
Yoo et al. (2008)	12	350µm-head	158	106-210	0%
Terry et al (2012)	418	Random thickness (precut)	162	80-265	11%* (<125µm)
Thomas et al. (2013)	13	350µm-head and stromal dehydration	177 / 106 (MT)	129-222 / 52-142 (MT)	0% / -
Busin et al. (2014)	279	Double-pass UT nomogram	78	49-107	78%
Villarrubia and Cano-Ortiz. (2015)	60	450-500µm head, multiple speeds	99	67-130	53%
Saunier et al. (2016)	49	Multiple heads (350-450µm)	75 / 92 / 108 / 116	59-158	60-100%* (100-130µm)
Peng et al. (2018)	38	70-80% of stromal thickness	110	22-212	55%
Droutsas et al. (2018)	43	Random thickness (precut)	145 / 87 (UT)	132-158 / 66-108 (UT)	30%
Kurji et al. (2018)	28	Nano-thin nomogram	41	26-50	100%
Bertino et al.	15	CCT - 100µm	80 (median) 94 (mean)	58-150	60%

Figura 20.12 Tabela com resumo dos principais trabalhos em DSAEK.

ção de espessura e as etapas que dela decorrem estarão certamente comprometidas.

A Figura 20.14 mostra cortes de AS-OCT logo após dissecção, em córneas de treinamento. As 3 imagens na linha superior mostram as incisões, uma etapa crucial para se atingir lamelas com espessura central adequada. Vale ressaltar que essas medidas (*in vitro*) refletem lamelas ainda com edema. Após o período de deturgescência em um paciente submetido ao Pachy-DSEK, esses valores são reduzidos, até estabilização.

Conclusão

O Pachy-DSEK é uma técnica segura e eficaz em restabelecer a função endotelial em todos os casos, mesmo na presença de comorbidades oculares. Nosso estudo retrospectivo, com padronização e modificação da preparação de enxertos endoteliais, resultou em lamelas ultrafinas, na maioria dos casos. Não houve perda de tecido em nenhum caso. Como não houve alteração significativa nas curvaturas corneanas e como as lamelas endoteliais foram quase planares na área central, podemos inferir que esses enxertos gerem pouco erro refrativo em olhos com prognóstico visual normal. O baixo custo, a boa reprodutibilidade e a alta chance de confecção de lamelas ultrafinas fazem, do Pachy-DSEK, interessante alternativa em transplante endotelial.

Trabalhos prospectivos e com amostras maiores serão necessários, no futuro, para comprovação dessa técnica.

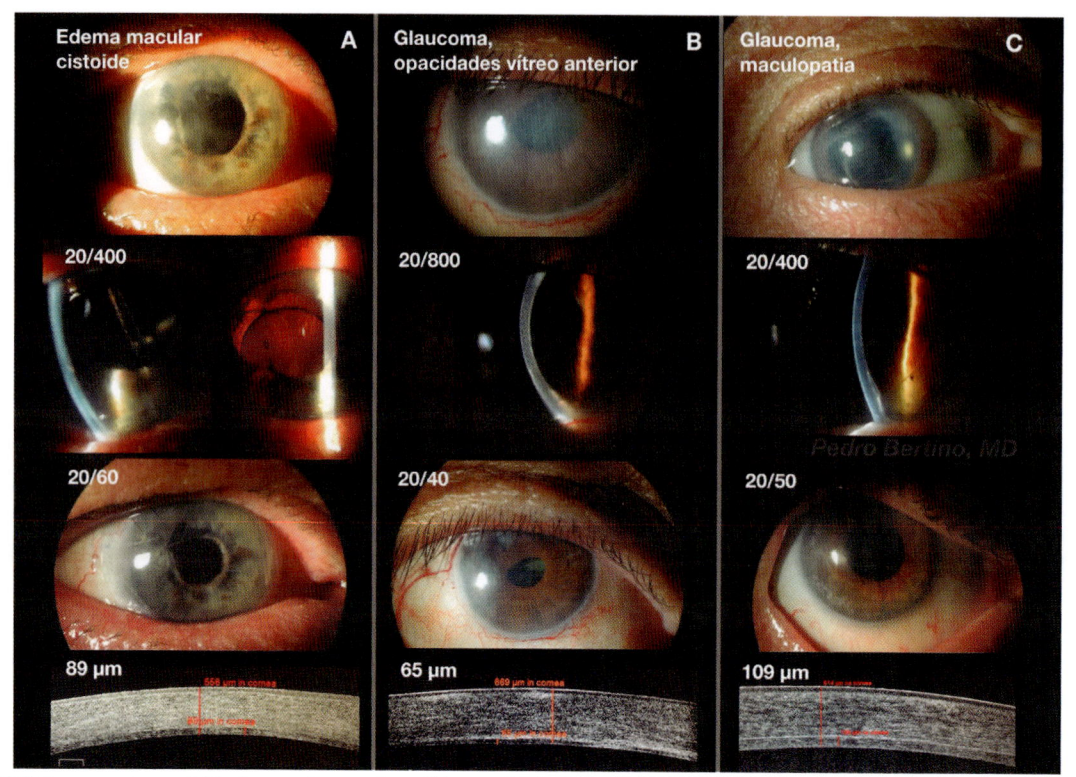

Figura 20.13 Casos com comorbidades oculares submetidos ao Pachy-DSEK. A - Paciente com inclinação de uma lio fixada na esclera, DSEK falido e grande defeito de íris. Submetido ao Pachy-DSEK com pupiloplastia e refixação de LIO. B - Paciente com opacidades no vítreo anterior e glaucoma terminal. Submetido ao Pachy-DSEK com vitrectomia anterior. C - Paciente com DSEK falido, glaucoma e maculopatia. Submetido ao Pachy-DSEK. Cada coluna apresenta as comorbidades, acuidade visual corrigida do pré e pós-operatórios e medida central da lamela, por OCT.

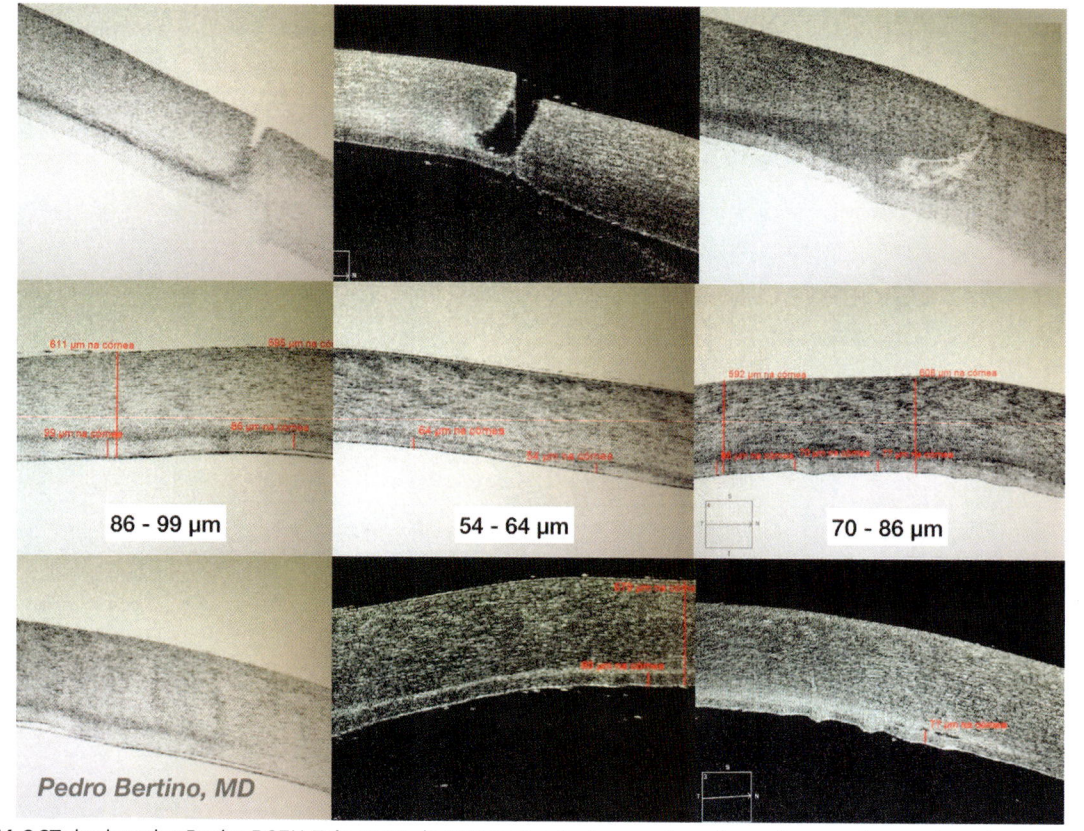

Figura 20.14 OCT das lamelas Pachy-DSEK. Três casos de OCT realizados logo após a dissecção, em córneas de treinamento. As linhas superiores mostram cortes da incisão, as centrais mostram cortes do centro da lamela, e as inferiores, da periferia (6,0 mm). É notável como a profundidade da incisão e a dissecção inicial estão relacionadas com a profundidade central.

Referências

1 - Anshu A, Price MO, Tan DTH, Price FWJ. Endothelial keratoplasty: a revolution in evolution. Surv Ophthalmol. 2012;57(3):236-252. doi:10.1016/j.survophthal.2011.10.005

2 - Price FWJ, Price MO. Evolution of endothelial keratoplasty. Cornea. 2013;32 Suppl 1:S28-32. doi:10.1097/ICO.0b013e3182a0a307

3 - Stuart AJ, Romano V, Virgili G, Shortt AJ. Descemet's membrane endothelial keratoplasty (DMEK) versus Descemet's stripping automated endothelial keratoplasty (DSAEK) for corneal endothelial failure. Cochrane database Syst Rev. 2018;6:CD012097. doi:10.1002/14651858.CD012097.pub2

4 - Bahar I, Kaiserman I, McAllum P, Slomovic A, Rootman D. Comparison of Posterior Lamellar Keratoplasty Techniques to Penetrating Keratoplasty. Ophthalmology. 2008;115(9):1525-1533. doi:10.1016/j.ophtha.2008.02.010

5 - Price MO, Gupta P, Lass J, Price FWJ. EK (DLEK, DSEK, DMEK): New Frontier in Cornea Surgery. Annu Rev Vis Sci. 2017;3:69-90. doi:10.1146/annurev-vision-102016-061400

6 - Maier AB, Gundlach E, Gonnermann J, et al. Fellow Eye Comparison of Descemet Membrane Endothelial Keratoplasty and Penetrating Keratoplasty. 2013;32(10):1344-1348.

7 - Daubert J, O'Brien TP, Adler E, Spierer O. Outcomes of complex Descemet Stripping Endothelial Keratoplasty performed by cornea fellows. BMC Ophthalmol. 2018;18(1):1-6. doi:10.1186/s12886-018-0946-4

8 - Pereira NC, Araújo M, Pinto NT, Moreira PB, do Nascimento Rocha GA. Complicações em transplantes endoteliais realizados por estagiários de córnea. Arq Bras Oftalmol. 2013;76(5):301-304. doi:10.1590/S0004-27492013000500010

9 - Price FW, Price MO. Descemet's stripping with endothelial keratoplasty in 200 eyes. Early challenges and techniques to enhance donor adherence. J Cataract Refract Surg. 2006;32(3):411-418. doi:10.1016/j.jcrs.2005.12.078

10 - Mearza AA, Qureshi MA, Rostron CK. Experience and 12-month results of Descemet-stripping endothelial keratoplasty (DSEK) with a small-incision technique. Cornea. 2007;26(3):279-283. doi:10.1097/ICO.0b013e31802cd8c2

11 - Terry MA, Chen ES, Shamie N, Hoar KL, Friend DJ. Endothelial Cell Loss after Descemet's Stripping Endothelial Keratoplasty in a Large Prospective Series. Ophthalmology. 2008;115(3). doi:10.1016/j.ophtha.2007.10.035

12 - Dapena I, Ham L, Melles GRJ. Endothelial keratoplasty: DSEK/DSAEK or DMEK - The thinner the better? Curr Opin Ophthalmol. 2009;20(4):299-307. doi:10.1097/ICU.0b013e32832b8d18

13 - Dickman MM, Kruit PJ, Remeijer L, et al. A Randomized Multicenter Clinical Trial of Ultrathin Descemet Stripping Automated Endothelial Keratoplasty (DSAEK) versus DSAEK. Ophthalmology. 2016;123(11):2276-2284. doi:10.1016/j.ophtha.2016.07.036

14 - Neff KD, Biber JM, Holland EJ. Comparison of central corneal graft thickness to visual acuity outcomes in endothelial keratoplasty. Cornea. 2011. doi:10.1097/ICO.0b013e3181f236c6

15 - Fernández-López E, Miron A, Pogorelova S, Oganesyan O, Baydoun L, Melles GRJ. A case of severe corneal flattening after Descemet stripping endothelial keratoplasty. Eur J Ophthalmol. 2015;26(1):e4-e7. doi:10.5301/ejo.5000658

16 - Letko E, Price DA, Lindoso EMS, Price MO, Price FWJ. Secondary graft failure and repeat endothelial keratoplasty after Descemet's stripping automated endothelial keratoplasty. Ophthalmology. 2011;118(2):310-314. doi:10.1016/j.ophtha.2010.06.032

17 - Gorovoy MS. Descemet-stripping automated endothelial keratoplasty. Cornea. 2006;25(8):886-889. doi:10.1097/01.ico.0000214224.90743.01

18 - Ang M, Lim F, Htoon HM, Tan D, Mehta JS. Visual acuity and contrast sensitivity following Descemet stripping automated endothelial keratoplasty. Br J Ophthalmol. 2016;100(3):307-311. doi:10.1136/bjophthalmol-2015-306975

19 - Hsu M, Hereth WL, Moshirfar M. Double-pass microkeratome technique for ultra-thin graft preparation in Descemet's stripping automated endothelial keratoplasty. Clin Ophthalmol. 2012;6(1):425-432. doi:10.2147/OPTH.S29479

20 - Droutsas K, Petrelli M, Miltsakakis D, et al. Visual outcomes of ultrathin-descemet stripping endothelial keratoplasty versus descemet stripping endothelial keratoplasty. J Ophthalmol. 2018;2018. doi:10.1155/2018/5924058

21 - Busin M, Madi S, Santorum P, Scorcia V, Beltz J. Ultrathin descemet's stripping automated endothelial keratoplasty with the microkeratome double-pass technique: two-year outcomes. Ophthalmology. 2013;120(6):1186-1194. doi:10.1016/j.ophtha.2012.11.030

22 - Li S, Liu L, Wang W, et al. Efficacy and safety of Descemet's membrane endothelial keratoplasty versus Descemet's stripping endothelial keratoplasty: A systematic review and meta-analysis. PLoS One. 2017;12(12):e0182275. doi:10.1371/journal.pone.0182275

23 - Rose-Nussbaumer J, Alloju S, Chamberlain W. Clinical Outcomes of Descemet Membrane Endothelial Keratoplasty During the Surgeon Learning Curve Versus Descemet Stripping Endothelial Keratoplasty Performed at the Same Time. J Clin Exp Ophthalmol. 2016;7(5). doi:10.4172/2155-9570.1000599

24 - Carley FM. Descemet Membrane Endothelial Keratoplasty : Why Does the Donor Tissue Roll ? support received from the staff at the. 2013;32(4):2012-2013.

25 - Dua HS, Said DG. Pre-Descemets endothelial keratoplasty: The PDEK clamp for successful PDEK. Eye. 2017;31(7):1106-1110. doi:10.1038/eye.2017.10

26 - Dua HS, Termote K, Kenawy MB, et al. Scrolling Characteristics of Pre-Descemet Endothelial Keratoplasty Tissue: An Ex Vivo Study. Am J Ophthalmol. 2016;166:84-90. doi:10.1016/j.ajo.2016.03.034

27 - Agarwal A, Agarwal A, Narang P, Kumar DA, Jacob S. Pre-Descemet Endothelial Keratoplasty with Infant Donor Corneas: A Prospective Analysis. Cornea. 2015;34(8):859-865. doi:10.1097/ICO.0000000000000486

28 - Price MO, Price FW. Descemet's Stripping with Endothelial Keratoplasty. Comparative Outcomes with Microkeratome-Dissected and Manually Dissected Donor Tissue. Ophthalmology. 2006. doi:10.1016/j.ophtha.2006.05.034

29 - Price MO, Price FW. Descemet's stripping endothelial keratoplasty. Curr Opin Ophthalmol. 2007;18(4):290-294. doi:10.1097/ICU.0b013e3281a4775b

30 - Tsatsos M, Konstantopoulos A, Hossain P, Anderson D. Presoaking with BSS used for thin manually dissected DSEK (TMDSEK): A viable option for thin DSEK. Eye. 2014;28(6):701-704. doi:10.1038/eye.2014.36

31 - Tarnawska D, Wylegala E. Monitoring cornea and graft morphometric dynamics after descemet stripping and endothelial keratoplasty with anterior segment optical coherence tomography. Cornea. 2010;29(3):272-277. doi:10.1097/ICO.0b013e3181b61496

32 - Shinton AJ, Tsatsos M, Konstantopoulos A, et al. Impact of graft thickness on visual acuity after Descemet's stripping endothelial keratoplasty. Br J Ophthalmol. 2012;96(2):246-249. doi:10.1136/bjophthalmol-2011-300462

33 - Holz HA, Meyer JJ, Espandar L, Tabin GC, Mifflin MD, Moshirfar M. Corneal profile analysis after Descemet stripping endothelial keratoplasty and its relationship to postoperative hyperopic shift. J Cataract Refract Surg. 2008;34(2):211-214. doi:10.1016/j.jcrs.2007.09.030

34 - Unterlauft JD, Elsässer K, Haigis W, Geerling G. Corneal back surface radius after DSEK and DSAEK: A comparative single surgeon case control study. Int Ophthalmol. 2014;35(4):533-540. doi:10.1007/s10792-014-9980-2

35 - Yoo SH, Kymionis GD, Deobhakta AA, et al. One-year results and anterior segment optical coherence tomography findings of descemet stripping automated endothelial keratoplasty combined with phacoemulsification. Arch Ophthalmol. 2008;126(8):1052-1055. doi:10.1001/archopht.126.8.1052

36 - Moutsouris K, Dapena I, Ham L, Balachandran C, Oellerich S, Melles GRJ. Optical Coherence Tomography , Scheimpflug Imaging , and Slit-Lamp Biomicroscopy in the Early Detection of Graft Detachment After Descemet Membrane Endothelial Keratoplasty. 2011;30(12):1369-1375.

37 - Bertino P, Magalhães RS, de Souza Junior CJ, Prazeres TMB, de Sousa LB. Standardized pachymetry-assisted manual lamellar dissection for Descemet stripping endothelial keratoplasty. Eur J Ophthalmol. 2021 Jul;31(4):1754-1761. doi: 10.1177/1120672120944335. Epub 2020 Jul 21. PMID: 32693624.

21

Ceratoplastias Lamelares Posteriores DSAEK – Descemet's Stripping Automated Endothelial Keratoplasty

Victor Andrigheti Coronado Antunes
Henrique Malaquias Possebom

Introdução

O transplante endotelial (EK – *Endothelial Keratoplasty*) tem mostrado um grande avanço nos transplantes de córnea, uma vez que envolve a troca seletiva do endotélio doente, em determinadas disfunções endoteliais. Desde a introdução do transplante penetrante (PK – *Penetrating Keratoplasty*) há mais de 100 anos, sabe-se das limitações dessa modalidade, principalmente por ser de espessura total, reabilitação visual prolongada, resultados refrativos imprevisíveis, maiores índices de rejeição e vulnerabilidade ao trauma.[1]

Os transplantes endoteliais utilizam incisões muito menores que os penetrantes e trabalham em um sistema fechado, o que, essencialmente, elimina o risco de complicações devastadoras do PK, como a hemorragia supracoroidea ou perda do botão por trauma pós-operatório.[1,2]

Além disso, preserva-se a superfície ocular, não necessitando de suturas, minimizando, também as complicações relacionadas a esses fatores. Em um trabalho não publicado, nosso grupo observou melhora significativa na acuidade visual logo nos primeiros 3 meses, que persiste ao longo de 18 meses.

Diversos fatores contribuem para o sucesso da cirurgia, tais quais: a espessura da lamela endotelial, o preparo atraumático da córnea e uma correta técnica de inserção do enxerto.

Dessa forma, há reabilitação visual mais rápida e previsível, permitindo que os pacientes retornem as suas atividades cotidianas, em menor espaço de tempo.[1,2]

Devido a todas essas vantagens, os transplantes endoteliais superaram os penetrantes em número de cirurgias realizadas atualmente, na tabela a seguir (Figura 21.1) temos uma estimativa do número de transplantes realizados nos EUA. Nota-se que a partir de 2012, o DSEK superou o número de PK.[3]

Domestic Surgery Use of U.S. Supplied Intermediate-Term Preserved Tissue

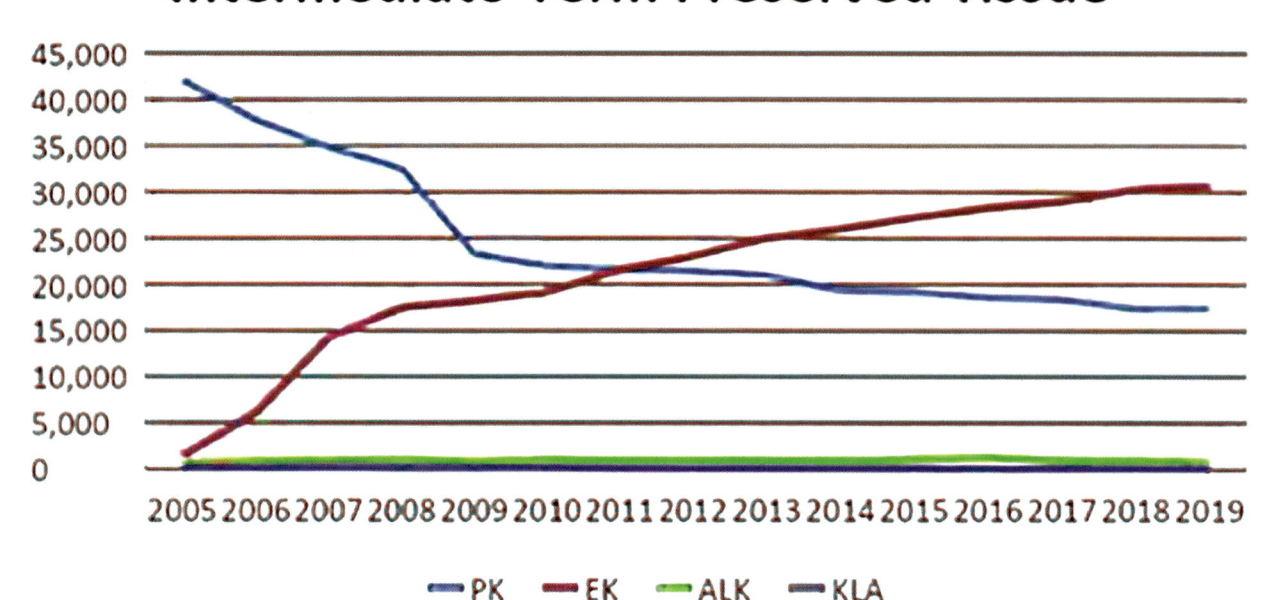

Figura 21.1 Cirurgias de Transplantes de Córnea nos EUA, de 2005 a 2019. Fonte: Price MO, Rev Vis Sci, 2017.

História dos transplantes endoteliais

A córnea é um tecido avascular e, por esse motivo, apresenta privilégio imunológico muito importante para a realização de transplantes.

Ao longo das últimas décadas, a técnica e os resultados dos transplantes de córnea têm se mostrado cada vez mais eficazes, devido à evolução dos instrumentais cirúrgicos, incluindo microscópio cirúrgico, soluções para preservação do tecido, evolução dos antibióticos, corticoides no tratamento de rejeições e, sobretudo, ao aprofundamento do conhecimento sobre a função endotelial.[4,5,6,7,8,9]

Em 1998, Melles et.al criaram uma técnica para a dissecção profunda da córnea doadora e receptora, possibilitando a substituição apenas das camadas posteriores, incluindo o endotélio, chamando-a de PLK (Posterior Lamellar Keratoplasty).[10]

Em 2002, Terry e Ousley modificaram os instrumentais e o preparo da córnea doadora, que passou a ser realizado em câmaras artificiais, passando a chamá-la de DLEK (*Deep Lamellar Endothelial Keratoplasty* (Figura 21.2).[11] Apesar dos resultados satisfatórios, essa técnica não se popularizou entre os cirurgiões, devido à dificuldade técnica de preparo do tecido doador e receptor.

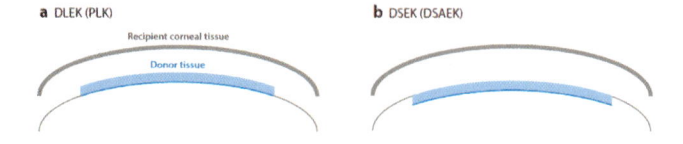

Figura 21.2 Desenho esquemático do DLEK e DSEK. Fonte: Terry MA. Contemporary Ophthalmology, 2002.

Em 2004, Melles modificou a incisão limbar superior para *clear cornea* temporal, o que reduziu o tamanho da incisão de 9 para 5 mm. Também, nesse ano, criou a técnica da descemetorrexis, ao observar que as disfunções endoteliais eram restritas à Descemet e endotélio, raramente acometendo o estroma. Nessa técnica, com um gancho invertido (*Sinskey* invertido), retira-se a Descemet e o endotélio, evitando a dissecção da lamela posterior do receptor, facilitando, de forma significativa, o preparo da córnea receptora, deixando uma superfície lisa, sem opacidades de interface doador/receptor.[12] No entanto, essas modificações não reduziram as dificuldades técnicas e o tempo necessário para a dissecção estromal manual na córnea doadora.

Foi em 2006, com a automatização do preparo do doador, que houve a popularização do transplante endotelial (DSAEK – *Descemet Stripping Automated Endothelial Keratoplasty*). Por meio de um sistema desenvolvido pela Moria®, o ALTK (*Anterior Lamellar Transplantation Keratoplasty*) foi criado para o preparo do tecido doador, por meio de um corte lamelar anterior profundo (em torno de 350 micra), utilizando-se, somente, uma fina lamela de estroma posterior, trepanada junto com a Descemet e o endotélio.[13] Gorovoy publicou o primeiro estudo usando esse sistema, com 1 ano de seguimento e bons resultados.[13]

Assim, o DSAEK tornou-se a técnica mais popular entre os transplantes endoteliais, devido aos bons resultados visuais, reprodutibilidade técnica e rápida curva de aprendizado, tendo como principal desvantagem, o custo do equipamento usado para o preparo da córnea doadora (câmara artificial automatizada).

Classificação dos transplantes de córnea

Relembrando as 6 camadas da córnea, a mais superficial chamada de epitélio, a Camada de Bowman (onde se repousa o epitélio), o estroma (composto por ceratócitos e responsável pela estrutura corneana), a recém-descrita membrana pré-Descemet (camada de Dua), a Descemet e o endotélio (camada de células responsáveis pela transparência corneana).[14]

Assim, classificamos os transplantes em penetrantes ou lamelares. Estes últimos, divididos em lamelares anteriores superficiais, lamelares anteriores profundos e lamelares posteriores ou endoteliais.

Indicações para transplante endotelial

Os principais candidatos para transplante endotelial são pacientes com disfunções no endotélio da córnea, causando sintomas. Dentre eles:
- Distrofia endotelial corneana de Fuchs.
- Ceratopatia bolhosa do pseudofácico/afácico.
- Falência de transplantes corneanos (penetrantes ou endoteliais).
- Falência endotelial pós-trauma.
- Distrofia polimorfa posterior.
- Distrofia endotelial congênita.
- Síndrome Irido-Corneo-Endotelial.

É importante ressaltar que, em pacientes com ceratopatia bolhosa avançada, com cicatrizes estromais profundas, o PK garante melhores resultados visuais, uma vez que os transplantes endoteliais não substituem essa camada. Porém, naqueles com prognóstico visual limitado, é possível realizar o transplante endotelial, a fim de reabilitar a superfície ocular, reduzindo os sintomas como a dor e o desconforto, sem as complicações de um transplante de córnea penetrante.

Desde que a córnea tenha transparência adequada e a câmara anterior profunda, um transplante endotelial como o DSAEK pode ser realizado, com sucesso, em olhos com sinéquia, lentes de câmara anterior, afacia, defeitos irianos e, até mesmo, com dispositivos de controle pressórico para glaucoma.

Cristalino e transplante endotelial

Em pacientes com opacidade cristaliniana significativa e disfunção endotelial, o transplante endotelial pode ser combinado com a extração da catarata. O procedimento tríplice é optado, frequentemente, por gerar menos transtorno ao paciente, sem aumentar os riscos de complicações.[15]

Já em casos de opacidade cristaliniana e córnea guttata leve a moderada, não confluente, pode ser optado, inicialmente, pela cirurgia de catarata isolada, com a devida atenção às técnicas de proteção endotelial.[15]

Por outro lado, quando a disfunção endotelial já está instalada, com edema inicial, opacidade da membrana de Descemet (*haze*) e presença de cristalino transparente, pode ser realizado o transplante endotelial isolado, principalmente nos candidatos abaixo de 50 anos.

Price et al. demonstraram que apenas 17% dos pacientes abaixo de 50 anos desenvolvem catarata nos 3 primeiros anos após a cirurgia. Em contrapartida, 60% dos pacientes acima de 50 anos desenvolvem catarata, havendo forte tendência ao procedimento de transplante endotelial combinado à extração da catarata.[16]

No fluxograma abaixo, temos a rotina adotada em nosso serviço (Figura 21.3).

Técnica cirúrgica

A seguir, discutiremos o preparo pré-operatório do paciente, a escolha da córnea e, considerando nossa classificação, será descrita a técnica cirúrgica do DSAEK.

O preparo do paciente

No preparo do paciente para este tipo de cirurgia, devemos ficar atentos às possíveis complicações que podem ser devastadoras com uma hemorragia supracoroidea ou hemorragia expulsiva.

A escolha certa do tipo de anestesia pode minimizar este risco. Na grande maioria dos casos, opta-se por anestesia local com bloqueio peri ou retrobulbar, associado à sedação. Uma vez que o paciente possua fatores de risco como idade avançada, uso crônico de anticoagulantes, hipertensão arterial, taquicardia, aterosclerose ou história prévia de hemorragia supracoroidal, deve-se considerar a possibilidade de anestesia geral. Este tipo de anestesia diminui, de forma significativa, a possibilidade desse tipo de complicação intraoperatória, indo de 0.56% para 4,3% nos casos com anestesia local, especialmente quando se tem problemas relacionados à anestesia incompleta.[17,18]

O glaucoma é outro fator de risco para hemorragias supracoroidais, devendo-se sempre baixar a pressão intraocular com o auxílio de medicações hiperosmóticas.[19]

Assepsia e antissepsia pré-operatória com iodopovidona tópica a 5% e antibioti-

CAPÍTULO 21 - Ceratoplastias Lamelares Posteriores DSAEK - Descemet's Stripping Automated Endothelial Keratoplasty

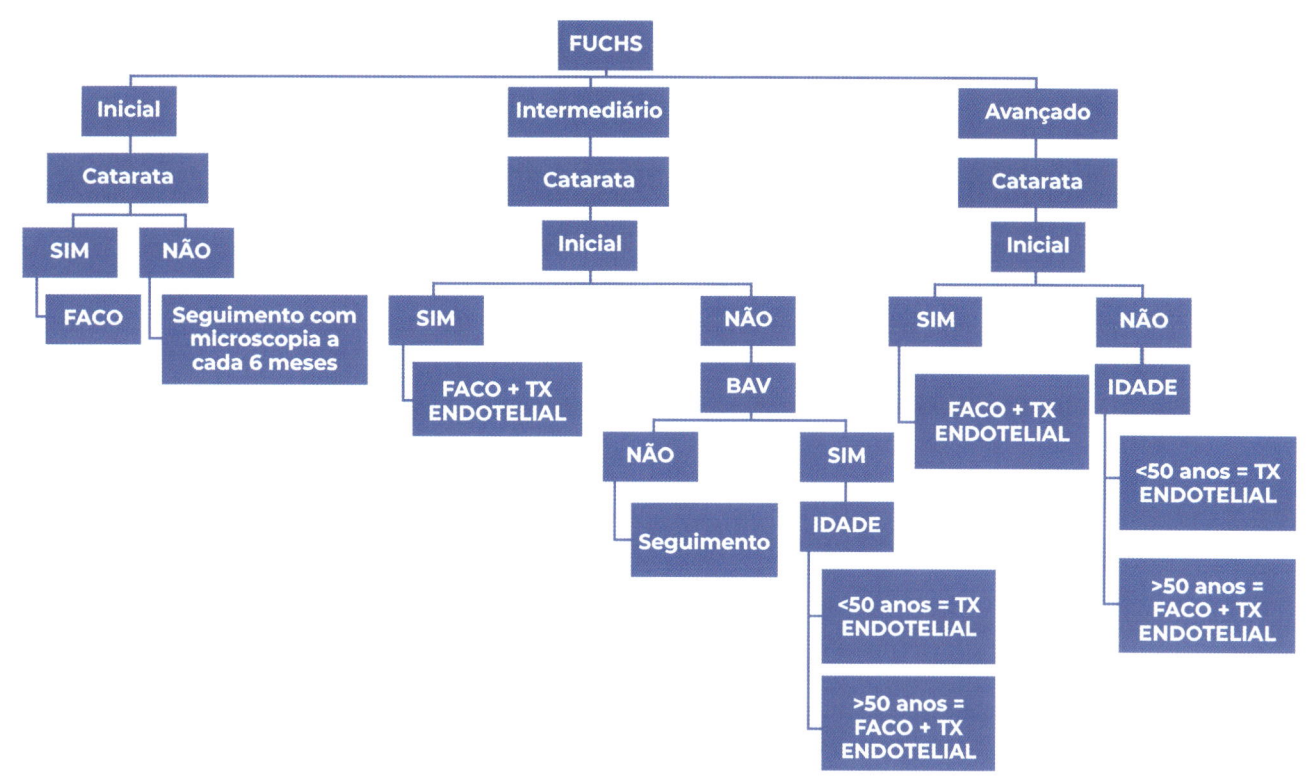

Figura 21.3 Fluxograma de condutas na Distrofia de Fuchs. Cortesia: Dr. Frederico Guerra.

coterapia pós-operatória tópica com o uso de quinolonas de quarta geração devem ser considerados para evitar infecções.

A escolha da córnea

Com os recentes meios de preservação da córnea, critérios rigorosos na captação e no preparo do tecido, a viabilidade das córneas doadas é muito grande.

O cuidado na escolha da córnea deve acontecer nos casos de transplantes endoteliais, em que essas devem ser jovens e o mais saudáveis possíveis nos casos de DSAEK, pois será transplantada a parte mais nobre desse tecido.

O tempo entre o óbito do doador e a cirurgia também exercem importante papel no sucesso dessa técnica. Apesar da validade da córnea ser de 14 dias, o quanto antes a cirurgia for realizada, melhor será a vitalidade do endotélio a ser transplantado.

Técnica Cirúrgica

DSAEK – Transplante Endotelial Automatizado com Retirada da Descemet

Originalmente, a sigla DSAEK significa *Descemet Stripping Automated Endothelial Keratoplasty* podendo ser traduzido por Transplante Endotelial Automatizado com Retirada da Descemet. Com bons resultados associados à reprodutibilidade da técnica, essa modalidade de transplante de córnea, descrita a seguir, foi a que mais se popularizou na última década.

Como pré-requisito, essa técnica utiliza um microcerátomo acoplado a uma câmara anterior artificial. Hoje, no mercado, há disponível duas marcas de câmara artificial que realizam essa cirurgia com sucesso: o sistema ATLK da Moria (Figura 21.4), originalmente descrita por Gorovoy[13] sendo a mais utilizada mundialmente, e a Loktal – MALKS AC, uma câmara artificial desenvolvida, no Brasil, em 2006, e modificada

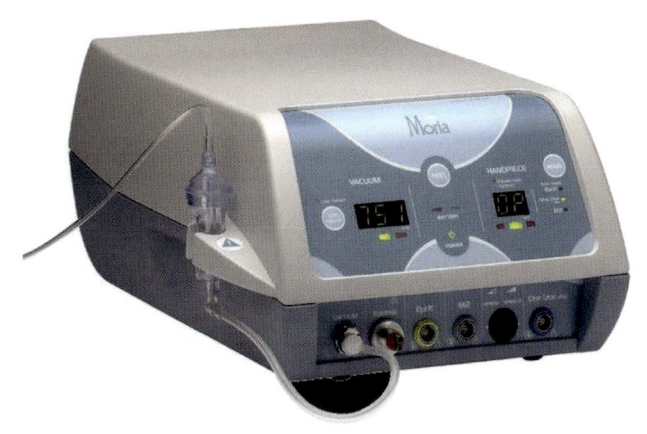

Figura 21.4 Sistema Moria®.

por Antunes/Cvintal, em 2009, focada nessa modalidade de cirurgia, obtendo-se bons resultados após a modificação.

O procedimento pode ser dividido em três etapas: o preparo da lamela corneana endotelial na câmara artificial; a retirada da Descemet ou descemetorrexis e o implante do enxerto.

Preparo da lamela corneana endotelial

Técnica com MORIA

Primeiro, a lamela posterior é preparada, a partir de tecido córneo-escleral preservado em meio de cultura de órgãos e selecionada pelo Banco de Olhos local. O anel escleral da córnea doadora para esse sistema deve ter, idealmente, de 14 a 16 mm de diâmetro, para a boa vedação da câmara artificial. A vedação é de extrema importância para garantir o preparo do tecido com o menor trauma endotelial possível, pois se a câmara artificial não estiver estável, pode ocorrer um colapso da córnea na câmara artificial, levando a um trauma severo do endotélio doador.

O tecido é montado em uma câmara artificial específica (MORIA), removendo o epitélio com esponja de celulose. Em seguida, é acoplada solução salina balanceada ao dispositivo, mantendo-se a alta pressão presumida entre 70 e 80 mmHg.

Após esse procedimento, é feito o corte da lamela, usando-se um microcerátomo (CBM-ALTK; Moria, Antony, França) (Figura 21.5), equipado com uma cabeça de 350 micra, e que desliza, lentamente, através do tecido, por 5 a 6 segundos. Esse tempo é fundamental, pois quando é acelerado, temos cortes mais superficiais, ao passo que quando mais demorado, notam-se cortes mais profundos, com lamelas mais finas, com maior risco de perfuração da córnea doada.

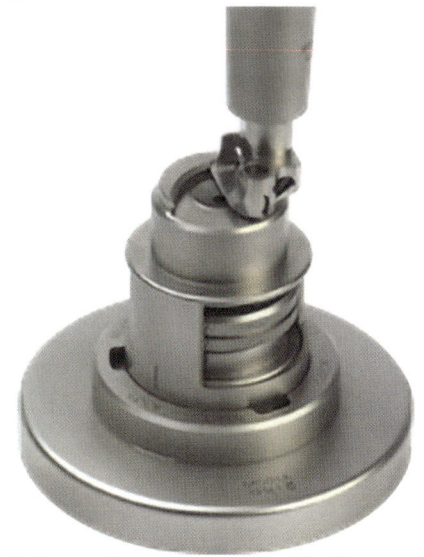

Figura. 21.5 Microcerátomo e câmara artificial.

Nesse momento, a lamela posterior já foi preparada e, então, todo o bloco de tecido é levado para trepanação, que deve ser individualizada, variando conforme o diâmetro vertical da córnea receptora. Frequentemente, optamos por subtrair 2,5 mm do diâmetro vertical, limbo a limbo da córnea receptora, para definir o tamanho da trepanação da córnea doada.

O tamanho do botão é diretamente proporcional à quantidade de células endoteliais que serão transplantadas para a córnea receptora. Abaixo, criamos uma tabela que mostra a relação do tamanho do botão com a porcentagem de células endoteliais, tendo por base um tamanho padrão de 7,5 mm (Figura 21.6).

CAPÍTULO 21 - Ceratoplastias Lamelares Posteriores DSAEK - Descemet's Stripping Automated Endothelial Keratoplasty

Diâmetro do botão em mm	Cálculo de área de uma circunferência ($\pi x r^2$)	Área total	% de células em relação à medida padrão de 7.5mm
7,5	3,14 X 3,75^2	44,15 mm^2	
8,0	3,14 X 4,00^2	50,24 mm^2	14
8,5	3,14 X 4,25^2	56,71 mm^2	28,4
9,0	3,14 X 4,50^2	63,58 mm^2	44
9,5	3,14 X 4.75^2	70,85 mm^2	60,4

Figura. 21.6 Relação do tamanho do botão com a porcentagem de células endoteliais.

Técnica com câmara artificial da Loktal - MALKS AC

Na primeira etapa do procedimento, o preparo da lamela endotelial corneana será descrito com o uso da câmara artificial da Loktal – MALKS AC, a qual possuímos grande experiência em seu manuseio (Figuras 21.7 e 21.8).

Inicialmente, o sistema deve ser montado com suas devidas conexões. Nesse sistema, a córnea doadora pode ter um anel escleral menor que o sistema da MORIA, de 11 a 12 mm, sendo suficiente para garantir a boa vedação da câmara artificial. Esse sistema possui controle sobre a pressão da câmara artificial, através do manômetro digital acoplado a uma das extremidades do sistema, o que garante o controle preciso da pressão no sistema e mais reprodutibilidade na confecção da lamela.

Uma vez o sistema montado, a córnea recebe uma camada de viscoelástico dispersivo sobre o endotélio e esta é posicionada na câmara artificial.

Trava-se o sistema e eleva-se a pressão para 80 mmHg. Aciona-se o microcerátomo e retira-se uma lamela anterior livre, com

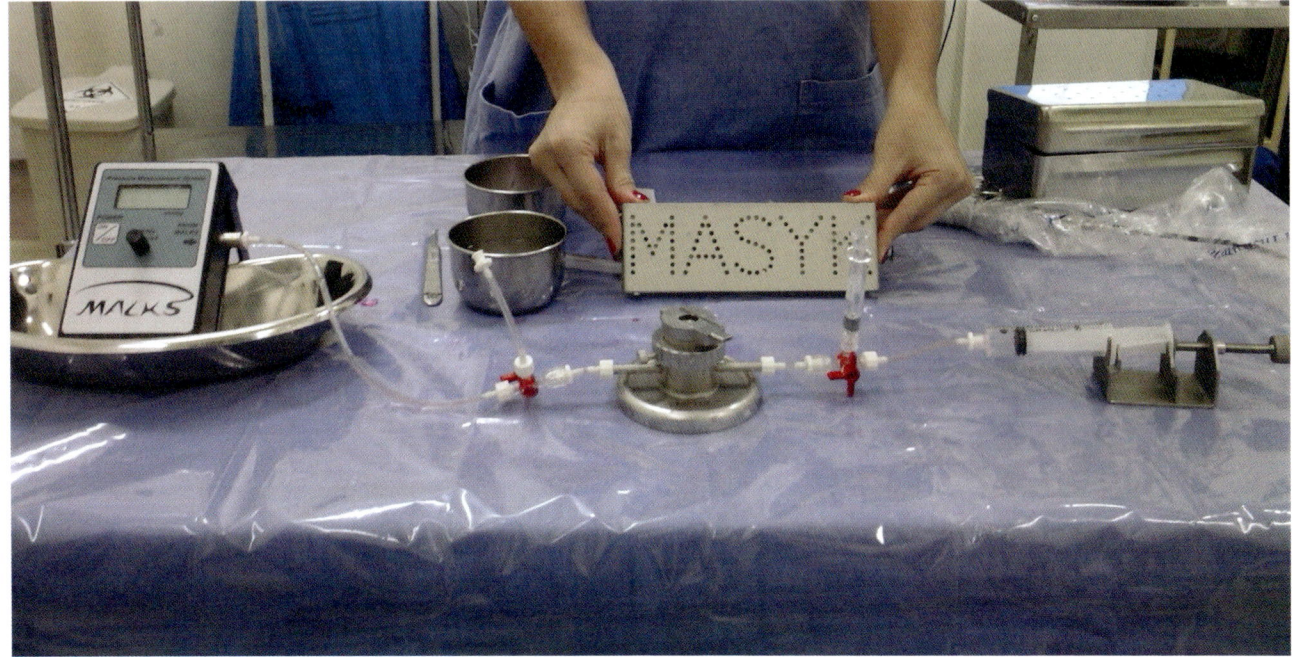

Figura 21.7 Sistema MALKS AC completo.

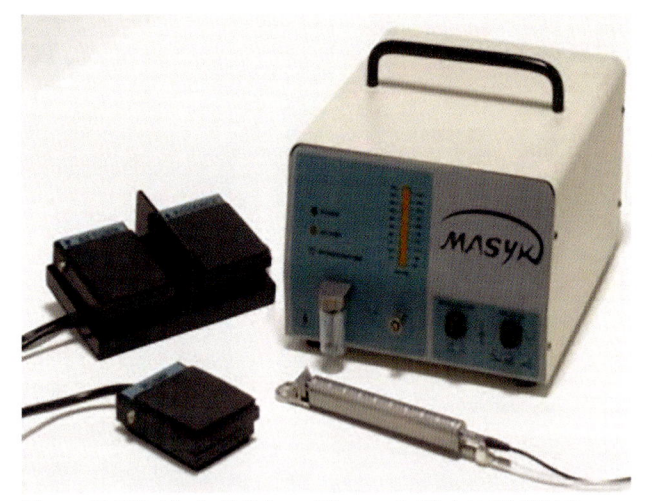

Figura 21.8 Unidade Elétrica e Câmara Artificial MALSK AC

espessura em torno de 400 micra. Nesse momento, recomenda-se fazer uma marcação no estroma, como uma seta ou letra F, para orientar o lado estromal após a inserção da lamela na câmara anterior do paciente.

Troca-se o Optisol do sistema por viscoelástico, para proteger o endotélio na abertura do sistema, evitando-se, nesse passo, o colapso da córnea e da câmara artificial.

Retirada a córnea do sistema, essa deve ser trepanada de forma individualizada, variando conforme o diâmetro vertical da córnea receptora, criando-se uma lamela posterior provida de fina camada de estroma, Descemet e endotélio, que será utilizada na substituição do endotélio doente do paciente.

Com o preparo da lamela finalizado, tem-se o início da segunda etapa da cirurgia: a retirada da Descemet, e posteriormente, o implante do enxerto.

Retirada da Descemet

Por meio de uma incisão córneo-escleral ou de um túnel escleral variando de 3.2 a 5 mm e duas incisões acessórias de 1 mm, é feita a retirada da Descemet e do endotélio disfuncional. Price et al. demonstram menor perda endotelial, em longo prazo, com maiores incisões[25] (Figura 21.9).

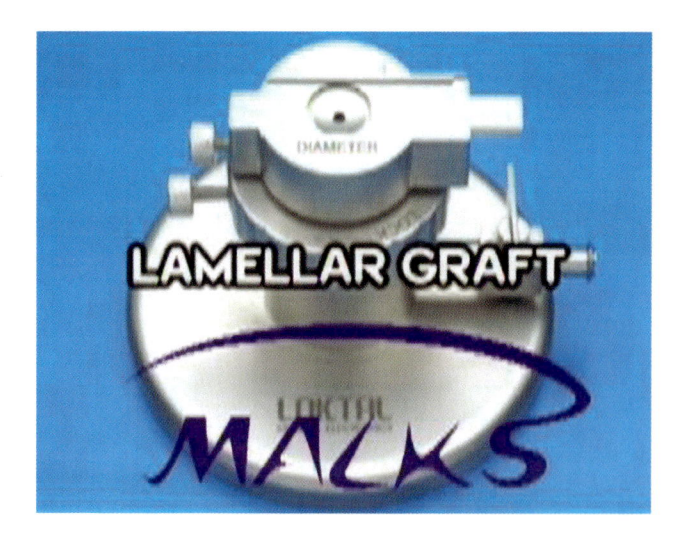

Com a câmara anterior repleta de ar e com o auxílio de um *Sinskey* invertido, segue-se com a descemetorrexis (Figura 21.10).

Frequentemente, a membrana de Descemet torna-se pouco aderente e facilmente

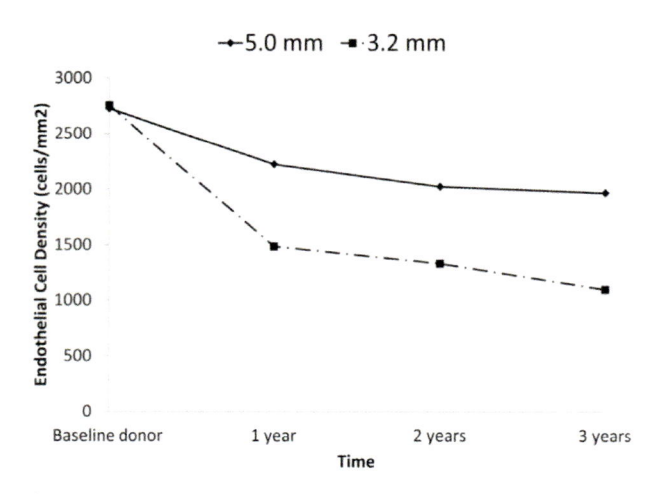

Figura 21.9 Relação tamanho de incisão e perda endotelial. Fonte: Price, Ophthalmology, 2013.

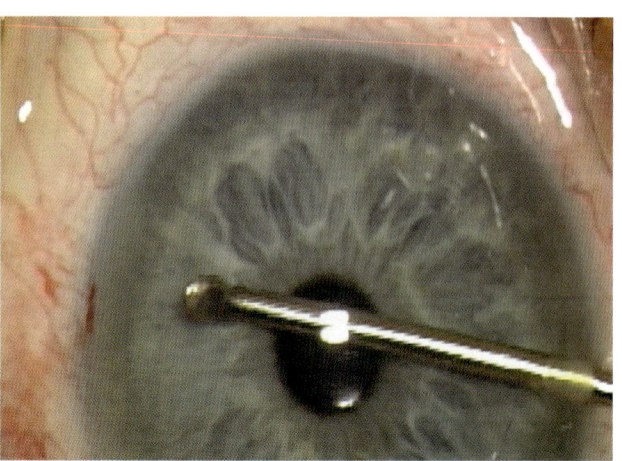

Figura 21.10 Descemetorrexis com *Sinskey* invertido.

removível na ceratopatia bolhosa, ao passo que em pacientes diabéticos, nota-se maior aderência. Assim, o tamanho da descemetorrexis pode variar, mas geralmente, opta-se por deixar 1 mm de distância entre o limbo e o início da retirada da Descemet.

Usualmente, é utilizado ar na câmara anterior do paciente, para melhor visualização da membrana de Descemet, mas também é descrito o uso de mantenedor de câmara ou viscoelástico coesivo, o qual deve ser exaustivamente removido antes de se introduzir o enxerto na câmara anterior, pois qualquer resíduo na interface doador/receptor pode precipitar o descolamento do botão doador e, até mesmo, opacidades na interface.

Implante do enxerto

Por fim, o implante do enxerto é feito de diversas maneiras, a depender da experiência e técnica do cirurgião.

- **Fórceps** – Agulha de insulina (Figuras 21.11 A, 21.11 B, 21.11 C e 21.11 D).

– Esta é nossa técnica de escolha.

Coloca-se uma fina camada de viscoelástico coesivo na face endotelial do botão doador e dobra-se ao meio (formato de "taco") com discreta assimetria (60%/40%).

Com o auxílio de uma agulha de insulina, esse é empurrado para a câmara anterior e

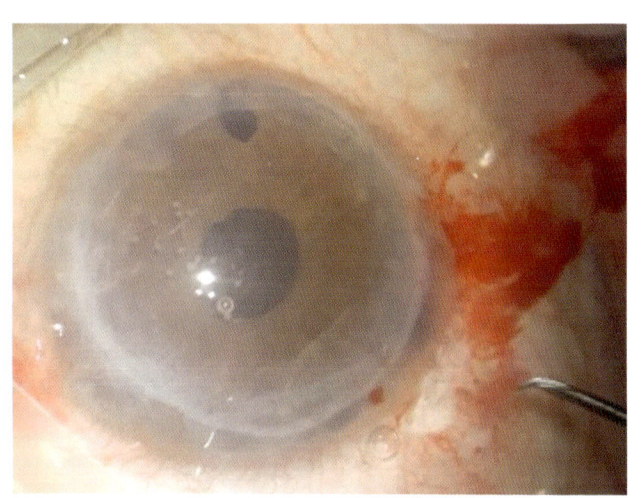

Figura 21.11 A Posicionamento do botão no leito conjuntival e confecção do cistítimo.

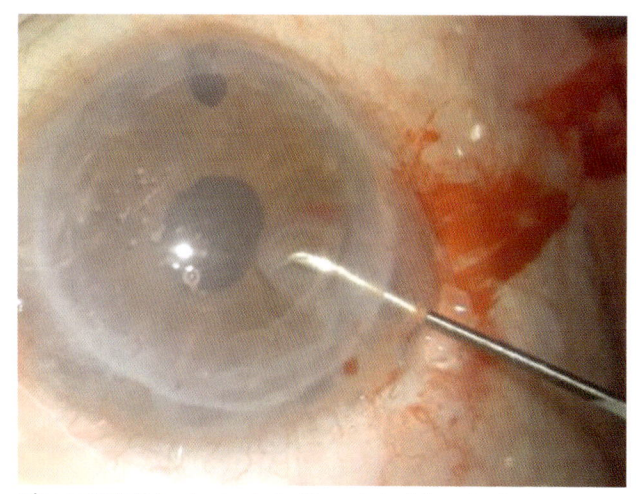

Figura 21.11 B Implante do botão pela incisão principal.

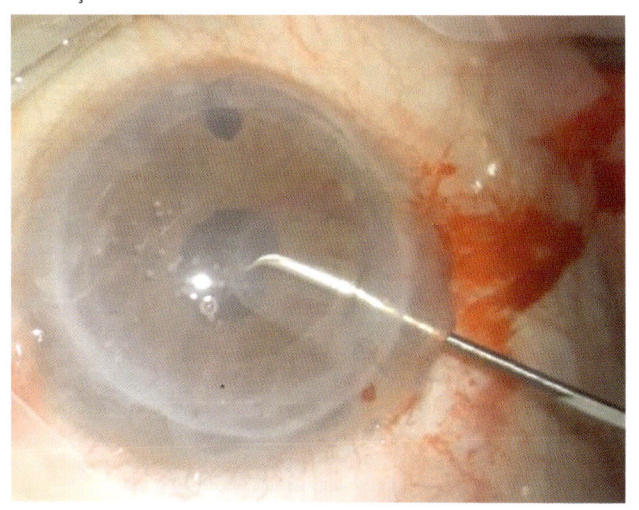

Figura 21.11 C Posicionamento do botão na câmara anterior.

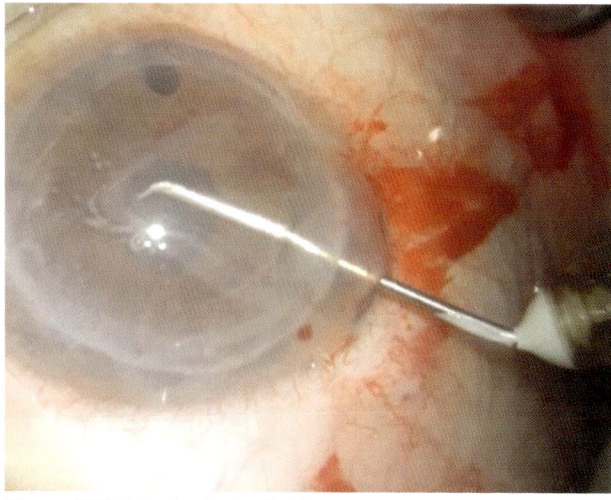

Figura 21.11 D Retirada do cistítimo.

aberto com o auxílio da injeção de BSS e ar. Essa técnica mostra-se desafiadora para cirurgiões na curva de aprendizado, principalmente no momento da abertura do enxerto, para manter a correta orientação ou ainda, pelo colabamento da câmara anterior, durante a retirada da agulha.

- **Glides** – Busin Glide (Figura 21.12)

– Aqui o botão doador é colocado em instrumento como um prato (*glide*) e puxado pela extremidade oposta da câmara anterior com uma pinça.

Uma vez posicionado o botão doador na câmara anterior do paciente, uma bolha de

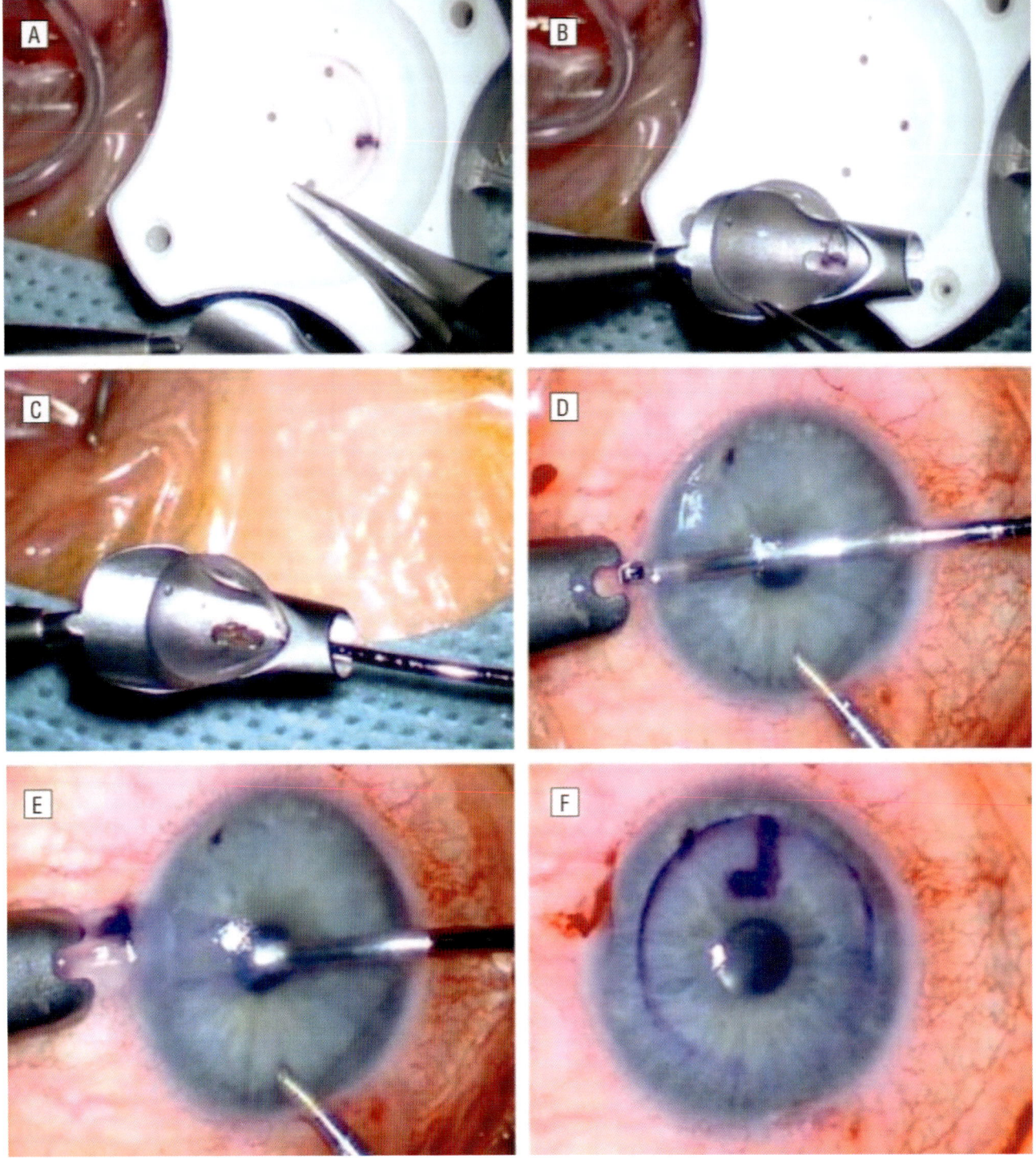

Figura 21.12 Glides - Busin Glide.

ar ampla, tomando toda câmara anterior é colocada. Esta deve permanecer por 15 a 20 minutos, para garantir a adesão do botão doador. Após este tempo, a bolha é parcialmente retirada, para prevenir o bloqueio pupilar. Iridectomia inferior às 6 horas é um passo cirúrgico simples, que também pode evitar esse tipo de complicação.

Os exames pós-operatórios devem ser agendados nos dias 1, 7, 30, 90 e 180 após a cirurgia (Figuras 21.13 e 21.14). Em caso de descolamento posterior da lamela, o paciente dever ser levado para sala cirúrgica, onde, em condições estéreis, é feito o reposicionamento através de injeção de ar na câmara anterior, por uma paracentese, e, a câmara anterior deve ser pressurizada por mais tempo (30 a 40 minutos).

As suturas da incisão principal devem ser removidas 30 dias após a cirurgia e os exames complementares solicitados, de acordo com as necessidades individuais.

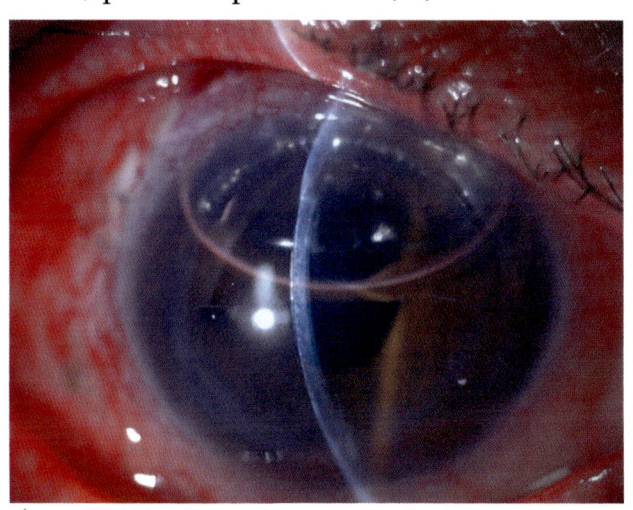

Figura 21.13 Biomicroscopia anterior no 1° pós-operatório mostrando bolha de ar ocupando 1/3 superior da câmara anterior.

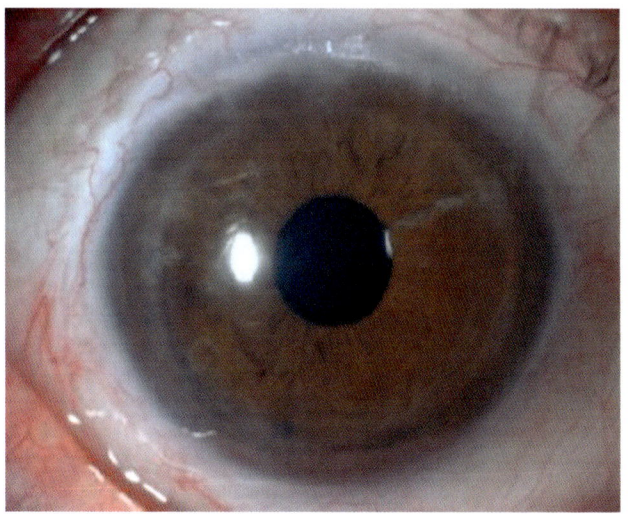

Figura 21.14 Biomicroscopia anterior com três meses de pós-operatório. Nota-se a transparência corneana obtida.

Cuidados pós-operatórios

Comparados ao PK, os transplantes endoteliais precisam de incisões muito menores, o que garante a reabilitação visual precoce e a menor restrição de atividades. Geralmente a partir do 1º mês, os pacientes podem retornar às suas atividades do dia a dia, com poucas restrições.

Preconiza-se o uso de antibiótico tópico (quinolona de 4ª geração) no pós-operatório recente, associado à corticoterapia tópica, que se manterá a fim de prevenir a rejeição do enxerto.

Resultados

Acuidade Visual

A melhora da acuidade visual é progressiva. Estudos prospectivos mostram que, ao longo de 5 anos, os pacientes com distrofia de Fuchs submetidos ao DSAEK apresentaram melhora da acuidade visual, com alguns pacientes obtendo 20/25 no pós-operatório.

Definitivamente melhor que o PK, a acuidade visual mais bem corrigida continua a melhorar (0.06 logMAR/ano), ao longo de 5 anos, o que se deve à compactação do estroma corneano, redução do *haze* e às aberrações pelo remodelamento da córnea.[20]

Refrativos

Os resultados refrativos mostram uma tendência à hipermetropia, pelo aplanamento da curvatura corneana anterior e aumento da curvatura posterior. Segundo alguns autores, esse *shift* hipermetrópico pode chegar até +1.13 D com, aproximadamente, 62% dos pacientes apresentando +1.00 D, também, aplanamento corneano de 0.46 D.[21]

Quando o DSAEK está associado à cirurgia de catarata, é importante que se escolha uma lente intraocular com um *target* levemente miópico, justamente pelo desvio hipermetrópico causado. Alguns autores mostram que, com *target* em torno de -1.19 D, a refração final obtida manteve-se em torno de -0.23 +/- 0.73 D, sendo que mais de 50% dos pacientes estavam entre +/- 0.50 D e, aproximadamente, 85% conseguiram um equivalente esférico pós-operatório de +/- 1 D.[22]

Densidade endotelial

A perda de células e a densidade endotelial são muito semelhantes entre o PK e os transplantes endoteliais após 5 anos, sem diferença significativa entre eles, porém com discreta vantagem para os transplantes endoteliais (Figura 21.15).[23]

O que se observa é que, nos transplantes penetrantes, a perda endotelial é maior e mais acentuada nos primeiros 5 anos e, depois, reduz significativamente. No DSAEK, a curva de perda é mais linear, a partir dos 6 meses até os 10 anos.[23]

Sobrevida do enxerto

Até hoje, não existe um consenso que defina a falência do enxerto, de modo que os estudos mostram diferentes taxas de sucesso. Tendo por base o "Cornea Donor Study", em 1.090 pacientes receptores, obteve-se uma sobrevida, em 5 anos, de 86% daqueles submetidos ao transplante em decorrência de disfunções endoteliais.[24]

Em 2013, utilizando-se por base esse estudo, Price observou que em 3 anos, 20% dos PK podem apresentar um episódio de rejeição, ao passo que no DSAEK, essa taxa cai para 9%.[25] Também, em Singapura, foi observada maior taxa de sobrevida, em 5 anos, dos pacientes submetidos ao DSAEK, em relação ao PK (79.4 versus 66.5%).[26]

Referências

1 - Mannis MJ; - Mannis A, - Tran L: A panorama 1789-1999. In Mannis MJ, Mannis A, editors: Corneal transplantation: a history in profiles, Belgium, 1999, JP Wayenborgh, p.4.

2 - Coster DJ; Doyne lecture: Infuences on the development of corneal transplantation. Eye 8:1-11,1994.

3 - Price MO; Gupta P; Lass J; Price Jr FW. EK (DLEK, DSEK, DMEK): New frontier in cornea surgery. Rev Vis Sci, 3, 69-90 - 2017 Sep 15.

4 - Zirm E.: Eine erfolgreiche totale keratoplastik. Graefes Arch Ophthalmol 64:580-593, 1906.

5 - Zirm EK(VGraefe's Archiv fur Ophthalmologie, 1906): Eine erfolgreiche totale keratoplastik (a successful total Keratoplasty), Refract Corneal Sug 5:258-261, 1989.

6 - Castroviejo, R. : Proc.Staff Meet., Mayo Clin., 6:417-418, July, 1930.

7 - Castroviejo R., Lamellar Keratoplasty technique and results; comparative study with penetrating keratoplasty and keratectomies. Trans Am Ophthalmol Soc. 1949;47:183-97

8 - Castroviejo R. Electro-keratotome for the dissection of lamellar grafts.Trans Am Ophthalmol Soc. 1958;56:402-8

9 - Capitulo krachmer 120

10 - Melles, ET.al, A surgical technique for posterior lamellar keratoplasty. Cornea 1998; 17:618-626

11 - Terry M.A., Corneal endothelial transplantation: Advances in the surgical management of endothelialdysfunction. Contemporary Ophthalmology. 2002, 1(26):1-6

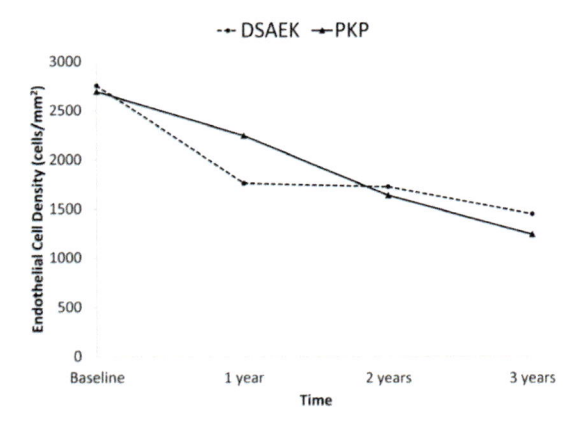

Figura 21.15 Perda de células e densidade endotelial entre PK e DSAEK, após 5 anos. Fonte: Price MO, Ophthalmology, 2016.

12 - Melles et.al., A technique to excise the Descemet membrane from a recipient cornea (descemeetorhexis) Cornea 2004; 23:286-288

13 - Gorovoy MS, Descemet-stripping automated endothelial keratoplasty. Cornea. 2006 Sep;25(8):886-9.

14 - Dua, H. S., Faraj, L. A., Said, D. G., Gray, T., & Lowe, J. (2013). Human Corneal Anatomy Redefined. Ophthalmology, 120(9), 1778–1785. doi:10.1016/j.ophtha.2013.01.018

15 - Endothelial Keratoplasty for Fuchs' Dystrophy with Cataract. Terry, Mark A. et al. Ophthalmology, Volume 116, Issue 4, 631 – 639.

16 - Burkhart ZN, Feng MT, Price FW Jr, Price MO. One-year outcomes in eyes remaining phakic after Descemet membrane endothelial keratoplasty. J Cataract Refract Surg. 2014;40(3):430–434. doi:10.1016/j.jcrs.2013.08.047)

17 - Price FW Jr et al: Suprachoroidal hemorrhage in penetrating keratoplasty, Ophthalmic Surg 25:512-525, 1994.

18 - Ingraham HJ, Donnenfeld ED, Perry HD: Massive suprachoroidal hemorrhage in penetrating keratoplasty, Am J Ophthalmol 108:670-675, 1989.

19 - Speaker MG et al: A case-control study of risk factors for intraoperative suprachoroidal expulsive hemorrhage, Ophthalmology 98:202-209, 1991.

20 - Wacker K, Baratz KH,Maguire LJ, McLaren JW,Patel SV. 2016. Descemet stripping endothelial keratoplasty for Fuchs' endothelial corneal dystrophy: five-year results of a prospective study. Ophthalmology 123:154–60.

21 - Covert DJ, Koenig SB. 2007. New triple procedure: Descemet's stripping and automated endothelial keratoplasty combined with phacoemulsification and intraocular lens implantation. Ophthalmology 114:1272–77

22 - De Sanctis, U., Damiani, F., Brusasco, L., & Grignolo, F. (2013). Refractive Error after Cataract Surgery Combined with Descemet Stripping Automated Endothelial Keratoplasty. American Journal of Ophthalmology, 156(2), 254–259.e1. doi:10.1016/j.ajo.2013.04.004

23 - Price MO, Calhoun P, Kollman C, PriceFWJr., Lass JH. 2016a.Descemet stripping endothelial keratoplasty: ten-year endothelial cell loss compared with penetrating keratoplasty. Ophthalmology 123:1421–27

24 - Cornea Donor Study Investig. Group. 2008. The effect of donor age on corneal transplantation outcome: results of the Cornea Donor Study. Ophthalmology 115:620–26

25 - Price MO, Gorovoy M, Price FW Jr., Benetz BA, Menegay HJ, Lass JH. 2013. Descemet's stripping automated endothelial keratoplasty: three-year graft and endothelial cell survival compared with penetrating keratoplasty. Ophthalmology 120:246–51

26 - Ang M, Soh Y, Htoon HM, Mehta JS, Tan D. 2016. Five-year graft survival comparing Descemet stripping automated endothelial keratoplasty and penetrating keratoplasty. Ophthalmology 123:1646–52

22

Ceratoplastias Lamelares Posteriores DSAEK – Conduta nas Complicações

Henrique Malaquias Possebom
Victor Andrigheti Coronado Antunes

Descolamento do botão

O descolamento parcial ou total do botão é a principal complicação no pós-operatório recente (Figura 22.1). A porção estromal posterior do botão do DSAEK promove a aderência mais efetiva no leito receptor, quando comparado ao DMEK. Portanto, no DSAEK, descolamentos parciais, frequentemente, se resolvem, espontaneamente, com o passar do tempo, de modo que o *re-bubble* somente é necessário em casos em que o botão se encontra totalmente deslocado ou se o descolamento parcial está progredindo[1,2,3,4,5] (Figura 22.2).

De maneira geral, o *re-bubble* está indicado quando:

- Descolamento maior que 1/3 do botão.
- Aumento da área descolada, no período entre 2 exames.
- Descolamento afetando a área pupilar.

Em grande parte dos casos, o *re-bubble* é realizado através de uma pequena paracentese, seguida da injeção de ar ou gás (SF6 a 20%) na câmara anterior, com o objetivo de colar, novamente, o botão descolado. Em termos de segurança, tanto o gás quanto o ar não aumentam a perda endotelial. Em relação à eficácia, existe uma tendência de que o gás permaneça mais tempo em contato na câmara anterior, garantindo mais aderên-

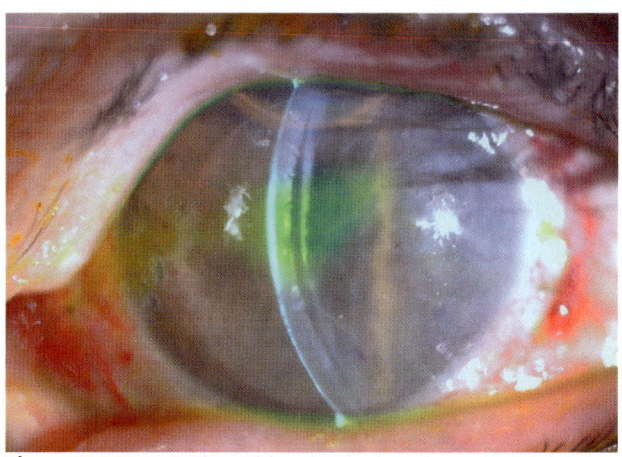

Figura 22.1 Corte óptico evidenciando descolamento total do botão doador. Cortesia: Dr. Ramon Coral Ghanem.

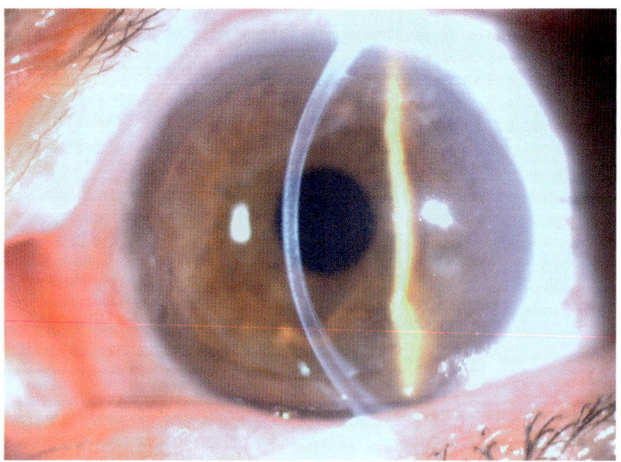

Figura 22.2 Corte óptico evidenciando botão colado após 30 dias de pós-operatório. Cortesia: Dr. Ramon Coral Ghanem.

cia do botão e, assim, reduzindo as taxas de descolamento.[5]

Existem estratégias que garantem maior adesão, são elas:[1,2]

• Incisões autosselantes e tunelizadas, para evitar *Siedel*, no pós-operatório.

- Remoção completa do fluido na interface.
- Massagear a superfície receptora, facilitando a remoção do fluido.
- Pequenas incisões, de espessura total, na média periferia da córnea receptora (*venting incisions*), criando caminhos para drenagem do fluido na interface.
- *Scrapping* da periferia estromal receptora.
- Bolha de ar completa na câmara anterior.
- Orientar o paciente para evitar coçar os olhos e permanecer em repouso, nas primeiras 48 horas.
- Tomografia de coerência óptica para visibilização direta da interface.

Falência primária

A taxa de falência primária nos transplantes endoteliais varia de 0 a 29%, sendo, o trauma cirúrgico, o principal fator determinante. Assim, observa-se maior taxa naqueles profissionais que se encontram na curva de aprendizado, com redução importante, após esse período.

Falência óptica do enxerto

Essa situação pode acontecer quando o paciente tem bom potencial de acuidade visual e, mesmo com um enxerto transparente, não consegue atingir a melhor visão. Algumas alterações na anatomia do enxerto como, dobras do enxerto (Figuras 22.3, 22.4 e 22.5), *haze* de interface (Figuras 22.6 e 22.7), ou mesmo, enxerto muito espesso[3] (Figura 22.8). Em alguns casos, é necessária a substituição do endotélio.

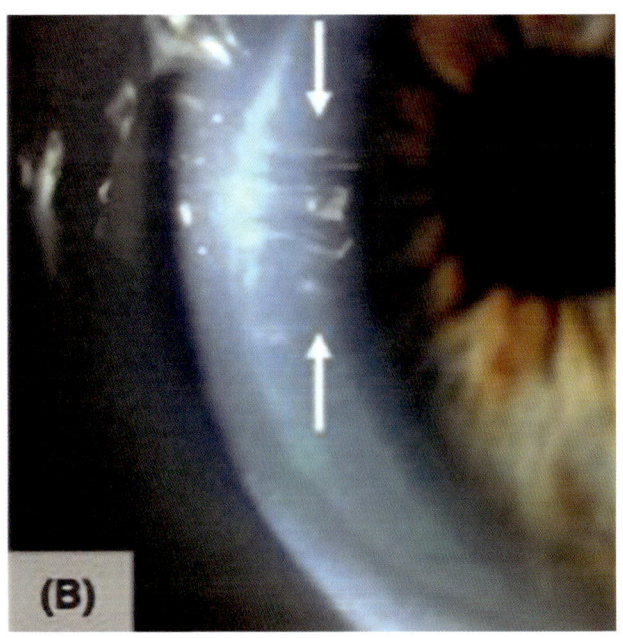

Figura 22.4 Nas setas, dobras no botão doador.

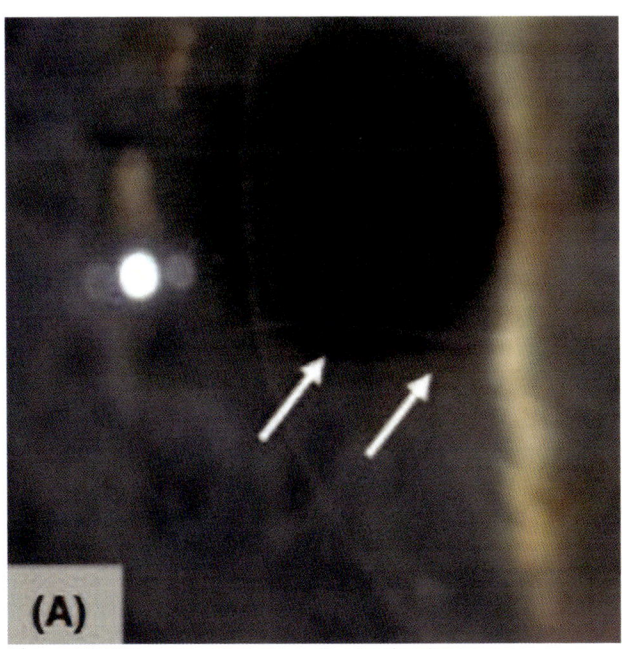

Figura 22.3 Nas setas, dobras no botão doador.

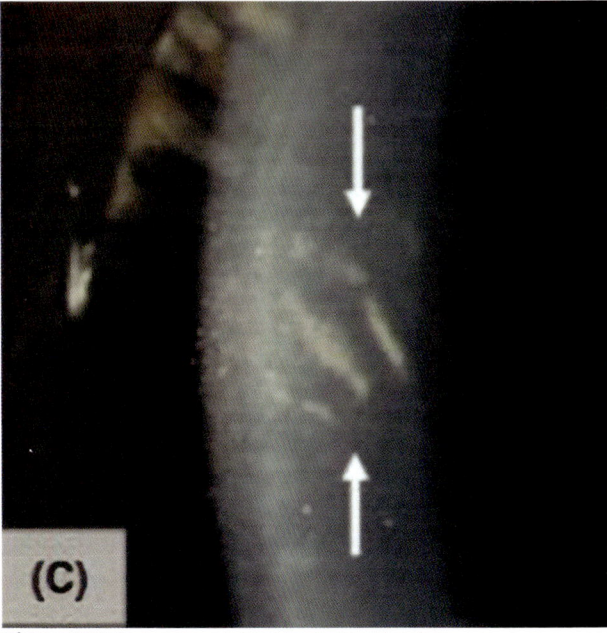

Figura 22.5 Nas setas, dobras no botão doador.

Nesse caso, existem alguns fatores primordiais que interferem no formato e na espessura final do enxerto (Figuras 22.9, 22.10 e 22.11).

- Velocidade de passagem do microcerátomo.
- Pressão no interior da câmara artificial.
- Tamanho da lamela.
- Grau de hidratação da córnea doada.
- Formato final do botão doador.

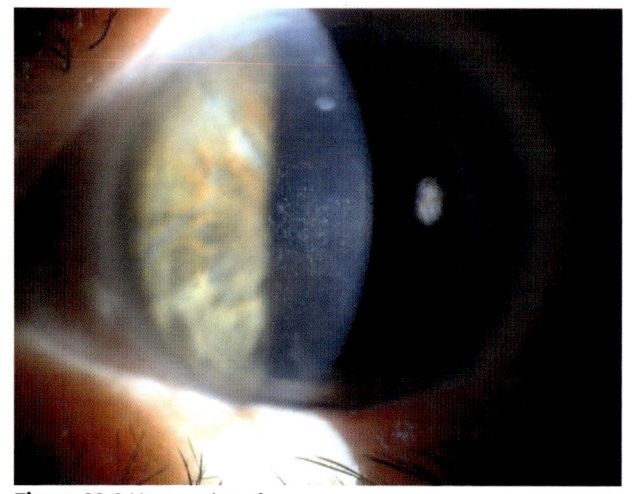

Figura 22.6 *Haze* na interface.

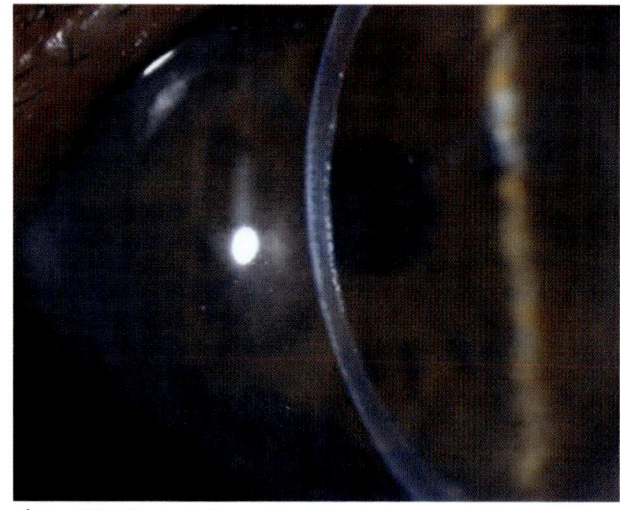

Figura 22.7 Corte óptico evidenciando *haze* no botão doador.

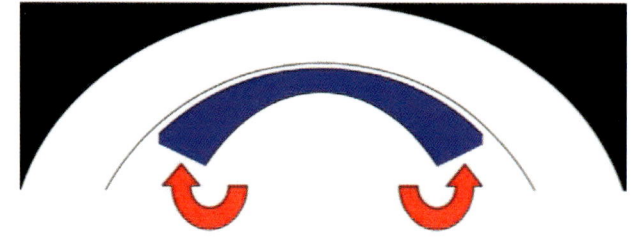

Figura 22.8 Ilustração de um botão espesso com proeminência das bordas.

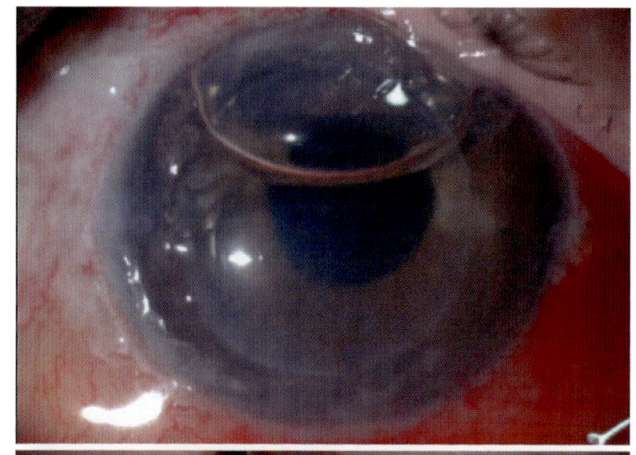

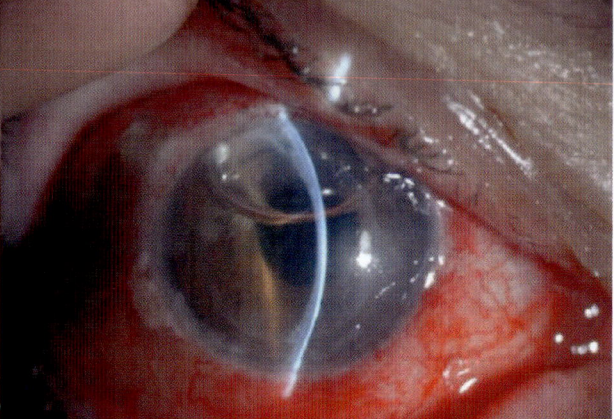

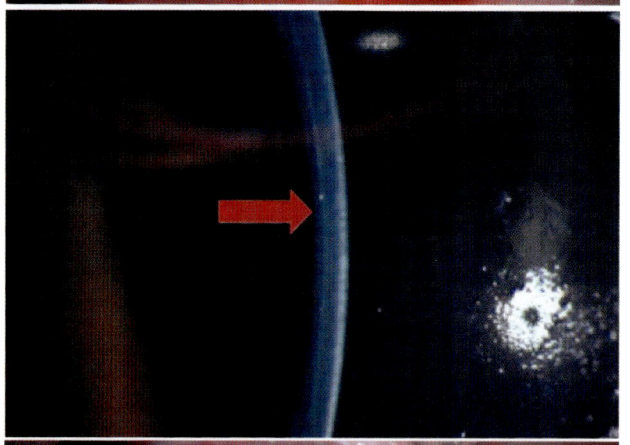

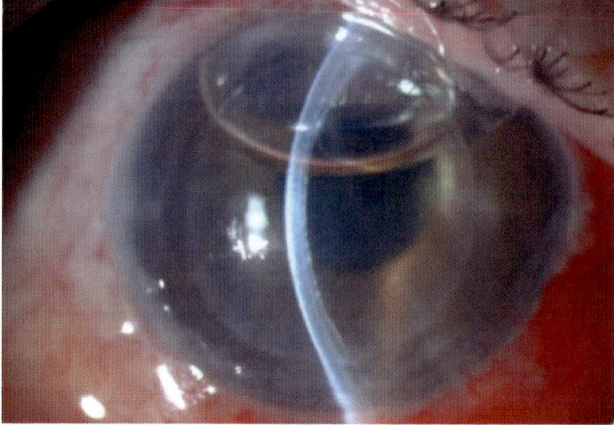

Figura 22.9 Pós-operatório imediato, evidenciado a espessura da lamela endotelial.

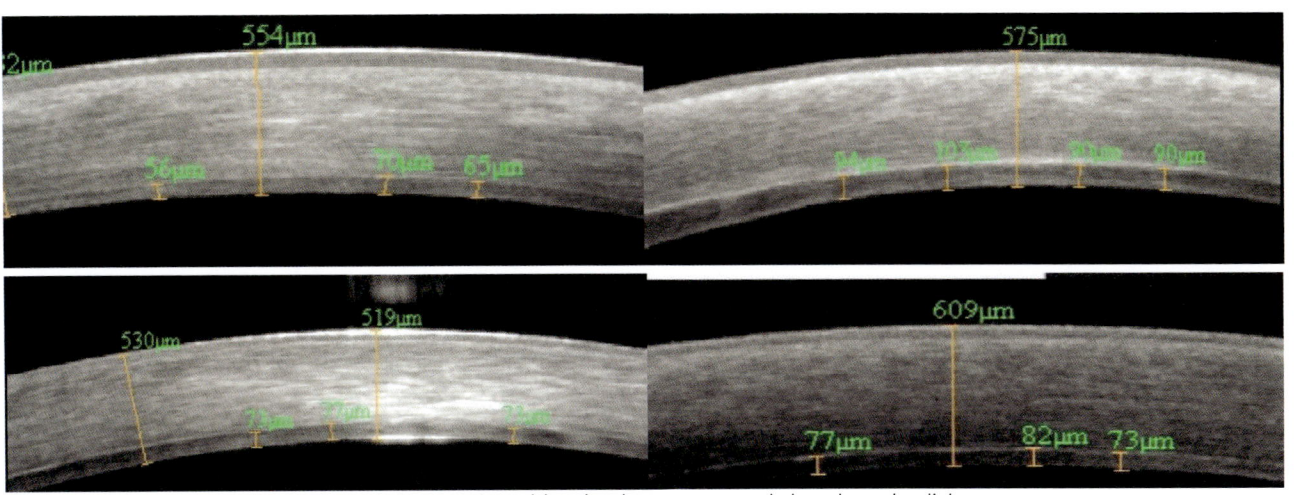

Figura 22.10 Imagens do OCT de segmento anterior evidenciando a espessura da lamela endotelial.

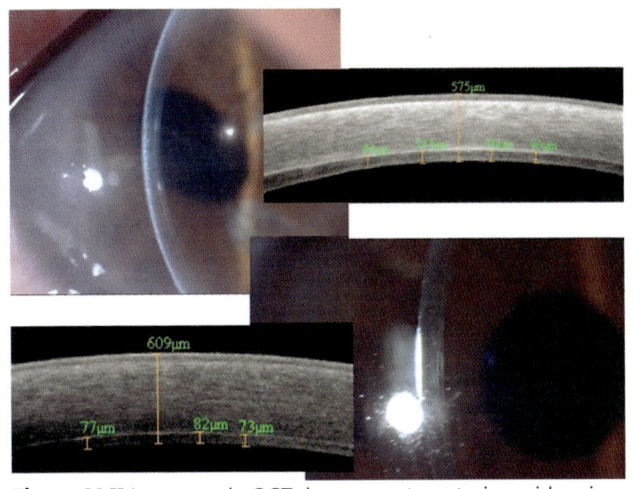

Figura 22.11 Imagens do OCT de segmento anterior evidenciando a espessura da lamela endotelial.

Em estudo não publicado, observamos que o correto preparo da lamela endotelial garante, em torno de 73% dos casos, uma lamela endotelial menor que 100 micra.

Rejeição

A taxa de rejeição nos transplantes endoteliais é menor, quando comparada ao PK. No DSAEK, a taxa pode chegar a 12%, em 2 anos, enquanto que no DMEK é, em torno de, 1%.

Em 597 pacientes submetidos ao DSAEK, Price et al. observaram que, nos afro-americanos, a taxa de rejeição era maior, sugerindo uma corticoterapia tópica mais intensa nessa parcela da população.

Foi igualmente comparado, após um ano de cirurgia, o uso contínuo e o uso descontínuo do corticoide tópico. Ao longo de um ano, aqueles que continuaram a pingar 1 gota, uma vez ao dia, não tiveram episódio de rejeição, ao passo que aqueles que cessaram o uso tiveram incidência acumulada em, 2-6%, nos episódios de rejeição. A maioria desses episódios (70%) eram assintomáticos e somente foram detectados em exames de rotina.[4]

Glaucoma secundário

A principal causa do aumento da pressão intraocular é a resposta ao corticoide tópico, seguido pela história prévia de hipertensão ocular ou glaucoma. O risco de aumento da PIO durante o primeiro ano de DSAEK pode chegar a 35%, em olhos sem glaucoma e 43%, em olhos com glaucoma prévio.

O risco está associado à dose, igualmente, à duração da corticoterapia. Felizmente, a monitorização da PIO nos transplantes endoteliais é mais precisa, devido à manutenção da superfície anterior da córnea, apesar do aumento da espessura central, também, pela reabilitação visual mais precoce, que permite o acompanhamento com a campimetria computadorizada, OCT, dentre outro exames.

DSAEK em casos complexos

A técnica de DSAEK é considerada a técnica de escolha em casos complexos associados à insuficiência endotelial (Figuras 22.12, 22.13, 22.14 e 22,15). Isso devido à reprodutibilidade da técnica e segurança, comparada ao transplante de córnea penetrante (Figuras 22.16, 22.17, 22.18 e 22,19).

Aniridia e afacia

O DSAEK pode ser realizado com sucesso, nesses casos, desde que haja planejamento cirúrgico cauteloso e técnica adequada.[6]

Em pacientes com defeitos irianos, a pupiloplastia torna-se mais desafiadora, pois deve ser realizada em câmara fechada, diferente do PK, que permite a reconstrução da íris "a céu aberto".

Olhos afácicos com pupilas grandes ou com defeitos pupilares necessitam de modificações na técnica, para prevenir a queda do enxerto para câmara posterior. Isso inclui:

1 - Se necessário, sutura de fixação temporária entre o botão doador e o leito receptor.

2 - Bolha de ar total ou gás SF6 10 ou 20%, por 30 minutos.[6,7]

3 - Sutura de incisões e pressurização com BSS.

Sinéquias anteriores e câmara anterior rasa

Pacientes com sinéquias anteriores periféricas, câmara anterior rasa, ângulos estreitos, olhos com cirurgias prévias de glaucoma ou trauma tornam o transplante endotelial mais desafiador.

Nos primeiros, é importante realizar a sinequiálise antes da inserção do botão endotelial doador, com espátula adequada. Se

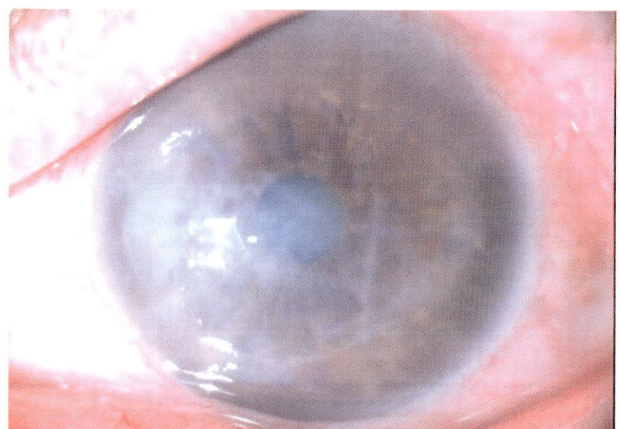

Figura 22.12 Distrofia de Fuchs e catarata.

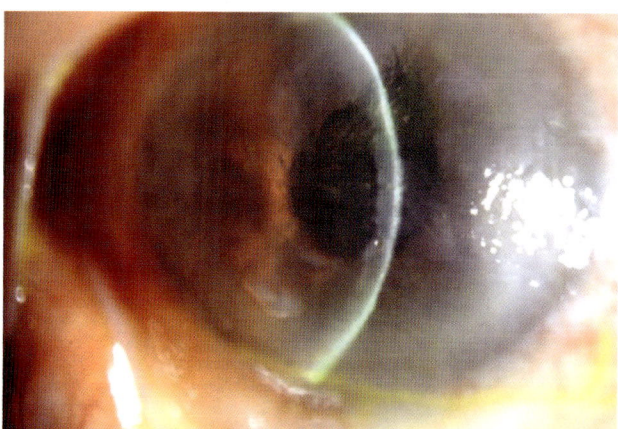

Figura 22.13 Ceratopatia bolhosa do pseudofácico.

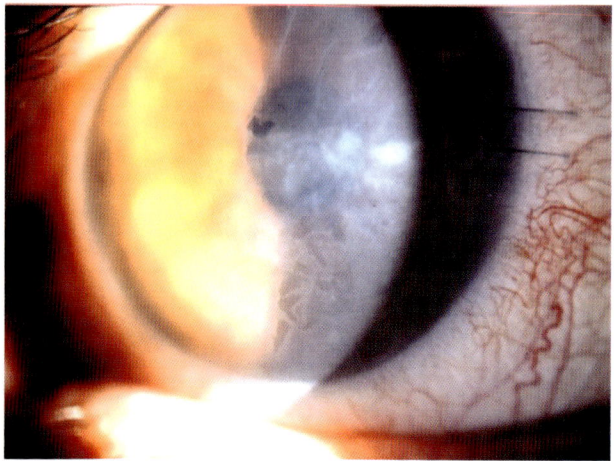

Figura 22.14 Ceratopatia bolhosa do pseudofácico.

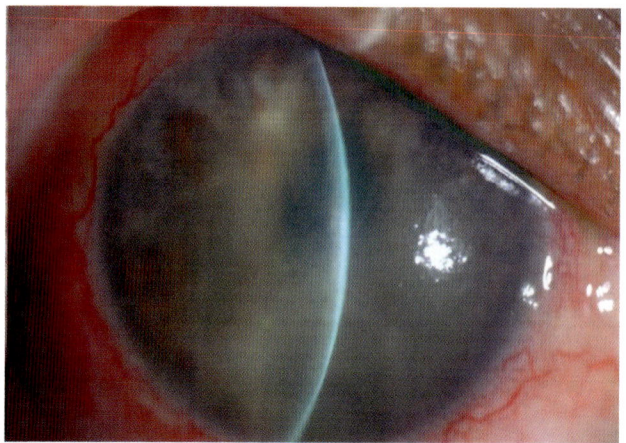

Figura 22.15 Descompensação endotelial pós-implante de lente de câmara anterior.

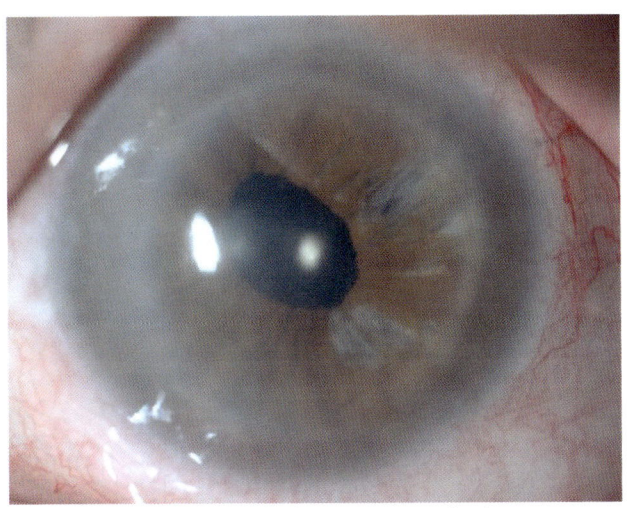

Figuras 22.16 Pós-operatório dos casos supracitados.

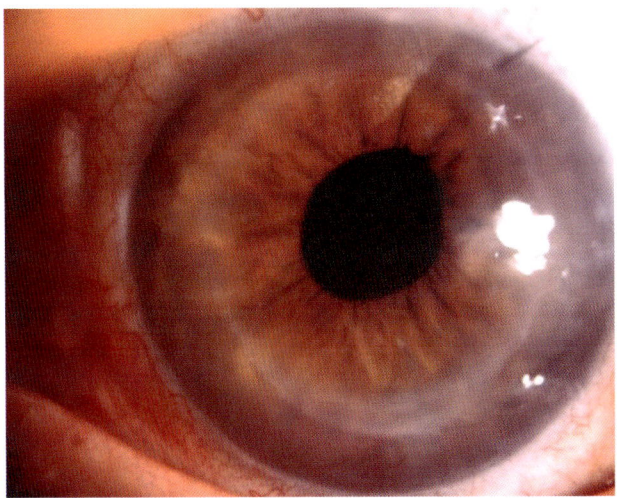

Figuras 22.17 Pós-operatório dos casos supracitados.

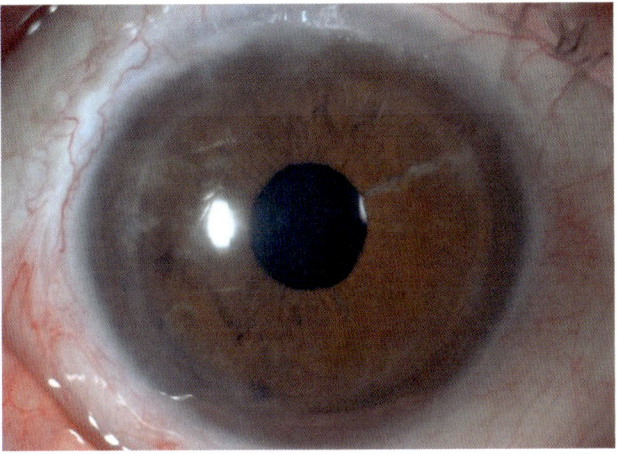

Figuras 22.18 Pós-operatório dos casos supracitados.

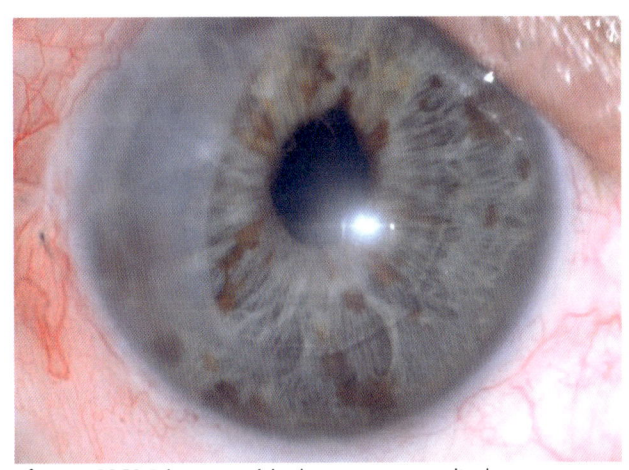

Figuras 22.19 Pós-operatório dos casos supracitados.

houver sangramento, pressurizar, com ar, a câmara anterior, por 3 a 5 minutos, para estancar o sangramento, antes de dar continuidade à cirurgia. Já nos pacientes com câmara anterior rasa, na maioria das vezes, com pressão positiva do vítreo, são importantes algumas modificações, a depender da experiência do cirurgião:

- Medicações hiperosmóticas intravenosa.
- Punção vítrea.
- Descemetorrexis com auxílio de viscoelástico coesivo.
- Mantenedor de câmara anterior, para estabilização da câmara anterior, pode ser utilizado.

Trabeculectomia ou tubo de drenagem prévios

O transplante endotelial é preferível ao transplante penetrante, em pacientes com disfunção endotelial associada ao glaucoma, submetidos ou não à cirurgia antiglaucomatosa, uma vez que garante reabilitação mais precoce e resultados visuais mais satisfatórios (Figura 22.20).

Nos casos de transplantes penetrantes, ao suturar a córnea doadora na receptora, há uma tração da periferia da córnea que, na maioria das vezes, altera a anatomia do seio camerular, prejudicando a drenagem do aquoso e agravando o controle da pressão intraocular. Assim, os transplantes endoteliais

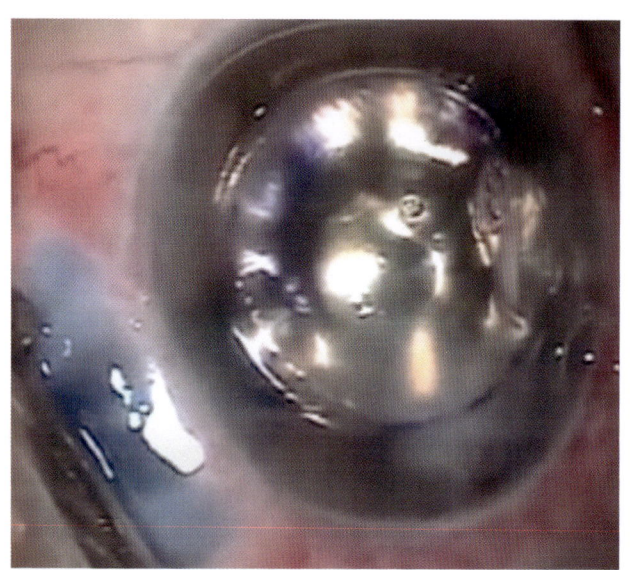

Figura 22.20 Intraoperatório logo após a facoemulsificação com trabeculectomia, seguida do DSAEK.

passam a ser a modalidade de escolha, nos casos em que o glaucoma está presente.[8,9,10]

Nestas situações, é importante checar o correto posicionamento do tubo de drenagem antes da inserção botão doado, a fim de prevenir o toque no endotélio.

Outro fator preocupante é a manutenção de uma bolha de ar total nesses olhos, uma vez que essa pode escapar pelo tubo de drenagem ou pela bolha filtrante, reduzindo a pressão intraocular, e, consequentemente, aumentando as taxas de descolamento. Nessa situação, é possível injetar pequena quantidade de viscoelástico dispersivo no interior do tubo da válvula de drenagem, obstruindo temporariamente a válvula, de modo que o ar possa ficar por mais tempo na câmara anterior, sendo, naturalmente, reabsorvido. Não se deve pressurizar de forma intensa olhos com glaucoma avançado, pois pode piorar, de forma significativa, a condição do nervo óptico.

Sugerimos, nesses casos, o uso de GÁS, devido à sua lenta absorção, manter a câmara anterior com baixa pressão e o paciente em decúbito dorsal, por 48 horas, a fim de diminuir as taxas de descolamento do enxerto.

É indispensável a presença de iridectomia inferior para evitar o bloqueio pupilar, que pode ser uma complicação devastadoras, em casos de glaucoma avançado.

Dessa forma, em pacientes que apresentem bolhas filtrantes ou tubos de drenagem prévios pode se optar por:

• Bolha de ar / Gás total, sem troca de ar-fluído, com o dispositivo de drenagem.

• Importante checar a pressão intraocular, após 2-3 horas, para certificar se filtração está ocorrendo; caso não, fazer a remoção do ar se necessário.

• *Plug* com viscoelático na extremidade do tubo.

A cirurgia de glaucoma prévia é o principal fator de risco para falência do botão endotelial. Em estudo com 453 pacientes submetidos ao DSEK, a sobrevida, em 5 anos, foi de 96%, 90% e 48%, naqueles com glaucoma, em tratamento clínico e nos submetidos previamente à cirurgia antiglaucomatosa, respectivamente.[11]

Transplante Penetrante prévio

O transplante endotelial em olhos previamente submetidos ao transplante penetrante, que foram à falência endotelial, mostra-se como uma alternativa útil ao retransplante de espessura total, especialmente em olhos com topografia relativamente regular e com bons resultados refrativos antes da falência[12] (Figuras 22.21 e 22.22).

O grande desafio, nesses casos, se deve à área de trepanação circular, que limita a força de cicatrização e, frequentemente, oferece uma superfície posterior irregular. É importante que o botão doador seja menor que a área do PK trepanada, para evitar o

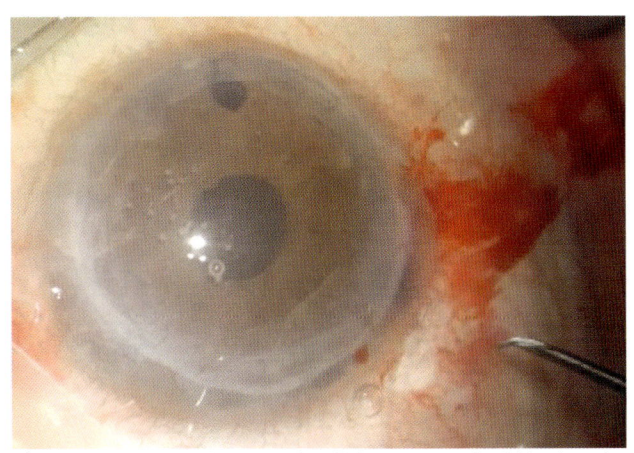

Figura 22.21 Transplante endotelial em caso de falência pós-transplante. Fase cirúrgica após a realização da descemetorrexis, com o posicionamento do botão no leito conjuntival.

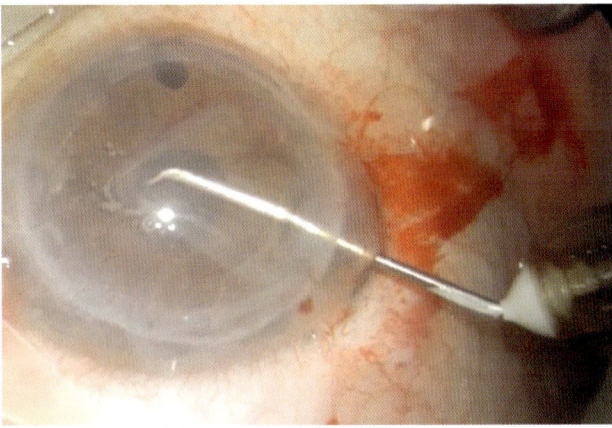

Figura 22.22 Posicionamento do botão na câmara anterior.

descolamento do botão e possíveis aderências sob a face posterior irregular, nas margens do botão penetrante.[13]

A realização do *Stripping* da *Descemet* do PK falido é, igualmente, controversa. Straiko et al. 2011, acreditam que a realização garante mais aderência do botão, após sua inserção. Da mesma forma, Price FW e Price, em 2006, mostram, em seus estudos, bons resultados sem a realização do *stripping*, e, assim, não recomendam, pelo risco de deiscência nas suturas.

Apesar das diferentes abordagens, as taxas de descolamento são muito semelhantes, sugerindo que outros fatores, tais quais, *Siedel*, prurido ocular e hipotonia desempenhem papel mais importante na manutenção da adesão.[14]

Referências

1 - Mannis MJ, Mannis A, Tran L: A panorama 1789-1999. In Mannis MJ, Mannis A, editors: Corneal transplantation : a history in profiles, Belgium, 1999, JP Wayenborgh, p.4.

2 - Coster DJ: Doyne lecture: infuences on the development of corneal transplantation, Eye 8:1-11,1994.

3 - Dirisamer M1, Parker J, Naveiras M. Identifying causes for poor visual outcome after DSEK/DSAEK following secondary DMEK in the same eye. Acta Ophthalmol. 2013 Mar;91(2):131-9. doi: 10.1111/j.1755-3768.2012.02504.x. Epub 2012 Sep 19.

4 - Price MO , Gupta P , Lass J , Price Jr FW . EK (DLEK, DSEK, DMEK): New Frontier in Cornea Surgery. Rev Vis Sci, 3, 69-90 - 2017 Sep 15

5 - Von Marchtaler PV1, Weller JM, Kruse FE, Tourtas T. Air Versus Sulfur Hexafluoride Gas Tamponade in Descemet Membrane Endothelial Keratoplasty: A Fellow Eye Comparison. Cornea. 2018 Jan;37(1):15-19.

6 - Price, M. O., Price, F. W., & Trespalacios, R. (2007). Endothelial keratoplasty technique for aniridic aphakic eyes. Journal of Cataract & Refractive Surgery, 33(3), 376–379. doi:10.1016/j.jcrs.2006.10.052

7 - Acar BT, Muftuoglu O, Acar S. Comparison of sulfur hexafluoride and air for donor attachment in Descemet stripping endothelial keratoplasty in patients with pseudophakic bullous keratopathy. Cornea. 2014 Mar;33(3):219-22.

8 - Von Marchtaler PV1, Weller JM, Kruse FE, Tourtas T. Air Versus Sulfur Hexafluoride Gas Tamponade in Descemet Membrane Endothelial Keratoplasty: A Fellow Eye Comparison. Cornea. 2018 Jan;37(1):15-19.

9 - Riaz KM, Sugar J, Tu EY, Edward DP, Wilensky JT, et al. 2009. Early results of Descemet-stripping and automated endothelial keratoplasty (DSAEK) in patients with glaucoma drainage devices. Cornea 28:959–62

10 - Vajaranant TS, Price MO, Price FW, Gao W, WIlensky JT, Edward DP. 2009. Visual acuity and intraocular pressure after Descemet's stripping endothelial keratoplasty in eyes with and without preexisting glaucoma. Ophthalmology 116:1644–50

11 - Vajaranant TS, Price MO, Price FW, Wilensky JT, Edward DP. 2008. Intraocular pressure measurements following Descemet stripping endothelial keratoplasty. Am. J. Ophthalmol. 145:780–86

12 - Anshu A, Price MO, Price FW. 2012b.Descemet's stripping endothelial keratoplasty: long-term graft survival and risk factors for failure in eyes with preexisting glaucoma. Ophthalmology 119:1982–87

13 - Anshu, A., Price, M. O., & Price, F. W. (2011). Descemet's Stripping Endothelial Keratoplasty Under Failed Penetrating Keratoplasty: Visual Rehabilitation and Graft Survival Rate. Ophthalmology, 118(11), 2155-2160.doi:10.1016/j.ophtha.2011.04.032

14 - Anshu, A., Price, M. O., Tan, D. T. H., & Price, F. W. (2012). Endothelial Keratoplasty: A Revolution in Evolution. Survey of Ophthalmology, 57(3), 236-252.doi:10.1016/j.survophthal.2011.10.005

15 - Straiko, M. D., Terry, M. A., & Shamie, N. (2011). Descemet Stripping Automated Endothelial Keratoplasty Under Failed Penetrating Keratoplasty: A Surgical Strategy to Minimize Complications. American Journal of Ophthalmology, 151(2), 233–237.e2. doi:10.1016/j.ajo.2010.08.017

23

Comparação das Ceratoplastias Lamelares Posteriores – DSEK x DSAEK

Edilana Sá Ribeiro
Natália Regnis Leite Ramalho
Wanessa Michelle Paes Pinto

DSEK – Vantagens e desvantagens

As primeiras cirurgias envolvendo a técnica de ceratoplastia lamelar posterior (PLK), em humanos, foram descritas por Melles et al., em 1998. Aprimorada ao longo dos anos, a substituição do endotélio corneano danificado por um enxerto de lamela posterior não suturável foi capaz de: proporcionar menores mudanças no poder refracional e no astigmatismo induzido da córnea, eliminar complicações relacionadas às suturas e às deiscências cirúrgicas tardias, além de promover rápida reabilitação visual e seguimento pós-operatório mais flexível, quando comparado à ceratoplastia penetrante (PK).

Com o advento da ceratoplastia endotelial com desnudamento da Descemet (DSEK), técnica em que o endotélio da córnea receptora é retirado através de descemetorrexis e o botão doador é preparado de forma manual, houve um aumento importante no percentual de transplantes endoteliais reportados por estatísticas americanas. Desde então, foi rapidamente adotado entre os cirurgiões ao redor do mundo e se tornou o procedimento de escolha no tratamento de defeitos endoteliais. Este fato pode ser justificado pelas suas vantagens visuais e refracionais, somadas à pequena curva de aprendizado, à facilidade no preparo e ao manuseio do enxerto e boa reprodutibilidade dos resultados.

Pacientes submetidos ao DSEK apresentam pequena ou nenhuma mudança na topografia corneana ou equivalente refracional esférico e acelerada recuperação visual. Em geral, após 3-6 meses de pós-operatório, é possível alcançar melhor acuidade visual corrigida de 20/40. Entretanto, segundo Price MO et al., o uso do método automatizado (DSAEK) promove reabilitação visual mais rápida, quando comparada à técnica manual, uma vez que a superfície criada pelo microcerátomo é mais suave, o que pode ajudar a reduzir as irregularidades da interface. Bahar et al. acrescentam que ambas as técnicas tendem a um equivalente esférico médio hipermetrópico. Por outro lado, apesar das evidentes vantagens do procedimento do DSEK, a espessura variável do tecido doador e a possível incompatibilidade na curvatura do enxerto e do receptor podem levar a um aumento das aberrações ópticas.

A relativa previsibilidade nos resultados refracionais com a técnica DSEK permite que a cirurgia de catarata possa ser realizada previamente, evitando perda de células endoteliais decorrentes de traumas cirúrgicos pós-transplante. Entretanto, DSEK e extração da catarata podem também ser realizados de forma combinada, nos casos em que a córnea e o cristalino apresentam alterações avançadas.

Olhos submetidos ao DSEK são estruturalmente mais resistentes ao trauma, podem ser operados com anestesia tópica e possuem incisão autosselante, o que praticamente elimina o risco de perda ocular por hemorragia supracoroidal expulsiva, além de terem uma longa sobrevida do enxerto. Este procedimento é uma alternativa de sucesso no tratamento de disfunções corneais associadas à distrofia endotelial de Fuchs, ceratopatia bolhosa, síndrome Irido-Corneana Endotelial ou falência de transplantes penetrantes. Contudo, alterações corneanas anteriores secundárias às disfunções endoteliais crônicas podem afetar os resultados visuais pós-cirúrgicos, a despeito da técnica lamelar adotada.

Embora a técnica de DSEK ofereça benefícios relacionados aos resultados cirúrgicos, a manipulação do tecido doador causa um trauma ao endotélio do enxerto, que acarreta alta perda celular no pós-operatório precoce. Com a alta manipulação do enxerto, pode aumentar a taxa de falência primária. Em torno de 6 meses após o procedimento ocorre, entretanto, uma rápida diminuição dessa perda, que chega a ser inferior a encontrada em cirurgias penetrantes, quando analisada após 5 anos. A preparação manual ou automatizada do enxerto não apresentou correlação com uma maior perda celular.

O descolamento do enxerto é a complicação mais frequentemente reportada. Outras complicações como bloqueio pupilar, elevação da pressão intraocular e rejeição imunológica do enxerto, variam entre os estudos. Importante frisar, contudo, que a incidência de complicações tende a declinar, à medida que o cirurgião se torna mais familiarizado com a técnica, mas que sua escolha é dependente da habilidade e experiência individual.

DSAEK – Vantagens e desvantagens

Existem algumas opções disponíveis para a confecção da lamela doadora com a realização do procedimento automatizado, também conhecido como DSAEK (*Descemet's Stripping Automated Endothelial Keratoplasty*), que pode ser através do uso do microcerátomo ou do laser de femtossegundo.

O método automatizado (DSAEK) permite algumas vantagens, em relação à técnica clássica manual para a confecção das lamelas doadoras (DSEK), porém apesar do aperfeiçoamento das técnicas e da tecnologia, o procedimento de DSAEK não é, do mesmo modo, isento de desvantagens.

A técnica que utiliza a confecção da lamela pelo microcerátomo, pode se beneficiar, pelo fato de ser acessível e proporcionar boa reprodutibilidade, porém deve seguir nomogramas específicos, que dependem da cabeça do microcerátomo utilizada e da escolha da espessura desejada para se obter a lamela final. Do contrário, podem ocorrer complicações durante a confecção da lamela, como perfurações ou obtenção de lamelas mais espessas que o programado, interferindo nos resultados pós-operatórios. É uma técnica de fácil execução, desde que realizada corretamente e seguindo os cuidados necessários.

O procedimento padrão de DSAEK, normalmente, resulta em acuidade visual melhor que 20/40, porém alguns fatores como a espessura do enxerto e as aberrações de alta ordem induzidas por irregularidades na interface, podem gerar alguns resultados pós-operatórios insatisfatórios. Em comparação com o DSAEK padrão, a técnica de DSAEK Ultrafino propõe uma lentícula, idealmente, mais fina que 100 μm, e ambas são semelhantes, em termos de procedimento cirúrgico. As lentículas ultrafinas podem ser obtidas com um microcerátomo de passagem única ou dupla, através de um nomograma para a seleção da cabeça de microcerátomo.

Busin e colaboradores publicaram, em 2012, seu conceito de DSAEK Ultrafino, propondo o uso de uma lentícula pré-operatória mais fina que 100 μm, usando a "técnica de passagem dupla do microcerátomo" (*double-pass technique*) para a disposição dos doadores, padronizando a preparação dos enxertos, resultando em lamelas mais finas e planas e, consequentemente, oferecendo vantagens na qualidade da visão pós-operatória.

Sharma et al. compararam a obtenção de lamelas ultrafinas através da passagem única pelo microcerátomo (*single-pass technique*) e dupla passagem (*double-pass technique*). O estudo avaliou, prospectivamente, os resultados e as complicações das duas técnicas e concluiu que ambas forneceram enxertos com espessura comparável, proporcionaram resultados comparáveis, em termos de acuidade visual pós-operatória e perda de células endoteliais. Os enxertos preparados com a técnica de passagem única foram associados à menores complicações intraoperatórias e melhor sensibilidade ao contraste pós-operatório.

Hsu et al. relataram um aumento do risco de perda de tecido do doador, devido à perfuração intraoperatória com o uso da técnica de passagem dupla, pois o microcerátomo é passado duas vezes sobre o tecido do doador, gerando probabilidade aumentada de complicações, como perfuração do tecido. Contudo, Sharma *et al.* avaliaram que a manipulação adicional para preparar enxertos ultrafinos durante o segundo corte não afetou a perda de células endoteliais.

A técnica de DSAEK Ultrafino proporciona resultados visuais comparáveis ao DMEK e melhores, em relação ao DSAEK convencional, e suas taxas de complicações são semelhantes às apresentadas no procedimento padrão de DSAEK.

Bertino *et al.* descreveram, em 2021, o Pachy-DSEK, em que utilizando uma paquimetria intra operatória e um padrão de profundidade no bisturi calibrado com diminuição de 100 micras da paquimetria mais fina central, conseguiu-se lamelas ultrafinas, com uma técnica manual e de forma reprodutiva.

Com o uso correto da técnica é possível obter lamelas com interfaces (superfícies) regulares e finas o suficiente, capazes de proporcionar bons resultados pós-operatórios, comparáveis com os resultados obtidos com DMEK, além de ser tecnicamente de mais fácil manuseio e sem a íngreme curva de aprendizado que o método de DMEK exige.

Em relação ao laser de femtossegundo na preparação de lamelas doadoras, este oferece a vantagem da precisão na profundidade de corte e uma recuperação na acuidade visual mais rápida, no pós-operatório imediato. Entretanto, Agarwal et al. apontam que, em longo prazo, o laser produziu pior acuidade visual pós-operatória, em comparação ao microcerátomo. Analisando-se as superfícies das lamelas de DSAEK com cortes de microcerátomo e femtossegundo em estudos *in vitro*, observou-se uma superfície mais suave com o corte pelo microcerátomo; enquanto que os cortes de femtossegundo, devido a uma aplanação da córnea durante a preparação, apresentam uma configuração de anel concêntrico ou ondulado da interface estromal, levando a um corte irregular, dado ao corte incompleto do estroma pelo femtossegundo. Por fim, não menos importante, deve-se levar em conta o alto custo do equipamento e a sua disponibilidade limitada aos grandes centros oftalmológicos.

Examinando-se a superfície dos enxertos doadores, esta surge como uma variável capaz de influir no resultado visual, na medida em que enxertos mais lisos, a princípio, criam uma melhor interface óptica. Portanto, a superfície corneana dissecada com microcerátomo resultaria em uma superfície mais lisa do que a dissecada com espátulas. Price, porém, avaliou que a acuidade visual, aos seis meses, entre as técnicas DSEK e DSAEK, foi semelhante. Na técnica DSAEK, a recuperação visual foi mais rápida apenas no primeiro mês e obteve menor índice de perfuração dos enxertos, durante o preparo. A utilização de instrumentais corretos, o aperfeiçoamento da técnica com a prática do cirurgião e a remodelação do estroma nos meses seguintes, na técnica DSEK, podem explicar a obtenção de acuidade visual semelhante aos seis meses.

Devemos lembrar que DSEK e DSAEK (ultrafino) surgem como procedimentos de escolha para situações com comorbidades oculares complexas, olhos com anatomia desorganizada do segmento anterior, afacias, *haze* corneano significativo ou cirurgias prévias. Situações estas em que o procedimento pode ser realizado com segurança, onde a técnica de DMEK é difícil de ser executada. Porém, ainda assim, o DSAEK com lentícula mais fina (comparado ao DSEK) fornece melhores resultados pós-operatórios.

A despeito de não se ter uma técnica perfeita de eleição, fica a critério do cirurgião escolher qual o método mais viável e que se adeque bem mais às suas necessidades e habilidades, no intuito de proporcionar os melhores resultados ao seu paciente.

Referências

1 - Melles GR, Eggink FA, Lander F, et al. A surgical technique for posterior lamellar keratoplasty. Cornea 1998;17:618–26.

2 - Melles GR. Posterior lamellar keratoplasty: DLEK to DSEK to DMEK. Cornea. 2006;25(8):879–881.

3 - Melles GR, Wijdh RH, Nieuwendaal CP. A technique to excise the descemet membrane from a recipient cornea (descemetorhexis). Cornea 2004; 23:286–288.

4 - Price FW Jr, Price MO. Descemet's stripping with endothelial keratoplasty in 50 eyes: a refractive neutral corneal transplant. J Refract Surg. 2005;21(4):339-45.

5 - Price MO, Price FW. Descemet's stripping endothelial keratoplasty. Curr Opin Ophthalmol. 2007;18(4):290-4.

6 - Li S, Liu L, Wang W, Huang T, Zhong X, Yuan J, et al. (2017) Efficacy and safety of Descemet's membrane endothelial keratoplasty versus Descemet's stripping endotelial keratoplasty: A systematic review and meta-analysis. PLoS ONE 12(12): e0182275.

7 - Price MO, Price FW Jr. Descemet's stripping with endothelial keratoplasty: comparative outcomes with microkeratomedissected and manually dissected donor tissue. Ophthalmology 2006;113:1936–42.

8 - Bahar I, Kaiserman I, McAllum P, Slomovic A, Rootman D. Comparison of Posterior Lamellar Keratoplasty Techniques to Penetrating Keratoplasty. Ophthalmology. 2008 Sep;115(9):1525-33.

9 - Patel SV. Graft survival and endothelial outcomes in the new era of endothelial keratoplasty. Exp Eye Res. 2012 February; 95(1): 40–47.

10 - Price FW Jr, Price MO. Combined Cataract/DSEK/DMEK: Changing Expectations. Asia Pac J Ophthalmol (Phila). 2017 Jul-Aug;6(4):388-392.

11 - Moura GS, Oliveira GMP, Tognon T, Pereira NC, Sousa LB. (2013). Complicações em ceratoplastia endotelial com desnudamento da Descemet (DSEK). Arquivos Brasileiros de Oftalmologia, 76(5), 288-291

12 - Neff KD, Biber JM, Holland EJ. Comparison of central corneal graft thickness to visual acuity outcomes in endothelial keratoplasty. Cornea. 2011

13 - Agarwal A.; Kim T. Endothelial Keratoplasty: Mastering Dsek, Dmek, and Pdek; New York: Thieme Medical Publishers, 2017

14 - Busin M, Patel AK, Scorcia V, Ponzin D. Microkeratome assisted preparation of ultrathin grafts for descemet stripping automated endothelial keratoplasty. Invest Ophthalmol Vis Sci. 2012

15 - Busin M, Madi, Santorum P, Scorcia V, Beltz J. Ultrathin Descemet's stripping automated endothelial keratoplasty with the microkeratome double-pass technique. Two-year outcomes. Ophthalmology. 2013

16 - Sharma N, Hussain AY, Nagpal R, Rathi A, Maharana PK, Sinha R, Agarwal T, Titiyal JS. Microkeratome-assisted ultrathin Descemet's stripping automated endothelial keratoplasty: A randomized trial comparing single-pass versus double-pass technique. Indian J Ophthalmol. 2019 Aug;67(8):1289-1294.

17 - Hsu M, Hereth WL, Moshirfar M. Double-pass microkeratome technique for ultra-thin graft preparation in Descemet's stripping automated endothelial keratoplasty. Clin Ophthalmol. 2012

18 - Maier AK, Gundlach E, Klamann MK, Gonnermann J, Bertelmann E, Joussen AM, et al. Influence of donor lamella thickness on visual acuity after Descemet's stripping automated endothelial keratoplasty (DSAEK) Ophthalmologe. 2014

19 - Price MO, Gorovoy M, Price FW, Jr, Benetz BA, Menegay HJ, Lass JH. Descemet's stripping automated endothelial keratoplasty: three-year graft and endothelial cell survival compared with penetrating keratoplasty. Ophthalmology. 2013

20 - Nahum Y, Leon P, Busin M. Postoperative graft thickness obtained with single-pass microkeratome-assisted ultrathin Descemet stripping automated endothelial keratoplasty. Cornea. 2015

24

Ceratoplastias Lamelares Posteriores
PDEK – Pre-Descemet's Endothelial Keratoplasty

Ricardo Menon Nosé
Walton Nosé

Introdução

As técnicas cirúrgicas de transplante endotelial mais populares e utilizadas, na atualidade, são o DSEK (*Descemet's Stripping Endothelial Keratoplasty*) e, recentemente, o DMEK (*Descemets Membrane Endothelial Keratoplasty*). O PDEK (*Pre-Descemet's Endothelial Keratoplasty*) é uma técnica cirúrgica alternativa para o tratamento de endoteliopatias que necessitam de transplante endotelial e será discutida neste capítulo.

A ideia do PDEK, proposta por Amar Agarwal et al., surge a partir da descoberta da camada de Dua ou pré-Descemet, descrita por Harminder Dua.

Esta camada está localizada na região do estroma posterior, de medida, aproximadamente, 15 micrômetros (µm). Apresenta características específicas, que diferem da histologia do estroma corneano. É rica em colágeno do tipo VI, com arranjo dos ceratócitos diferente do estroma e está intimamente relacionada à malha trabecular.

Apresenta aumento da resistência, em comparação a outras regiões do estroma, é impérvia ao ar e possui influência anatômica e, principalmente, nos resultados cirúrgicos dos transplantes lamelares anteriores (DALK).

No preparo do botão doador pelo método do PDEK, o estroma posterior é separado do complexo Endotélio + Membrana de Descemet + Camada de Dua, a partir da injeção de ar (pneumodissecção), realizada manualmente.

Técnica de preparo do doador – PDEK

1 - O botão córneo-escleral deve estar com a face endotelial voltada para cima.

2 - Uma agulha de 30 gauge deve estar acoplada a uma seringa de 5 ml.

3 - Com o bisel voltado para cima, a agulha é injetada, pela transição córneo-escleral, até a meia periferia da córnea.

4 - O ar é injetado e a pneumodissecção é realizada (Figura 24.1).

5 - Injeção de Azul de Trypan na interface.

6 - Com uma tesoura do tipo Vannas, o botão corneano é cortado e está pronto para ser implantado (Figura 24.2)

Tipos de pneumodissecção

1 - Bolha tipo 1: O complexo Camada de Dua + Membrana de Descemet + Endotélio

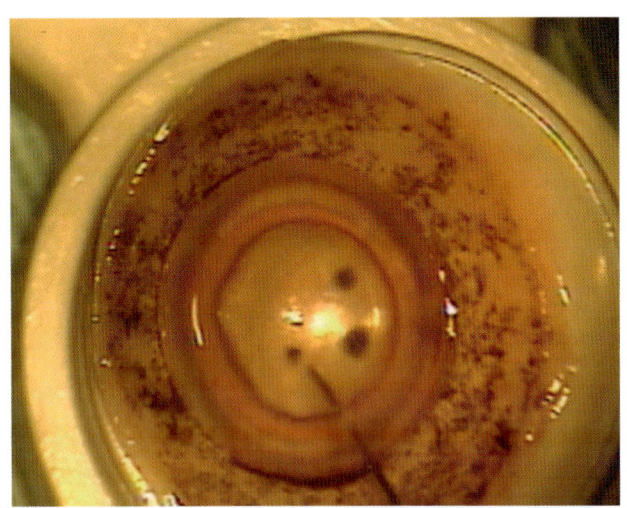

Figura 24.1 Posicionamento da agulha e criação de bolha do Tipo 1 no PDEK.

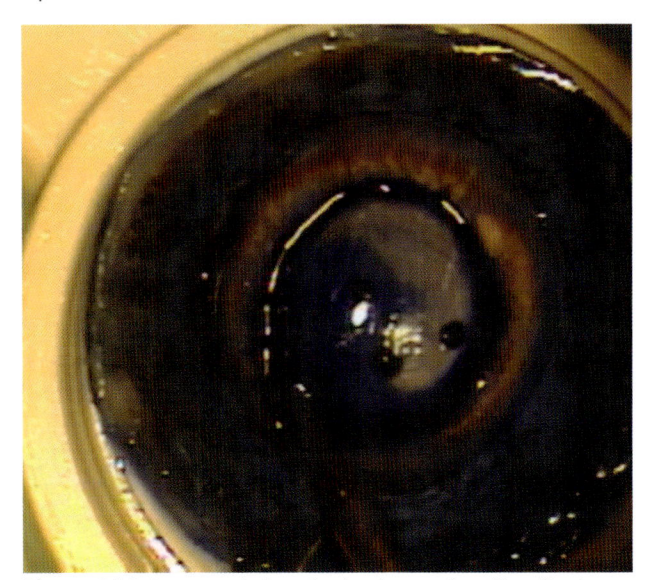

Figura 24.2 Preparo da lamela doadora após utilização de corante Azul de Trypan.

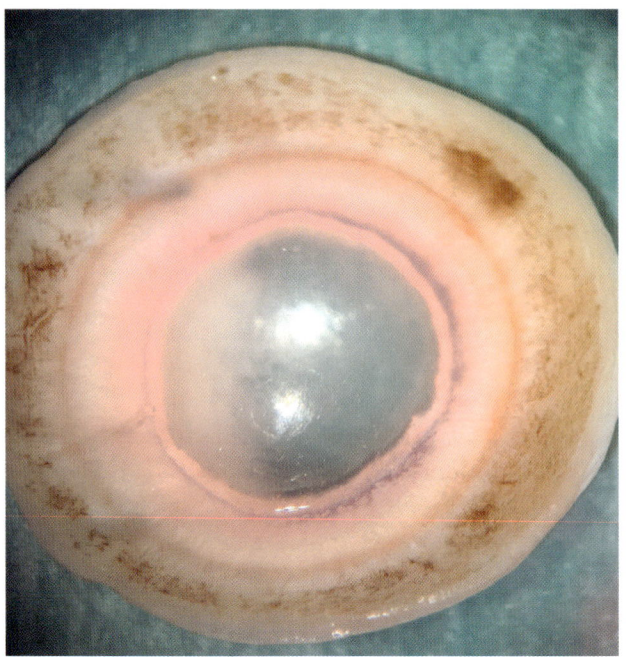

Figura 24.3 Bolha Tipo 1: vai até a média periferia. A bolha dissecou entre o estroma e a membrana de Dua.

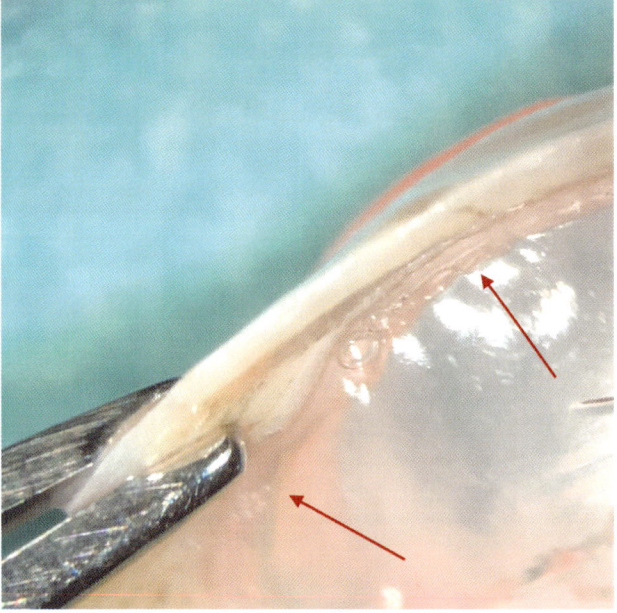

Figura 24.4 Bolha tipo 2: Atinge à periferia (setas vermelhas). A dissecção ocorreu entre a membrana de Dua e a membrana de Descemet.

é criado, produzindo uma bolha central, de aproximadamente 8mm (Figura 24.3).

2 - Bolha tipo 2: a pneumodissecção separa a membrana de Descemet + Endotélio, criando uma bolha grande, atingindo até a periferia. Nesse tipo não inclui, a Camada de Dua (Figura 24.4).

3 - Bolha mista: existe a criação de duas bolhas. A primeira, central e de tamanho aproximado de 8 mm, compreendendo a camada de Dua. A segunda é uma bolha grande e periférica, com Endotélio e Membrana de Descemet, porém, sem a Dua (Figura 24.5).

Preparo do receptor

1 - Após a colocação do blefarostato, procede-se para a incisão principal entre 2,4 e 2,75 mm, na localização mais confortável para o cirurgião.

2 - Injeção de Carbacol, para miose farmacológica.

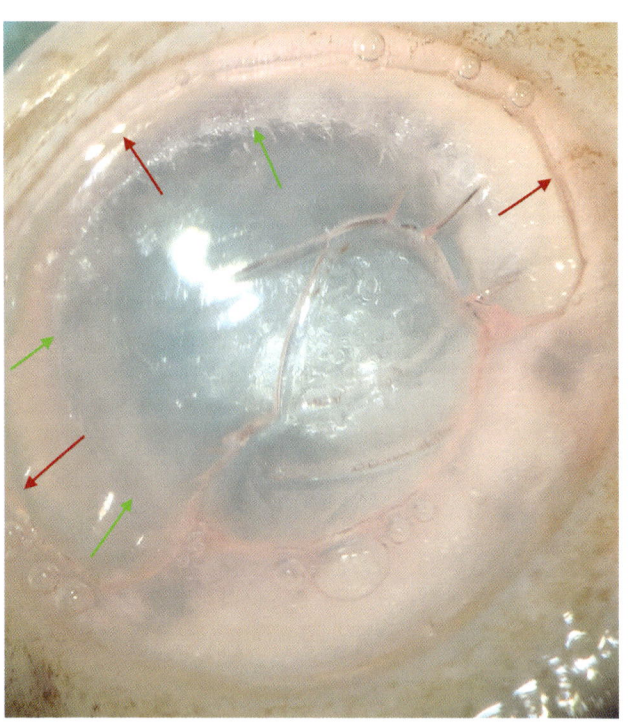

Figura 24.5 Bolha mista: aqui vemos a formação da bolha tipo 1 e 2, na mesma córnea. Setas verdes mostram a delimitação da Bolha do Tipo 1 e setas vermelhas a delimitação da Bolha do Tipo 2.

3 - Realiza-se duas paracenteses opostas e uma inferior, para realização da iridotomia cirúrgica.

4 - A retirada da Membrana de Descemet e Endotélio é realizada com Sinskey invertido.

5 - O receptor está pronto para receber o botão doador.

Injeção do botão

Implanta-se o botão do PDEK com injetores de vidro transparente ou com adaptações, usando-se cartuchos para implante de lentes intraoculares, acoplados a seringas de 1 ml.

A injeção deve proceder com movimento lento e progressivo, com a câmara anterior pouco preenchida com solução salina balanceada (BSS), para evitar o refluxo do botão.

Pós-operatório

O regime pós-operatório sugerido é semelhante a qualquer transplante endotelial e compreende alguns passos importantes.

1 - A posição supina deve ser preconizada nas primeiras 24h.

2 - Moxifloxacino 0.5% ou Gatifloxacino 0,3% tópico, de 4/4 h, por 10 dias.

3 - Dexametasona 0,1% ou Acetato de Prednisolona 1%, em regime de regressão, a cada trinta dias.

4 - Controle da pressão intraocular rigorosa no pós-operatório.

5 - Avaliação do fundo de olho, assim que possível.

6 - Em caso de edema sem melhora progressiva, sugere-se a realização de Tomografia de Coerência Óptica (OCT) da córnea, para avaliar a aderência e o posicionamento do botão.

Dicas PDEK. Contribuição do Dr. Amar Agarwal

1 - A seleção de jovens doadores é recomendada, para um bom resultado funcional após o PDEK.

2 - É necessário o preparo meticuloso do enxerto doador, para se obter uma bolha grande (tipo 1), de tamanho mínimo de 7,5 mm (Figura 24.6).

3 - A contagem endotelial doadora deve ser maior que 2.800 células/mm^2.

4 - A correção dos problemas relacionados à LIO, como a LIO *tiltada* ou a LIO descentralizada ou luxada é a maior prioridade antes do PDEK.

5 - Os olhos afácicos devem ser submetidos ao implante de LIO.

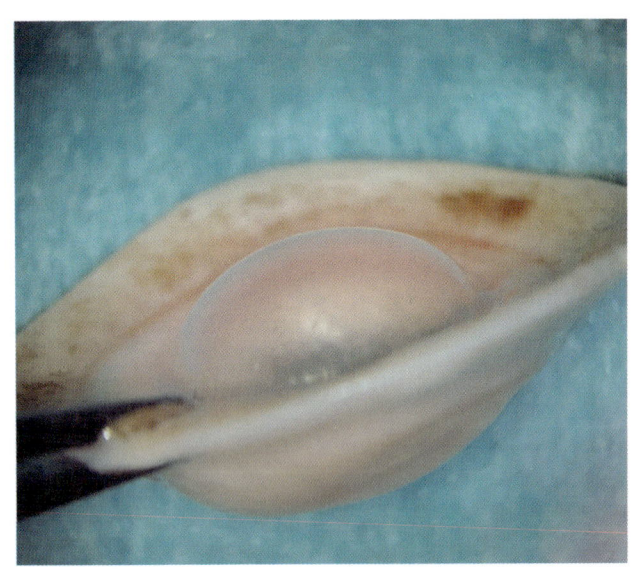

Figura 24.6 Bolha do tipo 1, em visão lateral.

6 - Quaisquer anormalidades na pupila (como pupila grande ou íris flácida) devem ser submetidas à pupiloplastia, fixando o diafragma irido-cristaliniano, necessário para o PDEK.

7 - Evitar o excesso de manipulação no enxerto do doador no intraoperatório e o uso de um bom sistema para a injeção da lamela doadora, evitarão perdas e traumas endoteliais.

8 - A posição supina e a câmara anterior com aproximadamente 80% de preenchimento de ar são necessárias, em todos os pacientes, nas primeiras 6 a 8 horas após a cirurgia.

O PDEK é uma alternativa ao DMEK, principalmente quando o doador é jovem, na presença de microaderências que impossibilitam o preparo e, claro, se for a preferência do cirurgião. Sua curva de aprendizado é similar à de outros tipos de transplante endotelial. Quando há a criação da bolha tipo 2 após a pneumodissecção, sugere-se converter o PDEK para DMEK, pela espessura, facilidade e manejo do botão doador.

Quando a bolha do tipo 1 é criada, o manejo, o implante e o posicionamento do botão são facilitados, levando a uma cirurgia com maior taxa de sucesso. O acompanhamento pós-operatório rigoroso é imprescindível para a obtenção do sucesso cirúrgico.

Referências

1 - Park CY, Lee JK, Gore PK, Lim CY, Chuck RS. Keratoplasty in the United States: A 10-Year Review from 2005 through 2014. Ophthalmology. 2015;122(12):2432-42.

2 - Meek KM, Knupp C. Corneal structure and transparency. Prog Retin Eye Res. 2015;49:1-16. doi:10.1016/j.preteyeres.2015.07.001

3 - Dua HS, Faraj LA, Said DG, et al. A novel pre-Descemet's layer (Dua's layer). Ophthalmology 2013;120:1778–85.

4 - Agarwal A, Dua HS, Narang P, et al. Br J Ophthalmol 2014;98:1181–1185.

5 - Dua, H. S., Termote, K., Kenawy, M. B., Said, D. G., Jayaswal, R., Nubile, M., Holland, S. Scrolling Characteristics of Pre-Descemet Endothelial Keratoplasty Tissue: An Ex Vivo Study. American Journal of Ophthalmology. 2016; 166, 84–90.

6 - Dua HS, Faraj L, Said DG. Dua's layer: discovery, charac- ter- istics, clinical applications, controversy and potential rele- vance to glaucoma. Expert Rev Ophthalmol 2015;10(6): 531–547.

25

Ceratoplastias Lamelares Posteriores DMEK – Descemet Membrana Endothelial Keratoplasty - Scuba Technique

Frederico P. Guerra
Francis W. Price Jr.

Introdução

Descrito por Gerrit Melles, em 2006,[1] o *Descemet Membrane Endothelial Keratoplasty* (DMEK) representou grande avanço no tratamento das doenças endoteliais. Comparado com outras técnicas de transplante, o DMEK tem mostrado recuperação visual mais rápida, com acuidade visual superior e menor incidência de episódios de rejeição.[2,3] No entanto, as dificuldades iniciais na técnica cirúrgica e no preparo do tecido fizeram com que a adoção do DMEK fosse um pouco lenta nos primeiros anos que seguiram a sua descrição.

Algumas técnicas, como a SCUBA (*Submerged Cornea Using Backgrounds Away*)[4], foram descritas com o intuito de tentar padronizar o preparo, minimizando, assim, o risco de perda tecidual. Neste capítulo, iremos descrever, passo a passo, algumas modificações desta técnica, bem como potenciais problemas e possíveis soluções.

Escolha do tecido doador

As principais dificuldades encontradas, por cirurgiões, em suas experiências iniciais com o DMEK, seja no preparo do tecido doador, seja para realizar a abertura do enxerto na câmara anterior, estão relacionadas com as características físicas da membrana de Descemet (MD): uma membrana bastante delgada e elástica. Quanto mais delgada e elástica, maiores serão as dificuldades encontradas durante o preparo e a cirurgia. Essas características estão diretamente relacionadas à idade do doador, pois a MD tende a se tornar menos elástica e delgada com o passar dos anos. Sendo assim, para minimizar tais dificuldades, deve-se optar por córneas de doadores com idade superior a 40 anos quando a técnica cirúrgica escolhida for o DMEK.

Corar o tecido doador

Antes de iniciar o processo de preparo, uma boa prática é corar a face endotelial com azul trypan 0,1%. Este passo é importante, pois, além de tornar as estruturas periféricas da córnea mais visíveis, também é capaz de evidenciar áreas de dano endotelial que esse botão possa apresentar. O azul trypan não tinge as células endoteliais íntegras, mas sim, a MD ou o estroma corneano, quando expostos. Sendo assim, qualquer área corada em azul, após esse passo, deve ser interpretada como uma região de possível dano endotelial (Figura 25.1). O processo do preparo deve tentar excluir tais áreas

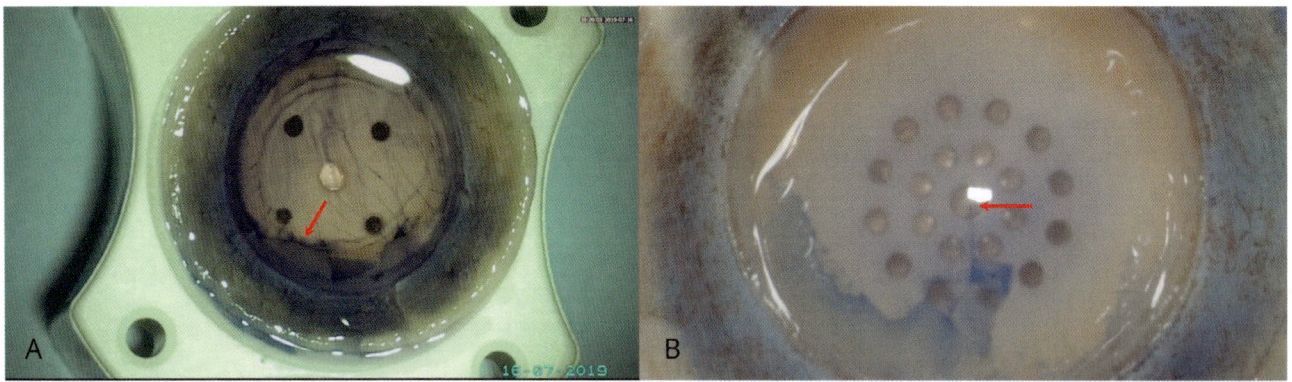

Figura 25.1 Botões doadores corados com azul trypan 0.1% antes do preparo, evidenciando: pequena área sem MD mais intensamente corada – seta (A). Grande área de dano endotelial, com presença de rasgo estendendo até o centro do botão – seta. (B)

danificadas, de modo a obter um enxerto o mais saudável possível.

Quebra da membrana de Descemet

O botão doador deve ser colocado sobre uma superfície plana e lisa, ou sobre a base de um *punch*, com a face endotelial voltada para cima. Um instrumento com ponta romba (ex: gancho "Y") é utilizado para criar uma quebra inicial na periferia da MD, próximo às estruturas do ângulo (imediatamente abaixo do trabeculado – Figura 25.2). Uma pinça 0.12 é utilizada para fixar o anel escleral, enquanto o instrumento rombo é arrastado, em sentido horário, percorrendo toda a circunferência do botão doador. É necessário cuidar para que a ponta do instrumento mantenha sempre a mesma distância da periferia, evitando que surjam rasgos na direção ao centro do botão. A pressão aplicada com o instrumento deve ser suficiente, apenas para atravessar a MD. O excesso de pressão pode fazer com que a ponta do instrumento penetre o estroma corneano profundo, dificultando a posterior separação da MD. Deve-se atentar para o comportamento da MD durante todo o processo, a fim de evitar possíveis rasgos. Observando-se a ocorrência de algum rasgo, deve-se parar imediatamente e tentar excluí-lo com o auxílio de uma pinça de ponta fina e sem dentes (Figura 25.3).

Essa etapa também pode ser realizada substituindo-se o instrumento de ponta romba por um *punch* corneano, com diâmetro superior ao que se pretende usar, para

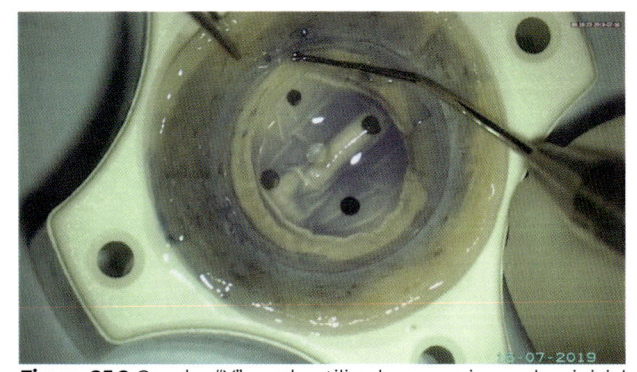

Figura 25.2 Gancho "Y" sendo utilizado para criar quebra inicial na MD periférica, imediatamente abaixo do trabeculado.

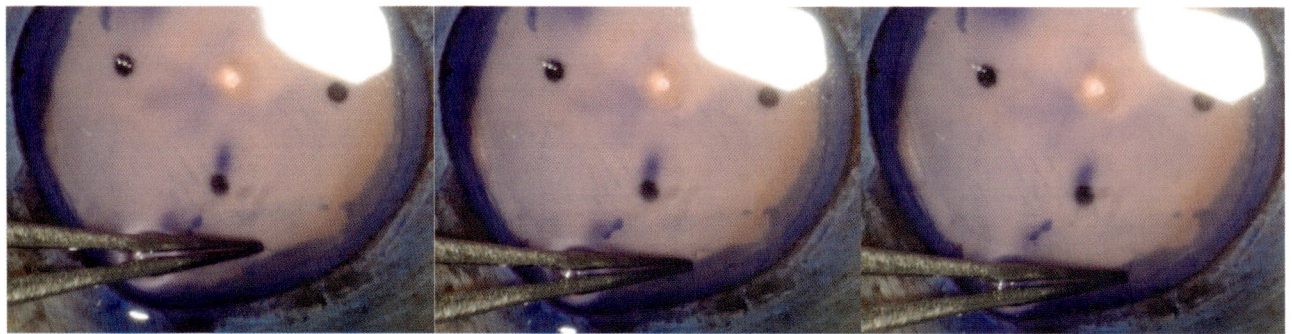

Figura 25.3 Sequência mostrando pinça de ponta fina e sem dentes, sendo utilizada para correção de um pequeno rasgo periférico.

a criação do disco doador final. Para isso, o botão doador é repousado sobre a base do *punch*, tendo a face endotelial voltada para cima, e o *punch* é pressionado contra o botão. A pressão aplicada deve ser suficiente, apenas, para criar uma quebra na MD, evitando que a lâmina invada o estroma profundo, ou que realize uma trepanação total.

Separação inicial da membrana de Descemet periférica

Terminada a quebra periférica da MD em toda a circunferência, a face endotelial do botão doador deve ser novamente corada com azul trypan 0,1%. O azul trypan, nessa fase, tem o objetivo de facilitar a visibilização dos bordos livres da MD, que foram criados no passo anterior. Qualquer imperfeição observada nessa região, como rasgos radiais ou áreas em que a quebra tenha ocorrido de forma incompleta, deve ser corrigida, antes de prosseguir com a separação da MD (Figura 25.3). No entanto, antes de proceder qualquer reparo ou avançar para a próxima etapa, deve-se submergir o botão corneano no líquido de preservação em que estava acondicionado. A MD apresenta tendência a se enrolar quando levantada no ar. O líquido diminui a tensão superficial sobre as bordas da MD, facilitando sua visibilização e manipulação.

Na descrição original da técnica SCUBA, são utilizadas câmaras de visibilização neste estágio (Figura 25.4). Tais câmaras não são facilmente encontradas, em nosso meio. Alternativamente, o botão doador pode ser repousado sobre a base de um *punch*, com a face endotelial voltada para cima, e a sua concavidade preenchida por líquido de preservação.

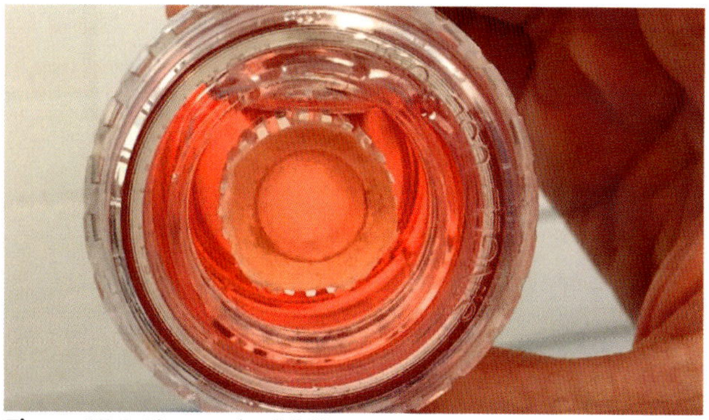

Figura 25.4 Câmara de visibilização.

Após o preenchimento do botão doador com líquido de preservação, um instrumento com ponta romba é inserido, aproximadamente, um milímetro sob o bordo da MD, criando um plano de dissecção entre essa e o estroma corneano profundo (Figura 25.5).

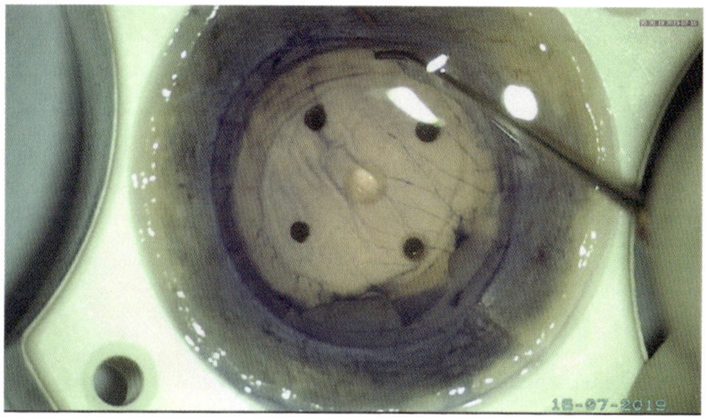

Figura 25.5 Instrumento com ponta romba e polida inserido sob a MD, para proceder sua separação inicial.

A ponta do instrumento deve ser cuidadosamente arrastada lateralmente, com o intuito de completar a dissecção inicial por toda a circunferência. Alguns fabricantes têm criado instrumentos específicos para esse propósito.

Levantamento parcial da membrana de Descemet

Concluída a separação inicial, o próximo passo é iniciar o levantamento da MD. Ainda com o botão preenchido com líquido, uma pinça 0.12 é utilizada para fixar o anel escleral. Com a outra mão, uma pinça de ponto, de base larga e sem dentes (ex: pinça

Tuebingen), é utilizada para segurar a borda livre a MD e puxá-la em direção ao centro da córnea (Figura 25.6). Esse procedimento deve ser repetido em todos os quatro quadrantes do botão doador. O objetivo dessa etapa é avançar o descolamento da MD para além da área que se deseja trepanar. Dessa forma, ao proceder a trepanação para a criação do disco doador final, os bordos da MD já estarão livres. No entanto, é essencial que uma pequena área da MD permaneça aderida ao centro do botão doador. Caso contrário, sendo a MD inteiramente descolada nessa etapa, a trepanação final será muito dificultada.

Alguns pontos importantes devem ser observados nesse passo: primeiro, a utilização de uma pinça com base larga ajuda a distribuir bem mais as forças aplicadas ao tecido durante a pegada, minimizando, assim, a ocorrência de rasgos. Segundo, ao puxar a MD em direção ao centro do botão, a pinça que realiza a fixação do anel escleral deve ser posicionada de forma diametralmente oposta à força que está sendo aplicada sobre a MD. Esse cuidado permite diminuir a ocorrência de torque, que poderia ocasionar rasgos indesejados.

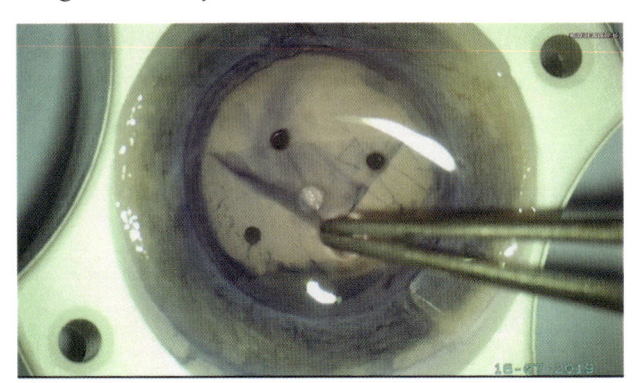

Figura 25.6 Levantamento parcial da MD sendo realizado com pinça sem dentes e de base larga. A MD deve ser levantada e puxada em direção ao centro da córnea, até um ponto além da área a ser trepanada. Esse passo deve ser repetido nos quatro quadrantes, tomando-se o cuidado de preservar uma pequena área da MD ainda aderida ao estroma central.

Marcação do tecido

Uma vez separada do estroma, a MD apresenta tendência a se enrolar. Sabidamente, ao se enrolar, a MD sempre o faz mantendo o lado endotelial para fora. Essa característica é utilizada por cirurgiões, para determinar a correta orientação do enxerto, quando inserido na câmara anterior. No entanto, em cirurgias com transparência corneana muito diminuída, a observância desse fenômeno pode ser dificultada.

Para superar tal dificuldade, podem ser realizadas marcações que indiquem a orientação do enxerto durante a cirurgia. A mais utilizada consiste na impressão, com violeta genciana, de símbolos, como as letras "S" ou "F", na face estromal da MD.[5] Para tal, após o levantamento da MD no primeiro quadrante, essa é dobrada sobre si mesma, expondo o estroma corneano subjacente. Todo o líquido de preservação deve ser removido nesse momento. Utilizando-se um trépano dermatológico de 2 a 3 mm de diâmetro, é realizada uma trepanação total da córnea, na região do estroma recém-exposto. Com auxílio do líquido de preservação, a MD é, então, desdobrada e repousada novamente sobre o leito estromal. Inverte-se o botão corneano (lado epitelial voltado para cima). Dessa maneira, é possível acessar a MD e realizar a marcação através da área trepanada (Figura 25.7). Para evitar manchas, a região a ser marcada deve estar bem seca. Deve-se, ainda, utilizar o mínimo de tinta possível, uma vez que a violeta genciana pode ser tóxica às células endoteliais.

Trepanação

Concluída a separação parcial da MD, o próximo passo é realizar a trepanação da

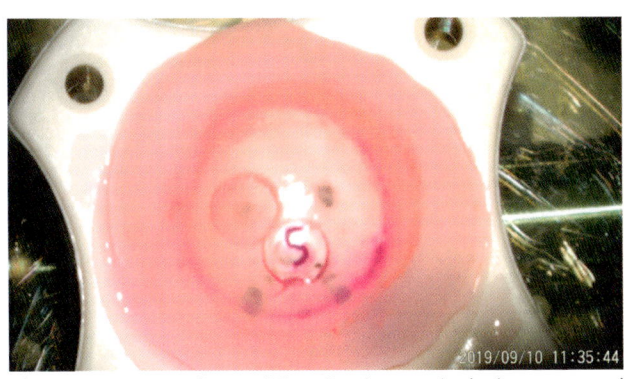

Figura 25.7 Marcação em "S" realizada através da área estromal trepanada (cortesia Dr. Gustavo Bonfadini).

mesma, para que o disco doador final tenha bordos regulares e o diâmetro desejado. No entanto, para que a MD fique completamente esticada e sobreposta ao estroma corneano, é necessário remover todo o líquido que preenchia a concavidade do botão doador. A remoção do líquido pode ser realizada com auxílio de materiais absorventes, como esponjas de acetal polivinílico (PVA).

Após a remoção do líquido de preservação, a trepanação deve ser realizada, tomando-se o cuidado de exercer pressão suficiente, apenas para cortar a MD. Não é desejável realizar a trepanação total da córnea, uma vez que isso pode dificultar a finalização do preparo. É importante ressaltar que, diferentemente de outras técnicas de transplante, a trepanação para a criação do disco doador no DMEK pode, sempre que necessário, ser realizada de forma descentrada. Isso permite excluir áreas endoteliais defeituosas ou que tenham sido danificadas durante o processo do preparo.

A escolha do diâmetro do *punch* e, consequentemente, do disco doador final, deve ser individualizada a cada caso. Deve-se levar em consideração o acometimento de base do paciente, as características físicas do olho a ser operado (diâmetro branco a branco e presença de sinéquias ou tubos na câmara anterior), bem como as condições do botão doador.

Separação do disco doador final

Realizada a trepanação e com o botão corneano ainda repousando sobre a base do *punch*, inicia-se a separação do disco doador final. Essa etapa é realizada com o auxílio de uma pinça de ponto de base larga e sem dentes, para a preensão do bordo livre da MD, e uma pinça 0.12, com dentes, para a fixação do anel córneo-escleral. Faz-se necessário preencher, novamente, a concavidade do botão doador, com líquido de preservação. É aconselhável, ainda, que se remova o excedente de MD localizado além da área trepanada. Isso facilita a observação de possíveis imperfeições ou áreas de trepanação incompleta. Tais defeitos devem ser corrigidos, antes de se avançar no processo.

Semelhante ao levantamento inicial da MD, deve-se evitar a criação de torque, mantendo a pinça 0.12 em posição diametralmente oposta à força que está sendo aplicada a MD. Deve-se também evitar realizar múltiplas preensões no bordo da MD, sob pena de causar danos às células endoteliais. Idealmente, o processo de separação da região central do botão doador deve ser, delicadamente, realizado em pega única, com força sendo aplicada em direção ao centro da córnea e para cima (Figura 25.8).

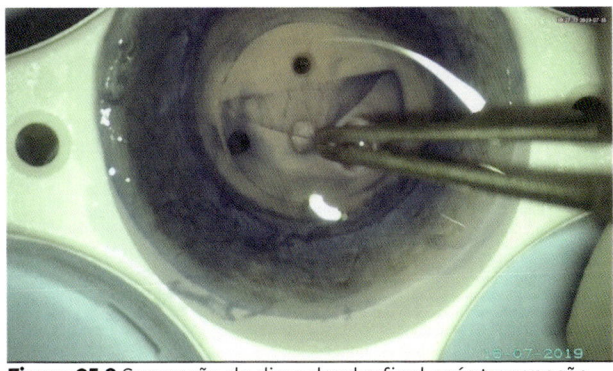

Figura 25.8 Separação do disco doador final após trepanação.

Terminada a separação, o botão córneo-escleral preenchido com líquido de preservação pode ser utilizado de recipiente, para abrigar o disco doador, até o momento da sua implantação no olho receptor.

Discussão

O alto índice de perda de tecidos doadores durante o preparo do enxerto para o DMEK foi um dos fatores que dificultaram a sua popularização inicialmente, com alguns centros relatando perdas em até 18% das tentativas. No entanto, com o aperfeiçoamento e padronização das técnicas, o preparo passou a ser um processo confiável e reprodutível, diminuindo, acentuadamente, a ocorrência de perdas teciduais.

A observação dessas técnicas, bem como a utilização de materiais adequados, e a possibilidade de se realizar treinamento prévio em laboratório experimental são de grande ajuda na prevenção da perda tecidual, durante a curva de aprendizado do cirurgião que deseja iniciar a realização do DMEK.

Referências

1 - Melles GR; Ong TS; Ververs B; Van der Wees J. Descemet membrane endothelial keratoplasty (DMEK). Cornea. 2006;25(8):987-990. doi:10.1097/01.ico.0000248385.16896.34.

2 - Guerra FP; Anshu A; Price MO; Giebel AW; Price FW. Descemet's membrane endothelial keratoplasty: prospective study of 1-year visual outcomes, graft survival, and endothelial cell loss. Ophthalmology. 2011;118(12):2368-2373. doi:10.1016/j.ophtha.2011.06.002.

3 - Anshu A; Price MO; Price FW Jr. Risk of corneal transplant rejection significantly reduced with descemet's membrane endothelial keratoplasty. Ophthalmology. 2012;119(3):536-540. doi:10.1016/j.ophtha.2011.09.019.

4 - Giebel AW; Price FW. "Descemet's membrane endothelial keratoplasty (DMEK): the bare minimum" In: Price FW; Price MO, eds. DSEK: all you need to know about endothelial keratoplasty. Thorofare, NJ: Slack, Inc.; 2008:119-146.

5 - Veldman PB; Dye PK; Holiman JD, et al. Stamping an S on DMEK donor tissue to prevent upside-down grafts: laboratory validation and detailed preparation technique description. Cornea. 2015;34(9):1175-1178. doi:10.1097/ICO.0000000000000522.

26

Ceratoplastias Lamelares Posteriores – DMEK – Preparo e Manobras de Abertura

Lucio Maranhão
Gleilton Carlos Mendonça

Conceitos pré-operatórios

Talvez não seja exagero afirmar que, independentemente da técnica cirúrgica, o sucesso de qualquer procedimento começa na adequada avaliação pré-operatória. No *Descemet Membrane Endothelial Keratoplasty* (DMEK) não é diferente. A abertura do botão no DMEK é, provavelmente, a etapa mais desafiadora e com maiores e mais graves potenciais de complicação intraoperatória. Entre as muitas variáveis que podemos considerar para tentar minimizar os riscos nessa etapa, provavelmente a escolha do doador é a principal. Em um país onde as filas para transplante se multiplicam em vários estados, pode parecer ilusão utilizar a palavra "escolha"; mas certamente não há outra que defina melhor essa necessidade.

Embora seja fato amplamente conhecido que córneas de qualquer idade possam apresentar junções anormais entre a membrana de Descemet e o estroma posterior, as quais tornam sua separação desafiadora ou mesmo impossível,[1] é consagrado pela prática que quanto mais jovem a córnea, maior a dificuldade em se realizar a referida clivagem.

Não apenas o descolamento da Descemet é mais desafiador no jovem. Uma vez realizada a separação, o enxerto jovem se enrola de maneira muito mais compacta e, por conseguinte, com maior potencial de dificuldade para ser aberto.[2] Isso se deve ao fato de que a membrana de Descemet no jovem é menos espessa do que no idoso, partindo de cerca de 3 μm, ao nascimento, para algo em torno de 13 μm, aos 80 anos, de idade.[3] É bastante conhecido (e lamentado, como veremos à frente) o fato de que no caracol formado pelo enxerto descolado, a camada de células endoteliais estará SEMPRE na parte externa do mesmo. Essa peculiaridade é consequência do fato de que a camada de células endoteliais na córnea doada é sempre menos espessa que a membrana de Descemet acelular. A camada endotelial tem cerca de 4 μm de espessura, e esse número pouco varia com os anos.[3] Além disso, aparentemente a membrana de Descemet perde elasticidade ao longo da vida.[4] Ou seja, quanto mais jovem o enxerto, menor a espessura e maior a elasticidade da membrana de Descemet e, consequentemente, mais compacto o rolo formado pelos enxerto descolado.

Por outro lado, o conceito de idade ideal do doador é algo bastante controverso e inconclusivo no que diz respeito à sobrevida da córnea transplantada. Até onde a luz da ciência é capaz de alcançar, a densidade de células endoteliais e a espessura do enxerto parecem jogar papel mais importante que a idade do doador na equação.[5] A despeito disso, parece bastante razoável supor que tecido mais jovem apresente sobrevida superior a outro de idade avançada.[6] Certamente, há medidas que a régua humana ainda não foi capaz de efetuar.

Isso posto, há que se pesar o risco x benefício da escolha entre a córnea mais jovem, supostamente de maior sobrevida, mas certamente de difícil manuseio; e a córnea de idade mais avançada, dócil na manipulação, mas inegavelmente impactada pelo desgaste dos anos. De qualquer maneira, a prática diária convencionou o número absolutamente arbitrário, para não dizer quase místico, de 40 anos como idade mínima razoável para ponto de partida das técnicas de ensino do descolamento da membrana de Descemet.[7] Cabe aqui a ressalva de que essa afirmação não tem qualquer outro ponto de sustentação além da própria experiência errante. Fato é que, como exposto acima, enxertos de idades mais jovens são naturalmente mais desafiadores para serem abertos e devem ser reservados apenas para aqueles cirurgiões que já ultrapassaram a tortuosa curva de aprendizado da técnica. A despeito da lacuna de evidência científica que corrobore a tese de que córneas jovens não são as mais adequadas para DMEK, a insistência dos cirurgiões em recusá-las – diga-se de passagem com toda razão –, tem levado muitas Centrais de Transplante Estaduais a aceitar ainda que extraoficialmente a ideia de que para o transplante DMEK seja necessário realizar certa "escolha" do doador.

Se a "escolha" do doador no pré-operatório pode fazer toda a diferença para o sucesso da abertura do enxerto; no intraoperatório o passo decisivo é a posição em que o enxerto é inserido na câmara anterior. Contudo, cabe aqui salientar que, indiferentemente do dispositivo utilizado, é interessante que este mantenha alguma transparência, a qual permita identificar a posição em que o enxerto adentra a câmara (Figura 26.1).

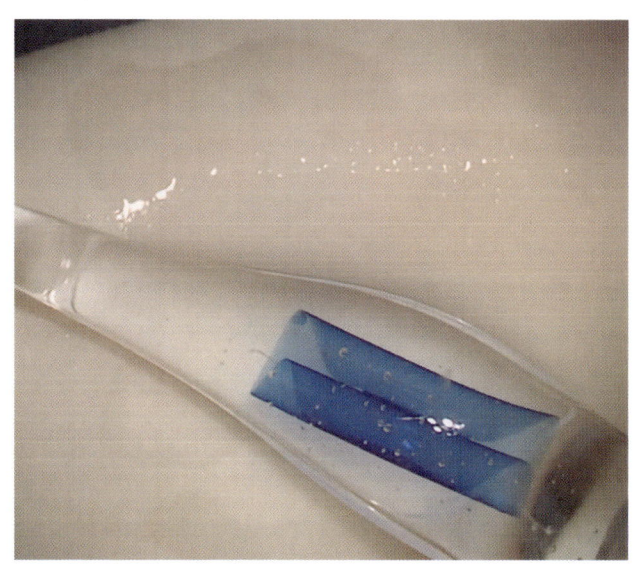

Figura 26.1 Orientação do enxerto na posição correta dentro do injetor.

Como exposto, o enxerto descolado apresenta tendência natural de enrolar-se sobre si mesmo como um caracol, onde a camada de células endoteliais encontra-se sempre na face externa. Isto posto, há que se observar que o formato de "rolo único" não é o mais adequado para o manuseio na câmara anterior e deve, se possível, ser evitado. Idealmente, a posição a ser buscada é aquela do "duplo rolo" ou "pergaminho" com sua "abertura" voltada para cima (Figura 26.2A), por mais que essa posição possa parecer antinatural. Antinatural porque é de se imaginar que seria muito mais fácil desenrolar o enxerto se o mesmo estivesse disposto na posição invertida (Figura 26.2B). Contudo, uma vez desenrolado nessa posição a camada de células endoteliais ficaria aposta ao estroma e não o contrário, como necessário para seu adequado funcionamento.

A correta orientação do enxerto é certamente passo determinante para o sucesso do procedimento. Isto porque, como veremos à frente, todas as manobras aqui apresentadas têm nessa posição seu ponto de partida (Figura 26.2).

Técnica cirúrgica "passo a passo"

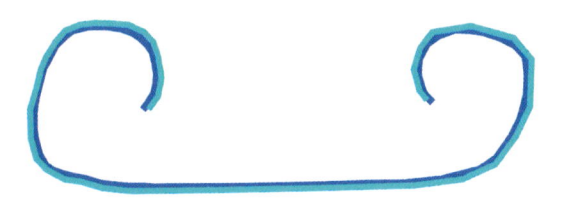

Figura 26.2A Duplo rolo em posição correta, endotélio em azul mais claro na parte externa.

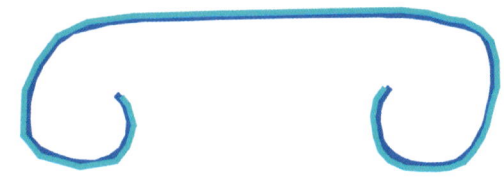

Figura 26.2B Duplo rolo invertido.

Antes de entrarmos na descrição das técnicas de abertura propriamente ditas, cabe aqui um parêntese. Como exposto anteriormente, a posição ideal para abertura do enxerto é aquela do "duplo rolo" com abertura voltada para a face posterior da córnea receptora. Esse posicionamento, trabalhado desde a inserção, deve ser continuamente buscado também dentro da câmara anterior.

Uma vez implantado, o duplo rolo deve ser girado em direção ao meridiano horizontal para melhor se ajustar dentro da câmara anterior. O enxerto pode ser facilmente manipulado por movimentos suaves de uma cânula sobre a superfície externa da córnea ou mesmo a esclera sobre a raiz da íris. A orientação do enxerto na câmara anterior deve, então, ser verificada, posicionando-se a ponta de uma cânula de calibre 30 gauge (G) no topo da membrana e abaixo de um dos cachos periféricos: se o enxerto estiver em sua orientação correta – endotélio voltado para a íris –, a ponta da cânula deve ser abraçada por um dos rolos, tornando-se levemente azul à medida que a curvatura se sobrepõe à cânula. Esse é o chamado sinal de Moutsouris (Figura 26.3). Por outro lado, se o enxerto estiver virado de cabeça para baixo – endotélio voltado para a córnea –, a ponta da cânula não ficará azul, pois não encontrará abertura que permita a sobreposição do rolo ao metal. Se orientado de cabeça para baixo, o enxerto necessariamente deve ser girado para a posição correta. O reposicionamento pode ser obtido pela aplicação de suaves jatos de solução salina em uma das extremidades do

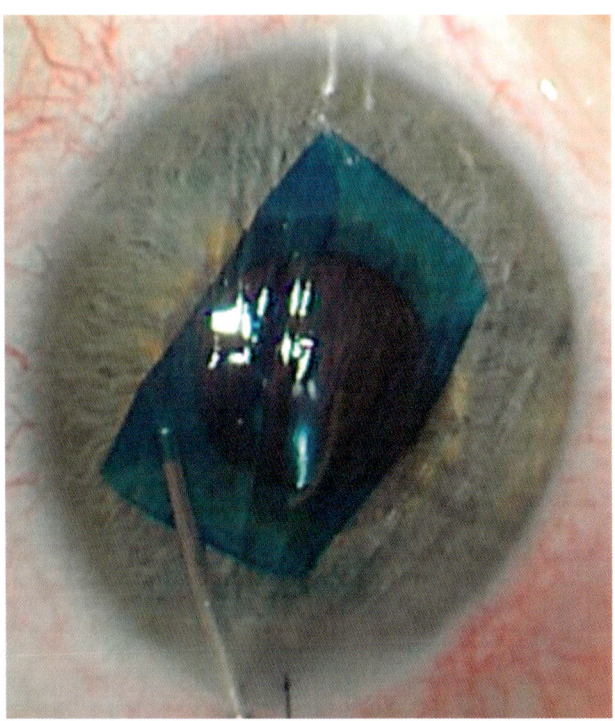

Figura 26.3 Sinal de Moutsouris.

rolo dentro da câmara anterior, associados ou não a batidas da cânula na face externa da córnea. Uma vez girado, a orientação correta deve ser novamente confirmada usando o sinal de Moutsouris. Obter orientação correta do enxerto é um passo essencial para o sucesso do procedimento: se o endotélio estiver posicionado para cima (em contato com o estroma) em vez de para baixo, o enxerto estará fadado ao descolamento no pós-operatório imediato. A manipulação do enxerto usando irrigação deve ser realizada com máximo cuidado, visto que o enxerto é extremamente fino e pode facilmente ser levado para fora do olho quando a câmara anterior é sobrepressurizada. Toda manipulação deve preferencialmente ser realizada através das incisões satélites, e se a incisão principal for utilizada, o olho deve primeiro ter a câmara anterior cuidadosamente "despressurizada". Alternativamente, a incisão principal pode ser parcialmente fechada com sutura de mono-nylon 10.0.

Adentrando as manobras cirúrgicas propriamente ditas, a maneira provavelmente menos complexa e mais reprodutível para o cirurgião no início da curva de aprendizado é aquela descrita por Dapena e colaboradores.[8] A técnica apelidada "No Touch Technique" foi desenvolvida por ninguém menos que o holandês Guerit Melles, pioneiro do transplante endotelial e grande responsável pelo desenvolvimento das principais técnicas cirúrgicas utilizadas na atualidade.

Nessa técnica, uma vez que o enxerto esteja corretamente orientado com as bordas voltadas para cima, uma pequena bolha de ar deve ser injetada entre o rolo duplo (Figura 26.4A e 26.4B). Se o enxerto estiver orientado para cima, a bolha de ar ficará presa entre os rolos e poderá ser manipulada para desdobrar ainda mais o enxerto rolando o ar no topo da membrana. À medida que o enxerto vai se desdobrando, a bolha de ar vai sendo aumentada até que a parte central do enxerto fique achatada sobre a íris. Durante todo o processo de desdobramento, o contato direto entre o enxerto e a cânula deve ser cuidadosamente evitado. Após o completo desdobramento, o ar deve ser aspirado da câmara, mantendo a ponta da cânula no centro da bolha de ar. Sem sair da câmara anterior, a cânula deve ser movida lentamente em dire-

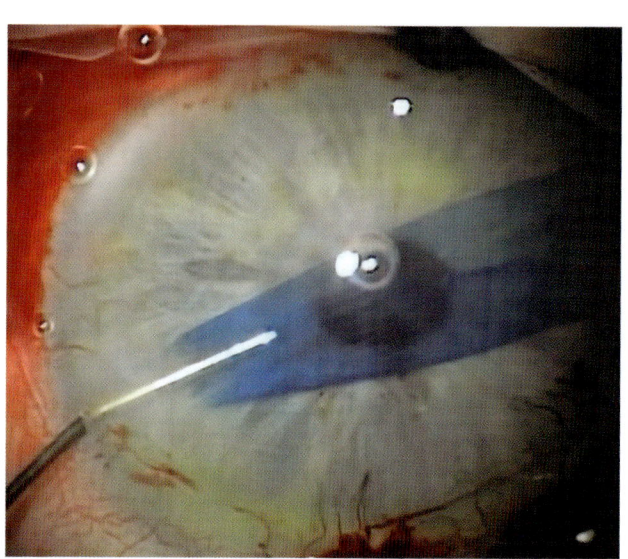

Figura 26.4A Bolha de ar é injetada acima da lamela.

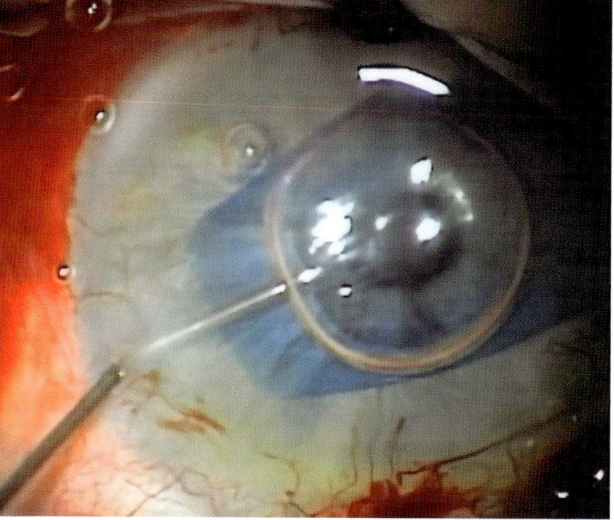

Figura 26.4B Manobra de Melles, bolha de ar em cima abre o enxerto.

ção à borda do transplante, posicionada sob o transplante, e novamente cuidadosamente movida em direção à área pupilar, empurrando ligeiramente o tecido iriano para baixo, a fim de minimizar possível dano às células endoteliais do doador. Na borda pupilar, uma pequena bolha de ar deve ser então injetada sob o enxerto para elevar o transplante em direção à córnea receptora (Figura 26.4C). Em seguida, a bolha de ar deve ser aumentada lentamente, observando-se atentamente as bordas do transplante (Figura 26.4D). Pequenas dobras periféricas podem aparecer nesse momento. Essas dobras podem ser desfeitas com a "manobra de colisão de bolhas", isto é, batidas suaves da cânula na superfície externa da córnea sobrejacente à dobra, para criar um fluxo de solução aquosa pelo qual as dobras remanescentes desapareçam. Para que essa manobra seja eficaz, é necessário que a bolha não cubra completamente a área dobrada. Isso pode ser conseguido reduzindo-se o tamanho da bolha ou alternativamente injetando mais solução salina no interior da câmara. Uma vez que o enxerto esteja completamente desdobrado, a câmara anterior deve ser completamente preenchida com ar para posicionar o transplante no estroma posterior do receptor.

Outro conjunto de manobras bastante popular consiste na abertura do enxerto utilizando-se de duas cânulas, uma em cada mão do cirurgião. Para essas manobras recomenda-se cânulas mais robustas, como as de 25 ou 27 G, em detrimento às de 30 G utilizadas para colocação da bolha de ar, maleáveis demais para a função. Como comentado anteriormente, antes de mais nada é necessário que o enxerto esteja corretamente orientado com as bordas voltadas para cima e o endotélio voltado para a íris. Nesse ponto é fundamental que se busque uma câmara anterior extremamente rasa, embora não atalâmica. Uma das cânulas é então usada para comprimir a face externa da córnea exatamente no centro da abertura do duplo rolo, fazendo com que as duas abas se afastem uma da outra (Figuras 26.5A e 26.5B). A segunda cânula é então colocada paralelamente à primeira e, com delicados movimentos de compressão de cima para baixo diretamente nas bordas dos rolos, estes são forçados em direção à periferia da córnea ao mesmo tempo em que vão se desenrolando (Figuras 26.5C e 26.D). Os movimentos de compressão são repetidos

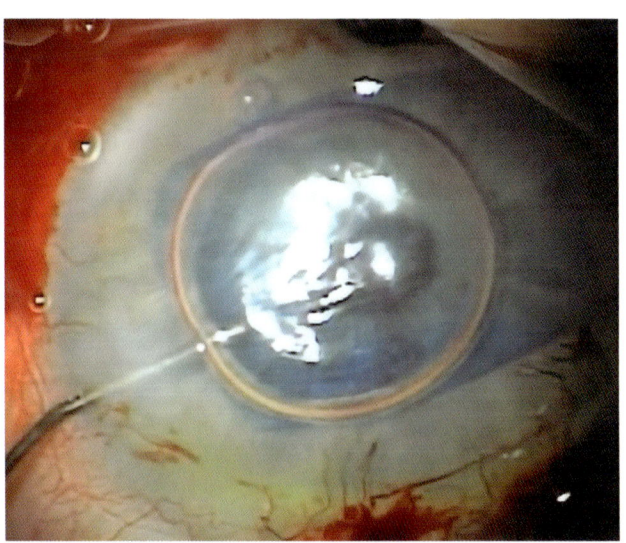

Figura 26.4C Aumento gradual da bolha na manobra de Melles.

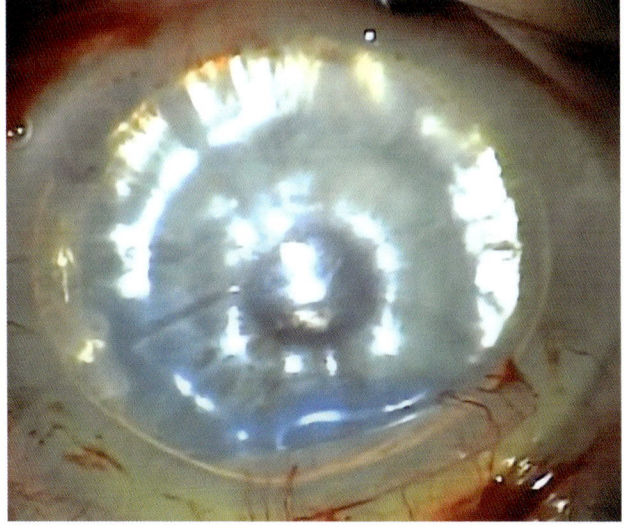

Figura 26.4D Bolha completa acima do enxerto.

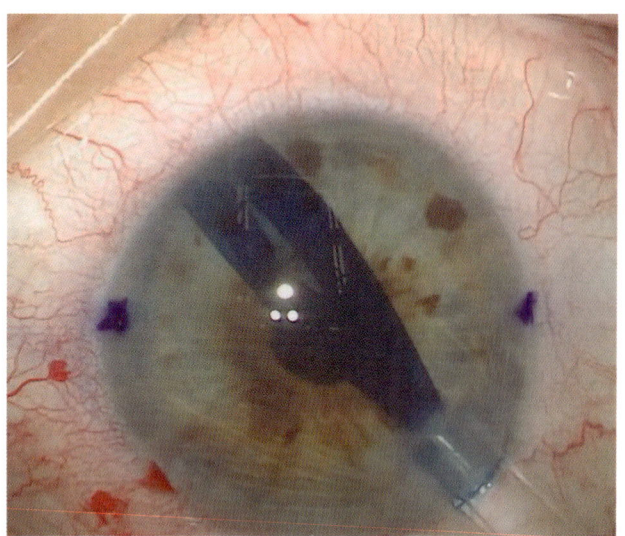

Figura 26.5A Injeção da Lamela.

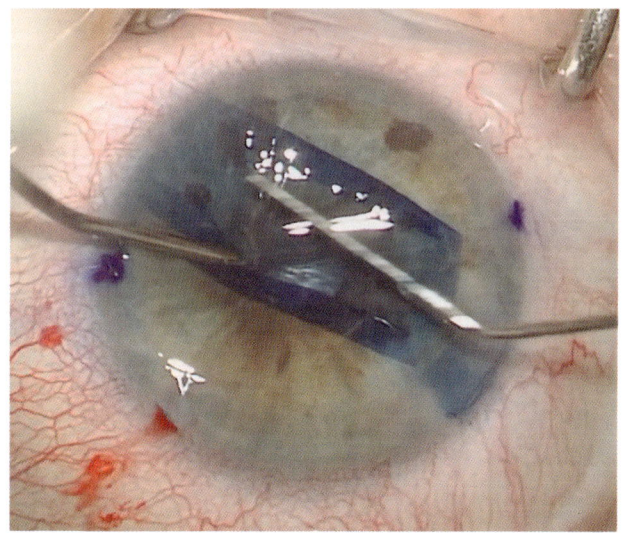

Figura 26.5B Manobra Dirisamer ou "carpet roll".

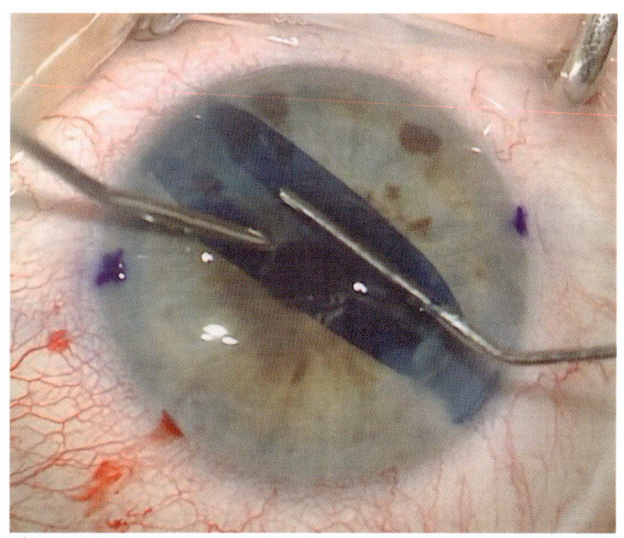

Figura 26.5C Segure uma das abas e com a cânula pressionando o fluxo abra a outra aba.

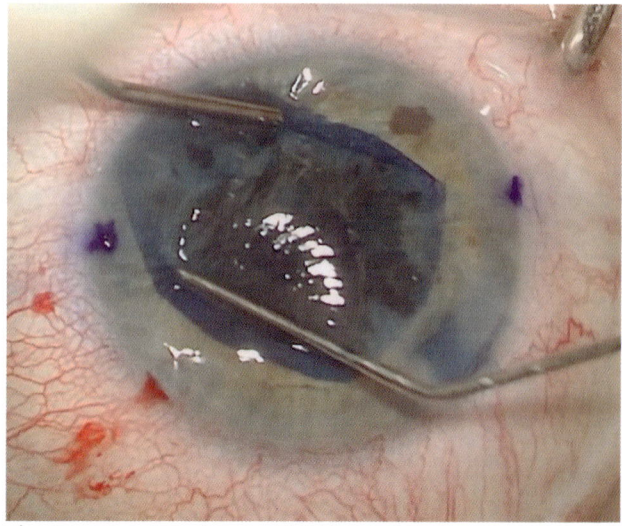

Figura 26.5D Progressivamente abre a lamela na manobra de Dirisamer.

até que o enxerto esteja totalmente desenrolado sobre a íris. A profundidade da câmara anterior pode ser revisada a qualquer momento durante as manobras para que se torne mais ou menos profunda, de acordo com a necessidade. Caso o enxerto esteja descentralizado, a centralização pode ser obtida batendo repetidamente a cânula na face externa da córnea, diretamente sobre a borda do enxerto, na mesma direção que se deseja movê-lo. Uma vez o enxerto posicionado e centralizado, uma bolha de ar deve ser lentamente injetada na borda pupilar até que a câmara anterior esteja totalmente preenchida (Figuras 26.5E e 26.5F).

Alternativamente, as duas cânulas podem ser usadas para desenrolar o enxerto como se o mesmo fosse um "carpete enrolado". Novamente, partindo da correta orientação do enxerto e câmara rasa, a primeira cânula é usada para comprimir a face externa da córnea diretamente no centro do duplo rolo, fazendo com que suas bordas se afastem (Figuras 26.6A e 26.6B). Sobre a extremidade que estiver menos enrolada, e sempre pela face externa da córnea, a cânula deve ser batida repetidamente até que a mesma se desenrole

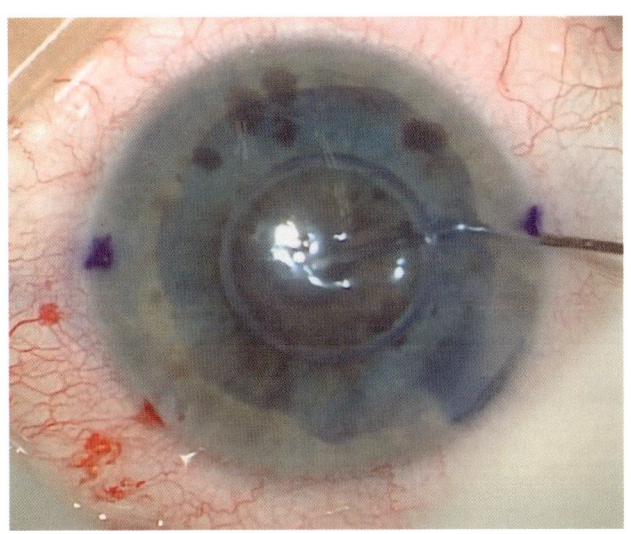

Figura 26.5E Lamela centrada, inicia-se a injeção da bolha de ar.

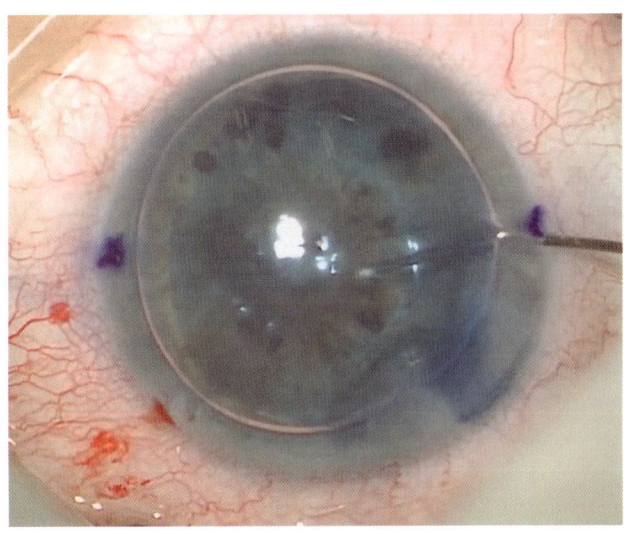

Figura 26.5F Bolha de ar completa.

por completo (Figura 26.6C). A extremidade do enxerto desenrolada é, então, comprimida firmemente com uma das cânulas, enquanto que a outra é batida repetidamente sobre a borda do segundo rolo, na direção em que se deseja que este se desenrole (Figura 26.6D). Os movimentos são repetidos até que o enxerto esteja completamente desenrolado sobre a íris (Figura 26.6E). A bolha de ar é, por sua vez, injetada como exposto na Figura 26.6F.

Observe que ambas as manobras usando-se duas cânulas acima descritas podem ser complementares e o emprego de uma ou outra depende mais da circunstância intraoperatória. Se após a primeira compressão sobre a abertura central do duplo rolo as abas se desenrolarem de maneira semelhante, usamos a primeira manobra descrita. Se por outro lado, uma das abas do duplo rolo se desenrola primeiro, a segunda aba será mais facilmente desenrolada usando-se a manobra do "carpete".

Conceitos pós-operatórios

Após o preenchimento total da câmara anterior com ar é recomendável aguardar alguns minutos para que o enxerto se fixe adequadamente à córnea receptora. Ainda não há consenso sobre qual o período de tempo necessário, embora a maioria dos cirurgiões concorde que não seriam necessários mais que dez minutos. Novas evidências obtidas com avaliação intraoperatória em tempo real por tomografia de coerência ótica sugerem que adesão completa do enxerto é observada após cerca de quatro minutos.[9] Decorrido o tempo de espera, a bolha deve então ser reduzida para algo em torno de dois terços da câmara anterior, e o paciente orientado a permanecer em posição supina por pelo menos uma hora, antes de ser liberado do bloco cirúrgico.

O bloqueio pupilar ocasionado pela presença da bolha na câmara anterior é uma complicação que deve ser evitada a todo custo. Além do aumento da pressão intraocular ocasionada pelo bloqueio ser extremamente doloroso para o paciente, ele pode ser um fator de lesão permanente das células endoteliais doadoras. O bloqueio pode ser facilmente evitado pela confecção de iridectomia periférica inferior, na posição de seis horas

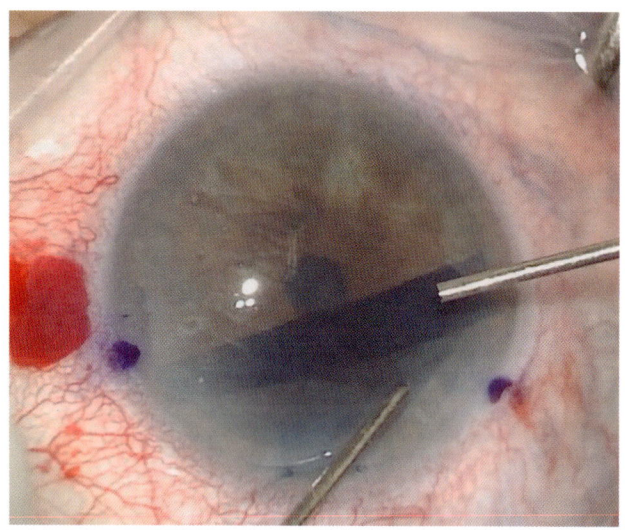

Figura 26.6A Figuras 26.6A, 26.6B, 26.6C, 26.6D e 26.6E, mostram uma sequência de abertura da manobra de Dirisamer ou "Carpet Roll".

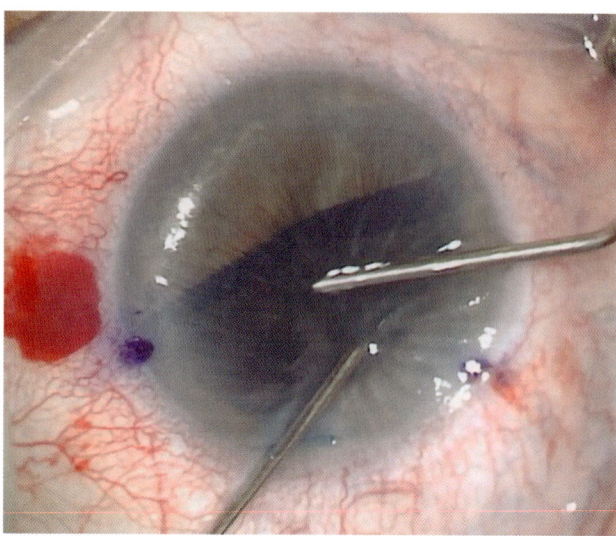

Figura 26.6B

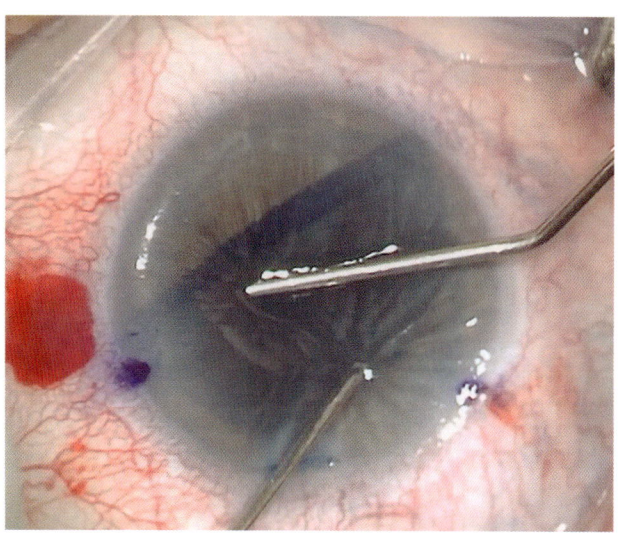

Figura 26.6C

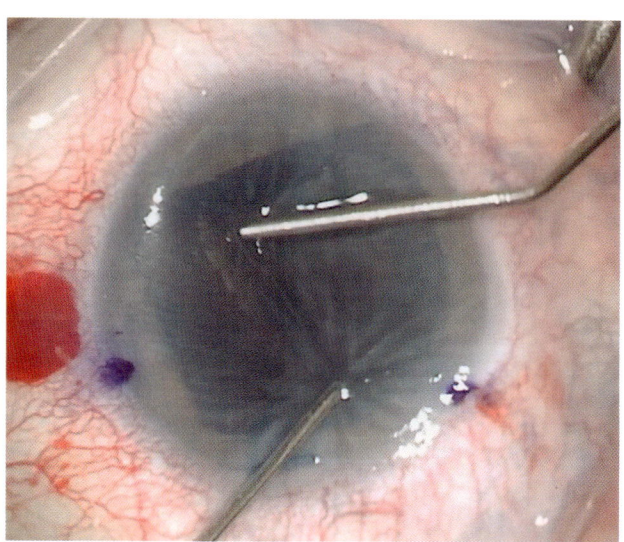

Figura 26.6D

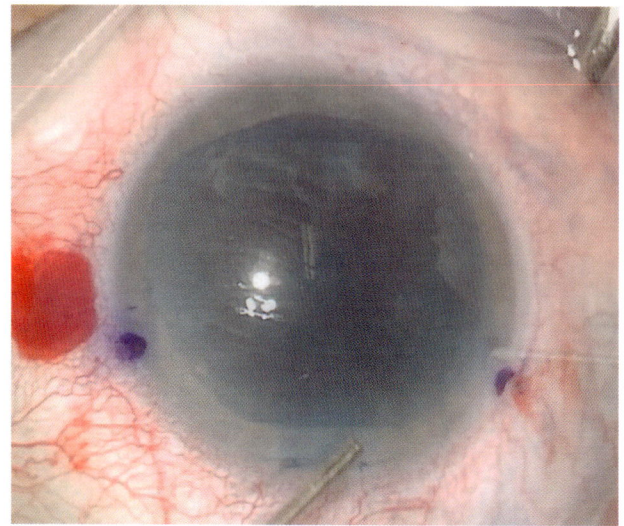

Figura 26.6E

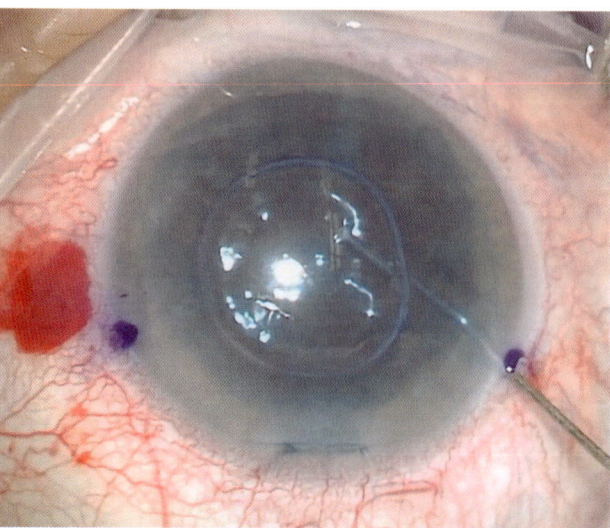

Figura 26.6F Injeção de bolha de ar.

do relógio. A iridectomia deve ser realizada preferencialmente por Nd YAG Laser no pré-operatório, desde que a transparência da córnea receptora assim o permita. Alternativamente, a iridectomia pode ser realizada no intraoperatório com auxílio de micropinça e tesoura de íris, a partir de uma paracentese criada na transição do limbo para a córnea clara. O risco de sangramento por lesão de vasos da íris nesse momento não pode ser desconsiderado.

Uma vez em alta hospitalar, o paciente deve ser orientado a permanecer na mesma posição supina, isto é, deitado de costas e com face voltada para cima nas primeiras vinte e quatro horas de pós-operatório em casa. Essa posição é necessária para manter o efeito de pressão da bolha sobre o enxerto e evitar descolamentos parciais. Pequenos intervalos de quinze a vinte minutos fora da posição supina devem ser estimulados. Eles são necessários para a mobilização da bolha na câmara anterior e evitam o bloqueio pupilar, pois permitem o escoamento do aquoso da região retropupilar para a câmara anterior através da iridectomia inferior.

Dicas pré-operatórias

A escolha certa da idade do doador é essencial para o sucesso no início da curva de aprendizado. Escolha doadores na faixa etária entre 50-60 anos, assim haverá maior chance de formar um típico duplo rolo (Figura 26.7A) que facilitará a abertura da lamela e a identificação do lado certo da mesma. Doadores em torno de 40 anos geralmente apresentam botões "Tight-roll"(Figura 26.7B) e doadores muito idosos podem apresentar lamelas planas "Flats" (Figura 26.7C).

Reforce sempre ao paciente que há a possibilidade de *re-bubble* no pós-operatório. Uma forma de dizer é mencionar que ao identificar no OCT do pós imediato um descolamento parcial, para se "evitar a complicação de descolamento total", será necessário colocar a bolha de ar. Isso leva ao paciente uma ideia de prevenção, cuidado, ao invés de complicação e perda da visão.

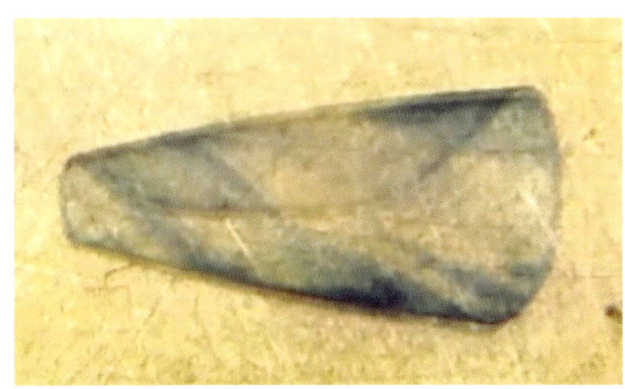

Figura 26.7A Lamela com duplo rolo.

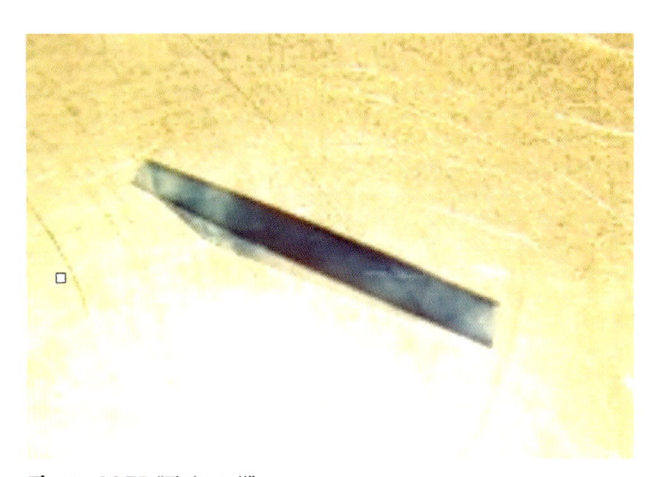

Figura 26.7B "Tight roll".

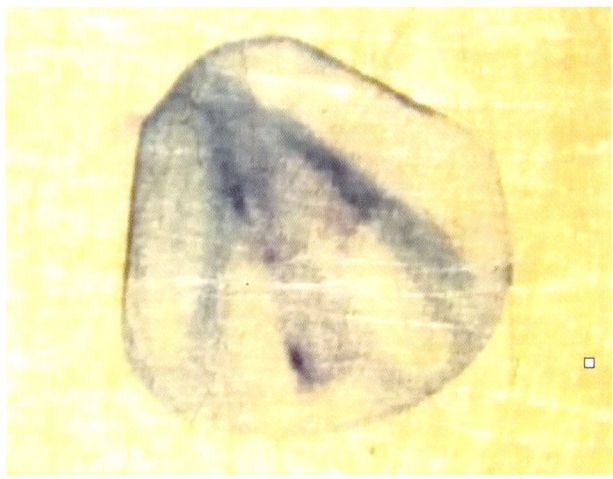

Figura 26.7C "Flat" Lamela.

Dicas preparo do botão

O DMEK é o único transplante que precisa corar com azul de Tripan para sua execução. Podemos, antes de começar a cirurgia, avaliar a condição do endotélio com azul. Como sabemos, o endotélio saudável não cora. Se o endotélio apresentar lesões, erosões, isso pode mostrar um comprometimento do mesmo (Figura 26.8). Mesmo recebendo uma classificação adequada, o DMEK nos permite uma avaliação do cirurgião momentos antes de iniciar o procedimento, utilizando o azul de Tripan.

1 - Escolha do tamanho do botão doador – importante fazer uma medida do diâmetro vertical da córnea (menor), que pode ser feito na lâmpada de fenda. Botões grandes podem trazer uma maior dificuldade de abertura no início da curva. Ao se medir o diâmetro vertical da córnea, reduza 2 mm desse valor. Exemplo: se for 10.0 mm, escolha um tamanho de botão de 8.0 mm.

2 - *Scoring line* – tente fazer em torno de 1 mm da linha de Scwalbe. Às vezes por receio o cirurgião, no início da curva, tende a fazer o *scoring* bem próximo á essa linha (área de Descemet mais aderida), com menos de 1 mm. Nessa área há mais riscos de rasgos.

3 - *Peeling* – siga sempre as regras da "montanha/vale" e da "linha reta". Após a *scoring line*, escolha as áreas mais elevadas "montanha" para puxar a Descemet, evite as áreas mais inferiores "vale", pois elas possuem mais risco de rasgo pela força de tensão (Figura 26.9). Ao fazer o *peeling* avalie se a Descemet se descola em linha reta (Figura 26.10A), esse é o ideal. Se houver uma forma em "sorriso", significa que há tensão e risco de rasgo no botão (Figura 26.10B).

4 - Trepanação – neste passo, seque a córnea com uma esponja e apenas pressione levemente o trépano na córnea. O objetivo não é cortá-la totalmente. Cuidado ao levantar o

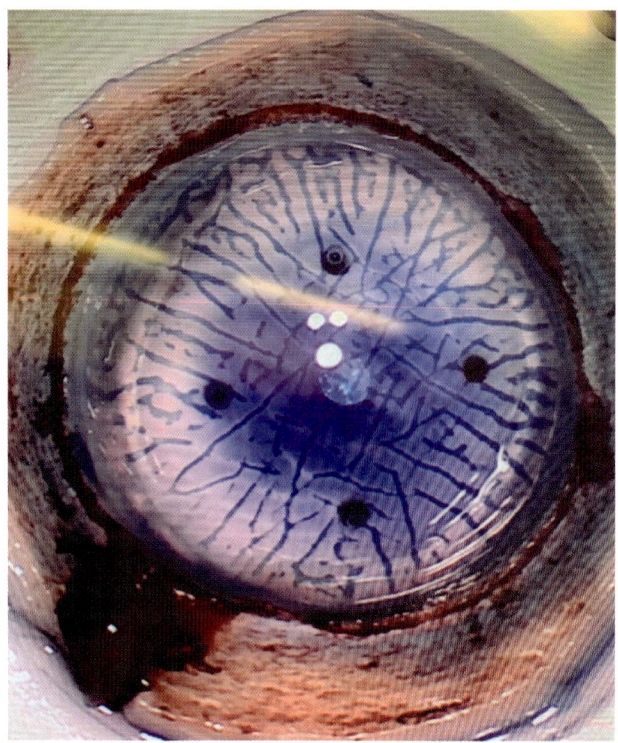

Figura 26.8 Lesões endoteliais perceptíveis ao corar com azul de Tripan.

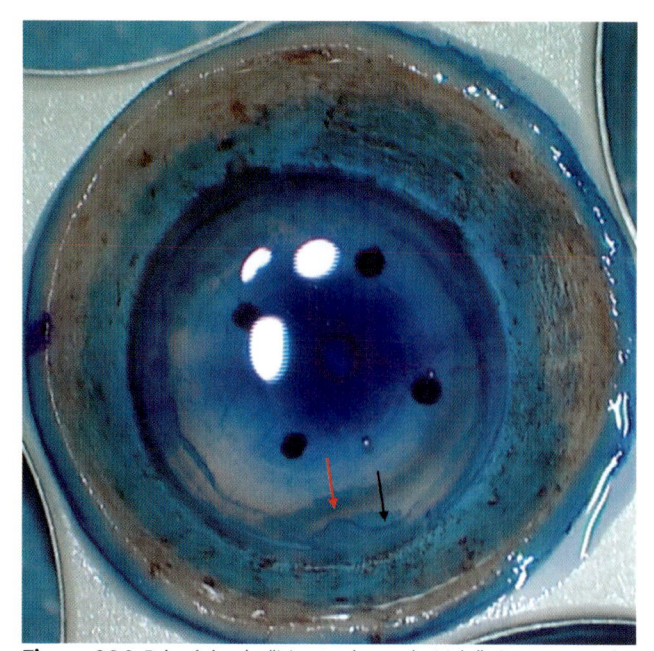

Figura 26.9 Princípio da "Montanha e do Vale". Seta preta demonstra a "montanha", local ideal para início do *peeling*. Seta vermelha demonstra "Vale", aérea de risco para início do *peeling*.

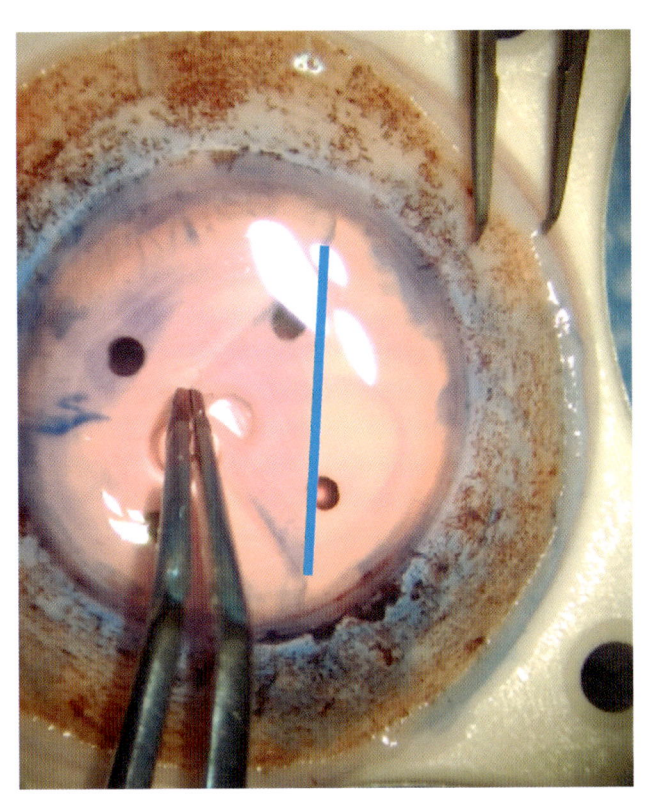

CAPÍTULO 26 - **Ceratoplastias Lamelares Posteriores - DMEK - Preparo e Manobras de Abertura**

Figura 26.10A Movimento ideal com a "linha reta" ao fazer o peeling.

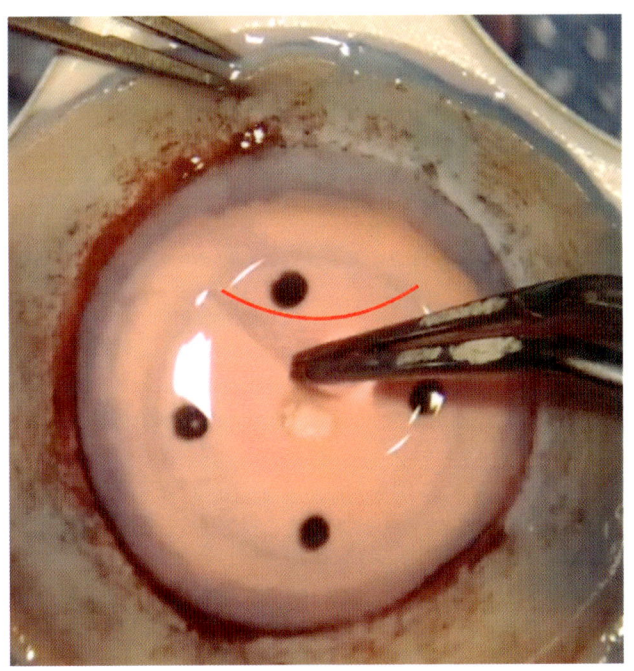

Figura 26.10B Movimento com risco de rasgo pelo "sorriso".

trépano para a córnea não subir junto. Após a trepanação, remova com cuidado o anel externo marcado, se houver alguma aderência, remova como um movimento de *rhexis* ou corte com uma tesoura de Vannas.

5 - *Peeling* final do botão – escolha a área mais solta para iniciar o movimento, evite áreas de rasgo ou de aderências. Se possível, inicie o *peeling* a 180 graus da área de risco. Essa deve ser a última parte de toque do *peeling* na córnea. Exemplo: se há uma área de aderência ou rasgo a 0 grau, inicie o *peeling* a 180 graus. Isso evitará rasgos maiores durante essa manobra. Após isso, core a lamela com azul de tripan, pode ser por 2 min e depois a coloque dentro do injetor.

Situações e dicas de abertura

- "Duplo rolo": essa é a forma ideal que todo cirurgião deseja encontrar (Figura 26.11). Nesta posição faça o *tap* no sulco ou meio do rolo. A manobra em seguida de Dirisamer ou *Carpet roll* ajuda na abertura do botão. Evite *tap* ao lado, isso pode levar para a forma de "taco mexicano".

- "Taco Mexicano": é uma forma que pode levar à dificuldade de abertura (Figura 26.12). Muito cuidado nesta situação de não

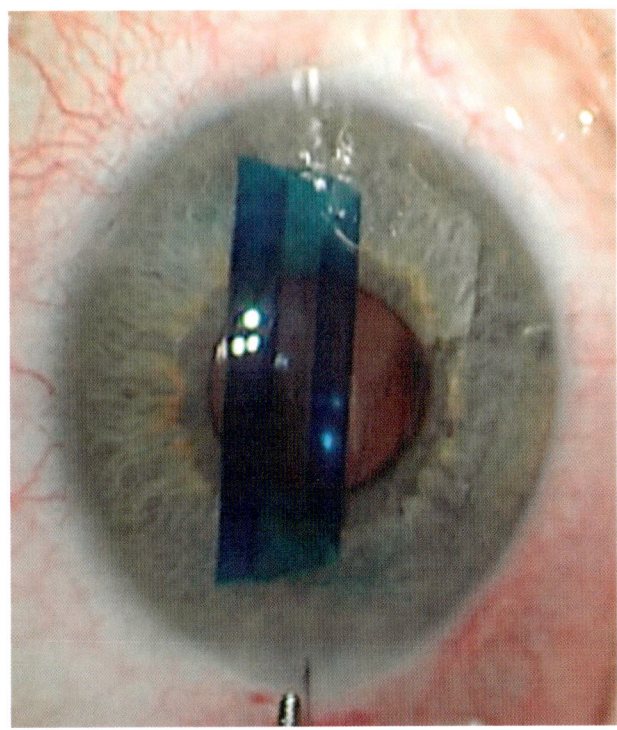

Figura 26.11 Lamela em "taco mexicano".

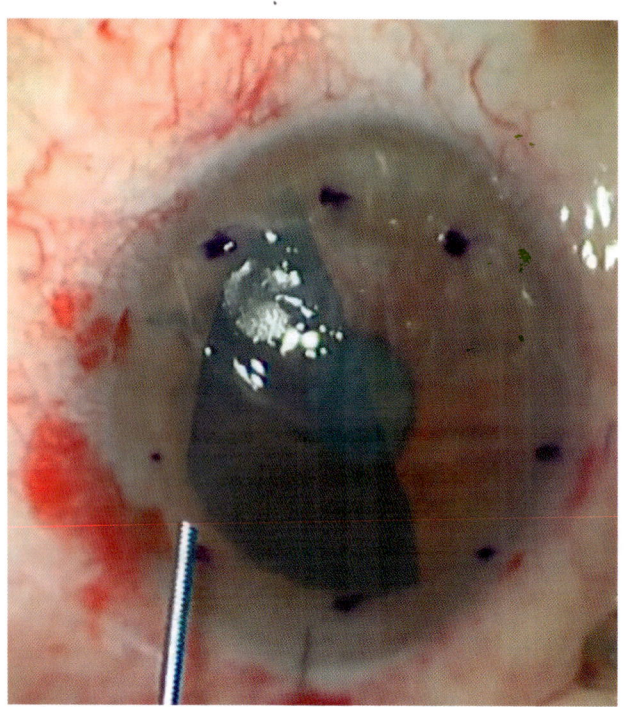

Figura 26.12 Lamela em "tight roll".

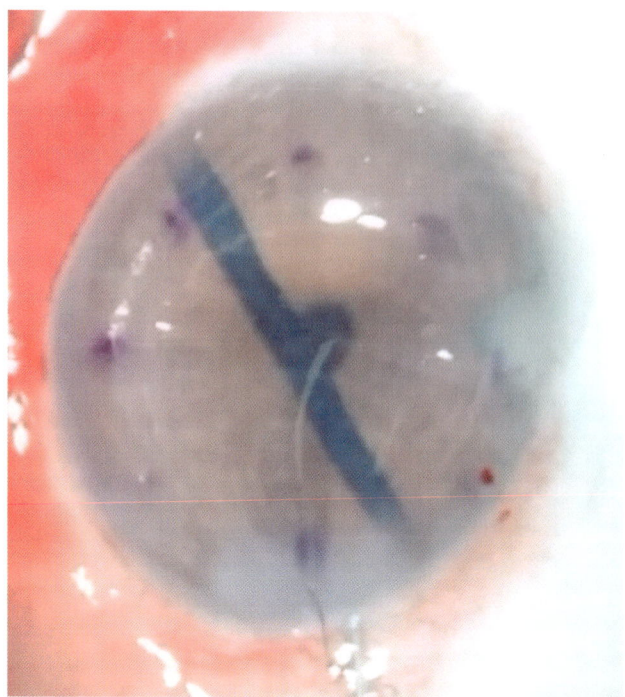

Figura 26.13 Lamela em duplo rolo

inverter a lamela no processo de abertura. Antes de iniciar as manobras, certifique-se do lado correto através do Moutsouris. Após essa confirmação inicie a abertura da lamela.

- "Tigh roll": essa é uma das situações mais difíceis de abertura (Figura 16.13). Acontece com doadores em torno de 40 anos. É essencial manter a câmara anterior sempre rasa, isso ajuda a manter a lamela aberta. Em casos de dificuldade mesmo com câmara rasa de abertura, será necessário manobras de abertura direta com bolha de ar. Pode ser utilizada a manobra de Melles, em que se coloca a bolha por cima do botão e a mesma à medida que se expande abre a lamela, retira-se então a bolha, podendo aspirar junto humor aquoso para ajudar a colabar a câmara (manter a lamela aberta) e em seguida coloca-se uma bolha por baixo para levantar e fixar a lamela (Figura 26.13). Uma regra básica é sempre checar se o lado se está correto, para então finalizar abertura. Isso pode ser feito com sinal de Moutsouris, OCT transoperatório ou feixe de uma lâmpada de fenda portátil.

Referências

1 - Schlötzer-Schrehardt, Ursula et al. Reproducibility of Graft preparations in Descemet's Membrane Endothelial Keratoplasty. Ophthalmology, Volume 120, Issue 9, 2013, pp. 1769-1777.

2 - Bennett A, Mahmoud S, Drury D, Cavanagh HD, McCulley JP, Petroll WM, Mootha VV. Impact of Donor Age on Corneal Endothelium-Descemet Membrane Layer Scroll Formation. Eye Contact Lens. 2015 Jul;41(4):236-9.

3 - D.H. Johnson, W.M. Bourne, R.J. Campbell. The ultrastructure of Descemet's membrane. I. Changes with age in normal corneas. Arch Ophthalmol, 100 (1982), pp. 1942-1947.

4 - Kabosova A, Azar DT, Bannikov GA, et al. Compositional differences between infant and adult human corneal basement membranes. InvestOphthalmol Vis Sci.2007;48:4989–4999.20.

5 - Sugar A, Gal RL, et al. Writing Committee for the Cornea Donor Study Research Group. Factors associated with corneal graft survival in the cornea donor study. JAMA Ophthalmol. 2015;133(3):246–254. doi:10.1001/jamaophthalmol.2014.3923.

6 - Lass JH, Gal RL, Dontchev M, Beck RW, Kollman C, Dunn SP, Heck E, Holland EJ, Mannis MJ, et al. Donor age and corneal endothelial cell loss 5 years after successful corneal transplantation. Specular microscopy ancillary study results. Cornea Donor Study Investigator Group. Ophthalmology. 2008 Apr; 115(4):627-632.e8.

7 - Guerra FP, Anshu A, Price MO, et al. Descemet's membrane endothelial keratoplasty: prospective study of 1-year visual outcomes, graft survival, and endothelial cell loss.

Ophthalmology. 2011 Dec; 118(12):2368–73. Epub 2011 Aug 27.

8 - I. Dapena, K. Moutsouris, K. Droutsas, et al. Standardized "no-touch" technique for Descemet membrane endothelial keratoplasty. Arch Ophthalmol, 129 (2011), pp. 88-94.

9 - Steven P, Le Blanc C, Velten K, Lankenau E, Krug M, Oelckers S, et al. Optimizing Descemet Membrane Endothelial Keratoplasty Using Intraoperative Optical Coherence Tomography. Jama Ophthalmology. 2013;131(9):1135–42. 10.1001/jamaophthalmol. 2013.4672

27

Ceratoplastias Lamelares Posteriores DMEK: Conduta nas Complicações

Paulo Elias Correa Dantas
Maria Cristina Nishiwaki Dantas
Carolina Nishiwaki Dantas

Introdução

Após décadas sem inovações no campo dos transplantes de córnea, o oftalmologista holandês Gerrit Melles lançou, em 1988, as bases da técnica cirúrgica dos transplantes endoteliais lamelares, abrindo uma era de grandes inovações em instrumental e técnicas cirúrgicas, no manejo das doenças da córnea, por todo o mundo.[1,2]

Dentre todas as técnicas utilizadas no tratamento de doenças do endotélio da córnea, DMEK (do inglês, *Descemet Membrane Endothelial Keratoplastyt*) tem se destacado e mostrado resultados pós-operatórios superiores às outras, com rápida recuperação da visão, assim como a manutenção do resultado visual pós-operatório, por um período prolongado.[3,4]

Durante seus cursos sobre DMEK, nos quais treina oftalmologistas do mundo inteiro, Dr. Melles e sua equipe orientam os iniciantes sobre a técnica adequada, ajudando-os a fazer a transição de outras técnicas de transplante de córnea para o DMEK, de modo seguro, tentando minimizar os problemas relacionados à curva de aprendizado. Porém, mesmo cirurgiões experimentados e com grande volume de cirurgias, podem enfrentar situações per e pós-operatórias desafiadoras, que podem colocar em risco à sobrevida do enxerto doador e à saúde ocular do receptor.

Este capítulo visa discutir estratégias que ajudem na prevenção, detecção e manejo das complicações mais comuns associadas à técnica cirúrgica do DMEK.

Complicações per-operatórias: formas de prevenir e manejar

Relacionadas ao ato cirúrgico no receptor

1 - Hipertensão do vítreo (pressão positiva do vítreo): encontrada em 6,2% dos casos, a hipertensão do humor vítreo pode induzir ao colapso da câmara anterior, dificultando tanto a descemetorrexe quanto a inserção, posicionamento e manipulação do enxerto.[5] Essa dificuldade técnica pode predispor ao descolamento precoce do enxerto, à maior perda de células endoteliais e ao maior risco de falência primária.

Ao se detectar a hipertensão do vítreo antes de se efetuar as incisões na córnea, medidas para evitar ou minimizar os seus efeitos devem ser tomadas, imediatamente, tais como massagem ocular, uso de balão de Honan ou qualquer outro mecanismo de compressão controlada, posicionamento do paciente na maca (anti-Trendelemburg), verificar e aliviar a pressão do blefarostato e, até mesmo, controle da hipertensão arterial, se presente.[6]

Se a hipertensão do vítreo for detectada após a feitura das incisões corneais, o uso da solução de manitol intravenoso a 20% para reduzir o volume do humor vítreo é recomendado. Em geral, para a redução da pressão intraocular, uma dose de 1,5 a 2,0 g/Kg da solução a 20% (7,5 a 10 mL/Kg) pode ser administrada, durante um período de 30 minutos a 60 minutos, para obter um efeito imediato e máximo. A redução da pressão do fluido cerebroespinhal e intraocular ocorre em 15 minutos, a partir do início da infusão de manitol e dura por 3 a 8 horas, depois que a infusão é encerrada.[7] Em nossa experiência prática pessoal, um pulso intravenoso de 150-200 ml de manitol induz à rápida hipotensão ocular em pacientes adultos.

2 - Hifema (sangramento na câmara anterior): pode ocorrer, mesmo em pacientes que não estejam em uso de anticoagulantes. Em geral, pode ocorrer durante a inserção do injetor do enxerto, durante a inserção das cânulas de irrigação, durante a feitura da iridotomia, e até mesmo, durante a sutura da córnea. Durante esses procedimentos, rasgos e desgarros da raiz da íris podem provocar sangramentos que inviabilizam a inserção e a manipulação do enxerto na câmara anterior.

Caso o sangramento ocorra antes da introdução do enxerto, a colocação de bolha de ar ou mesmo de BSS para provocar aumento da pressão intraocular, por alguns minutos, pode ajudar a controlar a hemorragia. Uso de viscoelástico coesivo pode levar ao mesmo efeito, devendo ser aspirado por completo ao final, havendo risco de novo sangramento. Se houver ressangramento persistente, recomenda-se suspender a cirurgia, reavaliar o paciente e reagendar o procedimento.

Se ocorrer sangramento com o enxerto na câmara anterior, inicie com a colocação de bolha de ar ou BSS, na tentativa de tamponar o local do sangramento. Após o controle do sangramento, irrigação controlada por cânula romba e remoção de coágulos da câmara anterior, e mesmo da interface doador-receptor, deve ser feita cautelosamente. Eventual retirada do enxerto da câmara anterior pode ser recomendada em casos de difícil controle do sangramento. Interessante notar o quão resistente é o tecido doador a essas manobras de remoção e reinserção, levando a resultados pós-operatórios surpreendentemente bons.

A falha no controle do sangramento e/ou na remoção dos coágulos podem predispor à falência do enxerto em um curto período de tempo (Figuras 27.1 e 27.2).

A adoção da iridotomia prévia com Yag laser ajuda a minimizar o risco de sangramento, assim como, o uso de cânulas e injetores com ponta romba e a manutenção de uma câmara anterior ampla, durante a inserção de instrumentos na câmara anterior.

3 - Sobras de Membrana de Descemet no leito receptor: após uma descemetorrexe incompleta ou irregular, sobras não detectadas e/ou não removidas podem dificultar a aderência do enxerto doador, predispondo ao seu descolamento precoce e ao risco de nova intervenção cirúrgica.[8-11] A adoção do uso intracamerular de Azul de Tripan 0,1%, após a descemetorrexe, ajuda a detectar fragmentos e resíduos de Descemet que podem ser removidos com pinças ou aspiradas com cânula de dupla "Via de silicone" (Figura 27.3).

4 - Dificuldade na inserção do enxerto e posicionamento do enxerto: a inserção do enxerto doador é um passo que não pode ser menosprezado, pois a sua perfeita execução pode levar à maior facilidade na abertura do enxerto na câmara anterior.

Primeiramente, certifique-se que a ponta do seu injetor é compatível com a sua inci-

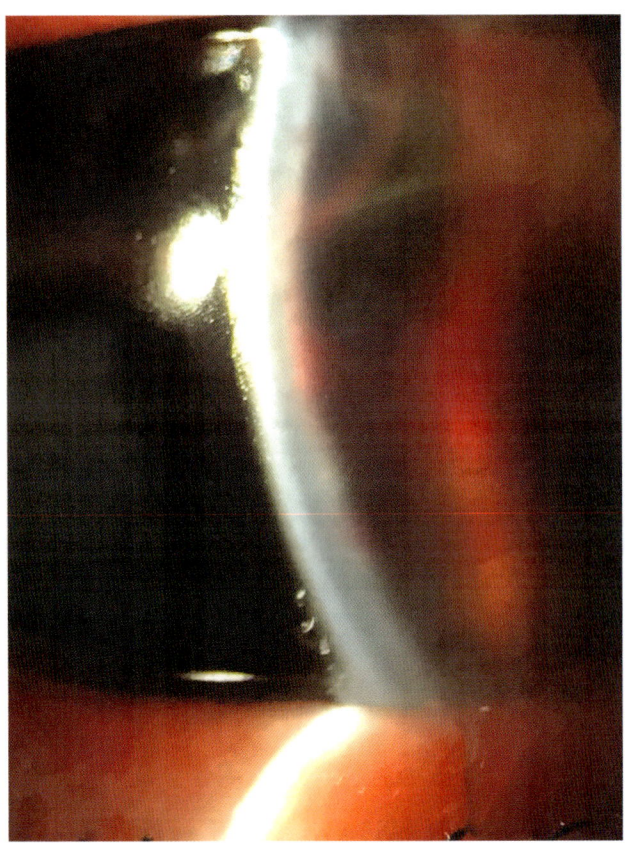

Figuras 27.2 Coleção de sangue na interface do enxerto com a córnea receptora (Arquivo pessoal Dr. Paulo E. C. Dantas).

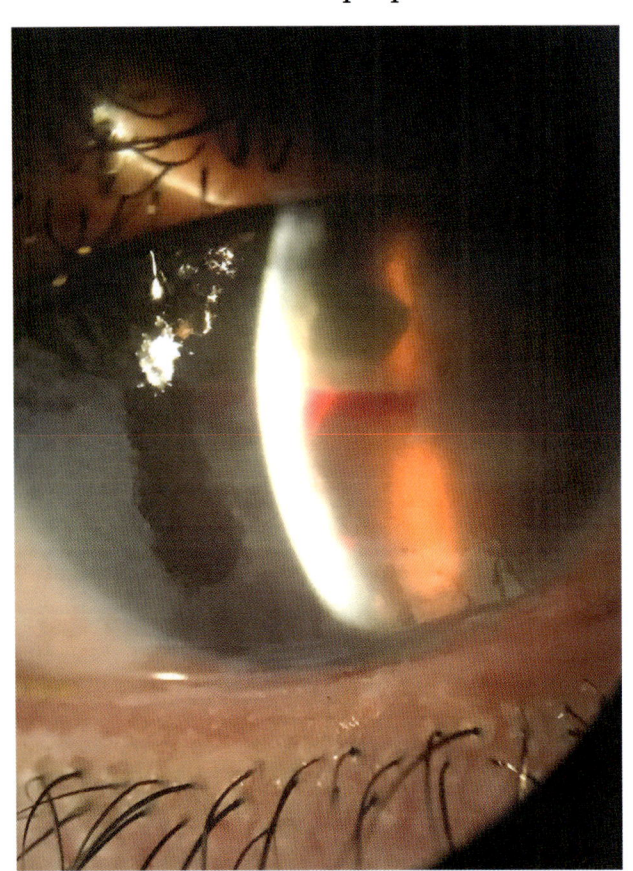

Figura 27.1 Coleção de sangue na interface do enxerto com a córnea receptora (Arquivo pessoal Dr. Paulo E. C. Dantas).

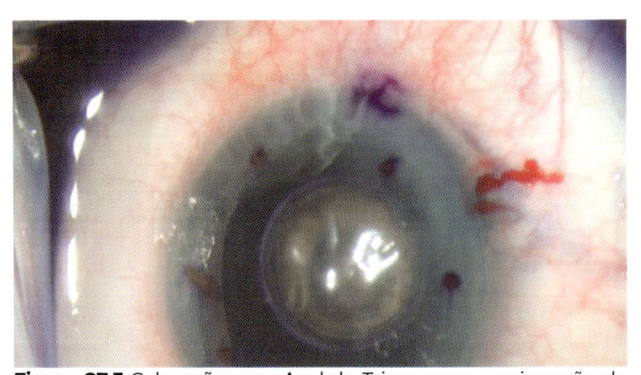

Figura 27.3 Coloração com Azul de Tripan para averiguação de sobras de membrana de Descemet (*tags*). (Arquivo pessoal Dr. Paulo E.C. Dantas).

são corneal. A tabela da Figura 27.4 mostra os principais injetores usados e as medidas de suas pontas.

Ao manter uma coaptação justa entre o diâmetro distal da ponta do injetor e a incisão corneal, evita-se a expulsão do enxerto pela via de entrada, que pode ocorrer pelo aumento súbito da pressão intracamerular, provocada pela injeção de solução salina balanceada na câmara anterior.

Em caso de expulsão do enxerto, deve-se fazer uma busca minuciosa no campo cirúrgico e, até mesmo, dentro do injetor, pois não é incomum que ele seja reenviado para dentro do injetor, dada a diferença de gradiente pressórico. Se a sua cirurgia estiver sendo gravada, reveja o momento da inserção (se possível, em câmera lenta).

Cuidado especial deve ser dado aos olhos pseudofácicos ou que apresentem histórico de ruptura de cápsula posterior ou que tenham sido vitrectomizados, pois há risco de migração do enxerto para trás da lente intraocular e, até mesmo, para a câmara posterior, demandando manobras de recuperação do enxerto com pinças especiais.

5 - Dificuldade na abertura do enxerto doador

A seleção prévia do doador é recomendada. Córneas de doadores mais velhos (55 anos ou mais), com boa contagem de células, são mais fáceis de serem manipuladas e posicionadas na câmara anterior, abrindo com maior facilidade, enquanto que córneas de pacientes mais jovens, tendem a apresentar mais dificuldade na abertura, demandando múltiplas manobras e longo tempo de manuseio do tecido, com maior chance de perda endotelial induzida pela manipulação tecidual.

INJETOR		DIÂMETRO DA PONTA	FABRICANTE
Jones modificado por Straiko	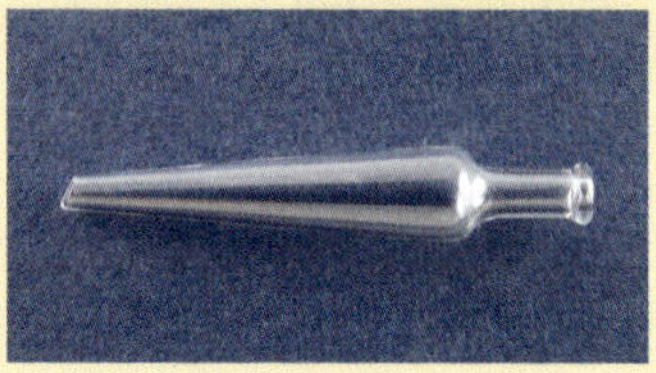	3.2mm	Günter Weiss, EUA
Geuder	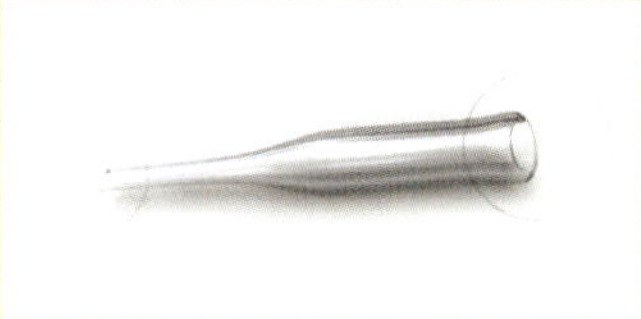	2.4 , 2.75 e 3.0mm	Geuder AG, Alemanha
Melles	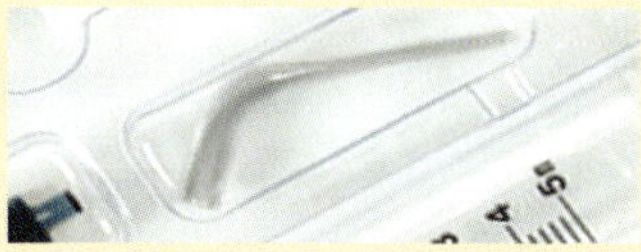	3.0mm	DORC, Holanda
Cartucho B Alcon	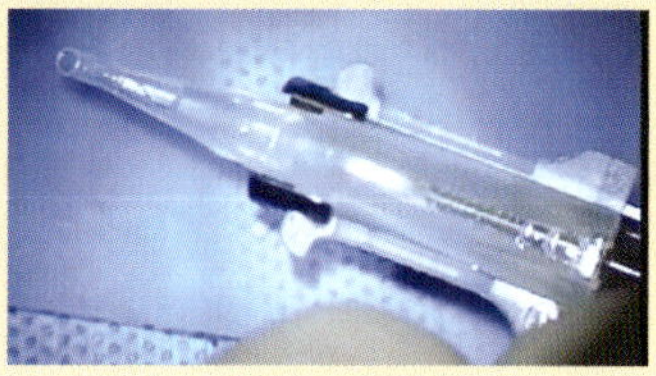	2.8mm	Alcon, EUA

Figura 27.4 Principais injetores e diâmetros da ponta.

Durante o preparo do doador, recomenda-se usar esguichos de solução salina balanceada ou mesmo líquido de preservação do tecido sobre o enxerto dentro de uma cúpula, para abrir e fechar o enxerto por algumas vezes, até que ele adote o formato de duplo rolo (*Dead Sea Scroll*), aspirando-o, em seguida, para dentro do injetor.

Dr. Peter Veldman, de maneira brilhante, demonstrou, por meio do Diagrama V, como verificar se o enxerto encontra-se corretamente posicionado dentro do injetor.[12] Ao mover o injetor para a direita, o V segue a mesma direção. Caso o V apresente movimento contrário à rolagem para a direita, ele estará invertido (Figura 27.5).

Dr. Veldam também sugere manobras que auxiliam na abertura do enxerto, de acordo com a sua apresentação.

Uma vez dentro da câmara anterior, o enxerto pode assumir algumas conformações, como discutido a seguir:[12]

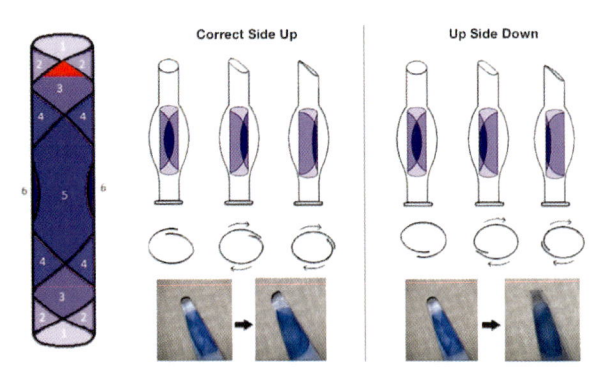

Figura 27.5 Diagrama em V de Veldman. (Publicação autorizada que pode ser vista no site http://patientready.org).

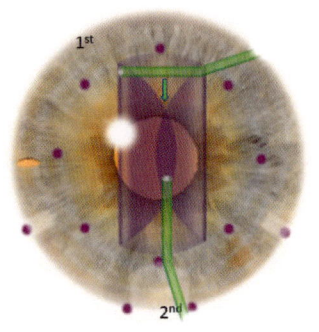

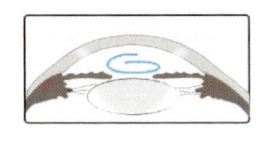

Figura 27.6 Rolo duplo. Publicação autorizada pelo Dr. Peter Veldman. Vídeo instrucional pode ser visto no site http://patientready.org.

ra nas laterais (como a de Fogla), ou, até mesmo, pequena bolha de ar entre os dois rolos, expandindo a bolha, à medida que o enxerto abre, removendo a bolha após a abertura total, previamente à colocação da bolha posterior, que manterá o enxerto em posição. Ao usar a cânula, aproveitamos para verificar se o enxerto está na posição correta (com o endotélio para baixo), verificando-se o sinal de Moutsouri, no qual a ponta da cânula desaparece, coberta pelo tecido corado com Azul de Tripan (Figura 27.7).

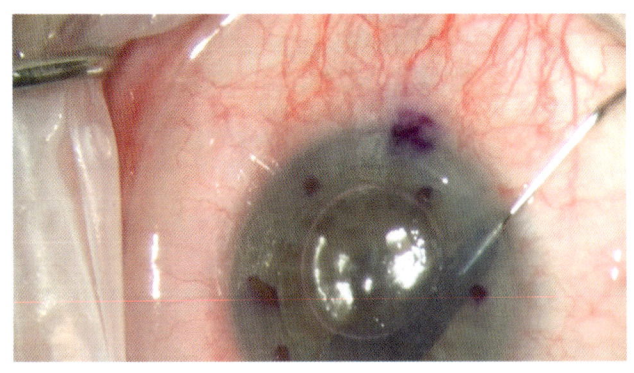

Figura 27.7 Sinal de Moutsouri (cânula fica dentro do rolo e coberta pelo Azul de Tripan que cora o tecido). (Arquivo pessoal Dr. Paulo E.C. Dantas).

Rolo duplo: (Figura 27.6) melhor conformação para a abertura do enxerto. Pode ser aberta por manobra de expressão em seu V mais distal, acompanhado de compressão linear. Ambas, com cânula e ação suave sobre a face anterior da córnea. Alternativamente, pode-se usar cânula de irrigação com abertu-

Dobra simples: (Figura 27.8) para abrir este tipo de configuração, usa-se a manobra de Dirisamer, que consiste em usar uma das cânulas (vermelha) para reter a extremidade aberta do enxerto, enquanto, ao mesmo tempo, a segunda cânula (verde) movimenta-se para abrir a dobra simples.

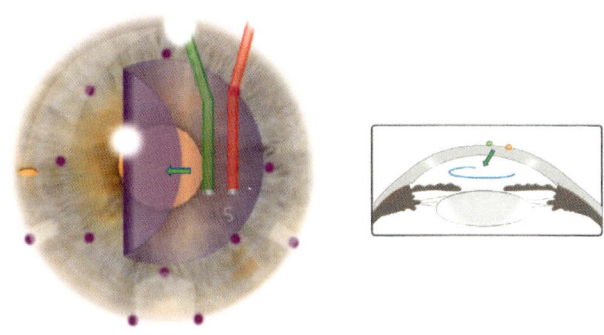

Figura 27.8 Dobras simples. Publicação autorizada pelo Dr. Peter Veldman. Vídeo instrucional pode ser visto no site http://patientready.org.

Enxerto invertido: (Figura 27.9) ao notar que o enxerto está invertido, um jato de BSS, ao longo do plano da íris, deve ser aplicado, de modo que o enxerto gire na posição correta.

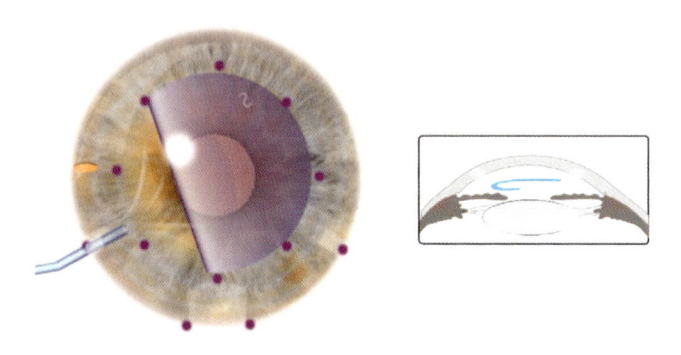

Figura 27.9 Enxerto invertido. Publicação autorizada pelo Dr. Peter Veldman. Vídeo instrucional pode ser visto no site http://patientready.org.

Configuração em "bouquet": (Figura 27.10) pressione, ao longo do eixo mais longo, a partir da maior abertura do enxerto, de forma que o fluxo de líquido abra o enxerto apropriadamente.

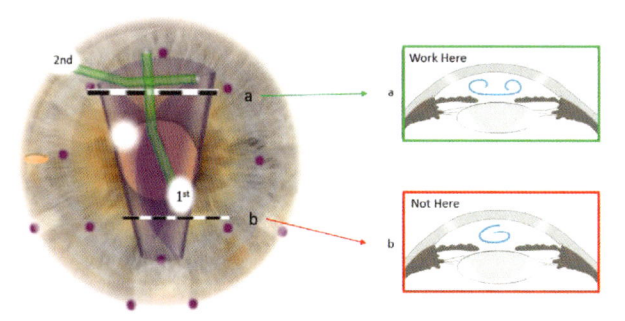

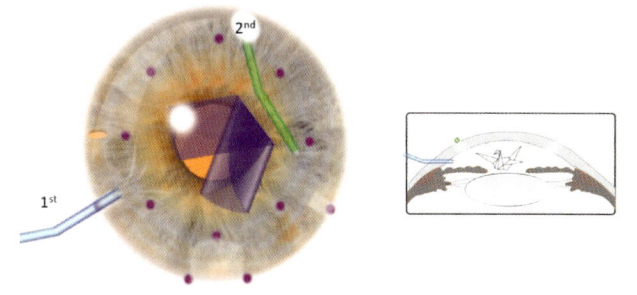

Figura 27.10 Configuração em "bouquet". Publicação autorizada pelo Dr. Peter Veldman. Vídeo instrucional pode ser visto no site http://patientready.org.

Ponta dobrada: (Figura 27.11) faça uma compressão progressiva com a cânula (laranja) e libere a compressão abruptamente, ou use a manobra de Dirisamer (verde e vermelho), ou injete um jato de BSS dentro da dobra, ou use uma bolha de ar pequena dentro da dobra para abri-la. Se a dobra estiver próxima de uma das paracenteses, uma brusca manobra de pressão e descompressão sobre a paracentese ajuda a abrir o enxerto.

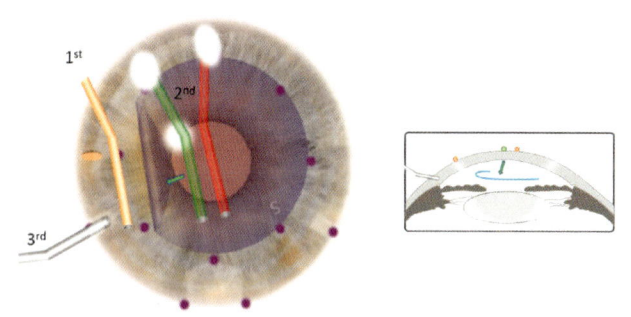

Figura 27.11 Ponta dobrada. Publicação autorizada pelo Dr. Peter Veldman. Vídeo instrucional pode ser visto no site http://patientready.org.

Configuração em "Origami": (Figura 27.12) coloque BSS para aprofundar a câmara anterior e pressione o ápice da dobra do enxerto, para abri-lo em uma das configurações acima mostradas.

Figura 27.12 Configuração em "Origami". Publicação autorizada pelo Dr. Peter Veldman. Vídeo instrucional pode ser visto no site http://patientready.org.

Pós-operatórias imediatas

Hipertensão ocular por bloqueio pupilar

Caso não haja redução eficiente da bolha de ar no pós-operatório ou haja expansão do gás usado no procedimento (C3F8 ou SF6), com propagação para trás da íris, com consequente bloqueio do seio camerular, poderá haver aumento acentuado da pressão intraocular, levando ao quadro de dor ocular e estímulo do reflexo vagal (náusea, vômitos, mal-estar geral e até desmaios) (Figura 27.13). Para prevenir tal situação, algumas condutas podem ser tomadas:

• Realizar iridotomia inferior prévia com Yag Laser ou durante a cirurgia, com cistítimo (agulha de insulina com ponta dobrada contra a face de uma espátula de íris) ou com a ponta do vitreófago.

• Reduzir o tamanho da bolha, ao final do procedimento, para 50%, com uso de BSS.

• Dilatar a pupila do paciente com midriático, para impedir a coleção de ar atrás da íris e bloqueio pupilar decorrente.

• Examinar o paciente dentro das 3 primeiras horas, para avaliar o tamanho da bolha e a presença de aumento da PIO.

Para tratar esse quadro, sugerimos drenagem da bolha na lâmpada de fenda, sob anestesia local. A drenagem pode ser feita pelas incisões previamente feitas durante o procedimento. Usualmente, para aproveitamos o efeito gravitacional, pressionamos o lábio superior da incisão principal, para a drenagem parcial do excesso de ar. Atenção para a indução de estímulo vagal ao descomprimir, subitamente, a câmara anterior, o que pode levar à hipotensão arterial e, até mesmo, quadro de desmaios.

Descolamento do enxerto

Descolamentos pequenos (< que 1/5 da córnea) demandam apenas observação (Figuras 27.14 e 27.15). Caso não aumentem, não apresentarão qualquer implicação no resultado final. Aliás, tal observação levou o Dr. Gerrit Melles a propor técnicas alternativas, como o *Half DMEK* (metade do diâmetro da córnea doadora) e o *Quarter DMEK*

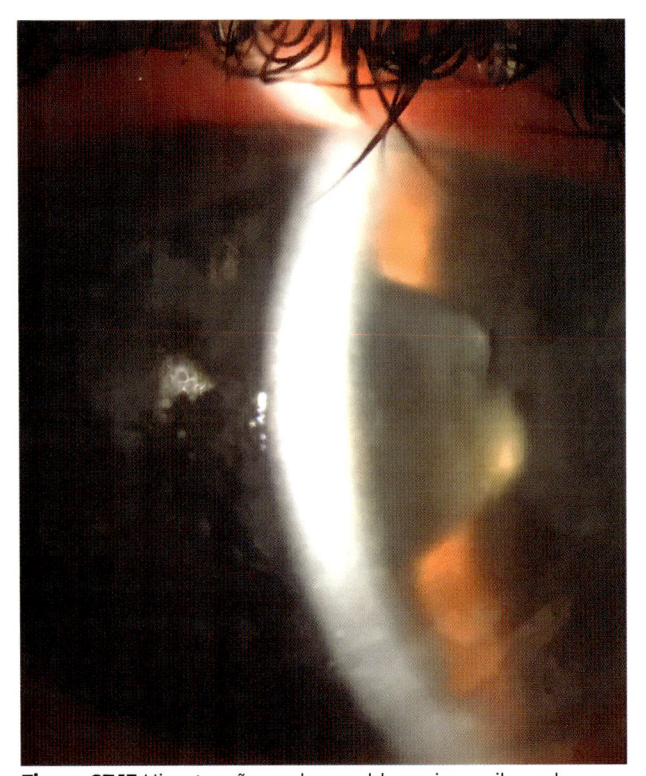

Figura 27.13 Hipertensão ocular por bloqueio pupilar pela grande bolha de ar na câmara anterior.

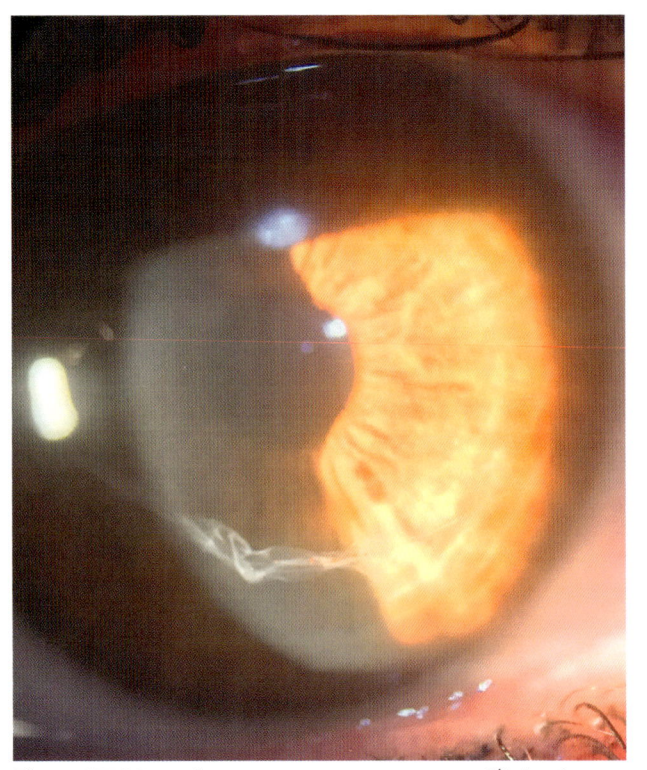

Figura 27.14 Descolamento pequeno menor que 1/5 da córnea e tardio, com centro preservado. Visão de 20/20.

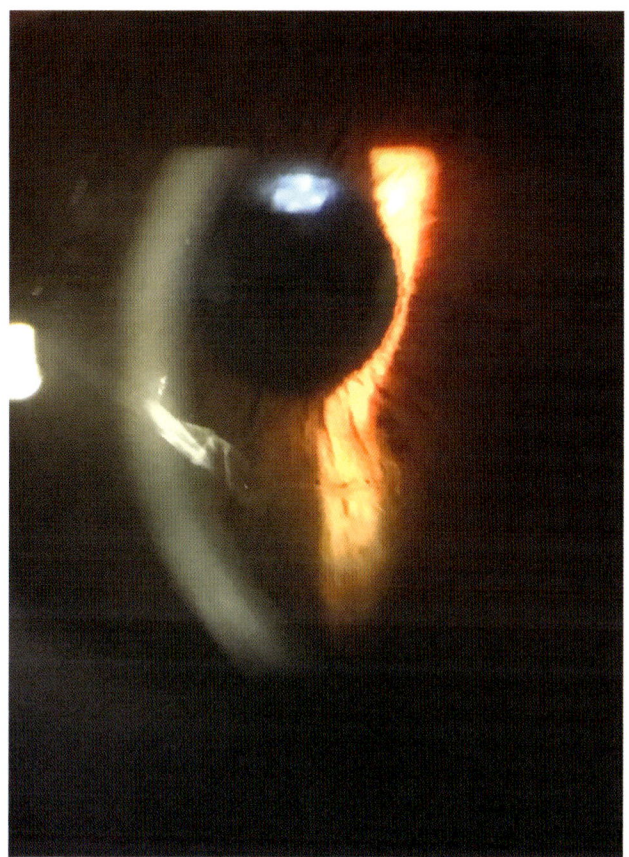

Figuras 27.15 Descolamento pequeno menor que 1/5 da córnea e tardio, com centro preservado. Visão de 20/20.

(1/4 do diâmetro da córnea doadora), que apresentaram resultados semelhantes ao DMEK convencional.[5]

Descolamentos maiores devem ser avaliados à lâmpada de fenda e com o auxílio da tomografia de coerência óptica do segmento anterior (Figuras 27.16 e 27.17) e, se sintomáticos ou significativos, devem ser tratados com a colocação de nova bolha de ar (*rebubbling*).[14-16] Apesar de vários colegas preferirem fazê-lo no próprio consultório à lâmpada de fenda, preferimos fazê-lo, sob anestesia tópica, com o paciente deitado em uma sala de pequenos procedimentos ou mesmo, no centro cirúrgico (Figura 27.18).

O OCT de segmento anterior ajuda a planejar o correto ponto de entrada da cânula de ar, facilitando o posicionamento correto do enxerto descolado.

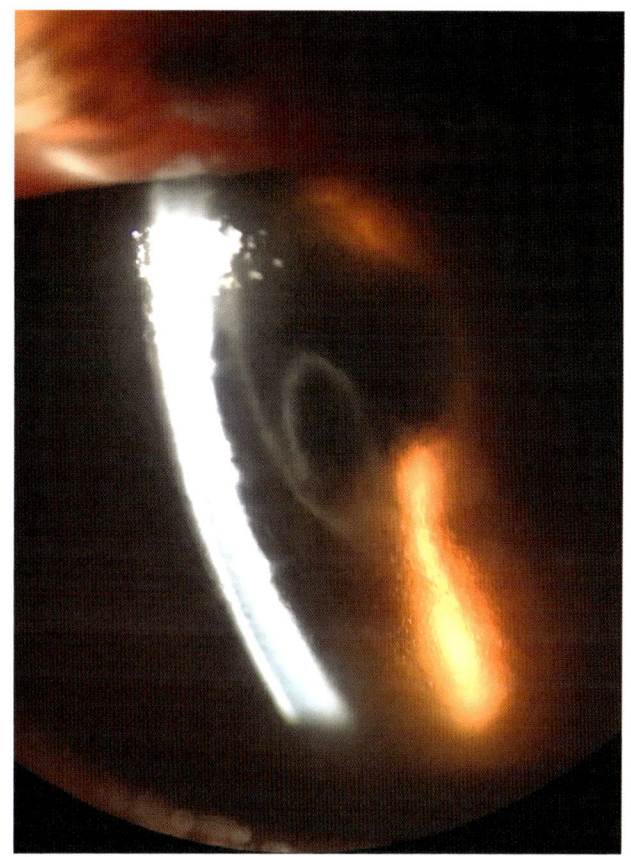

Figuras 27.16 Descolamento grande e central do enxerto.

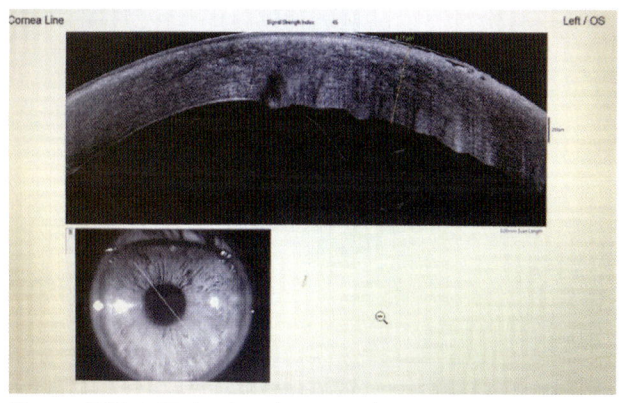

Figura 27.17 OCT do descolamento do enxerto, uma semana após o procedimento. Note a diferença entre a área colada (sem edema, à esquerda) e a área descolada (com edema estromal e epitelial, à direita).

Tardias

Falência

Em olhos cujo edema não melhora após 3 semanas, optamos por decretar falência primária do enxerto e notificar a Central de Transplantes sobre a necessidade de troca do enxerto, pois há um limite estabelecido pela Central Nacional de Transplante desse

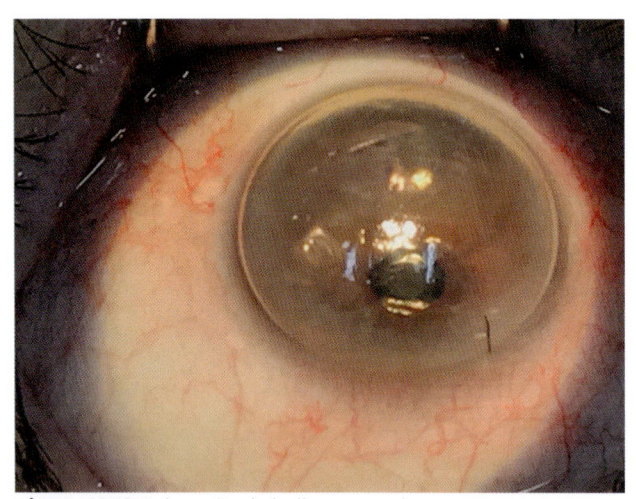

Figura 27.18 Colocação de bolha para colar o enxerto.

prazo de tempo, para além do qual não será dada prioridade da troca. Falência secundária está comumente associada à rejeição, ao implante de dispositivos de drenagem para glaucoma e aos olhos vitrectomizados.[17,18]

Opacidade de cristalino

Frequente em 8,9% dos casos em pacientes fácicos e com Distrofia de Fuchs, pode demandar correção cirúrgica posterior.[5] Se isso ocorrer, a cirurgia de facoemulsificação do cristalino com implante de lente intraocular deve ser programada, tendo-se o cuidado de proteger o endotélio com substância viscoelástica, evitando-se descolar o enxerto.

Edema macular cistoide

Deve ser levado em consideração em pacientes com excelente resultado cirúrgico e baixa acuidade visual. Mais comum em pacientes com procedimento cirúrgico prévio, como facoemulsificação do cristalino e cirurgia anti-glaucomatosa[5] (Figuras 27.19 e 27.20).

Infecção

Fato raro, porém pertubador; deve ser tratado como qualquer outra infecção ocular, com colheita de material para identificação do agente, antibiograma para guiar a seleção terapêutica e, em casos refratários, remoção do enxerto.

Rejeição

Rara situação que leva o paciente a apresentar quadro de olho vermelho doloroso, câmara anterior com células e *flare*, e presen-

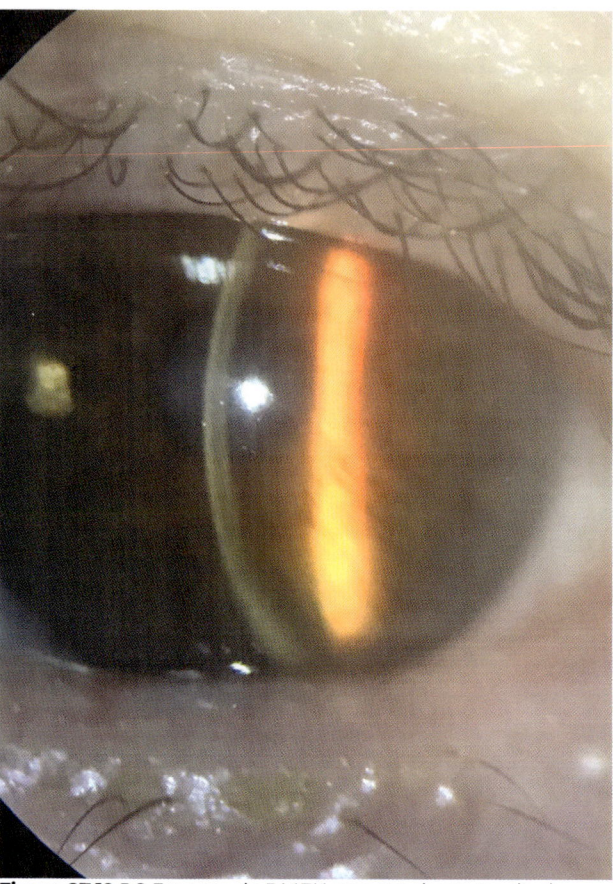

Figura 27.19 PO 3 meses de DMEK com excelente resultado anatômico; porém, paciente apresentava baixa AV devido ao edema cistoide de mácula.

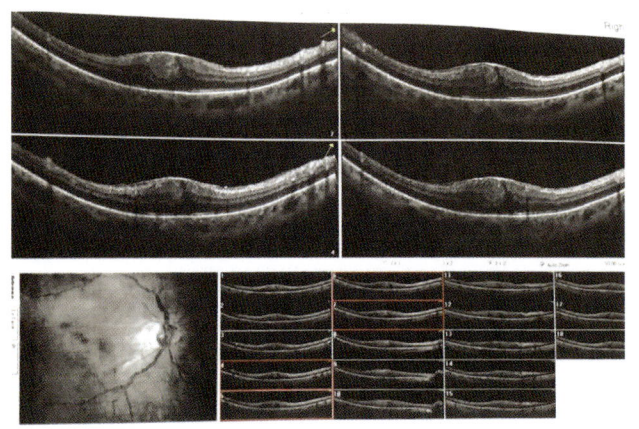

Figura 27.20 OCT de mácula mostrando edema cistoide de mácula no PO 3 meses de DMEK com excelente resultado anatômico.

ça de precipitados ceráticos no endotélio. Tratado da mesma forma que no transplante convencional, com esteroides tópicos. Os números da literatura apontam entre 1,4% a 2%, o número de casos diagnosticados.

Referências

1 - Melles GRJ, Kalmann M, Binder PS. Experimental posterior corneal transplantation. NOG abstract, Dutch Ophthalmological Society Meeting, Breda, The Netherlands, Março 1996.

2 - Melles GRJ, Eggink FAGL, Lander F, Pels E, Rietveld FJR, Beekhuis WH, Binder P. A surgical technique for posterior lamelar keratoplasty. Cornea. 1998;17:618-26.

3 - Melles GR, Ong TS, Ververs B, et al. Preliminary clinical results of Descemet membrane endothelial keratoplasty. Am J Ophthalmol. 2008;145:222–227.

4 - Guerra FP, Anshu A, Price MO, et al. Descemet's membrane endothelialkeratoplasty: prospective study of 1-year visual outcomes, graft survival, and endothelial cell loss. Ophthalmology. 2011;118:2368–2373.

5 - Quilendrino R, Mora MRC, Baydoun L, Ham L, van Dijk K, Dapena I, Oellerich S, Melles GRJ. Prevention and management of Descemet Membrane Endothelial Keratoplasty complications. Cornea. 2017;0:1-7.

6 - Dapena I, Moutsouris K, Droutsas K, Ham L, van Dijk K, Melles GRJ. Standardized "notouch" technique for Descemet membrane endothelial keratoplasty. Arch. Ophthalmol. 2011;129:88–94.

7 - Hayashi T, Oyakawa I, Kato N. Technique for learning Descemet membrane endothelial keratoplasty for eyes of Asian patients with shallow anterior chamber. Córnea. 2017;36:390-3.

8 - Müller TM, Verdijk RM, Lavy I, Bruinsma M, Parker J, Binder PS, et al. Histopathologic Features of Descemet Membrane Endothelial Keratoplasty Graft Remnants, Folds, and Detachments. Ophthalmology 2016;123:2489–97.

9 - Brockmann T, Brockmann C, Maier A-K, Schroeter J, Pleyer U, Bertelmann E, et al. Clinicopathology of graft detachment after Descemet's membrane endothelial keratoplasty. Acta Ophthalmol 2014;92:e556–61.

10 - Tourtas T, Schlomberg J, Wessel JM, Bachmann BO, Schlötzer-Schrehardt U, Kruse FE. Graft adhesion in Descemet membrane endothelial keratoplasty dependent on size of removal of host's Descemet membrane. JAMA Ophthalmol 2014;132:155–61.

11 - Röck T, Bramkamp M, Bartz-Schmidt KU, Röck D, Y.rük E. Causes that influence the detachment rate after Descemet membrane endothelial keratoplasty. Graefes Arch Clin Exp Ophthalmol 2015;253:2217–22.

12 - Veldman P. Patient ready DMEK. http://patientready.org

13 - Liarakos VS, Dapena I, Ham L, van Dijk K, Melles GR. Intraocular graft unfolding techniques in DMEK. JAMA Ophthalmol. 2013;131:29-35

14 - Dirisamer M, van Dijk K, Dapena I, Ham L, Oganes O, Frank LE, et al. Prevention and management of graft detachment in Descemet membrane endothelial keratoplasty. Arch Ophthalmol 2012;130:280–91.

15 - Parekh M, Leon P, Ruzza A, Borroni D, Ferrari S, Ponzin D, et al. Graft detachment and re-bubbling rate in Descemet Membrane Endothelial Keratoplasty. Surv Ophthalmol. 2017;22:1–14.

16 - Saad A, Guilbert E, Grise-Dulac A, Sabatier P, Gatinel D. Intraoperative OCT-Assisted DMEK: 14 Consecutive Cases. Cornea 2015;34:802–7.

17 - Monnereau C, Quilendrino R, Dapena I, Liarakos VS, Alfonso JF, Arnalich-Montiel F, et al. Multicenter Study of Descemet Membrane Endothelial Keratoplasty. JAMA Ophthalmol. 2014;132:1192–7.

18 - Terry MA, Straiko MD, Veldman PB, Talajic JC, VanZyl C, Sales CS, et al. Standardized DMEK Technique: reducing complications using prestripped tissue, novel glass injector, and sulfur hexafluoride (SF6) gas. Cornea 2015;34:845–52.

28

Ceratoplastias Lamelares Técnicas com Laser de Femtossegundo

Fábio Kenji Matsumoto
Aline Silveira Moriyama
Luciene Barbosa de Sousa

Introdução

A palavra "LASER" é um acrônimo do inglês "Light Amplification by Stimulated Emission Radiation" que se caracteriza por uma fonte luminosa que emite ondas com pequeno espectro de comprimento (monocromaticidade), unidirecionais, na mesma fase (coerência) e com duração de tempo muito curta.

O laser de femtossegundo (LFS) é a luz infravermelha de curta duração de tempo (1 FS = 10–15s) e vem sendo bastante utilizada nas cirurgias oftalmológicas. Esses pulsos, extremamente curtos e rápidos, conseguem separar o tecido por meio da fotodisrupção. Como consequência desse mecanismo, tem-se a formação de água e gás carbônico, resultantes da vaporização do tecido, por meio da qual se observa um resultado mais preciso em seus cortes, interfaces com menos irregularidades para cortes mais superficiais, se comparados a técnicas manuais e menor inflamação e danos adjacentes, devido à alta frequência dos pulsos.

Pela difícil acessibilidade devido ao custo, por exigir técnica mais aprimorada e por haver poucos estudos vigentes, o uso do LFS para o transplante de córnea lamelar ainda não é uma ferramenta rotineiramente utilizada na prática do cirurgião de córnea.

Com o laser FS, é possível realizar a progr amação de como se deseja o corte, seja vertical, horizontal ou oblíquo, e mensurar a profundidade do mesmo. Há diversas técnicas e formatos dos cortes, que serão mais bem explicitados a seguir, e, com isso, busca-se a melhor coaptação das bordas e cicatrização mais efetiva.

Há 5 tipos de cortes que podem ser confeccionados com laser FS para a realização do transplante de córnea (Figura 28.1):

1) Convencional: corte vertical.
2) "Top-hat" ou chapéu mexicano: tendência de preservar mais a parte posterior do enxerto.

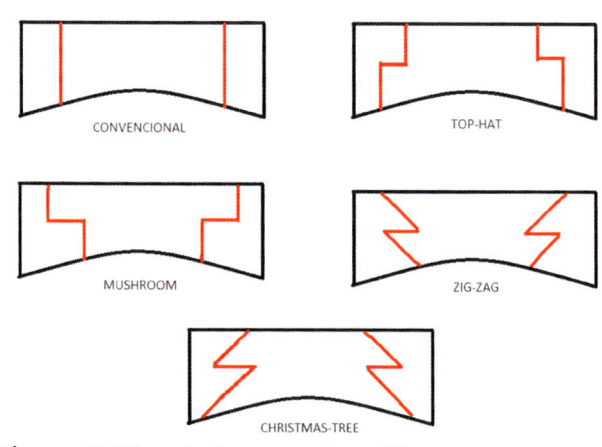

Figuras 28.1 Tipos de Cortes com Laser FS.

3) "Mushroom" ou cogumelo: utiliza mais a parte estromal do botão doador e menos, a posterior.

4) "Zig-zag": cortes oblíquos para mais coaptação das bordas, prevalecendo mais a região estromal.

5) "Christmas-tree" ou árvore de Natal: cortes oblíquos, preservando mais a região posterior do enxerto.

Este capítulo visa detalhar, bem mais, o uso do laser FS em cada técnica de transplante de córnea lamelar.

Laser de FS no transplante de córnea lamelar anterior

FALK (Femtosecond Anterior Lamellar Kerotoplasty)

Essa técnica é utilizada em casos de opacidades corneanas de menores densidades, uma vez que opacidades muito densas podem dificultar o corte do laser, e em opacidades mais superficiais. Em relação à profundidade, não é um consenso, porém, habitualmente, se preconiza em opacidades de até 250 micrometros (μm). Comumente, pode ser empregada em distrofias corneanas e hazes mais superficiais, tendo a profundidade medida por tomografia de coerência óptica de segmento anterior. Os tipos de cortes mais comumente realizados nesta modalidade são: "Convencional", "Zig-Zag" e "Christmas-tree".

A respeito da técnica cirúrgica para essa técnica com laser FS, confecciona-se o botão doado servindo-se de câmara artificial, e se obtém um *flap* corneano total, utilizando o mesmo corte lateral programado na córnea receptora, geralmente com diâmetro 0,25 mm maior. Para a córnea receptora, também se utiliza o laser FS e os parâmetros se assemelham aos utilizados no LASIK, porém, devido à opacidade de meio e dificuldade no corte do laser, deve-se aumentar a energia do mesmo e diminuir os espaços entre os *spots*. Coloca-se o botão doador e realiza-se a secagem das bordas, não necessitando, geralmente, de sutura. No final da cirurgia, deve-se usar lente de contato terapêutica, para assegurar a posição do enxerto. O diâmetro dos cortes empregados pode variar entre 6,00 a 9,25 mm na córnea receptora.

Há poucos estudos sobre o FALK e, no momento, o que se encontra é a melhora da acuidade visual desses pacientes, com pouca alteração refracional. Vale lembrar que, em casos de distrofias, a recorrência da doença pode existir e varia em relação ao tempo e ao aspecto de aparecimento da recorrência.

DALK (Deep Anterior Lamellar Kerotoplasty)

A utilização do laser FS para o DALK se deve a cortes mais profundos, que podem auxiliar na confecção do *Big-Bubble*, posteriormente. Alguns trabalhos afirmam que é uma técnica eficaz, segura e há menor ruptura da membrana Descemet, quando comparado à técnica tradicional. A indicação não difere ao DALK convencional e comumente é mais utilizado em casos de ceratocone. É necessário, também, o uso da câmara artificial para confeccionar o botão doador. Os tipos de cortes se assemelham aos do FALK, e se realiza geralmente um corte plano 50 μm acima do endotélio, no ponto mais fino da córnea. Os cortes modelados têm maior superfície de contato e apresentam cicatrização mais rápida. Após a retirada do tecido anterior, prossegue-se com a separação do estroma residual, de forma manual e, posteriormente, posiciona-se o tecido doado. A sutura deve ser feita da mesma forma que é feita no transplante manual, e a retirada dos pontos também deve respeitar os mesmos critérios utilizados no transplante manual.

Não houve diferença na acuidade visual final desses pacientes quando utilizado o laser FS para essa técnica e ainda não há consenso entre as plataformas dos diferentes lasers no que se refere ao melhor desempenho para o resultado final da cirurgia. Novas perspectivas giram em torno do uso da tomografia de coerência óptica (OCT) de segmento anterior no intraoperatório e novos *softwares* para programar túneis para guiar as cânulas para o *Big-Bubble*.

Importante lembrar que a utilização do laser de femtossegundo para realização de transplantes lamelares anteriores mais profundos que 250 micra, sem a complementação de exposição de Descemet, pode não conferir acuidade visual melhor que 20/40 na Tabela de Snellen. Sendo assim, o cirurgião deve avaliar entre o benefício da ausência de risco de perfuração no DALK assistido somente com laser FS e a menor acuidade visual, dependendo do caso.

Laser de FS no transplante de córnea lamelar posterior

A utilização do laser FS para confeccionar enxertos para o transplante lamelar posterior pode ser chamada de FLEK's (*Femtosecond Laser assisted Endothelial Kerotoplasty*). Pode-se dividir este grupo em femto-DSEK (fDSEK) e femto-DMAEK (fDMAEK).

DSEK (Descemet Stripping Endothelial Keratoplasty)

Na técnica do DSEK, é possível realizar a técnica manual (DSEK), a automatizada com microcerátomo (DSAEK) e com laser femtossegundo (femto-DSEK). Para este último grupo, utiliza-se a câmara artificial para a córnea doadora e é necessário dispender mais energia, uma vez que o corte será mais profundo. Geralmente, a profundidade a ser realizada na córnea doadora pode ser de 150 a 200 µm acima da superfície endotelial e com diâmetro de 1 a 2 mm maior do que a descemetorrexis da córnea receptora. A precisão da profundidade e a perda endotelial da técnica com LFS não tiveram diferença significativa, comparado à técnica com microcerátomo. Porém, alguns trabalhos observaram que a acuidade visual final foi melhor com o uso do microcerátomo e isso se deve ao fato do laser FS causar mais irregularidade e rugosidade no plano do corte, visto que o laser precisa atingir profundidades maiores e sofre maior difração e reflexão da luz, não conseguindo obter precisão na localização dos *spots*. Além disso, a aplanação da córnea no momento do uso do LFS gera irregularidade na face posterior da córnea doadora. Uma proposta para se tentar mais desempenho dessa técnica é diminuir a energia dos pulsos e aumentar a frequência do laser.

Como tentativa de afastar a problemática do laser em profundidades maiores, foi feita a experiência de realizar a confecção do enxerto lamelar pela face endotelial. Entretanto, alguns estudos mostram maior perda endotelial, quando comparado ao método manual ou ao automatizado.

Outra possibilidade é a utilização do laser FS para realização do DSEK, associada ao corte final com microcerátomo, buscando o disco ultradelgado. As espessuras de corte devem ser calculadas de acordo com a espessura total de córnea doada, sem o epitélio, diminuindo a espessura da plataforma do microcerátomo, acrescentando-se cerca de 50 micra. O corte inicial deve ser com o laser de femtossegundo em câmara artificial (preferencialmente a usada no microcerátomo, para evitar troca de câmera e lesão endotelial) e, posteriormente, o corte com o microcerátomo.

f-DMAEK (femto Descemet Membrane Endothelial Keratoplasty)

Para o femto-DMEK (fDMEK), observam-se as mesmas dificuldades encontradas no femto-DSEK e ainda não há um padrão a ser utilizado para essa técnica de transplante lamelar posterior, sendo que a maioria demonstra que a técnica de escolha é a convencional. É realizado um corte profundo com FS e, para separar a Descemet do estroma residual, faz-se necessária a criação de outro plano com bolha de ar. Assim, obtém-se a lamela do DMEK, sendo que a periferia é mais espessa, funcionando como lamela do DSEK, e centro mais fino, comportando-se como lamela do DMEK. A utilização desta técnica apresenta vantagem por ser mais fácil a inserção, mantendo a vantagem visual do DMEK manual.

Laser FS na córnea receptora dos transplantes endoteliais

É possível realizar a preparação da córnea receptora nos casos dos transplantes endoteliais, utilizando-se tanto a plataforma para catarata (com o corte para capsulotomia), quanto a específica para córnea. O uso de OCT intraoperatório pode ajudar essa técnica, e o corte deve ser feito 100 μm acima e abaixo do ponto mais fino da córnea. Alguns trabalhos demonstram a aplicabilidade dessa técnica e seus benefícios, como menor manipulação intraoperatória e menores taxas de descolamento do enxerto, mesmo em pacientes previamente transplantados.

Perspectivas

Percebem-se poucos benefícios do uso do laser FS para os transplantes lamelares anterior profundo e posterior. No casos de lamelares anteriores superficiais, a melhor cicatrização e coaptações das bordas, maior previsibilidade, menos risco de perfuração e a possibilidade de não utilização de suturas fazem com que o uso do laser seja mais indicado que técnicas manuais ou com microcerátomo. Já no caso dos transplantes endoteliais, possível melhora do desempenho do laser frente aos cortes mais profundos é a utilização de interfaces líquidas, utilizadas no laser para catarata, o que evitará a aplanação da córnea e suas deformidades posteriores.

A otimização do OCT de segmento anterior intraoperatório é, igualmente, uma ferramenta que pode auxiliar nos transplantes lamelares.

E, por fim, os custos para a utilização do laser FS ainda são um grande desafio para países subdesenvolvidos e em desenvolvimento, limitando a acessibilidade e os novos avanços dessas técnicas para tais regiões.

Conclusão

Novas plataformas de laser especificamente para córnea e mais estudos são necessários para o avanço dessa tecnologia, no cotidiano do cirurgião de córnea. Dessa maneira, o laser FS passa a ser mais uma ferramenta para os transplantes de córnea lamelares.

Referências

1 - Shousha MA1, Yoo SH, Kymionis GD, Ide T, Feuer W, Karp CL, O'Brien TP, Culbertson WW, Alfonso E. Long-term results of femtosecond laser-assisted sutureless anterior lamellar keratoplasty. Ophthalmology. 2011 Feb;118(2):315-23.

2 - Chamberlain WD. Femtosecond laser-assisted deep anterior lamellar keratoplasty. Curr Opin Ophthalmol. 2019 Jul;30(4):256-263.

3 - Lu Y1, Chen X2, Yang L1, Xue C1, Huang Z1. Femtosecond laser-assisted deep anterior lamellar keratoplasty with big-bubble technique for keratoconus. Indian J Ophthalmol. 2016 Sep;64(9):639-642.

4 - Vetter JM1, Butsch C, Faust M, Schmidtmann I, Hoffmann EM, Sekundo W, Pfeiffer N. Irregularity of the posterior corneal surface after curved interface femtosecond laser-assisted versus microkeratome-assisted descemet stripping automated endothelial keratoplasty. Cornea. 2013 Feb;32(2):118-24.

5 - Dickman MM1, van Maris MP2, van Marion FW3, Schuchard Y3, Steijger-Vermaat P3, van den Biggelaar FJ1, Berendschot TT1, Nuijts RM1. Surface metrology and 3-dimensional confocal profiling of femtosecond laser and mechanically dissected ultrathin endothelial lamellae. Invest Ophthalmol Vis Sci. 2014 Jul 29;55(8):5183-90.

6 - Mootha VV, Heck E, Verity SM, Petroll WM, Lakshman N, Muftuoglu O, et al. Comparative Study of Descemet Stripping Automated Endothelial Keratoplasty Donor Preparation by Moria CBm Microkeratome, Horizon Microkeratome, and Intralase FS60: Cornea. 2011 Mar;30(3):320–4.

7 - Feng Y, Qu H-Q, Ren J, Prahs P, Hong J. Corneal Endothelial Cell Loss in Femtosecond Laser-assisted Descemet's Stripping Automated Endothelial Keratoplasty: A 12-month Follow-up Study. Chin Med J (Engl). 2017;130(24):2927.

8 - Victor G, Nosé W, Sousa SJ de F e, Forseto A dos S, Alves MR. In vivo ultrathin Descemet stripping automated endothelial keratoplasty with a low-energy and high-frequency femtosecond laser. Arq Bras Oftalmol [Internet]. 2014 [cited 2018 Dec 3];77(2). Available from: http://www.gnresearch.org/doi/10.5935/0004-2749.20140031

9 - Bernard A, He Z, Gauthier AS, Trone MC, Baubeau E, Forest F, et al. Femtosecond Laser Cutting of Endothelial Grafts: Comparison of Endothelial and Epithelial Applanation. 2015;34(2):9.

10 - McKee HD, Jhanji V. Ultrathin descemet strpping automated endothelial keratoplasty using a femtosecond laser to cut grafts from the endothelial side. Clin Experiment Ophthalmol. 2016 Mar;44(2):136–8.

11 - Jardine GJ1, Holiman JD, Galloway JD, Stoeger CG, Chamberlain WD. Eye Bank-Prepared Femtosecond Laser-Assisted Automated Descemet Membrane Endothelial Grafts. Cornea. 2015 Jul;34(7):838-43.

12 - Sorkin N1, Mimouni M2, Santaella G2, Trinh T2, Cohen E2, Einan-Lifshitz A2, Chan CC2, Rootman DS2. Comparison of Manual and Femtosecond Laser-Assisted Descemet Membrane Endothelial Keratoplasty for Failed Penetrating Keratoplasty.

13 - Einan-Lifshitz A, Sorkin N, Boutin T, Showail M, Borovik A, Alobthani M, et al. Comparison of Femtosecond Laser-Enabled Descemetorhexis and Manual Descemetorhexis in Descemet Membrane Endothelial Keratoplasty: Cornea. 2017 Jul;36(7):767–70.

29

DWEK – Descemetorhexis Without Endothelial Keratoplasty

Ricardo Menon Nosé
Laura Capitian
Roberto Pineda II
Walton Nosé

Introdução

A Distrofia Endotelial de Fuchs (DEF) é uma distrofia bilateral, de evolução lenta, caracterizada pelo desenvolvimento de excrescências focais da membrana de Descemet (*guttata*), diminuindo a densidade de células endoteliais (Figuras 29.1 e 29.2). Inicialmente, desenvolve-se em uma condição assintomática, podendo ser apenas achado de exame de microscopia especular, que nem sempre evolui para doença sintomática.

Nos casos em que a distrofia de Fuchs evolui, o paciente começa a apresentar comprometimento da acuidade visual, já com indicação de transplante endotelial. Nos EUA, a DEF representa a doença com a maior taxa de indicação de transplante de córnea, sendo responsável por, aproximadamente, 22% de todos os transplantes de córnea.

A remoção da membrana de Descemet, ou descemetorrexis sem transplante endotelial, consiste em uma técnica inovadora, descrita, recentemente, para o tratamento de Distrofia Endotelial de Fuchs (DEF). Pela similaridade da nomenclatura ao DSEK (*Descemet's Stripping Endothelial Keratoplasty*), DMEK (*Descemet Membrane Endothelial Keratoplasty*), entre outras técnicas cirúrgi-

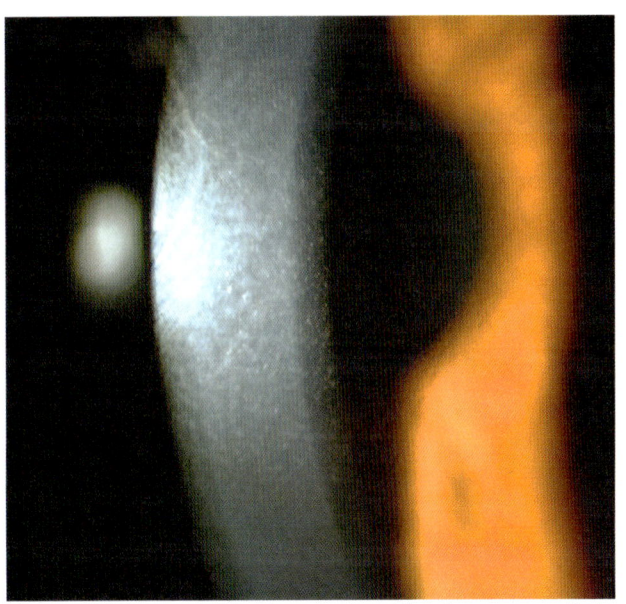

Figura 29.1 Exame de biomicroscopia evidencia cornea *guttata* central, com edema corneano discreto.

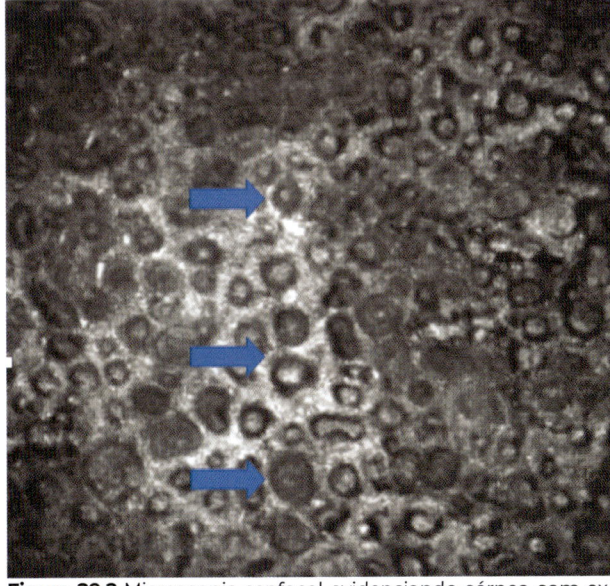

Figura 29.2 Microscopia confocal evidenciando córnea com excrescências focais da membrana de Descemet – setas azuis

cas, a abreviação DWEK – *Descemetorhexis Without Endothelial Keratoplasty* – torna-se adequada. Outra abreviação utilizada é DSO ou *Descemet Stripping Only*.

O DWEK é uma técnica de baixo custo, não depende da necessidade de Banco de Olhos (principalmente em países de baixo nível econômico, em que é difícil o acesso a tecidos doadores) e após o tratamento, não apresenta risco de rejeição, uma vez que não há necessidade do uso de córnea doadora.

Modelos experimentais *in vitro* e *in vivo* foram desenvolvidos, a partir da observação de certa capacidade regenerativa das células endoteliais após descolamento iatrogênico da membrana de Descemet, em cirurgias intraoculares. O edema temporário, formado a partir da iatrogenia no local acometido, apresentou clareamento espontâneo na região acometida, sem qualquer tratamento específico.

Seleção do Paciente

A seleção deve ser criteriosa, para que apresente bom resultado, pois nem todos os pacientes com DEF são aptos para realização dessa técnica. O candidato ideal é o paciente que apresenta baixa contagem endotelial, excrescências focais (*guttata*), localizada nos 4.0 - 4.5 milímetros (mm) centrais da córnea, e que apresenta periferia saudável e com contagem endotelial sugerida maior que 1.500 céls/mm². A área dos 4 mm centrais de retirada da Descemet representa cerca de 10% da área superficial total do endotélio de uma córnea com diâmetro médio de 12 mm (Figuras 29.3 e 29.4). A migração de células endoteliais, da periferia para o centro, para cobrir esta área sem a membrana de Descemet, não gera um impacto significativo na contagem endotelial periférica.

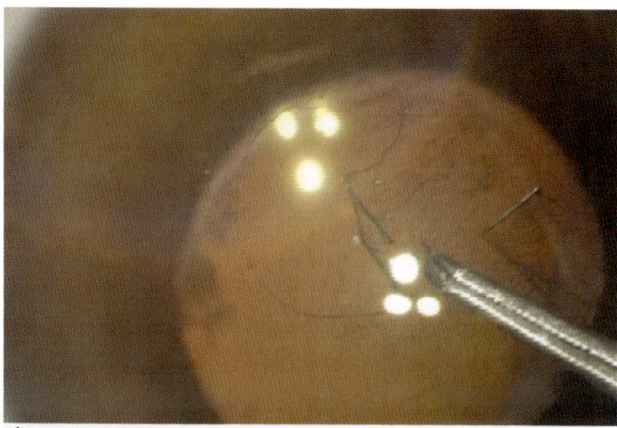

Figura 29.3 Retirada da membrana de Descemet central (DWEK).

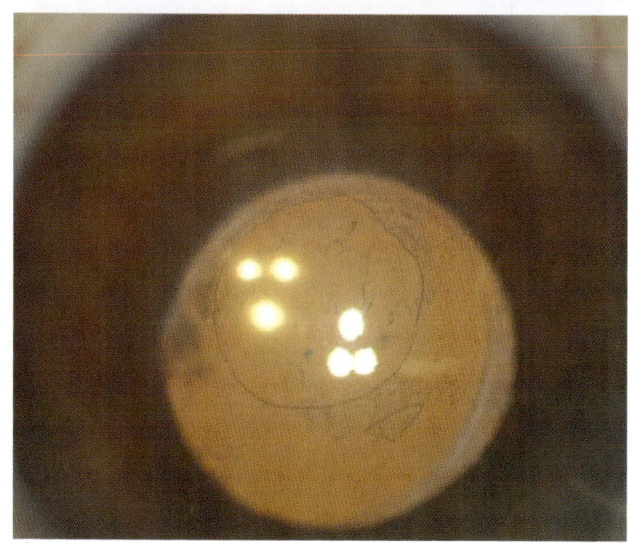

Figura 29.4 Pós-operatório imediato de DWEK.

Borkar et. al. dividiram os pacientes em categorias, conforme o tempo de clareamento da córnea submetida ao DWEK. São eles: respondedores rápidos (clareamento em 1 mês), os respondedores normais (clareamento em 3 meses) (Figura 29.5), respondedores lentos (clareamento depois de 3 meses) (Figura 29.6) e os não respondedores (clareamento jamais é alcançado).

Ainda não se sabe quais as características dos pacientes que os fazem serem melhores respondedores do que outros, mas, certamente, a técnica cirúrgica apropriada tem impacto direto nisso. Entre o grupo de não respondedores, foi utilizado a descemetorrexis entre 6-6,5 mm de diâmetro, que re-

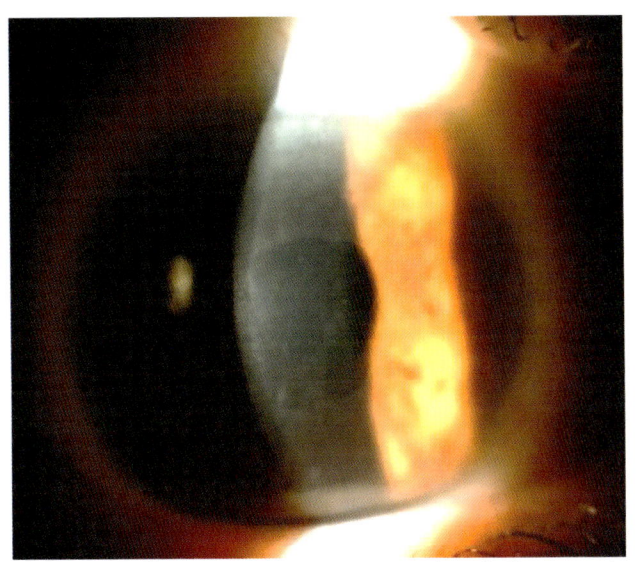

Figura 29.5 Clareamento corneano central, após 3 meses de DWEK.

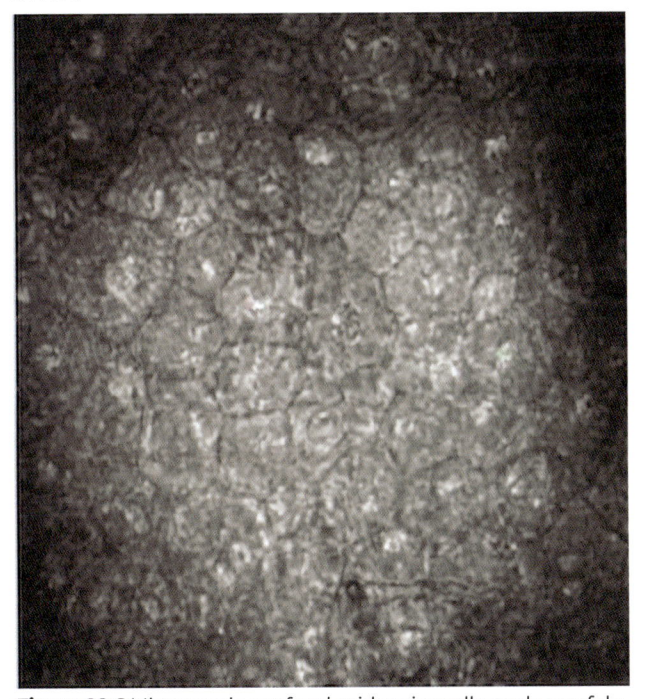

Figura 29.6 Microscopia confocal evidencia melhora da morfologia e aumento densidade endotelial (sem *guttatas*), em paciente com 6 meses de pós-operatório de DWEK.

quer uma área de superfície endotelial a ser repovoada maior.

Uma das possíveis complicações desta técnica seria lesões na superfície posterior do estroma durante o procedimento cirúrgico, utilizando-se o *Sinskey* invertido. Por esse motivo, sugere-se a utilização de pinça específica. Qualquer área de irregularidade ou lesão estromal pode impedir o repovoamento das células endoteliais e resultar em edema corneano persistente.

Nos pacientes com DEF com a presença da opacificação do cristalino, a cirurgia pode ser combinada (no mesmo ato cirúrgico), ou em dois tempos: pode-se realizar a DWEK antes ou depois da facoemulsificação com o implante de lente intraocular (LIO). Sugere-se optar por LIOs de material acrílico hidrofóbico, caso seja necessária a realização de transplante endotelial, em casos de pacientes que não respondem adequadamente ao tratamento com a DWEK.

Inibidor da ROCK como terapia adjuvante

O uso do inibidor da Rho-quinase (ROCK), uma enzima que desempenha um papel na regulação do tônus contrátil de tecidos musculares lisos, como potencial efetor de cicatrização endotelial corneana, foi descrita, nos últimos anos, por Kinoshita et al.

O Ripasudil (Glanatec solução oftálmica 0,4%, Kowa Co Ltd., Nagoya, Japão) é um inibidor tópico e seletivo da ROCK, disponível comercialmente no Japão, para tratamento de glaucoma e hipertensão ocular. A sua segurança em ensaios clínicos de fase III para hipertensão ocular foi demonstrada, assim como a sua capacidade de acelerar a cicatrização endotelial da córnea, em modelos animais. Nenhuma alteração na morfologia das células endoteliais foi notada, em ensaios clínicos de fase I, em humanos.

Seu uso para a aceleração da cicatrização endotelial corneana é, atualmente, *off label*, no Brasil. Moloney *et al.* demonstraram que a sua associação com a DWEK é capaz de acelerar o processo de migração das células endoteliais e, com isso, garantir um retorno à transparência da córnea, de uma forma mais rápida.

Referências

1 - Kaufman AR, Nosé RM, Pineda R. Descemetorhexis Without Endothelial Keratoplasty (DWEK): Proposal for Nomenclature Standardization. Cornea. 2018 Apr;37(4):e-20-e21.

2 - Vedana G., Villarreal G., Jun A. Fuchs endothelial corneal dystrophy: current perspectives. Clinical Ophthalmology. 2016;10:321–330. doi: 10.2147/opth.s83467

3 - Borkar DS, Veldman P, Colby KA. Treatment of Fuchs Endothelial Dystrophy by Descemet Stripping Without Endothelial Keratoplasty. Cornea. 2016;35(10):1267-73.

4 - Park CY, Lee JK, Gore PK, Lim CY, Chuck RS. Keratoplasty in the United States: A 10-Year Review from 2005 through 2014. Ophthalmology. 2015;122(12):2432-42. J Cataract Surg 2018 Jul;44(7):864-870. doi: 10.1016/j.jcrs.2018.05.007. Epub 2018 Jun 27. Femtosecond laser-assisted cataract surgery in Fuchs endothelial corneal dystrophy: Long-term outcomes. Fan W, Yan H, Zhang G.

5 - Moloney G, Petsoglou C, Ball M, Kerdraon Y, Höllhumer R, Spiteri N, Beheregaray S, Hampson J, D'Souza M, Devasahayam RN. Descemetorhexis without grafting for Fuchs endothelial dystrophy – supplementation with topical Ripasudil. Cornea 2017; 36:642-648.

6 - Koenig SB. Planned descemetorhexis without endothelial keratoplasty in eyes with Fuchs corneal endothelial dystrophy. Cornea. 2015; 34:1149–1151

7 - Arbelaez JG, Price MO, Price FW Jr. Long-term Follow-up and Complications of Stripping Descemet Membrane Without Placement of Graft in Eyes With Fuchs Endothelial Dystrophy. Cornea 2012; 33:1295-1299.

8 - Kaufman AR, Nosé RM, Lu Y, Pineda R 2nd. Phacoemulsification with intraocular lens implantation after previous descemetorhexis without endothelial keratoplasty. J Cataract Refract Surg. 2017 Nov;43(11):1471-1475.

9 - Garnock-Jones KP. Ripasudil: first global approval. Drugs. 2014;74: 2211–2215

10 - Nakagawa H, Koizumi N, Okumura N, et al. Morphological changes of human corneal endothelial cells after Rho-associated kinase inhibitor eye drop (ripasudil) administration: a prospective open-label clinical study. PLoS One 2015;10:e0136802.

11 - Okumura N, Okazaki Y, Inoue R, et al. Effect of the Rho-associated kinase inhibitor eye drop (ripasudil) on corneal endothelial wound healing. Invest Ophthalmol Vis Sci. 2016;57:1284–1292.

30
Terapia de Células Endoteliais com Roquinase

Marco Antonio Rey de Faria
Marcelo Mendes de Faria

Introdução

O endotélio corneal é formado por uma única camada de células hexagonais que atapeta a superfície posterior da córnea. Ela mantém sua transparência, pela regulação do fluxo de água do humor aquoso para dentro da córnea. A lesão do endotélio corneal, ou o seu acometimento e a subsequente perda de células endoteliais devido a alguma condição patológica, como Distrofia Endotelial de Fuchs, é compensada pela migração das células endoteliais remanescentes. Entretanto, quando a densidade dessas células, que é em torno de 2.000 por milímetro quadrado, em uma pessoa normal, diminui para 400 células/mm^2 ou menos, o endotélio corneal entra em disfunção e ocorre uma entrada anormal de água no seu estroma, levando ao espessamento e a perda de transparência da córnea, a ceratopatia bolhosa, que leva à diminuição da visão.[1]

O tratamento usual para a ceratopatia bolhosa inclui: ceratoplastia penetrante; DSEK (*Descemet's Stripping Endothelial Keratoplasty*); DSAEK (*Descemet's Stripping Automated Endothelial Keratoplasty*) e DMEK (*Descemet Membrane Endothelial Keratoplasty*). Todas elas envolvem o uso de tecido corneal doador. Além disso, todos esses procedimentos são invasivos e, além de não sabermos ao certo o seu resultado a longo prazo, implicam o uso prolongado de corticosteroides.[2] Ademais, os transplantes por doença do endotélio vêm em número crescente e hoje, equivalem a 1/3 dos transplantes nos Estados Unidos da América.[3]

A qualidade visual após um transplante de córnea, algumas vezes, é insatisfatória, devido aos astigmatismos irregulares induzidos, ou à irregularidade do tecido doador. Assim, um procedimento cirúrgico que resulte em uma córnea saudável, com anatomia normal e boa qualidade visual, é o que mais se busca.[1]

Em abril de 2013, Naoki Okumura et al. (entre eles Kinochita) publicaram um estudo em macacos *cynomologus*, no qual o endotélio corneal central foi danificado na porção central com crioterapia transcorneal. No pós-operatório, foi usado o inibidor da Roquinase (RHO), 6 vezes ao dia. Após 4 semanas, foi feita microscopia especular de não contato. Nesse estudo, foi encontrada, após esse tempo, uma média de 3.000 cels/mm^2 nas córneas em que foi usado o inibidor da Roquinase, enquanto que no grupo controle, a média foi de 1.500 céls/mm^2.[3]

A enzima roquinase foi descrita, pela primeira vez, em meados dos anos 90, com duas isoformas subsequentemente identificadas e localizadas, separadamente, no genoma: ROCK 1, no cromossomo 18 e ROCK 2, no cromossomo 2. Sua função mais consistentemente demonstrada é regular a modificação citoesquelética necessária para vários processos celulares, mas, principalmente, a migração, com papéis essenciais na embriogênese. Elas são onipresentes no nosso corpo (embora a expressão entre as isoformas seja diferente, de acordo com a localização) e são, especialmente, críticas na mediação da contração da musculatura lisa. Isso levou à exploração do seu possível papel como alvos terapêuticos em doenças pulmonares e cardiovasculares e à aprovação, em três países, como medicamento para o tratamento de vasoespasmo cerebral após hemorragia subaracnóidea e Glaucoma.[4]

O inibidor da Roquinase, ripassudil 0,4% (Glanatec 0,4%; Kowa Company Ltda, Nagoya, Japan), foi liberado, no Japão, para uso em Glaucoma, em 2014.

O Glaucoma é uma neuropatia óptica progressiva, caracterizada pela escavação do nervo óptico e perda, por apoptose, das células ganglionares da retina, com correspondente perda visual. O seu tratamento clínico medicamentoso começou em 1875, com o uso de colírio de pilocarpina, extraída do jaburandeiro, cujo mecanismo de ação (assim como outros mióticos) se dá pela contração do músculo ciliar, que traciona a malha trabecular, abrindo o canal de Schlemm e melhorando a drenagem do humor aquoso. Somente em 1930, foi lançada a epinefrina, logo substituída pela dipivefrina, que provavelmente age diminuindo a resistência ao fluxo externo. O Maleato de Timolol foi adicionado à terapia, em 1970, agindo na diminuição da produção do humor aquoso, seguido dos inibidores tópicos da anidrase carbônica e dos agentes alfa-agonistas (brimonidina), ambos atuando na diminuição da produção do humor aquoso. Finalmente, nos anos 90, foram introduzidas as substâncias análogas das prostaglandinas, que agem na via de drenagem uveo-escleral. A roquinase se constitui, para o Glaucoma, em um medicamento que, além de baixar a pressão intraocular pela diminuição à resistência externa de drenagem e por incrementar o fluxo sanguíneo, tem a potencialidade para, além de prevenir a degeneração axionial, pode contribuir para a sua regeneração. É, portanto, a primeira droga com função neuro protetora para a terapia antiglaucomatosa.[5]

Os efeitos colaterais do inibidor da Roquinase incluem dor e hiperemia conjuntival.[5]

Em 2018, Asaf Achirom et al. publicaram um estudo *ex-vivo* no qual avaliam o efeito do inibidor da Roquinase para reduzir a apoptose das células endoteliais após a facoemulsificação e constataram 37,06% menos de apoptose das células no grupo em que se usou o inibidor da Roquinase.[6] Também nesse ano, Kinochita et al. publicaram um trabalho com 11 pacientes com Distrofia de Fuchs, com idade variando de 20 a 90 anos, com edema epitelial, nos quais não se conseguia contar as células endoteliais, com paquimetria maior que 630 μm e acuidade visual ≤ 0,5 (20/40). Nesses pacientes foi injetado, após a aspiração das células anormais dos 8,0 mm centrais com cânula de silicone, na câmara anterior, uma suspensão com células endoteliais cultivadas com a adição de inibidor da Roquinase. Após a injeção o paciente era colocado imediatamente em posição de pronação (de bruços), por 3 horas, e em seguida, iniciada a terapia tópica com antibióticos e corticoides. O objetivo primário era ter a restauração da transparência corneal e uma contagem maior que 500 células endoteliais por mm², após 24 semanas. Os objetivos secundários foram: diminuição da paquimetria para menor que 630 μm e acuidade visual melhor em duas linhas. Após as 24 semanas, todos os 11 olhos tinham restaurada a transparência corneal e uma contagem endotelial maior que 500 células/mm² (947-2.833 cels/mm²); 10 olhos tinham menos que 630 μm de espessura corneal e 9 dos 11 olhos tinham melhorado duas ou mais linhas de acuidade visual.[1]

Marshall J Huang et al., em uma publicação de 2018, compararam os resultados de DMEK com DWEK (*Descemetorhexis Without Endothelial Keratoplasty*) em 27 olhos de 26 pacientes com leve a moderada distrofia endotelial de Fuchs. Quinze olhos foram submetidos ao DMEK e 12 a DWEK. Todos os pacientes tinham a córnea clara em toda a periferia, tinham acuidade visual mínima de 20/60 com *pinhole* e nenhuma outra comorbidade detectada. Dos pacientes submetidos a DWEK, 03 usaram inibidor da Roquinase. Todos os pacientes se submeteram à facoemulsificação seguida de ceratoplastia. Nos pacientes submetidos a DMEK a endoteliorrexe foi de 8 mm de diâmetro, enquanto que nos pacientes submetidos ao DWEK, esse diâmetro foi de 4 mm. Todos os olhos, ao final do estudo, tiveram acuidade visual igual ou melhor que 20/40, sendo que a média em que se alcançou essa qualidade visual foi de 2 semanas, nos pacientes de DMEK e de 7 semanas, nos pacientes com DWEK, sendo que os 3 que fizeram uso do inibidor da Roquinase tiveram recuperação mais rápida.[7]

A ideia de se fazer a retirada da área da Descemet/Endotélio acometida pela Distrofia de Fuchs não é nova e R. Pineda, em uma comunicação, relatou ter encontrado na Biblioteca da Massachusetts Eye and Ear Infirmary, essa técnica, descrita em detalhes por Louis Paufique, no livro *Corneal Grafts* de 1955, no capítulo *Lamelar Keratoplasty*.[8]

Marian S. Macsai e Mira Shiloach, em 2019, publicaram uma série de 18 pacientes submetidos a DWEK, sendo que 8 deles fizeram o uso, no pós-operatório, de inibidores da Roquinase (ripassudil 0,4%), 4 vezes ao dia, durante 2 meses. Dos 10 pacientes que não fizeram o uso do ripassudil, 9 atingiram acuidade visual igual a 20/40 ou melhor, com 3 meses e 1, aos 6 meses. Por outro lado, todos os 8 pacientes que utilizaram o ripassudil atingiram visão igual a 20/40 ou melhor, após 2 meses de pós-operatório.[9]

Como vemos, o uso do inibidor da Roquinase para o tratamento das enfermidades endoteliais, como distrofia endotelial de Fuchs, ceratopatia bolhosa pós-facoemulsificação e perda endotelial pós-trauma se mostra como nova alternativa aos transplantes de córnea (penetrante ou endotelial). Porém, baseado nas publicações mais recentes, observamos que há limites, e que para termos sucesso com esse tratamento, devemos obedecer a algumas regras iniciais como:

1 - o colírio com o inibidor da Roquinase ainda não foi liberado para esse fim, em nosso País e, sendo o seu uso *off label*, o paciente deve obrigatoriamente ser informado disso;

2 - a seleção do paciente é muito importante, e como foi visto anteriormente, essa técnica funciona bem em casos iniciais e moderados, que atinjam os 4 a 5 mm centrais da córnea, com a periferia ainda sã e sem *guttae*, de preferência com contagem endotelial periférica igual ou superior a 1.000 cels/mm².

Portanto, em contagem periférica abaixo disso e nos casos mais avançados, devemos indicar o transplante endotelial;

3 - para termos sucesso no tratamento é necessária a remoção da área central do endotélio, e o diâmetro ideal da área a ser removida é entre 4 e 5 mm.

Três técnicas são descritas e utilizadas para se retirar as células centrais acometidas:

1 - a crioterapia, na qual uma sonda criogênica é aplicada diretamente no epitélio, na área central da córnea[3];

2 - a aspiração mecânica, com a caneta de irrigação/aspiração do facoemulsificador[9] e,

3 - a endoteliorrexe, com um gancho de Sinskey invertido[7] e/ou com uma pinça de Utrata invertida.[2] Essa remoção deve ser a mais delicada possível, sendo imperativo não traumatizar o estroma corneal subjacente, pois isso pode levar à formação de cicatrizes e, assim, provocar a baixa da visão.[8]

Nossa experiência com essa técnica não é grande (temos apenas 6 casos) por vários motivos: a maioria dos pacientes já nos chegam em uma fase avançada da doença, não tendo mais indicação de DWEK; como a recuperação é lenta e sempre explicamos que também existe a opção do transplante endotelial, de recuperação mais rápida, a preferência deles termina sendo pelo transplante endotelial; a difícil aquisição do colírio, que para muitos é caro e demora a chegar, tendo, às vezes que, enfrentar trâmites burocráticos demorados e, finalmente, nossa própria insegurança com a técnica que, por ser nova, impõe uma mudança importante de paradigmas.

A técnica de remoção do endotélio central de nossa preferência é a endoteliorrexe com pinça de Utrata invertida, que descrevemos a seguir: sob anestesia tópica, marcamos uma área central 4 a 5 mm na córnea e, após uma incisão de 2,2 mm na córnea clara no quadrante que nos for mais confortável, preenchemos a câmara anterior com substância viscoelástica; começamos a endoteliorrexe, com o gancho de Sinskey invertido e depois, completamos a rexe, com o auxílio de uma pinça de Utrata invertida, com o cuidado de não traumatizar o estroma suprajacente. Finalizamos, aspirando o viscoelástico, refazemos a câmara anterior e edemaciamos/selamos a incisão com solução salina balanceada.

Na Figura 30.1A, vemos a microscopia especular da área central de um paciente e na Figura 30.1B, a microscopia especular da

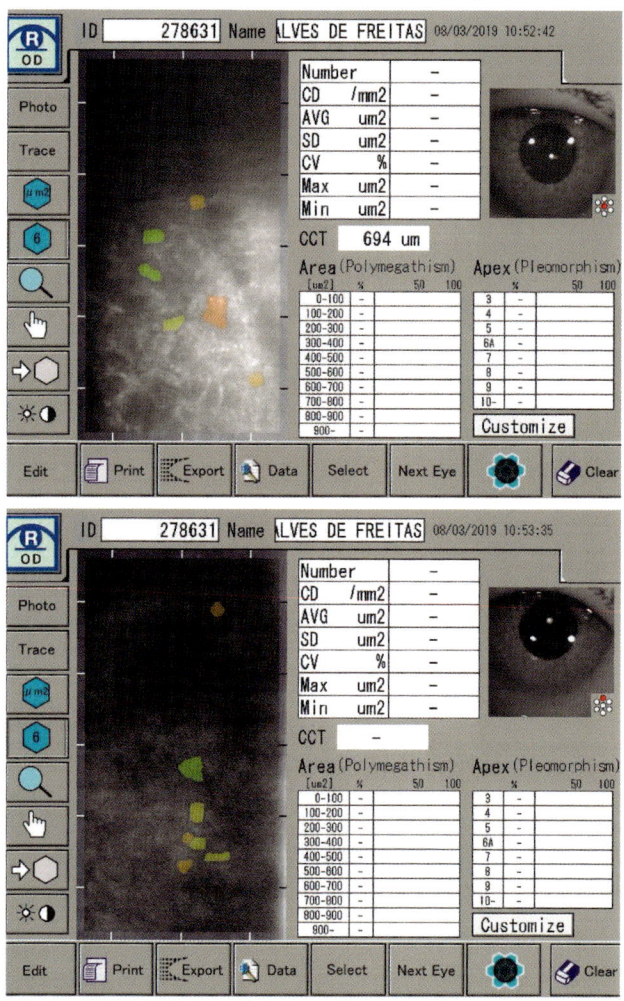

Figura 30.1A Microscopia especular no pré-operatório, visão 20/100.

periferia de sua córnea. Na Figura 30.2, podemos ver a biomicroscopia do mesmo paciente, 2 meses após a cirurgia, já com visão igual a 20/50. Indicada pelas setas, vemos a borda da endoteliorrexe.

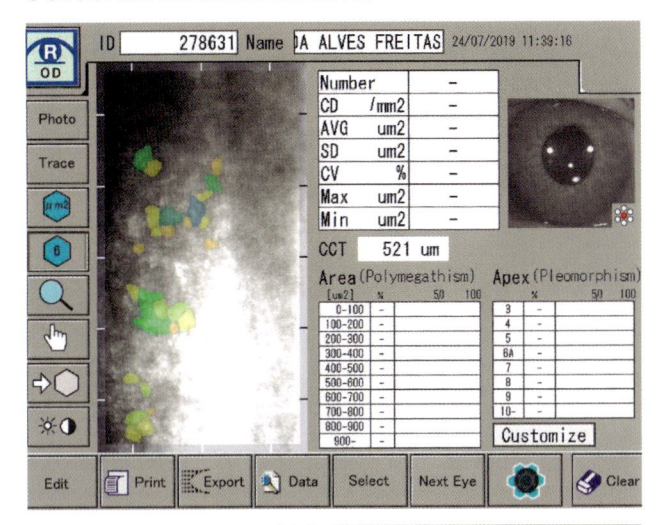

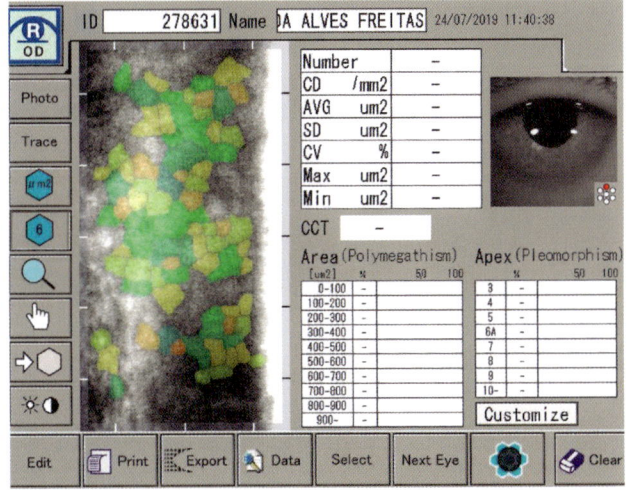

Figura 30.1B Figura 30.1 B. Microscopia especular no pós-operatório, visão 20/50.

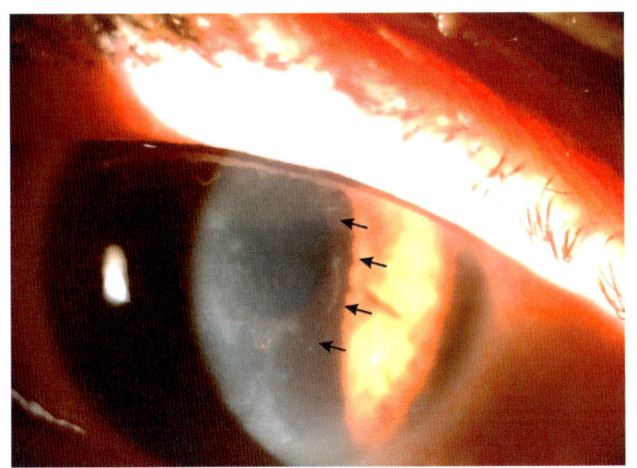

Figura 30.2 Paciente após 2 meses de cirurgia, onde vemos a borda da endoteliorrexe, nas setas destacadas.

Nas Figuras 30.3A, 30.3B, 30.3C e 30.3D vemos a manobra da endoteliorrexe. Concluindo, um novo caminho para o tratamento das doenças do endotélio corneal está aberto. A ideia de Paufique, publicada em 1955, aliada às novas descobertas recentes da farmacologia e biologia molecular, abrem um leque de opções, até agora inimaginável, para a maioria dos cirurgiões de segmento anterior, principalmente se adicionarmos, a isso, a inteligência artificial. Não há como prever o futuro, mas temos certeza de que não ficará apenas nisso.

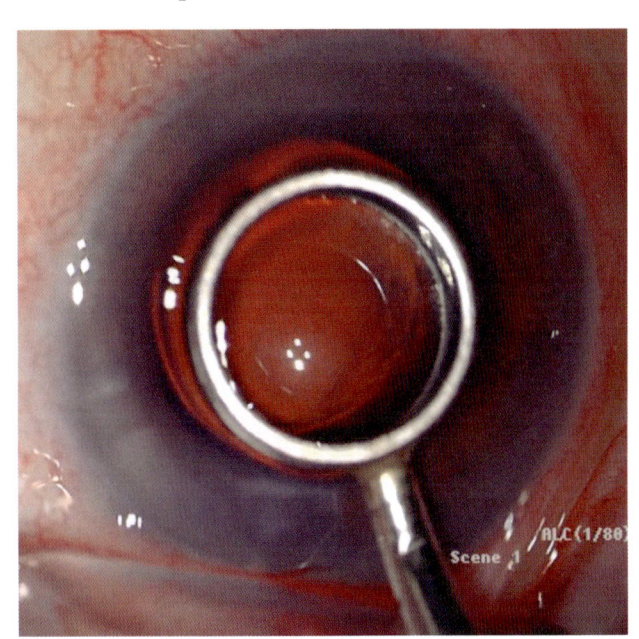

Figura 30.3A Marcação da córnea.

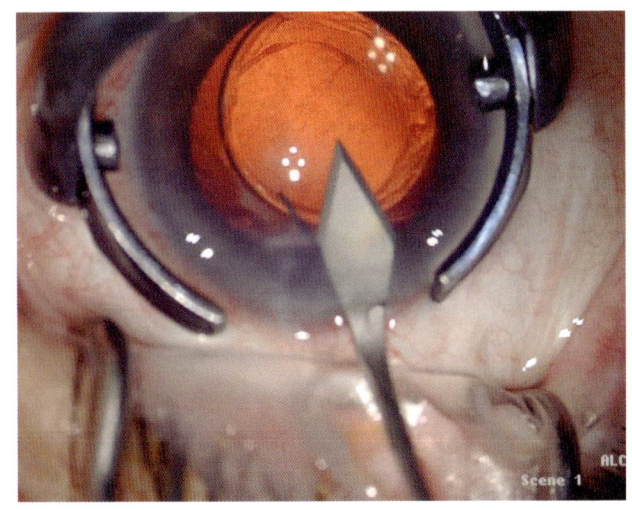

Figura 30.3B Incisão corneal.

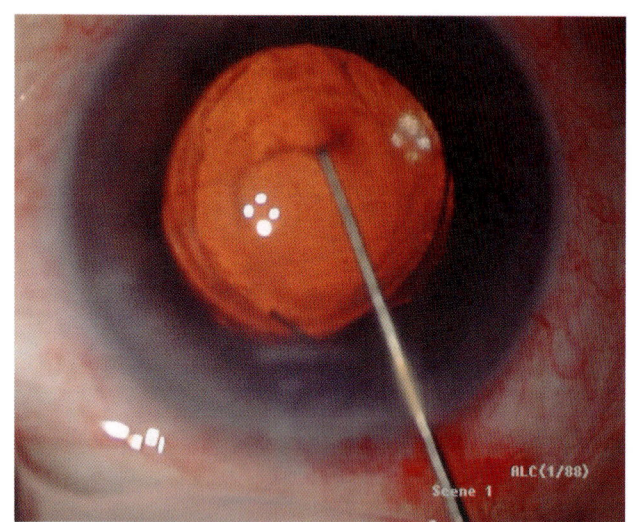

Figura 30.3C Início da Rexe com o gancho de Sinkey invertido.

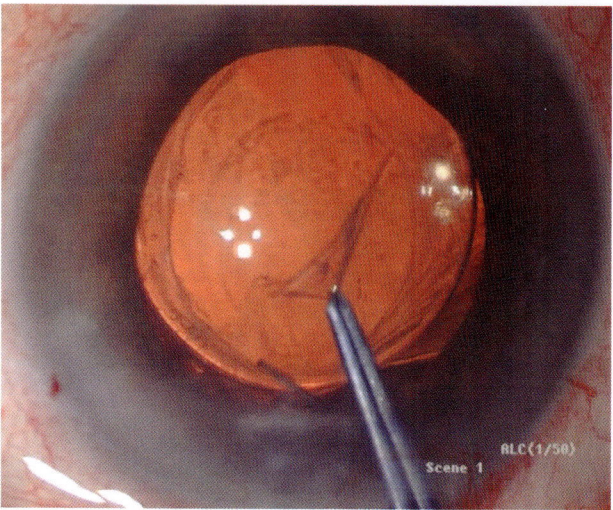

Figura 30.3D Endeteliorrexe com pinça de Utrata invertida.

Referências

1 - Shigeru Kinoshita, et al. Injection of Cultured Cells with a ROCK Inhibitor for Bullous Keratopathy. N Engl J Med, 378;11. NEJM.ORG, March 15, 2018.

2 - Pimpiroon Ploysangam, Sangita P. Patel. A Case Report Illustrating the Postoperative Course of Descemetorhexis without Endothelial Keratoplasty with Topical Netarsudil Therapy. Case Reports in Ophthalmological Medicine. Vol. 2019, Article ID 6139026, 7pages; https://doi.org/10.1155/2019/6139026

3 - Naoki Okumura, et al. The ROCK Inhibitor Eye Drop Accelerates Corneal Endothelium Wound Healing. Investigative Ophthalmology & Visual Science April 2013, Vol.54, 2493-2502. doi: https://doi.org/10.1167/iovs.12-11320.

4 - Gregory Moloney. Moving beyond lamellar keratoplasty - Are we taking our frst step? Clinical and Experimental Vision and Eye Research. Vol. 1:2; Jul-Dec 2018.

5 - Angelo P. Tanna, Mark Johnson. Rho Kinase Inhibitors as a Novel Treatment for Glaucoma and Ocular Hypertension. The American Academy of Ophthalmology. Volume 125, ISSUE 11, P1741-1756, November 01, 2018. DOI: https://doi.org/10.1016/j.ophtha.2018.04.040.

6 - Asaf Achiron, Anna Feldman, Lily Karmona, et al. Prophylactic exposure of human corneal endothelial cells to Rho-associated kinase inhibitor reduced apoptosis rate after phacoemulsification: Ex vivo study. J Cataract Refract Surg 2018; 44:1261–1266 Q 2018 ASCRS and ESCRS. https://doi.org/10.1016/j.jcrs.2018.04.044

7 - Marshall J. Huang, Steven Kane, Deepinder K. Dhaliwal. Descemetorhexis Without Endothelial Keratoplasty Versus DMEK for Treatment of Fuchs Endothelial Corneal Dystrophy. Cornea; Volume 37, Number 12, December 2018;37:1479–1483.

8 - Daniel Garceranta, Nino Hirnschalla, C, Nicholas Toalstera, Meidong Zhua,D, Li Wend, Gregory Moloney. Descemet's stripping without endothelial keratoplasty. Curr Opin Ophthalmol 2019, 30:275–285. DOI:10.1097/ICU.0000000000000579.

9 - Marian S. Macsai, Mira Shiloach. Use of Topical Rho Kinase Inhibitors in the Treatment of Fuchs Dystrophy After Descemet Stripping Only. Cornea ; Vol. 38, Number 5, May 2019;38:529–534.

31
Transplante de Córnea em Crianças

Patrícia Marback
Alexandra Luguera

Introdução

A prevenção da cegueira infantil é uma das cinco prioridades da Iniciativa Global da Organização Mundial de Saúde (OMS), sendo objeto do Programa Visão 20/20, pelo direito à visão,[1] capitaneado pela Agência Internacional de Prevenção da Cegueira (IAPB). De acordo com o IAPB, estima-se que há 1,4 milhão de crianças cegas, no mundo.[2] Dentre as causas de deficiência visual grave e cegueira infantil, as doenças que afetam a córnea representam 8% dos casos, na América Latina e 18,2%, no Brasil.[3,4]

Apesar de todo o desenvolvimento técnico e tecnológico na cirurgia do segmento anterior, o tratamento da criança com opacidade de córnea ainda é um desafio. Trata-se de uma população com características específicas, no que diz respeito ao padrão imunológico e à inflamação pós-cirúrgica, que apresenta maiores taxas de rejeição[4] e que tem limitações consideráveis de comunicação e colaboração.

Assim, a cirurgia é considerada um procedimento de alto risco, uma vez que são observadas as seguintes características:

a) baixa rigidez corneana e escleral;
b) câmara anterior rasa;
c) deslocamento anterior do diafragma iridocristaliniano;
d) menor tamanho do globo ocular;
e) rejeição mais grave e rápida do enxerto corneano, e
f) cicatrização pós-operatória precoce.[5,6]

Acrescenta-se, ainda, a dificuldade no manejo pós-cirúrgico, com a baixa cooperação dos pacientes durante o exame, tratamento e cuidados pós-operatórios, bem como a inabilidade de crianças pequenas em verbalizarem os sintomas.[6,7]

Em se tratando de opacidade do desenvolvimento, o desafio é ainda maior, pois estaremos diante de doenças raras, com potencial de envolvimento sistêmico, que pode interferir, tanto no risco anestésico, quanto no desenvolvimento cognitivo da criança, levantando dúvida acerca da relação entre risco e benefício do procedimento. Por outro lado, entende-se que mesmo em crianças com deficiências cognitivas, pequena melhora da função visual pode ser crucial para o desenvolvimento ocular e para o próprio comportamento da criança, que passa a ter mais independência, liberdade e desenvoltura para se movimentar. Portanto, a avaliação do risco-benefício deve envolver uma equipe multidisciplinar[6], composta minimamente pelo oftalmopediatra e pelo cirurgião de córnea, com eventual participação do especialista em glaucoma congênito, terapeuta ocupacional e pediatra.

Dependendo da idade da criança, outra questão que deve ser levada em conta é a ambliopia. Opacidade unilateral em crianças muito jovens tem alto poder de induzir ambliopia, sendo que quanto mais rápido for o procedimento, melhor o prognóstico visual. Existem fatores que podem reforçar a necessidade de postergar o procedimento em algumas semanas, ou mesmo meses, a exemplo do baixo peso em recém-nascidos, que pode resultar em dificuldades no procedimento anestésico e na técnica cirúrgica em si.

Em alguns casos de pacientes com opacidade da córnea, pode haver melhora da transparência em poucas semanas após o nascimento, como, por exemplo, nas ceratites intersticiais (Figura 31.1) e em portadores de glaucoma congênito. Nestes casos, estimulação visual e acompanhamento com avaliação da função visual são necessários, antes de se indicar uma ceratoplastia.

Quando o paciente apresenta opacidade corneana com comprometimento bilateral, é possível esperar algumas semanas sem interferir no resultado visual[8], pois quando a privação visual ocorre em ambos os olhos, o tratamento da ambliopia resultante apresenta melhores resultados. A escolha de qual olho operar primeiro, em situações assim, também pode ser difícil, visto que na opacidade congênita, não raro, o pior olho apresenta outras malformações que inviabilizam a ceratoplastia, tornando o melhor olho, a escolha cirúrgica mais adequada.

Crianças maiores que 2 anos referidas para ceratoplastia, via de regra, apresentam opacidade de córnea adquirida. Na anamnese, é importante saber se houve algum período sem privação visual, o que melhora muito o prognóstico. Até os 8 anos de idade, a ambliopia ainda é um fator determinante do resultado visual, de forma a priorizar a realização do procedimento. Já em crianças com doenças da córnea adquiridas após os 8 anos de idade, a indicação imediata da cirurgia vai depender da bilateralidade, do impacto da doença nas atividades da criança, bem como do comprometimento da família com o pós-operatório.

Essas peculiaridades do transplante de córnea na população pediátrica, somadas à menor prevalência de doenças que requerem transplante de córnea em crianças, quando comparado com a população adulta, resultam em menor número de cirurgias realizadas. Apesar desses fatores, grande número de crianças pode apresentar sucesso no resultado pós-cirúrgico.[8]

Atualmente, os avanços nas técnicas cirúrgicas e no manejo pós-operatório permitem a realização de transplante de córnea em crianças, com resultados de enxertos claros entre 50 e 78%.[5] Não obstante o alcance de um enxerto claro se revele essencial para obter acuidade visual, nem todas as crianças com enxertos transparentes a obtêm de

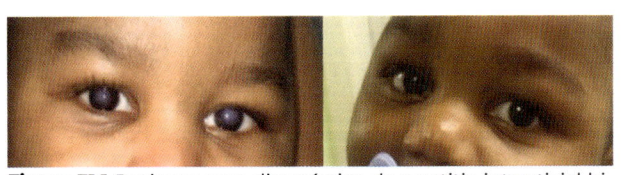

Figura 31.1 Paciente com diagnóstico de ceratitie intersticial bilateral, com sorologia materna positiva para Citomegalovírus, apresentando melhora após dois meses de acompanhamento e uso de corticoide tópico.

forma ideal. O desenvolvimento da ambliopia e a presença de anormalidades oculares concomitantes podem resultar em uma visão subnormal, apesar das características claras de um enxerto bem sucedido.[4,6]

No que diz respeito à recuperação pós-cirúrgica e à reabilitação visual, o comprometimento da família é fator determinante para o sucesso da ceratoplastia, em crianças de qualquer idade, independentemente da causa. Problemas como a supervisão da criança para evitar trauma no período pós-operatório, o uso adequado dos colírios e a disponibilidade de tempo e financeira para levar às consultas pós-operatórias podem ser fatores impeditivos para proceder com o tratamento. O potencial de complicação de uma ceratoplastia mal assistida pode piorar o estado de saúde da criança, e isso deve ser discutido de maneira clara e objetiva com a família, de preferência, mais de uma vez.[6]

Indicações

Crianças com opacidades ou deformidades significativas da córnea, uni ou bilaterais, são candidatas e devem ser avaliadas para a possibilidade de ceratoplastia. A avaliação deve levar em conta uma sequência de características, que, após discutidas com a família, ajudarão a definir se a cirurgia é a melhor opção. As principais indicações de ceratoplastia na infância estão descritas na tabela da Figura 31.2.

A opacidade congênita da córnea caracteriza-se pela perda de transparência do tecido, evidente já ao nascimento. A etiologia da opacidade congênita da córnea pode ser genética, infecciosa, traumática, tóxica ou resultante de uma combinação destas causas. A maioria desses fatores etiológicos afeta o desenvolvimento entre as semanas 6 e 16 da gestação, quando é realizada a diferenciação do segmento ocular anterior.[5]

Causas de ceratoplastia em crianças	
Opacidades congênitas	Anomalia de Peters
	Esclerocórnea
	Distrofia endotelial e estromais
	Glaucoma
	Dermóide
Adquiridas não traumáticas	Ceratocone
	Síndrome de Steven Johnson
	Doenças metabólicas (ex. MPS)
	Ceratite infecciosa (bactéria, vírus, fungo)
Adquiridas traumáticas	Leucoma pós trauma
	Queimadura química
	Queimadura térmica

Figura 31.2 Principais indicações de ceratoplastia na infância.

A indicação do transplante de córnea em crianças caracteriza-se de urgência, para evitar baixa visual irreversível, que se instala quando não há estímulo visual adequado. Por essa razão, crianças com opacidade bilateral e idade inferior a 8 anos têm prioridade na fila de transplante.[7]

Avaliação pré-operatória

A avaliação pré-operatória vai confirmar a indicação de cirurgia, avaliar o prognóstico pós-operatório e ajudar na programação da cirurgia. Uma anamnese bem feita, incluindo o histórico pré-natal e complicações durante o parto, é prioritária, principalmente naqueles pacientes com opacidade congênita.

A medida da acuidade visual deve ser feita da melhor maneira possível, de acordo com a idade e o grau de colaboração da criança. O uso dos cartões de acuidade visual de Teller (CAT) ou as raquetes de Lea ajudam, em crianças menores de 2 anos. Crianças maiores podem ser treinadas, em casa, com a posição da letra "E", para que colaborem durante o exame.

A retinoscopia, com avaliação da regularidade do reflexo retiniano, também deve ser tentada. Mesmo em adultos, alguns casos de opacidade de córnea podem ser compatíveis com boa acuidade visual corrigida, ainda que na avaliação clínica não pareça. A possibilidade de uma boa retinoscopia em uma criança com opacidade de córnea requer prescrição dos óculos (se necessário) e estimulação visual. Em crianças maiores, teste com lentes de contato rígidas pode ter ótimos resultados.

Em pacientes com suspeita de infecções congênitas, deve-se pensar na possibilidade de ceratite intersticial. Nesse caso, a opacidade pode ser inflamatória e pode melhorar clinicamente. No glaucoma congênito, o controle da pressão intraocular resulta em melhora gradual do edema de córnea e o transplante pode não ser necessário.

A ultrassonografia ocular vai identificar alterações do polo posterior, além de fornecer a biometria (diâmetro ântero-posterior), para o seguimento pós-operatório. Deve ser sempre bilateral e feita por um profissional experiente na área.

A avaliação do segmento anterior é importante, tanto para o prognóstico visual, quanto para a programação cirúrgica, uma vez que a presença de coloboma de pálpebra, insuficiência límbica, sinéquias, opacidade de cristalino e corectopia devem ser identificados. A medida da pressão intraocular e do diâmetro da córnea devem ser realizadas, sendo frequente a necessidade de realização do exame sob narcose, devido à falta de colaboração da criança. Em leucomas muito densos, é difícil avaliar a câmara anterior. O UBM (ultrassonografia biomicroscópica), quando disponível, é útil nesses casos e pode ser feito em crianças, a partir de 16 semanas de idade.

Outro exame que auxilia na avaliação pré-operatória da opacidade da córnea, no que diz respeito à profundidade da lesão e, principalmente, na programação de cirurgias lamelares, é a tomografia de coerência ótica (OCT) do segmento anterior (Figura 31.3) Em crianças maiores e colaborativas, é possível avaliar profundidade da lesão e integridade da membrana de Descemet.

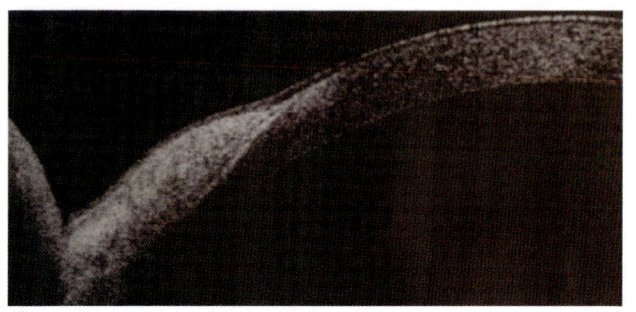

Figura 31.3 OCT de segmento anterior em paciente com tumor dermatoide paracentral, com envolvimento profundo da córnea e da esclera, sem invadir a membrana de Descemet.

A possibilidade de múltiplos exames, sob narcose, ou de procedimentos pós-operatórios, sob anestesia geral, deve ser levada em consideração. Avaliação sistêmica do risco anestésico deve ser feita antes da indicação de cirurgia em crianças muito pequenas e/ou com doenças congênitas.

Antes da cirurgia, é preciso fazer também anamnese social da família ou responsáveis. Por mais que pareça constrangedor, o sucesso da cirurgia vai depender diretamente do comprometimento dos cuidadores da criança e das condições financeiras de manter os medicamentos e as visitas pós-operatórias.

Escolha do Tecido

Sendo o transplante de córnea em crianças um procedimento de maior risco, quando comparado ao transplante em adultos, quanto melhor for a qualidade do enxerto, maiores serão as chances de sucesso no procedimento. Além do mais, a expectativa de vida do paciente pediátrico é consideravelmente maior do que, por exemplo, um paciente com ceratopatia bolhosa do pseudofácico, e espera-se que o enxerto tenha durabilidade suficiente para não precisar ser substituído por longo período de tempo.

Córneas com menor tempo de armazenamento, idealmente até 4 dias no meio de preservação, sem abrasões epiteliais, sem dobras e com contagem endotelial acima de 3.000 cels/mm^2 são consideradas de excelente qualidade para transplante. Não existe correlação entre a idade do doador e a idade do receptor, sendo até desejável o uso de enxertos de doadores adultos, devido à alta elasticidade de enxertos de doadores infantes. No entanto, existe correlação entre a idade do doador e a contagem endotelial. Infelizmente, ainda temos Bancos de Olhos que não dispõem de microscópio especular, sendo necessário restringir a idade máxima do doador, na tentativa de obter um tecido com mais densidade endotelial.

Técnica Cirúrgica

Uma vez indicada a cirurgia, a técnica escolhida pode ser a ceratoplastia penetrante (PK), a ceratoplastia lamelar anterior, superficial ou profunda (DALK) e, em alguns casos, a ceratoplastia endotelial (EK). As siglas serão usadas, em inglês, devido ao maior uso na literatura científica neste idioma.

Ceratoplastia penetrante (PK)

O PK ainda é a técnica mais utilizada na opacidade congênita da córnea, principalmente nas anomalias que envolvem estruturas do segmento anterior, a exemplo da anomalia Peter (Figura 31.4). O grau de

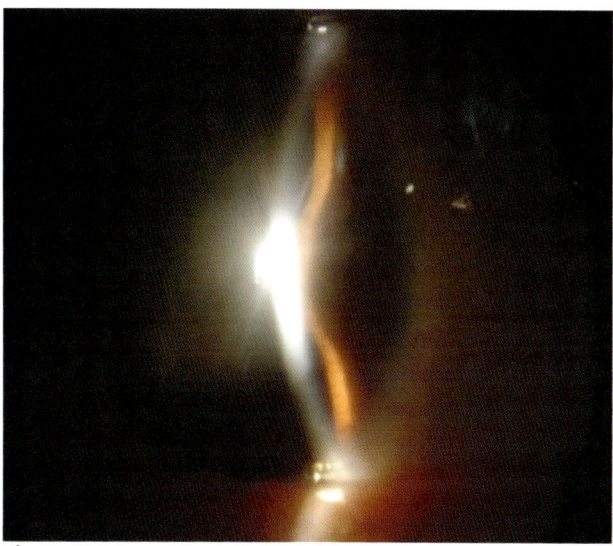

Figura 31.4 Anomalia de Peter, evidenciando leucoma com sinéquia anterior.

dificuldade tende a ser maior em infantes, diminuindo de acordo com o aumento da idade, sendo que após os 4 a 5 anos de idade, a criança passa a ter olhos semelhantes aos de um adulto jovem.

Em pacientes muito jovens, os tecidos tendem a ser mais elásticos, e as proporções e posições anatômicas (limbo, íris, profundidade de câmara anterior, cristalino) tendem a ser diferentes do olho adulto. Um blefarostato adequado deve ser escolhido, visto que, quando inadequado, pode induzir ao aumento da pressão vítrea. Cantotomia lateral pode ser necessária, para reduzir a pressão orbitária. Em crianças muito jovens, o uso do anel de Flieringa não deve ser negligenciado, devido à elasticidade dos tecidos.

Deve-se evitar a trepanação "a vácuo" na opacidade congênita do desenvolvimento, ou quando não há certeza sobre a presença e a extensão de sinéquias. O diâmetro da trepanação vai depender do diâmetro da córnea. Em pacientes com glaucoma congênito, por exemplo, podemos ter botões tão grandes quanto 9,0 mm (Figura 31.5), e ainda restarem quatro ou mais milímetros de rima do receptor. Em infantes sem

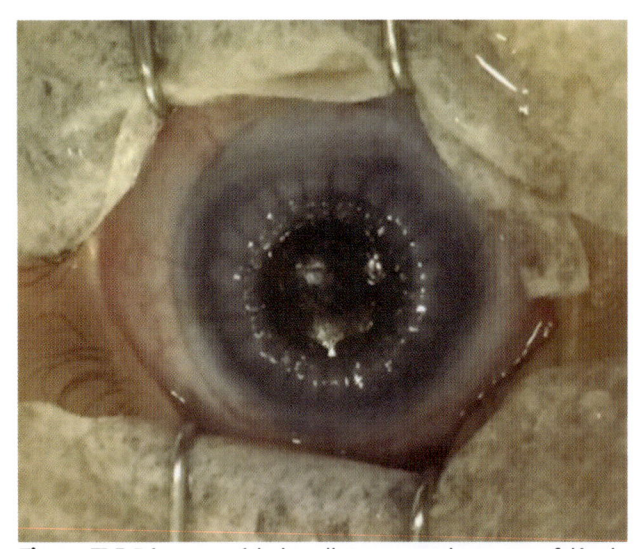

Figura 31.5 Pós-operatório imediato em paciente com falência endotelial secundário a glaucoma congênito. Botão da córnea doadora medindo 9,0 mm, sutura interrompida, com 24 pontos.

buftalmo, no entanto, botões doadores costumam variar entre 5,5 e 7,00 mm. Em córneas muito planas (esclerocórnea e anomalia de Peter) é recomendada uma diferença de 0,75 ou 1 mm, entre a trepanação do doador e do receptor, na tentativa de aprofundar a câmara anterior. Como essa diferença costuma induzir miopização, pode ser uma boa opção nos pequenos que ficarem afácicos após o transplante.

Uma complicação temida, em cirurgias a céu aberto, em crianças, é a hemorragia expulsiva. Alguns autores recomendam evitar que o olho fique totalmente aberto durante o procedimento. Uma primeira opção seria realizar uma sutura com mononylon 10-0 após a abertura de cada quadrante, posicionar o botão doador sobre a córnea receptora, fazer os primeiros quatro pontos entre o doador e o receptor e, somente então, remover o botão do receptor.[9] Pode-se ainda fazer uma trepanação lamelar, removendo o estroma anterior, seguido da abertura da câmara anterior incompleta, mantendo quatro "pontes de segurança" que serão cortadas, somente após dados os primeiros quatro pontos entre o botão doador e o leito receptor. Em ambas as situações, no caso de opacidades congênitas associadas à malformação do segmento anterior, pode haver dificuldade em desfazer as sinéquias anteriores, ou, ainda, em avaliar a necessidade de remoção do cristalino. Portanto, não é possível usar estes recursos de forma generalizada. Cada caso apresentará suas demandas e riscos.

Iridectomia, se possível duas, deve ser realizada, sempre que a câmara anterior for muito rasa (esclerocórnea), quando houver tendência à anteriorização do diafragma iridocristaliniano (geralmente, crianças com opacidades congênitas e sinéquias) e em casos de possibilidade inflamatória acima do esperado no pós-operatório. Na população pediátrica, é preferível sutura interrompida, 16 ou 24 pontos, a depender do diâmetro do botão. Devido ao possível risco de deiscência de sutura nesta faixa etária, evita-se a sutura contínua.

Ceratoplastia lamelar anterior e anterior profunda

A ceratoplastia lamelar anterior vem ganhando espaço no tratamento das doenças do estroma da córnea, em adultos, e não poderia ser diferente nos pacientes pediátricos. Trata-se de uma abordagem bastante adequada, tanto para cirurgias tectônicas, exemplo dos pacientes com tumor dermoide, quanto para cirurgias com finalidade ótica. A técnica para remoção do tecido anterior vai depender do diagnóstico em questão.

No caso do tumor dermoide periférico sem invasão da câmara anterior, a remoção manual, com o auxílio de lâmina de bisturi crescente, é recomendada. Como o tecido da lesão é muito consistente, a divulsão com espátula é tecnicamente dificultada, não sendo possível obter uma superfície regular com o uso de instrumental rombo, como acontece na dissecção do estroma posterior da córnea.

Vale salientar que o tumor dermoide é um coristoma que, na córnea, esclera ou limbo, apresenta-se na forma sólida, não cística. Portanto, a nomenclatura correta nesta forma de apresentação é tumor dermoide (não cisto dermoide). Ele pode ocorrer isolado ou em associação com a síndrome de Goldenhar. A indicação cirúrgica, nesses casos, está mais relacionada com o aspecto estético e deve ser feita apenas se estiver interferindo na socialização da criança. Em outros casos, o tumor acumula muco (principalmente quando possui pelos em sua superfície) e pode sofrer inflamação recorrente, devido à exposição e lubrificação inadequada pelo filme lacrimal.

A maioria das lesões no tumor dermoide são periféricas, mantendo o eixo visual livre. No entanto, há indução de astigmatismo e leve ambliopia, sendo observada acuidade visual variando entre 0,6 e 0,7 na tabela decimal, na maioria das crianças acompanhadas no nosso serviço. Naquelas que tiveram indicação de cirurgia, houve manutenção da acuidade visual, no pós-operatório tardio. Mesmo assim, antes de indicar a cirurgia, é necessário informar aos pais ou responsáveis sobre o risco de indução de astigmatismo, com perda de linha visual sem ou com correção, em decorrência das suturas.

A técnica cirúrgica para exérese do tumor dermoide consiste na peritomia da conjuntiva adjacente ao lado escleral da lesão, cauterização dos vasos e trepanação manual abrangendo toda a circunferência do tumor dermoide, em uma profundidade correspondente à lesão ou, aproximadamente, a 80% do estroma na córnea adjacente ao tumor, quando a profundidade da lesão for desconhecida. A lesão é removida através de delaminação com lâmina crescente, seguida de nova hemostasia, se necessário. O botão doador é trepanado, com o mesmo diâmetro do leito receptor, a membrana de Descemet é removida com uma camada delgada de estroma posterior, e a lamela doadora é posicionada no leito receptor e suturada com pontos interrompidos de mononylon 10-0. A Figura 31.6 mostra a sequência cirúrgica em, um paciente, adolescente, e a Figura 31.7 mostra o pós-operatório tardio, em

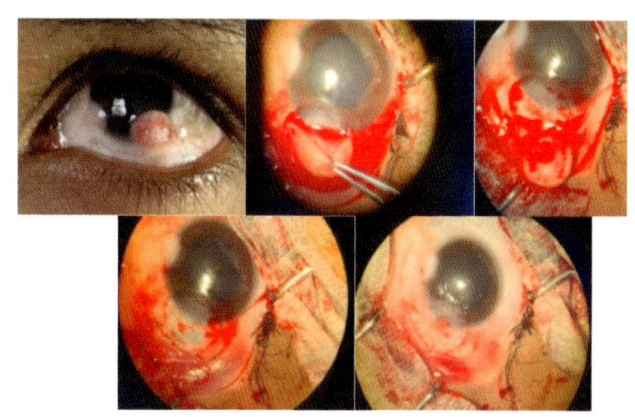

Figura 31.6 Sequência operatória de transplante lamelar anterior para tratamento de tumor dermoide. (A) imagem pré-operatória, (B, C) dissecção da lesão, (D) leito receptor sem o tumor dermoide, (E) sutura do botão, (D) anátomo patológico evidenciando lesão sólida com elementos dérmicos (glândula sebácea, folículo piloso), confirmando o diagnóstico.

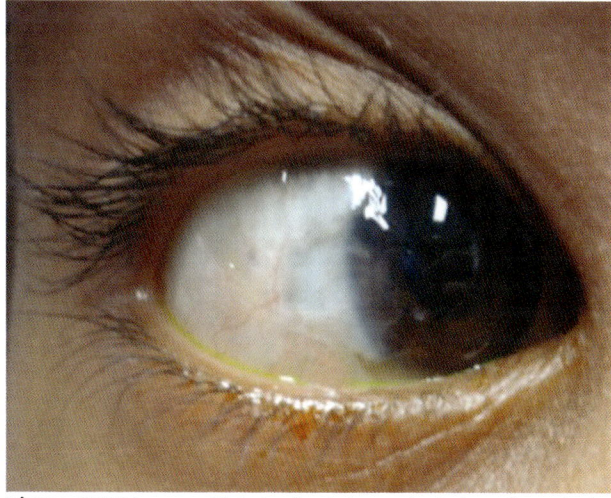

Figura 31.7 Pós-operatório tardio de transplante lamelar anterior para tratamento de tumor dermatoide.

uma criança, de 7 anos. A remoção de todos os pontos é realizada, em torno do quarto mês de pós-operatório.

Em pacientes com doenças que envolvem o estroma da córnea e poupam o endotélio e a membrana de Descemet, o transplante lamelar anterior profundo (DALK) pode ser uma excelente técnica de escolha. Dentre as principais vantagens da técnica, estão a manutenção do endotélio do receptor e a integridade do globo ocular, uma vez que não se faz necessária a abertura da câmara anterior. Tais vantagens são muito importantes na faixa etária pediátrica, na qual não apenas o risco de rejeição é maior, mas também há mais propensão a sofrer traumas no pós-operatório. Crianças portadoras de mucopolissacaridoses, distrofias estromais da córnea, ceratocone e leucomas sem envolvimento da Descemet são candidatas ao procedimento. A técnica cirúrgica está bem descrita, em outros capítulos deste livro, mas existem algumas particularidades em relação aos pacientes pediátricos.

Todo o preparo deve ser feito para um PK, pois sempre há a possibilidade de perfuração da Descemet e necessidade de conversão para uma cirurgia penetrante, "a céu aberto". Pelo mesmo motivo, deve-se optar por córneas com qualidade e idade adequadas para cirurgia penetrante. A separação das lamelas pode ser feita manualmente, utilizando-se de espátula romba, com ou sem o auxílio de injeção de ar causando um enfisema (Figura 31.8), ou viscoelástico, para aumentar o espaço entre elas. A técnica descrita como *Big-Bubble*, na qual uma única bolha de ar alcança a camada de Dua, separando-a, facilmente, do estroma anterior da córnea (Figura 31.9), é muito mais difícil em crianças muito jovens, devido às aderências

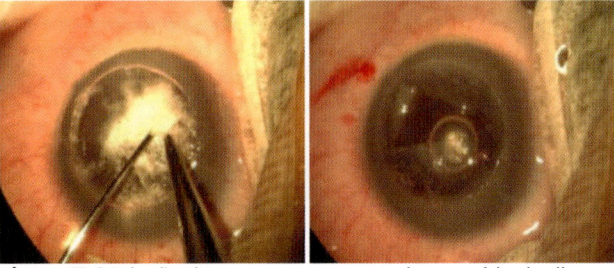

Figura 31.8 Injeção de ar no estroma anterior seguido de dissecção com espátula, em criança com mucopolissacaridose.

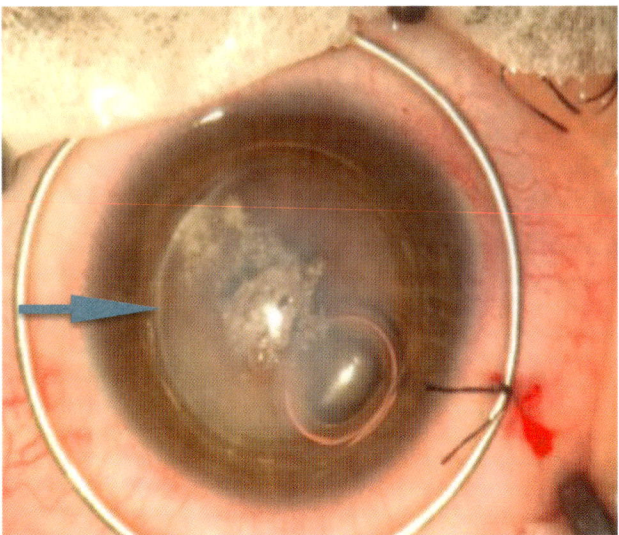

Figura 31.9 Injeção de ar no estroma posterior, com dissecção do mesmo pela técnica "Big-Bubble", em adolescente com ceratocone. Note o deslocamento da bolha de ar na câmara anterior causado pela bolha de ar maior (seta), que separa a camada de Dua do restante do estroma anterior da córnea.

mais fortes nesta faixa etária, que podem resultar em perfuração.

A paquimetria ultrassônica no intraoperatório auxilia na programação da profundidade da trepanação. A espessura da córnea também pode ser avaliada no pré-operatório com UBM, OCT e, até mesmo, com topografia de córnea com o Pentacam ou Galilei, nos casos de ectasia em crianças maiores. É recomendada a sutura com pontos separados, 16 ou 24 pontos, a depender do diâmetro do botão. Em nosso serviço, quando há perfuração da membrana de Descemet em crianças, nós seguimos com a conversão para PK, pois a injeção de gás na câmara anterior, seguido de posição de cabeça (manobra realizada em adultos para evitar a formação de dupla câmara) é inviável nesta faixa etária. Além do mais, podem ser necessárias novas abordagens cirúrgicas (novas injeções de gás) e, consequentemente, exposições a mais induções anestésicas do que o previsto.

Ceratoplastia lamelar posterior (endotelial)

Embora existam alguns trabalhos relatando a evolução do transplante endotelial em pacientes pediátricos, a casuística tende a ser reduzida, devido ao número restrito de casos com envolvimento apenas do endotélio, neste grupo de pacientes. As indicações principais são distrofia endotelial congênita (CHED) e distrofia polimorfa posterior. De acordo com a literatura, a técnica preconizada é o DSEK ou DSAEK,[10] descritas em outro capítulo. Resumidamente, nesta técnica, a membrana de Descemet e o endotélio afetado são removidos do receptor e uma lamela posterior de estroma, Descemet e endotélio, é inserida na câmara anterior, seguido da injeção de uma bolha de ar, que vai manter a lamela posicionada nas primeiras horas após a cirurgia. Alguns autores preconizam deixar a Descemet do receptor intacta, devido à dificuldade de descolar a mesma, em crianças muito jovens.[11] É mandatória a realização de iridectomia, para evitar bloqueio pupilar.

Características anatômicas, como câmara anterior rasa, anteriorização do diafragma irido-cristaliniano e maior tendência da superfície anterior da íris em aderir ao tecidos, podem dificultar bastante a técnica cirúrgica, sendo indicada a fixação da lamela com sutura, para evitar descolamentos ou dobras. Apesar das dificuldades relatadas, os resultados são bastante promissores.

Acompanhamento pós-operatório

Dexametasona sub-conjuntival é injetada, ao final da cirurgia, em todos os pacientes, salvo naqueles com quadros infecciosos (úlcera de córnea com indicação de transplante de urgência). São prescritos antibiótico e corticoide tópicos, iniciando-se no primeiro dia pós-operatório. Damos preferência, em nosso serviço, ao acetato de predinisolona a 1%, a cada 3 horas e à quinolona de quarta geração, a cada 4 horas, em frascos separados. Mas, em crianças pouco colaborativas com a instilação de colírios, utilizamos um colírio com a associação da quinolona e corticoide, a cada 3 horas, para garantir o uso de ambas as drogas e reduzir a manipulação do olho operado. Não usamos colírio cicloplégico de rotina, apenas em casos com inflamação pré-operatória acentuada, ou naqueles que tiveram um intraoperatório com muita manipulação e sangramento.

O desmame do corticoide é mensal, e tendemos a manter seu uso por mais tempo do que em pacientes adultos, mudando para formulações mais diluídas, a partir do sexto mês após a cirurgia. Em crianças não verbais e naquelas que não colaboram com o exame biomicroscópico, mantemos o antibiótico tópico até a retirada da sutura, no centro cirúrgico, que deve ser precoce (4 a 6 semanas, em crianças com até 2 anos de idade), acrescentando 4 semanas a 6 semanas, para cada ano adicional. Como a cicatrização em crianças é precoce, muitas vezes elas apresentam pontos frouxos, antes do tempo estimado para a remoção da sutura. Nessas situações, realizamos o procedimento em duas etapas: I) no primeiro exame sob narcose, removemos os pontos mais folgados; II) no tempo previsto para a retirada da sutura acima referida, removemos os demais. Aproveitamos a ocasião para fazer tonometria de aplanação e mapeamento de retina naqueles que não colaboram no exame ambulatorial.

Nem sempre é possível examinar a criança na lâmpada de fenda, principalmente nas primeiras semanas do pós-cirúrgico, quando o olho operado é mais sensível à manipulação e à luz. Nessa situação, é fundamental questionar a família sobre o comportamento da criança em casa. Perguntamos se aparenta sentir dor, desconforto grande com a luz e se apresenta sinais de melhora da visão. O exame externo (Figuras 31.10 e 31.11), com lanterna, ajuda a avaliar a profundidade de câmara anterior, a integridade e o brilho do epitélio, bem como a presença de pontos frouxos que, via de regra, acumulam secreção mucosa.

Tão logo sejam removidos os pontos, a criança deve ser refratada e encaminhada para a estimulação visual. Acompanhamos, no ambulatório de córnea, semanalmente, no primeiro mês, mensalmente, até os 6 meses de pós-operatório e a cada 3 meses, até completar um ano de cirurgia. A partir deste período, o seguimento pode ser semestral ou em intervalos menores, a depender das comorbidades que a criança apresente.

Complicações pós-operatórias

As principais complicações pós-operatórias no transplante pediátrico não diferem muito do transplante de adulto, sendo que a condução pode ser dificultada pela baixa idade do paciente em questão. Apesar da alta frequência de pontos frouxos, resultado de um processo cicatricial rápido, pelo mesmo motivo, não é comum observarmos vazamento de aquoso (Seidel positivo), na ausência de trauma. A presença de pontos frouxos, associada ao baixo grau de informação, aumenta o risco de ceratite infecciosa como complicação pós-operatória, reforçando a necessidade de visitas frequentes ao ambulatório e da manutenção do antibiótico tópico profilático, até a remoção de todos os pontos das crianças que não verbalizam.

Sinéquias anteriores e posteriores, com consequente corectopia, podem igualmente ser observadas, mas não há necessidade de intervir, na ausência de oclusão do eixo visual ou de risco de bloqueio de ângulo. Muitas vezes a manipulação resulta em novas sinéquias, devido ao fato do tecido da íris ser friável, propenso a aderir a outras estruturas. O aumento da pressão intraocular pode ser corticogênico, e tende a melhorar com a mudança do corticoide tópico pelo lotepredinol 0,5%, associado ou não a hipotensores oculares, como o maleato de timolol e o tartarato de brimonidina. Glaucomas refratários podem demandar correção cirúrgica com cirurgia fistulizante ou implante

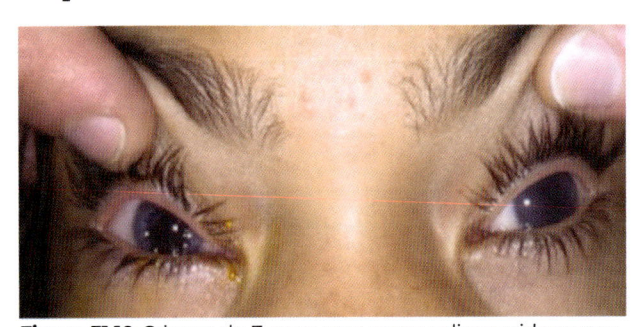

Figura 31.10 Criança de 7 anos com mucopolissacaridose mostrada na Figura 31.8 no pós-operatório de 30 dias.

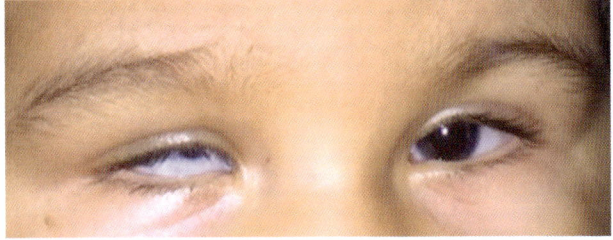

Figura 31.11 Criança de 18 meses, com esclerocórnea bilateral, com dois meses de pós-operatório, já após remoção de sutura.

valvular, o que deve ser feito com cautela suficiente, para evitar a perda endotelial e falência do enxerto.

A rejeição endotelial é uma grande preocupação no transplante pediátrico. Não existem diretrizes bem definidas no sentido de evitar o evento. Portanto, os mesmos cuidados em relação ao transplante de córnea, em adultos devem ser tomados. Alguns colegas recomendam suspender a vacinação da criança, no primeiro ano após o transplante, como maneira de evitar um estímulo imunológico para rejeição. No entanto, não há suporte na literatura para tal conduta, que deve ser bem avaliada, principalmente em países em desenvolvimento, onde doenças preveníveis com imunização são causas importantes de morbidade e até mortalidade infantil. É recomendado fazer desmame lento do corticoide tópico, tentando prolongar o seu uso em baixas doses, por pelo menos, um ano após a cirurgia. O uso de imunossupressão tópica com tacrolimus 0,03% como adjuvante à corticoterapia, tanto no tratamento, quanto na prevenção da rejeição, vem sendo avaliado com resultados promissores nos transplante de córnea de adultos e pode ser uma boa opção na condução dos casos pediátricos.[12]

Quando o olho operado não é o de melhor visão, muitas vezes as crianças não percebem ou não relatam a baixa de acuidade visual resultante do edema de córnea. É importante orientar os familiares em relação à hiperemia conjuntival, perda do brilho ou da transparência da córnea, para que o diagnóstico desta importante causa de falência do enxerto seja feito de forma precoce. Na vigência de rejeição endotelial, iniciamos acetato de prednisolona, 1/1 hora, na primeira semana e, de 2/2 horas, na segunda semana. O desmame posterior dependerá da resposta ao tratamento (melhora do edema e da visão). Se o botão não recuperar a transparência, após 60 dias de corticoterapia, é decretada falência (Figura 31.12).

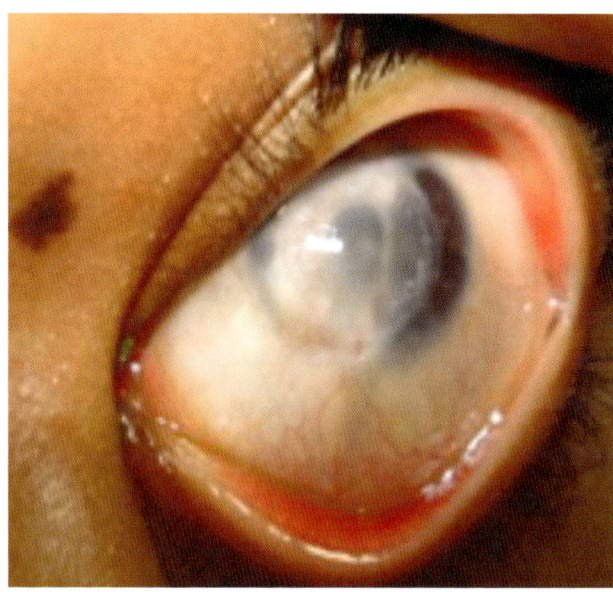

Figura 31.12 Pós-operatório tardio, em criança de 7 anos que foi submetida ao PK pós-trauma com perfuração e sutura de córnea. Evoluiu com rejeição e falência.

Prognóstico

A taxa de sucesso do transplante de córnea varia bastante. Na literatura, a porcentagem de botões transparentes, em um ou dois anos, de cirurgia varia entre 49% e 90%.[13,14] Como era de se esperar, fatores como diagnóstico pré-operatório, idade, comorbidades (sinéquias, glaucoma congênito, anomalias do sistema nervoso central) interferem nos resultados. A maioria dos autores considera sucesso, a manutenção da transparência do botão no período estudado, pois tanto o grau de informação, quanto a ambliopia, interferem na medida da visão como um critério na avaliação de sucesso. Indicadores de melhora cognitiva ou no desenvolvimento neuropsicomotor, além de melhora na autonomia para locomoção da criança em casa, também podem ser utilizados como indicadores de um saldo positivo do tratamento. Então, a importância de questionar sobre o desenvolvimento da criança, não apenas ouvindo os familiares, mas igualmente, o terapeuta ocupacional.

Em levantamento epidemiológico dos casos de transplante de córnea do nosso serviço, em dois períodos distintos, observamos transparência do botão após o período de um ano em 54% das crianças, no primeiro grupo e 69,2%, no segundo grupo. O primeiro grupo é relativo às cirurgias realizadas entre 2005 e 2007, logo no início do serviço de transplante de córnea ser implantado no hospital. Neste período, a proporção de causas adquiridas não traumáticas, como leucoma pós-ceratite infecciosa, por exemplo, foi maior. Em pacientes pediátricos com este quadro, assim como em pacientes com causas adquiridas traumáticas, o processo inflamatório intenso pode causar fibrose retrocorneana e falência do enxerto.

No segundo grupo avaliado, os dados foram colhidos entre 2011 e 2019 (junho), com tempo de seguimento de 6 meses a 8 anos. Embora tenhamos reduzido a proporção de causas traumáticas adquiridas, talvez por maior critério na indicação, houve aumento na proporção de causas congênitas, possivelmente pelo fato do serviço ter se estabelecido como uma das referências locais.

O transplante de córnea em pacientes pediátricos apresenta uma série de desafios para a equipe médica e familiares. O objetivo é obter um enxerto transparente, com integridade anatômica e funcional das estruturas do segmento anterior (Figura 31.13), apesar dos obstáculos encontrados nessa faixa etária. Com critérios na indicação e seleção de pacientes, técnica cirúrgica cuidadosa, acompanhamento pós-operatório rigoroso e atenção especial para estimulação visual, é possível alcançar bons resultados.

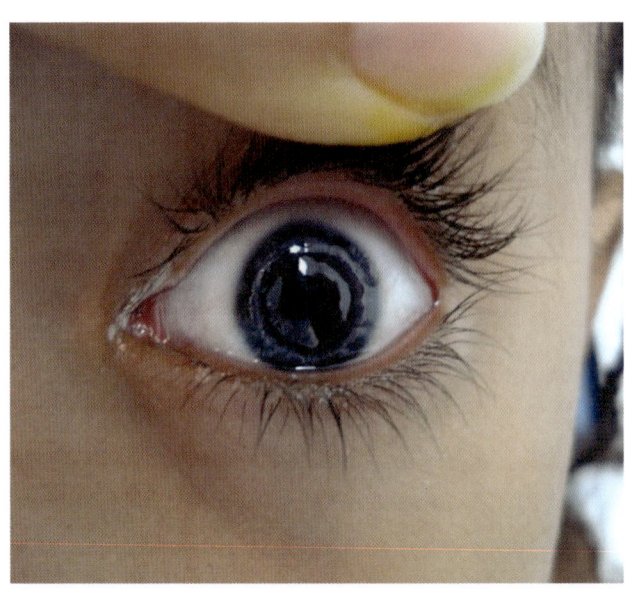

Figura 31.13 Pós-operatório recente, em criança de 11 anos com ceratite intersticial herpética. Indicação devido ao afinamento importante do estroma.

Referências

1 - Andrea A. Zin e Rosa Maria Graziano. Causas de baixa visão e cegueira em crianças. Departamento de Oftalmologia- Departamentos Científicos da SPSP. GESTAP 2007-2009.

2 - Ottaiano JAA, Ávila MP, Umbelino CC, Taleb AC. Conselho Brasileiro de Oftalmologia. As Condições de Saúde Ocular no Brasil 2019; ISBN: 978-8-56-210904-1

3 - Liang L. Estratégias para prevenção de cegueira infantil. Universo Visual: a revista da oftalmologia. Dez 2007. [citado 2010 Nov 10]. Disponível em: www.universovisual.com.br/publisher/preview.php?id_mat=656

4 - Lin Q, Shi W, Miao S et al. Visual Outcomes and Prognostic Factors of Successful Penetrating Keratoplasty in 0- to 7-Year-Old Children With Congenital Corneal Opacities. Cornea, 2018; 37 (10), 1237-42

5 - Félix FG, Burruel DIC, Parra JAT. Transplante corneal pediátrico,. Rev Mex Oftalmol; Enero-Febrero 2008; 82(1):24-27

6 - Araújo MEXS, Santos NC, Souza LB, Sato HE, Freitas D. Primary Pediatric Keratoplasty: Etiology, Graft Survival, and Visual Outcome. American Journal of Ophtalmology, 2020; 212, 162-168.

7 - Pimentel LN, Caldas DL, Valbon BF, Canedo ALC, Ramos ICO. Ceratoplastia em crianças: indicações e resultados. Rev Bras Oftalmol. 2011; 70 (2): 99-103.

8 - Yang LL, Lambert S R, Drews-Botsch C, et al. Long term visual outcome of penetrating keratoplasty in infants and children with Peter's anomaly. Jaapos. 2009; 13(2):175-180

9 - Arslan OS, Unal M, Arici C et al. Novel method to avoid the open sky condition in penetrating keratoplasty: covered cornea technique. Cornea. 2014; 33(9): 994-998

10 - Yang F, Homg J, Xiao G, et al. Descemet stripping endothelial keratoplasty in pediatric patients with congenital hereditary endothelial dystrophy. Am J Ophthalmology 2020 jan; 209; 132-140

11 - Anwar HM, El-Danasoury A. Endothelial keratoplasty in children. Curr Opin Ophthalmol. 2014; 62(2):251-254

12 - Magalhaes OA, Marinho DR, Kwitiko S. Topical 0,03% tacrolimus preventing rejection in high-risk corneal transplantation: a cohort study. Br J Ophthalmol. 2013. Nov; 97(11): 1395-8

13 - Nischal Ken, Pediatric Keratoplasty. In: Mannis MJ, Holland EJ. Cornea Fundamentals, Diagnosis and Management. Edinburgh, London, New York, Oxford, Philadelphia, St Louis, Sydney, Toronto. Elsevier, 2017. 3.298-3.336

14 - Zhang et al. Indications and Outcomes of PKP in Infants and Children of Beijing, China. Cornea _ Volume 37, Number 10, October 2018

32
Transplante de Córnea nas Doenças de Superfície Ocular

Diego Nery Benevides Gadelha
Amanda Lemos Barros Martins Portela
Ana Flavia Azevedo Diniz de Freitas
Milena Amorim de Souza
Antônio Moreira Montenegro

Introdução

A visão sempre foi um dos principais elementos necessários para a defesa e perpetuação das espécies. A seleção natural sempre privilegiou os animais que tivessem mais precisão visual para caça e fuga dos predadores. A transparência e o bom funcionamento da córnea para a refração e transmissão dos raios luminosos é fundamental para o perfeito funcionamento da visão humana. Há uma série de condições patológicas que afetam a transparência e/ou a capacidade da córnea em refratar, idealmente, os raios luminosos. Quando isso acontece, e os tratamentos clínicos disponíveis são incapazes de recuperar a plenitude da função corneal, faz-se mister que a estratégia terapêutica com transplante de córnea seja adequadamente utilizada com essa função.

Apesar dos vários tipos de ceratoplastia penetrante ou lamelar que podemos utilizar, sabe-se que a possibilidade de insucesso seja por falência ou rejeição do enxerto é sempre uma realidade. Quando a superfície ocular já possui doença de base, ou alterações que interfiram negativamente no processo inflamatório, imunológico e cicatricial de recuperação pós-cirúrgica, a possibilidade de insucesso se torna ainda mais real. O tratamento prévio e o controle das doenças da superfície ocular devem ser uma regra que precede a ceratoplastia, com o objetivo de reduzir o risco de falência e aumentar o sucesso terapêutico.

Elencamos, neste capítulo, as principais condições que causam alteração na superfície ocular e as estratégias terapêuticas que devem ser adotadas para a preparação do olho receptor, antes de ser submetido a um transplante de córnea.

Olho Seco

Definição

Historicamente, o primeiro termo utilizado para caracterizar o olho seco foi o de "Keratoconjunctivitis sicca", criado pelo oftalmologista sueco Henrik SC Sjögren. Desde então, a definição sobre esta doença evoluiu ao longo dos anos e, atualmente, no mais recente Workshop Internacional de Olho Seco (DEWS II), em 2017, passou a ser entendida como doença multifatorial da superfície ocular, caracterizada por uma perda da homeostase do filme lacrimal e acompanhada de sintomas oculares, nos quais a instabilidade e a hiperosmolaridade do filme lacrimal, a inflamação e os danos na superfície ocular e as anormalidades neurossensoriais desempenham papéis etiológicos.[1-3,5,7,8,26,27]

Epidemiologia

O olho seco é, portanto, um distúrbio muito comum da superfície ocular, de gravidade variável, que afeta milhões de pessoas, em todo o mundo[10,13], em especial adultos acima dos 40 anos e mulheres, com taxas de prevalência variando entre 7% e 34%, em todo o mundo[6,7], sendo as taxas mais baixas relatadas nos EUA (7%) e, as mais altas, no Taiwan e no Japão (34%)[1].

Aproximadamente 25% dos pacientes que visitam clínicas oftalmológicas relatam sintomas de olho seco, tornando-o um crescente problema de saúde pública e uma das condições mais comuns observadas pelos oftalmologistas.[3,4]

Nos Estados Unidos, a ampla prevalência de olho seco impõe uma carga econômica substancial, de cerca de U$ 3,8 bilhões em gastos com saúde anualmente, fazendo com que, a cada ano, os custos com a produtividade reduzida e com aqueles indiretos, associados a essa condição crônica sejam de, aproximadamente, U$ 55 bilhões.[7]

Fisiopatologia

Antes de conhecer a fisiopatologia e a etiologia da síndrome do olho seco, é importante revisar a constituição e as estruturas envolvidas na formação do filme lacrimal.

Classicamente, o filme lacrimal é formado pela camada superficial lipídica, camada média aquosa e camada posterior de mucina[7]. Alguns trabalhos, no entanto, mostram que a estrutura *in vivo* do filme lacrimal de animais, como o rato, é composta principalmente por muco, com uma camada lipídica cobrindo sua superfície, mas sem uma camada aquosa livre. Além de tais evidências, o subcomitê de filme lacrimal do TFOS DEWS II (2017) recomendou um modelo em duas camadas do filme lacrimal: uma camada lipídica sobreposta à camada muco aquosa inferior.[8,25,27]

De forma geral, pode-se dizer que a camada superficial lipídica é formada pela secreção sebácea liberada pelas glândulas de Meibomius e, possivelmente, pelas glândulas sebáceas acessórias de Zeiss e Moll. Sua espessura é de 0,1 a 0,2 μm e, tem como principal função, reduzir a evaporação da camada muco aquosa subjacente, reduzir a tensão superficial e manter a estabilidade do filme lacrimal. A parte aquosa da camada subjacente é secretada pela glândula lacrimal principal e pelas glândulas acessórias de Krause e Wolfring, sendo responsável pela oxigenação do epitélio corneano, transporte de produtos residuais, prevenção de infecções, manutenção da tonicidade do filme lacrimal e regularização da superfície corneana, para a refração óptica adequada. Já o muco encontrado nesta mesma camada é secretado pelas células caliciformes da conjuntiva, criptas de Henle e glândulas de Manz, tendo a função de manter a superfície corneana e a conjuntival sempre hidratadas, ou seja, transforma, uma superfície hidrofóbica, em hidrofílica.[22,27]

Conhecendo a composição do filme lacrimal fica fácil entender que, a superfície ocular composta pela córnea, conjuntiva e glândulas lacrimais acessórias, juntamente com as glândulas meibomianas, glândula lacrimal principal e a inervação entre elas formam uma unidade funcional. Qualquer uma ou todas essas estruturas, podem ser afetadas na doença do olho seco.[16,17]

Atualmente, admite-se que o estresse na superfície ocular, seja por fatores ambientais, infecção, estresse endógeno, antígenos e/ou fatores genéticos, é postulado como o mecanismo de desencadeamento patogenético do olho seco. Desse modo, citocinas pró-inflamatórias, quimiocinas e metaloproteinases da matriz levam à expansão e a autorreação de células T *helper*, que se infiltram na superfície ocular e na glândula lacrimal, resultando em um círculo vicioso de danos à superfície ocular e inflamação.[16-18]

Em resumo, tanto o fluxo aquoso lacrimal reduzido, causado pela entrega prejudicada de líquido lacrimal, quanto a evaporação aumentada do filme lacrimal, causada por um estressor ambiental ou disfunção da glândula meibomiana, contribuem para a hiperosmolaridade e a superestimulação do terminal nervoso, desencadeando uma cascata de eventos envolvendo outras partes da unidade de superfície ocular, que inclui células epiteliais, células caliciformes, margem palpebral e filme lacrimal.[1,23,24]

Eventualmente, a doença ocular precoce torna-se uma condição inflamatória crônica irreversível. Se não for tratada, esses processos resultam em um círculo vicioso de inflamação, que se autoperpetua, levando ao tratamento de doenças refratárias e aos danos permanentes na superfície ocular.[1,23,24]

Etiologia

O olho seco tem etiologia multifatorial e, frequentemente, esses fatores se sobrepõem e interagem.[16]

Trata-se de uma consequência de gatilhos ambientais e tem como fatores de risco consistentes: o envelhecimento, sexo feminino, uso de medicamentos (por exemplo, anti-histamínicos, antidepressivos, ansiolíticos e isotretinoína), disfunção da glândula meibomiana, doença do tecido conjuntivo, síndrome de Sjogren, deficiência de androgênio, terapia de reposição de estrogênio, transplante de células-tronco hematopoiéticas, tabagismo, cirurgia ocular, uso de eletrônicos (por exemplo, uso de computador, celular), uso de lentes de contato ou condições de baixa umidade e clima quente e seco.[3,27]

Existem também os fatores de risco prováveis, que incluem diabetes, rosácea, infecção viral, doenças da tireoide, condições psiquiátricas (ansiedade e depressão), pterígio, baixa ingestão de ácidos graxos, cirurgia refrativa, conjuntivite alérgica e medicamentos adicionais (por exemplo, anticolinérgicos, diuréticos, bloqueadores-b).[16,19,27]

Por outro lado, os fatores de riscos inconclusivos são etnia hispânica, menopausa, acne, sarcoidose, tabagismo, álcool, gravidez, injeção de toxina botulínica, multivitaminas e contraceptivos orais.[27]

Falando-se, especificamente, do tema de olho seco em paciente com Transplante de Córnea, sabe-se que a etiologia é diversa. Fatores como: transecção dos nervos da córnea dos enxertos de receptores e doadores, danos às células epiteliais da córnea, exposição à luz microscópica, irrigação intraoperatória vigorosa do filme lacrimal, elevação de fatores inflamatórios no filme lacrimal devido à irrigação da superfície ocular e uso pós-operatório de colírios tópicos podem causar síndrome do olho seco, nesses pacientes.[29]

Estudos ainda mostram que a inflamação e a morte celular são consideradas os principais contribuintes para a doença do olho seco nos pacientes transplantados, levando à perda da integridade da córnea e à consequente perda da sua função de barreira. Além disso, observa-s,e na literatura, estudos que demonstram que o tecido da córnea, derivado de doadores com doença do olho seco, dificulta a sobrevivência do enxerto, aumentando a inflamação dirigida por células T no hospedeiro e subsequente rejeição do aloenxerto corneano.[28]

Sintomas

Os sintomas da doença do olho seco devem ser considerados um fator independente, ou seja, a correlação entre a gravidade dos sintomas e os sinais da doença ocular não é precisa, do ponto de vista clínico.[13,14]

De forma geral, os sintomas mais comuns da doença são queimação, sensação de corpo estranho, fotofobia, prurido, picada, irritação, vermelhidão, blefarospasmo, dificuldade em abrir as pálpebras ao despertar e, em casos graves, dor e visão turva.[13]

Atualmente, um componente frequente do olho seco é a dor ocular, que pode ser caracterizada por sensação de queimação ou ardência, dor aguda ou dor surda que sempre ocorre após exposição ao vento, luz e temperaturas extremas. Geralmente, a dor neuropática da córnea é acompanhada por sensibilidade à luz, sensação de corpo estranho, ressecamento e irritação.[7,9,10,12] Esta dor neuropática ocorre devido a uma lesão no sistema nervoso somatossensorial e é comumente referida como dor patológica ou dor sem valor biológico.[27]

Os sintomas visuais, como visão flutuante ou embaçada, podem, também, ser outra consequência do olho seco, pois um filme lacrimal uniformemente distribuído é necessário, para que haja a refração adequada da luz que entra no olho. Portanto, uma redução na quantidade ou na qualidade das lágrimas pode afetar a refração dos raios luminosos e, consequentemente, alterar a acuidade visual.[7,11]

Possíveis complicações relacionadas à doença incluem: ceratite, úlcera corneana, neovascularização, afinamento e, até mesmo, perfuração da córnea.[13,15]

Classificação

Segundo o Workshop Internacional de Olho Seco (DEWS II) (2017), evidências mais recentes apoiam um esquema de classificação do Olho Seco (DED – *Dry Eye Disease*) baseado na fisiopatologia, no qual o olho seco com deficiência aquosa e o olho seco evaporativo existam como um *continuum*, de modo que os elementos de cada um precisem ser considerados no diagnóstico e tratamento.[27]

Um resumo da Classificação é mostrado a seguir (Figura 32.1):

A parte superior da figura representa um algoritmo de decisão clínica, começando com a avaliação dos sintomas e seguido pela revisão dos sinais de doença da superfície ocular.[27]

A doença, em si, exibe sintomas e sinais e pode ser diferenciada, de outras doenças da superfície ocular, com o uso de perguntas

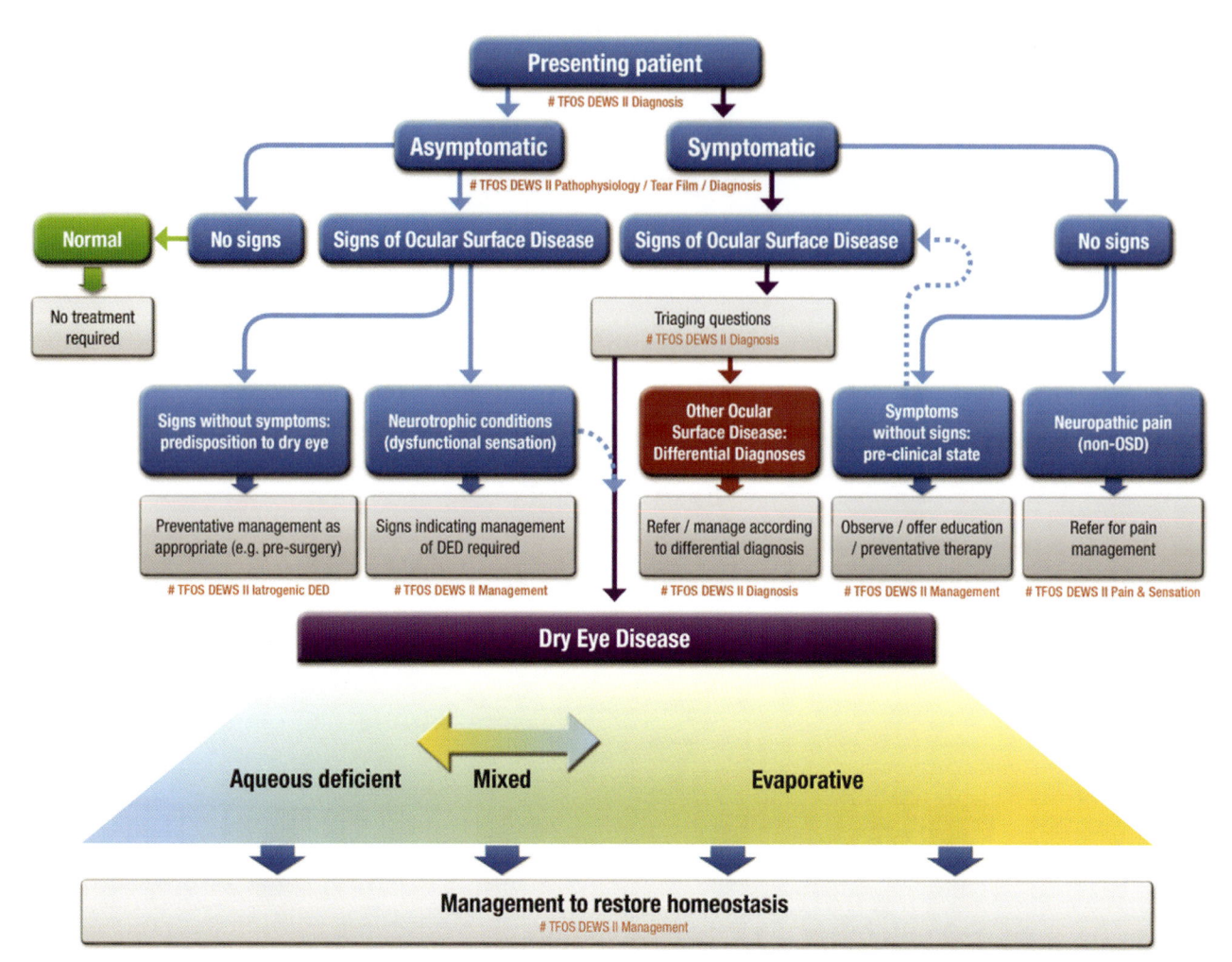

Figura 32.1 Classificação do DED (Fonte: Workshop Internacional de Olho Seco - DEWS II - 2017).

de triagem e testes complementares. Pacientes sintomáticos sem sinais clínicos demonstráveis não se enquadram no grupo "Olho Seco" (DED), mas são diferenciados em doença pré-clínica da superfície ocular ou dor neuropática (doença não ocular da superfície). Por outro lado, pacientes assintomáticos, exibindo sinais, são diferenciados em pacientes com baixa sensibilidade da córnea ou naqueles com sinais prodrômicos, que podem estar em risco de desenvolver DED manifesto com tempo ou provocação, por exemplo, após cirurgia oftalmológica ou uso de lente de contato. Por fim, existe a opção de pacientes sem sinais ou sintomas serem classificados, de acordo com o fluxograma, como "normais".[27]

A porção inferior da figura representa a classificação etiológica do DED e destaca as duas categorias predominantes e não mutuamente exclusivas: Olho seco Por Deficiência Aquosa (ADDE) e Olho Seco Evaporativo (EDE). O ADDE descreve condições que afetam a função da glândula lacrimal, enquanto o EDE é reconhecido por incluir causas relacionadas à disfunção da glândula meibomiana, alterações na piscada, além de desordens na superfície ocular, como alterações na camada de mucina e aquelas causadas pelas lentes de contato.[27]

Ainda explicado na porção inferior da figura, nota-se maior proporção dada ao EDE do que ao ADDE, isso ocorre pelo fato de evidências epidemiológicas e clínicas sugerirem que a preponderância da doença do olho seco ser de natureza evaporativa. Portanto, embora seja possível que o ADDE possa ocorrer sem sinais óbvios de EDE e vice-versa, à medida que o DED progride, é cada vez mais provável que as características do ADDE e do EDE se tornem evidentes.[27]

Diagnóstico

O diagnóstico de olho seco é complicado por uma correlação inconsistente entre sintomas relatados e sinais observados.[7]

Os testes de diagnóstico permitem que os pacientes sejam classificados em um dos dois subgrupos de tratamento: "deficiência aquosa" ou "evaporativo".[16] Portanto, alguns dos recentes avanços nos testes de diagnóstico podem ajudar a explicar o mecanismo da síndrome do olho seco.[26]

O Subcomitê do DEWS II (2017) fez as seguintes recomendações para representar a melhor evidência disponível para diagnosticar o subtipo DED, em um ambiente clínico.

1) Antes do diagnóstico, é importante excluir as condições que podem imitar a DED, com várias questões de triagem (Figura 32.2).

2) Depois, o Questionário de Olho Seco-5 (DEQ-5) ou o Índice de Doenças da Superfície Ocular (OSDI) deve ser preenchido para indicar se um paciente pode ter DED, e um escore de sintomas positivo, em um desses questionários, deve desencadear uma análise mais detalhada do exame de sinais clínicos de DED.

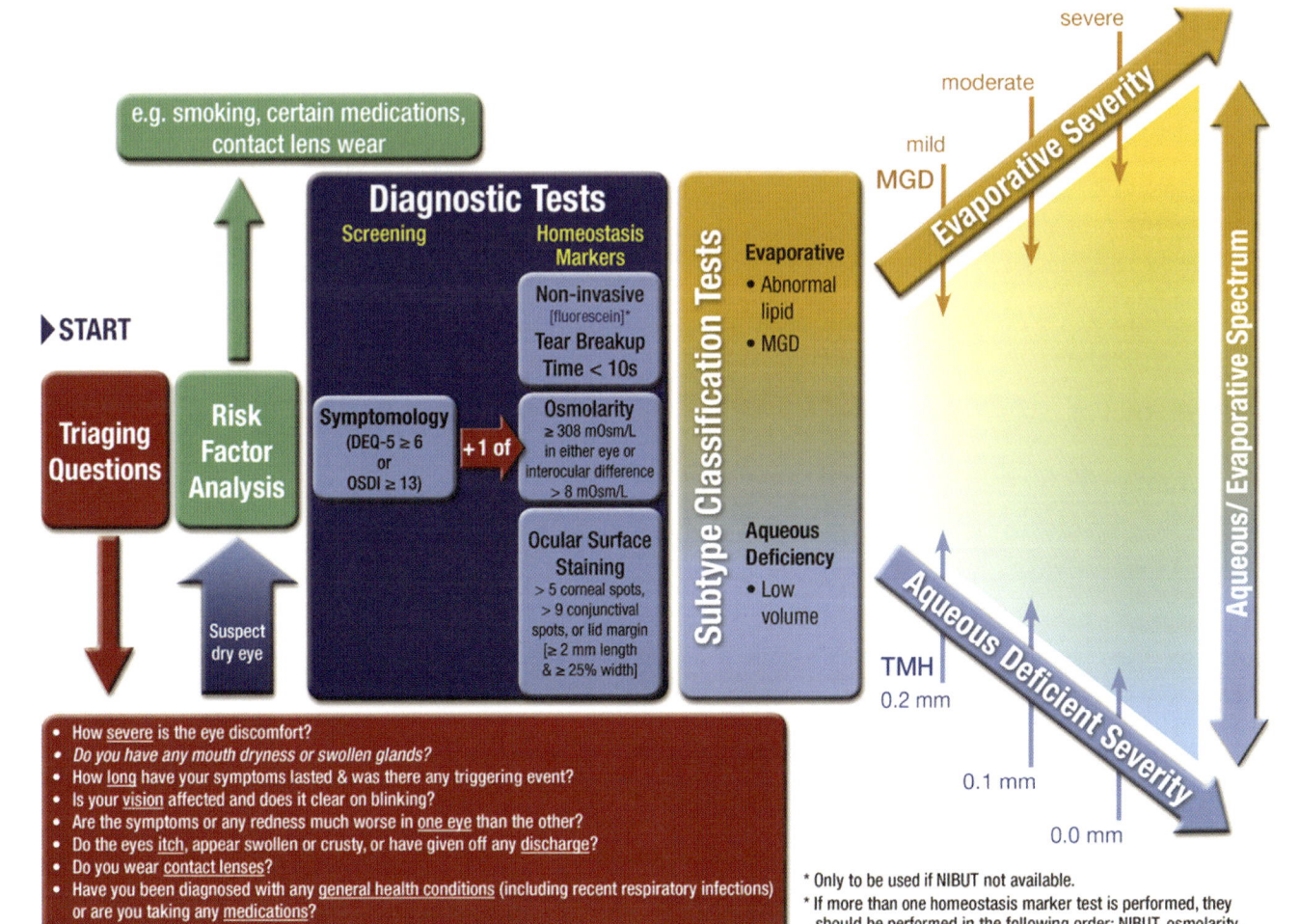

Figura 32.2 Abordagem diagnóstica para o DED (Fonte: Workshop Internacional de Olho Seco – DEWS II - 2017).

3) A presença de qualquer um dos três sinais especificados: tempo de rotura do filme lacrimal reduzido; elevada ou grande disparidade interocular na osmolaridade, ou a coloração da superfície ocular (da córnea, conjuntiva ou margem da pálpebra) em ambos os olhos, é considerada representativa da homeostase interrompida, confirmando o diagnóstico de DED.

Depois de confirmado que a condição é realmente a doença do olho seco (DED), outros testes de classificação de subtipo (meibografia, interferometria lipídica e medição do volume lacrimal) devem ser realizados para determinar:

1) Se a DED é por Deficiência Aquosa ou Evaporativo.

2) A gravidade da DED, a fim de orientar o tratamento.

Tratamento

O manejo do olho seco é complicado, devido à sua etiologia multifatorial. Além disso, por muitos anos, a base do tratamento com lágrimas artificiais foi, essencialmente, paliativa, reduzindo os sintomas temporariamente, sem abordar a origem do problema.[26,27]

Portanto, o objetivo final do tratamento do olho seco é restaurar a homeostase da superfície ocular e do filme lacrimal, rompendo o ciclo vicioso da doença, que requer manejo contínuo para abordar sequelas crônicas, em vez de tratamento em curto prazo.[27]

Atualmente, no mercado farmacêutico, estão disponíveis colírios que produzem mais e melhores lágrimas de qualidade, como a ciclosporina a 0,05% (Restasis; Allergan, Irvine, Califórnia, EUA), introduzido como, terapia de primeira linha para casos moderados a graves de olhos secos, além da oferta de lubrificantes tópicos sem conservantes, que melhoram a saúde da superfície ocular. Além disso, a descoberta de que a inflamação desempenha um papel crítico na patogênese do olho seco permite que a pesquisa se concentre nas vias inflamatórias, para modalidades específicas de tratamento.[26]

Por isso, devido a uma gama de tratamentos disponíveis, no mercado, cabe ao profissional oftalmologista conhecer o algoritmo de gerenciamento para melhor tratar e seguir seu paciente com olho seco.

Se os pacientes não responderem ao determinado nível de tratamento ou apresentarem quadro de olho seco mais grave, o próximo nível de tratamento é recomendado e, em alguns casos, a terapia anterior pode ser continuada, além de novas terapias.[27]

Algoritmo de gerenciamento na doença do olho seco (retirado de DEWS II 2017):[27]

Passo 1:

1 - Educar o paciente sobre sua condição, seu manejo, tratamento e prognóstico.

2 - Modificação do ambiente local.

3 - Modificações na dieta: suplementação oral de ácidos graxos essenciais (como ômega 3) – que bloqueiam citocinas pró-inflamatórias e o processo inflamatório nos olhos.[30]

4 - Identificação e potencial modificação/eliminação de medicamentos tópicos e sistêmicos.

5 - Lubrificante tópico – preparações feitas de álcool polivinílico, povidona, guar hidroxipropil, derivados de celulose e ácido hialurônico estão disponíveis no mercado. De modo geral, os lubrificantes tópicos aumentam a estabilidade do filme lacrimal e reduzem o estresse na superfície ocular.[30]

6 - Considerar suplemento contendo lipídios, se houver disfunção das glândulas meibomianas.

7 - Higiene dos cílios e pálpebras, com compressas quentes.

Se as opções acima forem inadequadas, considere:

Passo 2:

1 - Lubrificantes oculares sem conservante, para minimizar a toxicidade na superfície ocular.

2 - Tratamento com óleo de melaleuca (*tea tree oil*) na higiene palpebral para blefarite por Demodex – apresenta vantagens sobre o uso do *shampoo* neutro, pois remove as caspas e estimula a migração dos ácaros, de dentro dos folículos, para a superfície cutânea, promovendo alívio dramático nos sintomas de irritação ocular e resolução da inflamação palpebral.[33]

3 - Conservação de lágrimas através de:

a - Oclusão do ponto lacrimal (temporário/*plugs*) – eficiente para pacientes com Deficiência Aquosa.[30]

b - Óculos/óculos de câmara de umidade.

4 - Tratamento noturno (pomadas ou dispositivos de câmara de umidade).

5 - Terapias assistidas por dispositivo, como a pulsação térmica (LipiFlow - TearScience, Morrisville, North Carolina, USA) – defendida no tratamento da disfunção da glândula meibomiana.[31] É um dispositivo que combina a expressão da glândula meibomiana com o calor, em uma técnica denominada pulsoterapia térmica vetorial. O dispositivo aplica calor sobre a conjuntiva palpebral das pálpebras superior e inferior, enquanto fornece pressão externa pulsátil.[32]

6 - Utilização da luz pulsada intensa (IPL) para Disfunção da Glândula Meibomiana e Olho seco evaporativo. É utilizada em lesões pigmentadas ou vasculares que, após absorção, são convertidas em calor destrutivo, de modo que mediadores inflamatórios sejam reduzidos e haja supercrescimento bacteriano, pela destruição das telangiectasias palpebrais, bem como o derretimento do sebo na meibomite, permitindo melhor fluxo.[32]

7 - Medicamentos prescritos para gerenciar o olho seco:

a - Combinação tópica de antibiótico ou antibiótico/esteroide, aplicada às margens da pálpebra, para blefarite anterior (se presente)

b - Corticosteroide tópico (duração limitada)

c - Secretagogos tópicos

d - Medicamentos imunomoduladores tópicos não glicocorticoides (como a ciclosporina) – indicado para pacientes cuja produção de lágrimas está suprimida, devido à inflamação ocular.[3]

e - Medicamentos antagonistas tópicos para o antígeno associado à função linfocitária (LFA-1) – como o Lifitegrast - antagonista competitivo direto da ligação do antígeno associado à função linfocitária à molécula de adesão intercelular-1 (LFA-1 / ICAM-1), inibindo a ativação das células T, a liberação de citocinas, a formação de sinapse imunológica e, subsequentemente, diminuindo o ciclo inflamatório ocular.[30]

f - Antibióticos orais como macrólidos (Azitromicina) ou Tetraciclina – usados devido aos seus efeitos anti-inflamatórios adicionais, mas podem ter reações adversas em doses elevadas, portanto, recomenda-se o uso em doses baixas.[30]

Se as opções acima forem inadequadas, considere:

Passo 3:

1 - Secretagogos orais

2 - Colírio sérico autólogo/alogênico. Nos últimos anos, os produtos derivados de plaquetas encontraram amplo uso na cicatrização de feridas e na regeneração de tecidos. A aplicação desses produtos na doença do olho seco é devido a inúmeras semelhanças entre lágrimas naturais e soro, incluindo lipídios, proteínas, elementos antimicrobianos e fatores de crescimento.[32]

3 - Opções de lentes de contato terapêuticas

   a - Lentes de bandagem macia

   b - Lentes esclerais rígidas

Se as opções acima forem inadequadas, considere:

Passo 4:

1 - Corticosteroide tópico, por mais tempo

2 - Enxertos de membrana amniótica – foram utilizados para o tratamento de vários distúrbios da superfície ocular, incluindo deficiência de células-tronco limbais, ceratite infecciosa, queimaduras na córnea, defeitos epiteliais persistentes e reconstrução conjuntival, após a remoção do simbléfaro. O enxerto de membrana amniótica não apenas fornece cobertura do epitélio para permitir a cura, mas também confere propriedades anti-inflamatórias.[32]

3 - Oclusão de ponto lacrimal cirúrgica definitiva.

4 - Outras abordagens cirúrgicas (por exemplo, tarsorrafia, transplante de glândula salivar).

5 - Neuroestimulação intranasal das lágrimas (TrueTear – Allergan). Concebido para estimular os nervos da mucosa, através de pequenas correntes elétricas, para aumentar a produção natural de lágrimas, através da via reflexa nasolacrimal da unidade de função lacrimal.[32]

Deve-se entender que existe heterogeneidade significativa na população de pacientes com olho seco e uma abordagem não pode ser excessivamente formulada. Portanto, essas recomendações podem ser modificadas e sobrepostas, conforme exigido pelos profissionais, com base em um perfil individual do paciente. Além do mais, apesar do aumento de novos tratamentos disponíveis, há uma necessidade contínua de novas e eficazes opções de tratamento. Felizmente, há interesse crescente no desenvolvimento de novas terapêuticas, com vários medicamentos promissores, atualmente, em testes clínicos.[27,32]

Em resumo, o tratamento do olho seco continua sendo uma arte, a qual não se enquadra facilmente a um algoritmo rígido e baseado em evidências que acomodam todos os pacientes com sintomas ou sinais de olho seco.[27]

Ceratoconjuntivite atópica

Definição

A ceratoconjuntivite atópica é uma condição inflamatória não infecciosa crônica e é uma das condições oftalmológicas mais graves associadas à dermatite atópica. Afinal, embora apenas 20% a 43% dos pacientes com dermatite atópica tenham envolvimento ocular, a ceratoconjuntivite atópica está associada à dermatite atópica, em 95% dos casos.[34]

É mais frequente em pacientes adultos, portadores de dermatite atópica desde a infância.[35] Geralmente, surge no final da adolescência e no início dos 20 anos, embora haja relatos em crianças. Pode persistir na quarta e na quinta décadas de vida, com um pico de incidência entre 30 e 50 anos.[34]

Trata-se de uma condição que está no extremo grave de um espectro de doenças conjuntivais alérgicas, podendo envolver a córnea e a conjuntiva bilateralmente e, às vezes, pode levar à perda visual, por complicações da córnea.[36] Entre as complicações geradas pela ceratoconjuntivite atópica estão: catarata, ceratocone, ceratite infecciosa, blefarite, disfunção lacrimal e glaucoma induzido por esteroides. Requer tratamento rápido e eficaz, para evitar a perda permanente da visão.[34]

Epidemiologia

A ceratoconjuntivite atópica possui características distintas, definidas por um início mais comum, no final da adolescência ou no início da idade adulta, mas também acometendo idosos e com maior prevalência em indivíduos do sexo masculino. É frequentemente associada a outras condições atópicas, em que as mais comuns são eczema (95%) e asma (87%), com rinoconjuntivite alérgica, hipersensibilidade alimentar e urticária sendo menos comuns.[37]

Fisiopatologia

A fisiopatologia das alergias oculares está associada à resposta inflamatória gerada pelos mecanismos de hipersensibilidade do tipo I e IV.[35] Assim, sua patogênese envolve a ação de mastócitos, eosinófilos, basófilos e células T.[37] No caso da ceratoconjuntivite atópica, trata-se do tipo IV, com uma resposta predominantemente mediada por células T.[38] Pode ser atribuída, principalmente, a uma combinação de respostas T-*helper*-1 (Th) e Th2, já tendo sido encontrado um maior destaque para as células Th1.[37] As células Th2 aumentam os níveis circulantes de eosinófilos de IgE, bem como produzem citocinas, incluindo IL-12, que induzem a produção de células Th1, o efetor da fase crônica.[38]

Do mesmo modo que acontece com a dermatite atópica, a ceratoconjuntivite atópica pode ser exacerbada pela secura, levando a um ciclo de coceira que aumenta a inflamação. Estudos recentes também sugeriram que a apresentação clínica da doença pode ser influenciada por micróbios, com destaque para o *Staphylococcus* aureus, que pode desempenhar papel na ativação de células inflamatórias.[38]

Sinais e sintomas

Os sintomas mais comuns da ceratoconjuntivite atópica são: prurido ocular bilateral, queimação e lacrimejamento com apresentação perene, embora alguns pacientes possam ter exacerbações sazonais, no inverno ou no verão. Outros sintomas, como fotofobia, visão turva e secreção mucosa, devido ao acúmulo de células e mucina, podem ocorrer.[37,39]

Os sinais clínicos incluem: hiperemia da conjuntiva e vasos episclerais, papilas na conjuntiva tarsal (Figura 32.3) e presença de blefarite concomitante. Cicatrizes conjuntivais com fibrose subepitelial, ulceração e neovascularização da córnea e conjuntiva limbar papilar gelatinosa (Figura 32.4) podem ocorrer nos casos mais graves.[39]

Diagnóstico

O diagnóstico da ceratoconjuntivite atópica é principalmente clínico, pois critérios de diagnóstico aceitos ou exames laboratoriais não estão disponíveis.[37] Os principais achados clínicos são: papilas no tarso superior e inferior, injeção e edema conjuntival,

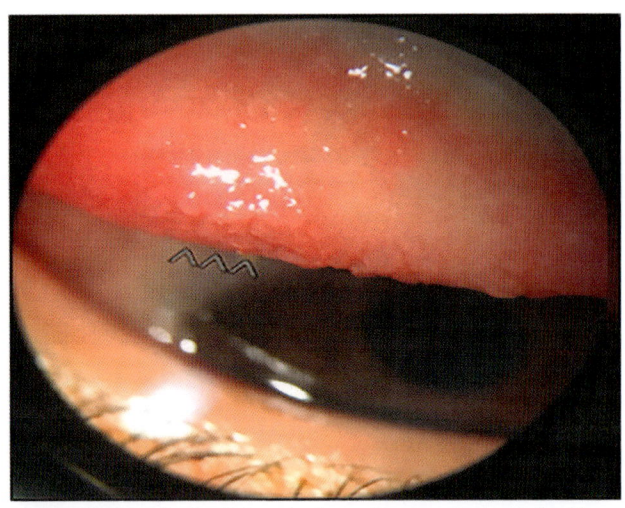

Figura 32.3 Os sinais clínicos incluem hiperemia da conjuntiva e vasos episclerais, papilas na conjuntiva tarsal.

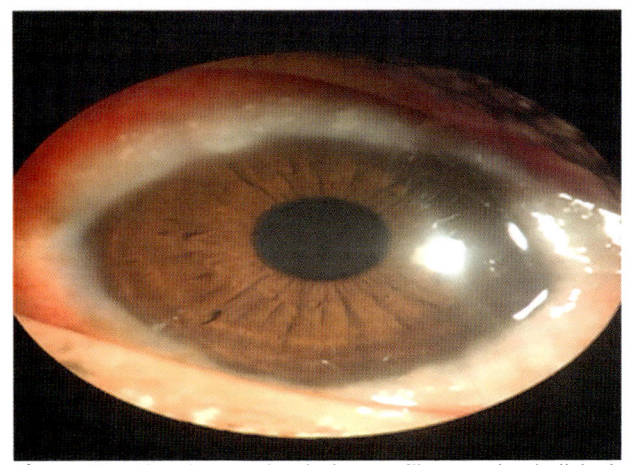

Figura 32.4 Cicatrizes conjuntivais com fibrose subepitelial, ulceração e neovascularização da córnea e conjuntiva limbar papilar gelatinosa.

dermatite atópica nas pálpebras, erosões corneanas puntatas e úlcera em escudo.[35]

Apesar disso, métodos auxiliares para avaliar a imagem da superfície ocular têm sido propostos, como a microscopia confocal *in vivo*, que permite a quantificação de densidades de células inflamatórias e dendríticas conjuntivais do tarso, correlacionando-se com o grau clínico da inflamação da superfície ocular, e a angiografia com fluoresceína e a angiografia com indocianina verde, que têm sido testadas para avaliar a hiperpermeabilidade vascular relacionada à alergia.[40]

O diagnóstico diferencial deve ser feito entre ceratoconjuntivite vernal e ceratoconjuntivite atópica, o que pode ser um desafio em crianças. Historicamente, a ceratoconjuntivite atópica raramente é reconhecida como uma entidade de diagnóstico antes da puberdade e acredita-se que ocorra predominantemente em adultos.[41] Já a ceratoconjuntivite vernal ocorre na primeira e segunda décadas de vida, sendo predominante em meninos (razão 3:1) e geralmente desaparece na fase adulta.[2] Assim, se um paciente jovem apresentar sintomas de ceratoconjuntivite, ele normalmente é diagnosticado com ceratoconjuntivite vernal.[41]

Todavia, Li e colaboradores[42] relatam um caso de uma criança de 11 que foi diagnosticada com ceratoconjuntivite atópica. Os autores alertam para o fato de que a ceratoconjuntivite atópica pediátrica deve ser diferenciada da ceratoconjuntivite vernal, porque ambos os distúrbios incluem papilas superiores gigantes (> 1 mm de diâmetro), com aspecto de paralelepípedos, mas a primeira é acompanhada por dermatite atópica.

No intuito de diferenciar as duas condições, Brémond-Gignac e colaboradores[8] definem a ceratoconjuntivite atópica pediátrica como a presença de conjuntivite alérgica grave, com dermatite atópica, que é diagnosticada antes dos 16 anos de idade. Ela pode ser acompanhada pela presença ou ausência dos seguintes aspectos clínicos: hiperemia conjuntival com eczema, madarose e blefarite, com a ausência de pontos de "Horner-Tantras", e com papilas gigantes.

Contudo, a ceratoconjuntivite vernal apresenta sintomas altamente específicos, como fotofobia, lacrimejamento, pseudoptose, secreção espessa de muco e úlceras de escudo. No entanto, crianças com ceratoconjuntivite vernal podem apresentar dermatite atópica, mas ela não é um pré-requisito para o diagnóstico. Por outro lado, evidências de dermatite atópica devem estar presentes, para que o diagnóstico de ceratoconjuntivite atópica seja feito.[41]

Tratamento

O tratamento ideal da ceratoconjuntivite atópica deve ser realizado por meio de uma abordagem multidisciplinar, incluindo especialidades como Oftalmologia, Alergia e Imunologia e Dermatologia. Se for rápido e eficaz, pode permitir a estabilidade da doença.[38]

Todo o tratamento para ceratoconjuntivite atópica deve ser gerenciado em conjunto com um Oftalmologista, e o encaminhamento imediato a esse especialista é indicado, quando um paciente apresentar irritação moderada a grave, aumento da vermelhidão, secreção ou qualquer sintoma visual.[34]

O tratamento da ceratoconjuntivite atópica visa controlar os sintomas, diminuir as recaídas e exacerbações e reduzir a perda de visão.[37] As opções de tratamento incluem combinação de inibidores de mastócitos, anti-histamínicos, corticosteroides e inibidores de calcineurina.[34,37] As opções terapêuticas compreendem gotas oftálmicas tópicas ou pomadas tópicas, mas as formas graves podem exigir medicamentos sistêmicos.[37]

O tratamento de primeira linha é o uso de gotas oftálmicas de estabilizador tópico de mastócitos (cromoglicato e lodoxamida a 0,1%), que bloqueiam a liberação de histamina dessas células. O tratamento com estabilizadores de mastócitos é uma medida conservadora e estes são utilizados, quando possível, como fármacos poupadores de corticosteroides. Eles também podem ser úteis para terapia de manutenção, nos casos crônicos. Agentes de ação dupla (olopatadina, cetotifeno, azelastina, epinastina e bepotastina), que têm efeitos estabilizadores de mastócitos e efeitos de bloqueio de receptores H1, podem ser prescritos nos casos em que agentes de ação única falharam.[34]

Conforme explicam Benaim e colaboradores,[43] a ceratoconjuntivite atópica é frequentemente associada à dermatite atópica da pálpebra e pode exigir esteroides tópicos, cujo uso prolongado pode causar complicações oculares. Como o tacrolimus é um fármaco imunossupressor, usado topicamente na pele na dermatite atópica, esses autores realizaram um estudo com o objetivo de avaliar a eficácia e tolerabilidade da pomada de tacrolimus a 0,1%, aplicada às pálpebras, na ceratoconjuntivite atópica. Os resultados do estudo demonstraram diminuição nos sintomas oculares, com redução significativa no número de pacientes que necessitaram de tratamento tópico com esteroides, além de não haver mudança significativa na acuidade visual. Com isso, os pesquisadores concluíram que a pomada de tacrolimus 0,1%, aplicada nas pálpebras, parece ser um tratamento eficaz no tratamento da ceratoconjuntivite atópica. Segundo Chen e colaboradores,[34] outros estudos, igualmente, realizaram esse teste, com o mesmo sucesso.

Há, também, seu uso como pomada oftálmica, porém, em concentração mais baixa, de 0,02-0,03%. Aplicada ao saco conjuntival, diariamente, após 6 a 8 semanas de tratamento contínuo, resulta na redução dos sintomas e diminuição dos eosinófilos conjuntivas, neutrófilos e linfócitos.[36]

Pacientes com ceratoconjuntivite atópica refratária grave, que não respondem a corticosteroides tópicos e sistêmicos, podem necessitar de tratamento com ciclosporina sistêmica. A ciclosporina sistêmica é iniciada em 5 mg/kg, diariamente, para induzir a remissão, devendo ser mantida em doses baixas, a cada cinco dias. Foi demonstrado que a ciclosporina sistêmica, em baixa dose, melhora os sintomas da doença e a acuidade visual.[34]

Segundo Jabbehdari e colaboradores,[44] o tratamento inadequado da doença pode levar a doenças graves da superfície ocular, como a deficiência de células-tronco limbares. Casos graves podem necessitar de intervenções cirúrgicas como: transplante de células-tronco limbais, ceratoprótese de Boston e ceratectomia superficial.

Entre os tratamentos cirúrgicos mais adequados, destaca-se o uso da membrana amniótica, que pode ser usada para transplantes, coberturas ou enxerto de córnea. Sendo assim, os pesquisadores Yang et al.[45] avaliaram o uso do tratamento cirúrgico com membrana amniótica para ceratoconjuntivite atópica, em longo prazo. As córneas danificadas foram reparadas com várias técnicas, as quais foram combinadas com transplantes de córnea preservadas com glicerol.

Os resultados do estudo demonstraram que, em todos os 32 casos cirúrgicos avaliados, a integridade dos tecidos oculares foi efetivamente restaurada e os sintomas foram reduzidos, 24,4 ± 13 dias após a recuperação. Houve melhora significativa da acuidade visual, sem complicações intra ou pós-operatórias, com exceção de dois casos recorrentes, porém ambos foram controlados por medicação. O tempo de recuperação dos grupos controle (com tratamento médico) durou 52 ± 16 dias. Os autores concluíram que a melhoria da visão apresentou diferença significativa entre tratamento cirúrgico e médico, e essas melhorias na visão permaneceram estáveis, durante um período médio de acompanhamento de 21,7 ± 3,8 meses.[45]

Alguns pacientes podem precisar de transplante de córnea para tratar cicatrizes, vascularização ou perfuração da córnea. Embora tais pacientes sejam considerados com alto risco de falha do enxerto de córnea, especialmente no contexto de altos níveis séricos de IgE, alguns relatos na literatura já discutiram o prognóstico da farmacocinética nesses pacientes e trazem casos de sucesso, com melhorias significativas na acuidade visual no pós-operatório.[39]

Queimadura química

Definição

O trauma químico é considerado uma verdadeira emergência oftalmológica, devido ao potencial de danos permanentes na córnea e nas estruturas intraoculares, podendo levar à deficiência visual e, até mesmo, cegueira. Embora o resultado visual final esteja relacionado à gravidade e à natureza da exposição química inicial, o prognóstico depende muito da instituição precoce do tratamento adequado.

Epidemiologia

As queimaduras químicas são responsáveis por 7,7% a 18% dos traumas oculares[46] e estão entre as lesões mais comuns relacionadas ao trabalho.[47] Em um estudo americano envolvendo 900 serviços de emergência, foram diagnosticadas 144.149 queimaduras oculares, entre janeiro de 2010 e dezembro de 2013. Os homens representaram 56,6%

de todos os casos, a idade média foi de 32 anos e as lesões alcalinas foram as mais comuns (53,6%).[48] Em outro estudo observacional retrospectivo, realizado em 961 Departamentos de Emergência nos Estados Unidos, foram identificados 15.865 novos casos de queimaduras químicas, por ano, resultando em uma taxa de incidência anual de 51,10 novos casos, por milhão.[49] Essa taxa de incidência pode refletir a de outros países desenvolvidos, sendo mais difícil extrair esses dados para países em desenvolvimento, onde se prevê que a incidência e a gravidade sejam maiores.[49]

Etiologia

Ácidos e álcalis são os principais agentes associados às queimaduras químicas e à gravidade da lesão depende de fatores como: concentração e pH da solução, extensão da superfície ocular acometida e duração da exposição.[50] Além de causar lesão na superfície ocular, os álcalis penetram rapidamente no olho, danificando o estroma e o endotélio da córnea, bem como outras estruturas do segmento anterior (íris, cristalino e corpo ciliar). Todavia, substâncias mais ácidas tendem a permanecer confinadas à superfície, podendo ameaçar a visão, ao provocar distúrbios graves da superfície ocular.[51]

Álcalis

As causas mais comuns de lesão alcalina são: amônia (NH3), soda cáustica (NaOH), hidróxido de potássio (KOH), hidróxido de magnésio (Mg [OH] 2), e cal (Ca [OH] 2). Os agentes alcalinos são, particularmente, prejudiciais, pois possuem propriedades hidrofílicas e lipofílicas, que lhes permitem penetrar rapidamente as membranas celulares e a câmara anterior. O dano alcalino resulta da interação dos íons hidroxila, causando saponificação das membranas celulares e morte celular, com ruptura da matriz extracelular.[52]

Álcalis mais fortes (pH mais alto), como a amônia e a soda cáustica, estão associados à penetração mais rápida e, consequentemente, lesões mais graves. Hidróxido de Magnésio, presente em fogos de artifício, pode produzir uma lesão mais devastadora, pela lesão térmica associada. A queimadura por cal é a mais comum e felizmente não causa muitos danos, como os álcalis de penetração mais rápida, pois ao atravessar a membrana celular epitelial, a cal forma sabões de cálcio que precipitam e impedem a penetração adicional.[53]

Ácidos

As lesões por ácidos causam danos mais limitados à superfície ocular do que os álcalis. Isto porque os ácidos promovem desnaturação e coagulação das proteínas do epitélio e estroma anterior da córnea, e essas proteínas coaguladas atuam como uma barreira, limitando a penetração mais profunda do ácido no estroma corneano.[54] No estroma, o ácido se liga ao colágeno, causando o encolhimento das fibras. Contudo, ácidos mais fortes ou concentrados podem penetrar com a mesma facilidade de soluções alcalinas. As lesões ácidas mais comuns são causadas pelos ácidos sulfúrico, sulfuroso, fluorídrico, acético, crômico e clorídrico.[53]

Fisiopatologia

A fisiopatologia das queimaduras oculares reflete os diferentes estágios de progressão, com um primeiro estágio de destruição, um segundo estágio de inflamação e um último estágio de reconstrução e cicatrização.[55]

Alguns minutos ou horas após o dano inicial, sucede-se uma fase de necrose e, em seguida, de cicatrização. Ocorre um influxo de células inflamatórias, atraídas pelos produtos de degradação da córnea e da conjuntiva (prostaglandinas, leucotrienos). Neutrófilos secretam diferentes enzimas degradadoras, como metaloproteinases da matriz (colagenases, gelatinases e estromelisinas), que acentuam a degradação do estroma e a destruição das estruturas oculares. As células isquêmicas produzirão fatores como: VEGF (Fator de crescimento endotelial vascular), TGF (Fator de transformação do crescimento) e os FGF (Fator de crescimento de fibroblastos), que favorecem a proliferação de vasos no tecido lesado. A cicatrização da córnea e da conjuntiva pode ocorrer por transformação de células em fibroblastos ou por diferenciação de células-tronco. O surgimento de tecido fibroblástico constitui o início da opacificação da córnea e simbléfaro, assim também, o seu aparecimento no ângulo iridocorneano é acompanhado por hipertonia ocular.[56]

A gravidade da lesão ocular após a exposição química está relacionada à área da superfície de contato e ao grau de penetração. Dependendo do grau de penetração, pode haver danos no epitélio da córnea e da conjuntiva, membrana basal, ceratócitos, terminações nervosas estromais, endotélio, endotélio vascular da conjuntiva, cristalino, episclera, íris e corpo ciliar. Danos ao epitélio do corpo ciliar resultam em diminuição da secreção de ascorbato e redução da sua concentração na câmara anterior, comprometendo, subsequentemente, a síntese de colágeno e o reparo estromal. Há uma perda da vascularização do limbo devido à necrose da conjuntiva, reduzindo a disponibilidade de inibidores da colagenase de origem vascular, o que pode contribuir, parcialmente, para a ulceração subsequente da córnea e sua perfuração. As sequelas tardias da lesão conjuntival grave incluem: distúrbios de lubrificação da superfície ocular secundários a anormalidades da membrana mucosa, cicatrização da conjuntiva com formação de simbléfaro e entrópio. Lesão ocular irreversível com hipotonia e *phthisis bulbi* pode se estabelecer com níveis prolongados de pH do humor aquoso de 11,5 ou maior.[57]

Classificação

A avaliação inicial do paciente vítima de queimadura química deve incluir uma documentação da extensão e da gravidade do acometimento da córnea, do limbo e da conjuntiva, pois representa importante ferramenta de referência para estimar o prognóstico e avaliar o manejo terapêutico.[50]

O sistema de classificação de Roper-Hall[13] (Figura 32.5), descrito em 1965, é o mais comumente utilizado e fornece orientações prognósticas, baseadas no grau de opacidade da córnea e na extensão da isquemia do limbo. No entanto, esse sistema apresenta falhas, pois não leva em consideração o acometimento conjuntival, além de classificar todas as lesões com > 50% de isquemia límbica como grau IV (ou seja, mesmo nível de severidade).

A evolução de tratamentos, como transplante de limbo e membrana amniótica, melhorou significativamente o prognóstico de lesões químicas graves. Com isso, Dua et al. desenvolveram um novo sistema de classificação (Figura 32.6), que leva em consideração a extensão do envolvimento límbico em, horas de relógio, e a quantificação da lesão

GRAU	PROGNÓSTICO	ASPECTO DA CÓRNEA	ISQUEMIA LÍMBICA
I	Bom	Dano epitelial	Ausente
II	Bom	*Haze* corneano, detalhes de íris visíveis	< 1/3
III	Reservado	Perda epitelial total, *haze* estromal e detalhes da íris obscurecidos	1/3 – 1/2
IV	Ruim	Córnea opaca, íris e pupila obscurecidas	> 1/2

Figura 32.5 Classificação da gravidade das queimaduras oculares, por Roper-Hall.

GRAU	PROGNÓSTICO	ACHADOS CLÍNICOS	ENVOLVIMENTO CONJUNTIVAL	ESCALA ANÁLOGA*
I	Muito bom	0 horas de envolvimento límbico	0%	0 / 0%
II	Bom	≤ 3 horas de envolvimento límbico	≤ 30%	0,1 – 3 / 1 – 29,9%
III	Bom	> 3 - 6 horas de envolvimento límbico	> 30 – 50%	3,1 – 6 / 31 – 50%
IV	Bom a Reservado	> 6 - 9 horas de envolvimento límbico	> 50 – 75%	6,1 – 9 / 51 – 75%
V	Reservado a ruim	> 9 - < 12 horas de envolvimento límbico	> 75 - < 100%	9,1 – 11,9 / 75,1 – 99,9%
VI	Muito ruim	Envolvimento límbico total (12 horas)	Envolvimento total da conjuntiva (100%)	12 / 100%

* A escala análoga registra de forma precisa o envolvimento límbico em horas / porcentagem de envolvimento conjuntival.

Figura 32.6 Nova Classificação das queimaduras da superfície ocular, por Dua et al. (2001).

conjuntival, em porcentagem, permitindo a estratificação mais precisa do prognóstico, particularmente, para lesões graves. Eles demonstraram que nem todas as queimaduras com 50 a 100% de envolvimento límbico poderiam ter o mesmo prognóstico, e que o prognóstico de pacientes com envolvimento límbico de 100% é muito pior, do que pacientes com pouco mais de 50%. Portanto, idealmente, não devem ser agrupados no mesmo nível.[59,60]

A classificação de Dua é simples e de fácil utilização, além de possuir melhor previsibilidade e precisão para gerenciamento e prognóstico das queimaduras da superfície ocular, embora ainda não tenha sido validada, em ensaios clínicos randomizados e prospectivos, para fornecer evidência substancial de que é melhor do que a classificação de Roper-Hall.[51]

Tratamento

O curso clínico de uma lesão química ocular pode ser dividido em 4 fases:

1 - Imediata, que acontece no momento do contato do agente químico com a superfície ocular.

2 - Aguda, nos primeiros 7 dias.

3 - Reparadora precoce, de 7 a 21 dias.

4 - Reparadora tardia, após 21 dias.

A instituição imediata do tratamento é primordial na prevenção de sequelas debilitantes. A terapia médica visa a remoção do agente químico (irrigação), promoção da reepitelização, prevenção da ulceração e controle da inflamação.

Irrigação

A irrigação abundante e imediata da superfície ocular é o primeiro passo no tratamento para remover o agente químico e minimizar os danos. Isso, efetivamente, reduz a gravidade da queimadura, reduz a necessidade de intervenção cirúrgica e melhora a acuidade visual final.[52]

Recomenda-se a irrigação usando 1 a 3 litros de solução por, pelo menos, 30 minutos. Deve-se instilar anestésico tópico, pois a irrigação da superfície ocular inflamada e desepitelizada é bastante dolorosa. A irrigação deve continuar, até a neutralização do pH da superfície ocular. Sistemas de irrigação contínua, como a lente de Morgan® (MorTan, Inc., Missoula, MT, EUA), foram desenvolvidos para o manejo emergencial e podem ser usados para fornecer uma corrente contínua do fluido de irrigação.

Em um cenário ideal, a irrigação imediata com uma solução neutralizadora (p. ex. diphoterine®) é preferível à água ou a outras soluções isotônicas. Isso porque essas soluções têm boa capacidade de ligação às bases e ácidos e possuem menos reatividade exotérmica, além de maior eficácia na redução do pH.[63] Porém, a falta de disponibilidade para o uso imediato é um importante obstáculo ao seu uso generalizado.

Estudos têm demonstrado que a imediata irrigação com água da torneira é benéfica, para minimizar a gravidade da lesão, reduzindo a penetração de álcalis na câmara anterior e melhorando o tempo de cicatrização.[64,65] Portanto, o início imediato da irrigação é mais importante do que a escolha da solução,[66] e qualquer método de enxaguar o olho com segurança (água, soro fisiológico, ringer lactato, BSS) é preferível ao atraso na eliminação do agente químico.[67]

Promoção da reepitelização

A reepitelização da córnea é um desafio no tratamento agudo e crônico das queimaduras oculares, pois a lesão química pode resultar na disfunção grave das células caliciformes e das glândulas de meibomius, convertendo na deficiência das camadas mucosa e lipídica do filme lacrimal.[54] Os lubrificantes oculares tópicos são essenciais para manter uma superfície ocular hidratada e podem melhorar a epiteliopatia persistente, reduzir o risco de erosão recorrente e acelerar a reabilitação visual. É importante usar lubrificantes sem conservantes, para evitar ceratite induzida por conservantes. Lentes de contato terapêuticas podem ser utilizadas, para proporcionar mais conforto ao paciente.

Se houver grande defeito epitelial, é indicado o uso de um antibiótico tópico, como uma fluorquinolona de quarta geração, para profilaxia antimicrobiana. Debridamento de tecido desvitalizado pode ser realizado, se houver necrose extensa.[65]

Agentes biológicos tópicos (soro autólogo, soro de cordão umbilical e plasma rico em plaquetas) são ricas fontes de fatores de crescimento e estão sendo, cada vez mais, utilizados em queimaduras oculares, para promover a cicatrização e o reparo de lesões na córnea.[61]

O papel de outros agentes que promovem a epitelização, como a fibronectina, fator de crescimento epidérmico, ácido retinoico e hialuronato de sódio são experimentais, sem estudos conclusivos, em seres humanos, que possam determinar a sua eficácia, em casos de queimaduras oculares.[68]

Prevenção da ulceração

A liberação de metaloproteinases da matriz, colagenase e estromelisina pelas células inflamatórias causa a ruptura do colágeno, resultando na ulceração e no *melting* corneano.[9] As tetraciclinas impedem a degradação colagenolítica por vários mecanismos, incluindo a inibição da migração e degranulação de neutrófilos, a supressão da síntese de radicais de oxigênio e a inibição de MMPs.[69] Da mesma forma, foi demonstrado que o citrato evita a migração de leucócitos polimorfonucleares para o tecido lesionado, reduzindo, assim, a liberação de radicais livres e enzimas proteolíticas.[70] Em contraste com a inibição enzimática, a suplementação com ácido ascórbico promove diretamente o reparo estroma da córnea.[71] Sabe-se que ocorre redução significativa dos níveis de ascorbato, no humor aquoso, após lesões químicas, que, por sua vez, pode inibir a síntese de colágeno por fibroblastos. O ascorbato é um cofator essencial para o reparo do colágeno estromal e para a manutenção da transparência da córnea.[72]

Controle da inflamação

As lesões químicas graves resultam em necrose tecidual e inflamação profunda, o que pode levar a um ciclo vicioso de mais danos ao tecido ocular e resposta inflamatória contínua. O papel dos corticosteroides é de suma importância na cicatrização do estroma da córnea, pois eles reduzem a infiltração de células inflamatórias e estabilizam as membranas citoplasmáticas e lisossômicas dos neutrófilos.[73] Eles também são úteis no tratamento ou na prevenção de iridociclite associada. Um colírio potente de corticosteroide (p. ex., dexametasona 0,1%) deve ser iniciado, desde o primeiro dia, e administrado topicamente, a cada 2 horas. Para inflamações graves que não são controladas com corticosteroides tópicos intensivos, podem ser considerados corticosteroides sistêmicos. Deve-se tomar cuidado após a primeira semana, pois os corticosteroides podem inibir a epitelização e a síntese de colágeno e potencialmente aumentar o risco de perfuração da córnea.[74] Assim, em situações de lesão grave ou defeito epitelial não cicatrizante, a terapia tópica com corticosteroide deve ser reduzida. Caso contrário, se o local da lesão tiver sido reepitelizado, os corticosteroides tópicos podem ser usados, com segurança, por mais de 2 semanas, associados ao ácido ascórbico (tópico e sistêmico), para minimizar os danos inflamatórios secundários na superfície ocular.[75]

Tratamento cirúrgico

Os procedimentos cirúrgicos que podem auxiliar na reconstrução da superfície ocular, em lesões químicas graves, incluem: a tenonplastia, o transplante de membrana amniótica e o transplante autólogo de limbo.

Após uma queimadura química grave, há risco de necrose do segmento anterior, com a perda total da vascularização do limbo. A tenonplastia visa restabelecer a vascularização límbica, limitar a progressão da necrose e da ulceração asséptica.[76] Nesse procedimento, os tecidos conjuntivais e episclerais necrosados são excisados e um retalho de cápsula de Tenon é avançado até o limbo.

O transplante de membrana amniótica (TMA) ajuda a restaurar a superfície epitelial, promovendo a reepitelização, reduzindo assim a inflamação, cicatrizes e neovascularização, fatores importantes para a viabilidade e sucesso futuro de um transplante de limbo.[77,78] Vários tipos de preparações de membrana amniótica podem ser utilizados: membrana amniótica criopreservada, fresca e suturada (PROKERA®, Bio-Tissue, Inc., Miami, FL, EUA). Em um ensaio clínico randomizado, relacionando-se tratamento médico convencional com TMA, ocorreu uma cicatrização epitelial mais rápida com TMA, em comparação com o tratamento médico convencional, em queimaduras grau II-III (classificação de Roper Hall), mas não com queimaduras grau IV.[79] Vários estudos clínicos abordaram o potencial do TMA no tratamento de lesões químicas agudas, em humanos. No entanto, em queimaduras moderadas a graves, o TMA não impediu a deficiência de células-tronco límbicas.[80,81] Nos pacientes em que, em último estágio, não é possível restaurar a transparência da córnea e a superfície ocular normal, a ceratoprótese permanece uma opção viável.[65]

A deficiência de células-tronco límbicas (DCTL) é uma complicação devastadora das queimaduras químicas graves. As células-tronco saudáveis atuam feito uma barreira contra a invasão da córnea pelo tecido conjuntival. Na DCTL, há a conjuntivalização da córnea central, e os achados clínicos incluem: perda das paliçadas de Vogt, epitélio opaco, defeitos epiteliais recorrentes e/ou persistentes, neovascularização superficial e cicatrização estromal.

A DCTL é classificada de parcial ou total, e o tratamento depende da extensão da lesão e do envolvimento da córnea central. Muitos pacientes com DCTL parcial, poupando a córnea central, podem ser tratados com medidas conservadoras, com o uso de lubrificantes sem conservantes e colírios de soro autólogo.[82,83] O transplante de limbo não é recomendado durante a inflamação ativa e deve ser adiado, até que a inflamação da superfície ocular diminua ou seja bem controlada, com os medicamentos. Além disso, todas as anormalidades palpebrais, como entrópio, triquíase e simbléfaro devem ser abordadas antes do transplante.[84,85]

O transplante de limbo pode ser autólogo ou heterólogo. Um autoenxerto conjuntival de limbo (CLAU, do inglês *Conjunctival Limbal Autograft*) retirado do olho saudável é considerado o procedimento cirúrgico mais eficaz em pacientes com DCTL total unilateral. Produz excelentes resultados, geralmente com regressão completa da neovascularização da córnea, de modo que a reepitelização e a recuperação da função visual são bem sucedidas, em 80% a 90% dos pacientes.[86] A técnica descrita por Kenyon e Tseng envolve a coleta de dois crescentes do epitélio da córnea periférica, com uma porção da conjuntiva do limbo, do olho não afetado (autoenxerto) ou de um familiar próximo (aloenxerto).

Em pacientes com DCTL bilateral, as células-tronco do limbo podem ser coletadas de parentes de 1º grau (aloenxerto de limbo conjuntival intervivos, LR-CLAL) (Figuras 32.7 e 32.8), de olhos cadavéricos (aloenxerto ceratolimbar, KLAL) ou transplante epitelial de limbo cultivado alogênico (alo-CLET).[87,88] Recentemente, Sangwan et al. propuseram o "Transplante Epitelial Limbar Simples" (SLET) para DCTL unilateral, em que um pequeno fragmento de limbo do olho contralateral saudável é extraído, dividido em 8 a 10 partes e depois colocado so-

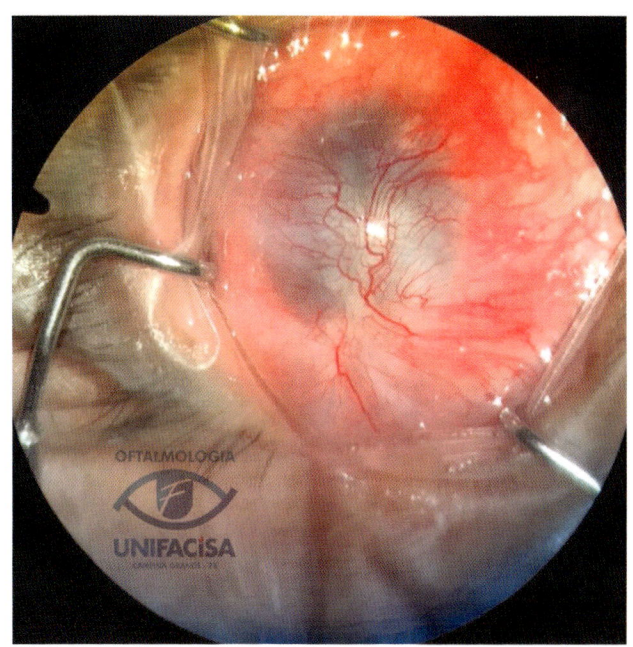

Figura 32.7 Falência límbica total com neovascularização difusa após queimadura química com álcali.

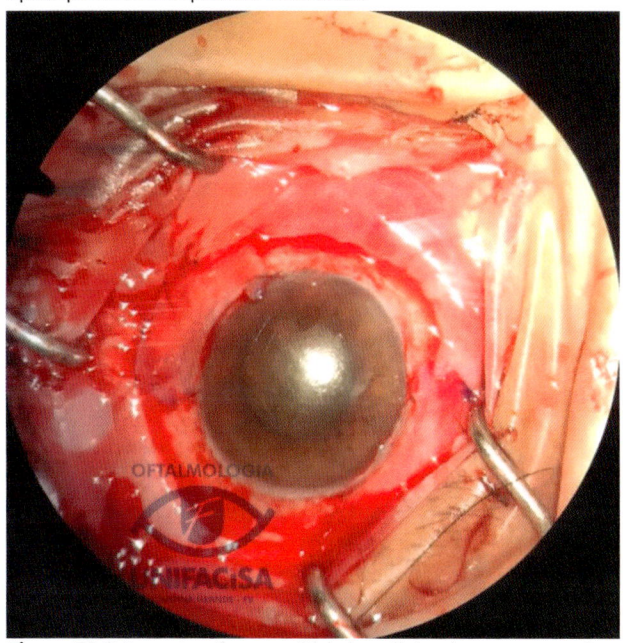

Figura 32.8 Aspecto pós-operatório imediato, do mesmo paciente, após aloenxerto de célula-tronco limbar de doador vivo. (filho para pai).

bre uma membrana amniótica humana fresca e transplantado para a córnea doente.[89]

Para pacientes que recebem transplante de limbo de uma fonte alogênica, é necessária a imunossupressão sistêmica com esteroides (curto prazo), tacrolimus (ou ciclosporina) e micofenolato (ou azatioprina), para prevenir a rejeição do aloenxerto.[90] A causa mais comum de falência da superfície ocular após o transplante de limbo é a rejeição do enxerto, representando cerca de 75% dos casos. Outras causas incluem: exposição da superfície ocular, irritação mecânica (p. ex. triquíase e entrópio) e falência do enxerto. Isso destaca a importância de imunossupressão adequada, para minimizar o risco de rejeição.[91]

Conjuntivites cicatriciais

Penfigoide da Membrana Mucosa Ocular

Definição

A doença Penfigoide da Membrana Mucosa Ocular (PMMO), antigamente conhecida por Penfigoide Ocular Cicatricial e cujo nome foi mudado após Consenso Internacional, em 2002, é uma forma localizada da doença sistêmica Penfigoide da Membrana Mucosa (PMM) e pode acarretar cegueira bilateral, em até 20% dos pacientes acometidos.[92]

O PMM é de natureza autoimune e seu alvo principal são as membranas mucosas da conjuntiva, cavidade nasal, orofaringe e genitália, podendo acometer também outros sítios, como esôfago, traqueia e pele. Quando o acometimento principal é na conjuntiva, o que ocorre em 70% dos casos, a doença recebe o nome de PMMO.[93]

Epidemiologia

O PMMO é uma patologia rara, cuja prevalência é estimada, em 0,8 por milhão, no Reino Unido, respondendo por 60% dos casos de conjuntivite cicatrizante neste país.[93]

A doença predomina em caucasianos e, entre os gêneros, a sua predominância é ainda um fator controverso, mas alguns estudos estimam que acomete mais o sexo feminino, sendo 3:1 essa proporção.[93]

Fisiopatologia

O plano de fundo que orquestra a fisiopatogênese do PMMO é uma reação de hipersensibilidade do tipo 2 aos antígenos da membrana basal epitelial da conjuntiva, somado à predisposição genética e gatilhos ambientais.[94,95,100]

A conjuntiva é composta de epitélio estratificado e não queratinizado, membrana basal e estroma. A membrana basal é composta de duas camadas, a lâmina lúcida, adjacente às células epiteliais, e a lâmina densa, adjacente ao estroma.[94] A membrana basal é composta de colágeno tipo IV, laminina e fibronectina.

Desmossomos unem firmemente as células epiteliais umas às outras, enquanto que os hemidesmossomos, filamentos de citoqueratina intracitoplasmáticos e fibras de ancoragem, fazem a aderência do epitélio conjuntival à lâmina lúcida da membrana basal. O componente principal dos hemidesmossomos é a proteína integrina alfa6B4 e os ligantes dessa integrina (alfa 6 integrina, b4 integrina, laminina 5, colágeno VII, BP180 e BP230) são os principais antígenos-alvo dessa doença autoimune.[94,95]

O PMMO tem três fases distintas: a fase de injúria, a fase de inflamação aguda e proliferação e a fase de fibrose. Na fase de injúria, um gatilho ambiental (ainda desconhecido) gera a ativação de células T, que irão gerar clones específicos de células B que, por sua vez, produzirão autoanticorpos IgG e IgA específicos contra os antígenos da membrana basal epitelial, iniciando uma reação de hipersensibilidade do tipo 2 e ativando a cascata do complemento.[95]

Na fase de inflamação aguda e proliferação, a cascata do complemento ativada irá gerar vasodilatação e infiltração de células inflamatórias tais como neutrófilos, macrófagos, células apresentadoras de antígenos, mastócitos, plaquetas e linfócitos T, que se acumulam no estroma conjuntival e passam a perpetuar uma reação inflamatória destrutiva.[94]

Na fase fibrótica, fibroblastos conjuntivais são ativados e começam a se proliferar e a produzir matriz extracelular, fatores de crescimento do tecido conectivo e outras citocinas. Por conseguinte, células endoteliais vasculares se proliferam e formam tecido de granulação que acarreta na cicatrização subconjuntival extensa.[94,95]

Quadro clínico

A idade média de início do quadro clínico é de 65 anos e a apresentação clínica pode ser bastante ampla, desde quadros de progressão insidiosa, com conjuntivites crônicas com falha na resposta terapêutica, até quadros de conjuntivites agudas, acompanhadas de limbites que evoluem com rápida e agressiva cicatrização conjuntival.[96]

A inflamação crônica gera fibrose reticular e infiltração da conjuntiva tarsal e bulbar que tem, como consequência, o encurtamento do fundo de saco conjuntival, a formação de simbléfaro, entrópio cicatricial secundário, fibrose nas glândulas de Meibomius com triquíase secundária. Em estágios mais avançados, observa-se a formação anquilobléfaro.[96]

A inflamação e a fibrose das glândulas lacrimais principais e acessórias, das células caliciformes conjuntivais e das glândulas de Meibomius acabam por gerar um olho seco de difícil tratamento, devido ao acometimento das 03 camadas do filme lacrimal.[96]

O envolvimento corneano inclui: ceratite epitelial *punctata*, ceratite filamentar, abrasões corneanas (devido ao entrópio e triquíase secundários), ceratite de exposição (pobre oclusão palpebral por fibrose), erosões recorrentes de córnea, úlceras de córnea e perfuração corneana. Esse processo de queratinização acaba por gerar morte das *stem cells* limbares, o que cursa com insuficiência límbica e conjuntivalização corneana.[96] As Figuras 32.9 e 32.10 ilustram esse quadro de conjuntivalização corneana.

O processo de dano da integridade da superfície ocular acaba por prejudicar a função imunológica local, levando ao aumento de dor, risco de infecções oculares e colonização ocular crônica por flora anormal de microorganismos.[97]

Mondino e Brown propuseram um sistema de classificação do PMMO em quatro estágios, baseado na perda da profundidade do fórnice conjuntival, no qual: estágio 1: de 0-25% de perda; estágio 2: 25-50% de perda; estágio 3: 50-75% de perda e estágio 4: 75-100% de perda.[98,99]

Diagnóstico

O diagnóstico do PMMO é baseado na realização da Imunofluorescência Direta (IFD) da biópsia de fragmento da conjuntiva bulbar perilesional, para a identificação de autoanticorpos séricos contra os antígenos : integrina alfa6b4, BP180, BP230, laminina 332, laminina C1 e colágeno tipo VII. Infelizmente, a IFD é um exame de baixa sensibilidade e especificidade, podendo, muitas vezes, ser negativa ou se tornar negativa, com a remissão da doença.

Nesses casos, o diagnóstico pode ser efetuado com a Imunofluorescência indireta (IFI) do fragmento de pele ou de outra mucosa positiva ou, em caso de negatividade

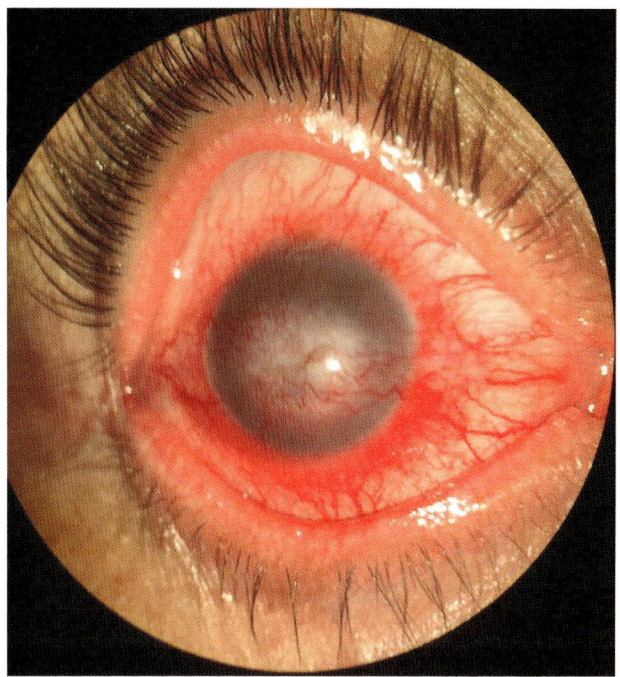

Figura 32.9 Neovascularização corneana intensa decorrente da deficiência de células-tronco limbares. Imagem autorizada de paciente da Clínica-Escola Unifacisa.

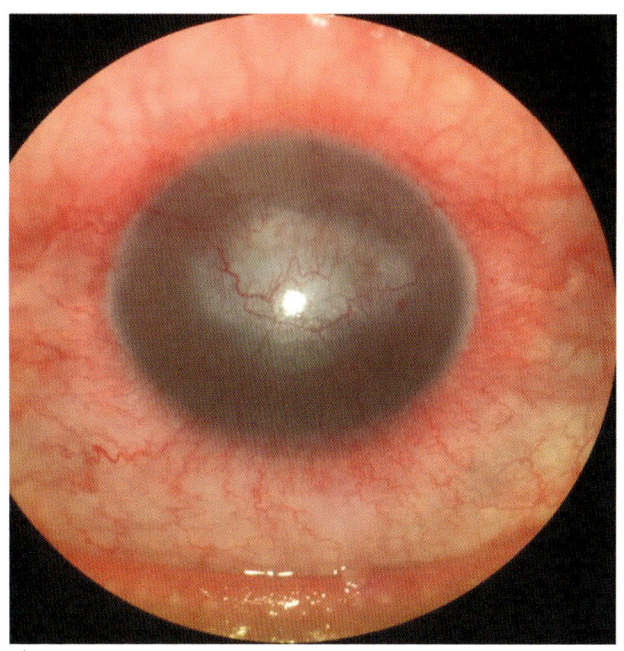

Figura 32.10 Detalhe da intensa opacidade da córnea decorrente de exsudação lipídica dos neovasos superficiais e profundos corneanos. Imagem autorizada de paciente da Clínica-Escola Unifacisa.

também desta última, o diagnóstico é de exclusão, eliminando-se outras causas de conjuntivites cicatriciais, conforme tabela da Figura 32.11.[96,101,102]

Outras desordens, tais como: neoplasia escamosa da superfície ocular, cerato-

DIAGNÓSTICO DIFERENCIAL DE PENFIGOIDE DA MEMBRANA MUCOSA OCULAR
Síndrome de Stevens-Johnson/Necrólise Epidérmica Tóxica
Pênfigo Paraneoplásico
Doença do Enxerto-versus-hospedeiro
Epidermólise bolhosa predominante em mucosa
Doença da Imunoglobulina A Linear
Dermatite Herpertiforme
Pênfigo Vulgar
Neoplasia Escamosa da Superfície ocular
Carcinoma de glândulas sebáceas
Tracoma
Conjuntivite Adenoviral
Trauma conjuntival (químico, térmico, cirúrgico ou por radiação ionizante)
Ceratoconjuntivite Atópica
Rosácea ocular
Displasia ectodérmica

Figura 32.11 Diagnóstico diferencial de Penfigoide da Membrana Mucosa Ocular.

conjuntivite atópica, sarcoidose, síndrome de Stevens-Johnson, líquen plano, pênfigo vulgar, por exemplo, apresentam positividade para IFD nos mesmos antígenos que o PMMO, logo, em tais circunstâncias, deve-se fazer uma anamnese criteriosa, associada ao estudo histopatológico, para se chegar ao diagnóstico final.[102,103]

Tratamento

O tratamento do PMMO é escalonado e varia de acordo com a severidade da doença. Drogas como dapsona, sulfapiridina e sulfasalazina são utilizadas, em casos leves a moderados da doença, sendo a primeira contraindicada em casos de deficiência da glicose-6-fosfato-desidrogenase e possuindo, como efeito colateral, a anemia hemolítica.[104,107]

Micofenolato mofetil (MMF), azatioprina (AZA) e metotrexato (MTX) podem ser usados para tratar a doença moderada, e destes, o micofenolato possui o melhor perfil de segurança e boa tolerabilidade e taxa de remissão da doença, em 59% dos casos. A azatioprina precisa ser manejada com hemogramas seriados, para se avaliar a neutropenia. O metotrexato apresenta efeitos colaterais de fadiga, alopecia, sintomas gastrointestinais e, em longo prazo, fibrose pulmonar e hepática.[104,105,107]

Ciclofosfamida é utilizada em casos de doença mais severa e de difícil controle e deve ser utilizada por um período máximo de 12-18 meses. Uso em período superior a este, pode aumentar o risco de desenvolvimento de carcinoma de bexiga.[106,107]

O uso de corticoides, seja via oral ou endovenosa, é sempre reservado para tratar a fase aguda da doença, enquanto o efeito dos agentes imunossupressores não é atingido. Ao se atingir esse efeito imunomodulador, o corticoide é reduzido de maneira gradual.[16] As doses das medicações podem ser vistas na Figura 32.12.

Em casos de falha terapêutica no controle da doença, pode-se lançar mão da combinação de agentes, tais como Dapsona/Sulfas, combinadas com MMF/AZA/MTX/Ciclofosfamida. Se ainda assim houver falha no tratamento, pode-se fazer o uso de Anti-TNFa, Rituximad, Imunoglobulina EV ou uma combinação destes. Se for atingido o controle da doença, a imunossupressão deve ser mantida por 01 ano e, então, reduzida gradualmente. A monitorização da doença deve ser ao longo de toda a vida do paciente, uma vez que 1/3 dos casos terá reativações.[107]

Uma vez controlada a fase aguda de inflamação da doença, deve-se realizar o tratamento da doença da superfície ocular. Nesses casos, podem-se utilizar lubrificantes oculares sem preservativos, pomadas à base de parafina, para aliviar os sintomas da queratinização, soro autólogo e oclusão de ponto lacrimal, para alívio dos sintomas de olho seco.[108]

A blefarite deve ser tratada com higiene palpebral, tetraciclinas e corticoides ou ciclosporina tópicos. Em casos de encurtamento do fundo de saco conjuntival que acarrete em ceratopatia de exposição secundária, pode-se fazer a reconstrução do mesmo com enxertos de mucosa oral.[108]

A queratinização e os defeitos epiteliais corneanos recorrentes podem ser aliviados com o uso de lentes esclerais, as quais também podem ajudar na reabilitação visual.[109]

Perfurações oculares podem ser manejadas com *patch* corneano, porém o *patch* ou transplante de córnea tectônico tem pobre prognóstico nesses casos. Para melhora da acuidade visual, deve-se dar preferência às ceratopróteses, ao invés de ceratoplastias. A ceratoprótese pode melhorar a visão em níveis melhores do que 6/12 em até 53%, dos casos.[110]

Síndrome de Stevens-Johnsons ocular

Definição

Síndrome de Stevens-Johnson (SSJ) e Necrólise Epidérmica Tóxica (NET) são doenças mucocutâneas imunomediadas raras,

TRATAMENTO SISTÊMICO DO PMMO	
MEDICAÇÃO	DOSE UTILIZADA
Dapsona	1mg/kg/dia VO
Sulfasalazina/Sulfapiridina	1-4g/dia VO
Micofenolato Mofetil	2g/dia VO
Azatioprina	2-3mg/kg dose única VO
Metotrexato	10-15mg/semana VO
Ciclofosfamida	1-2mg/kg/dia
Corticoides	1mg/kg/dia VO / Pulsoterapia EV

Figura 32.12 Tratamento Sistêmico do PMMO.

que acometem a pele e, pelo menos, duas membranas mucosas, apresentando no seu espectro clínico, bolhas e desnudamento de tais tecidos.[111,112]

Quando as lesões acometem menos de 10% da área da superfície corporal (ASC), classificamos como SSJ, quando acometem entre 10-30% da ASC, classificamos como um espectro clínico intermediário entre SSJ e NET e, por fim, quando acometem acima de 30% da ASC, classificamos como NET.[113] O eritema multiforme, atualmente, é considerado uma doença com características clínicas e histológicas distintas e não entra na classificação que engloba SSJ e NET.[114]

Epidemiologia

A incidência varia de 1,2-6/milhão de pacientes, por ano, para SJS e 0,4-1,2/milhão pacientes para NET e a taxa de mortalidade é de 1-5%, para SSJ, e 25-35%, para NET. Dentre os pacientes sobreviventes à doença, cerca de 20 a 79% irão apresentar alguma manifestação ocular crônica da doença.[115,116]

Fisiopatologia

O pano de fundo que gera o início dessa reação imunomediada é, mais frequentemente, a exposição a certas drogas e, com menor frequência, infecções sistêmicas virais ou por *Mycoplasma pneumonia*. As drogas-gatilho mais comuns são sulfonamidas, mas outras drogas também podem estar implicadas, como: alopurinol, carbamazepina, fenobarbital, fenitoína e alguns AINES.[117]

O mecanismo fisiopatológico que caracteriza a SSJ/NET ainda não está totalmente estabelecido, mas parece estar associado a uma desordem na resposta imune inata, que acarreta em importante cascata inflamatória e ampla apoptose dos queratinócitos da pele e de mucosas, incluindo a mucosa conjuntival. Chung et al. propuseram que as granulosinas secretórias são moléculas-chave no mecanismo da apoptose, através da ativação de linfócitos T citotóxicos e *natural-killers*.[118]

Estudos mostram uma associação genética do HLA-B12 e seus subgrupos HLA-8Bw44 e HLA-DQB1 com SSJ, acompanhada de complicações oculares, na população caucasiana.

Quadro clínico

O envolvimento ocular na fase aguda é resultado da apoptose dos queratinócitos, inflamação e perda do epitélio da superfície ocular. O quadro agudo pode incidir em até 88% dos casos e varia bastante na sua apresentação, podendo se manifestar desde uma discreta hiperemia, até a formação de bolhas em toda a superfície ocular.[119]

Nesta fase, a inflamação pode cursar com pseudomembranas ou membranas e formação de simbléfaro, com encurtamento do fundo de saco conjuntival. O simbléfaro gera uma inapropriada distribuição das lágrimas, impede o piscar reflexo e restringe a motilidade ocular. Essa distribuição heterogênea do filme lacrimal resulta em olho seco, úlceras de córnea e perfuração ocular.[120]

Na fase aguda, é de suma importância o exame ocular com eversão palpebral, para avaliação da conjuntiva tarsal e a coloração com fluoresceína, para localizar áreas de defeitos epiteliais corneanos e conjuntivais.[121]

O Oftalmologista vai examinar este paciente, na grande maioria dos casos, na fase subaguda da doença, quando o mesmo já recebeu alta dos serviços hospitalares. Nesse cenário, a inflamação persistente, a ulceração da superfície ocular associada a complicações cicatriciais compõe o quadro de sequelas oculares da doença, que incide em até 35% dos casos.[122]

A xeroftalmia instala-se de maneira mais severa, com a fibrose e destruição das glândulas palpebrais que produzem a secreção lacrimal. No lugar das glândulas palpebrais saudáveis, começa a surgir distiquíase e triquíase. O quadro de olho seco tende a piorar devido ao mal posicionamento palpebral secundário da fibrose da conjuntiva tarsal, que acarreta em entrópio. O atrito dos cílios triquiáticos associado ao entrópio produz abrasões corneanas e conjuntivais persistentes.[123]

A inflamação persistente e as mudanças na superfície ocular que surgem como consequência contribuem para uma disfunção nas células-tronco limbares (DCTL), a qual prejudica a reepitelização corneana e perpetua a não cicatrização de defeitos epiteliais corneanos. Esses defeitos epiteliais resultam em úlceras de córnea, ceratites infecciosas, *melting* corneano, descemetoceles e úlceras perfuradas.[124]

A DCTL inicia um processo de neovascularização e conjuntivalização da córnea e a fibrose, decorrente da inflamação produz intensa queratinização ocular, que acaba por ser a principal causa de cegueira nesses pacientes.[124]

Sotozono et al. descreveram um método de graduação da extensão e severidade do envolvimento oftalmológico na SSJ/NET, através do exame da superfície ocular com a lâmpada de fenda. Nesse escore, 13 parâmetros são avaliados e graduados, em uma escala de 0 a 3, em pontos. Olhos com altas graduações possuem pobre prognóstico visual.[125]

Diagnóstico

O diagnóstico de SSJ/NET é essencialmente clínico, pois não há, até a presente data, um exame laboratorial sensível e específico para confirmar esta patologia. Sabe-se que cerca de 75% dos casos estão associados com ingesta de medicações, sejam as mesmas nunca antes tomadas ou até tomadas há anos.

Uma história clínica de sintomas do tipo resfriado associada a desnudamento de pele e membranas mucosas e história de ingesta de alguma medicação recente aumentam o índice de suspeição do diagnóstico. A histopatologia mostra necrose heterogênea de queratócitos ou necrose de espessura total da epiderme devido à extensa apoptose.[126]

Tratamento

Manejo da doença oftalmológica aguda

Na fase aguda, qualquer grau de hiperemia conjuntival deve ser tratado agressivamente com lubrificação, corticoterapia e antibiótico profilático tópicos, bem como qualquer muco, pseudomembrana ou membrana devem ser removidos com jatos de soro fisiológico ou bastão de vidro, sob o risco de desenvolvimento de simbléfaro.[127]

A síndrome do olho seco deve ser tratada intensivamente com lubrificantes sem conservantes, géis, curativos oclusivos e lentes de contato esclerais. A meibomite é frequente, portanto, medidas como higiene palpebral e pomadas com corticoides e antibióticos devem ser utilizadas.[128]

O sinal mais importante da fase aguda que mostra o prognóstico de progressão para queratinização na fase crônica é a alteração da margem palpebral com inflamação e desnudamento da mesma. As pálpebras devem ser evertidas, na busca de defeitos epiteliais e simbléfaro.[129]

Diante de qualquer sinal de acometimento da margem palpebral, pseudomembranas ou defeitos epiteliais na conjuntiva tarsal e forniceal, deve-se proceder ao transplante de membrana amniótica (TMA), que mostrou, com alto nível de evidência, diminuir a inflamação, prevenir as sequelas e melhorar a acuidade visual.[127,128] A técnica cirúrgica do TMA será detalhado ao final deste capítulo.

O manejo oftalmológico da fase aguda pode ser visto de maneira didática na Figura 32.13.

Em se tratando do manejo da fase aguda com drogas sistêmicas, é controverso o uso de corticoterapia, sob a forma de pulsoterapia, de imunoglobulinas intravenosas e anti TNF-alfa, pois a literatura apresenta bons e maus resultados, não se tendo definição, ainda, sobre este tema.[130]

Manejo da doença oftalmológica crônica

As sequelas oculares da SSJ/NET incluem: simbléfaro progressivo, queratinização da margem palpebral, triquíase, distiquíase, entrópio, síndrome do olho seco, defeitos epiteliais persistentes, *pannus* corneano, conjuntivalização corneana e, por fim, cegueira ocular em estágios avançados da doença.[131]

O risco de infecção é elevado devido aos defeitos epiteliais (DE) portanto, deve-se lançar mão de antibióticos tópicos profiláticos. Em contrapartida, o uso de corticosteroides tópicos, em longo prazo, não é

Biomicroscopia

- **Escore 1** — Hiperemia conjuntival. Ausência de defeitos corneanos, conjuntivais ou da margem palpebral.
  - ATB 3 x dia
  - CE 6 x dia
  - FML pomada palpebral 6 x dia
  - LBF de 1/1h

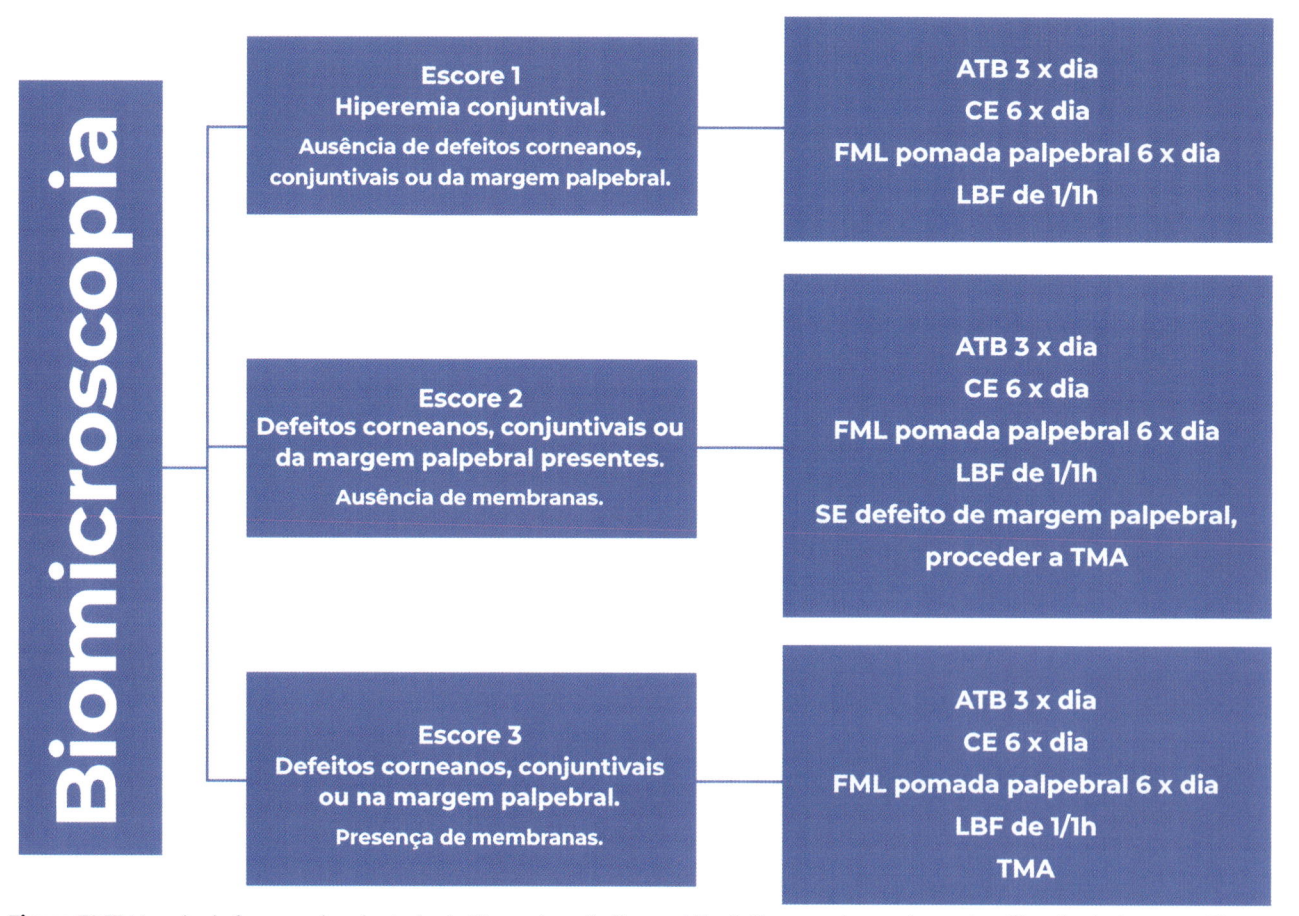

- **Escore 2** — Defeitos corneanos, conjuntivais ou da margem palpebral presentes. Ausência de membranas.
  - ATB 3 x dia
  - CE 6 x dia
  - FML pomada palpebral 6 x dia
  - LBF de 1/1h
  - SE defeito de margem palpebral, proceder a TMA

- **Escore 3** — Defeitos corneanos, conjuntivais ou na margem palpebral. Presença de membranas.
  - ATB 3 x dia
  - CE 6 x dia
  - FML pomada palpebral 6 x dia
  - LBF de 1/1h
  - TMA

Figura 32.13 Manejo da fase aguda adaptado do Massachusetts Eye and Ear Infirmary e baseado na classificação de Sotozono.[128]
ATB: moxifloxacino 0,5%; CE: acetato de prednisolona 0,1%; FML: pomada de fluorometolona 0,1%; LBF: lubrificante sem conservante; TMA: transplante membrana amniótica.

indicado devido ao risco de infecção, afinamento corneano com risco de úlceras, catarata e glaucoma, devendo os mesmos serem utilizados apenas em curtos ciclos.[131]

Em casos de moderada a severa inflamação ocular e, antes da realização de procedimentos cirúrgicos de superfície, pode-se lançar mão de drogas sistêmicas como corticoides ou poupadores de corticoides: ciclosporina, azatioprina, ciclofosfamida, metotrexato, micofenolato e infliximab.[132]

O mal posicionamento palpebral deve ser tratado adequadamente, corrigindo-se o lagoftalmo com tarsorrafia ou através da liberação de cicatriz de pele, bem como corrigindo-se o entrópio via *tarsal strip*.[129]

A síndrome do olho seco após SSJ/NET mostrou bons resultados com ciclosporina 0,05% tópica, de 12/12h, por 6 meses, lubrificantes sem conservantes e oclusão de ponto lacrimal.[133]

Para tratamento dos DE, recomenda-se lubrificação agressiva com lubrificantes sem conservantes, pomadas, retirada de colírios tóxicos tópicos, lentes de contato terapêuticas, lentes esclerais, soro autólogo, transplante de membrana aminótica (TMA) e transplante autólogo de epitélio da mucosa oral cultivado (COMET).[134]

O COMET consiste no transplante de células epiteliais de mucosa oral cultivadas, em laboratório, através de engenharia de tecidos. Tais células são transplantadas sob a forma de membrana para recobrir a córnea doente, tendo demonstrado bons resultados.[135]

O tratamento do simbléfaro e queratinização da margem palpebral deve ser feito, inicialmente, com vitamina A (ácido retinoico) 0,01% tópica. O tratamento definitivo é feito com reconstrução do fórnice conjuntival, através de transplante de membrana mucosa (MMT), o qual é realizado através da transposição de mucosa labial ou bucal do próprio paciente, no lugar do tecido queratinizado da conjuntiva tarsal.[129]

Em se tratando de DCTL, uma série recente de casos com análise de pacientes com SSJ, por 25 anos, mostrou que o transplante de células-tronco limbares alogênico de doador cadáver ou *keratolimbal allografts* (KLAL) apresentou pobres resultados, em termos de reabilitação visual, comparado às ceratopróteses, sendo o KLAL reservado apenas para casos leves de sequelas.[128,129,136] Ao final do capítulo, será descrita a técnica de transplantes de limbo.

Pacientes com sequelas crônicas de SSJ/NET não são candidatos à cirurgia de ceratoplastia penetrante, devido ao elevado índice de rejeição, falência e perfuração do enxerto. Em pacientes com cegueira corneana pós SSJ/NET, a melhor opção parece ser ainda a ceratoprótese, de acordo com os estudos mais recentes.[136]

Tratamento Cirúrgico

Transplante de Membrana Amniótica (TMA)

Foge ao escopo deste capítulo abordar detalhes sobre os benefícios e tipos TMA, assunto anteriormente abordado no capítulo sobre queimaduras químicas. Neste capítulo, iremos focar na descrição resumida da mais recente técnica de TMA.

A Técnica de Ma KN et al. consiste no uso de membrana amniótica (MA) de 5 x 10 cm de tamanho, que é posicionada na superfície ocular, através de um anel de simbléfaro customizado. Este anel de simbléfaro é feito a partir de tubo estéril intravenoso

(UltraTM Small Bore Extension Sets, Reference Number MX453HL, Smiths Medical, Dublin, OH), cujo tamanho circular é adaptado, de acordo com o tamanho da distância da rima orbital superior e inferior e é utilizado para ajustar a MA dentro dos fórnices conjuntivais.[137]

Após, a pele periocular é submetida à assepsia, e gotas de ATB (Betadine 5%) são instiladas nos fórnices conjuntivais e pomada de ATB aplicada nos cílios, antes de isolá-los com adesivos estéreis (para evitar danos na pele frágil da pálpebra).[137]

A MA (Custom Piece, Amniograft, Bio-Tissue, Doral, FL) 5 x 10 cm é colocada em toda a superfície ocular, inclusive por cima da pele palpebral, onde é fixada, através de pontos de sutura de polipropileno 6.0, sendo ancorada na pele e no orbicular 2-3 mm superior à linha dos cílios, primeiramente na pálpebra superior.[137]

Após, a MA é inserida nos fórnices conjuntivais (primeiro o superior e depois o inferior) com auxílio de retratores palpebrais (Demarres ou Conway) e o anel de simbléfaro ajuda nesse posicionamento e permanece in situ. Após o posicionamento, a MA é suturada na pálpebra inferior, pomada de ATB é colocada nas pálpebras e toda a superfície ocular e os adesivos estéreis de isolamento dos cílios são removidos. Após cerca de 7-15 dias, a MA é dissolvida e o procedimento pode ser repetido outras vezes, se necessário.[137]

Transplante de limbo

Foge ao escopo deste tópico detalhar sobre definição, indicação e resultados sobre transplante de limbo (TL), assunto anteriormente abordado no tópico sobre queimaduras químicas. Neste capítulo, iremos focar na descrição da técnica cirúrgica do mesmo, especificamente sobre a técnica cirúrgica do aloenxerto de limbo conjuntival de parente-vivo, LR-CLAL, utilizado em pacientes com DCTL bilateral.

As principais causas de insultos límbicos podem ter bom ou mau prognóstico de recuperação após procedimentos cirúrgicos de reabilitação do limbo, a depender de sua etiologia. A Figura 32.14 mostra as principais etiologias de DCTL, de acordo com o prognóstico de reabilitação pós-procedimentos de TL.[138]

Existem variadas técnicas de TL com o objetivo de restaurar as células-tronco límbicas nos olhos com DCTL. A Figura 32.15 mostra a nomenclatura dos principais pro-

ETIOLOGIAS COM BOM PROGNÓSTICO	ETIOLOGIAS COM MAU PROGNÓSTICO
Queimaduras Químicas	Síndrome de Stevens-Johnson
Cirurgias Múltiplas	Penfigoide da membrana mucosa ocular
Radiação	Limbite crônica
Antimetabótitos	Ceratopatia bolhosa crônica
Uso abusivo de lentes-de-contato	Ceratopatia neurotrófica
Infecções	Diabetes
Neoplasias	Aniridia

Figura 32.14 Etiologias de DCTL classificadas de acordo com o prognóstico de melhora após procedimentos cirúrgicos de transplantes de limbo. Adaptado de Inomata T. Cornea 2018.

cedimentos cirúrgicos de TL, bem como a origem tissular envolvida.

Técnica cirúrgica

Aloenxerto limbo-conjuntival de parente vivo – LR-CLAL

1) Coleta de tecido do olho doador

O doador é um parente vivo do paciente que irá receber o tecido. O olho selecionado terá de ser marcado com caneta violeta de genciana, nas posições de 12 e 6 horas do limbo, que serão os locais de coleta dos tecidos (Figura 32.16). Será marcado o tamanho do enxerto a ser retirado, também com a caneta violeta e auxílio de um compasso, com 5 mm de altura e 8 mm de largura.

A conjuntiva é elevada da tenon com solução salina balanceada (BSS) através de agulha de insulina (26 G). O tecido marcado é retirado por dissecção de suas bordas, com tesoura *westcott*.

A conjuntiva é refletida por sobre a córnea e disseca-se, com uma lâmina crescente romba, 0,1 mm na superfície do limbo e córnea. Libera-se esse fragmento e o mesmo é colocado em BSS, para conservação temporária. O defeito conjuntival é fechado com suturas de *nylon* 10.0, instila-se colírio de ATB e uma lente de contato terapêutica é colocada.[139] As Figuras 32.16, 32.17, 32.18, 32.19, 32.20 e 32.21 ilustram uma parte do processo.

2) Preparação do olho receptor

É realizada no olho doador, uma peritomia conjuntival de 360 graus, bem como a liberação de qualquer simbléfaro que esteja em contato com o limbo.

A conjuntiva deve estar separada cerca de 2-3 mm do limbo. Epinefrina tópica (1:10,0000 diluição) e um cautério de campo molhado são utilizados para manter a hemostase e permitir mais visualização do campo cirúrgico.

NOMENCLATURA DOS PROCEDIMENTOS			
ORIGEM	**TECIDO**		
	Conjuntival	Limbo-conjuntival	Cerato-limbar
Autoenxerto	CAU	CLAU	KLAU
Aloenxerto cadavérico	c-CAL	c-CLAL	KLAL
Aloenxerto parente vivo	LR-CAL	LR-CLAL	-
Aloenxerto não parente vivo	LNR-CAL	LNR-CLAL	-
Autoenxerto com cultivo celular ex-vivo	-	CLET	-
Autoenxerto com cultivo celular in-vivo	-	SLET	-

Figura 32.15 Nomenclatura dos procedimentos. Adaptado de Inomata T, Cornea, 2018. Abreviações: CAU: autoenxerto-conjuntival; CLAU: autoenxerto limbo-conjuntival; KLAU: autoenxerto cerato-limbar; c-CAL: aloenxerto conjuntival cadavérico; c-CLAL: aloenxerto limbo--conjuntival cadavérico; KLAL: aloenxerto cerato-limbar cadavérico; LR-CAL: aloenxerto conjuntival "living-related"; LR-CLAL: aloenxerto limbo-conjuntival "living-related"; LNR-CAL: : aloenxerto conjuntival não "living-related" ; LNR-CLAL: : aloenxerto limbo-conjuntival não "living-related"; CLET: transplante epitelial limbar cultivado; SLET: transplante epitelial limbar simples. - Dados representativos não definidos.

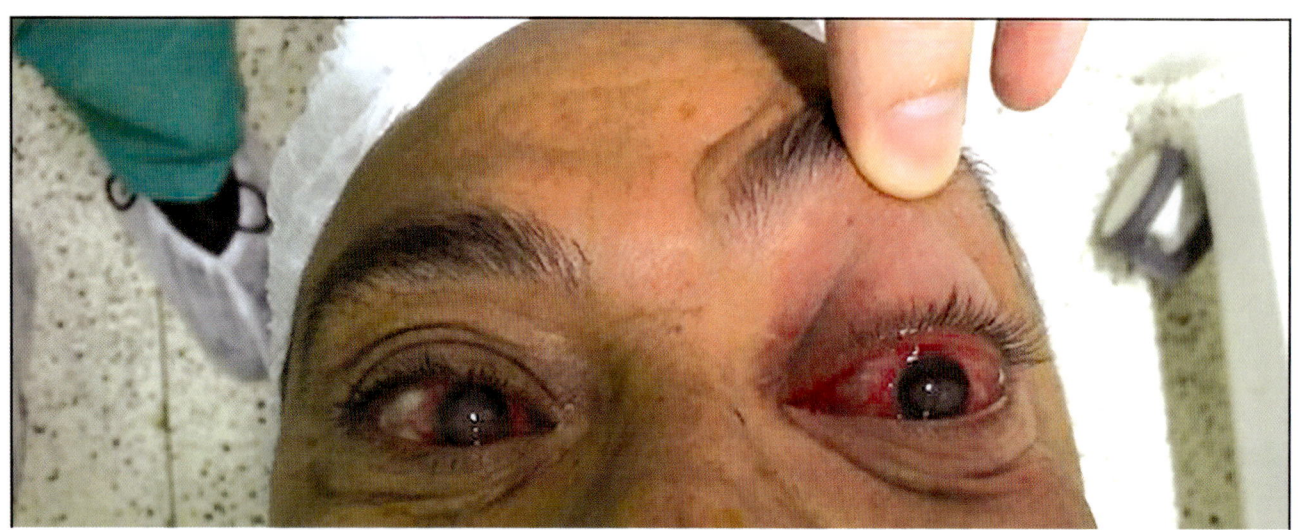

Figura 32.16 Paciente com deficiência de células-tronco límbicas bilateral que foi submetido a LR-CLAL no olho esquerdo. Foto autorizada pelo paciente. Arquivo da Clínica-Escola Unifacisa.

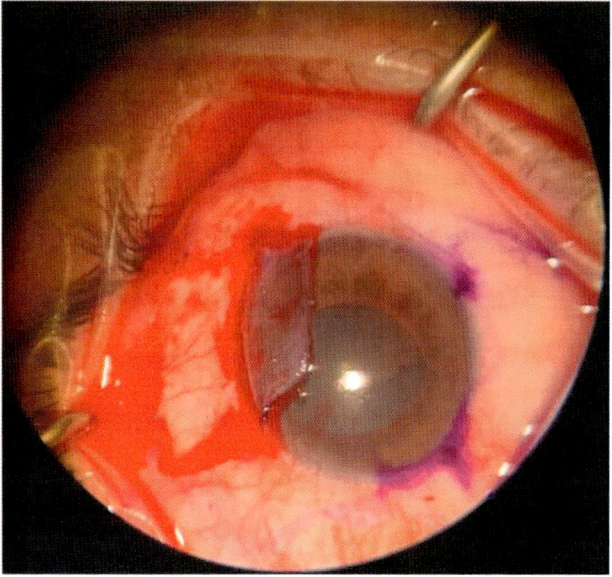

Figura 32.17 Coleta do tecido límbico-conjuntival do olho doador. Foto autorizada pelo paciente. Arquivo da Clínica-Escola Unifacisa.

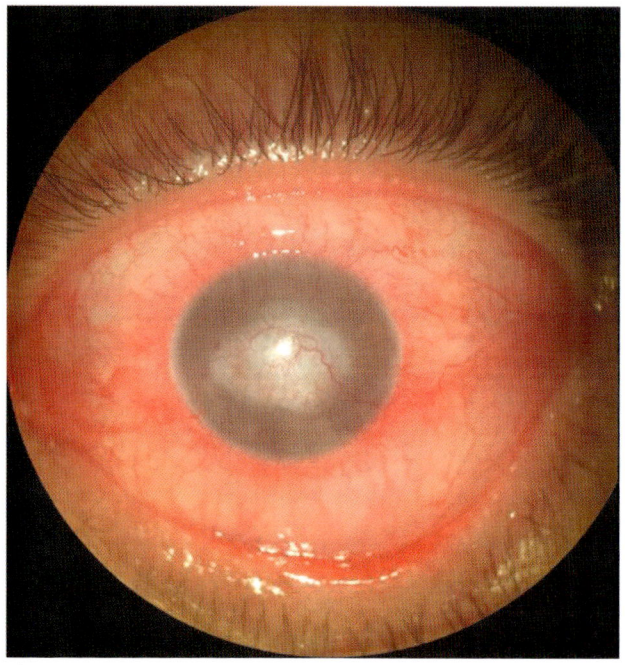

Figura 32.18 Imagem pré-operatória do olho receptor. Observa-se intensa neovascularização corneana decorrente de deficiência de células-tronco limbares. Imagem autorizada pelo paciente. Arquivo da Clínica-Escola Unifacisa.

Após, o epitélio anormal e o *pannus* fibrovascular corneanos são removidos por ceratectomia superficial, utilizando-se uma lâmina número 15 ou lâmina crescente, tomando-se cuidado para evitar o aprofundamento do corte no estroma corneano.[139]

3) Posicionamento do tecido doador

O tecido coletado é suturado na posição de 12 horas no olho receptor, através de 02 suturas com nylon 10.0, devendo-se tomar o cuidado de posicionar limbo com limbo. O mesmo passo é repetido na posição das 06 horas.

Pode-se colocar cola de fibrina embaixo do enxerto, para aumentar a sua fixação. Durante todo o posicionamento do enxerto, o mesmo deve ser protegido com viscielástico.

Ao final, injeta-se corticoide e cefazolina subconjuntivais, em pontos da conjuntiva

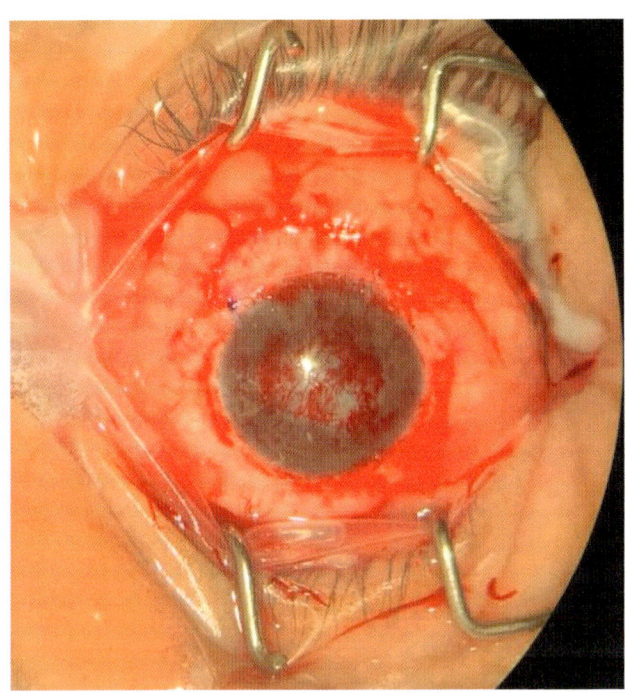

Figura 32.19 Posicionamento do enxerto limbo-conjuntival às 12 horas. Imagem autorizada pelo paciente. Arquivo da Clínica-Escola Unifacisa.

bulbar longe do enxerto. Instila-se antibiótico tópico, coloca-se lente de contato terapêutica e faz-se curativo oclusivo.[139]

Cuidados pós-operatórios

O olho receptor recebe cuidados especiais no pós-operatório, devido ao risco elevado de rejeição do enxerto. Recomenda-se a administração de ciclosporina tópica 0.05%, 2x/dia (ao longo do seguimento do paciente); acetato de prednisolona ou difluprednato, 4x/dia (exceto seja observado aumento da pressão intraocular); fluoroquinolona de quarta geração (moxifloxacino 0,5%), 4x/dia (até o completo fechamento epitelial com o tempo) e lágrimas artificiais não preservadas, de 1/1h.[30] Os pontos de sutura são retirados no 15º dia de pós-operatório.

A imunossupressão sistêmica deve ser realizada, inicialmente, com um curso breve de corticoide oral, prednisona, 1mg/Kgdia, por 1-3 meses, sendo reduzido, progressiva-

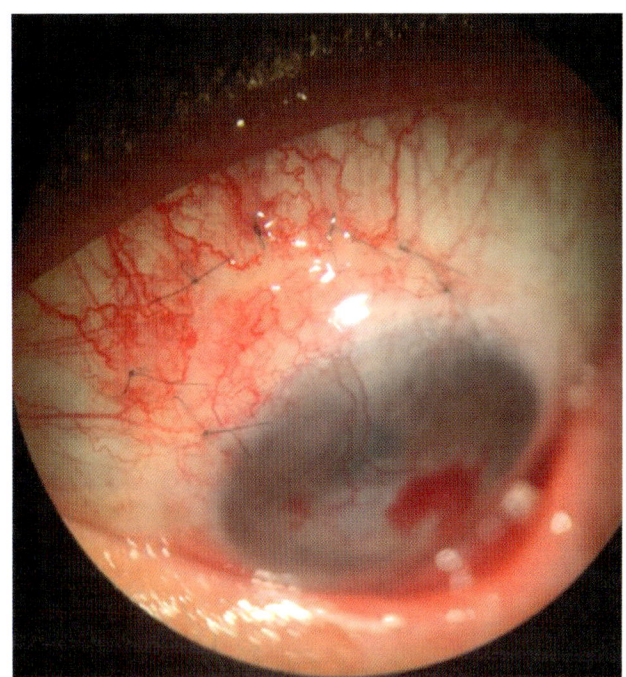

Figura 32.20 Aspecto dos pontos de sutura do enxerto limbo-conjuntival superior no olho receptor, no 70 dia de pós-operatório de LR-CLAL no OE. Foto autorizada pelo paciente. Arquivo da Clínica-Escola Unifacisa.

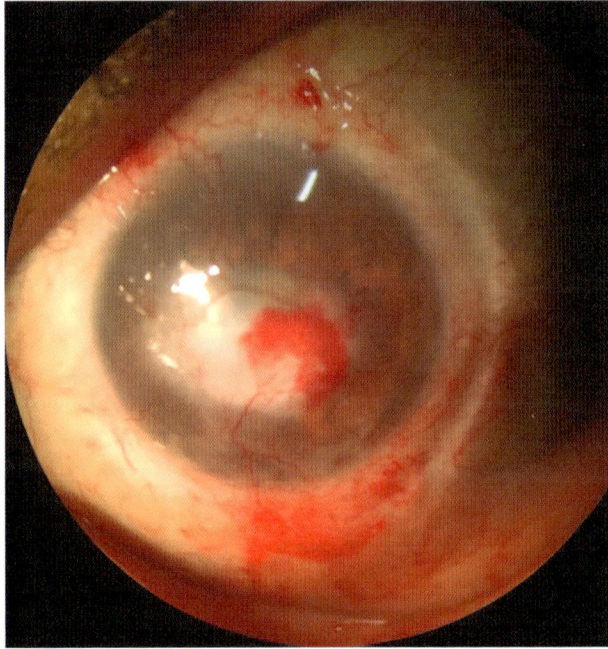

Figura 32.21 Imagem do olho receptor, no 150 dia de pós-operatório de LR-CLAL no OE. Imagem autorizada pelo paciente. Arquivo da Clínica-Escola Unifacisa.

mente, da acordo com a melhora da inflamação.[140]

Deve ser feito tacrolimus 04 mg, 2x/dia, com o objetivo de se atingir níveis sanguíneos de 8-10 ng/ml, com lento desmame, após

12-18 meses (caso não sejam observados sinais de inflamação). Micofenolato mofetil, 1 g, 2x/dia, por 18 meses, com regressão lenta após esse período, deve ser, igualmente, feito também, como parte do esquema.[140]

O paciente também deverá receber profilaxia para infecções oportunistas, através da administração de valganciclovir e sulfametoxazol/trimetropina, por 3-6 meses.[140]

Referências

1 - Rolando, M., Zierhut, M., & Barabino, S. (2019). Should We Reconsider the Classification of Patients with Dry Eye Disease? Ocular Immunology and Inflammation, 1–3. doi:10.1080/09273948.2019.16826182

2 - The definition and classification of dry eye disease: report of the definition and classification subcommittee of the International Dry Eye Workshop (2007). Ocul Surf. 2007;5(2):75–92.

3 - Gayton, J. (2009). Etiology, prevalence, and treatment of dry eye disease. Clinical Ophthalmology, 405. doi:10.2147/opth.s5555

4 - O'Brien PD, Collum LM. Dry eye: diagnosis and current treatment strategies. Curr Allergy Asthma Rep. 2004;4:314–319.

5 - Sjögren HSC. Zur Kenntnis der Keratoconjunctivitis sicca (Keratitis filiformis bei Hypofunktion der Tränendrüsen). Acta Ophthalmol. 1933;Supp. II:1–151 Copenhagen.

6 - Yu J, Asche CV, Fairchild CJ. The economic burden of dry eye disease in the United States: a decision tree analysis. Cornea 2011; 30: 379-87.

7 - Janine A. Clayton, M.D. Dry Eye. N Engl J Med 2018;378:2212-23. DOI: 10.1056/NEJMra1407936

8 - Fonseca, E C, Arruda, G V, Rocha E M. Olho seco: etiopatogenia e tratamento. Arq Bras Oftalmol. 2010;73(2):197-203.

9 - Schiffman RM, Walt JG, Jacobsen G, Doyle JJ, Lebovics G, Sumner W. Utility assessment among patients with dry eye disease. Ophthalmology 2003; 110: 1412-9.

10 - Buchholz P, Steeds CS, Stern LS, et al. Utility assessment to measure the impact of dry eye disease. Ocul Surf 2006; 4: 155-61.

11 - Benitez-Del-Castillo J, Labetoulle M, Baudouin C, et al. Visual acuity and quality of life in dry eye disease: proceedings of the OCEAN group meeting. Ocul Surf 2017; 15: 169-78.

12 - Goyal S, Hamrah P. Understanding neuropathic corneal pain — gaps and current therapeutic approaches. Semin Ophthalmol 2016; 31: 59-70.

13 - Marshall L L, Roach J M. Treatment of Dry Eye Disease. The Consultant Pharmacist. 2016; 31(2): 97-106.

14 - Bron A, Tomlinson A, Foulks et al. Rethinking dry eye disease: a perspective on clinical implications. Ocul Surf 2014;12 2S:S1-31.

15 - American Optometric Association Optometric Clinical Practice Guideline. Care of the Patient with Ocular Surface Disorders. St. Louis, MO: American Optometric Association; 2011. Available at www.aoa.org.

16 - Messmer E M. The Pathophysiology, Diagnosis, and Treatment of Dry Eye Disease. Deutsches Ärzteblatt International | Dtsch Arztebl Int 2015; 112: 71–82

17 - Stern ME, Schaumburg CS, Pflugfelder SC: Dry eye as a mucosal autoimmune disease. Int Rev Immunol 2013; 32: 19–41.

18 - Stevenson W, Chauhan SK, Dana R: Dry eye disease: an immunemediated ocular surface disorder. Arch Ophthalmol 2012; 130: 90–100.

19 - Labbe A, Wang YX, Jie Y, Baudouin C, Jonas JB, Xu L: Dry eye disease, dry eye symptoms and depression: the Beijing Eye Study. Br J Ophthalmol 2013; 97: 1399–403.

20 - Paiva C S. Effects of Aging in Dry Eye. Int Ophthalmol Clin. 2017 ; 57(2): 47–64. doi:10.1097/IIO.0000000000000170.

21 - Pflugfelder SC. Prevalence, burden, and pharmacoeconomics of dry eye disease. AmJManagCare. 2008; 14:S102–S106.

22 - Garg A, Argawal A, Sujatha C. Lacrimal system: Anatomy and physiology, biochemistry of the tear film. In: Asbell PA, Lemp MA. Dry eye: a practical guide to ocular surface disorders and stem cell surgery. Slack Incorporated. 2006; 19-33.

23 - Baudouin C, Aragona P, Van Setten G, et al. Diagnosing the severity of dry eye: a clear and practical algorithm. Br J Ophthalmol. 2014;98(9):1168–1176. doi:10.1136/bjophthalmol- 2013-304619.

24 - Baudouin C, Aragona P, Messmer EM, et al. Role of hyperosmolarity in the pathogenesis and management of dry eye disease: proceedings of the OCEAN group meeting. Ocul Surf. 2013;11(4):246–258. doi:10.1016/j.jtos.2013.07.003.

25 - Chen HB, Yamabayashi S, Ou B, Tanaka Y, Ohno S, Tsukahara S. Structure and composition of rat precorneal tear film. A study by an in vivo cryofixation. Invest Ophthalmol Vis Sci. 1997;38(2):381-7.

26 - Latkany R. Dry eyes: etiology and management. Curr Opin Ophthalmol. 2008;19:287-91.

27 - Craig JP, Nelson JD, Azar DT, et al. TFOS DEWS II report executive summary. Ocul Surf. 2017;15(4):802–812. doi:10.1016/j.jtos.2017.08.003.

28 - Inomata T, Hua J, Nakao T, Shiang T, Chiang H, Amouzegar A, Dana R. Corneal Tissue from Dry Eye Donors Leads to Enhanced Graft Rejection. Cornea. 2018 January ; 37(1): 95–101. doi:10.1097/ICO.0000000000001400.

29 - Kobashi H, Kamiya K, Shimizu K. Randomized Comparison Between Rebamipide Ophthalmic Suspension and Diquafosol Ophthalmic Solution for Dry Eye After Penetrating Keratoplasty. Journal of Ocular Pharmacology and Therapeutics, 33(1), 13–18. doi:10.1089/jop.2016.0096.

30 - Abidi A, Shukla P, Ahmad A.Lifitegrast: A novel drug for treatment of dry eye disease.J Pharmacol Pharmacother. 2016 Oct-Dec; 7(4): 194–8. doi: 10.4103/0976-500X.195920

31 - Zhao, Y., Veerappan, A., Yeo, S., Rooney, D. M., Acharya, R. U., Tan, J. H., & Tong, L. (2016). Clinical Trial of Ther-

mal Pulsation (LipiFlow) in Meibomian Gland Dysfunction With Preteatment Meibography. Eye & Contact Lens: Science & Clinical Practice, 42(6), 339-46. doi:10.1097/icl.0000000000000228

32 - O'Neil, E. C., Henderson, M., Massaro-Giordano, M., & Bunya, V. Y. (2019). Advances in dry eye disease treatment. Current Opinion in Ophthalmology, 30(3), 166–178. doi:10.1097/icu.0000000000000569

33 - Santo R, Naves F, Hida R. Blefarites refratárias ao tratamento convencional: papel do Demodex. Rev. Dig. Oftalmol., São Paulo, 2016; 2 (2). http://dx.doi.org/10.17545/e-oftalmo.cbo/2016.54.

34 - Chen JJ, Applebaum DS, Sun GS, Pflugfelder SC. Atopic keratoconjunctivitis: a review. J Am Acad Dermatol. 2014; 70(3): 569-575.

35 - Sandrin LNA, Santo RM. Perspectivas no tratamento da alergia ocular: revisão das principais estratégias terapêuticas. Rev. bras. oftalmol. 2015; 74(5): 319-324.

36 - Sy H, Bielory L. Atopic keratoconjunctivitis. Allergy Asthma Proc. 2013; 34(1): 33-41.

37 - Ridolo E, Kihlgren P, Pellicelli I, Nizi MC, Pucciarini F, Incorvaia C. Atopic keratoconjunctivitis: pharmacotherapy for the elderly. Drugs Aging. 2019; 36(7): 581-588.

38 - Patel N, Venkateswaran N, Wang Z, Galor A. Ocular involvement in atopic disease: a review. Curr Opin Ophthalmol. 2018; 29(6): 576-581.

39 - Koçluk Y, Yalniz-Akkaya Z, Burcu A, Örnek F. Atopic keratoconjunctivitis: long-term results of medical treatment and penetrating keratoplasty. Arq Bras Oftalmol. 2016; 79(6): 376-379.

40 - Steger B, Romano V, Kaye SB. Angiographic evaluation of inflammation in atopic keratoconjunctivitis. Ocul Immunol Inflamm. 2018; 26(5): 685-688.

41 - Brémond-Gignac D, Nischal KK, Mortemousque B, Gajdosova E, Granet DB, Chiambaretta F. Atopic keratoconjunctivitis in children: clinical features and diagnosis. Ophthalmology. 2016; 123(2): 435-437.

42 - Li J, Luo X, Ke H, Liang L. Recalcitrant Atopic Keratoconjunctivitis in Children: A Case Report and Literature Review. Pediatrics. 2018; 141(Suppl 5): 470-474.

43 - Benaim D, Tétart F, Bauvin O, Delcampe A, Joly P, Muraine M, Gueudry J. Tacrolimus ointment in the management of atopic keratoconjunctivitis. J Fr Ophthalmol. 2019; 42(4): 147-151.

44 - Jabbehdari S, Starnes TW, Kurji KH, Eslani M, Cortina MS, Holland EJ, Djalilian AR. Management of advanced ocular surface disease in patients with severe atopic keratoconjunctivitis. Ocul Surf. 2019; 17(2): 303-309.

45 - Yang J, Yang FH, Peng CH, Erol D, Tsang SH, Li XR. Surgical treatment of 32 cases of long-term atopic keratoconjunctivitis using the amniotic membrane. Eye (Lond). 2013; 27(11): 1254-1262.

46 - Merle H, Gérard M, Schrage N. Ocular burns. J Fr Ophthalmol. 2008; 31(7):723-34.

47 - Xiang H, Stallones L, Chen G, Smith GA. Work-Related Eye Injuries Treated in Hospital Emergency Departments in the US. Am. J. Ind. Med. 2005; 48:57–62.

48 - Haring RS, Sheffield ID, Channa R, Canner JK, Schneider EB. Epidemiologic Trends of Chemical Ocular Burns in the United States. JAMA Ophthalmology. 2016; 134(10), 1119. DOI: 10.1001/jamaophthalmol.2016.2645.

49 - White ML, Chodosh J, Jang J, Dohlman C. Incidence of Stevens–Johnson Syndrome and Chemical Burns to the Eye. Cornea. 2015; 34:1527–1533.

50 - McGhee CNJ, Crawford AZ, Meyer JJ, Patel DV. Chemical and Thermal Injuries of the Eye. In: Mannis MJ, Holland EJ. Cornea: Fundamentals, Diagnosis and Management. 4. ed. Elsevier; 2017. p.1106-1119.

51 - Wagoner MD. Chemical Injuries of the Eye: Current Concepts in Pathophysiology and Therapy. Surv Ophthalmol. 1997; 41:275-313.

52 - Pfister RR. Chemical Trauma. In: Copeland Jr RA, Afshari NA. Copeland and Afshari's Principles and Practice of Cornea. Jaypee Brothers Medical Publishers; 2013. p.699-713.

53 - McCulley JP. Chemical injuries. In: Smolin G, Thoft RA. The Cornea: Scientific Foundation and Clinical Practice. 2.ed. Boston: Little, Brown and Co; 1987. p. 527-542.

54 - Bizrah M, Yusuf A, Ahmad S. An update on chemical eye burns. Eye (Lond). 2019; 33(9):1362-1377. DOI: 10.1038/s41433-019-0456-5.

55 - Chiang TS, Moorman LR, Thomas RP. Ocular hypertensive response following acid and alkali burns in rabbits. Inv Ophthalmology. 1971; 10:270-273.

56 - Kuckelkorn R, Keller G, Redbrake C. Emergency treatment of chemical and thermal eye burns. Acta Ophthalmol Scand. 2002; 80:4-10.

57 - Paterson CA, Pfister RR, Levinson RA. Aqueous humor pH changes after experimental alkali burns. Am J Ophthalmol. 1975; 79:414-419.

58 - Roper-Hall MJ. Thermal and chemical burns. Trans Ophthalmol Soc UK. 1965; 85:631–53.

59 - Dua HS, King AJ, Joseph A. A new classification of ocular surface burns. British Journal of Ophthalmol. 2001; 85:1379–1383.

60 - Gupta N, Kalaivani M, Tandon R. Comparison of prognostic value of Roper Hall and Dua classification systems in acute ocular burns. Br J Ophthalmol. 2011; 95:194-198. DOI:10.1136/bjo.2009.173724.

61 - Sharma N, Kaur M, Agarwal T, Sangwan VS, Vajpayee RB. Treatment of acute ocular chemical burns. Survey of Ophthalmology. 2018; 63(2):214–235. DOI:10.1016/j.survophthal.2017.09.005.

62 - Rihawi S, Frentz M, Schrage NF. Emergency treatment of eye burns: which rinsing solution should we choose? Graefes Arch Clin Exp Ophthalmol. 2006; 244:845–54.

63 - Chau JPC, Lee DTF, Lo SHS. A Systematic Review of Methods of Eye Irrigation for Adults and Children with Ocular Chemical Burns. Worldviews on Evidence-Based Nursing. 2011; 9(3), 129–138. DOI:10.1111/j.1741-6787.2011.00220.x.

64 - Burns FR, Paterson CA. Prompt irrigation of chemical eye injuries may avert severe damage. Occup Health Saf. 1989; 58:33–6.

65 - Fish, R, Davidson RS. Management of ocular thermal and chemical injuries, including amniotic membrane therapy.

Current Opinion in Ophthalmology. 2010. DOI: 10.1097/icu.0b013e32833a8da2.

66 - Kuckelkorn R, Kottek A, Schrage N, Reim M. Poor prognosis of severe chemical and thermal eye burns: the need for adequate emergency care and primary prevention. Int Arch Occup Environ Health. 1995; 67:281–4.

67 - Ikeda N, Hayasaka S, Hayasaka Y, Watanabe K. Alkali burns of the eye: effect of immediate copious irrigation with tap water on their severity. Ophthalmologica. 2006; 220:225–8.

68 - Baradaran-Rafii A, Eslani M, Haq Z, Shirzadeh E, Huvard MJ, Djalilian AR. Current and Upcoming Therapies for Ocular Surface Chemical Injuries. The Ocular Surface. 2017; 15(1), 48–64. DOI:10.1016/j.jtos.2016.09.002.

69 - Seedor JA, Perry HD, McNamara TF et al. Systemic tetracycline treatment of alkali-induced corneal ulceration in rabbits. Arch Ophthalmol. 1987; 105:268-71.

70 - Pfister RR, Haddox JL, Lank KM. Citrate or ascorbate/citrate treatment of established corneal ulcers in the alkali-injured rabbit eye. Invest Ophthalmol Vis Sci. 1988; 29:1110-5.

71 - Pfister RR, Paterson CA. Ascorbic acid in the treatment of alkali burns of the eye. Ophthalmology. 1980; 87:1050-7

72 - Levinson RA, Paterson CA, Pfister RR. Ascorbic acid prevents corneal ulceration and perforation following experimental alkali burns. Invest Ophthalmol. 1976; 15:986–93.

73 - Singh P, Tyagi M, Kumar Y, Gupta K, Sharma P. Ocular chemical injuries and their management. Oman Journal of Ophthalmology. 2013; 6(2), 83. DOI:10.4103/0974-620x.116624.

74 - Donshik PC, Berman MB, Dohlman CH, et al. Effect of topical corticosteroids on ulceration in alkali-burned corneas. Arch Ophthalmol. 1978; 96:2117-20.

75 - Davis AR, Ali QK, Aclimandos WA, Hunter PA. Topical steroid use in the treatment of ocular alkali burns. Br J Ophthalmol. 1997; 81:732-4.

76 - Kuckelkorn R, Redbrake C, Reim M. Tenonplasty: a new surgical approach for the treatment of severe eye burns. Ophthalmic Surg Lasers. 1997; 28(2):105-10.

77 - Dua HS, Gomes JA, King AJ, Maharajan VS. The amniotic membrane in ophthalmology. Surv Ophthalmol. 2004; 49:51-77.

78 - Bouchard CS, John T. Amniotic membrane transplantation in the management of severe ocular surface disease: indications and outcomes. Ocul Surf. 2004; 2:201-11.

79 - Tamhane A, Vajpayee RB, Biswas NR, Pandey RM, Sharma N, Titiyal JS, et al. Evaluation of amniotic membrane transplantation as an adjunct to medical therapy as compared with medical therapy alone in acute ocular burns. Ophthalmology. 2005;112(11):1963-9.

80 - Lo K, Kohanim S, Trief D, Chodosh J. Role of Amniotic Membrane Transplantation in Acute Chemical Injury. International Ophthalmology Clinics. 2013; 53(4), 33–41. DOI: 10.1097/iio.0b013e31829ceec8.

81 - Arora R, Mehta D, Jain V. Amniotic membrane transplantation in acute chemical burns. Eye (Lond). 2005; 19:273–278.

82 - Poon AC, Geerling G, Dart JK, et al. Autologous serum eyedrops for dry eyes and epithelial defects: clinical and in vitro toxicity studies. Br J Ophthalmol. 2001; 85:1188-97.

83 - Kim BY, Riaz KM, Bakhtiari P, et al. Medically reversible limbal stem cell disease: clinical features and management strategies. Ophthalmology. 2014; 121:2053-8.

84 - Bakhtiari P, Djalilian A. Update on limbal stem cell transplantation. Middle East Afr J Ophthalmol. 2010; 17:9-14.

85 - Djalilian AR, Mahesh SP, Koch CA, et al. Survival of donor epithelial cells after limbal stem cell transplantation. Invest Ophthalmol Vis Sci. 2005; 46:803-7

86 - Ozdemir O, Tekeli O, Ornek K, et al. Limbal autograft and allograft transplantations in patients with corneal burns. Eye (Lond). 2004;18: 241-8.

87 - Yin J, Jurkunas U. Limbal Stem cell transplantation and complications. Semin Ophthalmol. 2018; 33:134–41.

88 - Shanbhag SS, Saeed HN, Paschalis EI, Chodosh J. Keratolimbal allograft for limbal stem cell deficiency after severe corneal chemical injury: a systematic review. Br J Ophthalmol. 2018; 102:1114–21.

89 - Sacchetti M, Rama P, Bruscolini A, Lambiase A. Limbal Stem Cell Transplantation: Clinical Results, Limits, and Perspectives. Stem Cells International. 2018; 1–12. DOI:10.1155/2018/8086269.

90 - Djalilian AR, Mahesh SP, Koch CA, et al. Survival of donor epithelial cells after limbal stem cell transplantation. Invest Ophthalmol Vis Sci. 2005; 46:803-7

91 - Movahedan A, Cheung AY, Eslani M, Mogilishetty G, Govil A, Holland EJ. Long-term outcomes of ocular surface stem cell allograft transplantation. Am J Ophthalmol. 2017; 184:97–107.

92 - Williams GP, Radford C, Nightingale P, Dart JK, Rauz S. Evaluation of early and late presentation of patients with ocular mucous membrane pem- phigoid to two major tertiary referral hospitals in the United Kingdom. Eye. 2011;25(9):1207–18.

93 - Schmidt E, Zillikens D. Pemphigoid diseases. Lan- cet. 2013;381(9863):320–32.

94 - Benitez-del-Castillo JM, Lemp MA. Ocular surface disorders. London:JP Medical Ltd; 2013.

95 - Kasperkiewicz M, Zilikens D, Schmidt E. Pem- phigoid diseases: pathogenesis, diagnosis and treatment. Autoimmunity. 2012;45:55–70.

96 - Dart JK. The 2016 Bowman Lecture Conjunctival curses: scarring conjunctivitis 30 years on. Eye. 2017;31(2):301–32.

97 - IshikawaS,KatoN.A case with corneal perforation due to bacterial concretion derived from lacrimal canaliculitis. Am J Ophthalmol Case Rep 2018; 9:116 – 118

98 - Chan LS, Ahmed AR, Anhalt GJ, et al. The first international consensus on mucous membrane pemphigoid: definition, diagnostic criteria, pathogenic factors, medical treatment, and prognostic indicators. Arch Dermatol. 2002;138(3):370–9.

99 - Mondino BJ, Brown SI. Ocular cicatricial pemphigoid. Ophthalmology. 1981;88(2):95–100.

100 - Hardy KM, Perry HO, Pingree GC, Kirby TJ Jr. Benign mucous membrane pemphigoid. Arch Dermatol. 1971;104(5):467–75.

101 - Grau AE, Setterfield J, Saw VP. How to do conjunctival and buccal biopsies to investigate cicatrising conjunctivitis: im-

proving the diagnosis of ocular mucous membrane pemphigoid. Br J Ophthalmol. 2013;97(4):530-1.

102 - Labowsky MT, Stinnett SS, Liss J, Daluvoy M, Hall RP 3rd, Shieh C. Clinical implications of direct immunofluorescence findings in patients with ocular mucous membrane pemphigoid. Am J Oph- thalmol. 2017;183:48–55.

103 - Margolis T. Evidence-based insights into the utility of conjunctival biopsy in mucous membrane pemphigoid. Ophthalmology 2018; 125:474 – 475.

104 - Sobolewska B, Deuter C, Zierhut M. Current medical treatment of ocular mucous membrane pem- phigoid. Ocul Surf. 2013;11:259–66.

105 - Tauber J, Sainz DLM, Foster CS. Systemic chemotherapy for ocular cicatricial pemphigoid. Cornea. 1991;10:185–95.

106 - Elder MJ, Lightman S, Dart JK. Role of cyclophosphamide and high dose steroid in ocular cicatricial pemphigoid. Br J Ophthalmol. 1995;79:2646.

107 - Jabs DA, Rosenbaum JT, Foster CS, et al. Guidelines for the use of immunosuppressive drugs in patients with ocular inflammatory disorders: recommendations of an expert panel. Am J Ophthalmol 2000; 130: 492 – 513.

108 - Heiligenhaus A, Shore JW, Rubin PA, Foster CS. Long-term results of mucous membrane grafting in ocular cicatricial pemphigoid. Implications for patient selection and surgical considerations. Oph- thalmology. 1993;100:1283–8.

109 - Schornack MM; Baratz KH, Ocular cicatricial pemphigoid: the role of scleral lenses in disease management. Cornea.2009 Dec;28(10):1170-2

110 - Liu C; Okera S; Tandon R; Herold J; Hull C , Thorp S; Visual rehabilitatipn in end-stage inflammatory ocular surface disease with osteo-odonto-keratoprosthesis: resolts from the UK. Br J Ophthalmol.2008 Sep;92(9):1211-7.

111 - Arstikaitis MJ. Ocular aftermath of Stevens-Johnson syndrome. Arch Ophthalmol.1973;90(5):376- 9

112 - French LE. Toxic epidermal necrolysis and Stevens Johnson syndrome: our current understanding. Allergol Int.2006;55(1):9-16

113 - Bastuji-Garin S, Rzany B, Stern RS, et al. Clinical classification of cases of toxic epidermal necrolysis, Stevens – Johnson syndrome, and erythema multi- forme. Arch Dermatol 1993; 129:92 – 96.

114 - Assier H, Bastuji-Garin S, Revuz J, Roujeau JC. Erythema multiforme with mucous membrane involvement and Stevens – Johnson syndrome are clini- cally different disorders with distinct causes. Arch Dermatol 1995; 131:539 – 543.

115 - Mockenhaupt. M, Rzany B. The epidemiology of serious cutaneous drug reaction. In: Williams HC, ed. The Challenge of Dermato Epidemiology. Boca Raton/New York: CRC Press, 1997: 329-42.

116 - Kohanim S, Palioura S, Saeed HN, et al. Acute and chronic ophthalmic & involvement in Stevens – Johnson syndrome/ toxic epidermal necrolysis – a comprehensive review and guide to therapy. II. Ophthalmic disease. Ocul Surf 2016; 14:168 – 188.

117 - Mockenhaupt M, Viboud C, Dunant A, et al. Stevens--Johnson syndrome and toxic epidermal necrolysis: assessment of medication risks with emphasis on recently marketed drugs. The EuroSCAR-study. J Invest Dermatol.2008;128(1):35-44

118 - Chung WH, Hung SI, Yang JY, et al. Granulysin is a key mediator for disseminated keratinocyte death in Stevens--Johnson syndrome and toxic epidermal necrolysis. Nat Med.2008;14(12):1343-50

119 - Sachdev R, Bansal S, Sinha R, et al. Bilateral microbial keratitis in highly active antiretroviral therapy-induced Stevens-Johnson syndrome and toxic epidermal necrolysis: a case series. Ocul Immunol Inflamm 2011;19:343-5

120 - Isawi H, Dhaliwal DK. Corneal melting and perforation in Stevens Johnson syndrome following topical bromfenac use. J Cataract Refract Surg 2007;33:1644-6

121 - Power WJ, Ghoraishi M, Merayo-Lloves J, et al. Analysis of the acute ophthalmic manifestations of the erythema multiforme/Stevens-Johnson syndrome/toxic epidermal necrolysis disease spectrum. Ophthalmology.1995;102(11):1669-76

122 - De Rojas MV, Dart JK, Saw VP. The natural history of Stevens Johnson syndrome: patterns of chronic ocular disease and the role of systemic immunosuppressive therapy. Br J Ophthalmol.2007;91(8):1048-53

123 - Cher I. Blink-related microtrauma: when the ocular surface harms itself. Clin Experiment Ophthalmol.2003;31(3):183-90

124 - Di Pascuale MA, Espana EM, Liu DT, et al. Correlation of corneal complications with eyelid cicatricial pathologies in patients with Stevens-Johnson syndrome and toxic epidermal necrolysis syndrome. Ophthalmology.2005;112(5):904-12.

125 - Sotozono C, Ang LP, Koizumi N, et al. New grading system for the evaluation of chronic ocular manifestations in patients with Stevens-Johnson syndrome. Ophthalmology.2007;114(7):1294-302

126 - Rzany B, Hering O, Mockenhaupt M, et al. Histopathological and epidemiological characteristics of patients with erythema exudativum multiforme major, Stevens- Johnson syndrome and toxic epidermal necrolysis. Br J Dermatol. 1996;135(1):6-11.

127 - Gregory DG. New grading system and treatment guidelines for the acute ocular manifestations of Stevens–Johnson syndrome. Ophthalmology 2016; 123:1653–1658;

128 - Saeed HN, Chodosh J. Ocular manifestations of Stevens--Johnson syndrome and their management. Curr Opin Ophthalmol. 2016 Nov;27(6):522-529.

129 - Kohanim S, Palioura S, Saeed HN et al. Acute and Chronic Ophthalmic Involvement in Stevens-Johnson Syndrome/ Toxic EpidermalNecrolysis - A Comprehensive Review and Guide to Therapy. II. Ophthalmic Disease. Ocul Surf. 2016 Apr;14(2):168-88.

130 - Prins C, Kerdel FA, Padilla RS, et al. Treatment of toxic epidermal necrolysis with high-dose intravenous immunoglobulins: multicenter retrospective analysis of 48 consecutive cases. Arch Dermatol.2003;139(1):26-32

131 - Radford CF, Rauz S, Williams GP, et al. Incidence, presenting features, and diagnosis of cicatrising conjunctivitis in the United Kingdom. Eye 2012;26:1199-208

132- Balkrishnan C, Sharma V, Vyas A. Immunosuppressive therapy in inflammatory ocular surface disease post Steven Johnson syndrome. Indian J Ophthalmol 2011;59:69- 70

133- Prabhasawat P, Tesavibul N, Karnchanachetanee C, Kasemson S. Efficacy of cyclosporine 0.05% eye drops in Stevens Johnson syndrome with chronic dry eye. J Ocul Pharmacol Ther 2013;29:372-7

134- Sotozono C, Inatomi T, Nakamura T, et al. Cultivated oral mucosal epithelial transplantation for persistent epithelial defect in severe ocular surface diseases with acute inflammatory activity. Acta Ophthalmol 2014;92:e447-53

135- Ilmarinen T, Laine J, Juuti-Uusitalo K, et al. Towards a defined, serum- and feeder-free culture of stratified human oral mucosal epithelium for ocular surface reconstruction. Acta Ophthalmol.2013;91(8):744-50

136- Iyer G, Srinivasan B, Agarwal S, Pillai VS, Ahuja A. Treatment Modalities and Clinical Outcomes in Ocular Sequelae of Stevens-Johnson SyndromeOver 25 Years--A Paradigm Shift. Cornea. 2016 Jan;35(1):46-50.

137- Ma KN, Thanos A, Chodosh J, Shah AS, Mantagos IS. A Novel Technique for AmnioticMembrane Transplantation in Patients with Acute Stevens-Johnson Syndrome. Ocul Surf. 2016 Jan;14(1):31-6.

138- Atallah MR, Palioura S, Perez VL, Amescua G. Limbal stem cell transplantation: current perspectives. Clin Ophthalmol. 2016 Apr 1;10:593-602.

139- Cheung AY, Sarnicola E, Govil A, Holland EJ. Combined Conjunctival Limbal Autografts and Living-Related Conjunctival Limbal Allografts for Severe Unilateral Ocular Surface Failure. Cornea. 2017 Dec;36(12):1570-1575.

140- Fernandez-Buenaga R, Aiello F, Zaher SS, Grixti A, Ahmad S. Twenty years of limbal epithelial therapy: an update on managing limbal stem cell deficiency. BMJ Open Ophthalmol. 2018 Aug 10;3(1)

33

Cirurgia de Transplante de Córnea e Catarata: Cálculos Biométricos da Lente Intraocular

Milton Yogi
Maria Flavia de Lima Ribeiro

Cálculos Biométricos no Transplante de Córnea

Apesar de avanços significativos no cálculo das lentes intraoculares, a escolha do valor mais adequado da ceratometria a ser inserida no cálculo biométrico continua sendo um grande desafio. Isso é ainda mais complexo, quando se deseja fazer o cálculo biométrico em doenças corneanas que necessitam de algum tipo de transplante.

Avanços significativos também vêm ocorrendo, sistematicamente, na técnica e abordagem cirúrgica para as diferentes doenças corneanas, e os transplantes lamelares, apesar de melhorarem o prognóstico visual, acrescentaram mais um desafio no tocante ao cálculo biométrico.

O fator temporal acrescenta, ainda mais, uma dificuldade quanto à decisão da ceratometria adequada. Afinal, a cirurgia de catarata pode ser realizada antes do transplante, durante ou depois de um transplante corneano.

Transplante penetrante

Ao se tratar de doenças das camadas anteriores da córnea: ceratocone, cicatrizes, opacidades e distrofias anteriores, o transplante penetrante continua sendo uma opção, especialmente quando a doença também afeta a superfície posterior por cicatrizes de espessura completa ou comprometimento endotelial.

Cirurgia sequencial

A cirurgia sequencial, em que primeiro é realizado o transplante e após, a cirurgia de catarata, tem a vantagem de estimar a ceratometria com mais confiabilidade, porém, em geral, a estabilização ceratométrica ocorre após a retirada de pontos, que pode levar de 6 meses a 1 ano, adiando a recuperação visual. Outro inconveniente está relacionado ao dano endotelial à córnea recém-transplantada durante a cirurgia de catarata.[3,4]

Nos casos em que a cirurgia de catarata vem como primeira alternativa, deve-se priorizar a escolha de lentes hidrofóbicas, pensando que o paciente possa precisar de um DMEK futuramente ou outro transplante endotelial. Lentes tóricas podem ser consideradas, desde que o astigmatismo seja regular e comparável, em mais de uma medida, em diferentes aparelhos (biômetro, topo ou tomografia). Em casos de astigmatismo irregular, o uso de lentes rígidas ou eventual necessidade de outro transplante penetrante, o uso de lentes tóricas deve ser desconsiderado.[9]

Cirurgia combinada

No caso de cirurgia combinada (transplante penetrante associado à cirurgia de catarata e implante de lente intraocular), também conhecida por cirurgia tríplice, temos como vantagens procedimento único, reabilitação visual rápida e nenhum trauma endotelial adicional. Desvantagens do procedimento "a céu aberto" envolvem mais dificuldade do controle da pressão vítrea, aumentando o risco da hemorragia expulsiva.[3,4]

Na cirurgia tríplice, o cálculo da lente intraocular é complexo, e a dificuldade se baseia na imprevisibilidade da ceratometria final, que depende de fatores como: ceratometria do botão doador, integração botão doador-receptor, retirada de pontos em longo prazo, dentre outros. Ainda assim, é possível no caso de cirurgiões experientes, o cálculo baseado na ceratometria média do cirurgião resultante da tabulação de cirurgias prévias, montando um banco de dados. Outra opção é o uso de ceratometria média (ao redor de 43 D), sabendo-se da grande possibilidade de desvio refracional final e sendo necessária correção no pós-operatório com óculos, lentes de contato ou alternativas cirúrgicas como PRK, incisões corneanas, anéis intraestromais ou lentes suplementares de sulco.[1,6]

Nesses pacientes, a fim de tentar melhorar a previsibilidade do cálculo biométrico, alguns estudos, igualmente, sugerem a personalização das constantes para cada fórmula biométrica, obtendo-se melhores resultados refracionais no pós-operatório.[2]

Quanto à escolha das características das lentes intraoculares, é importante priorizar as lentes hidrofóbicas, pensando que o paciente possa precisar de um DMEK no futuro.

Cirurgias lamelares

DALK (Deep Anterior Lamellar Keratoplasty)

O transplante lamelar anterior é reservado a doenças das camadas anteriores da córnea em que se deseja preservar o endotélio do paciente. As maiores indicações são: ceratocone, distrofias corneanas e cicatrizes. O DALK pode ser realizado, também, conjuntamente com a cirurgia de catarata. A combinação cada vez mais ganha espaço, devido à segurança do trabalho cirúrgico em ambiente fechado. As menores taxas de rejeição, em longo prazo, e resultados visuais satisfatórios têm, igualmente, contribuído para popularizar a técnica. Ainda assim, a cirurgia combinada traz consigo dificuldades similares quanto ao cálculo ceratométrico, sendo necessário o uso de valores de ceratometria de um banco de dados do cirurgião ou valores de ceratometria médios. Pode-se ainda considerar o uso de otimização das constantes para cada fórmula biométrica, para se obter melhores resultados refracionais no pós-operatório.[10,11]

Quando a cirurgia de catarata for realizada após o DALK, novamente será preciso atentar a quão adequado, do ponto de vista de reabilitação visual, encontra-se o enxerto. Em casos de astigmatismo regulares, com boa visão com uso de óculos ou lentes gelatinosas e que apresentem boa contagem endotelial, é possível o cálculo com relativa segurança. Idealmente, deve-se procurar usar dados também da superfície posterior da córnea. Apropriadamente, métodos que calculem o astigmatismo posterior por *ray-tracing* ou OCT, dentre outros são, em teoria, mais efetivos em calcular o poder ceratométrico real em córneas alteradas. O uso de lentes tóricas obedece aos mesmos critérios descritos acima. De uma maneira geral, mesmo com astigmatismos regulares e simétricos, pacientes com córneas pós-transplante apresentam aberrações de alta ordem significativas e, portanto, não se beneficiam de lentes multifocais ou trifocais.

DSEK, DSAEK, DMEK e DWEK

Atualmente, temos observado significativa evolução no tratamento cirúrgico das doenças endoteliais da córnea, em especial na distrofia de Fuchs e em casos de descompensação endoteliais pós-faco. Na maior parte desses casos, há indicação de transplantes lamelares posteriores (DSEK, DSAEK e DMEK).

A cirurgia de catarata em pacientes com Distrofia de Fuchs, que ainda se encontrem com contagem endotelial razoável, sem edema e sem descompensação corneana, deve ser realizada com os cuidados apropriados, visando evitar uma possível descompensação. O cálculo biométrico da lente intraocular, em geral, é feito sem maiores dificuldades, afinal, a princípio, se trata de uma córnea originalmente sem edema.

As cirurgias combinadas (transplante endotelial + facectomia + implante de lente intraocular) também chamadas DMEK ou DSAEK tríplice têm se demonstrado alternativas seguras, em longo prazo.[16,17] Inclusive, têm sido escolhidas com mais frequência na população maior de 50 anos, devido à progressão para catarata nessa faixa etária ser maior nos pacientes de DMEK isolado.[18] O cálculo biométrico, no entanto, tem se mostrado desafiador nessas situações.[11,12,13] Em casos avançados, a ceratometria pode ser obtida de um exame anterior ao aparecimento do edema. Nos casos em que esse valor não é disponível, podemos lançar mão da ceratometria contralateral, advertindo o paciente que o cálculo da lente intraocular será aproximado e que a correção possivelmente com óculos no pós-operatório será necessária. Em edemas corneanos pequenos, podem haver especialmente na córnea central (3-4 mm), alterações ceratométricas na superfície anterior e mais significativas na superfície posterior, especialmente em DSAEK. O edema corneano acaba por alterar a medida real da curvatura posterior, e há, em uma grande parte dos casos, um típico *shift* hipermetrópico no pós-operatório de DMEK ou DSAEK. O *shift* hipermetrópico costuma ser mais significativo em olhos com mais edema da córnea, sendo assim, existe uma tendência na literatura, em se programar *target* miópico, objetivando melhorar os resultados refracionais.[12,13,14,15]

Referências

1 - Mattax JB, McCulley JP. The effect of standardized keratoplasty technique on IOL power calculation for the triple procedure. Acta Ophthalmol Suppl. 1989;192:24-9. doi: 10.1111/j.1755-3768.1989.tb07091.x. PMID: 2554654.

2 - Flowers CW, McLeod SD, McDonnell PJ, Irvine JA, Smith RE. Evaluation of intraocular lens power calculation formulas in the triple procedure. J Cataract. Refract Surg. 1996 Jan-Feb;22(1):116-22. doi: 10.1016/s0886-3350(96)80280-x. PMID: 8656348.

3 - Inoue Y. Corneal triple procedure. Semin Ophthalmol. 2001 Sep;16(3):113-8. doi: 10.1076/soph.16.3.113.4202. PMID: 15513428.

4 - Seitz B, Langenbucher A, Viestenz A, Dietrich T, Küchle M, Naumann GO. Katarakt und Keratoplastik--simultane oder sequenzielle Operation? [Cataract and keratoplasty--simultaneous or sequential surgery?]. Klin Monbl Augenheilkd. 2003. May;220(5):326-9. German. doi: 10.1055/s-2003-39429. PMID: 12766821.

5 - Viestenz A, Seitz B, Langenbucher A. Intraocular lens power prediction for triple procedures in Fuchs' dystrophy using multiple regression analysis. Acta Ophthalmol Scand. 2005 Jun;83(3):312-5. doi: 10.1111/j.1600-0420.2005.00418.x. PMID: 15948783.

6 - Gruenauer-Kloevekorn C, Kloevekorn-Norgall K, Duncker GI, Habermann A. Refractive error after triple and non-simultaneous procedures: is the application of a standard constant keratometry value in IOL power calculation advi-

sable? Acta Ophthalmol Scand. 2006 Oct;84(5):679-83. doi: 10.1111/j.1600-0420.2006.00705.x. PMID: 16965501.

7 - Covert DJ, Koenig SB. New triple procedure: Descemet's stripping and automated endothelial keratoplasty combined with phacoemulsification and intraocular lens implantation. Ophthalmology. 2007 Jul;114(7):1272-7. doi: 10.1016/j.ophtha.2006.12.030. Epub 2007 Apr 12. PMID: 17433835.

8 - Rao SK, Leung CK, Cheung CY, Li EY, Cheng AC, Lam PT, Lam DS. Descemet stripping endothelial keratoplasty: effect of the surgical procedure on corneal optics. Am J Ophthalmol. 2008 Jun;145(6):991-6. doi: 10.1016/j.ajo.2008.01.017. Epub 2008 Mar 14. PMID: 18342831.

9 - Stewart CM, McAlister JC. Comparison of grafted and non-grafted patients with corneal astigmatism undergoing cataract extraction with a toric intraocular lens implant. Clin Exp Ophthalmol. 2010 Nov;38(8):747-57. doi: 10.1111/j.1442-9071.2010.02336.x. PMID: 20497428.

10 - Bonfadini G, Ladas JG, Moreira H, Campos M, Matthaei M, Muñoz B, Pratzer K, Jun AS. Optimization of intraocular lens constant improves refractive outcomes in combined endothelial keratoplasty and cataract surgery. Ophthalmology. 2013. Feb;120(2):234-9. doi: 10.1016/j.ophtha.2012.08.003. Epub 2012 Oct 27. PMID: 23107582; PMCID: PMC3816366.

11 - de Sanctis U, Damiani F, Brusasco L, Grignolo F. Refractive error after cataract surgery combined with descemet stripping automated endothelial keratoplasty. Am J Ophthalmol. 2013 Aug;156(2):254-259.e1. doi: 10.1016/j.ajo.2013.04.004. PMID: 23870359.

12 - Langenbucher A, Szentmáry N, Spira C, Seitz B, Eppig T. Hornhautbrechwert nach 'Descemet Stripping Automated Endothelial Keratoplasty' (DSAEK) - Modellierung und Konzept für die Berechnung von Intraokularlinsen [Corneal power after descemet stripping automated endothelial keratoplasty (DSAEK) - Modeling and concept for calculation of intraocular lenses]. Z Med Phys. 2016. Jun;26(2):120-6. German. doi: 10.1016/j.zemedi.2015.02.003. Epub 2015 Mar 17. PMID: 25791739.

13 - Schoenberg ED, Price FW Jr, Miller J, McKee Y, Price MO. Refractive outcomes of Descemet membrane endothelial keratoplasty triple procedures (combined with cataract surgery). J Cataract Refract Surg. 2015 Jun;41(6):1182-9. doi: 10.1016/j.jcrs.2014.09.042. Epub 2015 Jun 19. PMID: 26096520.

14 - Yokogawa H, Sanchez PJ, Mayko ZM, Straiko MD, Terry MA. Astigmatism Correction With Toric Intraocular Lenses in Descemet Membrane Endothelial Keratoplasty Triple Procedures. Cornea. 2017 Mar;36(3):269-274. doi: 10.1097/ICO.0000000000001124. PMID: 28002107.

15 - Xu K, Qi H, Peng R, Xiao G, Hong J, Hao Y, Ma B. Keratometric measurements and IOL calculations in pseudophakic post-DSAEK patients. BMC Ophthalmol. 2018. Oct 17;18(1):268. doi: 10.1186/s12886-018-0931-y. PMID: 30332995; PMCID: PMC6192275.

16 - Terry MA, Shamie N, Chen ES, Phillip PM, Shah AK, Hoar KL, Friend DJ. Endothelial keratoplasty for Fuchs' dystrophy with cataract; complications and clinical results with the new triple procedure. Ophthalmology 2009; 116:631–639

17 - Chaurasia S, Price FW Jr, Gunderson L, Price MO. Descemet's membrane endothelial keratoplasty; clinical results of single versus triple procedures (combined with cataract surgery). Ophthalmology 2014; 121:454–458

18 - Burkhart ZN, Feng MT, Price FW Jr, Price MO. One-year out- comes in eyes remaining phakic after descemet membrane endothelial keratoplasty. J Cataract Refract Surg 2014; 40:430–434.

34
Diferença de Aberrações Oculares entre as Técnicas de Transplantes de Córnea

Nelson Batista Sena Jr.
Guilherme Garcia Criado
Gustavo Amorim Novais
Renato Ambrósio Jr.

Introdução

Nas últimas duas décadas, observou-se acentuada evolução na Oftalmologia, destacando-se algumas especialidades como a Córnea. Muitos desses avanços estão relacionados ao advento da cirurgia refrativa, incluindo as técnicas de imagem, hoje chamadas de "propedêutica multimodal". A propedêutica multimodal consiste na avaliação da córnea, com diferentes modalidades e técnicas de imagem, iniciando pela topografia de Plácido, tomografia de Scheimpflug, tomografia por coerência óptica (OCT) e estudo biomecânico, bem como aberrometria ou análise da frente-de-onda (*wavefront*) ocular.

A qualidade da visão é um fator cada vez mais reconhecido na Oftalmologia e mais, especificadamente, após procedimentos cirúrgicos, influenciando diretamente na satisfação e qualidade de vida dos pacientes. Portanto, fatores tais quais as aberrações ópticas ganham gradativamente mais atenção dos cirurgiões.

As técnicas das ceratoplastias estão em constante evolução, com novas abordagens e conceitos sendo implementados, visando à melhor qualidade intra e pós-operatória. Desse modo, o objetivo é proporcionar mais qualidade visual após os procedimentos.

A presença de aberrações oculares é frequente após as cirurgias de transplante de córnea, principalmente devido às alterações e irregularidades corneanas e às alterações refracionais induzidas pelas suturas. A aberrometria ou análise da frente-de-onda (*wavefront*) é uma importante ferramenta propedêutica para a avaliação e planejamento do tratamento das aberrações oculares. Assim como, avaliações da sensibilidade ao contraste e de *glare* devem complementar o exame da acuidade visual na tabela de Snellen.

Neste capítulo, faremos uma revisão das aberrações oculares que ocorrem após os transplantes de córnea, abordando as diferentes técnicas cirúrgicas, e as aberrações presentes nas mesmas, com seus fatores diagnósticos e prognósticos.

Aberrações oculares

A aberrometria ocular nos permite compreender e estudar, de forma detalhada, as aberrações de baixa ordem (LOA), que são relacionadas ao componente esferocilíndrico da refratometria clínica (miopia, hipermetropia e astigmatismo), também chamadas de "simple defocus"e as de alta ordem, que não podem ser corrigidas com lentes esferocilíndricas, e são divididas em naturais (constitucionais) e geométricas (monocromáticas). Dentre as naturais, nós temos a difração e a cromática ou espectral, e dentre as geométricas temos a esférica, astigmática, coma, de curvatura e trifoil (trevo).

Os polinômios de Zernike (Figura 34.1) são um sistema de equações matemáticas de coordenadas polares que definem superfícies geométricas simétricas, servindo para descrever a frente-de-onda do feixe luminoso. Esses polinômios são os mais utilizados, atualmente, para descrever as aberrações, sendo divididos em várias ordens, que estarão dispostos em uma pirâmide. As aberrações são divididas em baixa (primeira e segunda ordens), e alta ordem (terceira ordem em diante), de acordo com a ordem dos polinômios. Sua unidade de medida é o micrômetro (μm), representado pelo valor do RMS (*root mean square*), que é dividido em RMS total (resultante de combinações de todas as aberrações de baixa e ordens mais elevadas), RMS de baixa ordem (aberrações esferocilíndricas) e RMS das aberrações de ordens mais elevadas (terceira ordem em diante).

O diâmetro pupilar no momento do exame da aberrometria ocular está relacionado aos valores obtidos nos polinômios de Zernike, sendo importante verificar esse aspecto, quando realizada a comparação entre os exames. Quanto maior a pupila, maiores serão as aberrações. O cálculo das aberrações é realizado a partir da área interna ao diâmetro da pupila que foi capturado.

Técnicas de transplante de córnea

De acordo com as camadas corneanas transplantadas, as modalidades de transplantes são divididas em espessura total ou ceratoplastia penetrante (PK), e em lamelares (espessura parcial) anteriores e posteriores. No transplante penetrante (PK), todas as camadas do tecido corneano são substituídas, enquanto nos transplantes la-

	n	l	$Z_n^l(r,\varphi)$	Meaning
1	0	0	1	Bias
2	1	1	$r\sin\varphi$	Tilt y direction
3	1	-1	$r\cos\varphi$	Tilt x direction
4	2	2	$r^2\sin2\varphi$	Astigmatism 1st ord. 45°
5	2	0	$2r^2-1$	Defocus
6	2	-2	$r^2\cos2\varphi$	Astigmatism 1st ord. 0°
7	3	3	$r^3\sin3\varphi$	Trifoil 30°
8	3	1	$(3r^3-2r)\sin\varphi$	Coma y direction
9	3	-1	$(3r^3-2r)\cos\varphi$	Coma x direction
10	3	-3	$r^3\cos3\varphi$	Trifoil 0°
11	4	4	$r^4\sin4\varphi$	Tetrafoil 22.5°
12	4	2	$(4r^4-3r^2)\sin2\varphi$	Astigmatism 2nd ord. 45°
13	4	0	$6r^4-2r^2-1$	Spherical aberration
14	4	-2	$(4r^4-3r^2)\cos2\varphi$	Astigmatism 2nd ord. 0°
15	4	-4	$r^4\cos4\varphi$	Tetrafoil 0°

Figura 34.1 Pirâmide das aberrações ópticas dos polinômios de Zernike.

melares, há a substituição de uma ou mais camadas do tecido da córnea. Os transplantes lamelares anteriores podem ser profundos, alcançando as camadas estromais profundas (pré-Descemet), ou até a membrana de Descemet do paciente. Nos transplantes lamelares posteriores, também conhecidos por "endoteliais", após a retirada do endotélio e membrana de Descemet do receptor, acrescenta-se uma lamela de tecido corneano doador, contendo espessura variável do estroma, associado à membrana de Descemet e endotélio (DSEK/DSAEK) ou apenas contendo a membrana de Descemet e endotélio (DMEK). Na tabela da Figura 34.2, relatamos as principais opções cirúrgicas existentes. Cada tipo de ceratoplastia possui suas particularidades como indicações, vantagens e desvantagens, e dificuldade da curva de aprendizado.

Com o advento do Laser de Femtossegundo surgiu a possibilidade de evolução e aprimoramento das técnicas de transplante corneano, podendo tornar o procedimento mais eficaz e preciso.

Transplante penetrante

A última década revelou intenso interesse dos cirurgiões pelas ceratoplastias lamelares, na busca por melhores resultados visuais e condições intra e pós-operatórias. A despeito disso, a ceratoplastia penetrante (*Penetrating Keratoplasty*, PK) ainda é o transplante de córnea mais realizado na maior parte do mundo, e diversas condições clínicas continuarão a exigi-la, no futuro. Pacientes submetidos ao PK, sem outras comorbidades oculares e com bom manejo das suturas corneanas no pós-operatório, apresentam potencial de acuidade visual de 20/20. Entretanto, fatores como aberrações de alta ordem (HOA), *haze* corneano e dispersão de luz (*forward backscattering*) podem limitar a qualidade visual atingida após o procedimento. Koh et al. demonstraram que, em relação aos olhos normais, o PK levava à HOA anteriores e posteriores 6,5 e 2,8 vezes maiores, respectivamente. Apesar de a etiologia da dispersão de luz permanecer não totalmente compreendida, assume-se que ela seja decorrente das desorganizações microestruturais no estroma do tecido doado, diminuição da densidade de ceratócitos e alterações na densidade e permeabilidade endoteliais.

Um interessante estudo, realizado por Pantanelli et al., investigou o impacto das aberrações na visão, ao corrigi-las com um dispositivo óptico adaptativo criado em laboratório. Ao corrigir apenas LOA, demonstrou-se que os pacientes do PK obtiveram mais acuidade visual (AV) que o grupo do DALK, que por sua vez se mostrou melhor que o grupo do DSAEK. Quando corrigidas as aberrações totais (de baixa e alta ordens), os resultados comparativos se mantiveram. Apesar disso, os 3 grupos apresentaram melhora na acuidade visual e sensibilidade ao contraste, com o uso do dispositivo. Os autores concluíram, com isso, que a sensibilidade ao contraste estaria também relacionada às aberrações, e que a melhora menos aparente nos grupos de transplantes lamelares (DALK e DSAEK) se justificaria por alterações na interface, causando dispersão de luz.

Kobashi et al., ao analisarem de forma retrospectiva 25 pacientes submetidos ao PK, concluíram que a melhor acuidade visual corrigida (MAVC) pós-operatória está significativamente correlacionada à dispersão de luz e aberrações de alta ordem, mas não

TÉCNICA DE TRANSPLANTE DE CÓRNEA	CARACTERÍSTICAS
Transplante Penetrante (Penetrating Keratoplasty)	Todas as camadas da córnea do receptor são removidas, sendo transplantadas todas as camadas da córnea doadora.
Transplantes Lamelares Anteriores	Epitélio e estroma da córnea do receptor são removidos, sendo transplantados da córnea doarora epitélio, camada de Bowman e estroma corneano.
- SALK (Superficial Anterior Lamellar Keratoplasty)	Retira-se até 160 μm do estroma
- MALK (Mid Anterior Lamellar Keratoplasty)	Retira-se 160 a 400 μm do estroma
- DALK (Deep Anterior Lamellar Keratoplasty)	Retira-se 400 a 490 μm do estroma
- TALK (Total Anterior Lamellar Keratoplasty)	Retira-se 490 μm até a espessura total do estroma
- FAALK (Femtossecond Assisted Anterior Lamellar Keratoplasty)	Transplante realizado sem suturas, com utilização do Laser de Femtossegundo para preparação da lamela, indicado quando há opacidade estromal superficial até 200 micra.
Transplantes Lamelares Posteriores	
- DLEK (Deep Lamellar Endothelium Keratoplasty)	Estroma posterior da córnea do receptor é removido, sendo transplantado da córnea doadora; estroma, Descemet e endotélio.
- DSEK (Descemet-Stripping Endothelial Keratoplasty) - DSAEK (Descemet-Stripping Automated Endothelial Keratoplasty)	Endotélio e Descemet da córnea do receptor são removidos, sendo transplantados da córnea doadora; endotélio, membrana de Descemet e estroma. As camadas do tecido corneano são retiradas de forma manual no DSEK e automatizada no DSAEK.
- DMEK (Descemet Membrane Endothelial Keratoplasty) - DMAEK (Descemet Membrane Automated Endothelial Keratoplasty)	Membrana do Descemet da córnea do receptor é removida, sendo transplantada da córnea doadora; Descemet e endotéliio. As camadas do tecido corneano são retiradas de forma manual no DMEK e automatizada no DMAEK.

Figura 34.2 Principais técnicas de transplante de córnea.

com a densidade e *haze* corneanos. Relataram que o grau de opacidade à lâmpada de fenda não demonstrava correlação com a dispersão e com a densidade corneana, sugerindo que o *haze* estaria relacionado, também, aos fatores subclínicos referentes aos ceratócitos e células endoteliais. Ao utilizarem o Índice de Dispersão da Luz (*Objective Scatter Index*, OSI) a partir do Analisador de Qualidade Visual (*Optical Quality Analysis System*, OQAS), conseguiram realizar uma análise objetiva do fenômeno de *scatter* da luz, permitindo melhor avaliação da sua contribuição no resultado visual e melhor predição do prognóstico. Sugerem o uso do OSI, como prática rotineira, em pacientes submetidos ao transplante de córnea.

Transplante lamelar anterior

A Ceratoplastia Anterior Lamelar Profunda (*Deep Anterior Lamellar Keratoplasty*, DALK), ao manter tecido receptor na superfície posterior, proporciona mais segurança intraoperatória, com menos taxa de rejeição endotelial e maior segurança aos traumas pós-operatórios. Os resultados visuais, quando indicados em situações ideais, são comparáveis ao PK. Keane et al. realizaram uma revisão sistemática, comparando resultados de DALK (utilizando diferentes técnicas de dissecção do estroma profundo) e PK, em olhos com ceratocone avançado, e revelaram que, atualmente, não existem evidências suficientes para determinar qual técnica pode oferecer melhores resultados gerais, em termos de acuidade visual final e tempo para atingi-la, estabilização da ceratometria, risco de rejeição ou outros eventos adversos. Inversamente, em nova revisão sistemática, Henein et al. forneceram evidências que confirmam menores índices de rejeição e menor surgimento de astigmatismo refracional com o DALK, porém melhores resultados visuais após PK. Ambos concluem que, um amplo ensaio clínico randomizado seria necessário para a comparação mais precisa e confiável.

Fontana et al. avaliaram o DALK em pacientes com ceratocone e compararam resultados visuais daqueles com uma interface estroma-estroma (pré-DM DALK) com aqueles com interface Descemet-estroma (DM DALK). Acuidade visual com baixo contraste foi significativamente inferior ao PK no grupo pré-DM DALK, mas equivalente, no grupo DM DALK. A sensibilidade ao contraste aferida pela tabela de Pelli-Robson foi semelhante após PK e DM DALK, mas significativamente pior no grupo pré-DM DALK. Um quarto dos olhos submetido ao transplante lamelar tinha alguma opacidade de interface, apesar das HOA serem semelhantes entre os dois tipos de DALK e PK. Sugeriram, com isso, que a interface poderia influenciar a sensibilidade ao contraste e a acuidade visual de baixo contraste, mas não necessariamente as HOA ou a MAVC de alto contraste. Ao mesmo tempo, em estudo semelhante, Sarnicola et al. não encontraram diferença nos resultados de AV de alto contraste entre os dois tipos de DALK (pré-DM DALK e DM DALK), em pacientes com *follow up* médio de 2,5 anos.

A respeito das aberrações de baixa ordem, o PK e o DALK demonstraram causar mais alterações que os transplantes lamelares posteriores. O astigmatismo corneano pós-operatório foi significativamente associado às HOA de superfície anterior após o DALK, que por sua vez, demonstraram estar fortemente relacionadas à acuidade visual após o procedimento. A associação entre ceratometria e as aberrações não se mostrou estatisticamente significativa. O PK e o DALK parecem gerar, também, número semelhante de aberrações de alta ordem.

Transplante lamelar posterior

Descemet's Stripping (Automated) Endothelial Keratoplasty (DSEK / DSAEK)

O transplante lamelar posterior ou endotelial pelas técnicas DSEK (*Descemet's Stripping Endothelial Keratoplasty*) e DSAEK (*Descemet's Stripping Automated Endothelial Keratoplasty*) são indicadas nos casos de endoteliopatias que cursam com disfunção endotelial e consequente edema corneano. Em razão da manutenção da integridade da porção anterior da córnea do paciente, apresentam diversas vantagens em relação ao transplante penetrante, como mais estabilidade cirúrgica intraoperatória, rápida recuperação visual, manutenção da integridade biomecânica corneana, com mínima ou ausente alteração refracional cilíndrica da superfície anterior. Entretanto, consideram-se as opacidades da interface estromal doador-receptor e suas irregularidades causadas pelas diferentes orientações das fibras de colágeno estromais, as responsáveis pelas aberrações encontradas nos pacientes submetidos ao DSEK e ao DSAEK. Tais alterações são responsáveis pelas deformações na qualidade óptica, como dispersão de luz e aberrações de alta ordem, que nem sempre são refletidas na piora da melhor acuidade visual corrigida de alto contraste.

A dispersão de luz degrada o domínio de grande ângulo periférico da função de propagação da retina, resultando em incapacidade por *glare*, que prejudica o desempenho visual e a qualidade de vida relacionada à visão. Ao mesmo tempo, a acuidade visual aferida é predominantemente determinada pelo menor ângulo central de propagação pontual retiniana, podendo subestimar o efeito da dispersão de luz na qualidade óptica, suscetível ainda a reduções mais aparentes, em situações cotidianas de variação da iluminação fora do consultório médico. A superfície corneana anterior é responsável pelo maior efeito na qualidade óptica, devido à grande diferença do índice de refração entre o ar e a lágrima, até 10 vezes maior que a diferença encontrada entre a córnea e o humor aquoso. Apesar da correlação comprovada entre HOA anteriores e a melhor acuidade visual corrigida (MAVC) no período pós-operatório, diversos estudos têm falhado em comprovar associação similar com as HOA posteriores. A despeito disso, o impacto da superfície corneana posterior no resultado visual não deve ser ignorado.

A inserção de uma lentícula doadora incluindo a camada de células endoteliais, membrana de Descemet e uma porção do estroma posterior com diferentes diâmetros e curvaturas em relação à córnea receptora, e o consequente aumento da espessura do tecido corneano resultante, podem explicar as alterações ópticas encontradas nesses pacientes. Em relação às aberrações esféricas, os pacientes submetidos ao DSEK/DSAEK, quando comparados aos controles saudáveis, não demonstraram diferenças significativas na superfície anterior, e quando avaliada a superfície posterior, essa diferença se mostrou pequena. Um erro hipermetrópico ao redor de 1,5 D (equivalente esférico) pode ser esperado pelo aumento da espessura corneana e da curvatura posterior, mostrando-se menor, quando confeccionados enxertos mais finos.

Na decomposição polinomial de Zernike para as aberrações de alta ordem de superfície anterior, o coma se mostrou tal qual a alteração mais comumente encontrada, seguida pelo trefoil (trevo). Quando comparada ao PK, o DSAEK apresentou menor número de aberrações de alta ordem na superfície anterior, quase comparáveis às encontradas na população geral, e quantidade discretamente maior de aberrações posteriores, que se mantiveram estáveis ao longo de um *follow up* de 2 anos. Muftuoglu el al. não encontraram qualquer correlação aberrométrica relacionada ao comprimento do enxerto doador e a técnica de confecção da incisão, e, no que diz respeito à opção pelo implante de lente intraocular intraoperatória, a cirurgia simples e a combinada pareceram demonstrar equivalência em relação às HOA. A maior espessura do enxerto mostrou correlação positiva com o surgimento de dobras do tecido, com consequente aumento no número das aberrações. No entanto, a correlação entre MAVC em enxertos ultrafinos (< 100 micra) mostrou-se tênue em muitos dos estudos que avaliaram essa associação, podendo a sua maior dificuldade de confecção não ser justificada pela possível melhora da acuidade. O *haze* corneano mostrou-se mais pronunciado em 3 meses de pós-operatório do DSAEK em relação ao do PK, sendo a boa acuidade visual pré-operatória secundária às mínimas alterações corneanas anteriores, uma boa preditora de bons resultados pós-operatórios.

Descemet Membrane Endothelial Keratoplasty (DMEK)

Na técnica de Ceratoplastia Endotelial da Membrana de Descemet (*Descemet Membrane Endothelial Keratoplasty*, DMEK) apenas a membrana de Descemet e o endotélio são transplantados, eliminando eventuais problemas de interface estroma-estroma e promovendo uma reabilitação visual melhor e mais rápida. A MAVC aferida após o DMEK tem se mostrado, em muitos estudos, superior àquela alcançada após o DSAEK. Uma vez que a superfície anterior é a grande responsável pela acuidade visual pós-operatória, questiona-se o motivo desses melhores resultados. Presume-se que o paciente submetido ao DMEK possua maior capacidade da córnea posterior em neutralizar as aberrações encontradas na córnea anterior. Seria de se esperar, com tudo isso, maior preservação anatômica da córnea, com resultados visuais semelhantes aos encontrados em adultos saudáveis. No entanto, apesar de até 41% dos pacientes submetidos ao procedimento alcançar acuidade visual de 20/20, parte importante deles não alcançou. Além disso, igualmente mencionado em outros tipos de transplantes corneanos, a acuidade visual nem sempre representa uma medida precisa da qualidade visual nesses casos.

Garrido et al. demonstraram que a sensibilidade ao contraste se apresentou melhor após o DMEK, quando comparado aos outros tipos de transplantes, embora se apresentasse inferior à encontrada na população geral. Pacientes submetidos ao procedimento demonstraram melhora da qualidade visual e decréscimo da densidade corneana no 1° mês pós-operatório, com diminuição subsequente das aberrações até o sexto mês. Rudolph et al. demonstraram HOA posteriores significativamente menores após o DMEK, comparados àquelas encontradas após o DSAEK e o PK, exceto nas aberrações coma e *coma-like*. Apesar disso, elas se apresentaram igualmente maiores que em controles saudáveis. Em relação às aberrações de baixa ordem, o DMEK, assim também o DSAEK, produzem alterações mínimas no astigmatismo, consideravelmente menores que as encontradas após o PK. Um erro hipermetrópico em torno de 0,5 D é também esperado, por conta da diminuição do poder corneano total após o aumento do raio de curvatura posterior.

Enquanto as aberrações de alta ordem têm maior capacidade de alterar a AV, o *haze* corneano prejudica dominantemente a qualidade da visão, estando associado a irregularidades na córnea anterior, que dificultam a reabilitação visual e cursam com imagens "fantasmas", melhoradas frequentemente com o uso de lentes de contato.

Essas irregularidades e opacidades se justificam em casos de edema pré-operatório mais persistente, que cursa com degeneração e perda de ceratócitos no estroma anterior, desorganização do colágeno e fibrose subepitelial. A presença ou ausência de HOA e *haze* anteriores pode estar, portanto, associada, não apenas ao tipo de transplante lamelar utilizado, mas ao momento da intervenção cirúrgica. Essas alterações na córnea anterior demonstram ter forte associação com a MAVC pós-operatória, e os maiores preditores para alcançá-la parecem ser a MAVC pré-operatória e a idade do paciente.

Caso Clínico

Paciente masculino, 77 anos, atendido em 2015, com queixa de turvação visual no olho direito (OD). Encontrava-se em *follow up* de 1 ano pós-transplante penetrante assistido por laser de femtossegundo da córnea do OD (Figura 34.3). O paciente refere que desenvolveu edema de córnea crônico em ambos os olhos (AO) após cirurgias de facectomia em AO, realizadas em 2013, por ter Distrofia de Fuchs, sendo a diminuição da AV no OD mais severa. Em 2015, foi realizado transplante de córnea penetrante, com auxílio do Laser de Femtossegundo (*Intralase Enabled Keratoplasty*). No período pós-operatório, mesmo após a retirada de todas as suturas corneanas, o paciente referia alto astigmatismo que mudava de eixo a cada sutura removida, com baixa AV.

Ao exame oftalmológico: AV não corrigida de 20/150 no OD e 20/40 no OE e MAVC de 20/50 no OD (+1,50 esf = -8,00 cil, 35º) e 20/30 no OE (Plano -1,25 cil, 105º).

Foram realizados exames de não contato e avaliação biomecânica com sopro de ar (ORA – *Ocular Response Analyzer*), aberrometria por análise de frente-de-onda (*wavefront*) utilizando-se o sistema "iTrace" (*Tracey Technologies, Houston, EUA*) (Figura 34.4), tomografia de córnea e segmento anterior por fotografias Scheimpflug rotacionais (Pentacam HR, Oculus, Wetzlar, Alemanha) (Figuras 34.5 e 34.6) (paquimetria central de 452 μm OD e 728 μm OE, e Kmáx OD de 59,9 D, e OE de 45,1 D) (Figuras 34.4 e 34.5), microscopia especular da córnea (1897 células/mm² OD e 1452 células/mm² OE) (figura 34.7), e topografia corneana (*Oculus, Keratograph*).

O caso foi conduzido com a indicação e realização de implante de dois segmentos de anel intraestromal (ICRS) de 5 mm (diâmetro) no OD, em 2015, objetivando a regularização da curvatura corneana e, consequentemente, a diminuição do astigmatismo irregular. Na avaliação por biomicroscopia no pós-operatório imediato, foi verificado que os anéis estavam na posição planejada (Figura 34.8).

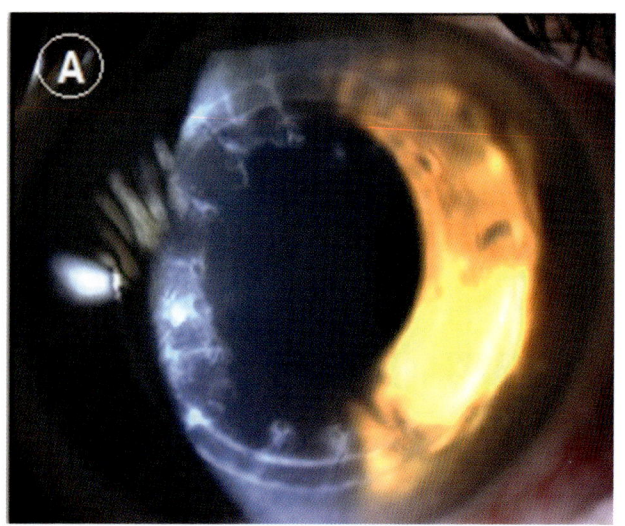

Figura 34.3 Biomicroscopia pré-operatória do OD, demonstrando botão corneano transparente e bem coaptado, sem pontos de sutura.

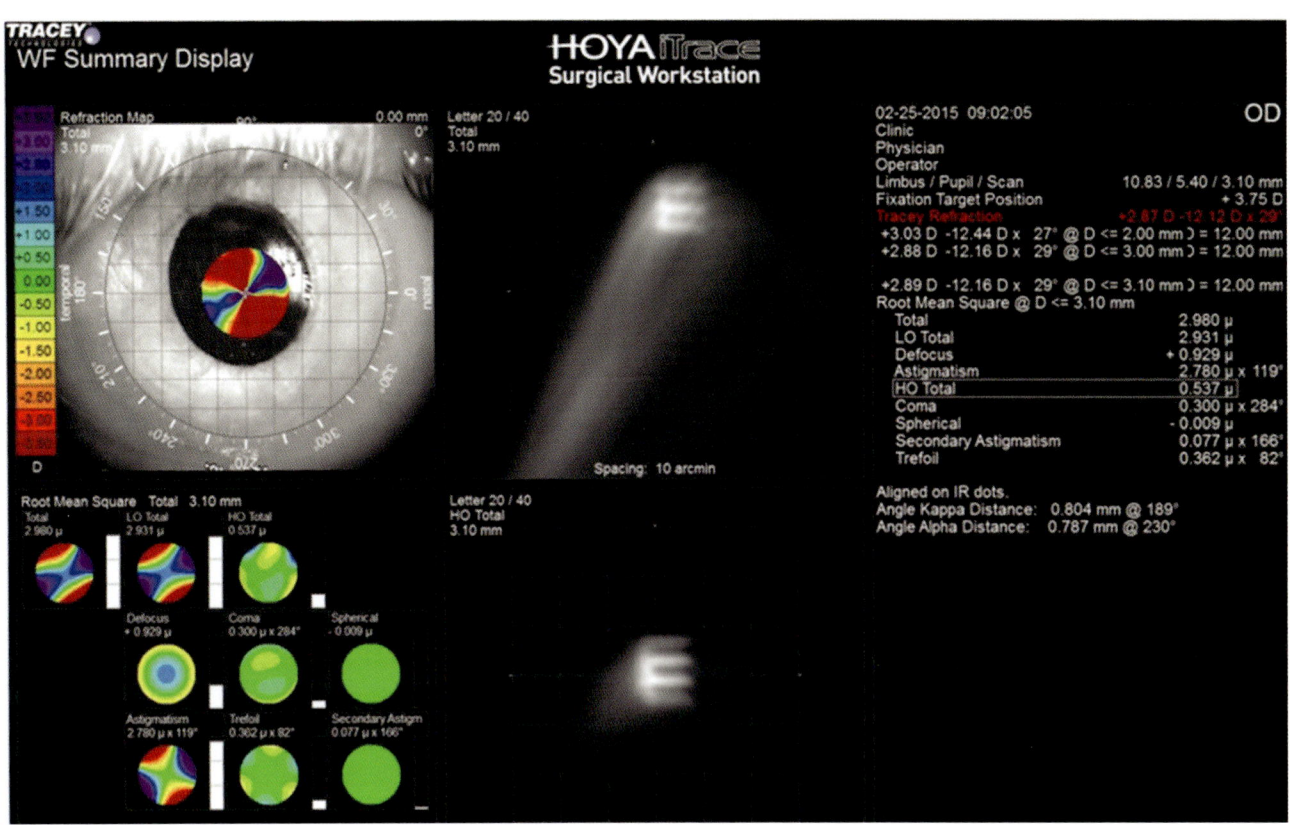

CAPÍTULO 34 - **Diferença de Aberrações Oculares entre as Técnicas de Transplantes de Córnea**

Figura 34.4 Sumário do wavefront (aberrometria) demonstrando as aberrações oculares presentes no OD.

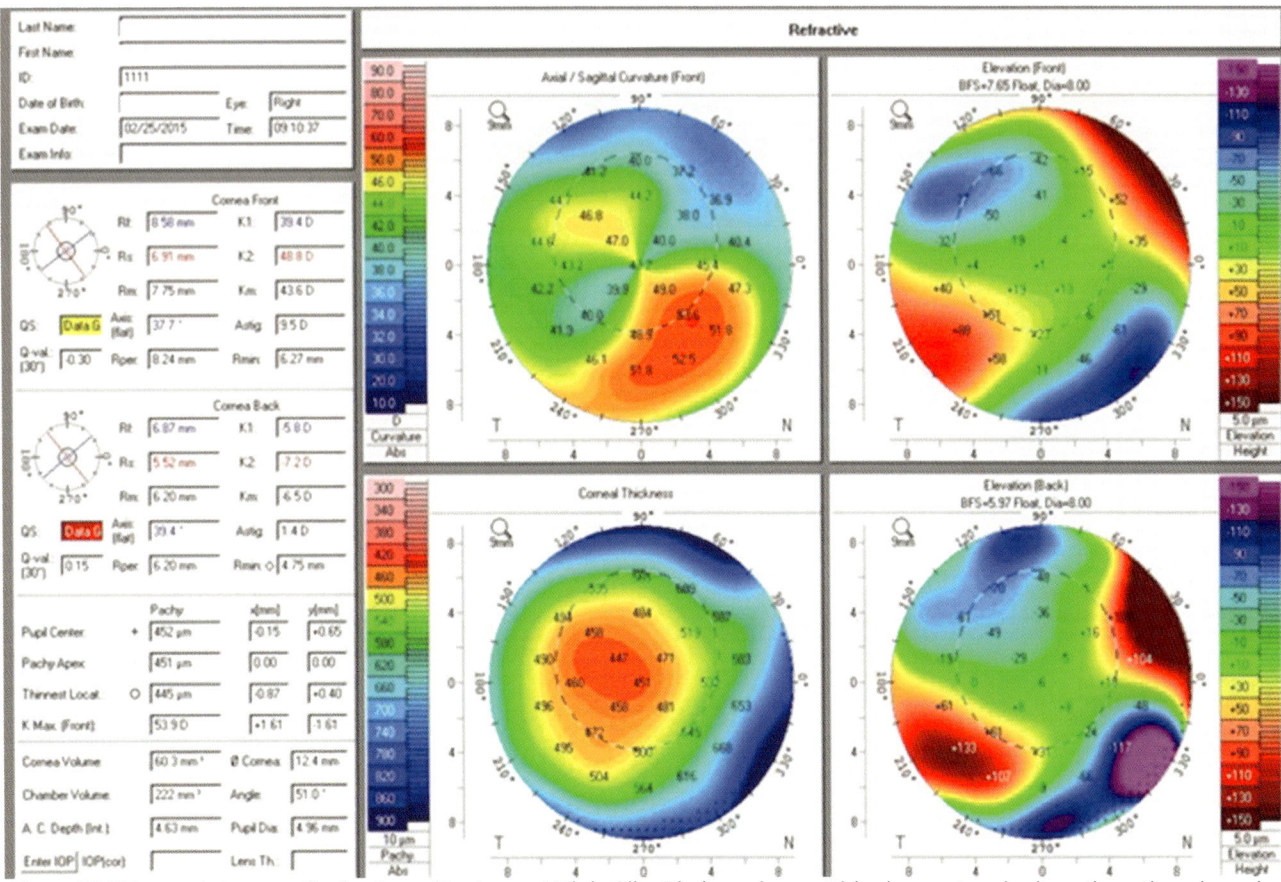

Figura 34.5 Exame de tomografia da córnea (Pentacam HR) do Olho Direito, pré-operatório, demonstrando alto astigmatismo irregular, assimétrico, e mapa de progressão paquimétrica com 452 μm de espessura central, com aumento em direção à periferia, curvatura máxima (Kmáx) de 59,9 D, K1 de 39,4 D e K2 de 48,8 D, K1 de 39,4 D e K2 de 48,8 D, com astigmatismo de 9,5 D.

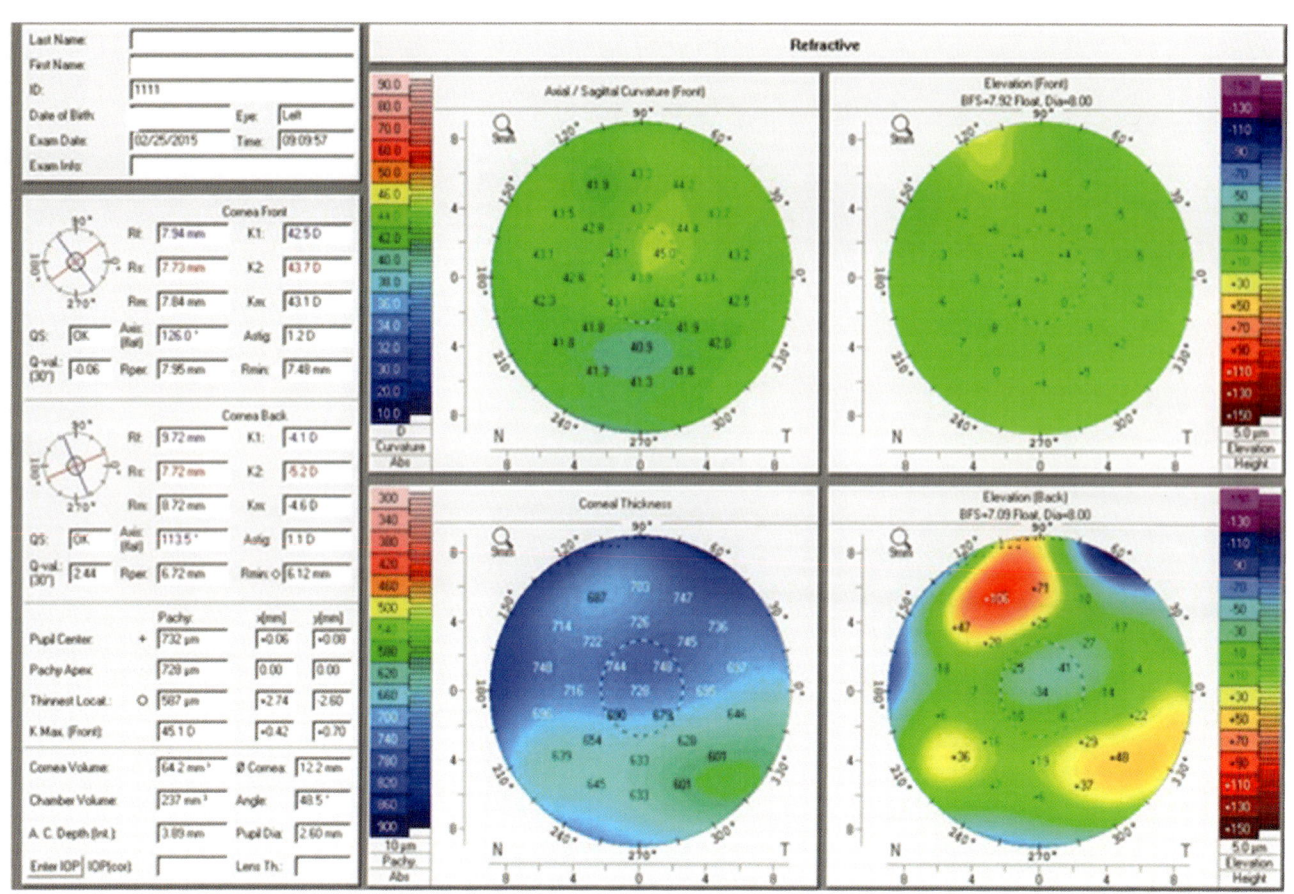

Figura 34.6 Exame de tomografia da córnea (Pentacam HR) do Olho Esquerdo, demonstrando alto astigmatismo regular, simétrico, e mapa de progressão paquimétrica com 728 μm de espessura central, com diminuição em direção à periferia, e curvatura máxima (Kmáx) de 45,1 D.

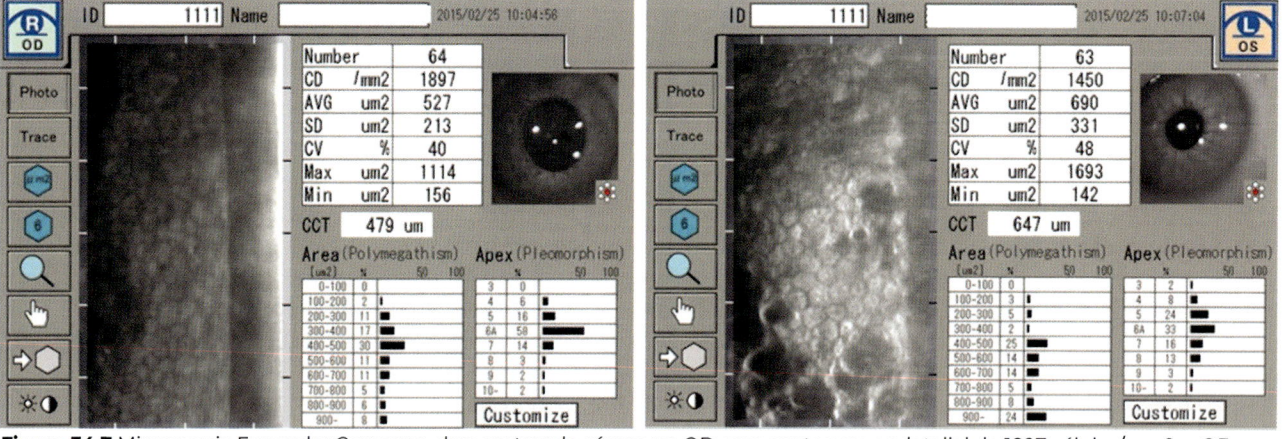

Figura 34.7 Microscopia Especular Corneana, demonstrando córnea no OD com contagem endotelial de 1897 células/mm2, e OE com contagem endotelial de 1.452 células/mm2, polimegatismo, polimorfismo e excrescências difusas, sugerindo Distrofia de Fuchs.

No *follow up* de 7 dias de pós-operatório, o paciente apresentou no OD, AV não corrigida de 20/50 e MAVC de 20/40 (-1,00 esf -2,00 cil, 45º). No *follow up* de 1 mês, foram realizados exames de Pentacam (Figura 34.9), o Kmáx diminuiu para 55,3 D, representando uma redução de 4 D em relação ao exame pré-operatório, com K1 de 41,3 D e K2 de 43,9 D, com astigmatismo de 2,7 D. A MAVC OD foi de 20/30 (-0,75 esf, -1,00 cil, 75º). Os exames demonstraram diminuição ceratométrica do astigmatismo, dos valores das ceratometria centrais (K1 e K2) e do valor da ceratometria máxima (Kmáx) (Figura 34.10).

CAPÍTULO 34 - Diferença de Aberrações Oculares entre as Técnicas de Transplantes de Córnea

Portanto, o implante do ICRS demonstrou ser boa opção para a correção da aberração óptica pós-transplante de córnea, com consequente melhora de acuidade visual, com a análise de frente-de-onda sendo fundamental para a refração final pós-operatória.

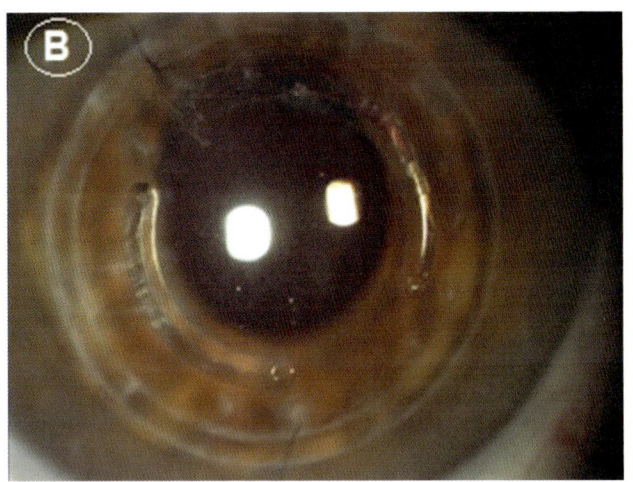

Figura 34.8 Biomicroscopia pós-operatória imediata, demonstrando implante de dois segmentos de anel intraestromal de 5mm de diâmetro bem posicionados no OD.

Tratamento

As aberrações oculares nos transplantes de córnea podem ser reduzidas no período intraoperatório, por cuidadosa sutura do enxerto, e em período pós-operatório, pela adaptação de lentes de contato, ajuste de suturas, implante de anel intracorneano ou ablação por *excimer laser*.

As lentes de contato (LC) representam alternativa eficiente para a correção de aberrações ópticas pós-transplante de córnea, pois corrigem o erro cilíndrico e esférico e podem compensar o astigmatismo irregular, melhorando a qualidade visual. Modelos de LC com diferentes tamanhos, desenhos, espessuras e materiais proporcionam boa adaptação para a correção de aberrações pós-ceratoplastia, como as lentes de contato

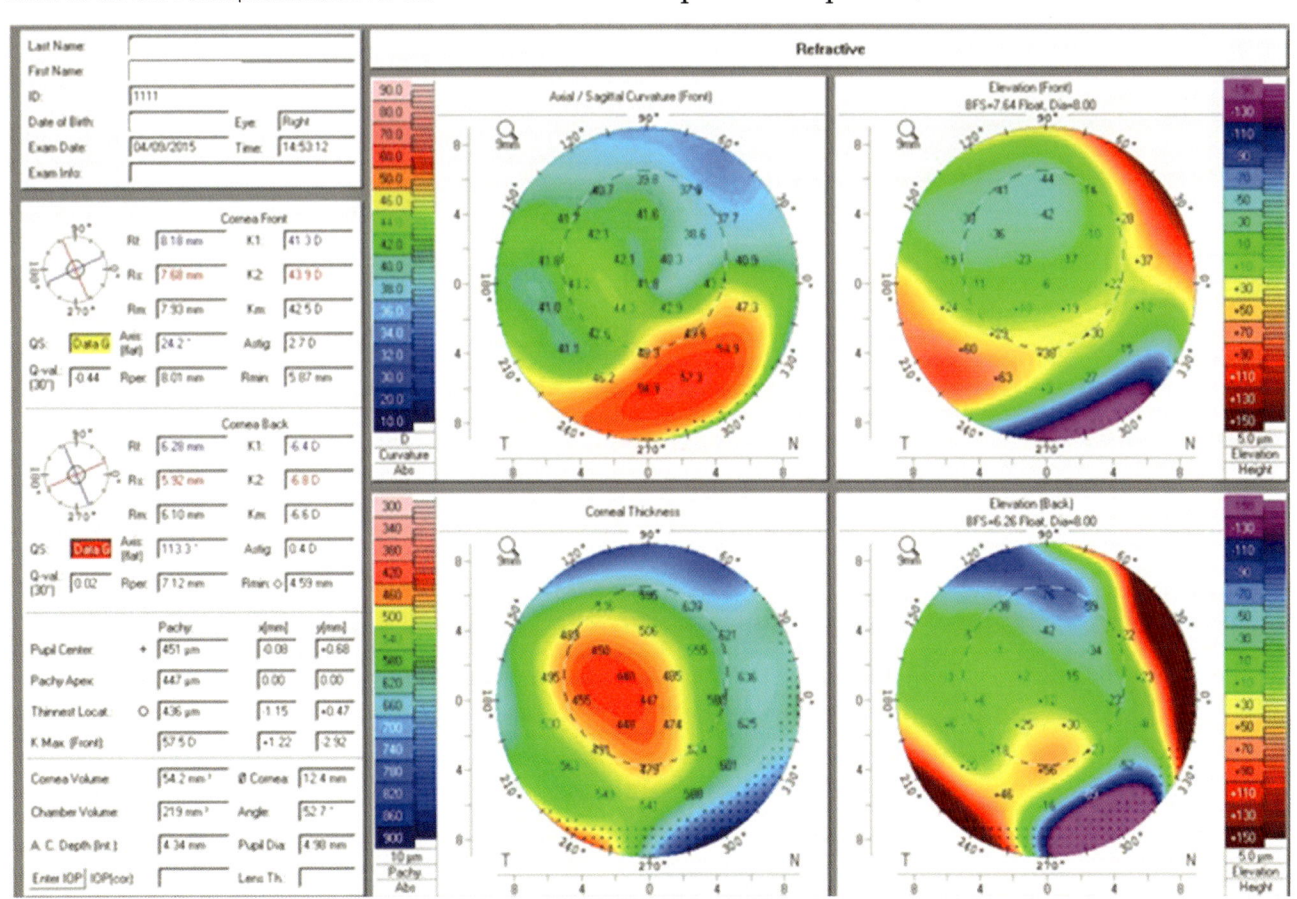

Figura 34.9 Exame de tomografia da córnea (Pentacam HR) do Olho Direito depois do ANEL, pós-operatório (ICRS), demonstrando curvatura máxima (Kmáx) de 57,5 D, K1 de 41,3 D e K2 de 43,9 D, com astigmatismo de 2,7 D.

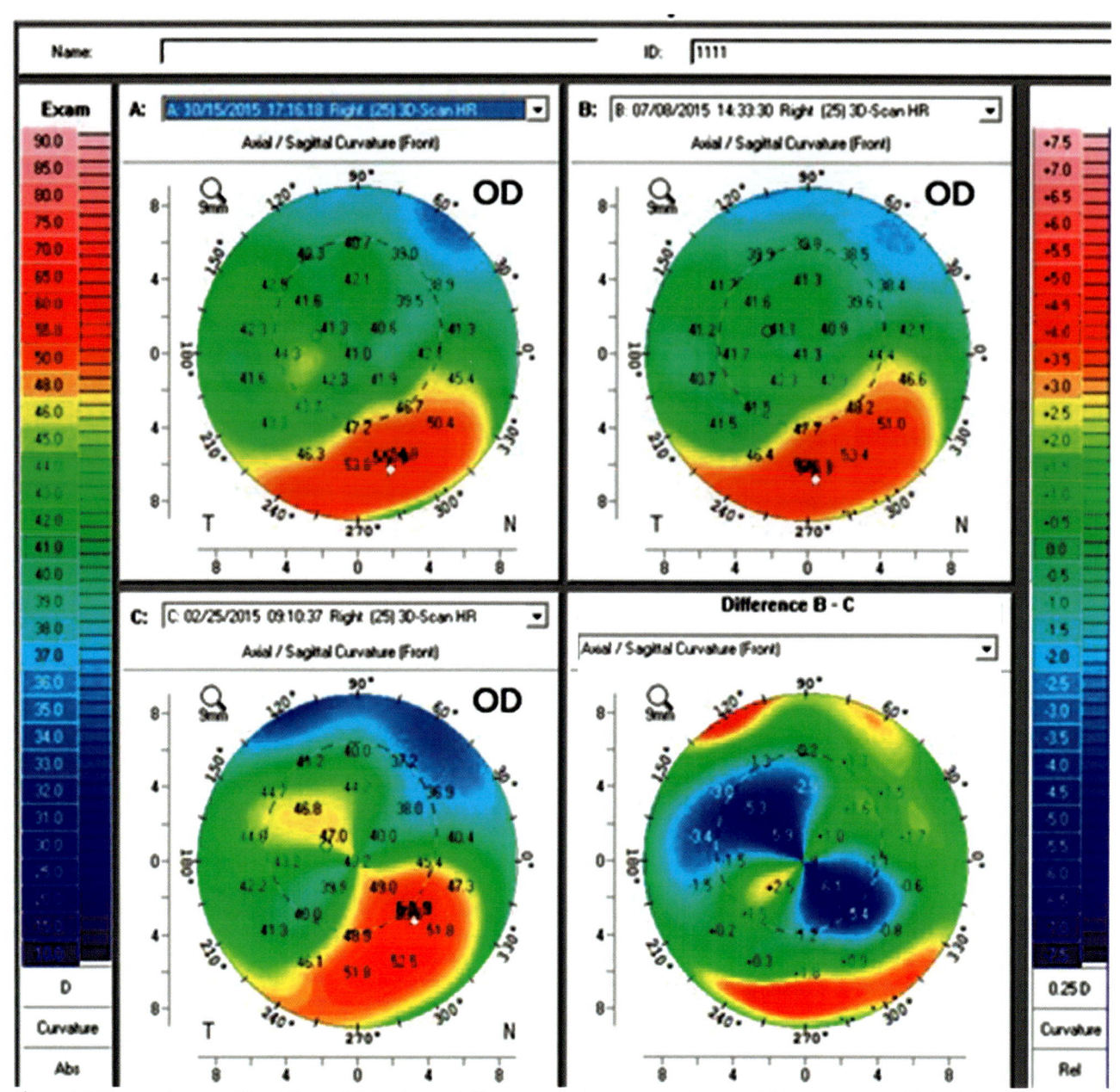

Figura 34.10 Mapa tomográfico diferencial (Pentacam HR) comparando o exame pós-operatório ao pré-operatório do implante de anel intraestromal corneano no OD.

rígidas gás permeáveis (LRGP), o sistema de lentes de contato *piggyback*, as lentes de contato híbridas e as lentes de contato esclerais e miniesclerais. O uso das LRGP mostrou-se mais seguro e com probabilidade de uso por período prolongado, em razão de maior transmissibilidade de oxigênio para a córnea.

O implante de ICRS deve ser considerado como uma opção de tratamento em pacientes com baixa acuidade visual apesar de o uso de óculos e lentes de contato, ou em casos com intolerância às lentes de contato. Em geral, a córnea deve ter pelo menos 400 μm no ponto mais fino e a região central transparente. Ao regularizar a superfície anterior da córnea, a revisão da literatura sobre os tratamentos com ICRS demonstrou melhora na acuidade visual não corrigida e na MAVC, além de redução na magnitude das aberrações de alta ordem na córnea. Após esse procedimento, também pode haver benefício na tolerabilidade das lentes de contato.

O ICRS pode ser implantado, usando-se dissecções manuais ou assistidas por laser de femtossegundo. Monteiro e colaboradores demonstraram que o implante de ICRS assistido por um laser de femtossegundo apresentava previsibilidade significativamente maior na profundidade do túnel, fornecendo resultados clínicos mais seguros e previsíveis.

Hjortdal et al. avaliaram a eficiência clínica e óptica de ablações corneanas moduladas por topografia para a correção de astigmatismo corneano irregular após transplante de córnea. Com base nas medições topográficas da córnea no pré-operatório, os dados dos desvios de altura de uma forma esférica da córnea foram calculados e transferidos para o excimer laser, e então foi realizada a ceratectomia fotorrefrativa (PRK), modulada por topografia de enxertos corneanos altamente astigmáticos.

A decomposição polinomial de Zernike das aberrações de frente-de-onda revelou que o astigmatismo regular da córnea era o componente de aberração mais importante, antes e após a cirurgia. O astigmatismo regular foi significativamente reduzido pelo procedimento, enquanto o coma, as aberrações esféricas e as de ordem superior não apresentaram redução significativa. Portanto, foi demonstrado que o procedimento pode melhorar a acuidade visual corrigida e reduzir as aberrações da frente-de-onda da córnea.

A técnica da pupiloplastia *pinhole* foi desenvolvida por Narang et al., com o objetivo de ajudar a filtrar a luz dispersa da periferia da córnea, nos casos com aberrações corneanas de ordem superior. O efeito *pinhole* bloqueia os raios de luz distorcidos e sem foco e isola os raios centrais e paracentrais mais focados pela abertura central, reduzindo, assim, as aberrações do sistema óptico como um todo e melhorando a acuidade visual e a qualidade da imagem.

Outra possibilidade para tratamento do astigmatismo irregular corneano após ceratoplastia é o implante de um dispositivo intraocular de orifício *pinhole* (implante Xtrafocus, Morcher, Stuttgart, Alemanha). Trindade et al. revelaram, em seus estudos, que o dispositivo *pinhole* implantável melhorou a função visual e a satisfação do paciente em 21 pacientes com astigmatismo irregular.

A aplicação do *wavefront* na Oftalmologia permite a observação não invasiva de células vivas da retina (cones); a medida da função visual detalhada do sistema nervoso central, eliminando as aberrações de ordem superior durante os exames pela Óptica Adaptativa; a correção do astigmatismo irregular e a prevenção de astigmatismo irregular iatrogênico induzido por procedimentos cirúrgicos refrativos convencionais. Porém, mesmo com o advento da análise de frente-de-onda, projetada para detectar erros de refração e aberrações oculares, é necessário ter informações topográficas detalhadas da córnea para entender a contribuição da córnea para a visão, de modo que a alteração personalizada dessa superfície possa ser utilizada para otimizar a visão. Isso será fundamental para avaliar os olhos normais, e de especial importância nos olhos com anormalidades induzidas pelas cirurgias da córnea.

Cada técnica de transplante corneano pode gerar diferentes níveis de astigmatismo, o que é melhor especificado por aberrações oculares. A técnica de escolha e os fatores pré, intra, e pós-operatórios podem ser trabalhados para reduzir significativamente, a ocorrência dessas e oferecer mais qualidade de vida, visual e satisfação ao paciente. Desse modo, a avaliação da propedêutica multimodal é fundamental para melhor avaliação pré e pós-operatória das aberrações ópticas, podendo fornecer diagnósticos e planejamentos terapêuticos mais eficientes.

Referências

1 - Ambrósio Júnior, Renato et al. Análise da Frente-de-Onda em Casos de Implante de Lentes Artisan. Em; Implante de Lentes Artisan (ed. Rehder, José Ricardo Carvalho Lima), Cultura Médica, 2007.

2 - Bisneto OS, Temporini ER, Arieta CEL, et al. Aberrações de alta ordem: associação com a idade e erros de refração. Arquivos Brasileiros de Oftalmologia. 2007;70:290-297.

3 - Ambrósio Junior R, Caldas DL, Silva RSd, Pimentel LN, Valbon BdF. Impacto da análise do 'wavefront' na refratometria de pacientes com ceratocone. Revista Brasileira de Oftalmologia. 2011;70:16-22.

4 - Patel SV, McLaren JW, Hodge DO, et al. The effect of corneal light scatter on vision after penetrating keratoplasty. Am J Ophthalmol. 2008;146:913–919

5 - McLaren JW, Patel SV, Bourne WM, et al. Corneal wavefront errors 24 months after deep lamellar endothelial keratoplasty and penetrating keratoplasty. Am J Ophthalmol. 2009;147:959–965.

6 - Hidenaga Kobashi, Kazutaka Kamiya & Kimiya Shimizu (2018): Impact of Forward and Backward Scattering and Corneal Higher-Order Aberrations on Visual Acuity after Penetrating Keratoplasty, Seminars in Ophthalmology, DOI: 10.1080/08820538.2018.1427767

7 - Koh S, Maeda N, Nakagawa T, et al. Characteristic higher order aberrations of the anterior and posterior corneal surfaces in 3 corneal transplantation techniques. Am J Ophthalmol. 2012;153:284–290.

8 - Pantanelli, S. M., Sabesan, R., Ching, S. S. T., Yoon, G., & Hindman, H. B. (2012). Visual Performance with Wave Aberration Correction after Penetrating, Deep Anterior Lamellar, or Endothelial Keratoplasty. Investigative Opthalmology & Visual Science, 53(8), 4797. doi:10.1167/iovs.12-10003

9 - Artal, P., Benito, A., Pérez, G. M., Alcón, E., De Casas, Á., Pujol, J., & Marín, J. M. (2011). An Objective Scatter Index Based on Double-Pass Retinal Images of a Point Source to Classify Cataracts. PLoS ONE, 6(2), e16823. doi:10.1371/journal.pone.0016823

10 - Suzuki, N., Yamaguchi, T., Tomida, D., Tsubota, K., & Shimazaki, J. (2018). Impact of Corneal Higher-Order Aberrations on Visual Acuity After Deep Anterior Lamellar Keratoplasty in Treating Keratoconus. Eye & Contact Lens: Science & Clinical Practice, 1. doi:10.1097/icl.0000000000000561

11 - Keane M, Coster D, Ziaei M, Williams K. Deep anterior lamellar keratoplasty versus penetrating keratoplasty for treating keratoconus. Cochrane Database Syst Rev 2014:CD009700.

12 - Henein C, Nanavaty MA. Systematic review comparing penetrating keratoplasty and deep anterior lamellar keratoplasty for management of keratoconus. Cont Lens Anterior Eye 2017;40:3-14.

13 - Fontana L, Parente G, Sincich A, Tassinari G. Influence of graft-host interface on the quality of vision after deep anterior lamellar keratoplasty in patients with keratoconus. Cornea. 2011;30:497e502

14 - Sarnicola V, Toro P, Gentile D, Hannush SB. Descemetic DALK and predescemetic DALK: outcomes in 236 cases of keratoconus. Cornea. 2010;29(1):53e9

15 - Reinhart WJ, Musch DC, Jacobs DS, et al. Deep anterior lamellar keratoplasty as an alternative to penetrating keratoplasty a report by the american academy of ophthalmology. Ophthalmology 2011;118:209–218.

16 - Sogutlu Sari E, Kubaloglu A, Unal M, et al. Penetrating keratoplasty versus deep anterior lamellar keratoplasty: Comparison of optical and visual quality outcomes. Br J Ophthalmol 2012;96:1063–1067.

17 - Yamaguchi, T., Negishi, K., Yamaguchi, K., Murat, D., Uchino, Y., Shimmura, S., & Tsubota, K. (2009). Effect of anterior and posterior corneal surface irregularity on vision after Descemet-stripping endothelial keratoplasty. Journal of Cataract & Refractive Surgery, 35(4), 688–694. doi:10.1016/j.jcrs.2008.11.062

18 - Liang J, Williams DR. Aberrations and retinal image quality of the normal human eye. J Opt Soc Am A 1997; 14:2873–2883

19 - Hindman HB, McCally RL, Myrowitz E, Terry MA, Stark WJ, Weinberg RS, Jun AS. Evaluation of deep lamellar endothelial keratoplasty surgery using scatterometry and wavefront analyses. Ophthalmology 2007; 114:2006–2012

20 - Oshika T, Tomidokoro A, Tsuji H. Regular and irregular refractive powers of the front and back surfaces of the cornea. Exp Eye Res 1998; 67:443–447

21 - Muftuoglu, O., Prasher, P., Bowman, R. W., McCulley, J. P., & Mootha, V. V. (2010). Corneal Higher-Order Aberrations after Descemet's Stripping Automated Endothelial Keratoplasty. Ophthalmology, 117(5), 878–884.e6. doi:10.1016/j.ophtha.2010.02.001

22 - Turnbull, A. M. J., Tsatsos, M., Hossain, P. N., & Anderson, D. F. (2016). Determinants of visual quality after endothelial keratoplasty. Survey of Ophthalmology, 61(3), 257–271. doi:10.1016/j.survophthal.2015.12.006

23 - Kobashi, H., Kamiya, K., & Shimizu, K. (2018). Impact of Forward and Backward Scattering and Corneal Higher-Order Aberrations on Visual Acuity after Penetrating Keratoplasty. Seminars in Ophthalmology, 1–9. doi:10.1080/08820538.2018.1427767

24 - Van Dijk, K., Droutsas, K., Hou, J., Sangsari, S., Liarakos, V. S., & Melles, G. R. J. (2014). Optical Quality of the Cornea After Descemet Membrane Endothelial Keratoplasty.

American Journal of Ophthalmology, 158(1), 71–79.e1. doi:10.1016/j.ajo.2014.04.008

25 - Marques, R. E., Guerra, P. S., Sousa, D. C., Gonçalves, A. I., Quintas, A. M., & Rodrigues, W. (2018). DMEK versus DSAEK for Fuchs' endothelial dystrophy: A meta-analysis. European Journal of Ophthalmology, 112067211875743. doi:10.1177/1120672118757431

26 - Fernandez-Velazquez FJ, Fernandez-Fidalgo MJ. Feasibility of custom-made hydrogel contact lenses in keratoconus with previous implantation of intracorneal ring segments. Cont Lens Anterior Eye. 2015 Oct;38(5):351-6.

27 - Montalt JC, Porcar E, Espana-Gregori E, et al. Visual quality with corneo-scleral contact lenses after intracorneal ring segment (ICRS) implantation for keratoconus management. Cont Lens Anterior Eye. 2019 Feb;42(1):111-116.

28 - Mendonça JR, Formentin L. Reabilitação visual com lentes de contato após transplante de córnea. Revista Brasileira de Oftalmologia. 2020;79:141-147.

29 - Kilic A, Kamburoglu G, Akinci A. Riboflavin injection into the corneal channel for combined collagen crosslinking and intrastromal corneal ring segment implantation. Journal of cataract and refractive surgery. 2012 May;38(5):878-83.

30 - Alfonso JF, Fernandez-Vega Cueto L, Baamonde B, et al. Inferior intrastromal corneal ring segments in paracentral keratoconus with no coincident topographic and coma axis. Journal of refractive surgery. 2013 Apr;29(4):266-72

31 - Monteiro T, Alfonso JF, Franqueira N, et al. Predictability of Tunnel Depth for Intrastromal Corneal Ring Segments Implantation Between Manual and Femtosecond Laser Techniques. J Refract Surg. 2018 Mar 1;34(3):188-194.

32 - Monteiro T, Alfonso JF, Franqueira N, et al. Comparison of clinical outcomes between manual and femtosecond laser techniques for intrastromal corneal ring segment implantation. Eur J Ophthalmol. 2019 Sep 10:1120672119872367.

33 - Monteiro T, Alfonso JF, Freitas R, et al. Comparison of Complication Rates between Manual and Femtosecond Laser-Assisted Techniques for Intrastromal Corneal Ring Segments Implantation in Keratoconus. Curr Eye Res. 2019 Jul 1:1-8

34 - Hjortdal JØ, Ehlers N. Treatment of post-keratoplasty astigmatism by topography supported customized laser ablation. Acta ophthalmologica Scandinavica. 2001 Aug;79(4):376-80.

35 - Narang P, Agarwal A, Ashok Kumar D, Agarwal A. Pinhole pupilloplasty: Small-aperture optics for higher-order corneal aberrations. J Cataract Refract Surg. 2019;45(5):539-543. doi:10.1016/j.jcrs.2018.12.007

36 - Trindade CC, Trindade BC, Trindade FC, et al. New pinhole sulcus implant for the correction of irregular corneal astigmatism. Journal of cataract and refractive surgery. 2017 Oct;43(10):1297-1306.

37 - Maeda N. Wavefront technology in ophthalmology. Curr Opin Ophthalmol. 2001;12(4):294-299. doi:10.1097/00055735-200108000-00009

38 - Wilson SE, Ambrosio R. Computerized corneal topography and its importance to wavefront technology. Cornea. 2001;20(5):441-454. doi:10.1097/00003226-200107000-00001

35
Manejo do Astigmatismo Pós-Transplante de Córnea

Adriana dos Santos Forseto
Lycia Maria Martins Pinho Pedral Sampaio

Introdução

Um dos maiores desafios após os transplantes corneanos é manejar a ametropia residual, que influencia no resultado visual e na satisfação do paciente. O progresso nas técnicas cirúrgicas e o conhecimento das principais causas de astigmatismo secundário ao transplante de córnea e de como preveni-las contribuíram muito para a sua redução. Entretanto, mesmo com a possibilidade da utilização da ceratometria intraoperatória e do controle da remoção seletiva e sequencial dos pontos no pós-operatório, ainda persiste uma alta porcentagem de pacientes com substancial erro refrativo residual.[1] Esta situação causa distúrbios ópticos refracionais, levando à insatisfação do paciente.

Contraditoriamente, as doenças de base que tendem a apresentar excelente taxa de sobrevida após ceratoplastia, como o ceratocone, são as que mais cursam com altas ametropias.[2] Além disto, a refração pode continuar a se alterar anos após a remoção das suturas, dificultando a identificação da real previsibilidade e estabilidade de cada procedimento refrativo adotado. Botões de pequenos diâmetros e trepanações excêntricas também podem cursar com maior astigmatismo pós-operatório.[3]

A reabilitação visual clínica deve sempre ser estimulada inicialmente, uma vez que muitos astigmatismos podem ser corrigidos com óculos, lentes de contato gelatinosas tóricas, rígidas gás permeáveis, ou mais recentemente, as esclerais.[4] Mas, em cerca de 10 a 20% dos transplantes de córnea, o astigmatismo residual após a remoção de todas as suturas pode ser maior do que 5 dioptrias, e cirurgias podem ser necessárias para sua correção.[3]

Dentre as várias opções cirúrgicas, devemos citar: a ressecção em cunha, a incisão relaxante associada ou não à sutura de compressão, as cirurgias fotorrefrativas como LASIK e PRK, o implante de anel corneano, o implante de lentes intraoculares (LIOs) tóricas e as lentes fácicas. Apesar dessas técnicas serem efetivas em reduzir o astigmatismo após transplante, elas são limitadas pela magnitude do astigmatismo que pode ser corrigido. Casos com astigmatismos muito elevados podem não ser totalmente corrigidos com um único procedimento e precisar da realização de cirurgias combinadas.

A cirurgia refrativa no transplante deve ser programada após a remoção de todas as suturas e constatação da estabilidade refracional e topográfica,[3] o que nem sempre é fácil. Exceção nos casos de deiscência da incisão ou afrouxamento precoce de pontos, nos quais o reposicionamento de suturas pode minimizar o astigmatismo. Dificilmente indicamos a remoção total das suturas antes de um ano de pós-operatório, tendendo a mantê-las caso o astigmatismo esteja controlado, desde que na ausência de neovascularização corneana, e com possibilidade de acompanhamento próximo.

O exame biomicroscópico é fundamental para o planejamento cirúrgico. Procedimentos fotoablativos devem ser evitados na presença de afinamentos corneanos periféricos (geralmente inferiores), deiscências ou "degraus" na incisão, podendo ser realizadas revisões cirúrgicas da transição doador/receptor, como nova trepanação e sutura ou ressecções (Figuras 35.1A e 35.1B).

A análise endotelial também é importante, considerando-se que há maior perda anual destas células após o transplante, principalmente os penetrantes, em relação aos olhos normais. A paquimetria é fundamental, não apenas para a programação cirúrgica, mas também para controle da função endotelial, além da topografia e mapeamento de retina.

Diante de tantas possibilidades cirúrgicas de correção para o astigmatismo residual, devemos conhecer bem cada técnica, com suas vantagens e desvantagens e fazer um exame oftalmológico completo para conseguir individualizar cada caso.

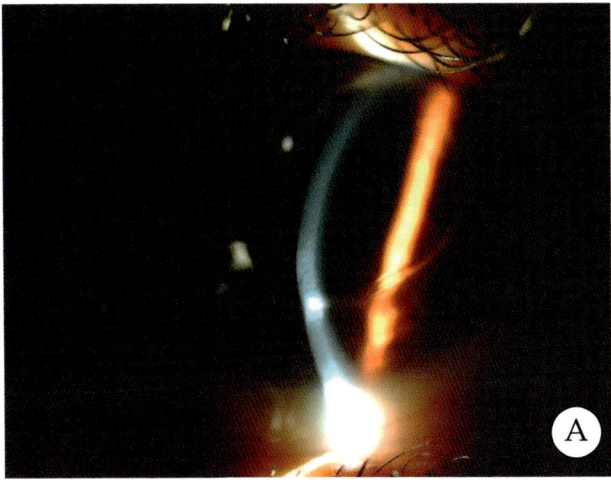

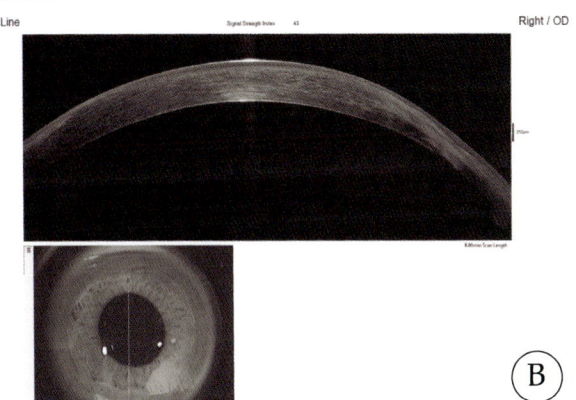

Figuras 35.1A e 35.1B Exame biomicroscópico (35.1A) e de tomografia de coerência óptica do segmento anterior (OCT Avanti) (35.1B) mostrando afinamento localizado na transição do botão transplantado na região inferior.

Ceratotomia Astigmática

A ceratotomia astigmática (AK) foi classicamente descrita na junção doador/receptor, no meridiano mais curvo, para aplaná-lo, podendo também ser feita dentro do botão transplantado, reduzindo-se desta forma o risco secundário a variações paquimétricas locais. Deve-se evitar o tecido receptor, na eventual necessidade de um futuro re-transplante. Acredita-se ainda que, o efeito das incisões no receptor seja parcialmente bloqueado pela cicatriz na transição doador/receptor. A AK corrige, em média, 4 a 5 dioptrias de astigmatismo, podendo seu efeito ser aumentado com a associação de suturas de compressão ao meridiano mais plano, sendo então mantidas nos primeiros meses de pós-operatório (Figuras 35.2A e 35.2B). Esta técnica geralmente aplana o meridiano mais curvo e encurva o mais plano.[5] Via de regra, esta relação (efeito "Coupling") é próxima a 1 em incisões com comprimento de arco entre 30° e 90°, ou seja, a quantidade de aplanamento ocasionado pela incisão é a mesma do encurvamento do outro meridiano, não alterando a ceratometria média final e o equivalente esférico refracional.

O grande problema da AK é a baixa previsibilidade.[6] Não é raro obtermos resultados muito diferentes, em casos semelhantes. Além disto, parece haver um maior enfraquecimento na integridade estrutural corneana em procedimentos incisionais, quando comparados à fotoablação realizada pelo excimer laser.

A imprevisibilidade do resultado refracional da AK, apesar dos vários nomogramas existentes, pode estar relacionada a uma série de fatores, principalmente quando realizada manualmente: cirurgião, calibração do bisturi de diamante, cálculo da espessura e variações paquimétricas locais. Algumas destas dificuldades técnicas puderam ser reduzidas com a utilização do laser de femtossegundo (LFS).[7] As AKs com LFS são efetivas em reduzir o astigmatismo e as incisões são mais precisas, em relação ao comprimento de arco e profundidade estromal, todavia, podem igualmente apresentar aspecto fibrótico durante o processo cicatricial.[8]

As incisões com LFS podem ser intra-estromais (sub-Bowman), poupando o epitélio, melhorando o processo cicatricial (porém com tendência à hipocorreção); ou, transepiteliais, sendo suas profundidades programadas em porcentagem, de acordo com a imagem obtida pelo OCT, garantindo maior segurança ao procedimento.[7, 9, 10, 11]

Normalmente, consideramos os procedimentos incisionais para casos com astigmatismo superior a 6 dioptrias (D), por limitação da correção com excimer laser, e, preferencialmente nos astigmatismos mistos, onde efeito "Coupling" pode ser benéfico, auxiliando na redução do componente esférico positivo da refração (Figura 35.3).

Em um estudo prospectivo randomizado comparando as técnicas a laser e manual,

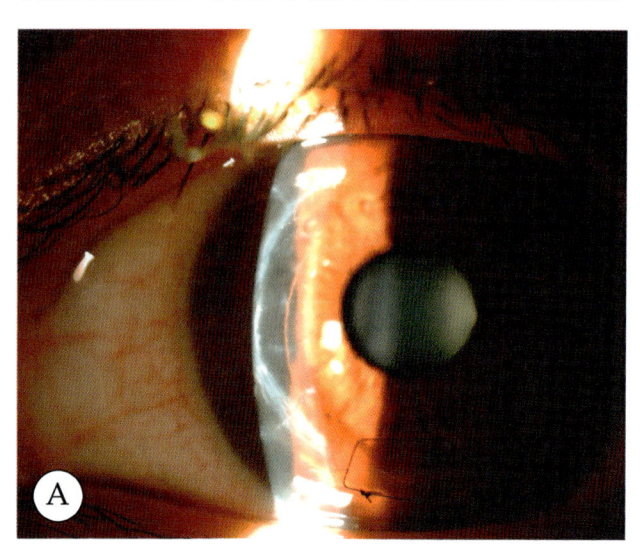

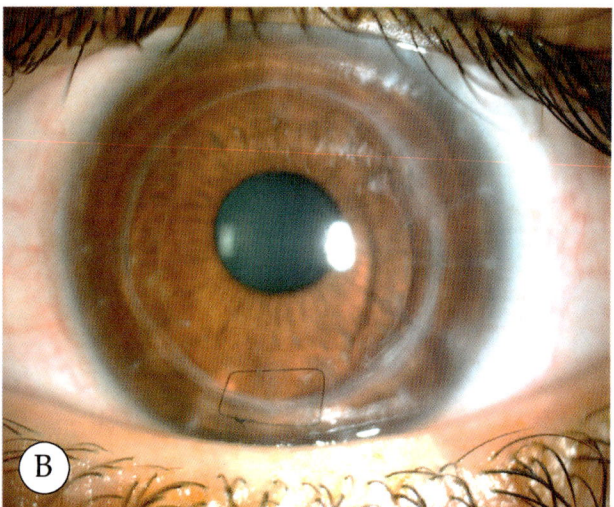

Figuras 35.2A e 35.2B Pós-operatório de AK com laser de femtossegundo associado a sutura do meridiano mais plano. A sutura "quadrada" ou "retangular" permite um efeito de encurvamento em uma área maior.

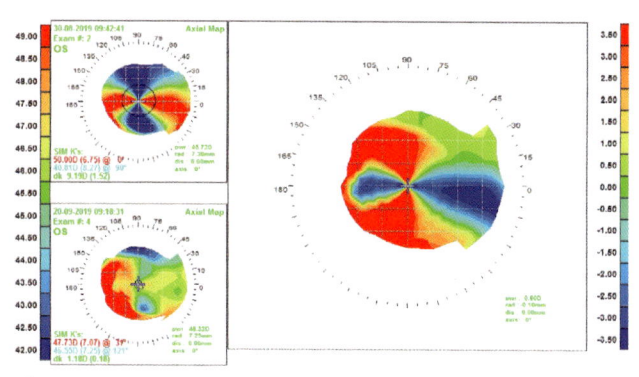

Figura 35.3 Mapa ceratométrico de paciente transplantado há 19 anos por ceratocone submetido à incisão relaxante com laser de femtossegundo. Do lado esquerdo, podemos observar os mapas pré (superior) e pós-operatório (inferior). Observe no diferencial do 21° dia de pós-operatório, à direita, que houve aplanamento do meridiano mais curvo e encurvamento do mais plano (efeito "coupling"). Sua refração pré era de +2,50 DE -7,75 DC x 90°, com acuidade visual corrigida (AVc/c) de 20/40, mantendo equivalente esférico muito próximo no pós (Rx: -0,25 DE -2,50 DC x 85°, 20/30).

Hoffart et al. observaram hipocorreção em ambos os grupos, porém maior desalinhamento neste último, assim como um caso de microperfuração.[12] A maioria dos trabalhos mostram mais segurança e eficácia com o uso do femtossegundo para a realização das incisões astigmáticas.[13, 14, 15, 11, 16]

Nomogramas foram desenvolvidos correlacionando-se o efeito da AK ou incisão relaxante (IR) com a sua zona óptica, profundidade e comprimento de arco[17, 18] (Figuras 35.4 e 35.5).

Astigmatismo (D)	Zona Óptica (mm)	Profundidade da Incisão (%)	Comprimento de arco (o)
1,5 a 2,5	7,25	90	60
2,6 a 3,6	7,00	90	70
3,7 a 4,8	7,00	90	80
4,9 a 5,9	6,75	90	80
6,0 a 7,0	6,75	90	90
7,1 a 8,0	6,00	90	90

Figura 35.4 Nomograma (modificado de Lindstrom) para IR com laser de femtossegundo para a correção de astigmatismo de ocorrência natural. Fonte: Abbey et al., Br J Ophthalmol. 2009.

Observações dos autores: adicionar 0,05 D/ano em pacientes com idade inferior a 30 anos. Subtrair 0,05 D/ano naqueles maiores de 30 anos. Subtrair um adicional de 0,02 D/ano após os 50 anos. Os 90% de profundidade devem ser calculados tomando-se como referência a menor leitura paquimétrica no local da incisão.

Astigmatismo (D)	Zona Óptica (mm)	Profundidade da Incisão (%)	Comprimento de arco (o)
2	7,00	85	60
3	6,80	85	75
4	6,70	85	85
5	6,60	85	90
6	6,60	90	90
7	6,50	90	90
8	6,40	90	90
9	6,30	90	90
10	6,20	90	90

Figura 35.5 Nomograma para IR com laser de femtossegundo para a correção de astigmatismo após transplante de córnea, gerado a partir de um estudo retrospectivo usando análise de regressão.[17]
* Diferencial entre os valores mais curvos e mais planos dos valores ceratométricos. Fonte: St. Clair et al., Cataract Refract Surg. 2016.

Na nossa experiência, evitamos utilizar comprimentos de arco superiores a 75° e programamos a zona óptica 1,00 mm internamente à transição do botão. Nem sempre o comprimento de arco programado é o mesmo, pois muitas vezes temos astigmatismos assimétricos. Costumamos nos guiar pelo padrão topográfico.

Recentemente, Elkadim et al. demonstraram que o astigmatismo após transplante lamelar anterior profundo (DALK) é pouco frequente, mas pode ser facilmente corrigido, usando-se a técnica de dissecção relaxante sem corte, uma dissecção romba, na junção enxerto-hospedeiro, apresentando bons resultados refracionais e baixo risco de complicações.[19] Outros estudos reportaram as ceratotomias para astigmatismo após DALK, com bons resultados. Por não ter apenas uma possibilidade cirúrgica em casos com alto astigmatismo após transplantes, alguns trabalhos associaram os procedimentos como LASIK com AKs e ressecção em cunha com AKs.[20, 21]

Os resultados de literatura de AK mostram uma taxa de redução de astigmatismo entre 36% e 69%, mesmo utilizando-se o LFS (Figura 35.6).

Autor (ano)	n	Cilindro pré-op	Cilindro pós-op	Alteração (%)
Hoffart et al. (2009)	10	7,01	3,97	43,37
Nubile et al. (2009)	12	7,16	2,23	68,85
Kumar et al. (2010)	37	7,46	4,77	36,10
Fadlallah et al. (2015)	62	7,10	3,50	50,70
Loriaut et al. (2015)	20	9,45	4,64	50,90
Trivizki et al. (2015)	27	8,43	3,31	60,70
Clair et al. (2016)	89	8,26	3,62	56,20

Figura 35.6 Dados de literatura de ceratotomia astigmática com laser de femtossegundo.[8, 12, 17, 22, 23, 24, 25]
Legenda: n = número de olhos

Ressecção em Cunha

A ressecção em cunha (RC) foi primeiro descrita por Troutman e, apesar de necessitar de um longo período de recuperação visual, pode ser uma alternativa de tratamento naqueles casos de elevado astigmatismo com indicação de re-transplante. Consiste na remoção de uma faixa em cunha da córnea, na transição entre o botão doador e o receptor, no meridiano mais plano, de forma a encurvá-lo.[26] Apresenta uma média de correção estimada de 1,00 D por 0,1 mm de tecido corneano removido, ou seja, com a remoção de 1,00 mm de tecido podemos ter correções de até 10,00 D de astigmatismo. Remoções em excesso devem ser evitadas, pois pode haver dificuldade na coaptação das margens. Variações da técnica com utilização do LFS já foram descritas.[27] Em estudo realizado por De La Paz et al., em 22 olhos operados por alto astigmatismo após transplante penetrante, os resultados foram considerados bons, em relação à redução do astigmatismo refracional, ceratométrico e topográfico.[28] Outra opção descrita é a associação de ceratotomia circular à ressecção em cunha.[29]

Cirurgias Fotorrefrativas

Os primeiros relatos da utilização do excimer laser na correção de ametropias após transplante de córnea foram sob a forma de ablação de superfície. Observou-se que os resultados eram diferentes daqueles encontrados em olhos sem cirurgia prévia, havendo um risco aumentado de formação de *haze* (em até 50% dos casos, segundo alguns autores), regressão, indução de astigmatismo secundário e perda da melhor acuidade visual corrigida.[30, 31, 32, 33] Esta técnica ficou praticamente abandonada para os olhos transplantados, ressurgindo em associação à mitomicina C (MMC).[34,35] O tempo de exposição da MMC necessário para bloquear os efeitos cicatriciais indesejáveis, nestes olhos, tende a ser maior do que naqueles sem cirurgia prévia. Geralmente utiliza-se a concentração de 0,02% por 60 segundos,[34] independentemente da profundidade de ablação, porém há os que a apliquem por menor tempo. Em estudo prospectivo de 36 olhos transplantados submetidos ao PRK com MMC, Forseto et al. obtiveram um índice de sucesso na correção astigmática, calculado por análise vetorial, de 55%, bastante semelhante aos resultados apresentados de LASIK após transplante[34] (Figura 35.7).

Os equipamentos de laser mais modernos possibilitam perfis de ablação asféricos, zonas de transição suaves e regularidade do leito ablado, podendo ser normalmente utilizados após transplante, desde que não haja redução da acuidade visual corrigida por irregularidade de córnea. Nestas situações, os tratamentos guiados por topografia podem ser úteis, objetivando primariamente a regularização corneana (Figura 35.8). A programação cirúrgica, nestes casos, é artesanal, uma vez que grande quantidade de aberrações de alta ordem é encontrada em olhos transplantados, com predomínio de *trifoil*. O tratamento personalizado é uma boa opção nestes casos, porém nem sempre possível. Muitas vezes somos incapazes de programar o tratamento pela má qualidade das imagens adquiridas, secundária a irregularidade da córnea, pela quantidade de aberrações medidas ou por grandes discrepâncias entre as medidas de refração.

Em estudo que realizou PRK topoguiado em 15 casos com alto astigmatismo após transplante penetrante foi visto importante melhora da acuidade visual (80%

Autor (ano)	Seguimento (meses)	n	Cilindro Pré-op	Cilindro Pós-op	Alteração (%)
Arenas, Maglione (97)	6	4	2,87	3,50	NA
Forseto et al (99)	6	22	4,24	1,79	57,7
Donnenfeld et al (99)	12	23	3,64	1,29	64,5
Webber et al (99)	6*	26(18*)	8,67	2,92	66,3
Rashad et al (00)	12	19	9,21	1,09	87,9
Koay et al (00)	12	8	6,79	1,93	72
Kwitko et al (01)	12	14	5,37	2,82	47,1
Hardten et al (04)	24*	57(28*)	4,67	1,94	58,4
Buzard et al (04)	6(12*)	26(22*)	2,71	1,06	60,8
Park et al (14)	12	26	6,94	2,40	65,4

Figura 35.7 Dados de literatura de LASIK após transplante de córnea.[39, 40, 41, 42, 43, 44, 45, 46, 47, 48]
Legenda: n = número de olhos

com ganho de linhas de visão) e diminuição de aberrações corneanas com exceção do coma.[36] Após um ano de seguimento, o procedimento topoguiado foi considerado seguro, estável e efetivo.[36, 37, 38]

A técnica de LASIK após transplante de córnea é similar ao procedimento padrão, porém foram descritas variações, como a realização de incisões relaxantes antes do LASIK, ou de incisões arqueadas sobre o leito estromal. Complicações com o disco tendem a ocorrer em maior porcentagem dos casos, como crescimento epitelial da interface e perfurações no disco ou "buttonholes". Existe sempre uma preocupação quanto ao risco de deiscência durante a realização da ceratectomia. A necessidade de retratamentos é superior à taxa observada em olhos sem cirurgia prévia, podendo chegar, segundo alguns autores, a 52%. Geralmente, a hipocorreção do astigmatismo é a principal responsável, visto que sua correção varia entre 47% e 87%.

Vários fatores podem ser responsáveis pelos diferentes resultados refracionais encontrados após LASIK em olhos transplantados, incluindo a força de tensão entre a interface doador/receptor. Alterações astigmáticas significantes já foram demonstradas após a criação do disco do LASIK em transplante de córnea, o que estimulou al-

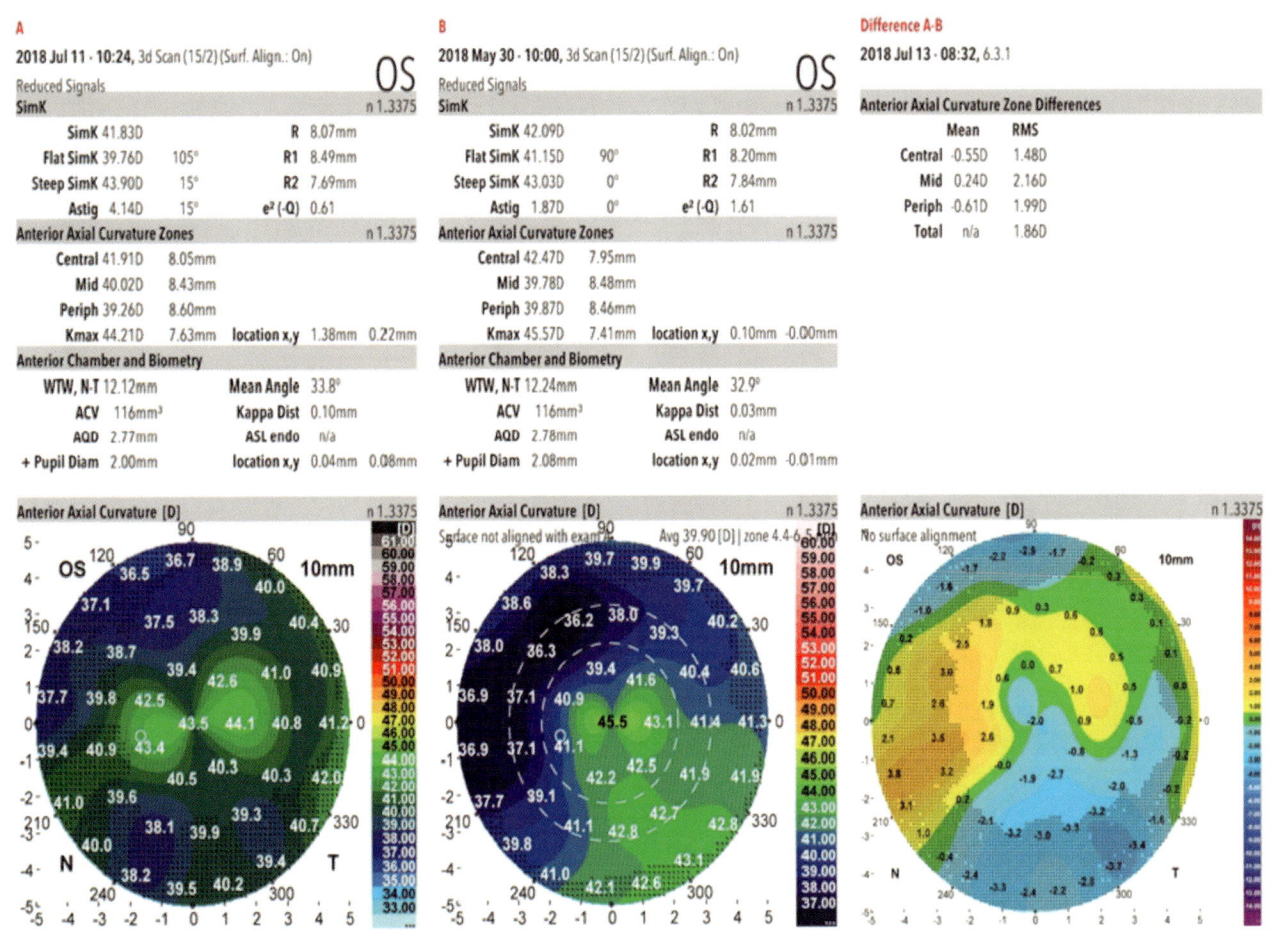

Figura 35.8 Mapa de curvatura axial de paciente submetido ao PRK topoguiado após transplante lamelar anterior superficial (pós-op à esquerda, pré-op ao centro, e diferencial à direita). Refração pré-op +0,50 DE -5,25 DC x 105°, com acuidade visual de 20/60. No pós-op. houve melhora da visão para 20/25 p, apesar da pouca mudança do astigmatismo refracional (Rx: +1,75 DE -4,25 DC x 100°).

guns cirurgiões a proporem a realização da cirurgia em dois tempos, nesses olhos.[49, 50]

Em 2001, Dada et al. publicaram um caso que apresentou importante variação no astigmatismo após a realização do disco do LASIK. Segundo os autores, a ceratectomia lamelar pode modificar o erro refracional existente, independentemente da fotoablação estromal, através da liberação de forças contráteis circunferenciais e indução de alterações no astigmatismo. O paciente, no referido trabalho, não necessitou da ablação a laser após a estabilização da refração.[49]

Alio et al. também reportaram um caso de LASIK, em dois tempos, após transplante, no qual a ablação foi cancelada devido à melhora refracional após a ceratectomia lamelar.[51]

É possível, ainda, que a doença de base influencie o resultado refracional. No ceratocone, por exemplo, a região inferior da córnea é mais fina, o que pode gerar forças assimétricas sobre o transplante, influenciando a curvatura do leito estromal, após a realização do disco do LASIK.[42, 52, 45] Outras doenças como distrofias e ceratopatias bolhosas podem não ter a tendência de apresentar tais alterações.

Nós, igualmente, observamos indução de astigmatismo em 17 de 21 casos de transplante de córnea submetidos à cirurgia de LASIK, em dois tempos, apenas com a ceratectomia, com valores superiores a 1,00 D, em 11 olhos avaliados pelo método de análise vetorial. Correlação estatisticamente significante foi encontrada entre o astigmatismo pré-operatório e a quantidade de indução de astigmatismo após a realização da ceratectomia lamelar, ou seja, aqueles olhos com maiores valores absolutos de astigmatismo no pré-operatório tiveram maior tendência de apresentar variação no astigmatismo após o corte com o microcerátomo.[53] Todos estes resultados sugerem que o uso dos dados refracionais obtidos previamente à criação do disco pode levar à redução na previsibilidade em olhos transplantados.

No procedimento em dois tempos, o levantamento do disco, semelhante ao realizado em reoperações de LASIK, deve ser considerado após estabilidade refracional, geralmente entre 15 dias e 3 meses. Esta técnica apresenta a desvantagem de dois procedimentos cirúrgicos diferentes e os riscos inerentes a cada etapa cirúrgica. Por outro lado, é possível que a taxa de retratamento seja inferior, quando comparada ao procedimento convencional em tempo único, com consequente menor consumo de tecido.[51]

Com o advento do laser de femtossegundo, surgiu a possibilidade da realização da ceratectomia internamente à margem do botão transplantado, possivelmente reduzindo a liberação destas forças de tensão na transição do botão. Trabalhos também mostraram que a técnica de LASIK com LFS é mais segura do que casos com microcerátomo[54, 55] e que podem, inclusive ser realizadas para altas ametropias após PK ou DALK.[56] Às vezes, porém, o levantamento do disco é dificultado pela fibrose local.

Diversos outros estudos mostraram melhora na acuidade visual, posteriormente às cirurgias refrativas em olhos transplantados. Porém, precisamos acompanhar com frequência o pós-operatório, a fim de identificar qualquer sinal/sintoma inicial de uma rejeição, como demonstrado,[57] até mesmo após retirada de lentícula estromal com LFS.[58]

Anel Corneano Intraestromal

Implantes de anel corneano também já foram descritos para o tratamento de graus variados de ametropias após transplante,[59] com redução variável do astigmatismo refracional e curvatura corneana máxima. Em alguns casos, há manutenção de altos graus de refração manifesta, sendo a melhora da acuidade visual atribuída às alterações topográficas induzidas pelos anéis.

Coscarelli et al.[60] demonstraram que implantes de anéis com técnicas manuais eram efetivos em reduzir o cilindro corneano em pacientes após transplante penetrante, que tinham astigmatismo entre 3 e 5 dioptrias. Porém, relataram algumas complicações em decorrência da criação do túnel escleral com dissecção estromal mecânica.[60] Trabalho de Villa Lobos et al., da mesma forma, mostrou complicações com necessidade de explante de anel após a técnica manual.[61] Prazeres et al. e Lisa et al. mostraram a segurança de implantes de anéis com laser de femtossegundo em olhos com ceratoplastia prévia, melhora da acuidade visual com e sem correção, e diminuição do astigmatismo refracional e da curvatura corneana máxima.[62,63]

Lentes Intraoculares

Em pacientes que já apresentam catarata, a cirurgia de facoemulsificação associada à ceratotomia astigmática por LFS e/ou ao implante de lentes intraoculares tóricas pode ser eficaz em reduzir a ametropia residual após o transplante de córnea.[64, 65, 66, 67]

O inconveniente de um implante tórico intraocular seria a eventual necessidade de nova ceratoplastia no futuro, com modificação do astigmatismo corneano. Por isto, esta abordagem deve ser muito bem discutida e avaliada.

Outra alternativa ao tratamento do astigmatismo corneano irregular, em pacientes transplantados e pseudofácicos, é a utilização da lente intraocular *pinhole*, desenvolvida por Trindade et al.[68]

Correção de ametropias após transplantes endoteliais (DSEK, DSAEK e DMEK)

Via de regra, as ametropias após os transplantes endoteliais costumam ser baixas. Como são técnicas que utilizam pequena incisão, não é tão freqüente a associação com altos graus de astigmatismo.[69,70] No pós-operatório de cirurgias combinadas (catarata e DSAEK) é possível a indução de hipermetropia pela lamela doadora, devendo o cirurgião antecipá-la durante o cálculo da lente. Para tanto, Terry et al. sugerem um implante cujo objetivo refracional pós-operatório esteja entre 0,8 e 1,25 D de miopia.[71] No caso do DMEK, isto é dispensável, sendo que alguns sugerem um residual miópico de 0,50 D. De qualquer forma, a correção cirúrgica de uma ametropia, nestes olhos, deve levar em consideração tudo o que já foi abordado, dando-se preferência pelas técnicas fotoablativas. Os resultados tenderão a ser mais previsíveis do que os observados nas ceratoplastias penetrantes. A indicação cirúrgica só deve ser realizada após a regressão máxima do edema pós-operatório e até que se tenha um padrão paquimétrico e topográfico estável.[72]

Conclusão

Em resumo, não há uma regra específica para o tratamento do astigmatismo após transplante de córnea. Cada caso deve ser avaliado, individualmente, a fim de se identificar a melhor opção cirúrgica disponível.

Em relação às cirurgias refrativas, deve-se considerar que ainda é comum a hipocorreção astigmática, independentemente da técnica empregada. A avaliação pré-operatória é fundamental para a diferenciação entre os casos que devem ser submetidos ao procedimento fotoablativo ou incisional.

Referências

1 - Satitpitakul V, Uramphorn N, Kasetsuwan N. Factors predicting change in corneal astigmatism following suture removal in post-penetrating keratoplasty patients. Clin Ophthalmol. 2019;13:1593-1597. doi:10.2147/OPTH.S213470

2 - Thompson RW, Price MO, Bowers PJ, Price FW. Long-term graft survival after penetrating keratoplasty. Ophthalmology. 2003;110(7):1396-1402. doi:10.1016/S0161-6420(03)00463-9

3 - Riddle HKJ, Parker DA, Price FWJ. Management of postkeratoplasty astigmatism. Curr Opin Ophthalmol. 1998;9(4):15-28. doi:10.1097/00055735-199808000-00004

4 - Severinsky B, Behrman S, Frucht-Pery J, Solomon A. Scleral contact lenses for visual rehabilitation after penetrating keratoplasty: Long term outcomes. Contact Lens Anterior Eye. 2014;37(3):196-202. doi:10.1016/j.clae.2013.11.001

5 - Feizi S, Zare M. Current Approaches for Management of Postpenetrating Keratoplasty Astigmatism. J Ophthalmol. 2011;2011:1-8. doi:10.1155/2011/708736

6 - Afshari NA, Schirra F, Rapoza PA, et al. Laser in situ keratomileusis outcomes following radial keratotomy, astigmatic keratotomy, photorefractive keratectomy, and penetrating keratoplasty. J Cataract Refract Surg. 2005;31(11):2093-2100. doi:10.1016/j.jcrs.2005.08.025

7 - Chang JSM. Femtosecond laser-assisted astigmatic keratotomy: a review. Eye Vis. 2018;5(1). doi:10.1186/s40662-018-0099-9

8 - Nubile M, Carpineto P, Lanzini M, et al. Femtosecond Laser Arcuate Keratotomy for the Correction of High Astigmatism after Keratoplasty. Ophthalmology. 2009;116(6):1083-1092. doi:10.1016/j.ophtha.2009.01.013

9 - Loriaut P, Borderie VM, Laroche L. Femtosecond-Assisted Arcuate Keratotomy for the Correction of Postkeratoplasty Astigmatism: Vector Analysis and Accuracy of Laser Incisions. Cornea. 2015;34(9):1063-1066. doi:10.1097/ICO.0000000000000487

10 - Böhringer D, Dineva N, Maier P, et al. Long-term follow-up of astigmatic keratotomy for corneal astigmatism after penetrating keratoplasty. Acta Ophthalmol. 2016;94(7):e607-e611. doi:10.1111/aos.13061

11 - Vickers LA, Gupta PK. Femtosecond laser-assisted keratotomy. Curr Opin Ophthalmol. 2016;27(4):277-284. doi:10.1097/ICU.0000000000000267

12 - Hoffart L, Proust H, Matonti F, Conrath J, Ridings B. Correction of Postkeratoplasty Astigmatism by Femtosecond Laser Compared with Mechanized Astigmatic Keratotomy. Am J Ophthalmol. 2009;147(5):779-787.e1. doi:10.1016/j.ajo.2008.12.017

13 - Levinger E, Bahar I, Rootman DS. Intralase-enabled astigmatic keratotomy for correction of astigmatism after descemet stripping automated endothelial keratoplasty: A case report. Cornea. 2009;28(9):1074-1076. doi:10.1097/ICO.0b013e318199fa2c

14 - Al-Qurashi M, Al Sabaani N, Al Malki S. Comparison of manual and femtosecond laser arcuate keratotomy procedures for the correction of post-keratoplasty astigmatism. Saudi J Ophthalmol. 2019;33(1):12-17. doi:10.1016/j.sjopt.2018.11.001

15 - Al Sabaani N, Al Malki S, Al Jindan M, Al Assiri A, Al Swailem S. Femtosecond astigmatic keratotomy for postkeratoplasty astigmatism. Saudi J Ophthalmol. 2016;30(3):163-168. doi:10.1016/j.sjopt.2016.04.003

16 - Wetterstrand O, Holopainen JM, Krootila K. Treatment of postoperative keratoplasty astigmatism using femtosecond laser-assisted intrastromal relaxing incisions. J Refract Surg. 2013;29(6):378-382. doi:10.3928/1081597X-20130515-01

17 - St. Clair RM, Sharma A, Huang D, et al. Development of a nomogram for femtosecond laser astigmatic keratotomy for astigmatism after keratoplasty. J Cataract Refract Surg. 2016;42(4):556-562. doi:10.1016/j.jcrs.2015.12.053

18 - Abbey A, Ide T, Kymionis GD, Yoo SH. Femtosecond laser-assisted astigmatic keratotomy in naturally occurring high astigmatism. Br J Ophthalmol. 2009;93(12):1566-1569. doi:10.1136/bjo.2008.149971

19 - Elkadim M, Myerscough J, Bovone C, Busin M. A novel blunt dissection technique to treat modi fi ed deep anterior lamellar keratoplasty (DALK) -associated high astigmatism. Eye. 2019. doi:10.1038/s41433-019-0686-6

20 - Drouglazet-Moalic G, Levy O, Goemaere I, Borderie V, Laroche L, Bouheraoua N. Deep intrastromal arcuate keratotomy with in situ keratomileusis (DIAKIK) for the treatment of high astigmatism after keratoplasty: 2-year follow-up. J Refract Surg. 2019;35(4):239-246. doi:10.3928/1081597X-20190227-01

21 - Shalash RB, Elshazly MI, Salama MM. Combined intrastromal astigmatic keratotomy and laser in situ keratomileusis flap followed by photoablation to correct post-penetrating keratoplasty ametropia and high astigmatism: One-year follow-up. J Cataract Refract Surg. 2015;41(10):2251-2257. doi:10.1016/j.jcrs.2015.10.028

22 - Loriaut P, Tumahai P, Hoffart L, Borderie VM, Laroche L. Long-term outcomes after mechanized arcuate keratotomy for the correction of astigmatism after keratoplasty. J Refract Surg. 2015;31(1):71-72. doi:10.3928/1081597X-20141218-09

23 - Trivizki O, Levinger E, Levinger S. Correction ratio and vector analysis of femtosecond laser arcuate keratotomy for the correction of post-mushroom profile keratoplasty astigmatism. J Cataract Refract Surg. 2015;41(9):1973-1979. doi:10.1016/j.jcrs.2015.10.011

24 - Kumar NL, Kaiserman I, Shehadeh-Mashor R, Sansanayudh W, Ritenour R, Rootman DS. IntraLase-Enabled Astigmatic Keratotomy for Post-Keratoplasty Astigmatism: On-Axis Vector Analysis. Ophthalmology. 2010;117(6):1228-1235.e1. doi:10.1016/j.ophtha.2009.10.041

25 - Fadlallah A, Mehanna C, Saragoussi J-J, Chelala E, Amari B, Legeais J-M. Safety and efficacy of femtosecond laser-assisted arcuate keratotomy to treat irregular astigmatism after penetrating keratoplasty. J Cataract Refract Surg. 2015;41(6):1168-1175. doi:10.1016/j.jcrs.2014.08.046

26 - Mejía LF, Gil JC, Naranjo S. Long-term Results of Corneal Wedge Resection for High Postkeratoplasty Astigmatism. Cornea. 2019;00(00):1. doi:10.1097/ico.0000000000002176

27 - Ghanem RC, Azar DT. Femtosecond-laser arcuate wedge-shaped resection to correct high residual astigmatism after penetrating keratoplasty. J Cataract Refract Surg. 2006;32(9):1415-1419. doi:10.1016/j.jcrs.2006.02.083

28 - De La Paz MF, Sibila GR, Montenegro G, et al. Wedge resection for high astigmatism after penetrating keratoplasty for keratoconus: Refractive and histopathologic changes. Cornea. 2010;29(6):595-600. doi:10.1097/ICO.0b013e3181ba0abf

29 - Çakir H, Genç S, Güler E. Circular Keratotomy Combined With Wedge Resection in the Management of High Astigmatism After Penetrating Keratoplasty. Eye Contact Lens. 2018;44(November):S392-S395. doi:10.1097/ICL.0000000000000502

30 - Campos M, Hertzog L, Garbus J, Lee M, McDonnell PJ. Photorefractive keratectomy for severe postkeratoplasty astigmatism. Am J Ophthalmol. 1992;114(4):429-436. doi:10.1016/S0002-9394(14)71854-9

31 - Nordan LT, Binder PS, Kassar BS, Heitzmann J. Photorefractive keratectomy to treat myopia and astigmatism after radial keratotomy and penetrating keratoplasty. J Cataract Refract Surg. 1995;21(3):268-273. doi:10.1016/S0886-3350(13)80130-7

32 - Lazzaro DR, Haight DH, Belmont SC, Gibralter RP, Aslanides IM, Odrich MG. Excimer laser keratectomy for astigmatism occurring after penetrating keratoplasty. Ophthalmology. 1996;103(3):458-464. doi:10.1016/S0161-6420(96)30671-4

33 - Bilgihan K, Özdek ŞC, Akata F, Hasanreiso lu B. Photorefractive keratectomy for post-penetrating keratoplasty myopia and astigmatism. J Cataract Refract Surg. 2000;26(11):1590-1595. doi:10.1016/S0886-3350(00)00692-1

34 - Forseto AS, Marques JC, Nosé W. Photorefractive keratectomy with mitomycin C after penetrating and lamellar keratoplasty. Cornea. 2010;29(10):1103-1108. doi:10.1097/ICO.0b013e3181d0fecd

35 - Solomon R, Donnenfeld ED, Perry HD. Photorefractive Keratectomy with Mitomycin C for the Management of a LASIK Flap Complication Following a Penetrating Keratoplasty. Cornea. 2004;23(4):403-405. doi:10.1097/00003226-200405000-00018

36 - Bandeira E Silva F, Hazarbassanov RM, Martines E, Güell JL, Hofling-Lima AL. Visual Outcomes and Aberrometric Changes with Topography-Guided Photorefractive Keratectomy Treatment of Irregular Astigmatism after Penetrating Keratoplasty. Cornea. 2018;37(3):283-289. doi:10.1097/ICO.0000000000001474

37 - Sorkin N, Einan-Lifshitz A, Abelson S, et al. Stepwise Guided Photorefractive Keratectomy in Treatment of Irregular Astigmatism after Penetrating Keratoplasty and Deep Anterior Lamellar Keratoplasty. Cornea. 2017;36(11):1308-1315. doi:10.1097/ICO.0000000000001359

38 - Treatment T, Laíns I, Rosa AM, et al. Transplantation — Efficacy and Safety of. 2016;35(1):30-36.

39 - Hardten DR, Chittcharus A, Lindstrom RL. Long term analysis of LASIK for the correction of refractive errors after penetrating keratoplasty. Cornea. 2004;23(5):479-489. doi:10.1097/01.ico.0000120783.31977.77

40 - Donnenfeld ED, Kornstein HS, Amin A, et al. Laser In Situ Keratomileusis for Correction. 1966:1966-1975.

41 - Webber SK, Lawless MA, Sutton GL, Rogers CM. LASIK for post penetrating keratoplasty astigmatism and myopia. Br J Ophthalmol. 1999;83(9):1013-1018. doi:10.1136/bjo.83.9.1013

42 - Kwitko S, Marinho D, Rymer S, Ramos Filho S. Laser in situ keratomileusis after penetrating keratoplasty. J Cataract Refract Surg. 2001;27(3):374-379. doi:10.1097/00004397-200210000-00008

43 - Buzard K, Febbraro JL, Fundingsland BR. Laser in situ keratomileusis for the correction of residual ametropia after penetrating keratoplasty. J Cataract Refract Surg. 2004;30(5):1006-1013. doi:10.1016/j.jcrs.2003.08.035

44 - Arenas E, Maglione A. Laser in situ keratomileusis for astigmatism and myopia after penetrating keratoplasty. J Refract Surg. 1997;13(1):27-32.

45 - Forseto, A, Francesconi C, Nose, R. Nosé W. Laser in situ keratomileusis to correct refractive errors after keratoplasty. J Cataract Refract Surg. 1999;25(4):479-485. doi:10.1016/s0886-3350(99)80043-1

46 - Park CH, Kim SY, Kim MS. Laser-assisted in situ keratomileusis for correction of astigmatism and increasing contact lens tolerance after penetrating keratoplasty. Korean J Ophthalmol. 2014;28(5):359-363. doi:10.3341/kjo.2014.28.5.359

47 - Koay PY, McGhee CN, Weed KH, Craig JP. Laser in situ keratomileusis for ametropia after penetrating keratoplasty. J Refract Surg. 2000;16(2):140-147.

48 - Rashad KM. Laser in situ keratomileusis for correction of high astigmatism after penetrating keratoplasty. J Refract Surg. 2000;16(6):701-710.

49 - Dada T, Vajpayee RB, Gupta V, Sharma N, Dada VK. Microkeratome-induced reduction of astigmatism after penetrating keratoplasty. Am J Ophthalmol. 2001;131(4):507-508. doi:10.1016/S0002-9394(00)00828-X

50 - Gutfreund S, Leon P, Busin M. Microkeratome-assisted anterior lamellar keratoplasty for the correction of high-degree postkeratoplasty astigmatism. Cornea. 2017;36(7):880-883. doi:10.1097/ICO.0000000000001232

51 - Alió JL, Javaloy J, Osman AA, Galvis V, Tello A, Haroun HE. Laser in situ keratomileusis to correct post-keratoplasty astigmatism: 1-Step versus 2-step procedure. J Cataract Refract Surg. 2004;30(11):2303-2310. doi:10.1016/j.jcrs.2004.04.048

52 - Huang PYC, Huang PT, Astle WF, et al. Laser-assisted subepithelial keratectomy and photorefractive keratectomy for post-penetrating keratoplasty myopia and astigmatism in adults. J Cataract Refract Surg. 2011;37(2):335-340. doi:10.1016/j.jcrs.2010.08.039

53 - Pereira T, Forseto AS, Alberti GN, Nose W. Flap-induced refraction change in LASIK after penetrating keratoplasty. J Refract Surg. 2007;23(3):279-283.

54 - Ghoreishi M, Naderi Beni A, Naderi Beni Z. Visual outcomes of Femto-LASIK for correction of residual refractive error after corneal graft. Graefe's Arch Clin Exp Ophthalmol. 2013;251(11):2601-2608. doi:10.1007/s00417-013-2458-5

55 - Shen E, Tsai L, Muniz Castro H, Wade M, Farid M. Femtosecond laser-assisted in situ keratomileusis treatment of residual refractive error following femtosecond laser-enabled keratoplasty. J Ophthalmol. 2019;2019:6-8. doi:10.1155/2019/8520183

56 - Acar BT, Utine CA, Acar S, Ciftci F. Laser in situ keratomileusis to manage refractive errors after deep anterior lamellar keratoplasty. J Cataract Refract Surg. 2012;38(6):1020-1027. doi:10.1016/j.jcrs.2011.12.034

57 - Kovoor TA, Mohamed E, Cavanagh HD, Bowman RW. Outcomes of LASIK and PRK in previous penetrating corneal transplant recipients. Eye Contact Lens. 2009;35(5):242-245. doi:10.1097/ICL.0b013e3181b401f9

58 - Hashemi H, Aghamirsalim M, Asgari S. Stromal Rejection After SMILE for the Correction of Astigmatism After Graft. J Refract Surg. 2019;35(11):737-739. doi:10.3928/1081597X-20191010-01

59 - Ferrara P, Torquetti L. Clinical outcomes after implantation of a new intrastromal corneal ring with a 210-degree arc length. J Cataract Refract Surg. 2009;35(9):1604-1608. doi:10.1016/j.jcrs.2009.04.035

60 - Coscarelli S, Ferrara G, Alfonso JF, et al. Intrastromal corneal ring segment implantation to correct astigmatism after penetrating keratoplasty. J Cataract Refract Surg. 2012;38(6):1006-1013. doi:10.1016/j.jcrs.2011.12.037

61 - Arriola-Villalobos P, Díaz-Valle D, Güell JL, et al. Intrastromal corneal ring segment implantation for high astigmatism after penetrating keratoplasty. J Cataract Refract Surg. 2009;35(11):1878-1884. doi:10.1016/j.jcrs.2009.05.060

62 - Lisa C, García-Fernández M, Madrid-Costa D, Torquetti L, Merayo-Lloves J, Alfonso JF. Femtosecond laser-assisted intrastromal corneal ring segment implantation for high astigmatism correction after penetrating keratoplasty. J Cataract Refract Surg. 2013;39(11):1660-1667. doi:10.1016/j.jcrs.2013.04.038

63 - Prazeres TMB, Da Luz Souza AC, Pereira NC, Ursulino F, Grupenmacher L, De Souza LB. Intrastromal corneal ring segment implantation by femtosecond laser for the correction of residual astigmatism after penetrating keratoplasty. Cornea. 2011;30(12):1293-1297. doi:10.1097/ICO.0b013e31821821e1

64 - De Sanctis U, Eandi C, Grignolo F. Phacoemulsification and customized toric intraocular lens implantation in eyes with cataract and high astigmatism after penetrating keratoplasty. J Cataract Refract Surg. 2011;37(4):781-785. doi:10.1016/j.jcrs.2011.01.015

65 - Wade M, Steinert RF, Garg S, Farid M, Gaster R. Results of toric intraocular lenses for post-penetrating keratoplasty astigmatism. Ophthalmology. 2014;121(3):771-777. doi:10.1016/j.ophtha.2013.10.011

66 - Nuzzi R, Monteu F. Correction of High Astigmatism after Penetrating Keratoplasty with Toric Multifocal Intraocular Lens Implantation. Case Rep Ophthalmol. 2017;8(2):385-388. doi:10.1159/000478518

67 - Wang J, Zhao J, Xu J, Zhang J. Evaluation of the effectiveness of combined femtosecond laser-assisted cataract surgery and femtosecond laser astigmatic keratotomy in improving post-operative visual outcomes. BMC Ophthalmol. 2018;18(1):1-9. doi:10.1186/s12886-018-0823-1

68 - Trindade CC, Trindade BC, Trindade FC, Werner L, Osher R, Santhiago MR. New pinhole sulcus implant for the correction of irregular corneal astigmatism. J Cataract Refract Surg. 2017;43(10):1297-1306. doi:10.1016/j.jcrs.2017.09.014

69 - Price FWJ, Price MO, Guerra F. Is excimer laser corneal surgery appropriate after resolution of corneal edema in fuchs dystrophy by descemet membrane endothelial keratoplasty? J Refract Surg. 2011;27(4):299-302. doi:10.3928/1081597X-20100525-02

70 - Shajari M, Kolb CM, Mayer WJ, et al. Characteristics of preoperative and postoperative astigmatism in patients having Descemet membrane endothelial keratoplasty. J Cataract Refract Surg. 2019;45(7):1001-1006. doi:10.1016/j.jcrs.2019.02.002

71 - Terry MA, Shamie N, Chen ES, et al. Endothelial Keratoplasty for Fuchs' Dystrophy with Cataract. Complications and Clinical Results with the New Triple Procedure. Ophthalmology. 2009;116(4):631-639. doi:10.1016/j.ophtha.2008.11.004

72 - Prince J, Chuck RS. Refractive surgery after Descemet's stripping endothelial keratoplasty. Curr Opin Ophthalmol. 2012;23(4):242-245. doi:10.1097/ICU.0b013e3283543b79

36

Implante de Lentes Fácicas para Correção de Altas Ametropias

Ruy Cunha Filho
Lycia Pedral Sampaio
Henrique Possebom
Ramon Coral Ghanem
Vinícius Coral Ghanem

Introdução

As ametropias não corrigidas são as principais causas de cegueira no mundo, acometendo cerca de 12% da população. Elas podem ser corrigidas com o uso de óculos ou lentes de contato, mas para os pacientes intolerantes ao uso de lentes e que desejam maior independência dos óculos é possível a realização de cirurgias refrativas. Essas podem ser corneanas ou intraoculares, através do uso das chamadas lentes fácicas, que são lentes artificiais implantadas na câmara anterior ou posterior.

As lentes fácicas preservam o cristalino e com isso conseguem manter a acomodação. Em casos de pacientes com altas ametropias, as cirurgias refrativas corneanas são limitadas em relação à sua segurança, previsibilidade e eficácia dos resultados pós-operatórios, enquanto que o implante das lentes fácicas intraoculares tem a vantagem de preservar a arquitetura corneana e adicionalmente levar a resultados refrativos de forma mais previsível e com melhor qualidade visual do que técnicas cirúrgicas que modificam a curvatura corneana, especialmente em altas ametropias. Nos últimos anos tivemos uma evolução muito grande no cenário das lentes fácicas no Brasil.

Classificação das lentes fácicas

Os implantes fácicos podem ser: (Figura 36.1)

1. Lentes fácicas de câmara anterior
a) de suporte angular (retiradas do mercado devido ao alto índice de complicações)
b) implantes de fixação iriana

2. Lentes fácicas de câmara posterior

1 - LIO fácica de câmara anterior (suporte angular)	2 - LIO fácica de câmara anterior (suporte iriano)	3 - LIO fácica de câmara posterior
Pré-Baikoff (1950)	Artisan (Ophtec)*	PRL (Zeiss)
Baikoff	Artiflex (Ophtec)*	Visian ICL (Staar Surgical)*
Nuvita (Bausch & Lomb)	Verisyze (AMO)	IPCL (Care Group)
I care (Corneal)	Veriflex (AMO)	Eyecryl Phakic IOL (Biotech)*
Vivarte (Ciba Vision)	-	-
Cachet (Alcon)	-	-

Figura 36.1 Exemplos de lentes fácicas por classificação; apenas as lentes assinaladas com (*) estão disponíveis comercialmente no Brasil.

Vantagens e desvantagens do implante de lente intraocular fácica

As vantagens e desvantagens do implante de lente intraocular fácica são apresentadas na tabela da Figura 36.2, a seguir:

VANTAGENS	DESVANTAGENS
1. Potencial de tratar um amplo espectro de erros refrativos, sejam miópicos, hipermetrópicos ou astigmáticos	1. Risco potencial de uma cirurgia intraocular (ex. endoftalmite)
2. Preserva a capacidade de acomodação do cristalino	2. Modelos de LIOs rígidas necessitam incisão maior, podendo induzir astigmatismo pós-operatório
3. Não altera a curvatura da córnea	3. Pacientes com ametropias muito altas podem necessitar de uma cirurgia ceratorrefrativa adicional para ajuste fino do erro refrativo residual
4. Resultados visuais e refracionais excelentes (induz menos coma e aberrações esféricas que o LASIK)	4. Podem causar danos irreversíveis (diminuição da contagem endotelial, catarata, glaucoma)
5. Procedimento reversível (possibilidade de explante ou substituição da LIO)	5. Implante em hipermétropes pode ocasionar diminuição da acuidade visual pela falta de magnificação promovida pelos óculos
6. Frequentemente o implante melhora a acuidade visual em míopes por eliminar o efeito de minificação da imagem provocado pelos óculos	6. Outras complicações incluem ovalização pupilar, indução de astigmatismo, uveíte crônica, síndrome de bloqueio pupilar, dispersão de pigmento
7. Resultados previsíveis e estáveis	

Figura 36.2 Vantagens e desvantagens das lentes fácicas

História

Extração do cristalino transparente para a correção de miopia

A extração do cristalino transparente para correção de miopia foi um conceito introduzido no início de 1800, e a técnica se tornou popular entre 1850 e 1900. Após a descoberta da esterilização em 1889, ocorreu um *boom* de cirurgias para correção da miopia com extração do cristalino transparente, liderada por Fukala, na Áustria e Alemanha (ficou conhecida como "Fukala's surgery"), e por Vocher na França. Mas no final do século 19, quando as complicações dessa cirurgia começaram a ser reportadas (ex: descolamento de retina, hemorragia coroidea), a técnica foi praticamente abandonada.

Lentes fácicas de câmara anterior e suporte angular

Por volta de 1950, surgiu a ideia de corrigir miopia implantando-se uma lente côncava dentro do olho fácico. Strampelli, Barraquer e Choyce desenvolveram então a primeira lente fácica, rígida, feita de PMMA (polimetilmetacrilato), que era de câmara anterior e suporte angular. Complicações sérias com esses modelos de lentes, como descompensação endotelial, ovalização pupilar e fibrose do ângulo iridocorneano determinaram sua retirada do mercado.

Somente em 1986, Dvalie e Baikof desenvolveram lentes mais modernas, com melhora do material, bicôncavas, com hápticos mais finos, flexíveis e polidos (Figura 36.3). Seu desenho foi inspirado na lente de câmara anterior de Kelman, usada em pacientes afácicos. A lente era de peça única em PMMA, e tinha uma zona óptica de 4,5 mm, e angulação posterior dos hápticos de 25 graus. Logo a zona óptica foi modificada para 5 mm (4 mm efetivos), e a angulação posterior reduzida para 20 graus, surgindo o modelo ZB5M (Figura 36.3). Em 1997, foram implementadas partes ópticas mais finas, a lente recebeu um tratamento asférico na sua superfície anterior, e houve ampliação da zona óptica efetiva que aumentou para 4,5 mm (total de 5 mm), e o perfil do *loop* dos hápticos foi modificado para dar ao extremo das mesmas um formato arqueado, com finalidade de reduzir trauma angular. Essa é a lente Baikof NuVita MA20 (Bausch & Lomb Inc., Clairmont, CA). Mesmo com tais modificações, Alleman et al. relataram, em 2000, em um seguimento de 21 olhos com esse tipo de implante e dois anos de seguimento, 40% de ovalização pupilar acima de 0,5 mm e sintomas de *halos* e ofuscamento em 80% dos casos, referindo a remoção de um implante devido à uveíte crônica associada à hipertensão ocular.

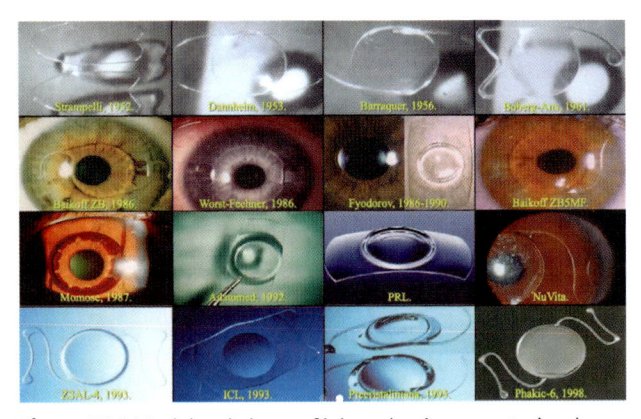

Figura 36.3 Modelos de lentes fácicas de câmara anterior de suporte angular, fixação iriana e de câmara posterior.

Em 1990, a primeira lente fácica de suporte angular dobrável foi desenvolvida por Baikof (Vivarte, Ciba Vision). Era uma lente de peça única com a parte óptica dobrável de material acrílico hidrofílico e hápticos rígidos de PMMA, com 3 pontos de apoio. Essa lente já permitia o implante em uma incisão corneal de 3,2 mm, geralmente autosselante, facilitando o controle do astigmatismo pós-operatório. A lente teve uma ótima aceitação inicial, mas foi descontinuada, pois estudos mostraram uma perda de células endoteliais acentuada após o terceiro ano de implante.

Lentes fácicas de câmara anterior e suporte iriano

Em 1978, o mecanismo de garra das patas da lagosta foi a inspiração para Worst desenhar a primeira lente de fixação iriana (*iris claw*), inicialmente usada em pacientes afácicos. Em 1986, após modificação para uma óptica bicônvava, Worst e Fechner iniciaram o implante de lentes fácicas de suporte iriano em olhos fácicos, para correção de altas miopias. Em 1991, os dois cientistas aperfeiçoaram o desenho da lente, que passou de bicôncava para côncava-convexa, com periferia mais fina e maior zona óptica (5 mm), facilitando assim o escoamento do humor aquoso e mantendo maior distância da face anterior do cristalino, além de reduzir a incidência de fenômenos disfotópicos. Esse novo modelo de lente intraocular de Worst para miopia tem sido implantado com sucesso, desde então. Em 1998, a mesma lente passou a ser chamada lente Artisan-Worst lens (Ophtec Inc., Groningen – Holanda). Posteriormente foi lançada a lente Artiflex, com o mesmo conceito de clipagem iriana porém dobrável, com hápticos rígidos de PMMA e zona óptica dobrável de polisiloxane, permitindo o implante em incisões menores.

Lentes fácicas de câmara posterior

Em 1986, Fyodorov desenvolveu a primeira lente intraocular fácica de câmara posterior. A lente era tipo *collar-button*, em que a zona óptica ficava na câmara anterior e os hápticos atrás da íris. Mais tarde, Chiron-Adatomed modificaram o desenho e criaram uma lente de silicone literalmente de câmara posterior. Essa lente provocou importantes complicações, dentre elas se destaca a indução de catarata. Com o tempo foram feitas modificações no seu desenho, otimizando o vão entre a lente e a superfície anterior do cristalino (*vault*), e as complicações reduziram de forma significativa. Essa é a chamada PRL (Phakic Refractive Lens, Ioltech-CIBA Vision - Figura 36.4).

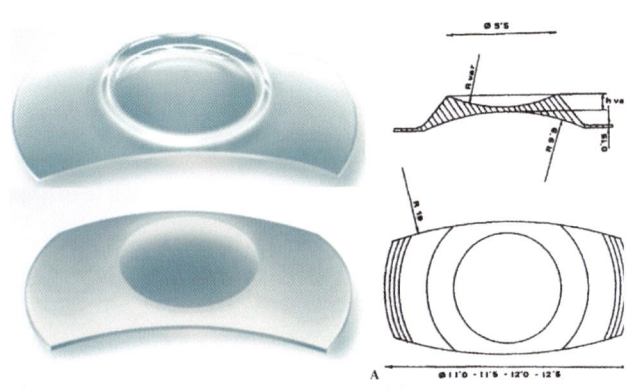

Figura 36.4 Lente PRL, Ioltech - CIBA Vision.

Em 1993, Zaldivar, Davidorf e Oscherow iniciaram o implante de uma lente intraocular fácica de câmara posterior, em plataforma de prato, chamada ICL (Implantable Contact Lens, Staar Surgical, Suíça). O material dessa lente é uma combinação de colágeno porcino e HEMA (2-hidroxietilmetacrilato), que otimizou a sua biocompatibilidade. Os modelos disponíveis, atualmente, apresentam excelentes resultados e baixa incidência de complicações (Figura 36.5).

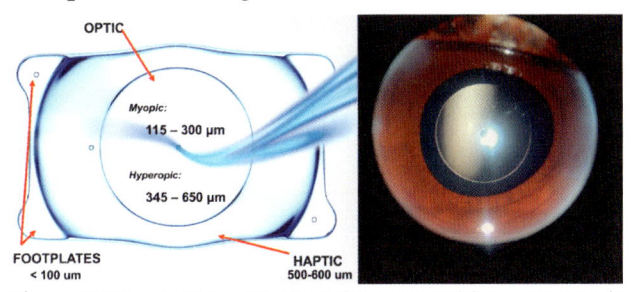

Figura 36.5 Lente fácica ICL (desenho esquemático e aspecto da LIO no olho).

Indicações de lentes fácicas

Antes de indicar o implante de lente fácica, uma seleção criteriosa dos pacientes deve ser feita.

Exames pré-operatórios

- Medida de acuidade visual sem correção
- Refração dinâmica e sob cicloplegia (considerar a refração sob cicloplegia para o cálculo de lentes em alto míope, para evitar hipercorreção)
- Propedêutica do olho seco
- Determinação do diâmetro pupilar
- Biomicroscopia anterior
- Gonioscopia
- Tonometria
- Medida do diâmetro corneano horizontal (branco a branco)
- Mapeamento de retina
- Medida da profundidade da câmara anterior (até o epitélio ACD) ou (até o endotélio AQD)
- Topografia corneana
- Tomografia corneana
- Microscopia especular corneana com contagem endotelial e análise morfológica das células

Pacientes candidatos ao implante de lente fácica são pacientes com altas ametropias e que, geralmente, não são candidatos à correção com laser, a exemplo:

- Miopias altas e moderadas: em geral graus maiores que -8 dioptrias, estroma residual final estimado menor que 300 μm, PTA-percentual de tecido alterado maior que 40%, ceratometria final menor que 35 D.

- Alta hipermetropia: aqueles com grau maiores do que 6 dioptrias e curvatura corneana final estimada maior que 50 D.

- Alto astigmatismo: graus maiores que cerca de 5 a 7 dioptrias cilíndricas.

Cálculo do poder da lente intraocular fácica

Em 1988, Van der Heijde propôs uma base teórica para o cálculo do poder das lentes fácicas de Worst e Fechner (de suporte iriano), que são diretamente aplicáveis para lentes fácicas de suporte angular. O cálculo do poder das lentes fácicas de câmara anterior não depende do comprimento axial do olho. São considerados (1) ceratometria; (2) profundidade da câmara anterior (ACD) e (3) refração do paciente pré-operatória.

Quando calculamos o poder de uma LIO fácica de câmara posterior, a paquimetria central e o comprimento axial são considerados e aplicados nos nomogramas dos fabricantes. A medida do diâmetro horizontal da córnea (branco a branco) é muito importante para determinar o diâmetro da lente a ser escolhida. As calculadoras atuais para o cálculo do poder das LIOs fácicas são muito precisas, desde que as medidas anatômicas do olho do paciente estejam devidamente precisas. Imprecisões podem ocorrer, principalmente decorrentes de erro na mensuração da ceratometria, especialmente em olhos submetidos à cirurgia ceratorrefrativa prévia, e de erros da medida branco a branco ou sua incongruência com a medida sulco a sulco. Nesse caso, a lente ficará muito grande ou pequena (avaliação através da medida do *vault* da lente).

Medindo o diâmetro da lente fácica

A anatomia do segmento anterior do olho difere significativamente entre indivíduos e entre míopes e hipermétropes, afetando as indicações de lentes fácicas nos diferentes erros refrativos. A medida adequada das dimensões da câmara anterior é muito importante e previne complicações como perda endotelial, descentralização da lente, catarata e uveíte.

Para as lentes fácicas de fixação iriana como Artisan e Artiflex, essa medida das dimensões não é tão significante na seleção do diâmetro da lente, visto que elas são fixadas na meia periferia iriana e não no ângulo ou sulco, tendo a vantagem de ser uma lente de 8,5 mm para todos os olhos. Para as lentes fácicas com suporte no sulco (de câmara posterior), como por exemplo a ICL ou Eyecryl, diferentes diâmetros são produzidos (de 11 a 13 mm), para conseguir englobar a variação normal na anatomia intraocular. A relação entre o diâmetro da lente implantada e o diâmetro da câmara posterior representa um determinante importante para alcançar o *vault* pós-operatório, que é o termo usado para descrever a distância medida entre a cápsula anterior do cristalino e a superfície posterior da lente. O diâmetro branco a branco, também conhecido com a sigla WTW, do inglês *white-to-white*, é a medida externa horizontal de limbo a limbo, e o fator mais importante para determinar o tamanho da lente de câmara posterior. Ele fornece uma estimativa aproximada da câmera anterior (ângulo a ângulo) e do diâmetro sulco a sulco.

O branco a branco pode ser medido por compasso (de preferência digital), e mais recentemente por aparelhos como Orbscan (Bausch & Lomb, NY, EUA), IOL Master (Carl Zeiss, Jena, Alemanha), Pentacam (Oculus, Irvine, CA, EUA), Galilei (Ziemer, Alemanha), Lenstar (Haag Streit, Koeniz, Suíça) e praticamente por todos biômetros ópticos e tomógrafos corneanos. Os equipamentos usam diferentes princípios ópticos para a detecção automática dos pontos de referência do olho (no caso o limbo nas posições 3 e 9 horas), portanto variações não são infrequentes. É interessante avaliar a fotografia do olho tirada pelo aparelho e fazer ajustes dos limites do limbo. O Orbscan tem a ferramenta *Eyemetrics*, que permite a medida manual do branco a branco. Para pacientes com alterações limbares como arco senil, pigmentação, pinguécula, deficiência límbica, distrofias corneanas e neovascularização (geralmente relacionada ao uso intenso de lentes de contato), é interessante validar a medida automatizada com compasso, ou com o Eyemetrics do Orbscan, pois essas alterações podem mudar a medida do branco a branco. Apesar de existirem equipamentos que possibilitam a medida ângulo a ângulo (OCT Visante) ou a medida sulco a sulco (UBM), uma metanálise conduzida por Mark Packer, em 2016, sobre a ICL não mostrou diferenças estatisticamente significantes no *vault* usando-se essas medidas alternativas.

Biomicroscopia ultrassônica (UBM) de alta frequência (50 MHz) tem sido usada para mensurar diretamente o diâmetro sulco a sulco. Apesar da técnica de medição aprovada pelo FDA ser o diâmetro branco a branco, há uma evidência crescente de que a medida direta do sulco pelos aparelhos ultrassônicos é superior e minimiza o risco de uma medição incorreta do diâmetro da lente. Apesar que não há um consenso na literatura sobre os limites superiores e inferiores de um *vault* seguro, os fabricantes das lentes sugerem que a quantidade aceitável de *vault* entre a lente e o cristalino deve ser 1,0 ± 0,5 da espessura corneana (aproximadamente, 250 a 750 μm), e o *vault* tolerável entre 100 μm e 1 milímetro. Nas lentes fora desse espectro de *vault* deve-se considerar a troca ou a rotação para o eixo vertical, caso a lente não seja tórica. É sugerida essa rotação vertical em caso de *vault* elevado porque o diâmetro sulco a sulco vertical é usualmente maior que o diâmetro horizontal, diferentemente dos diâmetros vertical e horizontal da córnea. A significância clínica do *vault* fora dos limites de segurança reside nos riscos de eventos adversos específicos, incluindo bloqueio pupilar, catarata subcapsular anterior, dispersão pigmentar e glaucoma.

Resultados visuais

Lentes fácicas são os métodos mais estáveis, seguros e eficientes de cirurgia refrativa preservando o cristalino para a correção da alta miopia. Os novos modelos e métodos atuais de medição e determinação do poder da lente conseguem aumentar a segurança e a eficácia na correção de ametropias severas. Após a correção de altas miopias com lentes fácicas é comum se observar ganho de linhas de visão corrigida, pois é eliminada a minimização da imagem provocada pelas lentes dos óculos para corrigir tais ametropias, além da correção estar mais próxima do ponto nodal. Perda na melhor acuidade visual corrigida é incomum. A perda da sensibilidade de contraste observada após LASIK em alta miopia, relacionada à aberração esférica induzida pela fotoablação, não ocorre após lente fácica.

Há um aumento nos níveis da sensibilidade ao contraste com as lentes fácicas em comparação com os níveis pré-operatórios encontrados com a correção com óculos em míopes. Mesmo para miopias moderadas (entre -6,0 até -9,0 dioptrias) as lentes fácicas resultam em melhor acuidade visual com correção, sensibilidade ao contraste e maior porcentagem de ganhos de linhas de acuidade visual corrigida, quando comparada à cirurgia de LASIK assistida por femtossegundo. Paradoxalmente, a correção de altas hipermetropias pode levar à perda de linhas de visão comparando-se com a acuidade visual pré-operatória, pois o paciente perde a magnificação da imagem provocada pelos óculos para corrigir tais ametropias. Entretanto, Venter et al. mostraram um ganho de linhas de visão corrigida em 19% dos olhos após implante da Artisan em hipermétropes amblíopes. Enquanto que no grupo dos míopes, 49% ganharam linhas de visão corrigida.

Lentes intraoculares fácicas de suporte angular

Após o desenvolvimento das lentes de câmara anterior de suporte angular dobráveis, as lentes rígidas de PMMA foram praticamente abandonadas, incluindo a NuVita MA20, ZSAL-4 e Fácica 6 H2. Depois, em decorrência da preocupação com a segurança relacionada à perda celular endotelial, as lentes NewLife, Vivarte e a ICARE foram retiradas do mercado. Outra lente de suporte angular, a Kelman Duet, era composta de duas partes: hápticos rígidos de PMMA tripoidais e uma porção óptica composta de silicone. Com 12 meses, 17% dos olhos tinham mais que 15% de perda celular endotelial. Também foram retiradas do mercado.

A lente fácica de suporte angular mais recente foi a lente fácica Acrysoft Cachet da Alcon (Figura 36.6), aprovada pelo FDA, de peça única, dobrável e acrílica hidrofóbica. Eram quatro os modelos disponíveis, com diferentes diâmetros. Os hápticos eram designados para permitir a compressão dentro do ângulo para melhor estabilidade sem criar forca excessiva que pudesse causar dano tecidual ao ângulo ou ovalização da pupila. O *vault* da LIO foi designado para fornecer uma distância ideal de folga central entre a lente e a córnea e entre a lente e o cristalino. Estudos de seguimento após três anos tinham mostrado resultados favoráveis em relação aos resultados refrativos e à segurança, porém estudos subsequentes mostraram perda celular endotelial tardia em um grupo de pacientes, especialmente naqueles com olhos pequenos e raça asiática. Foi então retirada do mercado, sendo proscrita para novos casos e nos casos em que já havia ocorrido o implante dessas lentes foi recomendada a monitorização frequente para avaliar a taxa

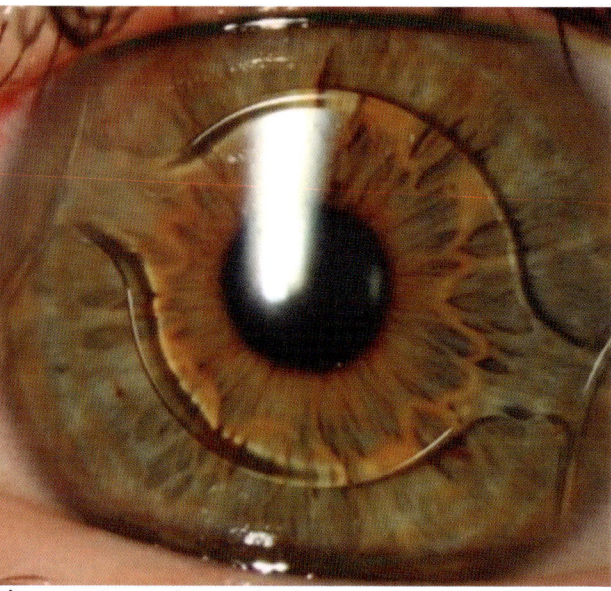

Figura 36.6 Lente intraocular de suporte angular Cachet, Alcon no olho, provocando edema corneal periférico.

de perda de células endoteliais e considerar um explante precoce se necessário.

Complicações das lentes fácicas de suporte angular

Ovalização da pupila

É uma das complicações mais prevalentes de lentes fácicas de suporte angular, com uma incidência reportada entre 7-22%. Anormalidades pupilares são usualmente progressivas e mais frequentes com visitas de *follow-up* mais tardias. O mecanismo mais aceito é relacionado com a compressão de estruturas angulares pelos hápticos, decorrente de lentes maiores do que deveriam, causando inflamação do ângulo, formação de sinéquia periférica e ovalização pupilar (Figura 36.7). Esse mecanismo está relacionado com isquemia e hipoperfusão iriana após implante dessas lentes e foi confirmado usando angiografia com indocianina verde. Retração e atrofia iriana também estão relacionadas e, geralmente, ocorrem no setor da íris afetado pela ovalização. A Figura 36.8 mostra a evolução ao longo de 6 anos de um caso implantado com lente de Baikoff. Observa-se ovalização pupilar, atrofia iriana e catarata progressiva, sendo necessário o explante associado à facectomia.

Perda endotelial

Foi a principal razão para que diversas lentes fácicas de câmara anterior fossem retiradas do mercado. Dois mecanismos diferentes foram propostos para explicar a perda endotelial: a proximidade excessiva de partes da lente com o endotélio corneano, que poderia levar ao contato intermitente ou permanente da lente com a córnea posterior ou a presença de citocinas inflamatórias

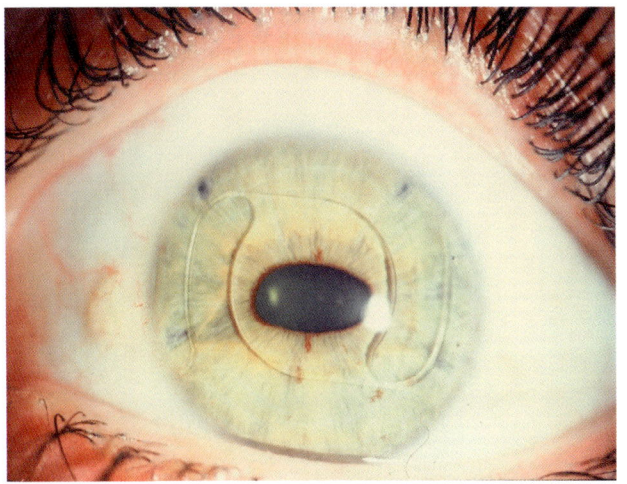

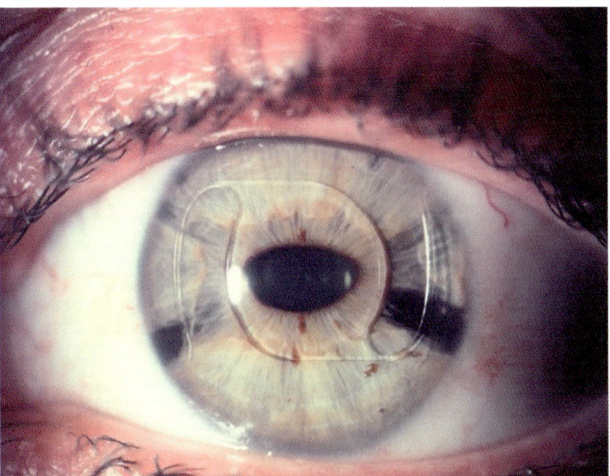

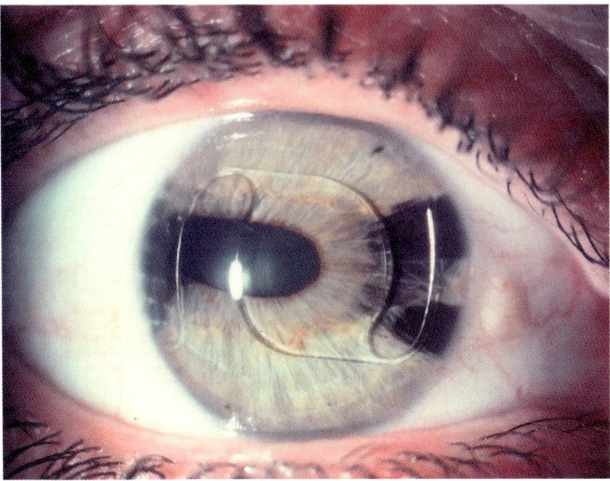

Figura 36.7 Lentes fácicas de suporte angular – ovalização pupilar e atrofia iriana (evolução de 6 anos após o implante).

no humor aquoso produzidas pelo trauma de estruturas uveais. Um estudo com *follow-up* de mais de 15 anos de uma lente fácica intraocular de suporte angular (ZB5M) para alta miopia encontrou um coeficiente médio de perda de contagem celular endotelial de

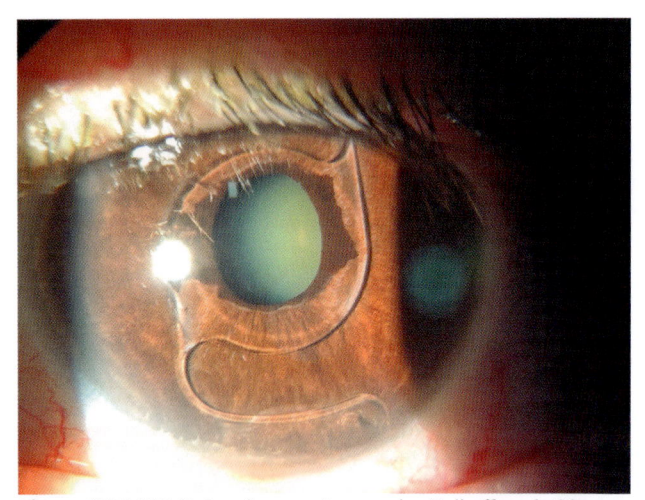

Figura 36.8 LIO fácica de suporte angular Baikoff, após 28 anos de implante, causando atrofia setorial da íris, discreta ovalização pupilar, ectrópio uveal e sinéquia anterior periférica.

17,5%, com uma taxa de 0,97% anual, duas vezes maior que a taxa de perda anual fisiológica. Um seguimento longo e cuidadoso é necessário para cada paciente com lente fácica de câmara anterior e suporte angular para avaliar se há dano ao endotélio e quem poderia precisar de explante da lente.

Elevação da pressão ocular

Em geral, ocorre de forma transitória durante o período pós-operatório precoce, mas pode se tornar crônica decorrente de sinéquia periférica, afetando 2-18% dos pacientes. Outro risco seria glaucoma agudo secundário ao bloqueio pupilar na ausência de iridotomia adequada.

Uveíte crônica

Pode ser observada após implante de lente fácica de suporte angular, com taxas variando entre 1-5%. Lente de tamanho maior do que o adequado pode ser uma causa em potencial, comprimindo estruturas angulares e alterando a permeabilidade da barreira hematoaquosa. Inflamação crônica pode continuar por anos, induzindo a ovalização da pupila, atrofia iriana e outras complicações como catarata, glaucoma e sinéquia anterior.

Catarata

A incidência de catarata após o implante de lente fácica de câmara anterior é de 1,29%, evento menos comum do que após o implante de lente fácica de câmara posterior.

Lentes intraoculares fácicas de fixação iriana

Em 1978, visando ao tratamento de afacia, o professor Jan G. F. Worst desenvolveu a primeira lente de fixação iriana. Após alguns anos, ele iniciou o implante em pacientes fácicos, para correção de altas ametropias. Com o aprimoramento científico, o desenho da lente deixou de ser bicôncavo e passou a ser côncavo-convexo, o que garantiu melhor escoamento do humor aquoso, também, mais segurança ao manter uma posição mais distante do cristalino. Essa nova lente criada recebeu o nome de Artisan® (Figura 36.9) e, após cerca de 10 anos, foi lançada uma lente com o mesmo conceito, porém, agora, flexível, a qual foi chamada de Artiflex® (Figura 36.10).

A produção dessas lentes é realizada pela Ophtec, Holanda (família Artisan) e pela AMO, EUA (família Verisyze). No Brasil, a

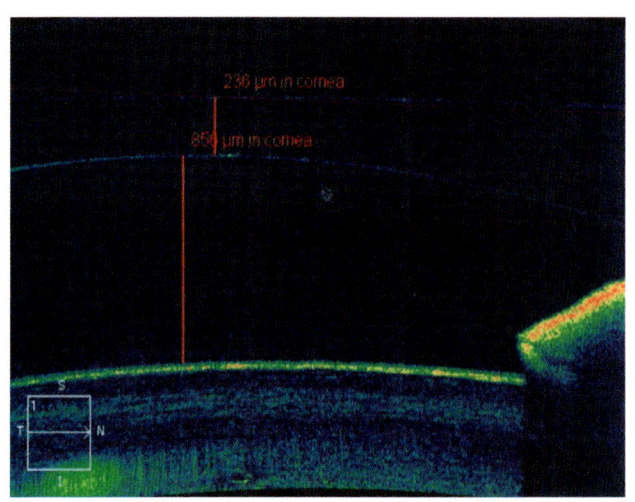

Figura 36.9 OCT de segmento anterior mostrando LIO Artisan côncavo-convexa e sua distância para o cristalino.

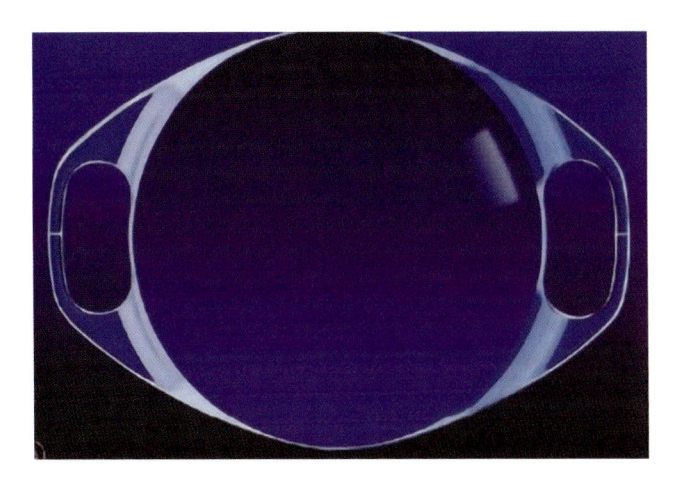

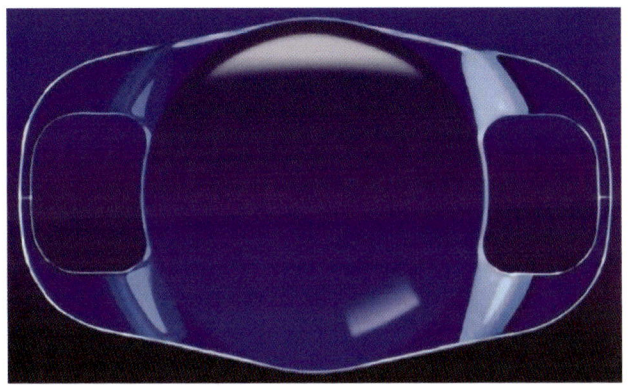

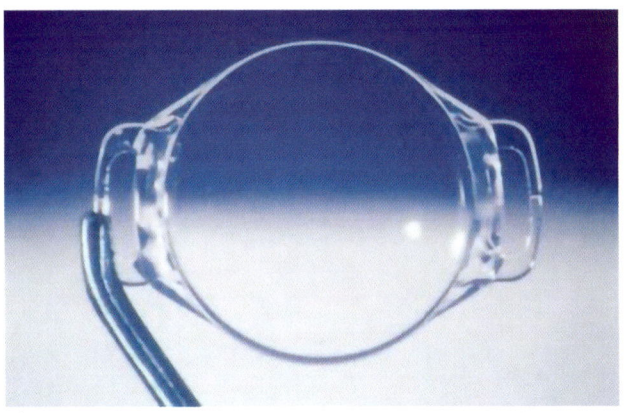

Figura 36.10 Artisan de 6 mm, Artisan de 5 mm e Artiflex.

comercialização é feita pela Adapt Produtos Oftalmológicos (SP - Brasil). Basicamente, são fixadas pelo enclavamento de tecido da superfície anterior da íris em dois pontos, diametralmente opostos, localizados na média periferia iriana, já que é virtualmente imóvel durante os movimentos pupilares. O formato em garra de suas alças garante a estabilidade e a previsibilidade, enquanto que o desenho abaulado permite um fluxo uniforme de humor aquoso, além de garantir uma distância segura entre o endotélio corneano (1,5 – 2,0 mm, dependendo do poder dióptrico) e a superfície da face anterior do cristalino. A lente de Artisan que corrige até -15,50 D tem 6 mm de zona óptica. Para dioptrias mais elevadas, a zona óptica é de 5 mm. A lente de Artiflex tem zona óptica sempre de 6 mm.

Nas tabelas das Figuras 36.11, 36.12 e 36.13 vemos as características das lentes e os poderes dióptricos disponíveis.

Indicações e Contraindicações das lentes fácicas de fixação iriana

As lentes de fixação iriana, ao preservarem a arquitetura corneana, permitiram o tratamento refrativo de altas ametropias, as quais demandariam a remoção de grandes quantidades de tecidos corneanos, aumentando, assim, o risco de ectasia, além de comprometer a previsibilidade e a eficácia dos resultados pós-operatórios.

Dessa forma, o uso dessas lentes foi ampliado para outras condições, tais como:

• Tratamento de erros refrativos após transplante de córnea

• Implante secundário para correção de afacia

• Tratamento de erros refrativos em pacientes com ceratocone

• Correção de alta miopia progressiva em crianças pseudofácicas

• Correção de anisometropia pós-operatória em casos de catarata unilateral com alta miopia bilateral.

CAPÍTULO 36 - Implante de Lentes Fácicas Para Correção de Altas Ametropias

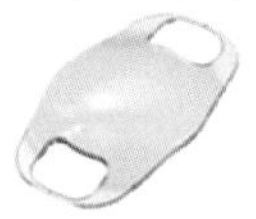	Tipo	Material	Modelo	Diâmetro da ZO	Tamanho da incisão	Diâmetro total	Altura total	Peso	Dioptrias disponíveis no Brasil
ARTISAN Primeira LIO fácica aprovada pelo FDA	Lente de peça única	PMMA Perspex CQ-UV	Miopia 204	6,0mm	6,2mm	8,5mm	1,04mm	9mg	-1,0D à -15,50 (incremento 0,5D)
			Miopia 206	5,0mm	5,2mm		1,04mm		-16,00 à -23,50 (incremento 0,5D)
			Hipermetropia 203	5,0mm	5,2mm		1,0mm		+1,0D a +12,0D (incremento 0,5D)

Figura 36.11 Artisan.

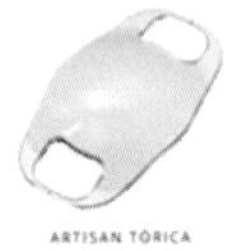	Tipo	Material	Diâmetro da ZO	Tamanho da incisão	Diâmetro total	Poder cilíndrico disponível no Brasil	Poder esférico disponível no Brasil (D) (incremento 0,5D)
ARTISAN tórica	Lente de peça única	PMMA Perspex CQ-UV	5,0mm	5,2mm	8,5mm	-1,0	-22,0 à 7,5
						-1,5	-21,5 à 8,0
						-2,0	-21,0 à 8,5
						-2,5	-20,5 à 9,0
						-3,0	-20,0 à 9,5
						-3,5	-19,5 à 10,0
						-4,0	-18,5 à 11,0
						-4,5	-22,0 à 7,5
						-5,0	-18,0 à 11,5
						-5,5	-17,5 à 12,0
						-6,0	-17,0 à 12,5
						-6,5	-16,5 à 13,0
						-7,0	-16,0 à 13,5
						-7,5	-15,5 à 14,0

Figura 36.12 Artisan tórica.

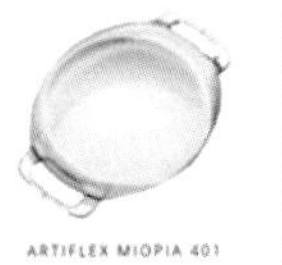	Tipo	Material	Diâmetro da ZO	Diâmetro total	Altura total	Dioptrias disponíveis no Brasil
ARTIFLEX MIOPIA 401 Segunda geração de LIO fácica	Lente de 3 peças	Centro óptico: Polysiloxane	6,0mm	8,5mm	1,03 mm – 1,38 mm	-2,0D à -14,50 (incremento 0,5D)
		Alças: PMMA Perspex CQ-UV				

Figura 36.13 Artiflex miopia 401.

A escolha da lente fácica exige um exame oftalmológico pré-operatório detalhado, que deve incluir:

- Acuidade visual com e sem correção
- Refração dinâmica e estática
- Biomicroscopia anterior – avaliar a configuração da íris
- Tonometria de aplanação
- Gonioscopia
- Topografia e/ou tomografia de córnea
- Microscopia especular
- Mapeamento de retina e retinografia
- Medida do diâmetro pupilar (em condições escotópicas, o diâmetro da pupila deve ser igual ou menor que o corpo da lente +1,00 mm, para reduzir as queixas de *halos* e *glare*).

Nesse modelo de lente, não é necessária a medida do comprimento branco a branco, um vez que o diâmetro dela é de 8,5 mm e, portanto, "one size fits all", como já reportado anteriormente.

Após a realização do exame oftalmológico completo, é fundamental que o paciente apresente alguns pré-requisitos que o tornem apto ao implante de lente fácica, dentre eles:

- Profundidade de câmara anterior a partir do epitélio (ACD), segundo sugestões do fabricante (descontar a paquimetria central se usar a distância do endotélio-AQD):
  - Artisan: 3,0 mm (sugerimos AQD mínimo de 2,7 mm, em qualquer caso). Shajari M et al. mostraram que a perda endotelial é estatisticamente maior em pacientes com ACD menor que 3 mm, quando comparada a pacientes com ACD maior que 3,4 mm
  - Artiflex: 3,2 mm
  - Densidade de células endoteliais: maior que 2.000 células/mm^2

IDADE	QUANTIDADE DE CÉLULAS ENDOTELIAIS (células/mm^2)
18 a 25 anos	2.800
26 a 30 anos	2.650
31 a 35 anos	2.400
36 a 45 anos	2.200
> 45 anos	2.000

Figura 36.14 Tabela da densidade endotelial esperada em córneas normais, de acordo com a idade.

(A Figura 36.14 mostra a densidade das células endoteliais, de acordo com a idade).

- Diâmetro pupilar: menor ou igual a 7,00 mm, para lentes com diâmetro da zona óptica de 6 mm e pupila menor ou igual a 6,00 mm, para lentes com diâmetro de 5 mm.

De acordo com o CFM nº 4296/2007 – PARECER Nº 6/08 é contraindicado o procedimento em pacientes que apresentam:

- Contagem de células endoteliais abaixo de 2.000 células/mm^2, em pacientes fácicos e 1.200 células/mm^2, para pacientes afácicos.
- Câmara anterior com profundidade abaixo de 3,00 mm.

Tratando-se de um procedimento cirúrgico, vemos que existem contraindicações absolutas e relativas ao procedimento, as quais devem ser avaliadas, caso a caso, pelo médico oftalmologista. Dentre elas:

- Presença de catarata
- Descolamento de retina
- Degenerações ou distrofias retinianas
- Nistagmo severo
- Glaucoma
- Opacidades corneanas
- Uveíte em atividade. Negretti et al. mostraram segurança e eficácia em uma sé-

rie de 11 pacientes implantados com lentes de Artisan e história de uveíte anterior, uveíte intermediária ou panuveíte.

Cálculo do poder da lente intraocular

A base teórica para o cálculo do poder da lente foi desenvolvida por Van der Heijde, o qual mostrou que o poder independe do comprimento axial do olho, mas sim de três fatores primordiais:

1. Curvatura central da córnea
2. Profundidade de câmara anterior
3. Refração

Atualmente, o fornecedor disponibiliza a calculadora para o cálculo do poder da lente. (disponível em: https://www.ophtec.com/calculation)

Técnica cirúrgica

Preparo pré-operatório:

- Exame oftalmológico completo
- Iridotomia

  - Pode ser realizada previamente no laser (Nd: YAG) ou mesmo durante o ato cirúrgico. Deve ser realizada periférica e, geralmente, superior.

- Cirurgia monocular
- Material cirúrgico específico:

  - Pinças de fixação da óptica da lente Artisan

  - Pinças de fixação dos hápticos de PMMA da lente Artiflex

  - Espátula de montagem e introdução da lente Artiflex

  - Agulha ou Vacufix® para enclavamento iriano nasal e temporal.

- Anestesia a critério do cirurgião. Normalmente, usamos anestesia tópica para lentes de Artiflex, e peribulbar, para Artisan.

Intraoperatório

Artisan (Figuras 36.15, 36.16 e 36.17)

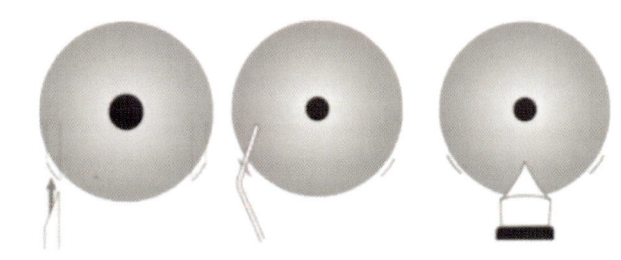

Figura 36.15 Confecção de paracenteses e incisão principal para implante de Artisan®.

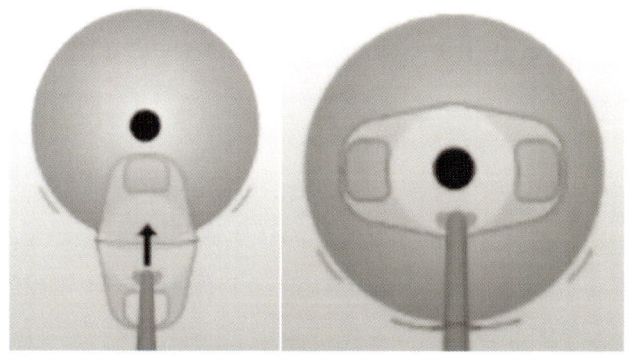

Figura 36.16 Implante e posicionamento da LIO Artisan®.

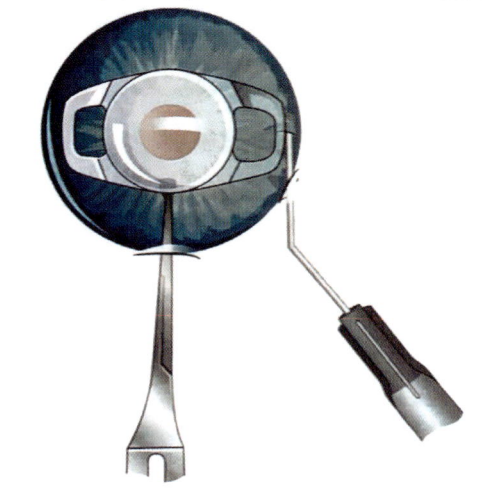

Figura 36.17 Enclavamento da lente Artisan®.

- 2 paracenteses com 15, às 10 e 2 horas, orientadas para a região de enclavamento, perpendiculares à incisão principal

- Incisão principal com 5,2 – 6,2 mm, tunelizada e centrada na pupila, podendo ser deslocada para o meridiano mais curvo, quando se deseja corrigir o astigmatismo, sem comprometer o conforto e a segurança do cirurgião.

- Em caso de anestesia tópica, utilizar lidocaína 1% sem conservante, para anestesia intracameral

- Miótico intracameral

- Colocar viscoelástico de alto peso molecular, coesivo

- Testar o acesso das paracenteses com a agulha de enclavamento/Vacufix®

- Colocar a lente pela incisão principal, direcionando-a para região das 6 horas

- Colocar viscoelástico na face anterior da lente, para proteção endotelial

- Rodar a lente para a posição horizontal, centralizar e prosseguir com o enclavamento nasal e, em seguida, temporal. O uso do Vacufix® facilita muito a apreensão da íris, com a adequada centralização pupilar e orientação no eixo correto, especialmente quando a lente for tórica

Se necessário, o cirurgião pode optar por suturar parcialmente a incisão principal com mononylon 10-0, antes do enclavamento, para manter a câmara anterior mais estável

- Remoção do viscoelástico com dupla via (mais difícil com viscoelástico coesivo), bimanual, I/A ou simplesmente irrigação da CA.

- Finalizar a sutura da incisão principal, ao final do procedimento. Para incisões de 6,2 mm, sugerimos de 4 a 5 pontos e para incisões de 5,2 mm, 3 a 4 pontos. Eles são retirados, gradativamente durante o pós-operatório, para auxiliar no controle do astigmatismo

- Aplicação de antibiótico intracameral ou injeção subconjuntival e curativo oclusivo de acrílico

Artiflex (Figuras 36.18 e 36.19)

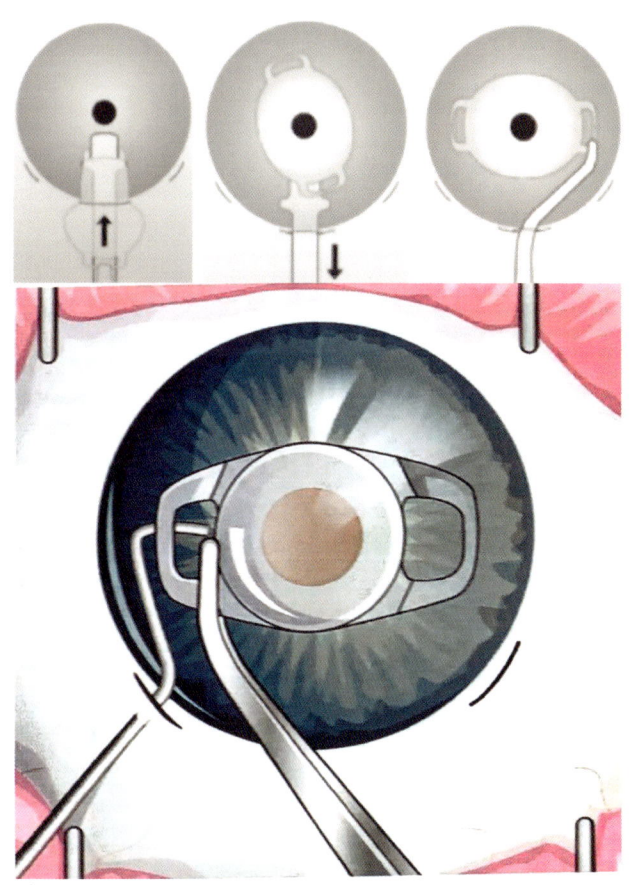

Figuras 36.18 e 36.19 Etapas da cirurgia de implante da lente Artiflex® (implante, posicionamento e enclavamento).

- 2 paracenteses com 15, às 10 e 2 horas, orientadas para a região de enclavamento, perpendiculares à incisão principal

- Incisão principal com 3,2 mm, tunelizada, direcionada à pupila, podendo ser deslocada para o meridiano mais curvo, quando se deseja corrigir o astigmatismo, sem comprometer o conforto e a segurança do cirurgião

- Em caso de anestesia tópica, utilizar lidocaína 1% sem conservante, para anestesia intracameral

- Miótico intracameral
- Colocar viscoelástico de alto peso molecular, coesivo
- Testar o acesso das paracenteses com a agulha de enclavamento ou Vacufix®
- Montar a lente na espátula específica e introduzi-la na posição vertical
- Colocar viscoelástico na face anterior da lente para proteção endotelial
- Rodar a lente para a posição horizontal, centralizar e prosseguir com o enclavamento nasal e, em seguida, temporal
  • Nesse caso, diferente da Artisan®, preconiza-se a preensão da lente pelos hápticos, NUNCA pela óptica, que é de silicone
- Remoção do viscoelástico com dupla via, bimanual, I/A ou simplesmente irrigação da câmara anterior
- Hidratação da incisão principal. Associar sutura com 1 ponto, quando o astigmatismo na regra pré-operatório for 0,75 D ou menor. Isso ajuda a evitar a inversão do astigmatismo para contrarregra
- Aplicação de antibiótico intracameral e colocação do protetor de acrílico

Cuidados no pós-operatório

• Reavaliação após 2 a 4 horas, com exame biomicroscópico e avaliação da pressão intraocular, 1, 7, 14 e 30 dias. Mas, pode ser modificado, de acordo com a experiência do cirurgião e condições pós-operatórias
• Hipotensor tópico (tartarato de brimonidina 0,02%), por 5 dias (opcional)
• Antibiótico tópico, quinolona de 4ª geração, quatro vezes ao dia, por 7 dias
• Corticosteroide tópico regressivo, por 30 dias

Em seguida, a Figura 36.20 mostra o implante de lente fácica Artisan® em paciente submetido ao transplante lamelar anterior profundo (DALK).

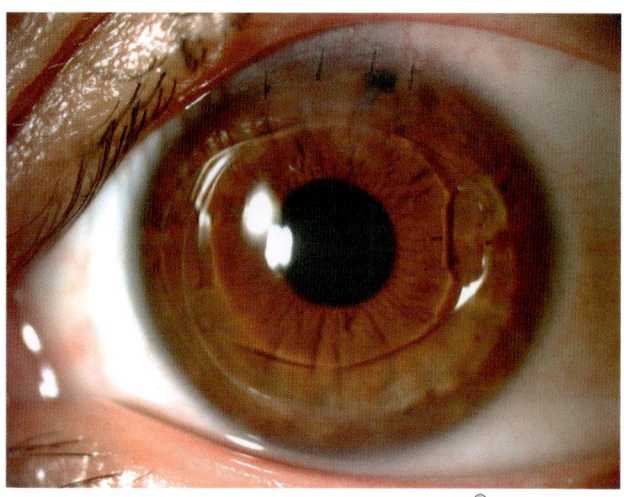

Figuras 36.20 Implante de lente fácica Artisan® em paciente submetido a transplante lamelar anterior profundo (DALK).

Complicações

Com o aprimoramento da técnica cirúrgica, materiais e um exame pré-operatório cuidadoso, as complicações são cada vez menos frequentes. Mas, é preciso que sejam conhecidas e evitadas, e caso aconteçam, rapidamente reconhecidas e manejadas.

Complicações intraoperatórias

• Herniação de íris: como citado, o cirurgião pode optar pela sutura da incisão principal, previamente ao enclavamento
• Ovalização de pupila: geralmente quando ocorre a plicatura excessiva, em um dos lados. Portanto, durante o próprio ato cirúrgico, pode-se reduzir a quantidade de tecido iriano ou, até mesmo, aumentar um dos lados, dependendo do caso
• Hipertensão ocular: aqui o cirurgião pode optar pelo baroftalmo, fazer manitol endovenoso no pré-operatório ou, ainda, durante o ato cirúrgico
• Hifema: nesse caso é importante aumentar a pressão intraocular, seja com ar ou metilcelulose, por 2-5 minutos, visando a

permitir que a coagulação atue de maneira eficiente.

Complicações pós-operatórias

1 - Síndrome tóxica do segmento anterior

Este quadro pode se manifestar na 1ª semana, com células na câmara anterior, fibrina e, até mesmo, hipópio. Nesses casos, uma vez excluída a hipótese infecciosa, deve-se optar pela prednisona oral e aumentar o corticoesteroide tópico. O prognóstico, em geral, é bom.

2 - Aumento da pressão intraocular

Ocorre em 3% dos casos, pelo viscoelástico residual, dispersão pigmentar e pelo trauma cirúrgico. Na grande maioria das vezes, é transitório, com aumento médio de 2,1 mmHg e responde bem aos hipotensores oculares.

3 - Dispersão pigmentar

O excesso de tecido enclavado, manipulação excessiva da íris e íris muito pigmentadas podem predispor a essa complicação, em até 12% dos casos, especialmente com lentes de Artiflex (Figura 36.21). Além disso, quando o enclavamento é insuficiente, é possível ocorrer o movimento da lente (pseudofacodonese), o que pode acarretar inflamação crônica e até intervenção cirúrgica para um reposicionamento (Figura 36.22). A Figura 36.23 mostra um bom enclavamento iriano à esquerda e enclavamento inadequado à direita, causando atrofia iriana local. As Figuras 36.24 e 36.25 mostram a LIO Artiflex reposicionada.

4 - Catarata

Em estudo realizado, Menezo et al. observaram a formação de catarata nuclear em 7 de 231 olhos (3%), após 8 anos de implante

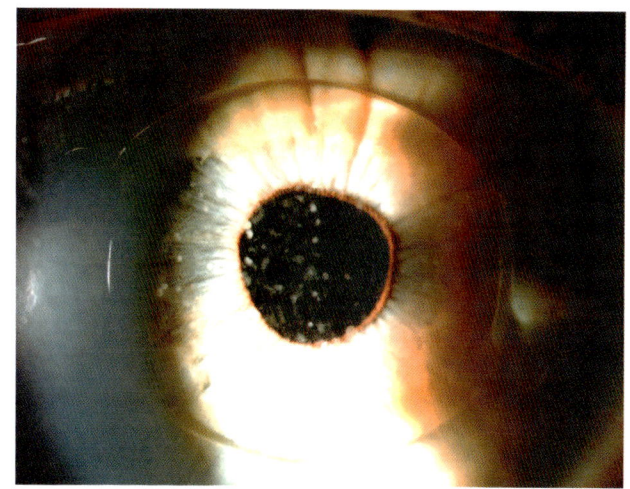

Figura 36.21 LIO Artiflex com depósitos de pigmento.

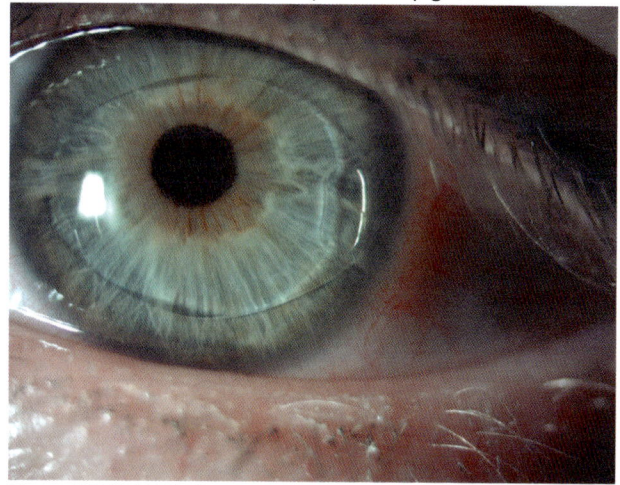

Figura 36.22 LIO Artisan com enclavagem insuficiente à direita e consequente deslocamento da mesma.

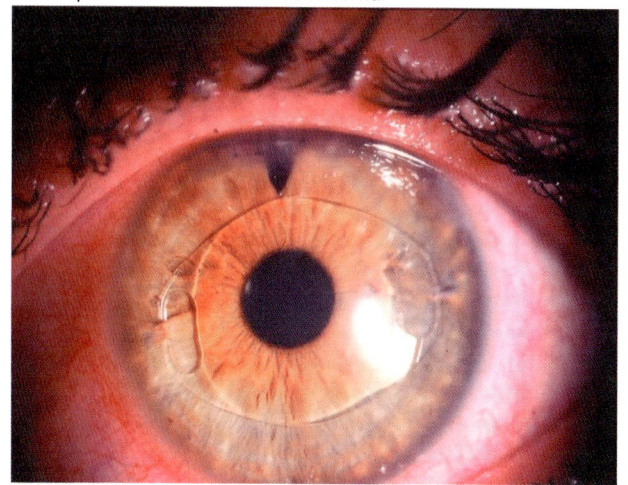

Figura 36.23 LIO Artisan com enclavagem insuficiente à direita, levando a uma atrofia iriana.

de lente Artisan. Foi visto, ainda, que idade acima de 40 anos e comprimento axial maior que 30 mm são fatores de risco para a formação da catarata. Assim, pode-se manifestar no pós-operatório tardio, mas, em sua grande maioria, não causa redução da acuidade visual, devendo o cirurgião observar atentamente a localização e a sua progressão.

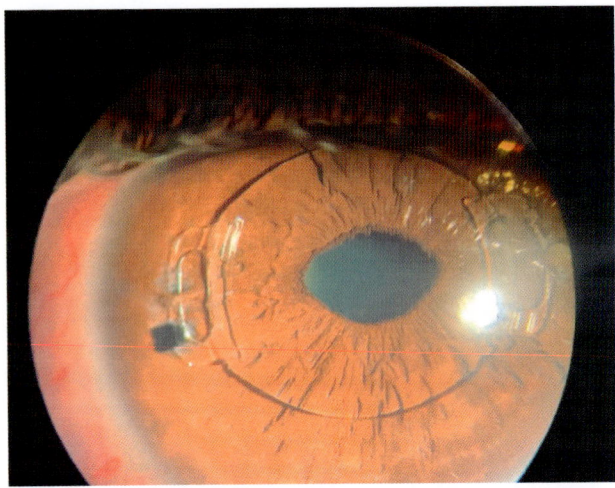

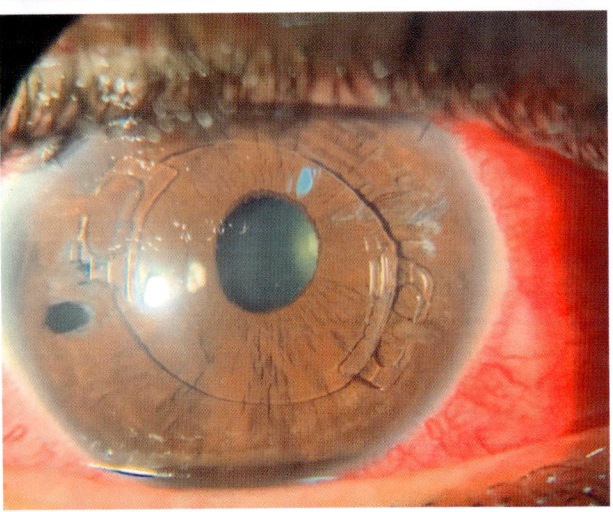

Figuras 36.24 e 36.25 LIO Artiflex reposicionada obliquamente, após deslocamento por enclavagem insuficiente e consequente atrofia iriana (notem a melhora da ovalização pupilar após o reposicionamento da lente).

5 - Perda de células endoteliais

A perda endotelial média de uma córnea que nunca foi submetida a qualquer cirurgia intraocular é estimada em 0,6%, ao ano. A literatura mostra que a perda endotelial está mais relacionada ao trauma cirúrgico do que pela presença da lente. Dessa forma, ela é mais evidente entre o primeiro e o sexto mês de pós-operatório. Morral et al., em comparação pareada contralateral, não encontraram diferença estatisticamente significativa na perda endotelial, entre olhos operados com implante de lente de Artisan, olhos submetidos à cirurgia refrativa com excimer laser ou olhos não operados, após 10 anos. Alguns estudos mostram uma perda endotelial que varia de 2,8% a 9% e, em *trial* realizado pelo FDA, notou-se uma redução de até 4,8%, após 3 anos de cirurgia. Assim, é importante o seguimento rigoroso semestral no início e após, anual, com microscopia especular. Orientar os pacientes para que NUNCA cocem os olhos ou durmam fazendo pressão do travesseiro ou do braço sobre os olhos. Em caso de perda endotelial significativa, deve-se optar pelo explante da lente, antes que ocorra descompensação endotelial.

6 - Descentralização da lente

É raro (0,8% em 3 anos) e pode ocorrer por algum trauma ocular ou, até mesmo, pela atrofia setorial no local do enclavamento. Nesses casos, deve-se corrigir o posicionamento, imediatamente, pelo risco de contato com o cristalino e a consequente formação de catarata, também, para evitar o contato endotelial e trauma, o que poderia levar à descompensação corneana.

7 - *Halos e glare*

A incidência é maior nos casos em que se opta por uma zona ótica de 5,0 mm ao invés de 6,0 mm. Pode ocorrer em 0 – 8,8% dos pacientes, com risco aumentado naqueles com pupilas maiores que 5,5 mm. Na grande maioria das vezes é transitório e desaparece em até seis meses.

8 - Síndrome de Urrets – Zavalia

Caracterizada pelo aumento da pressão intraocular, midríase fixa e sinéquia posterior, a síndrome de Urretz-Zavalia é uma complicação rara, porém descrita na literatura. Geralmente, está associada a não remoção total do viscoelástico da câmara anterior, com consequente aumento da pressão intraocular.

Lente fácica de câmara posterior

Introdução

As lentes intraoculares fácicas de câmara posterior, por definição, são lentes para corrigir ametropias que são implantadas na câmara posterior, no diminuto espaço entre a íris e o cristalino. As primeiras lentes fácicas de câmara posterior foram desenvolvidas por Fyodorov em, 1986 (Figura 36.26), feitas de silicone, em um modelo de desenho chamado *collar-button*, em que a parte óptica ficava na câmara anterior e os hápticos atrás da íris. Mais tarde, o seu desenho foi modificado por Chiron-Adatomed, tornando-se, de fato, uma lente fácica de câmara posterior. O conceito era de que a lente flutuasse no aquoso, entre a íris e o cristalino. Essas lentes provocaram uma série de importantes complicações. Novos desenhos e materiais foram aprimorados, até se chegar aos modernos modelos, que apresentam boa eficácia, previsibilidade e estabilidade, com índices de complicações bem reduzidos.

As vantagens das lentes fácicas de câmara posterior incidem no fato de serem invisíveis a olho nu (esteticamente mais favoráveis), ficam mais distantes do endotélio e mais próximas do ponto nodal, o que otimiza a imagem e minimiza a ocorrência de *glare*. São implantadas no sulco ciliar, em um procedimento reversível, ou seja, a lente pode ser explantada ou trocada, pela incisão original de 2,8 a 3,2 milímetros.

Modelos disponíveis atualmente

Atualmente, no Brasil, estão disponíveis a lente Visian ICL (Staar Surgical, Suíça) e a Eyecryl (Biotech, Índia). A lente IPCL (*Care Group*, Índia) é implantada em muitos países, mas não está disponível no Brasil. A única lente fácica de câmara posterior com aprovação do FDA é a Visian ICL (Figuras 36.27 e 36.28).

Visian ICL

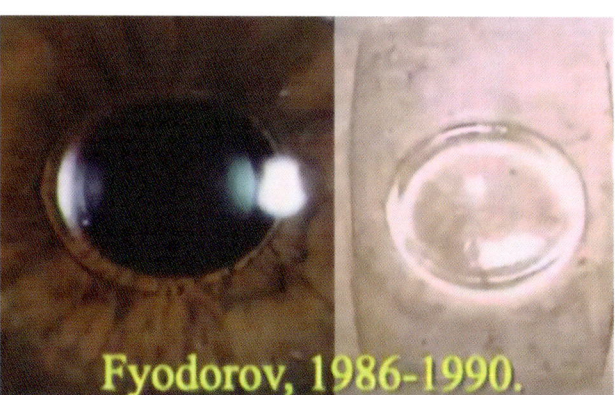

Figura 36.26 Modelo de lente intraocular de câmara posterior *collar-button*, desenvolvida por Fyodorov.

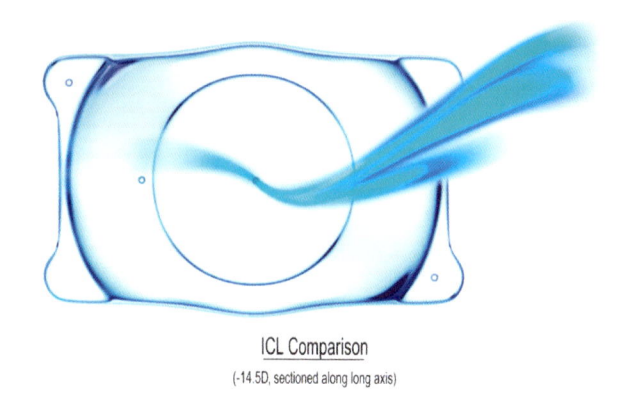

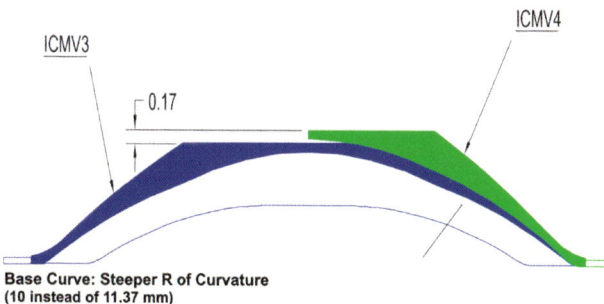

Figuras 36.27 e 36.28 Desenho da lente intraocular fácica Visian ICL (formato de prato e com orifício central) e comparação entre o modelo antigo (ICMV3) e o novo (ICMV4), que se distancia mais do cristalino.

Foi desenvolvida em 1993, e seu desenho vem sendo aprimorado, desde então.

A lente fácica de câmara posterior mais implantada e com mais publicações científicas é a Visian ICL (Staar Surgical, Suíça). Trata-se de uma lente em formato de prato, desenhada para suporte no sulco ciliar. A sua zona óptica é abaulada anteriormente (*vault*), para não tocar o cristalino, tem largura entre 7,5 e 8 milímetros e comprimento disponível em 4 medidas, variando entre 11,5 e 13 milímetros, para a correção de miopia, e entre 11 e 12,5 milímetros, para a correção de hipermetropia. Ambas com variação de 0,5 milímetros. Ela é muito fina, com até 50 μm na zona óptica, 500 a 600 μm nos hápticos, e 100 μm nos pedículos de apoio no sulco ciliar. O material dessa lente é o *Collamer* composto de colágeno porcino 0,2% e 2-hidroxietilmetacrilato (HEMA) 60%. Trata-se de um material hidrofílico flexível, com alta biocompatibilidade e permeabilidade ao oxigênio. A estrutura molecular desse material atrai a deposição de uma camada homogênea de fibronectina, que envolve toda a superfície da lente com uma carga negativa, inibindo o depósito de proteínas e o que a torna inócua ao sistema imunológico. As lentes mais modernas também apresentam um orifício central, com diâmetro de 360 μm. As maiores partículas que podem circular no humor aquoso são de pigmento da íris posterior e medem, em média, 16 a 25 μm de largura e 36 a 55 μm de comprimento. O orifício tem, portanto, um diâmetro de 6 a 10 vezes maior que essas partículas, o que facilita a equalização da pressão entre as câmaras anterior e posterior e dispensa a necessidade de iridotomia prévia ou intraoperatória (Figuras 36.29 e 36.30).

As lentes fácicas de câmara posterior corrigem de -0.5 a -23 dioptrias de miopia

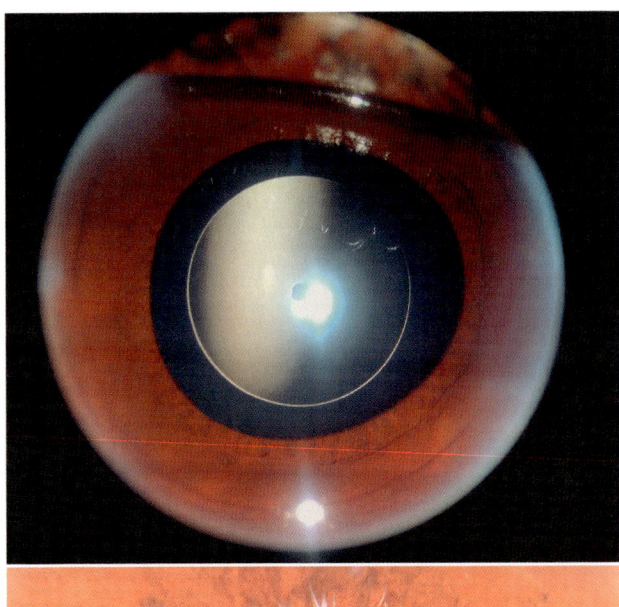

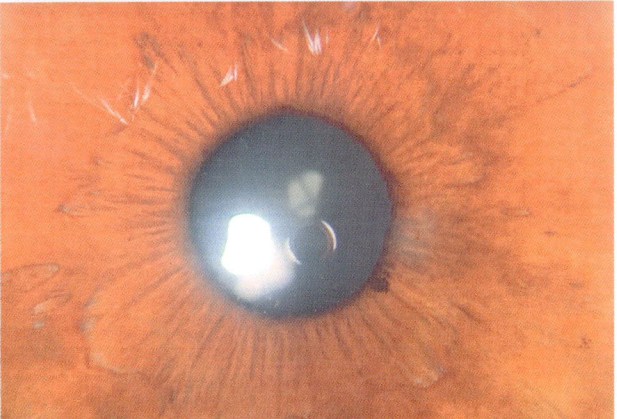

Figuras 36.29 e 36.30 Lente ICL ICMV4 com Aquaport (orifício central). Dispensa a necessidade de iridotomias prévias.

e de +0,50 a +10 dioptrias de hipermetropia, e cilindro de +1 D a +6 D (ambas com variação de 0,5 dioptrias). Entretanto, no Brasil, está aprovada pelo CFM apenas para miopia, com espectro de -6 D a -21 D dioptrias e correção do cilindro de +0,50 D a +6 D dioptrias. Para as lentes tóricas, independentemente do eixo do cilindro, a lente será implantada de forma horizontal (0 e 180°), podendo variar em até 20° nos sentidos horário e anti-horário. Com essas opções a lente tem um elevado nível de aplicabilidade.

O cálculo da potência refrativa da lente ICL é baseada na fórmula proposta por Olsen et al. O fabricante (Staar Surgical, Suíça) disponibiliza uma calculadora online (http://ocos.staarag.ch), onde os dados são inseridos e o cálculo da lente é realizado, com alta acurácia. Os dados considerados são refração no plano dos óculos (12 mm), ceratometria, profundidade de câmara anterior (até o endotélio) e medida do branco a branco horizontal por interferometria, que já calcula a lente intraocular para uma futura cirurgia de catarata.

Os pacientes precisam ter uma profundidade mínima da câmara anterior de 2,8 mm (até o endotélio), uma contagem endotelial acima de 2 mil células por milímetro quadrado, sem anormalidades celulares à microscopia especular. É muito importante estudar a conformação da íris, especialmente nos hipermétropes, para se evitar fechamento angular e glaucoma maligno. Evitar o implante em olhos com histórico de uveítes ou glaucoma, doenças retinianas, doenças autoimunes, diabetes, atopia, doenças do tecido conectivo e catarata.

Contraindicações

- Pacientes com baixa contagem de células endoteliais (menor que 2000/mm^2) ou morfologia celular anormal
  - Presença de catarata
  - Pacientes menores que 21 anos
  - Glaucoma primário de ângulo aberto ou de ângulo estreito
  - Ângulo estreito à gonioscopia (menor que grau III na classificação de Van Herick)
  - Síndrome de dispersão pigmentar
  - Síndrome pseudoexfoliativa
  - Gestação
- Doença ocular prévia ou pré-existente que impossibilite acuidade visual pós-operatória de 20/60 ou melhor (0,477 logMAR)
- Pacientes com ambliopia ou cegueira no olho contralateral
- Implante em olhos com a profundidade de câmara anterior menor que 2,8 mm

Técnica cirúrgica

O paciente é preparado com uma combinação de midriáticos tópicos (fenilefrina 2,5%, ciclopentolato 0,75%). Uma midríase satisfatória é de extrema importância, uma vez que uma pupila menor dificulta a luxação dos pedículos para a câmara posterior.

É importante não iniciar etapas da cirurgia antes de montar apropriadamente a lente no cartucho. A montagem é feita sob microscópio cirúrgico. Primeiramente, preencher o cartucho com viscoelástico (metilcelulose) e solução salina balanceada (BSS). A lente é removida do recipiente com pinça *McPherson* longa ou micropinça apropriada e gentilmente colocada na parte posterior do cartucho, com a zona óptica para cima e um dos hápticos apoiado na lateral do cartucho. Uma micropinça especial é utilizada para posicionar a lente em posição convexa, e sua parte anterior deve estar discretamente afastada da entrada do túnel do cartucho, para permitir a pega da lente com outra micropinça especial (Figuras 36.31 e 36.32). Essa micropinça é inserida pela parte anterior através do túnel do cartucho e pega a lente. Com um movimento contínuo e lento a lente é posicionada na boca do cartucho, pronta para o implante. É importante evitar rotação da lente durante o trajeto até a boca do cartucho. O cartucho é montado no injetor, e a ICL, por ser altamente hidrofílica, deve estar embebida em solução salina ba-

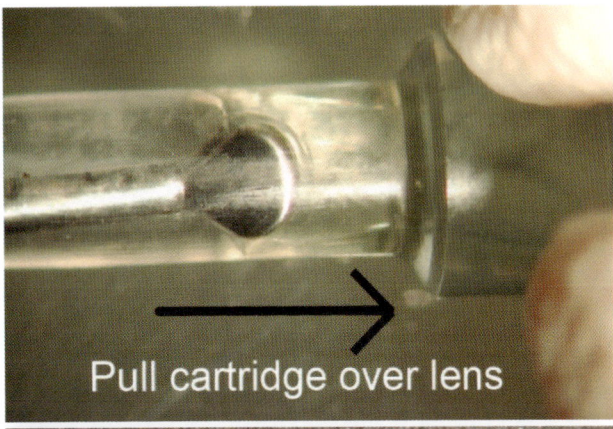

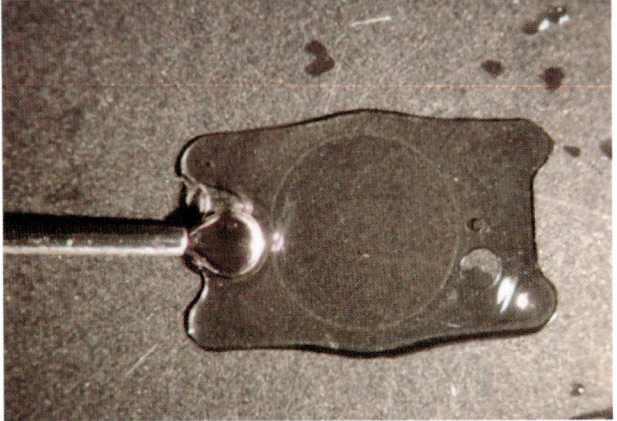

Figuras 36.31 e 36.32 Como montar a lente no cartucho com auxílio de uma micropinça apropriada.

lanceada (BSS), enquanto se aguarda o seu implante.

Após a lente pronta para o implante, inicia-se a cirurgia. É feita uma incisão principal em córnea clara de 2,75 a 3,2 mm, temporalmente. Importante direcionar a incisão para o plano da íris. Preenche-se o olho com substância viscoelástica (hidroxipropilmeltilcelulose a 2%). É recomendado fazer duas paracenteses de 1 mm, superior e inferior, anguladas, para a manipulação dos pedículos. A lente é, então, implantada, podendo-se usar um *fórceps* na paracentese, para apoiar o olho. A lente deve ser implantada, paulatinamente, na câmara anterior, com os hápticos sobre a íris. Existem orifícios de direcionamento nos hápticos, sendo o distal (que vai na frente) à direita e o proximal (posterior) à esquerda. Antes de posicionar os pedículos, deve-se injetar mais substância viscoelástica sobre a lente, para que ela se acomode mais próxima da íris. Com uma espátula especial romba, os pedículos são delicadamente luxados para atrás da íris, pelas paracenteses. Deve-se evitar o movimento do instrumento sobre a zona óptica da lente, para reduzir o risco de toque iatrogênico ao cristalino. É importante checar se os quatro pedículos estão devidamente posicionados na câmara posterior, e se a distância da zona óptica para o cristalino está adequada. Para a ICL esférica não é necessária a marcação prévia em posição supina, mas para a lente tórica, sim. Independentemente do eixo do cilindro, a lente é posicionada horizontalmente, e pode ter variação de posição de até 20°, para os sentidos horário e anti-horário. A aspiração do viscoelástico deve ser cuidadosa, evitando-se turbilhonamento, que pode movimentar a lente ou trazer os pedículos novamente sobre a íris. As incisões são hidratadas e termina-se a cirurgia.

O uso de mióticos é bastante controverso. Apesar de a miose ser bem-vinda para, teoricamente, facilitar a acomodação da lente na câmara posterior, o espasmo ciliar induzido pela medicação é indesejável, provocando a anteriorização do cristalino e consequente estreitamento das câmaras posterior e anterior. O escoamento do viscoelástico remanescente também é mais difícil em miose. Pessoalmente, não uso miótico no fim da cirurgia. De rotina, administro Diamox 250 mg, 2 comprimidos, ao fim do procedimento.

Recomenda-se que o paciente seja avaliado 4 horas após o implante, para avaliação do *vault* da lente e da pressão ocular, uma vez que fica viscoelástico residual sob a lente após a aspiração.

Atualmente, existem microscópios com OCT acoplado, e o *vault* intraoperatório pode ser medido. Torbey et al. conduziram um estudo recente comparando o *vault* intraoperatório com o pós-operatório, medido no 1º dia, 1 semana, 1 mês e 3 meses pós-operatório, através de OCT.

Os autores concluíram que o *vault* da ICL intraoperatório, medido com OCT, apesar de diferente com significância estatística, teve alta correlação com o *vault* pós-operatório também medido por OCT, e pode ser considerada uma ferramenta confiável para estimar o *vault* final da ICL.

Resultados visuais (eficácia clínica)

As medidas que definem a eficácia clínica incluem acuidade visual para longe sem correção, equivalente esférico refracional, previsibilidade refrativa e estabilidade refracional. Em 2018, no seu estudo de revisão, Packer avaliou dados de 27 publicações para a EVO ICL (com Aquaport), sendo séries de casos retrospectivos e prospectivos, que incluíam dados de 1905 olhos, com uma média ponderada de acompanhamento de 12,5 anos. Considerando os dados disponíveis na literatura, incluindo 16 publicações e 1023 olhos com média ponderada de refração pré-operatória de -9,81 D e média ponderada de acompanhamento de 13,7 meses, o índice de eficácia, que é a razão entre a acuidade visual não corrigida pós-operatória e a acuidade visual corrigida pré-operatória, foi de 1,04 (variando entre 0,90 e 1,35). A média ponderada da acuidade visual não corrigida pós-operatória foi de 20/19 (logMAR -0,02). A média percentual de olhos com erro refracional menor que 0,5 D do alvo foi de 90,8% (variando de 72% a 100%), enquanto a média percentual de olhos com erro refracional menor que 1 dioptria do alvo foi de 98,7% (variando de 91,8% a 100%) Esses podem ser considerados excelentes resultados, comprovando a eficácia clínica do procedimento.

Satisfação relatada pelos pacientes

Autores relataram altos níveis de satisfação do paciente com o implante de ICL. Por exemplo, Yan et al relataram um espectro de satisfação total do paciente de 0=muito insatisfeito a 10=muito satisfeito, e notou que 100% dos pacientes estavam satisfeitos e 71% ou mais dos pacientes estavam muito satisfeitos. A média da satisfação total dos pacientes foi de 9,27+-0,87 (variando de 8 a 10). E todos os pacientes escolheram sim quando perguntado se eles considerariam recomendar essa cirurgia para pacientes com problema similar ao deles.

Pós-operatório

São prescritos antibiótico colírio (preferencialmente quinolona de quarta geração) por sete dias e acetato de prednisolona 1% colírio por três semanas. O uso de medicação hipotensora ocular, como o tartarato de brimonidina, pode ser considerado nas primeiras duas semanas, pois há evidências que melhora o controle pressórico e reduz a sensação de *halos* após o implante, devido também ao seu efeito miótico.

O paciente deve ser avaliado em 2 a 4 horas após a cirurgia. O *vault* e a pressão ocular são avaliados. O *vault* ideal é entre 250 e 750 micra, enquanto o *vault* aceitável, entre 100 μm e 1 milímetro.

Após a revisão no pós-operatório imediato, são feitas revisões, no 1º, 7º, 14º e 30º dias pós-operatórios. Nessas revisões avalia-se acuidade visual, refração, o *vault* e a pressão ocular. Recomenda-se realizar OCT ou UBM, caso disponível, para registro e acompanhamento seriado do *vault* (Figuras 36.33 e 36.34).

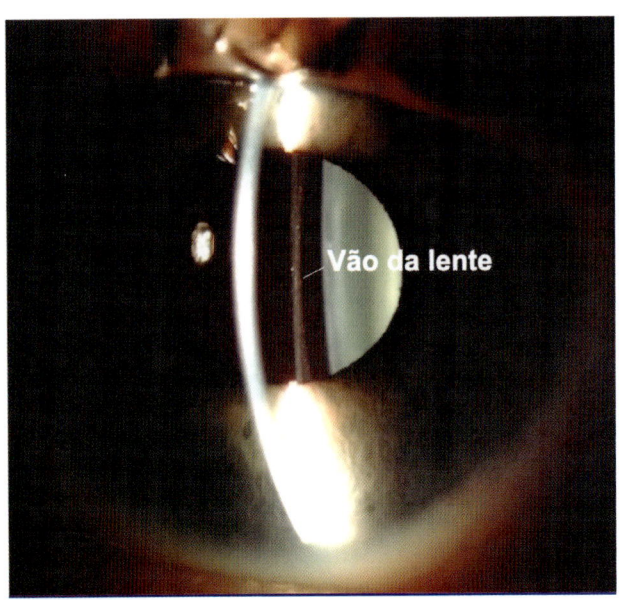

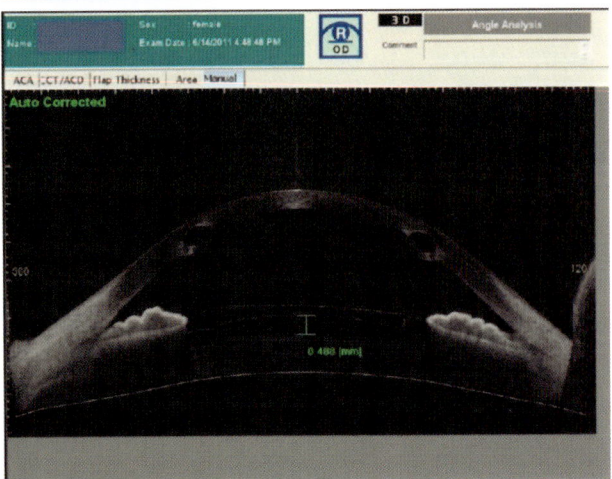

Figuras 36.33 e 36.34 Avaliação do *vault* da lente fácica ICL através do exame de biomicroscopia OCT de segmento anterior.

Complicações Intraoperatórias
Catarata

Pode ocorrer se houver algum toque no cristalino. Para se evitar tal complicação, deve-se evitar manipulações com instrumentos sobre a zona óptica da lente. Caso o cirurgião opte por utilizar sistemas fluídicos do facoemulsificador para aspiração do viscoelástico, é preconizado usar parâmetros baixos de vácuo e taxa de fluxo, e evitar aspiração sobre o orifício central, pois há relatos de indução de catarata subcapsular anterior na região do Aquaport (orifício central da lente), relacionada ao turbilhonamento de fluidos e viscoelástico.

Na metanálise publicada por Packer em 2016, foram analisados 8 estudos incluindo 5318 olhos com implante de ICL para incidência de opacidade do cristalino e necessidade de cirurgia de catarata. O acompanhamento dos pacientes variou entre 4 e 10 anos. A incidência de opacidade subcapsular anterior do cristalino variou de 1,1% a 5,9%, e a incidência de catarata visualmente significante, que precisou de cirurgia variou de 0 a 1,8%.

Em relação ao desenvolvimento de catarata, evidências mostram que idade mais avançada e alta miopia representam fatores de risco. Desta forma, a seleção do paciente também pode reduzir esse risco. Estudos sugerem que o orifício central (Aquaport) ajuda a manter a oxigenação e saúde do cristalino por permitirem um fluxo fisiológico do humor aquoso sobre a cápsula anterior do cristalino. A utilização do viscoelástico adequado é igualmente muito importante. Existem relatos de formação de vacúolos subcapsulares anteriores com a utilização de Viscoat e Duovisc (relacionados à substância hialuronato de sódio) (Figura 36.35).

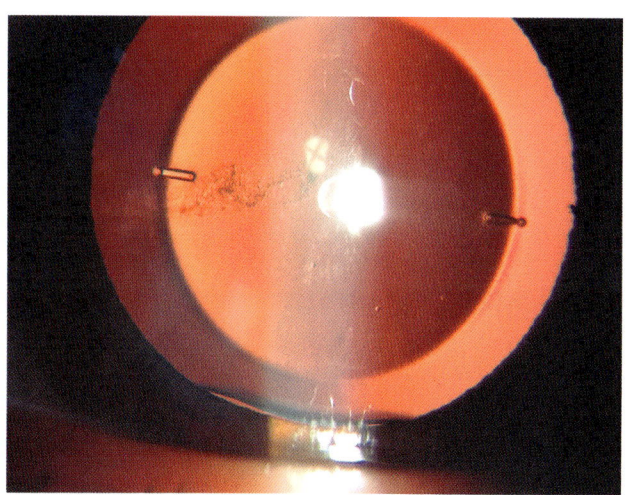

Figura 36.35 Lente fácica ICL tórica e presença de catarata subcapsular.

Complicações Pós-operatórias

Glaucoma agudo

Ocorre quando o diâmetro da lente é muito grande (*oversizing*), fazendo um bloqueio pupilar e aumento súbito da pressão ocular. O tratamento deve ser administração de Manitol endovenoso e iridotomias com YAG Laser. Se o *vault* está fora dos padrões seguros (acima de 1 milímetro), a rotação vertical (válida para as lentes esféricas) ou o explante da lente são indicados.

Hipertensão ocular e dispersão pigmentar

Considerar tratamento para pacientes que apresentam pressão ocular maior que 24 mmHg, ou pressão 10 mmHg maior que a medida pré-operatória. No grupo de ICL sem orifício central, houve 17 casos de bloqueio pupilar em 526 olhos implantados (3,2%). Todos os casos foram tratados com sucesso com iridotomias com YAG Laser. Houve também três olhos com pressão elevada por excesso de viscoelástico remanescente, que foram prontamente resolvidas com irrigação e aspiração. O risco de pressão ocular elevada no pós-operatório imediato pode ser mitigado por uma técnica cirúrgica adequada e utilização da substância viscoelástica adequada (hidroxipropilmetilcelulose a 2%). Apenas 1 caso de bloqueio pupilar foi relatado na literatura revisada (n=4196 olhos) com implante de ICL com orifício central, com média ponderada de acompanhamento de pelo menos um ano. Dispersão pigmentar em olhos com implantes de ICL é rara, e está diretamente relacionada ao *vault* elevado (*oversizing*).

Perda de células endoteliais

Baseado em dados clínicos coletados ao longo de 5 a 7 anos de pós-operatório de implantes de ICL, a perda crônica de células endoteliais calculada foi em torno de 1,8% por ano. Moya et al fizeram um estudo retrospectivo de 12 anos de acompanhamento, com 144 olhos com implante de ICL entre 1998 e 2001. Foi observada uma perda média de 6,46% no primeiro ano, seguido por um decréscimo de 1,2% ao ano da contagem endotelial. Para essas taxas é necessário ainda considerar a perda endotelial esperada relacionada à idade, que é de 0,6% por ano.

Ovalização pupilar

Esta é uma complicação rara com o implante de ICL, e está relacionada com *vault* elevado no pós-operatório.

Endoftalmite

Esta é com certeza a mais temível das complicações em cirurgias intraoculares. A taxa de endoftalmite foi analisada em uma pesquisa entre os usuários de ICL entre 1998 e 2006, estudo que incluiu 17954 olhos, e foi de 0,0167%.

Fenômenos disfotópicos (*halos* e disfotopsia)

Estes fenômenos podem ocorrer e geralmente são transitórios, não durando mais que três meses. O diâmetro pupilar em condições mesópicas deve sempre ser avaliado no pré-operatório e seleção do paciente, a fim de minimizar essas queixas.

Lente fácica Eyecryl

Essa lente é produzida pela Biotech (Ahmedabad, Índia), e seu desenho e conceitos são similares aos da ICL, e o material é o acrílico hidrofílico, com 26% de água. A óptica da lente é asférica, com aberração esférica neutra. Já é amplamente utilizada em vários países. Foi recentemente aprovada no Brasil (Figura 36.36).

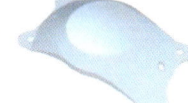

EYECRYL PHAKIC
Power Range & Models

Model	Indication	Size (mm)	Diopter Range	Optic Diameter (mm)
PKC120NH	Myopia	6.5 X 12.0	0 to -13.0	5.50 mm
			-13.5 to -16.5	5.25 mm
			-17.0 to -23.0	4.65 mm
PKC125NH	Myopia	6.5 X 12.5	0 to -13.0	5.50 mm
			-13.5 to -16.5	5.25 mm
			-17.0 to -23.0	4.65 mm
PKC130NH	Myopia	6.5 X 13.0	0 to -13.0	5.50 mm
			-13.5 to -16.5	5.25 mm
			-17.0 to -23.0	4.65 mm
PKC135NH	Myopia	6.5 X 13.5	0 to -13.0	5.50 mm
			-13.5 to -16.5	5.25 mm
			-17.0 to -23.0	4.65 mm

Specifications of EYECRYL PHAKIC TORIC IOL

Material	Hydrophilic Acrylic CQ UV
Water Content	26%
Optic Type	Aspheric
Optic Size	4.65 mm to 5.50 mm
Overall Length	12.00 mm to 13.5 mm
Sterilization	Steam
Site of Implantation	Posterior chamber
Delivery System	Disposable (Sub 2.8 mm)
Diopter Range	0 D to -23.0 D(with 0.5D step)
Refractive Index	1.461

Figura 36.36 Tabelas com especificações da lente fácica Eyecryl.

Lentes fácicas para correção de presbiopia

Existem, atualmente, duas lentes fácicas para correção da presbiopia, que são a IPCL (Care Group, Índia), que tem uma óptica trifocal, e a ICL EVO Viva (Staar Surgical, Suíça), que tem óptica de foco estendido (recentemente aprovada na comunidade europeia, Chile e Argentina). Nenhuma delas está disponível, por enquanto, no Brasil (Figura 36.37).

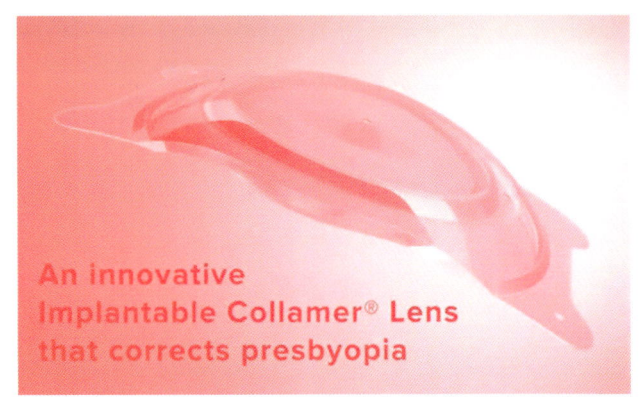

Figura 36.37 Lente fácica ICL EVO Viva (de foco estendido), para correção da presbiopia.

Como abordar o paciente com catarata e lente fácica

Para os pacientes com catarata e lente fácica indica-se a remoção da lente fácica e da catarata e o implante da lente intraocular no saco capsular já com a ametropia do paciente corrigida. É importante um planejamento pré-operatório adequado.

Para lentes fácicas de câmara posterior é preconizado remover a lente antes do procedimento de facoemulsificação, uma vez que o implante pode ser removido por uma incisão de 2,8 a 3,2 milímetros. Se a cirurgia for assistida por Laser de femtossegundo (FLACS), o Laser pode ser realizado com a lente no olho. É interessante checar os parâmetros do Laser e considerar intensificar a energia e diminuir a separação entre os pontos para garantir uma capsulotomia completa.

Para lentes de suporte iriano, como o explante exige uma incisão maior, remover a lente fácica após a facoemulsificação e implante da lente intraocular no saco capsular apresenta algumas vantagens, como (1) a manutenção de uma câmara anterior mais estável com a realização da facoemulsificação através de uma incisão menor, ainda mais levando em consideração que muitos pacientes apresentam alta miopia e maior flutuação da câmara anterior; (2) evitar a manipulação da íris antes da facoemulsificação ao realizar o desenclavamento da lente, já que algumas íris podem ficar irritadas e ainda estimular a miose, indesejada antes da facoemulsificação. Em relação à realização da facoemulsificação com auxílio do laser de femtossegundo (FLACS), estudos sugerem que seria mais segura a realização da catarata após explante da lente fácica intraocular. A realização do FLACS ainda com a presença da lente fácica no olho seria mais difícil, e 5 casos (40%) em estudo apresentado por Schultz e colaboradores mostraram rasgo na cápsula anterior. Além disso, a centração da capsulotomia anterior ainda se tornaria mais difícil, pois dependeria da centração óptica da lente fácica. Outra opção é remover a lente de Artisan, suturar a incisão e realizar a facectomia por outra incisão. Com isso, se consegue mais estabilidade da CA, sem que a lente fácica atrapalhe o ato cirúrgico.

Considerações finais

As lentes fácicas antigas e já descontinuadas provocaram um amplo leque de complicações, o que de certa forma estigmatizou o procedimento. As lentes fácicas atuais são alternativa segura e eficaz para a correção de altas ametropias, e para pacientes que têm contraindicação em realizar cirurgia ceratorrefrativa a Laser. O conhecimento teórico para a indicação adequada e seleção da lente (modelo, poder, diâmetro), assim como o domínio da técnica cirúrgica e manejo pós-operatório são essenciais para o alcance de bons resultados.

Referências

1 - Albarrán-Diego, C. et al. (2012) 'Foldable iris-fixated phakic intraocular lens vs femtosecond laser-assisted LASIK for myopia between -6.00 and -9.00 diopters.', Journal of refractive surgery (Thorofare, N.J. : 1995). United States, 28(6), pp. 380–386. doi: 10.3928/1081597X-20120508-01.

2 - Alió, J. L. et al. (2015) 'Phakic intraocular lens explantation: Causes in 240 cases', Journal of Refractive Surgery, 31(1), pp. 30–35. doi: 10.3928/1081597X-20141202-01.

3 - Allan, B. D., Argeles-Sabate, I. and Mamalis, N. (2009) 'Endophthalmitis rates after implantation of the intraocular Collamer lens: survey of users between 1998 and 2006.', Journal of cataract and refractive surgery. United States, 35(4), pp. 766–769. doi: 10.1016/j.jcrs.2008.12.027.

4 - Allemann, N. et al. (2000) 'Myopic angle-supported intraocular lenses: two-year follow-up.', Ophthalmology. United States, 107(8), pp. 1549–1554. doi: 10.1016/s0161-6420(00)00221-9.

5 - Asano-Kato, N. et al. (2005) 'Experience with the Artisan phakic intraocular lens in Asian eyes.', Journal of cataract and refractive surgery. United States, 31(5), pp. 910–915. doi: 10.1016/j.jcrs.2004.08.057.

6 - Baikoff, G. et al. (1998) 'Angle-fixated anterior chamber phakic intraocular lens for myopia of -7 to -19 diopters.', Journal of refractive surgery (Thorofare, N.J. : 1995). United States, 14(3), pp. 282–293.

7 - Balakrishnan, S. A. (2016) 'Complications of phakic intraocular lenses', International Ophthalmology Clinics, 56(2), pp. 161–168. doi: 10.1097/IIO.0000000000000109.

8 - Bamashmus, M. A. et al. (2013) 'Posterior vitreous detachment and retinal detachment after implantation of the Visian phakic implantable collamer lens.', Middle East African journal of ophthalmology, 20(4), pp. 327–331. doi: 10.4103/0974-9233.120019.

9 - Budo, C. et al. (2000) 'Multicenter study of the Artisan phakic intraocular lens.', Journal of cataract and refractive surgery. United States, 26(8), pp. 1163–1171. doi: 10.1016/s0886-3350(00)00545-9.

10 - Chebli, S. et al. (2018) 'Corneal Endothelial Tolerance After Iris-Fixated Phakic Intraocular Lens Implantation: A Model to Predict Endothelial Cell Survival', Cornea, 37(5), pp. 591–595. doi: 10.1097/ICO.0000000000001527.

11 - El Danasoury, M. A., El Maghraby, A. and Gamali, T. O. (2002) 'Comparison of iris-fixed Artisan lens implantation with excimer laser in situ keratomileusis in correcting myopia between -9.00 and -19.50 diopters: a randomized study.', Ophthalmology. United States, 109(5), pp. 955–964. doi: 10.1016/s0161-6420(02)00964-8.

12 - Espandar, L., Meyer, J. J. and Moshirfar, M. (2008) 'Phakic intraocular lenses'.

13 - Fernandes, P. et al. (2011) 'Implantable collamer posterior chamber intraocular lenses: a review of potential complications.', Journal of refractive surgery (Thorofare, N.J. : 1995). United States, 27(10), pp. 765–776. doi: 10.3928/1081597X-20110617-01.

14 - Ganesh, S., Brar, S. and Pawar, A. (2017) 'Matched population comparison of visual outcomes and patient satisfaction between 3 modalities for the correction of low to moderate myopic astigmatism', Clinical Ophthalmology, 11, pp. 1253–1263. doi: 10.2147/OPTH.S127101.

15 - Godts, D., Trau, R. and Tassignon, M.-J. (2006) 'Effect of refractive surgery on binocular vision and ocular alignment in patients with manifest or intermittent strabismus.', The British journal of ophthalmology, 90(11), pp. 1410–1413. doi: 10.1136/bjo.2006.090902.

16 - Gonvers, M., Bornet, C. and Othenin-Girard, P. (2003) 'Implantable contact lens for moderate to high myopia: relationship of vaulting to cataract formation.', Journal of cataract and refractive surgery. United States, 29(5), pp. 918–924. doi: 10.1016/s0886-3350(03)00065-8.

17 - Hassaballa, M. A. and Macky, T. A. (2011) 'Phakic intraocular lenses outcomes and complications: Artisan vs Visian ICL.', Eye (London, England), 25(10), pp. 1365–1370. doi: 10.1038/eye.2011.187.

18 - Igarashi, A., Shimizu, K. and Kamiya, K. (2014) 'Eight-year follow-up of posterior chamber phakic intraocular lens implantation for moderate to high myopia.', American journal of ophthalmology. United States, 157(3), pp. 532–9.e1. doi: 10.1016/j.ajo.2013.11.006.

19 - Iijima, A. et al. (2016) 'Assessment of subjective intraocular forward scattering and quality of vision after posterior chamber phakic intraocular lens with a central hole (Hole ICL) implantation', Acta Ophthalmologica, 94(8), pp. e716–e720. doi: 10.1111/aos.13092.

20 - Kamiya, K. et al. (2008) 'Comparison of Collamer toric implantable [corrected] contact lens implantation and wavefront-guided laser in situ keratomileusis for high myopic astigmatism.', Journal of cataract and refractive surgery. United States, 34(10), pp. 1687–1693. doi: 10.1016/j.jcrs.2008.06.030.

21 - Kaur, M. et al. (2016) 'Femtosecond laser-assisted cataract surgery in phakic intraocular lens with cataract', Journal of Refractive Surgery, 32(2), pp. 131–134. doi: 10.3928/1081597X-20160106-01.

22 - Kawamorita, T. et al. (2010) 'Relationship between ciliary sulcus diameter and anterior chamber diameter and corneal diameter.', Journal of cataract and refractive surgery. United States, 36(4), pp. 617–624. doi: 10.1016/j.jcrs.2009.11.017.

23 - Khokhar, S. and Mahabir, M. (2018) 'Phacoemulsification in phakic iris-claw lens with cataract.', Indian journal of ophthalmology, 66(11), pp. 1609–1610. doi: 10.4103/ijo.IJO_423_18.

24 - Malecaze, F. J. et al. (2002) 'A randomized paired eye comparison of two techniques for treating moderately high myopia: LASIK and artisan phakic lens.', Ophthalmology. United States, 109(9), pp. 1622–1630. doi: 10.1016/s0161-6420(02)01164-8.

25 - Matarazzo, F. et al. (2018) 'Vertical implantable collamer lens (ICL) rotation for the management of high vault due to lens oversizing.', International ophthalmology. Netherlands, 38(6), pp. 2689–2692. doi: 10.1007/s10792-017-0757-2.

26 - Menezo, J. L. et al. (2004) 'Rate of cataract formation in 343 highly myopic eyes after implantation of three types of phakic intraocular lenses.', Journal of refractive surgery (Thorofare, N.J. : 1995). United States, 20(4), pp. 317–324.

27 - Menezo, J. L., Cisneros, A. L. and Rodriguez-Salvador, V. (1998) 'Endothelial study of iris-claw phakic lens: four year follow-up.', Journal of cataract and refractive surgery. United States, 24(8), pp. 1039–1049. doi: 10.1016/s0886-3350(98)80096-5.

28 - Menezo, J. L., Martinez, M. C. and Cisneros, A. L. (1996) 'Iris-fixated Worst claw versus sulcus-fixated posterior chamber lenses in the absence of capsular support.', Journal of cataract and refractive surgery. United States, 22(10), pp. 1476–1484. doi: 10.1016/s0886-3350(96)80151-9.

29 - Morral, M. et al. (2016) 'Paired-eye comparison of corneal endothelial cell counts after unilateral iris-claw phakic intraocular lens implantation.', Journal of cataract and refractive surgery. United States, 42(1), pp. 117–126. doi: 10.1016/j.jcrs.2015.08.018.

30 - Moya, T. et al. (2015) 'Implantable Collamer Lens for Myopia: Assessment 12 Years After Implantation.', Journal of refractive surgery (Thorofare, N.J. : 1995). United States, 31(8), pp. 548–556. doi: 10.3928/1081597X-20150727-05.

31 - Negretti, G. S. et al. (2019) 'Artisan-style iris-claw intraocular lens implantation in patients with uveitis.', Journal of cataract and refractive surgery. United States, 45(11), pp. 1645–1649. doi: 10.1016/j.jcrs.2019.07.032.

32 - Oh, J. et al. (2007) 'Direct Measurement of the Ciliary Sulcus Diameter by 35-Megahertz Ultrasound Biomicroscopy', Ophthalmology, 114(9), pp. 1685–1688. doi: 10.1016/j.ophtha.2006.12.018.

33 - Olsen, T. (2007) 'Calculation of intraocular lens power: a review.', Acta ophthalmologica Scandinavica. Denmark, 85(5), pp. 472–485. doi: 10.1111/j.1600-0420.2007.00879.x.

34 - Packer, M. (2016) 'Meta-analysis and review: Effectiveness, safety, and central port design of the intraocular collamer lens', Clinical Ophthalmology, 10, pp. 1059–1077. doi: 10.2147/OPTH.S111620.

35 - Packer, M. (2018) 'The Implantable Collamer Lens with a central port: review of the literature.', Clinical ophthalmology (Auckland, N.Z.), 12, pp. 2427–2438. doi: 10.2147/OPTH.S188785.

36 - Sanders, D. R. (2008) 'Anterior subcapsular opacities and cataracts 5 years after surgery in the visian implantable collamer lens FDA trial.', Journal of refractive surgery (Thorofare, N.J. : 1995). United States, 24(6), pp. 566–570. doi: 10.3928/1081597X-20080601-04.

37 - Saxena, R. et al. (2003) 'Three-year follow-up of the Artisan phakic intraocular lens for hypermetropia.', Ophthalmology. United States, 110(7), pp. 1391–1395. doi: 10.1016/S0161-6420(03)00405-6.

38 - Schultz, T., Schwarzenbacher, L. and Burkhard Dick, H. (2018) 'Comparing femtosecond laser–assisted cataract surgery before and after phakic intraocular lens removal', Journal of Refractive Surgery, 34(5), pp. 343–346. doi: 10.3928/1081597X-20180301-03.

39 - Shajari, M. et al. (2016) 'Dependency of endothelial cell loss on anterior chamber depth within first 4 years after implantation of iris-supported phakic intraocular lenses to treat high myopia.', Journal of cataract and refractive surgery. United States, 42(11), pp. 1562–1569. doi: 10.1016/j.jcrs.2016.08.027.

40 - Stulting, R. D. et al. (2008) 'Three-year results of Artisan/Verisyse phakic intraocular lens implantation. Results of the United States Food And Drug Administration clinical trial.', Ophthalmology. United States, 115(3), pp. 464-472.e1. doi: 10.1016/j.ophtha.2007.08.039.

41 - Tehrani, M. and Dick, H. B. (2005) 'Short-term follow-up after implantation of a foldable iris-fixated intraocular lens in phakic eyes.', Ophthalmology. United States, 112(12), pp. 2189–2195. doi: 10.1016/j.ophtha.2005.06.036.

42 - Tiveron, M. C. et al. (2017) 'Outcomes of toric iris-claw phakic intraocular lens implantation after deep anterior lamellar keratoplasty for keratoconus', Journal of Refractive Surgery, 33(8), pp. 538–544. doi: 10.3928/1081597X-20170616-02.

43 - Torbey, J. et al. (2020) 'Comparison of intraoperative vs postoperative optical coherence tomography measurement of implantable collamer lens vaulting.', Journal of cataract and refractive surgery. United States, 46(5), pp. 737–741. doi: 10.1097/j.jcrs.0000000000000119.

44 - Venter, J. A. et al. (2015) 'Visual acuity improvement in adult amblyopic eyes with an iris-fixated phakic intraocular lens: long-term results.', Journal of cataract and refractive surgery. United States, 41(3), pp. 541–547. doi: 10.1016/j.jcrs.2014.06.037.

45 - Yan, Z. et al. (2018) 'Two-Year Outcomes of Visian Implantable Collamer Lens with a Central Hole for Correcting High Myopia', Journal of Ophthalmology, 2018. doi: 10.1155/2018/8678352.

37
Rejeição e Falência dos Transplantes de Córnea

Edna Almodin
Flavia Almodin
Juliana Almodin

Introdução

O transplante de córnea é o procedimento de transplante tecidual de maior sucesso em humanos. Mais de 60.000 transplantes de córnea são realizados, anualmente, em todo o mundo. O aumento do sucesso do transplante de córnea deve-se à melhora da técnica cirúrgica, melhor manejo do tecido doador, valorização das diversas manifestações clínicas, bem como melhora do manejo clínico da rejeição do enxerto corneano e melhor seleção dos doadores, resultando em taxas de sobrevida do enxerto de até 95%, em pacientes de baixo risco.

A incidência de rejeição varia com a indicação do transplante e com a presença de fatores de risco pré-operatórios. Khodadoust encontrou incidência de rejeição de 3,5%; 13,3%; 28% e 65%, respectivamente, em leitos receptores avasculares, levemente vascularizados, moderadamente e muito vascularizados. No Brasil, Thomaz et al. aportaram que a incidência de rejeição do transplante penetrante varia de acordo com a indicação do transplante, de 16% no ceratocone a 45% em retransplantes por rejeição. A incidência de rejeição nos transplantes endoteliais varia de 2.2% a 14%.

Esse notável grau de sucesso do transplante de córnea é alcançado devido ao privilégio imune que a córnea possui, que é decorrente de um agregado de fatores incluindo:

• ausência de vascularização, que dificulta a oferta de elementos imunológicos;

• ausência de vasos linfáticos corneanos, que impedem a entrega de antígenos às células T nos gânglios linfáticos;

• barreira hemato-aquosa;

• pequena quantidade de células apresentadoras de antígenos (CAAgs) no centro da córnea;

• expressão do ligante FAS (CD 95 L), que pode induzir apoptose de células FAS + T estimuladas na câmara anterior;

• fatores imunomoduladores: TGF-β (*transforming growth factor – β*), VIP (peptídeo vasoinibitório) e MSH (*melanocyte-stimulating hormone*);

• uma expressão extraordinariamente baixa de antígenos MHC (*major histocompatibility complex*) de classe II;

• um espectro único de fatores imunomoduladores, que inibem a ativação de células T e complemento.

Fisiopatologia do transplante de córnea

O privilégio imune da córnea pode ser perdido pela presença de inflamação e neovascularização.

A rejeição do botão corneano, é primariamente, uma resposta mediada controlada por células T CD4+. Inflamação e trauma induzem o crescimento de vasos sanguíneos e linfáticos na córnea. Os estímulos inflamatórios tendem a atrair as células apresentadoras de antígenos (APCs) para a porção central do estroma da córnea, onde eles, frequentemente, permanecem. A expressão do MHC nas células da córnea tem sua regulação aumentada pela produção local de citocinas pró-inflamatórias, especialmente como resultado de infecção viral ou rejeição do enxerto. O reconhecimento dos antígenos de histocompatibilidade heterólogos nas células dos aloenxertos da córnea, pelo sistema imune do hospedeiro, leva ao início dessa cascata imune (braço aferente da resposta imune), que resulta na sensibilização do hospedeiro. Isto é seguido por uma resposta imune específica (braço eferente da resposta imune) contra esses antígenos. A principal célula a comandar a destruição do transplante é o linfócito T CD4+, que recruta as demais células efetoras: macrófagos, leucócitos polimorfonucleares e linfócitos NK (*natural killers*), que liberam citocinas que destroem as células doadoras.

Fatores de risco

- Inflamação da superfície ocular: olho seco severo, queimadura química, Penfigoide cicatricial, Síndrome de Steven-Johnson, Herpes Simples e doenças neuroparalíticas.
- Opacidades corneanas de causa infecciosa ou alérgica.
- Vascularização do estroma corneano.
- Sinéquia anterior.
- Cirurgia do segmento anterior prévia.
- Realização de vitrectomia concomitante ao transplante penetrante.
- Receptor jovem.
- Glaucoma.
- Enxertos corneanos de grande diâmetro, devido proximidade com os vasos sanguíneos do limbo.
- Retransplantes de córnea.
- Rejeição do transplante de córnea no olho contralateral de um transplante penetrante de córnea anterior.

Quadro clínico

Para se estabelecer o diagnóstico de rejeição do transplante de córnea, o transplante deve ter tido um período de transparência de, no mínimo, duas semanas.

Sinais e Sintomas

- Hiperemia conjuntival
- Injeção ciliar
- Edema estromal
- *Flare* e células na câmara anterior
- Fotofobia
- Embaçamento visual
- Linha de rejeição epitelial
- Infiltrados subepiteliais e estromais
- Precipitados ceráticos difusos (PKs)
- Linha de Khodadoust

As três camadas da córnea (epitélio, estroma e endotélio) podem sofrer rejeição. A rejeição do transplante de córnea pode ser classificada como: rejeição epitelial, rejeição subepitelial, rejeição estromal, rejeição endotelial, rejeição mista e rejeição em retransplante.

Rejeição Epitelial

Olho geralmente calmo, assintomático. Incidência de 10-14%. Presença de linha de rejeição epitelial na córnea doadora, a partir da interface doador-receptor, que se apresenta como uma linha elevada e ondulada que cora com fluoresceína ou rosa bengala. Ausência de edema e alguns infiltrados corneanos podem aparecer próximos das linhas de sutura e progredirem centralmente (Figuras 37.1 e 37.2). Também pode ser associada ao defeito epitelial persistente.

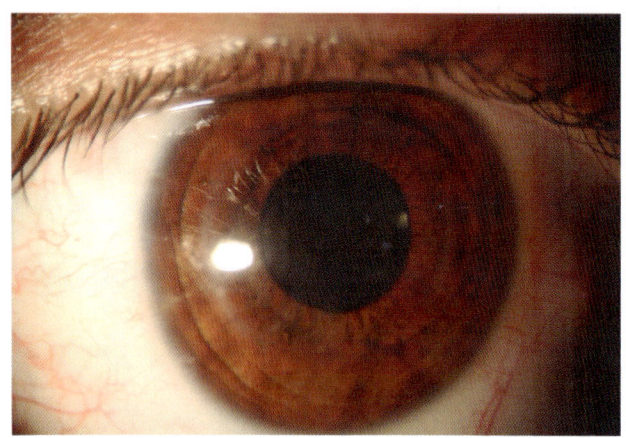

Figura 37.1 Rejeição epitelial.

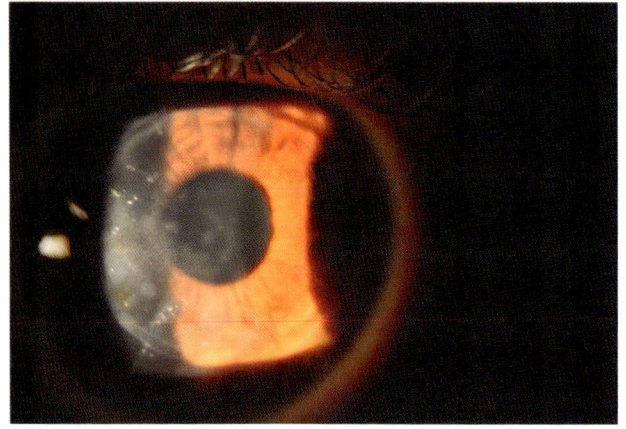

Figura 37.2 Rejeição epitelial.

Rejeição Subepitelial

Ocorre no período pós-operatório de 6 semanas a 21 meses. Presença de infiltrados subepiteliais que aparecem no estroma anterior da córnea, com aproximadamente 0,2 a 0,5 mm de diâmetro e distribuídos aleatoriamente ao longo da córnea, poupando o leito receptor.

Rejeição Estromal

É associada à congestão ciliar e ingurgitamento dos vasos corneanos. Presença de opacidade do estroma corneano, que pode atingir toda a espessura do enxerto e edema corneano próximo aos vasos sanguíneos.

Rejeição Endotelial

A rejeição endotelial é a mais sintomática e devastadora, pois o endotélio é incapaz de se regenerar. O exame revela hiperemia conjuntival, reação de câmara anterior, precipitados ceráticos (Figura 37.3), edema do enxerto e pode haver a presença patognomônica da linha de Khodadoust (Figura 37.4), que consiste na configuração linear de precipitados ceráticos no endotélio do enxerto.

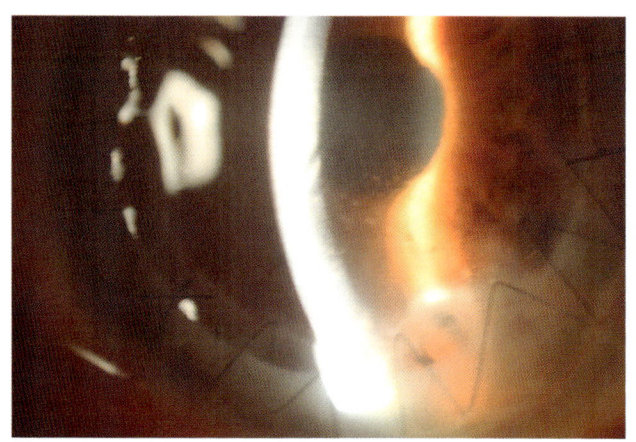

Figura 37.3 Rejeição endotelial com precipitados ceráticos – Cortesia Dr. Eduardo Martinês.

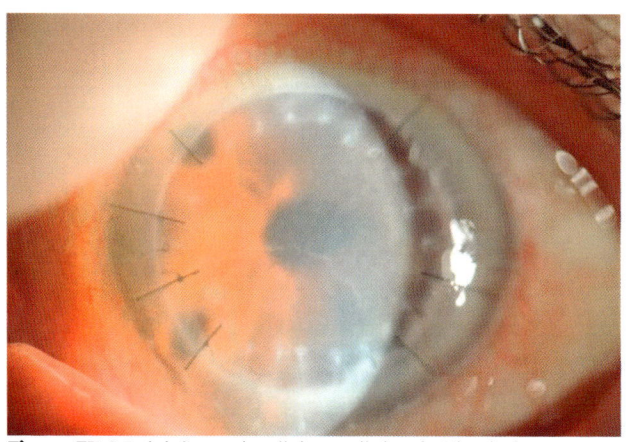

Figura 37.4 Rejeição endotelial com linha de Khodadoust – Cortesia Dr. Tadeu Cvintal.

Rejeição Mista

Rejeição de várias camadas corneanas concomitantes (Figuras 37.5 e 37.6). Possível distinguir a rejeição de cada camada, em um estágio precoce, no entanto, se torna indistinguível tardiamente.

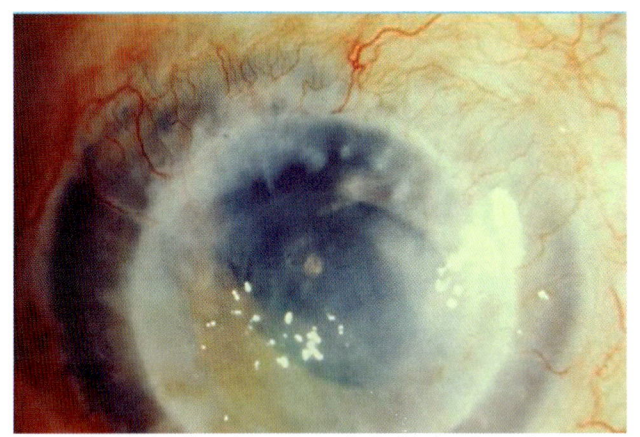

Figura 37.5 Rejeição mista – Cortesia Dr. Tadeu Cvintal.

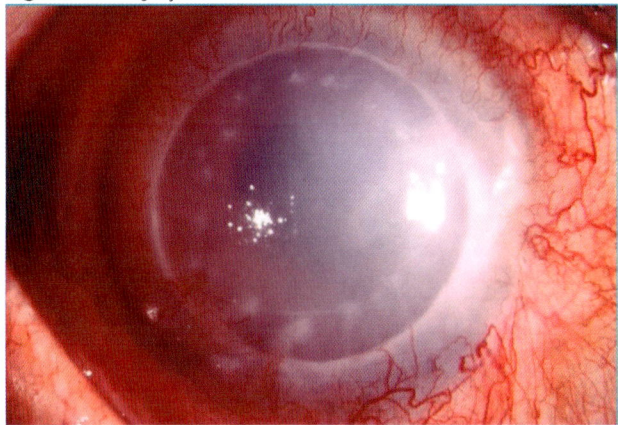

Figura 37.6 Rejeição mista – Cortesia Dr. Tadeu Cvintal.

Rejeição em retransplante

É o tipo de rejeição mais resistente e com pior prognóstico. Pode ocorrer logo nas duas semanas pós transplante, devido a um conjunto de fenômenos imunológicos, uma vez que o hospedeiro é pré-sensibilizado. É caracterizada pela ausência da linha de Khodadoust, apesar da, intensa reação de câmara anterior. Corticoterapia por tempo prolongado é necessário, nestes casos.

Diagnóstico Diferencial

Existem inúmeras situações clínicas que desafiam o oftalmologista a diagnosticar a rejeição do transplante de córnea. A situação mais desafiadora é o tratamento da ceratite herpética no transplante de córnea. A recorrência da reação inflamatória ocular presente na ceratouveíte do herpes simples é a condição mais difícil de diferenciar da rejeição do transplante de córnea, e as consequências terapêuticas são as mais profundas. A intensa terapia com corticoide para a rejeição do transplante pode agravar as sequelas da ceratouveíte herpética.

Outro diagnóstico diferencial é o crescimento epitelial. Quando o crescimento epitelial se apresenta na forma linear clássica, usualmente não causa confusão com rejeição do transplante, no entanto, pode ocorrer associada a uma resposta inflamatória, com pressão intraocular elevada e presença de *flare* na camada anterior. A presença de edema epitelial e estromal confunde a diferenciação entre crescimento epitelial e rejeição do transplante. A terapia com corticoide faz a diferenciação entre esses dois diagnósticos, uma vez que o crescimento epitelial não responde à corticoterapia.

Endoftalmite também faz parte do diagnóstico diferencial. Presença de células na câmara anterior (maiores que as células inflamatórias) e não responde à corticoterapia. Presença de uma membrana esbranquiçada sobre a superfície da íris, hipópio e infiltrados vítreos. Associada à pressão intraocular elevada, que não responde à terapia medicamentosa.

Falência do transplante é uma resposta mediada não imune enquanto a rejeição é uma resposta imune, mediada. Na falência, o edema corneano tem início gradual, com ausência de inflamação na câmara anterior e precipitados ceráticos.

Tratamento

Felizmente, a maioria dos episódios de rejeição do transplante de córnea pode ser revertido, se a terapia for iniciada precoce e agressivamente. Os corticoides tópicos continuam a ser a base da terapia da rejeição imunológica preventiva e ativa, nas últimas décadas. Aproximadamente 50% dos episódios de rejeição respondem ao tratamento com corticoide tópico apenas. Contudo, episódios severos de rejeição, frequentemente, requerem o uso de corticoide oral ou injeção subconjuntival de corticoide concomitante. Hill et al. reportaram um aumento na taxa de sobrevida do enxerto (63%), quando usada uma dose de prednisona oral de 60 a 80 mg/dia, associado à alta dose do acetato de prednisolona 1% tópico. Hill também estudou a pulsoterapia com metilprednisolona 500 mg e encontrou que 80% dos enxertos com rejeição endotelial clarearam.

Medicamentos tópicos

O acetato de prednisolona 1% tópico é o corticoide de eleição no tratamento da rejeição. Deve ser instilado de 1 em 1 hora, durante as primeiras 24 horas e pode ser reduzida essa frequência para 3 em 3 horas ou 4 vezes ao dia, dependendo da resposta clínica. Usualmente, rejeições leves respondem bem somente à medicação tópica.

As vantagens dessa via incluem: menor incidência de efeitos colaterais, facilidade de uso e taxa de sucesso de 50 a 90%. As desvantagens são: indução de catarata e hipertensão ocular.

Ciclosporina A: é um imunomodulador potente que inibe a apresentação de antígenos, também a produção de linfócitos. Esta droga imunossupressora é administrada por via tópica, 5 vezes ao dia. Deve ser utilizada associada ao corticoide ou em pacientes que respondem com hipertensão ocular devido ao uso de corticoide ou nos casos que pode ocorrer recorrência da patologia em função do uso do corticoide, tais quais úlceras fúngicas.

Azatioprina: é um agente citotóxico fase - específico, que pode inibir completamente a síntese de purina. Como essa droga inibe a replicação celular durante uma fase específica do ciclo celular, ela é útil na fase inicial da rejeição, mas não na fase tardia. É utilizada na dose de 1-2 mg/Kg/dia, por via oral, associada ao corticoide tópico. O uso simultâneo da azatioprina e do corticoide, além de ser efetivo na fase inicial da rejeição do transplante, também diminui a necessidade do corticoide sistêmico, sendo assim, diminui as complicações sistêmicas induzidas pelas altas doses do uso do corticoide.

Medicamentos subconjuntivais

Os corticoides subconjuntivais podem ser utilizados em casos de rejeições graves, difusas, recorrentes ou de difícil controle. As drogas que podem ser utilizadas nesta via são o acetato de metilprednisolona ou o acetato e triancinolona.

Essa via de administração pode ser utilizada em pacientes que não conseguem usar colírios, pacientes com olho seco severo ou alguma epiteliopatia ou pacientes que não podem fazer uso do corticoide sistêmico.

Medicamentos sistêmicos

O corticoide oral é utilizado isoladamente ou em associação com pulsoterapia de metilprednisolona. A droga mais utilizada é a prednisona na dose de 60 a 80 mg/dia, pelos primeiros dias, com regressão gradual, conforme a resposta do transplante.

Outros agentes imunorregulatórios

Tacrolimus: derivado do fungo *streptomycetes tskukybaensis*. É altamente lipofílico por natureza, é 10 a 100 vezes mais potente que a ciclosporina A, com mecanismo de ação similar. É efetivo para prevenir a rejeição do enxerto na dose de 0.16 mg/Kg/dia. Não tem qualquer efeito sistêmico.

Rapamycin: é mais potente que a ciclosporina A e o tacrolimus. Liga-se a FKBP e inibe a atividade imunofílica. Também interfere nos sinais induzidos pela IL-2. É lipofílico por natureza, permitindo melhor penetração corneana.

15-deoxyspergualin (DSG): é derivado do *bacillus laterosporus*. Seu mecanismo de ação é diferente da ciclosporina A, do tacrolimus e da rapamycin. Inibe ambos, linfócitos e monócitos, no entanto, está associado a mais efeitos colaterais.

Conclusão

O prognóstico de rejeição do transplante de córnea depende de uma variedade de fatores, tais quais, a seleção do paciente no pré-operatório, medidas pré-operatórias no preparo da córnea doadora, abordagem intraoperatória, detecção precoce, tipo de rejeição e modo de tratamento. O resultado visual e a sobrevida do enxerto após o transplante de córnea são também influenciados pelo tipo de rejeição. A corticoterapia se mantém como tratamento de escolha em todos os tipos de rejeição de transplante de córnea, embora a terapêutica da rejeição de transplantes esteja em constante atualização.

Agradecimentos

Agradecemos ao Dr. Tadeu Cvintal e ao Dr. Eduardo Martinês a doação de fotos ilustrativas.

Referências

1 - Panda A, Vanathi M, Kumar A, Dash Y, Priva S. Corneal Graft Rejection. Surv Ophthalmol. 2007;52(4):375-96.

2 - Coster DJ. Williams KA. The impact of corneal allograft rejection on the long-term outcome of corneal transplantation. Am J Ophthalmol. 2005;140(6):1112-22.

3 - Thomaz A, Ando E, Akaishi L, Barros AC. Rejeição em transplante de córnea. Rev Bras Oftalmol. 1990;49(6):15-20.

4 - Costa DC, Kara-José N. Rejeição em transplante de córnea. Ver Bras Oftalmol. 2008;67(5).

5 - The Australian Corneal Graft Registry. 1990 to 1992 report. Aust NZ J Ophthalmol 21 (1Suppl):1-48,1993.

6 - Luca S, Cvintal T. Rejeição no transplante - Formas clínicas e fatores agravantes. In: Cvintal T, editor. Complicações do transplante de córnea. São Paulo: Santos; 2004. p. 223-39.

7 - Treseler PA, Foulks GN, Sanfilippo F. The relative immunogenicity of corneal epithelium, stroma, and endothelium. The role of major histocompatibility complex antigens. Transplantation. 1986;41(2):229-34.

8 - Stulting RD, Waring GO 3rd, Bridges WZ, Cavanagh HD. Effect of donor epithelium on corneal transplant survival. Ophthalmology. 1988;95(6):803-12

9 - Ray-Keil L, Chandler JW. Reduction in the incidence of rejection of heterotopic murine corneal transplants by pretreatment with ultraviolet radiation. Transplantation. 1986;42(4):403-6.

10 - He YG, Niederkorn JY. Depletion of donor-derived Langerhans cells promotes corneal allograft survival. Cornea. 1996;15(1):82-9.

11 - Niederkorn JY, Callanan D, Ross JR. Prevention of the induction of allospecific cytotoxic T lymphocyte and delayed-type hypersensitivity responses by ultraviolet irradiation of corneal allografts. Transplantation. 1990;50(2):281-6.

12 - Pels E, van der Gaag R. HLA-A,B,C, and HLA-DR antigens and dendritic cells in fresh and organ culture preserved corneas. Cornea. 1984-1985;3(4):231-9.

13 - Krachmer J, Mannis M, Holland E. Diagnosis and management of corneal allograft rejection. MOSBY Elsevier ed. Cornea – Surgery of the cornea and conjunctiva. Third edition. Volume 2. 1409-1416.

14 - Kunimoto DY, Kanitkar KD, Makar MS. The Wills eye manual: office and emergency room diagnosis and treatment of eye disease 4th ed. Philadelphia: Lippincott Williams & Wilkins; 2004.

15 - Young AL, Rao SK, Cheng LL, Wong AK, Leung AT, Lam DS. Combined intravenous pulse methylprednisolone and oral cyclosporine A in the treatment of corneal graft rejection: 5-year experience. Eye. 2002;16(3):304-8.

16 - Inoue K, Amano S, Kimura C, Sato T, Fujita N, Kagaya F, et al. Long-term effects of topical cyclosporine A treatment after penetrating keratoplasty. Jpn J Ophthalmol. 2000;44(3):302-5.

17 - Lam DS, Wong AK, Tham CC, Leung AT. The use of combined intravenous pulse methylprednisolone and oral cyclosporin A in the treatment of corneal graft rejection: a preliminary study. Eye. 1998;12 (Pt 4):615-8.

18 - Armitage W, Goodchild C, Griffin M, et al. High risk Corneal Transplantation: Recent Developments and Future Possibilities. Transplanation. 2019;12(103):2468-78.

19 - Abud TB, Di Zazzo A, Kheirkhah A, et al. Systemic immunomodulatory strategies in high-risk corneal transplantation. J Ophthalmic Vis Res. 2017;12:81-92.

20 - Tourkmani AK, Sanchez-Huerta V, De Wit G, et al. Weighing of risk factors for penetrating keratoplasty graft failure: application of risk score system. Int J Ophthalmol. 2017;10:372-377.

21 - Writing Committee for the Cornea Donnor Study Research Group, Sugar A, Gal RL, et al. Factors associated with corneal graft survival in the cornea donor study. JAMA Ophthalmol. 2015;133:246-254.

38
Infecções nos Transplantes de Córnea

Aline Silveira Moriyama
José Arthur Pinto Milhomens Filho
Michelle Lima Farah
Ana Luiza Hofling-Lima

Introdução

As infecções oculares no pós-operatório de cirurgia de transplante de córnea (TC) são condições raras, mas de manejo clínico desafiador, com risco de perda funcional do enxerto, ou mesmo risco de déficit visual permanente. A perda visual pode ocorrer tanto pelo comprometimento da anatomia ocular, quanto pelas alterações cicatriciais no transplante que causam opacidades e irregularidades da córnea. As ceratites infecciosas são importantes fatores de risco para rejeição e falência do enxerto.[1]

O objetivo deste texto é abordar o tema ceratites infecciosas após TC com finalidade óptica, descrevendo a epidemiologia, os fatores de risco, o quadro clínico, métodos diagnósticos, tratamentos, bem como prevenção e prognóstico, segundo diferentes variáveis.

Ceratites infecciosas após transplante de córnea penetrante

A frequência da ceratite infecciosa em enxertos corneanos pode apresentar diferenças importantes, de acordo com região geográfica analisada e o período de pós-operatório em que se manifesta. A incidência de ceratite infecciosa após ceratoplastia penetrante pode variar de 1,76% a 4,9%, em países desenvolvidos a 7,4% a 12,6%, em países com menor desenvolvimento econômico.

Fatores de risco

Os fatores de risco relacionados à infecção em enxertos de córnea podem ser divididos em três grupos: os relacionados ao receptor, à técnica cirúrgica e ao tecido doado.[4] De modo geral, a maioria dos casos de ceratite após TC penetrante (TCP) são associados aos fatores do receptor e à técnica cirúrgica.[1]

Pode-se listar como principais fatores relacionados ao receptor: comorbidades oculares, uso de lentes de contato (LC) e imunodepressão sistêmica ou local.[5,6]

As alterações da superfície ocular e o glaucoma estão, com frequência, associados às infecções no pós-operatório de TC. As alterações da superfície ocular: olho seco, alergia ocular, doenças cicatriciais da conjuntiva são identificadas como fatores de risco, em até 38% das ceratites após TCP.

O uso de lente de contato (LC) pode ocorrer no pós-operatório precoce, com finalidade terapêutica, ou no pós-operatório tardio, com finalidade óptica. Independentemente do tipo de LC, tempo de uso e forma de descarte, o uso de LC pode favorecer o início de processos infecciosos, facilitando a adesão e a penetração na córnea de bactérias, presentes ou não, na microbiota conjuntival ocular.[5] LC com finalidade terapêutica, muitas vezes, é usada com a prescrição de antibióticos profiláticos para uso prolongado; esta situação pode levar à seleção de cepas resistentes.[7]

Condições de imunossupressão sistêmica que podem facilitar a infecção da córnea são: o diabetes mellitus, o alcoolismo, a infecção pelo HIV e as doenças linfoproliferativas. Alterações da imunidade local são observadas, com frequência, pelo uso de corticoide tópico e sua ação anti-inflamatória, e pode mascarar as queixas iniciais da infecção e ainda facilitar a penetração de fungos que estejam na microbiota conjuntival.[7]

Os principais fatores de risco no pós-operatório relacionados à técnica cirúrgica são aqueles associados às suturas e aos defeitos epiteliais persistentes. Os pontos de *mononylon* 10-0 no TC são protegidos pelo epitélio da córnea, se o nó da sutura estiver exposto e o ponto bem tensionado. Com a exposição do nó de sutura, ou as suturas rompidas ou frouxas, o acompanhamento da coaptação da ferida cirúrgica requer cuidado adequado.[8] A presença de defeito epitelial persistente foi identificada em 64% dos 36 de infecção pós-transplante estudados, retrospectivamente, por Tavakkoli et al.[9] Analisando-se os mesmos fatores de risco para ceratite infecciosa pós TC, Vajpayee et al.[4] encontraram *odds ratios* de 3,6 (IC 95%: 1,39 – 9,25) para fatores relacionados a suturas, e de 3,0 (IC 95%: 1,17 – 8,33) para defeito epitelial persistente. Outros fatores de risco relacionados à técnica cirúrgica do TC incluem falência do transplante e deiscência do enxerto.[6]

Sobre os fatores de risco relacionados ao tecido doado, a transmissão de infecção é possível, embora extremamente rara. Antes da captação da córnea, o potencial doador é submetido à avaliação de seu histórico médico, para que se possa excluir doadores com fatores de risco ou diagnóstico de doenças passíveis de transmissão pelo transplante. A legislação vigente determina, ainda, que os doadores de córnea tenham avaliação laboratorial com sorologias para vírus da hepatite B, vírus da hepatite C, vírus da imunodeficiência humana (HIV) e vírus linfotrópico da célula humana (HTLV). As córneas doadas são também avaliadas quanto à qualidade do tecido, excluindo-se sinais de infecção antes de sua liberação e minimizando-se, assim, riscos de eventos adversos, inclusive transmissão de infecções. Os meios de preservação de córnea atualmente registrados pela ANVISA (Optisol GS® Bausch Lomb, Estados Unidos e Eusol® Alchimia, Itália) contêm antibióticos, reduzindo o risco de contaminação bacteriana.

Apresentação clínica

As ceratites infecciosas podem ser divididas em 2 grupos, segundo o tempo de aparecimento: as que ocorrem no pós-operatório precoce até 30 dias do procedimento cirúrgico e as tardias, após o 30º dia de pós-operatório. As primeiras estão frequentemente relacionadas à contaminação do tecido doado ou à contaminação pós-operatória sem antibioticoprofilaxia adequada. As infecções de ocorrência tardia podem estar relacionadas aos patógenos exógenos ou aos presentes na microbiota conjuntival, mas que, de alguma forma, têm sua penetração na córnea facilitada pela perda do bloqueio do epitélio da córnea.

Em um estudo retrospectivo de cinco anos (janeiro de 2014 a dezembro de 2018), realizado no Laboratório de Microbiologia Ocular do Departamento de Oftalmologia da Escola Paulista de Medicina, Universidade Federal de São Paulo, detectou-se 178 casos de cultura positiva em úlceras infecciosas, com antecedente de ceratoplastia com finalidade óptica. Em 89,84% dos casos, as infecções surgiram após 60 dias do transplante. Entre os fatores de risco, 32,71% dos pacientes encontravam-se em uso crônico de antibióticos tópicos profiláticos (principalmente moxifloxacino) e 19,75% estavam sob regime de imunomodulação tópica (geralmente, acetato de prednisonola 1,0%). Ambas as classes de drogas compõem a rotina medicamentosa tópica habitual do pós-operatório de TC. Outros fatores de risco identificados nesse estudo foram defeito epitelial persistente e uso de LC terapêutica, confirmando, em nossa região geográfica, dados semelhantes aos da literatura internacional.

As infecções bacterianas apresentam-se, na córnea, como infiltrados superficiais ou profundos e de diversos tamanhos (Figura 38.1). São consideradas infecções de córnea de maior gravidade, as localizadas na região central ou paracentral, de diâmetro maior que 2 mm e profundas (acometimento maior que 1/3 da córnea). Úlceras relacionadas às suturas são frequentemente periféricas, enquanto aquelas relacionadas ao defeito epitelial ou à LC são mais frequentes na região central e paracentral.[5] Em pacientes com idade mais avançada, até 90% das úlceras são de localização inferior, possivelmente por associação com a ceratite de exposição, secundária às deficiências do filme lacrimal e alterações palpebrais.[9]

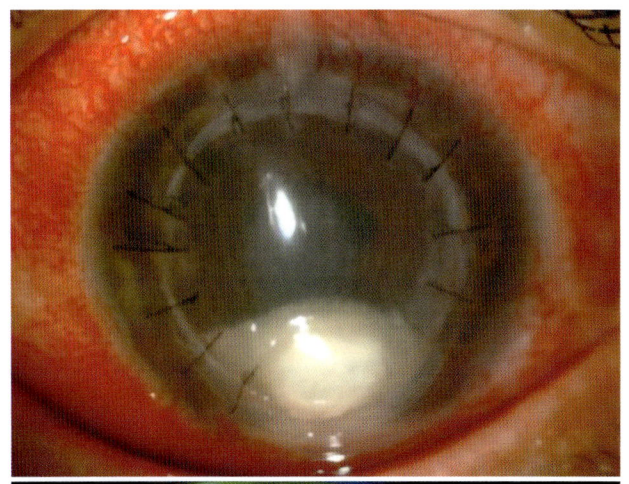

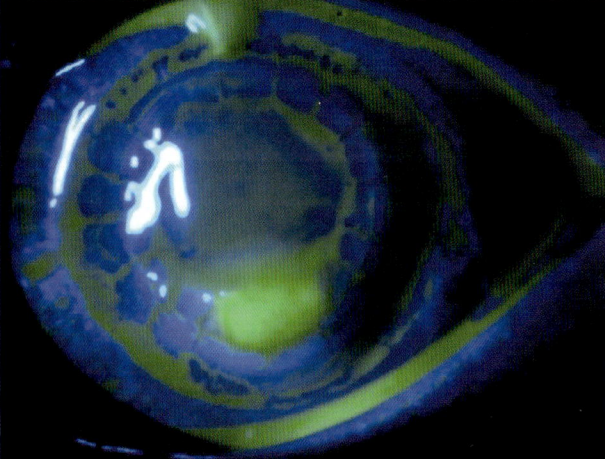

Figura 38.1 Ceratite bacteriana no pós-operatório de transplante de córnea penetrante, com infiltrado corneano grande e sinais inflamatórios exuberantes.

As ceratites fúngicas costumam ser mais indolentes, com menos sinais inflamatórios (Figura 38.2), podendo ter infiltrados únicos ou múltiplos. Quando se observa múltiplos infiltrados, usa-se o termo de presença de lesões satélites, muito típicas de infecções fúngicas.

Diagnóstico clínico e laboratorial

O diagnóstico da ceratite infecciosa após TC é clínico, com a investigação laboratorial sendo indicada o mais precocemente possível. O tratamento com antibioticoterapia de amplo espectro deve ser iniciado imediatamente após a colheita de amostras do local infectado. A reavaliação da terapia medica-

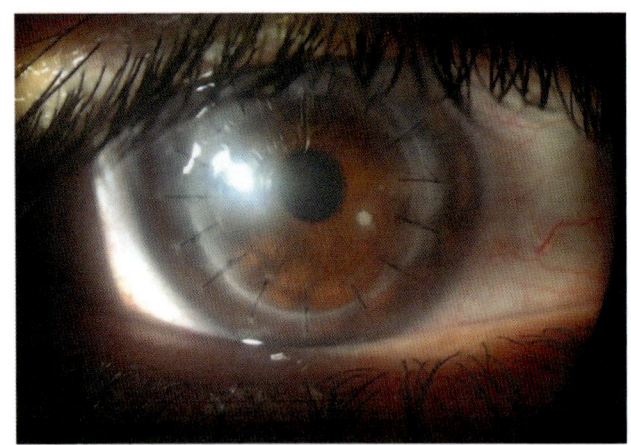

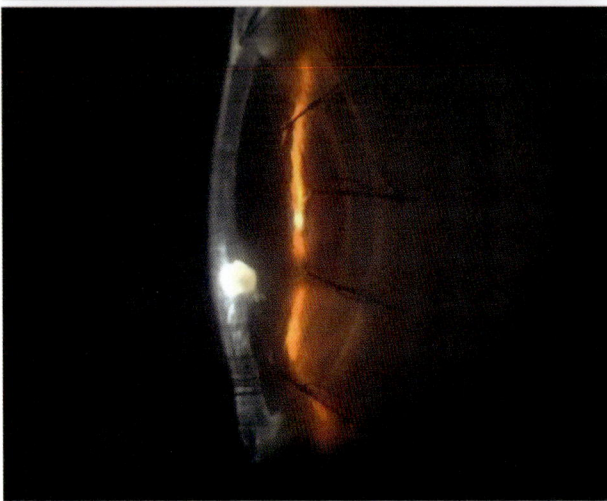

Figura 38.2 Ceratite infecciosa por *Candida albicans* após transplante de córnea penetrante. O exame mostra infiltrado estromal, sem defeito epitelial e com presença de poucos sinais inflamatórios.

mentosa é considerada quando o patógeno isolado permite tratamento específico ou quando é necessário ampliar o espectro antimicrobiano empiricamente, devido à ausência de resposta ao tratamento inicial.

O raspado da córnea no local infectado é a maneira ideal de obtenção de amostras para cultura, com semeadura em meios de Ágar sangue, Ágar chocolate, Ágar Sabouraud, tioglicolato e BHI, além de esfregaços em lâminas, para citologia e bacterioscopia. É esperada maior taxa de positividade nos exames microbiológicos entre os casos de úlcera microbiana em pós TC (93%), em relação a casos sem histórico de transplantes (54%), conforme observados por Driebe et al.[12]

Agentes etiológicos e perfil de resistência aos antimicrobianos

Os patógenos envolvidos em qualquer tipo de infecção variam, consideravelmente, de acordo com a região geográfica estudada. Assim, é importante ressaltar que, estudos em outros países, ou mesmo em diversas regiões do Brasil, podem apresentar dados divergentes. No estudo citado acima, realizado na UNIFESP, com amostras de 2014 a 2018, os principais isolados foram cocos Gram positivos (com predomínio de Staphylococcus coagulase negativa, seguido de Streptococcus spp e Staphylococcus aureus), bacilos Gram negativos (Pseudomonas spp), e menos frequentemente fungos (predomínio de Candida spp) e parasitas (Acanthamoeba spp). A tabela da Figura 38.3 mostra as frequências dos principais patógenos isolados em ceratites infecciosas, após TC óptico. Ainda nesse estudo, observou-se que apenas 61,72% dos isolados bacterianos eram sensíveis ao moxifloxacino. Esse dado é relevante, uma vez que as quinolonas de 4ª geração figuram dentre as principais alternativas de antibiótico de amplo espectro disponíveis comercialmente, para uso tópico ocular, representando, dessa forma, uma das primeiras alternativas para tratamento empírico de ceratites infecciosas, de forma geral. Tal achado pode associar-se ao fato de que pacientes em pós-operatório de TC frequentemente apresentam, como antecedente o uso ocular prévio de, antimicrobiano, como droga profilática no pós-operatório imediato.

	PATÓGENO	N°	%
Bactérias Gram positivas	Staphylococcus coagulase negativo	83	44.39
	Streptococcus spp	24	12.83
	Staphylococcus aureus	18	9.63
	outras bactérias Gram positivas	11	5.88
Bactérias Gram negativas	Pseudomonas spp	14	7.49
	Serratia spp	9	4.81
	outras bactérias Gram negativas	18	9.63
Fungos	Candida spp	4	2.14
	Curvularia sp	1	0.53
	Rhodotorula sp	1	0.53
Parasitas	Acanthamoeba spp	4	2.14
TOTAL		187	100
Total de 178 amostras, com 187 isolados			

Figura 38.3 Perfil microbiano das ceratites infecciosas com cultura positiva, em levantamento do Laboratório de Microbiologia Ocular da Escola Paulista de Medicina/Hospital São Paulo (UNIFESP), entre 2014 e 2018.

Tratamento

O tratamento das ceratites infecciosas após TC é, habitualmente, realizado com medicações tópicas, em regime ambulatorial. A hospitalização fica restrita aos casos de maior gravidade, com comprometimento escleral ou que necessitem abordagem cirúrgica de urgência. Os índices de sucesso de controle da infecção com uso de antimicrobianos tópicos descritos, na literatura, variam de 43% a 74%.[1]

O tratamento tópico empírico das ceratites infecciosas após TC, geralmente, inclui uso de monoterapia com quinolona de 4ª geração (moxifloxacino ou gatifloxacino) ou associação de colírios de antibióticos manipulados em concentrações especiais. Entre as opções de medicações manipuladas, a terapia clássica associa uma droga, preferencialmente, com mais ação sobre Gram positivos, como as cefalosporinas de 1ª ou 2ª geração (geralmente cefalotina ou cefazolina) e outra droga com ação sobre bactérias Gram negativas, como os aminoglicosídeos (tobraminica, gentaminica ou amicacina). Casos refratários, usualmente, são tratados com colírio de vancomicina e ceftazidima. A vancomicina apresenta boa cobertura antimicrobiana para Staphylococcos sp resistentes à meticilina, enquanto a ceftazidima é uma boa alternativa para tratamento de Pseudomonas resistentes às quinolonas e aminoglicosídeos.[14] Para monitorar a eficácia do tratamento, é importante avaliar os parâmetros de acuidade visual, tamanho do defeito epitelial, tamanho do infiltrado, profundidade da úlcera, sinais inflamatórios associados, sintomas de dor e fotofobia. Uma vez assegurada a adesão do paciente ao tratamento prescrito, a ausência de resposta terapêutica satisfatória após 24 a 48h do início do tratamento, requer reavaliação da prescrição. Nesse momento, a avaliação dos resultados laboratoriais, se disponíveis, trazem informações complementares que auxiliam no processo decisório.

Nos casos com afinamento ou necrose estromal da córnea, pode ser considerada a prescrição de tetraciclinas, como a doxiciclina 100 mg, 12/12h, via oral. Tais medicações apresentam efeito inibitório da enzima colagenase, podendo, assim, reduzir o processo de necrose tecidual associado à infecção.

As ceratites fúngicas são geralmente tratadas pela via tópica com anfotericina B ou voriconazol ou natamicina, podendo ser associado antifúngico sistêmico (usualmente imidazólico pela via oral).[15] Nos casos de lesões profundas, é aconselhável o uso de injeção de antifúngico intraestromal, subconjuntival e/ou intracameral.

A infecção viral também pode ocorrer, sendo o vírus herpes simples (HSV), o agente viral mais comum. A prescrição de terapia antiviral profilática deve ser considerada em pacientes com histórico de infecção ocular prévia pelo HSV, a fim de reduzir a chance de recorrência no pós-operatório, sobretudo, enquanto o paciente estiver em uso de droga imunossupressora local.[16] As infeções por Acanthamoeba no pós-operatório de TC são raras, ocorrendo, geralmente, por reativação de processo infeccioso já presente no pré-operatório e têm como opções terapêuticas as diamidinas (ex: propanamida) e biguanida, que podem ser usadas em associação.[17]

Algumas drogas permitem o uso na forma de injeção subconjuntival, intracameral, intraestromal ou intravítrea. As injeções são particularmente indicadas nos casos de mais gravidade ou ainda naqueles em que a adesão ao tratamento tópico é comprometida.

Na falha do tratamento clínico, a abordagem cirúrgica pode ser necessária. O retransplante de urgência pode ser alternativa para a redução da carga microbiana ou para o tratamento de afinamentos graves ou perfurações corneanas. Em situações de maior criticidade, com evolução do processo infeccioso para endoftalmite, pode ser indicada a enucleação ou evisceração. Após o controle do processo infeccioso e inflamatório, o retransplante pode ainda ser necessário para reabilitação óptica, caso haja presença de opacidades ou irregularidades cicatriciais que levem à restrição visual significante.

Prognóstico

O prognóstico das ceratites infecciosas é bastante variável, dependendo especialmente, da gravidade do quadro inicial. Akova et al. encontraram taxa de sucesso terapêutico de 66% no tratamento de infiltrados infecciosos menores que 4 mm após TC,[18] em comparação com apenas 11% no tratamento de casos com infiltrados maiores que 4 mm. De forma análoga, a literatura científica mostra índice de retransplante oscilando de 13% a 53%, de acordo com região estudada e patógeno.[1]

Em termos de resultados visuais, o prognóstico é, novamente, variável. Estudo de Tuberville et al. mostrou piora da acuidade visual (AV) em cerca de 46% dos casos.[8] Em outro estudo, Tixier et al. encontraram prevalência de 63% de casos com AV final igual ou pior a 20/200.[19] Piores resultados visuais foram associados à infecção por HSV, Candida albicans, Pseudomonas aeruginosa, infecções de repetição, infecções polimicrobianas e infecções que demandaram retransplante de urgência.[7]

Ceratites infecciosas em transplantes lamelares

Nos últimos anos, os transplantes lamelares tornaram-se mais frequentes que os penetrantes, em diversos países do mundo. Embora dados epidemiológicos nacionais ainda sejam limitados, presume-se que haja no país, tendência crescente de indicações de transplantes lamelares, principalmente os endoteliais. A expressão "ceratite infecciosa de interface" tem sido utilizada para descrever casos de infecção após transplante lamelar que se iniciam na interface entre o doador e o receptor (Figura 38.4). Mesmo no caso de transplantes lamelares, são mais comuns as infeções não relacionadas à interface, mas sim, às suturas, defeito epitelial persistente e a fatores do receptor.

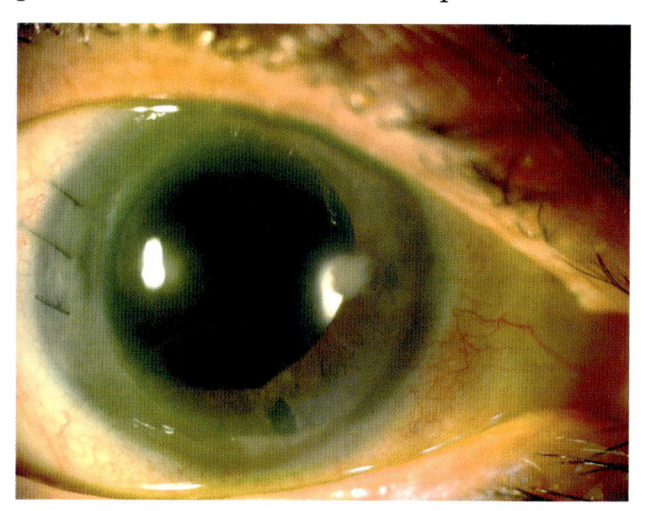

Figura 38.4 Ceratite infecciosa de interface no pós-operatório de ceratoplastia endotelial automatizada com remoção da membrana de *Descemet* (DSAEK). Note infiltrado periférico com poucos sinais inflamatórios associados e eixo visual livre.

A infecção na interface é uma condição incomum e geralmente ocorre após algumas semanas do TC. O quadro inicial é frequentemente insidioso, com poucos sinais inflamatórios associados. Assim, pode não haver comprometimento da acuidade visual no princípio da infecção, o que pode dificultar a adesão ao tratamento, pois pode ser difícil ao paciente, compreender a necessidade de tratamento invasivo diante de um quadro oligossintomático ou até mesmo assintomático. Por se tratar de infecção no estroma profundo e inicialmente pequena, a colheita de material para cultura é um desafio. Estando a infecção restrita à interface sem lesão superficial, é aconselhável a punção do humor aquoso. A escassez de material biológico nas amostras limita a possibilidade de cultura em vários meios. Sendo assim, os testes com utilização de técnicas de biologia molecular apresentam especial utilidade nesses casos.

Diversos estudos mostram que espécies de Candida são os principais patógenos envolvidos nas ceratites infecciosas de interface. Assim, o tratamento empírico iniciado antes dos resultados laboratoriais deve incluir uso de antifúngicos, caso a clínica seja compatível. A profundidade da lesão impede o uso exclusivamente tópico das medicações, sendo aconselhável a injeção intracameral. Casos refratários podem ser tratados com novo transplante de urgência, sendo discutível a indicação de novo transplante lamelar, ou melhor seria a utilização de técnica penetrante.

Endoftalmite após transplante de córnea

A endoftalmite é uma complicação possível, embora rara no pós-operatório de TC, com taxas entre 0,028% a 1% no pós-operatório de TC. Entre pacientes com ceratite infecciosa após TC, a evolução para endoftalmite ocorre entre 3 a 10% dos casos. A condição é de extrema gravidade, não apenas pelo risco de perda funcional do transplante, mas também pelo risco de perda visual permanente.

O quadro de endoftalmite requer abordagem cirúrgica de urgência. A colheita de material do humor aquoso e do vítreo deve ser feita imediatamente antes da aplicação da antibioticoterapia intraocular. A vitrectomia precoce é uma alternativa a ser considerada, e talvez possibilite melhores resultados anatômicos e funcionais.[20] Importante ressaltar que, o tratamento antimicrobiano intraocular não dispensa o tratamento tópico, caso ocorra ceratite infecciosa associada.

Até o presente, dados nacionais consistentes referentes à frequência e etiologia da endoftalmite pós-cirúrgica, inclusive após TC, são escassos. A Agência Nacional de Vigilância Sanitária (ANVISA) publicou, em agosto de 2017, o manual "Medidas de Prevenção de Endoftalmites e de Síndrome Tóxica do Segmento Anterior Relacionadas aos Procedimentos Oftalmológicos" ressaltando a importância da notificação de casos de endoftalmite pós-operatória, sobretudo casos de surtos, para a construção de banco de dados nacional, a fim de permitir melhor dimensionamento da problemática no país e planejamento estratégico preventivo.

Prevenção

Dada a gravidade e morbidade dos casos de ceratite infecciosa após TC, os esforços na prevenção de sua ocorrência são essenciais. Com relação ao tecido doado, a adição de antifúngicos aos meios de preservação tem sido considerada, a fim de reduzir, ainda mais, eventuais contaminações do tecido. No referente aos cuidados com a técnica cirúrgica, deve-se cuidar, especialmente, da qualidade das suturas. Deve-se ressaltar a importância do tratamento adequado de comorbidades oculares do receptor e orientação e monitoramento dos pacientes quanto aos cuidados e medicamentos pós-operatórios.[7]

Referências

1. - Davila JR; Mian SI. Infectious keratitis after keratoplasty. Curr Opin Ophthalmol. 2016 Jul;27(4):358-66.
2. - Eye Bank Association of America. 2019 Eye Banking Statistical Report. Washington, DC; 2020.
3. - Tan DT. "Corneal transplantation and eye banking". In: GAEBA Scientific Meeting, San Diego; 2015. http://www.gaeba.org/wp-content/uploads/2014/01/Session-1-Tan-Opening-Address-Part-1.pdf. [Accessed 4 January 2016]
4. - Vajpayee RB; Sharma N; Sinha R, et al. Infectious keratitis following keratoplasty. Surv Ophthalmol 2007; 52:1-12.
5. - Fong LP; Ormerod LD; Kenyon KR; Foster CS. Microbial keratitis complicating penetrating keratoplasty. Ophthalmology 1988; 95:1269-1275.
6. - Bates AK; Kirkness CM; Ficker LA, et al. Microbial keratitis after penetrating keratoplasty. Eye 1990; 4:74-78.
7. - Harris DJ Jr; Stulting RD; Waring 3rd GO; Wilson LA. Late bacterial and fungal keratitis after corneal transplantation. Spectrum of pathogens, graft survival, and visual prognosis. Ophthalmology 1988; 95:1450-1457.
8. - Tuberville AW; Wood TO. Corneal ulcers in corneal transplants. Curr Eye Res 1981; 1:479-485.
9. - Tavakkoli H; Sugar J. Microbial keratitis following penetrating keratoplasty. Ophthalmic Surg 1994; 25:356-360.
10. - Dubord PJ; Evans GD; Macsai MS, et al. Eye banking and corneal transplantation communicable adverse incidents: current status and project NOTIFY. Cornea 2013; 32:1155-1166.
11. - Kitzmann AS; Wagoner MD; Syed NA; Goins KM. Donor-related candida keratitis after descemet stripping automated endothelial keratoplasty. Cornea 2009; 28:825-828.
12. - Driebe WT; Stern G. Microbial keratitis following corneal transplantation. Cornea 1983; 2:41-45.
13. - Sharma N; Jain M; Sehra SV, et al. Outcomes of therapeutic penetrating keratoplasty from a tertiary eye care centre in northern India. Cornea 2014; 33:114-118.
14. - Vajpayee RB; Boral SK; Dada T, et al. Risk factors for graft infection in India: a case-control study. Br J Ophthalmol 2002; 86:261-265.

15 - Koenig SB; Wirostko WJ; Fish RI; Covert DJ. Candida keratitis after descemet stripping and automated endothelial keratoplasty. Cornea 2009; 28:471-473.

16 - Tambasco FP; Cohen EJ; Nguyen LH, et al. Oral acyclovir after penetrating keratoplasty for herpes simplex keratitis. Arch Ophthalmol 1999; 117:445- 449.

17 - Oldenburg CE; Acharya NR; Tu EY, et al. Practice patterns and opinions in the treatment of acanthamoeba keratitis. Cornea 2011; 30:1363-1368.

18 - Akova YA; Onat M; Koc F, et al. Microbial keratitis following penetrating keratoplasty. Ophthalmic Surg Lasers 1999; 30:449-455.

19 - Tixier J; Bourcier T; Borderie V; Laroche L. Microbial keratitis after penetrating keratoplasty. J Fr Ophtalmol 2001; 24:597.

20 - Alharbi, S.; Alrajhi, A.; & Alkahtani, E. (2013). Endophthalmitis following Keratoplasty: incidence, microbial profile, visual and structural outcomes. Ocular Immunology And Inflammation, 22(3), 218-223.

39 Ceratoprótese

Sérgio Kwitko
Tiago Lansini

Introdução

Pellier de Quengsy, um oftalmologista francês, é tradicionalmente considerado o primeiro inventor de uma córnea artificial, em 1789.[1] Em 1853, Johann N. Nussbaum implantou, em seu próprio olho, pequenas esferas de diferentes materiais (ferro, cobre, vidro e algodão) e concluiu que o vidro era inerte. Após essa experiência, foi o primeiro a implantar uma córnea artificial em um olho humano[2] (Figura 39.1).

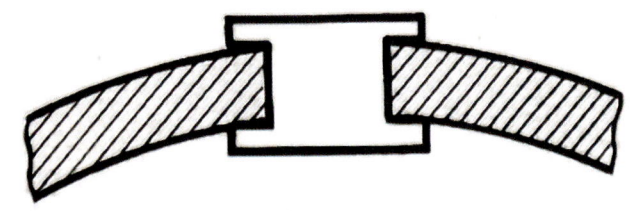

Figura 39.1 Prótese de Nussbaum, 1853.

Na virada do século 20, houve um declínio no interesse em córneas artificiais, depois que Eduard Konrad Zirm, em 1906, realizou o primeiro transplante de córnea com sucesso.[3]

Durante a II Guerra Mundial, a descoberta feita por Sir Harold Ridley, de que o acrílico era inerte aos olhos dos pilotos da força aérea inglesa, foi o impulso para o uso desse material em córneas artificias. Anos depois, Gyorffy conceitualizou a ideia de uma ceratoprótese de duas partes, em 1951[4] (Figura 39.2).

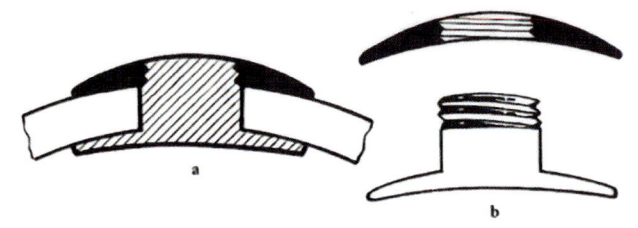

Figura 39.2 Prótese de Gyorffy, 1951.

Vimos que, há muito, se almeja confeccionar uma córnea artificial, principalmente com os objetivos de não se necessitar de um doador humano, anular a possibilidade de rejeição do transplante e não necessitar imunossupressão sistêmica nos casos de alto risco.

Atualmente, ceratopróteses podem ser confeccionadas de material biocompatível, como o poli-Hema ou de colágeno, a partir da matriz estromal corneana extra celular, em uma tentativa de integração com o tecido vivo e, consequentemente, menor índice de extrusão, ou de material sintético, como o Polimetilmetacrilato (PMMA) e o silicone que, em casos específicos, detém atualmente um índice de sucesso satisfatório, em médio prazo. Algumas tentativas foram realizadas em revestir materiais não biocolonizáveis com hidroxiapatita, na tentativa de integração maior com o tecido corneano, entretanto, sem sucesso.[5]

Os modelos de ceratopróteses mais utilizados, atualmente, são:

1 - Ceratoprótese de Strampelli ou ósteo-odonto-ceratoprótese, na qual é necessário o implante da ceratoprótese de acrílico em um dente do paciente, para posterior implante na córnea receptora; cirurgia trabalhosa, realizada em duas etapas, com aproximadamente 3 meses de intervalo[6,7] (Figura 39.3).

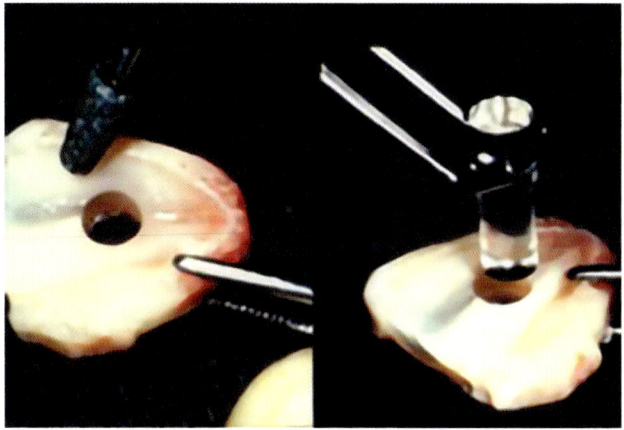

Figura 39.3 Ósteodonto ceratoprótese de Strampelli.

2 - Ceratoprótese AlphaCor, produzida na Austrália, de poli-Hema, semelhante a uma lente de contato hidrofílica, mas ainda com muitas limitações, principalmente nos casos de olho seco, leucoma pós-herpético e doenças imunes de membranas mucosas[8] (Figura 39.4).

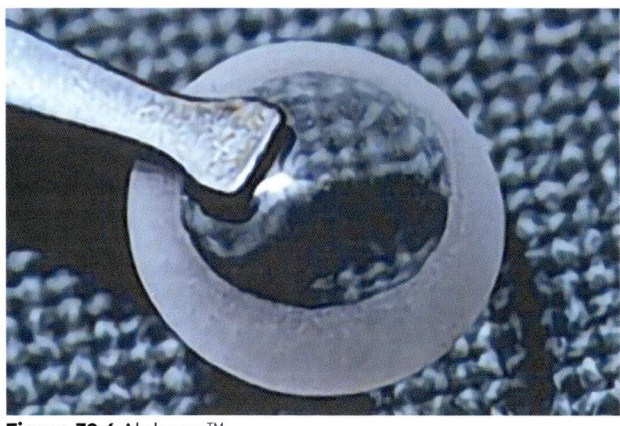

Figura 39.4 Alphacor™

3 - Ceratoprótese de Dohlman-Doane (Boston Kpro), de PMMA, produzida em Boston, EUA, no Massachusetts Eye and Ear Infirmary, foi a que mais evoluiu nos últimos anos, apresentando, atualmente, um índice de sucesso de 90%, em casos de doenças não imunológicas, e de 50%, em casos de doenças imunes de membranas mucosas.[9] Hoje, a escolha preferencial se dá pela ceratoprótese de Dohlman-Doane (Boston Kpro)[11] (Figura 39.5).

Dois tipos de K-Pro de Dohlman-Doane foram desenvolvidos. Um para pacientes com boa lubrificação da superfície ocular e fechamento palpebral – tipo 1 (Figura 39.5) e outra para casos de severo olho seco, usada de maneira transpalpebral – tipo 2 (Figura 39.6). Ambos podem ser produzidos para olhos afácicos, com poder dióptrico calculado pelo diâmetro axial, ou para olhos pseudofácicos, com poder único.[12]

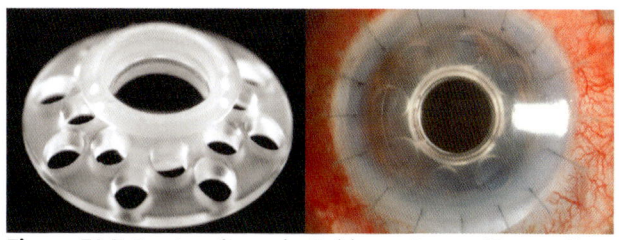

Figura 39.5 Ceratoprótese de Dohlman-Doane (Boston Kpro tipo I).

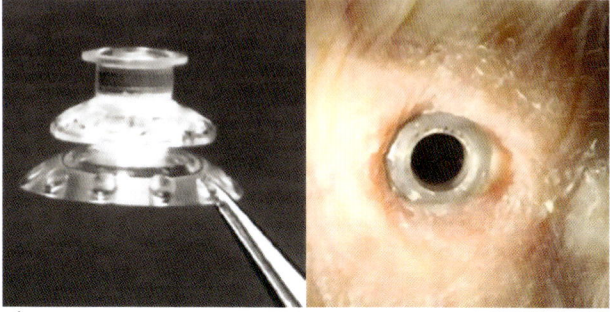

Figura 39.6 Ceratoprótese de Dohlman-Doane (Boston Kpro tipo II).

Essa ceratoprótese é produzida em PMMA, com uma zona óptica central de 3.35 mm de diâmetro e uma plataforma posterior de 0.9 mm de espessura e 7.0 mm ou 8.5 mm de diâmetro, de PMMA ou titânio (Figura 39.7), com 16 fenestrações, para permitir nutrição melhor da córnea doadora pelo humor aquoso.

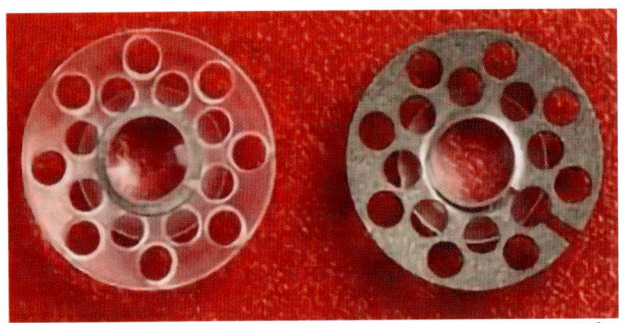

Figura 39.7 Prato posterior de PMMA e de titânio, com 16 fenestrações

4 - KeraClear é a mais moderna ceratoprótese, toda em silicone, sendo utilizada para uso intraestromal com laser de femtossegundo, indicada em casos de cegueira corneana não inflamatória (ceratocone, distrofias, cicatrizes), onde o entodélio receptor é normal[13] (Figura 39.8).

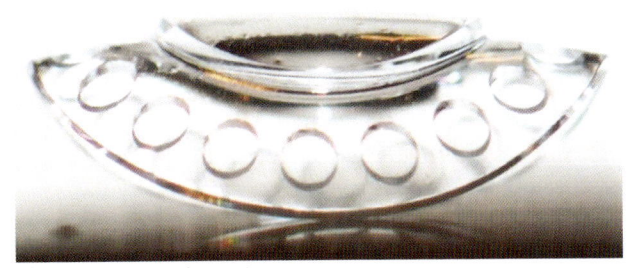

Figura 39.8 KeraclearTM

A experiência, em nosso serviço, se relaciona, exclusivamente, com a Ceratoprótese de Boston tipo I, a qual possui uma curva de aprendizado mais suave.

Conceitos pré-operatórios

As indicações gerais da ceratoprótese de Boston tipo I são as seguintes:

1 - Pelo menos um transplante de córnea prévio falido, com pobre prognóstico para outro.

2 - Visão menor que 20/400.

3 - Não apresentar glaucoma em estagio final ou descolamento de retina.

4 - Contraindicações: severa inflamação intraocular crônica, doença autoimune, *phthisis bulbi*.

Boas indicações incluem, também, distrofias corneanas, ceratocone, cerotopatia bolhosa pseudofácica, ceratite herpética, aniridia congênita, queimaduras químicas, síndrome de Stevens-Johnson, síndrome de Lyell.

Em ordem crescente de sucesso, as indicações podem ser enumeradas, em três categorias:

1 - falência de transplante não autoimune;

2 - queimadura química;

3 - opacidade de córnea relacionada com doença autoimune.

Uma importante vantagem da ceratoprótese de Dohlman-Doane em pacientes com transplantes de alto risco é que não há necessidade, na grande maioria dos casos, de imunossupressão sistêmica.[14] Dohlman et al. têm recentemente proposto imunossupressão sistêmica para pacientes com doenças de membranas mucosas.[7] Vale lembrar que, os casos de queimadura alcalina e de alto risco de rejeição, como múltiplos transplantes prévios, apresentam melhor prognóstico que os pacientes com doenças de membranas mucosas, como Stevens-Johnson, Lyell e penfigoide ocular cicatricial.[8]

A avaliação pré-operatória do candidato ao implante de ceratoprótese de Boston tipo I inclui uma avaliação da saúde geral do paciente, a fim de prepará-lo para o melhor tipo de anestesia. Em nosso meio, a imensa maioria das cirurgias são realizadas com bloqueio peribulbar. Devemos, também, avaliar a história ocular completa, no intuito de saber sobre cirurgias prévias e uso de medicações tópicas. Exame oftalmológico completo, também, é de suma importância, com a avaliação da acuidade visual, exame na lâmpada de fenda, para a avaliação da superfície ocular e do segmento anterior, tonometria, biometria e ecografia ocular, para avaliação do segmento posterior.

Técnica cirúrgica da Boston Kpro tipo I

O kit da ceratoprótese de Boston KPro tipo I contém o prato anterior e o posterior (titânio ou acrílico), o anel posterior de segurança de titânio, um adesivo, trépano de 3 mm de diâmetro e um bastão de plástico vazado. Uma córnea doadora é necessária para o procedimento (óptica ou tectônica).

A - A córnea doadora é trepanada, com 9,0 mm ou 9,5 mm de diâmetro.

B - A base côncava do bloco de *teflon* é usada para colocar a córnea, previamente trepanada, com o lado endotelial para cima. Uma trepanação central de 3 mm de diâmetro é realizada (Figura B).

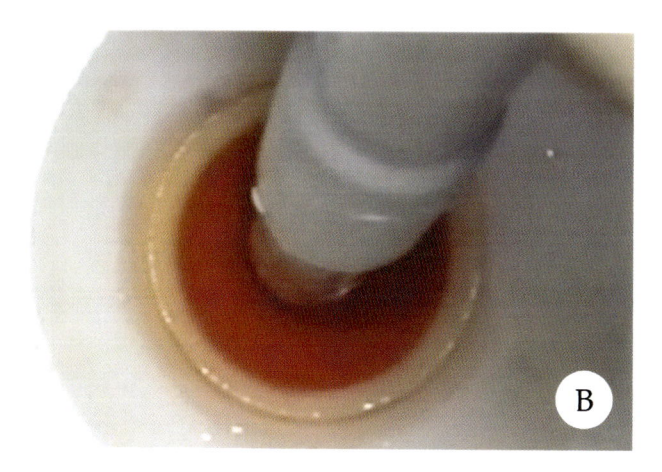

C - O prato anterior da Kpro é colado no adesivo, com a face anterior virada para baixo (Figura C).

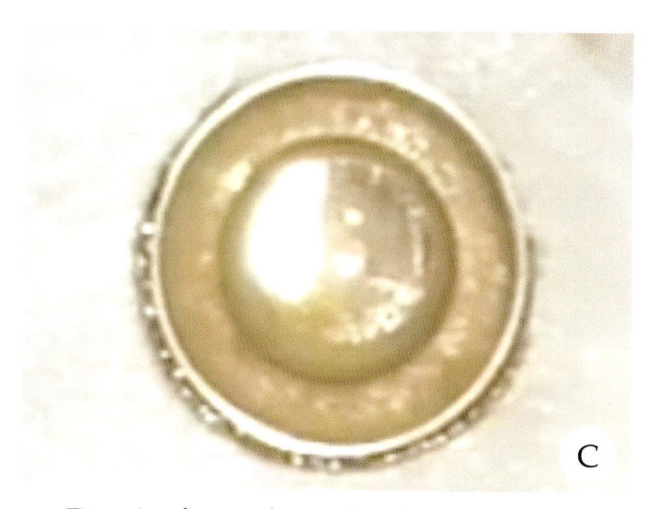

D - A córnea é encaixada no prato anterior, com a trepanação central, e com a face endotelial para cima (Figura D).

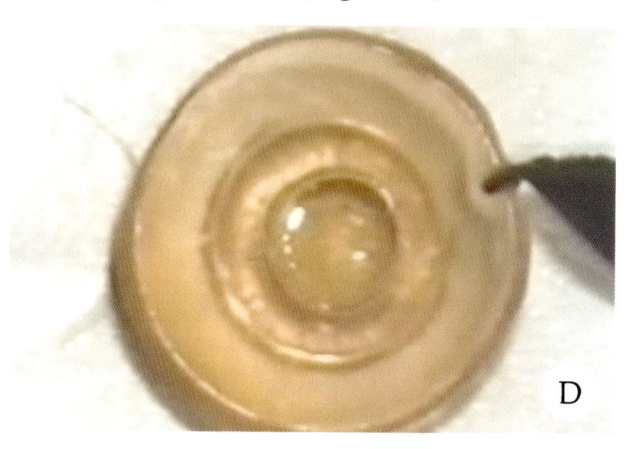

E - O prato posterior é, gentilmente, empurrado contra o endotélio com o bastão de plástico (Figura E).

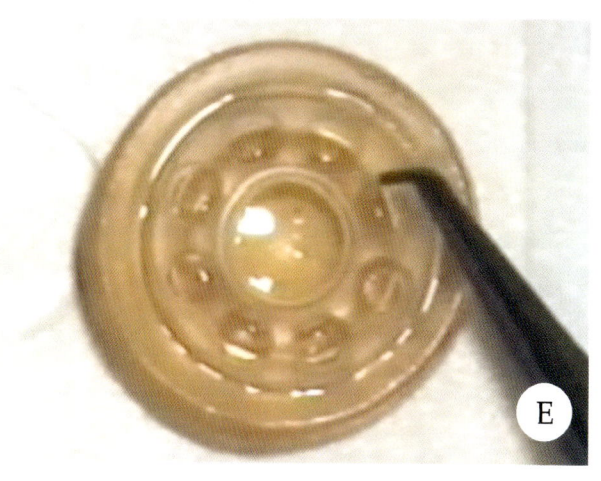

F - O anel posterior de segurança de titânio é colocado na posição por meio de uma pinça pinça (Figura F).

F

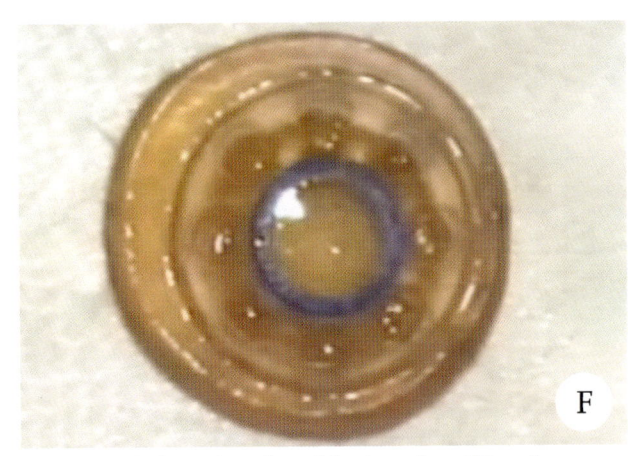

G - O bastão de plástico é utilizado para empurrar firmemente o anel contra a prótese, até escutar um "clique".

H - O conjunto Kpro/córnea é colocado no meio de preservação, até concluir a preparação do receptor (Figura H).

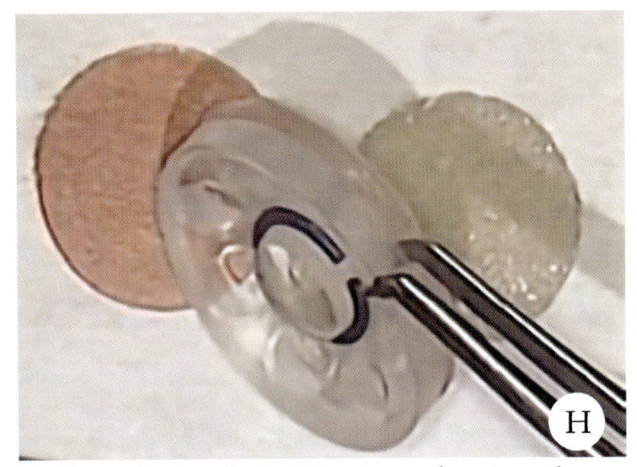

H

I - O Anel de Flieringa é suturado na episclera no olho receptor.

J - A trepanação da córnea receptora é realizada, de acordo com a preferência do cirurgião (manualmente ou com laser de femtossegundo) (Figura J).

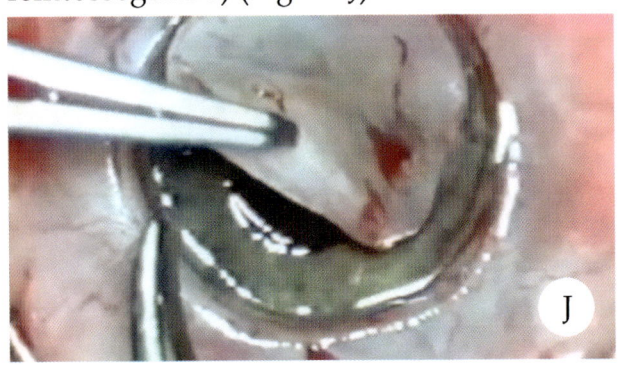

J

K - Realizada facectomia "a céu aberto", com ou sem implante de lente intraocular (dependendo do tipo de Kpro). Se o paciente já é afácico, realizar vitrectomia anterior extensa.

L - A Kpro é suturada, de maneira similar ao transplante de córnea, com 16 pontos simples, com *mononylon* 10.0 (Figura L).

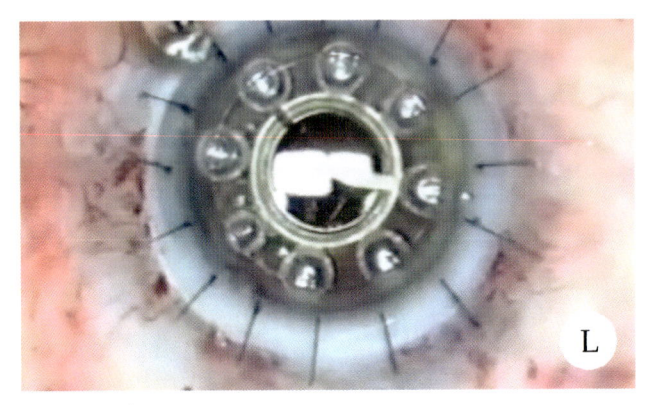

L

M - É injetado 0,1 ml de dexametasona na câmara anterior, e colocada uma lente de contato terapêutica de diâmetro grande, ao final da cirurgia.

Conceitos pós-operatórios

O sucesso da cirurgia não depende somente da indicação correta e do procedimento bem executado, mas também do cuidado pós-operatório e do seguimento do paciente.

Em nosso serviço, todos os pacientes são vistos no primeiro dia pós-operatório, semanalmente, no primeiro mês e, mensalmente, durante o primeiro ano. Todos os pacientes mantêm acompanhamento pós-operatório com a medição da acuidade visual com e sem correção, biomicroscopia, fundoscopia, campo de visão manual, seriado a cada 3 meses, e aferição da pressão intraocular, através da medida bidigital, em todas as consultas.

Todos os pacientes utilizam prednisona oral, 0,5-1 mg/Kg/dia, por, aproximadamente, 30 dias. Lente de contato terapêutica (LCT) é usada de rotina, indefinidamente. O uso permanente da lente de contato terapêutica foi preconizado para retardar a desidratação e minimizar o efeito de *dellen*, ocasionado pela face anterior da ceratoprótese, assim prevenindo a necrose e *melting* da córnea doadora.[7,9] Medicações tópicas incluem: acetato de prednisolona 1% colírio, de 3/3 horas, nas primeiras semanas, com redução progressiva de acordo, com cada caso, antibioticoprofilaxia contínua com fluorquinolona de 4ª geração (gatifloxacina) de, 8/8 horas, medroxiprogesterona 1% colírio de 12/12 horas e lágrimas artificiais sem conservantes, à vontade. Alguns pacientes lançam mão do uso de soro autólogo, também, dependendo da doença de base.

O procedimento exitoso pode restaurar rapidamente a visão em olhos com prognóstico reservado com cirurgias convencionais.[9,15,16,17] A maioria dos pacientes (em torno de 85%) melhoram a sua acuidade visual prontamente, alcançando visões de 20/40, ou melhor, no primeiro ano após cirurgia.[18] Isso resulta da taxa de retenção da ceratoprótese, em curto prazo (até 12 meses de seguimento), que é muito alta, relatada de 83% a 100%.[19] Entretanto, após 2 anos, cai para 60%, nas poucas séries relatadas com acompanhamento em longo prazo.[16,19]

A cirurgia da Boston KPro tipo I é um procedimento facilmente realizado por cirurgiões com experiência em transplante penetrante de córnea. No entanto, a principal limitação dessa ceratoprótese é a significativa frequência das complicações pós-operatórias, dentre as quais podemos citar: membrana retroprotética, glaucoma, necrose e infecção do estroma corneano, além de complicações do segmento posterior.

A formação de membrana retroprotética é uma complicação descrita em 12% a 41.6% dos casos.[9,10,15,16,18] O uso de pratos posteriores de diâmetro maior e de titânio tem sido preconizado para reduzir a formação da membrana retroprotética, entretanto, sem redução significativa dessa complicação. Essa membrana pode levar à necrose corneana, por limitar a nutrição da córnea doadora pelo humor aquoso posterior (Figura 39.9).

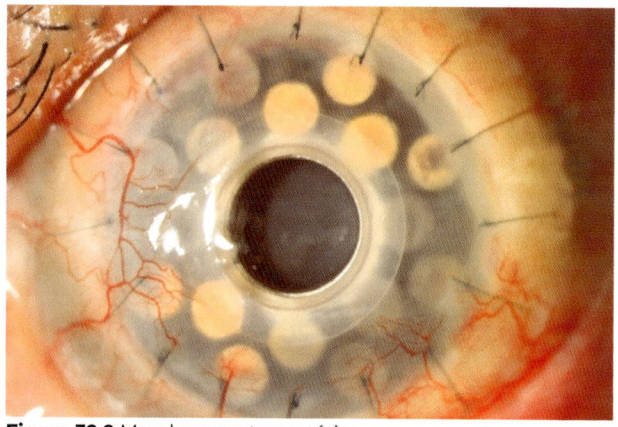

Figura 39.9 Membrana retroprotética

O glaucoma é uma complicação frequente, também ameaçadora do prognóstico visual em olhos tratados com KPro. Na maioria das vezes, a própria doença de base é responsável pelo risco aumentado dessa complicação, além da opacidade e irregularidade corneanas prejudicarem o diagnóstico do glaucoma.[8,15,16,18,20] Netland et al. encontraram uma prevalência de glaucoma de 64% nos 55 olhos tratados, sendo que, 36% tiveram diagnóstico previamente ao implante e 28%, após a cirurgia.[20] Em pacientes com diagnóstico já estabelecido de glaucoma, o implante de drenagem valvulado (Válvula de Ahmed) deve ser realizado, previamente ou concomitante à KPro. Dohlman relatou 51% de casos de glaucoma na sua amostra, com necessidade de implante valvulado de Ahmed, em 80% deles.[10] A dificuldade de avaliação do nervo óptico, por opacidade dos meios e da pressão intraocular, pelas alterações da superfície corneana, subestimam as taxas de glaucoma pré-operatório, comprometendo o prognóstico desses pacientes e obrigando, muitas vezes, à necessidade de nova cirurgia para o implante de drenagem.[8,15,16,18]

Necrose da interface ceratoprótese-córnea também é um dos maiores problemas, em médio e longo prazos, podendo levar à extrusão da ceratoprótese. (Figuras 39.10 e 39.11). O uso permanente de soro autólogo, lente de contato terapêutica e medroxiprogesterona tem reduzido, significativamente, a incidência dessa complicação. Essa complicação ocorre de 1% a 29% dos casos.[8,9,10,15,16,21] O tratamento com enxerto de membrana amniótica e recobrimento conjuntival é bem sucedido na maioria dos casos,[21] entretanto há necessidade da troca do botão doador, em uma parcela significativa de casos.

Ceratite infecciosa, especialmente micótica, é um risco potencial nesses casos de necrose corneana, devido à presença permanente de material não biocompatível (PMMA) na superfície ocular. Ceratite micótica é relatada de 3% a 17% dos casos,[8,10,15,16] motivo pelo qual Dohlman propôs, recentemente, um ciclo trimestral de Anfotericina-B tópica,[8,12] associado ao já bem estabelecido uso de vancomicina colírio profilático[22] (Figura 39.12).

Como consequência da ceratite infecciosa, endoftalmite infecciosa, mais frequentemente micótica, pode se desenvolver e levar olho à *phthisis bulbi*.[8,10,15,16,22]

Vitreíte estéril é uma complicação também significativa, ocorrendo de 3% a 10% dos casos, havendo necessidade de ampla vitrectomia posterior, na grande maioria deles, para a reabilitação visual.[8,15,16,19,23]

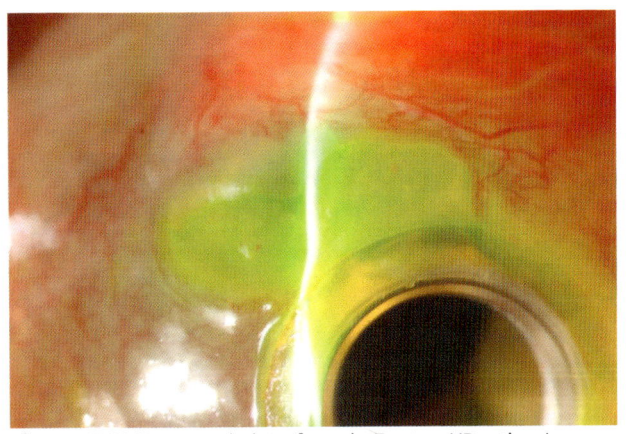

Figura 39.10 Necrose da interface da Boston KPro tipo I com a córnea doadora.

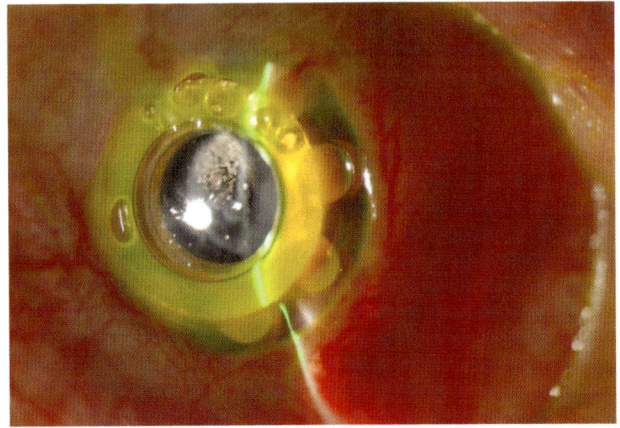

Figura 39.11 Extrusão da Boston KPro tipo I.

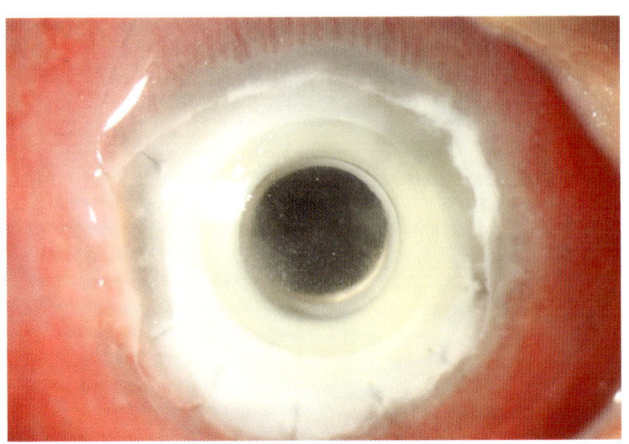

Figura 39.12 Ceratite micótica em ceratoprótese Boston tipo I.

Devido ao fato desses olhos serem pseudofácicos ou afácicos e apresentarem múltiplas cirurgias prévias e processo inflamatório prévio e/ou crônico, não é rara a presença de edema macular cistoide, o que compromete, também, o prognóstico visual desses casos. O uso de dexametasona intra-camerular, ao final da cirurgia, pode reduzir o risco de formação do edema macular cistoide, e injeções intravítreas de anti-VGF ou corticoide de depósito são necessárias para o tratamento.[8,15,16]

É importante lembrar que, como para qualquer procedimento cirúrgico corneano, a ceratoprótese de Dohlman requer uma superfície ocular adequada, com boa lubrificação da superfície, fundo-de-saco adequado para suportar uma lente de contato terapêutica e pálpebras corrigidas. Portanto, todos os procedimentos necessários para tanto, tais quais transplante de glândulas salivares, cirurgias palpebrais (entrópio, triquíase), correções de fundo-de-saco com membrana amniótica ou mucosa labial, transplante de limbo e uso de soro autólogo, devem ser considerados antes da cirurgia da ceratoprótese, para melhorar o prognóstico e aumentar a sua sobrevida.

Mesmo com todas essas potenciais complicações, aproximadamente metade dos pacientes que se submetem a tal procedimento melhoram muito sua qualidade de vida, por conseguirem reabilitação visual de, pelo menos, uma visão ambulatorial (20/200 ou melhor), uma vez que esses pacientes são cegos e o transplante de córnea tradicional tem um prognóstico muito reservado.[11,15]

Diversas tentativas vêm sendo realizadas e aprimoradas, com o objetivo de se conseguir uma ceratoprótese ou córnea artificial com maior índice de sucesso.[24]

Conclusões

1 - As melhores indicações para a ceratoprótese de Boston Tipo I são olhos não inflamados, com bom fechamento palpebral e boa lubrificação da superfície ocular. Também pode ser uma opção viável para o tratamento de casos desafiadores de doenças autoimunes e queimaduras químicas. Resultados podem ser afetados por complicações, tais como infecções e necrose estromal.

2 - A ceratoprótese de Boston Tipo I fornece melhora na visão da maioria dos pacientes com cegueira provocada pela córnea, não candidatos ao transplante de córnea tradicional.

3 - As complicações pós-operatórias são: membrana retroprotética, glaucoma, necrose estromal, ceratite infecciosa, endoftalmite, complicações do segmento posterior, tais como, descolamento de retina, descolamento de coroide, edema macular cistoide, hemorragia vítrea e vitreíte estéril.

4 - A ceratoprótese de Boston Tipo I é uma opção viável, como procedimento primário, em pacientes que estariam condenados ao alto risco de falência com um transplante de córnea convencional tais quais com deficiência límbica total e vascularização coreana severa.

5 - Uma das principais vantagens da ceratoprótese de Boston Tipo I é a ausência de necessidade de imunossupressão sistêmica, aliada ao bom resultado visual. Casos de queimadura alcalina e de alto risco de rejeição, como múltiplos transplantes prévios, apresentam o melhor prognóstico.

6 - O implante de ceratoprótese de Boston tipo I tem potencial de melhorar, significativamente, a qualidade de vida relacionada com a visão, principalmente nos pacientes com prognóstico reservado, mesmo que temporariamente. Pacientes que obtiveram satisfatória acuidade visual pós-operatória apresentam os melhores resultados, nas escalas de avaliação de qualidade de vida.[15]

Referências das imagens

Figuras 39.1, 39.2, 39.3, 39.4 e 39.6: extraídas de Dalisay MFD e Arumí JG. Boston keratoprosthesis type I: indications, long term results and complications. Tese de Doutorado em Medicina e Cirurgia. Barcelona 2015.

Figuras 39.5 e 39.7: Cortesia do Massachusetts Eye and Ear Infirmary.

Figura 39.8: extraída de O'hEineachain R, Eurotimes set 2016.

Figuras 39.5, 39.9, 39.10, 39.11 e 39.12: arquivo pessoal do Dr. Sérgio Kwitko.

Referências

1 - Chirila TV, Hicks CR. The origins of the artificial cornea: Pellier de Quengsy and his contribution to the modern concept of keratoprosthesis. Gesnerus 56:96-106, 1999.

2 - Day R. Artificial corneal implants. Trans Am Ophthalmol Soc 55: 455-75, 1957.

3 - Armitage, WJ, Tullo, AB, Larkin DF. "The first successful full-thickness corneal transplant: a commentary on Eduard Zirm's landmark paper of 1906". Br J Ophthalmol 90:1222–3., 2006.

4 - Temprano J. Queratoplastias y Queratoprotesis, LXVII Ponencia de la Sociedad Española de Oftalmología. Barcelona: Artbook 90 S.L.: 1991.

5 - Wang L et al. Hydroxyapatite for Keratoprosthesis Biointegration. Invest Ophthalmolol Vis Sci (52):7392-9. 2011.

6 - Strampelli B, Marchi V. Osteo-odonto-keratoprosthesis. Ann Ottalmol Clin Ocul 96(1):1-57, 1970.

7 - Falcinelli G, Falsini B, Taloni M, Colliardo P, Falcinelli G. Modified osteo-odonto-keratoprosthesis for treatment of corneal blindness: long-term anatomical and functional outcomes in 181 cases. Arch Ophthalmol 123(10):1319-29, 2005.

8 - Ngakeng V, Hauck MJ, Price MO, Price FWJr. AlphaCor keratoprosthesis: a novel approach to minimize the risks of long-term postoperative complications. Cornea 27(8):905-10, 2008.

9 - Stolz AP, Dal Pizzol MM, Marinho D, Rymer S, Kwitko S. Experiência inicial com a ceratoprótese de Dohlman-Doane : relato de casos. Arq Bras Oftalmol 71(2):257–61, 2008.

10 - Dohlman CH. Results of 218 eyes with keratoprosthesis. American Society of Cataract and Refractive Surgery Meeting 2007. San Diego, USA.

11 - Dohlman, CH. Personal communication. American Society of Cataract and Refractive Surgery Meeting 2011. San Diego, USA.

12 - Doane MG, Dohlman CH, Bearse G. Fabrication of a keratoprosthesis. Cornea 15(2):179–84, 1996.

13 - http://www.keramed.com/keraklear-artificial-cornea/

14 - Ma JJ, Graney JM, Dohlman CH. Repeat penetrating keratoplasty versus the Boston keratoprosthesis in graft failure. Int Ophthalmol Clin 45(4):49-59, 2005.

15 - Lansini T, Kwitko S. Quality of Life in Patients with Dohlman-Doane Type 1 Keratoprosthesis. J Clin Exp Ophthalmol 6:4, 2015.

16 - Kwitko S e Stolz A. Ceratoprótese de Boston – artigo de revisão. Rev Bras Oftalmol, 71(6): 403-6, 2012.

17 - Greiner MA, Li JY, Mannis MJ. Longer-term vision outcomes and complications with the Boston type 1 keratoprosthesis at the University of California, Davis. Ophthalmology 118(8):1543-50, 2011. Comment in: Ophthalmology 119(1):202-3; author reply 203, 2012.

18 - Magalhaes FD, Hirai FE, Souza LB, Oliveira L. Resultados a longo prazo com o implante da ceratoprótese de Boston tipo 1 em queimaduras oculares. Arq Bras Oftalmol vol.81, n.3, pp.177-182, 2018.

19 - Aldave AJ, Kamal KM, Vo RC, Yu F. The Boston type I keratoprosthesis: improving outcomes and expanding indications. Ophthalmology 116(4):640-51, 2009.

20 - Netland PA, Terada H, Dohlman CH. Glaucoma associated with kerathoprosthesis. Ophthalmology 105: 751-7, 1998.

21 - Aquavella JV, Qian Y, McCormick GJ, Palakuru JR. Keratoprosthesis: the Dohlman-Doane device. Am J Ophthalmol 140(6):1032-8, 2005.

22 - Fintelmann RE, Maguire JI, Ho AC, Chew HF, Ayres BD. Characteristics of endophthalmitis in patients with the Boston keratoprosthesis. Cornea 28(8):877-8, 2009.

23 - Zerbe BL, Belin MW, Ciolino JB; Boston Type1 Keratoprosthesis Study Group. Results from the multicenter Boston Type1 Keratoprosthesis Study. Ophthalmology 113(10):1779.e1-7, 2006.

24 - Lam FC, Liu C. (2011) The future of keratoprostheses (artificial corneae). Br J Ophthalmol 95(3):304–5, 2011.

40
Perspectivas Futuras dos Transplantes de Córnea

Francisco Bandeira e Silva
Nicolas Cesário Pereira
Helena Isabel Vasconcelos
José Álvaro Pereira Gomes

Introdução

O transplante de córnea é o tipo de transplante mais frequentemente realizado no mundo. A cegueira secundária a doenças corneanas é a terceira maior causa de cegueira, atrás apenas da catarata e glaucoma. Estima-se que mais de 10 milhões de pessoas estejam cegas, decorrentes de doenças corneanas.[1]

A situação da demanda versus oferta dos transplantes no Brasil ainda se encontra muito aquém do recomendado pelo OMS. De acordo com o relatório da Associação Brasileira de Transplantes de Órgãos, entre 2010 e 2017, a oferta de córneas deixa de atender aproximadamente a 18% da demanda.[2] O último registro de transplantes brasileiros de 2018 mostrou que existiam 8.574 pacientes na fila de espera para transplante de córnea.[3] As diferentes políticas de saúde entre os Estados leva a uma grande variabilidade da espera na fila, que pode oscilar entre 3 meses a mais de 1 ano de espera. Outro obstáculo ao combate à cegueira por doenças da córnea é a alta taxa de descarte de córneas doadas para transplante no Brasil, que varia entre 24-45%.[4-6]

Na Figura 40.1 podemos observar o número de transplantes de córnea realizados no Brasil, entre 2001 e 2018.

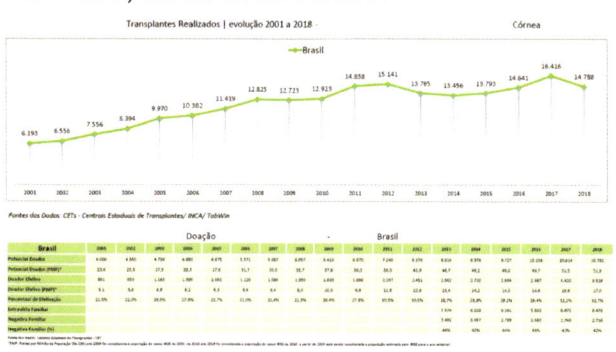

Figura 40.1 Transplantes de Córnea no Brasil, de 2001 a 2018.

Apesar da córnea ser um órgão imunologicamente privilegiado, a rejeição é uma das principais causas de falência secundária dos transplantes.[7,8] Além disso, a população vem mudando seus hábitos e cuidados em relação à saúde, consequentemente aumentando a expectativa de vida. Em média, um transplante bem sucedido tem entre 52-80%

de sobrevida, em 10 anos. Essa sobrevida cai pela metade, com um segundo transplante, enquanto um terceiro enxerto, raramente sobrevive mais de 8 anos.[8,9]

Diante desse cenário, há a necessidade de buscar terapias alternativas à ceratoplastia, tais como tratamentos regenerativos e terapia celular avançada.

Técnicas atuais de transplante de córnea

O transplante de córnea convencional, também conhecido por ceratoplastia penetrante (CP), foi o tratamento padrão para doenças endoteliais corneais durante todo o século XX.[10] A técnica é relativamente simples e envolve a substituição do tecido corneal do receptor, em sua espessura total, pelo tecido corneal de um doador, que é suturado à borda corneal remanescente do receptor.[11,12] No entanto, a curvatura corneal e o astigmatismo induzido com essa técnica são extremamente dependentes das suturas corneais, o que limita seus resultados visuais, pela indução de anisometropia ou alto astigmatismo irregular.[13] Somam-se a essas limitações, os riscos de complicações intraoperatórias das cirurgias realizadas "a céu aberto", como descolamento da retina, descolamento da coroide e hemorragia expulsiva, ou de complicações pós-operatórias relacionadas às suturas e trauma, como a deiscência incisional.[14-18]

A ceratoplastia lamelar anterior profunda (DALK) veio como uma técnica alternativa para o tratamento das doenças que comprometem as camadas anteriores da córnea, tais quais ceratocone, distrofias anteriores, degenerações, traumas e cicatrizes pós-infecção. A grande vantagem é manter o endotélio receptor, evitando a rejeição endotelial e subsequente falência do tecido transplantado.[19-21,22,23] Entretanto, por ser um transplante que necessita de suturas, resulta em problemas similares à ceratoplastia penetrante referentes às complicações durante a reabilitação visual.[13] Por ser uma cirurgia tecnicamente complexa, a curva de aprendizado é íngreme[24,25] e frequentemente incorre em conversão para a ceratoplastia penetrante (20%).[26] Já a duração prolongada da cirurgia pode aumentar, consideravelmente, o custo do procedimento, especialmente na fase de treinamento.[27]

A ceratoplastia endotelial com desnudamento da Descemet pode ser realizada manualmente (DSEK) ou com microcerátomo (DSAEK). Ambas técnicas foram sugeridas como alternativa à ceratoplastia penetrante para o tratamento das endoteliopatias corneanas, como ceratopatia bolhosa, distrofias do endotélio e falência de transplantes prévios. Por ser uma técnica seletiva, a ceratoplastia endotelial não altera diretamente a curvatura do estroma, nem a relação do centro da córnea com o limbo. Dessa forma, o DSEK/DSAEK preserva, ao menos parcialmente, as características refrativas do tecido recipiente.[28] Na técnica do DSAEK/DSEK obtemos do tecido doador apenas o endotélio, Descemet e parte do estroma profundo (média de 80-150 µm).[29] Nos casos de distrofia de Fuchs, a Descemet e o endotélio do recipiente são removidos centralmente,[30] enquanto esse passo pode ser dispensável, nos casos de ceratopatia bolhosa ou falência de transplante. Após a remoção, o enxerto é implantado na câmara anterior do recipiente, com uso de pinça, insertor ou sutura, posicionado no centro da área de estroma desnudado e fixado com uma bolha de ar. Essa técnica mostrou-se segura e eficaz, tanto em situações convencionais, quanto em pacientes vitrectomizados, pseudofácicos e com atrofias irianas.[31,32] A curva de aprendizado é relativamente rápida e evita os problemas relacionados à sutura.[33] Todavia, por levar um pouco de tecido estromal, pode induzir complicações relacionadas à interface, como o *haze* corneano e indução de astigmatismo irregular.[34,35] Um fator limitante do DSAEK é o alto custo necessário para aquisição do microcerátomo para o preparo da córnea doadora.[36] Esse custo pode ser ainda maior quando introduzimos o laser de femtossegundo, para esse fim.[36]

Com objetivo de refinar os resultados refrativos da técnica acima descrita, foi introduzida a Ceratoplastia Endotelial da Membrana de Descemet (DMEK). A diferença dessa técnica consiste no transplante exclusivo do endotélio e membrana de Descemet, livres de qualquer tecido estromal do doador.[37,38] Por ser um enxerto fino e de delicado preparo, exige técnica e tempo de aprendizado maior que os demais transplantes,[39,40] estando sujeita a uma taxa maior de falência primária e descolamento do enxerto.[41] Em contrapartida, por manter o estroma inalterado, possibilita qualidade visual final mais rápida e melhor.[42-44] Por não conter ceratócitos estromais no enxerto, a carga antigênica é menor[45,46] e há menos risco de rejeição do tecido doado, comparado às outras técnicas.[47]

Novas técnicas de transplante de córnea e terapia celular

Por mais que as técnicas de ceratoplastia lamelar estejam revolucionando a seara dos transplantes de córnea no Brasil e no mundo, há limitações que necessitam ser endereçadas. Novos métodos de transplantes e implantes lamelares, bem como a terapia baseada em cultivos/expansão celular e na medicina regenerativa vêm sendo investigados, para solucionar os problemas com as técnicas atuais.

Transplante da Bowman

Tem por objetivo estabilizar a progressão do ceratocone em córneas finas, quando há contraindicação para o Crosslinking e/ou o Implante de Anel Intraestromal. Essa técnica permite a reconsideração do planejamento cirúrgico de um transplante lamelar anterior em pacientes jovens, que ainda podem se beneficiar da adaptação de lente de contato. É um procedimento seguro por oferecer baixo risco de rejeição e/ou falência. Estudos mostram que o implante profundo da Bowman promove remodelação epitelial – estromal, gerando um processo cicatricial de forma a restaurar o equilíbrio biomecânico da córnea. O preparo do enxerto, originalmente, é realizado de forma manual. Após a separação da lamela doadora, o enxerto é imerso em álcool 70% para a remoção de qualquer célula epitelial residual e corado com azul de tripano, para melhor visibilização. Para o preparo do receptor, um bolso estromal deve ser confeccionado, a uma profundidade de 50%, onde será inserido e posicionado o enxerto.

Ceratoplastia Auxiliada por Femtossegundo e Ceratoplastia Lamelar Anterior Hemiautomatizada (FALK/HALK)

Essas técnicas são indicadas para doenças que acometem o estroma anterior, até aproximadamente 300 μm de profundidade. O propósito é tratar os casos em que a espessura corneana não permite o tratamento com a ceratectomia fototerapêutica (PTK), sendo alternativas menos invasivas que o DALK ou CP. Essas técnicas têm como vantagem, a recuperação visual mais rápida e menor indução de altas ametropias. A indicação para o FALK é restrita aos casos em que as opacidades são a principal causa da perda funcional da visão, mas com uma curvatura corneana razoavelmente regular, enquanto o HALK é geralmente mais indicado nos casos em que as opacidades estão associadas à alta irregularidade corneana. Para ambas as técnicas, o planejamento cirúrgico requer estimativa precisa da profundidade das lesões por OCT.

FALK

Tanto a córnea doadora quanto a receptora são trepanadas com o laser de femtossegundo. A profundidade planejada no enxerto é 20% maior que a profundidade das opacidades no paciente, devido ao edema pré-existente da córnea sob preservação. O diâmetro da trepanação no tecido doador deve ser 0.1 a 0.2 mm maior que a trepanação no receptor. Após o corte realizado com o laser de femtossegundo, faz-se a separação da lamela, com uma espátula reta. Retira-se a lamela doente do paciente, com uma espátula reta, coloca-se o enxerto no leito e, por fim, faz-se a irrigação com BSS para retirada de qualquer resíduo epitelial que possa ter ficado. O novo enxerto deve ser mantido seco, 2-3 minutos para que ocorra a aderência da lamela ao estroma posterior e, ao final do procedimento, coloca-se uma lente de contato terapêutica.[48,49]

HALK

O FALK não funciona bem nos casos de astigmatismo irregular, por conta da aplanação que os aparelhos de femtossegundo utilizam durante a acoplagem – as irregularidades são compensadas durante essa aplanação e voltam a emergir após a realização do corte e liberação da aplanação. Nessas situações, o HALK é uma estratégia útil. A córnea receptora pode ser confeccionada tanto com um microcerátomo, quanto com o laser de femtossegundo. Do mesmo modo que no FALK, a espessura do enxerto deve ser baseada na profundidade das lesões, conforme planejado pelo OCT. A trepanação do receptor deve ser feita com um trépano milimetrado, na espessura planejada, e a dissecção lamelar pode ser feita com uma lâmina crescente (2.2 e/ou 2.8 mm). Após a remoção do tecido receptor, o enxerto é posicionado e pode ser fixado com uma sutura contínua.[50,51]

Descemetorrexis Sem Ceratoplastia Endotelial (DWEK) e Inibidor da Rho-quinase

Esta cirurgia é indicada para distrofia endotelial de Fuchs inicial, na qual é realizada a descemetorrexis 3-4 mm centrais, sem a colocação de um enxerto. Após a retirada das células doentes, ocorre a migração gradual (4-6 semanas) das células saudáveis, repopularizando a área descoberta. A técnica tem por vantagem não utilizar córnea doada, evitando-se, assim, rejeição e riscos de falência primária do enxerto.[52,53] Em contrapartida, é ainda pouco conhecida, com seguimento curto dos pacientes. Logo, não se tem conhecimento se, em longo prazo, os pacientes submetidos a DWEK necessitarão de novo transplante. Os critérios para indicar a cirurgia de forma segura tampouco estão bem estabelecidos. Porém, há indícios de que apenas pacientes mais jovens

(< 60 anos) e com a periferia da córnea relativamente saudável, se beneficiem do procedimento.[54] Nos pacientes em que a técnica não foi bem sucedida, observou-se que alguns evoluíram com *haze* e cicatriz posterior, em razão da transformação endotélio-mesenquimal.[55,56] Essa complicação pode limitar os resultados das ceratoplastias lamelares posteriores e condenar esses pacientes a realizar o transplante penetrante. Outro fator a ser levado em consideração, relacionado a DWEK, é o papel dos inibidores da Rho-quinase em promover a migração das células e acelerar a recuperação. Essa nova droga vem se mostrando eficiente como terapia adjunta a DWEK e pode ser considerada uma droga de resgate nos casos que evoluem de forma inesperada.[57,58]

Terapia baseada na bioengenharia tecidual

O tratamento baseado na expansão *in vitro* de células endoteliais para tratar as endoteliopatias tem sido estudado por diferentes grupos de pesquisadores. As vantagens são várias, mas a principal é a possibilidade de um único doador gerar células com potencial de tratamento para múltiplos receptores, consequentemente reduzindo a fila e o tempo de espera para transplantes.[59] Atualmente, ensaios clínicos investigam duas técnicas baseadas na bioengenharia tecidual: a injeção de células endoteliais em suspensão com suplemento de inibidor da Rho-quinase (Japão) e a confecção de bioenxertos semeados com células endoteliais cultivadas (Singapura).[60] Os resultados do primeiro ensaio citado foram publicados recentemente, em 2018, e a estabilidade, em médio prazo, mostrou-se consistente.[61] Por outro lado, a técnica com bioenxerto ainda está na fase de recrutamento e intervenção. Porém, os resultados de um estudo comparativo, com a técnica da injeção em animais, demonstraram similaridade em relação à recuperação do edema e densidade celular pós-operatória.[62] Apesar de promissoras, ainda existem muitos obstáculos à implementação dessa modalidade de tratamento no cotidiano do Oftalmologista. Dentre eles, os principais são, a necessidade de infraestrutura e profissionais capacitados que permitam o cultivo das células, e a falta de critérios robustos para determinar a fiscalização, em relação à segurança e qualidade das células obtidas com esses métodos.[63]

Novos agentes farmacêuticos

Encontram-se, em fase de estudo, várias drogas:

1. Elamipretide, na forma de colírio: está na fase clínica 2 e funciona preservando a energia mitocondrial;

2. N-Acetilcisteina e Litium, via sistêmica: em estudos pré-clínicos, induzindo aumento da sobrevivência celular;

3. Oxotremorina e ácido mefenâmico, em estudos *in vitro*: também promovem aumento a sobrevivência celular;

4. Inibidor TGF-β, *in vitro*: tem por função suprimir a morte celular mediada por proteínas manifestas.

Células-tronco mesenquimais (MSCs)

Células multipotentes que podem vir a se diferenciar em tipos de células da córnea e são fáceis de se expandir *in vitro*. Desempenham importantes papéis terapêuticos, na reconstrução e restauração das funções da córnea, através de suas propriedades imunomodulatória, anti-angiogênica e anti-inflamatória.[64] A terapia com células mesenquimais já avançou para a fase de estudos em animais, visando ao tratamento de doenças como ceratocone,[65,66] opacidades corneanas[67] e até insuficiência límbica.[68] A principal vantagem de se utilizar as MSC é que são células autólogas altamente disponíveis e de fácil acesso (tecido adiposo, cabelo, cordão umbilical) e podem ser utilizadas sem o risco de rejeição. A principal preocupação com o uso das MSCs é o risco de transformação indesejada ou até maligna, dessas células. O exossomo das MSCs pode ser extraído, e o RNA contido nele vem sendo aventado como opção, a fim de evitar os problemas tumorigênicos e relacionados ao controle do fenótipo celular final.[64]

Conclusão

O advento de novas técnicas cirúrgicas, agentes farmacológicos e terapia celular estão modificando a História do Transplante de Córnea. Além de diminuírem o risco de complicações como rejeição, podem reduzir a necessidade de tecido corneano para transplante e permitir recuperação visual melhor e mais rápida, para diferentes doenças que afetam a córnea.

Referências

1 - Gain P, Jullienne R, He Z, et al. Global Survey of Corneal Transplantation and Eye Banking. JAMA ophthalmology. 2016;134(2):167-173.

2 - Órgãos ABdTd. Dimensionamento dos Transplantes no Brasil e em cada estado (2010-2017). In:2017.

3 - Órgãos ABdTd. Registro Brasileiro de Transplantes: Janeiro/Junho - 2018. In:2018.

4 - Almeida de Freitas R, Dell'Agnolo CM, Augusto de Melo W, et al. Do Donated Corneas Become Transplanted Corneas? The Causes of Discard in Southern Brazil. Cornea. 2019;38(4):419-425.

5 - Pessoa JLE, Schirmer J, Freitas D, Knihs NDS, Roza BA. Ocular tissue distribution in the State of Sao Paulo: analysis on corneal discarding reasons. Rev Lat Am Enfermagem. 2019;27:e3196.

6 - Saldanha BO, Oliveira RE, Jr., Araujo PL, Pereira WA, Simao Filho C. Causes of nonuse of corneas donated in 2007 in Minas Gerais. Transplantation proceedings. 2009;41(3):802-803.

7 - Price MO, Thompson RW, Jr., Price FW, Jr. Risk factors for various causes of failure in initial corneal grafts. Arch Ophthalmol. 2003;121(8):1087-1092.

8 - Tan DT, Janardhanan P, Zhou H, et al. Penetrating keratoplasty in Asian eyes: the Singapore Corneal Transplant Study. Ophthalmology. 2008;115(6):975-982.e971.

9 - Ono T, Ishiyama S, Hayashidera T, et al. Twelve-year follow-up of penetrating keratoplasty. Japanese journal of ophthalmology. 2017;61(2):131-136.

10 - Crawford AZ, Patel DV, McGhee C. A brief history of corneal transplantation: From ancient to modern. Oman J Ophthalmol. 2013;6(Suppl 1):S12-17.

11 - Johnston AC, Mc CC, Logrippo GA. Penetrating keratoplasty in rabbits; effects of beta-propiolactone (BPL) treatment of donor corneal discs. AMA archives of ophthalmology. 1959;62(1):134-136.

12 - Culbertson WW, Abbott RL, Forster RK. Endothelial cell loss in penetrating keratoplasty. Ophthalmology. 1982;89(6):600-604.

13 - Hardten DR, Lindstrom RL. Surgical correction of refractive errors after penetrating keratoplasty. International ophthalmology clinics. 1997;37(1):1-35.

14 - Riddle HK, Jr., Price MO, Price FW, Jr. Topical anesthesia for penetrating keratoplasty. Cornea. 2004;23(7):712-714.

15 - Rock T, Landenberger J, Bramkamp M, Bartz-Schmidt KU, Rock D. The Evolution of Corneal Transplantation. Annals of transplantation. 2017;22:749-754.

16 - Spierer O, Lazar M. Urrets-Zavalia syndrome (fixed and dilated pupil following penetrating keratoplasty for keratoconus) and its variants. Surv Ophthalmol. 2014;59(3):304-310.

17 - Tan DT, Dart JK, Holland EJ, Kinoshita S. Corneal transplantation. Lancet (London, England). 2012;379(9827):1749-1761.

18 - Wong TY, Chan C, Lim L, Lim TH, Tan DT. Changing indications for penetrating keratoplasty: a newly developed country's experience. Australian and New Zealand journal of ophthalmology. 1997;25(2):145-150.

19 - MacIntyre R, Chow SP, Chan E, Poon A. Long-term outcomes of deep anterior lamellar keratoplasty versus penetrating keratoplasty in Australian keratoconus patients. Cornea. 2014;33(1):6-9.

20 - Romano V, Iovieno A, Parente G, Soldani AM, Fontana L. Long-term clinical outcomes of deep anterior lamellar keratoplasty in patients with keratoconus. Am J Ophthalmol. 2015;159(3):505-511.

21 - Woo JH, Tan YL, Htoon HM, Tan DTH, Mehta JS. Outcomes of Repeat Anterior Lamellar Keratoplasty. Cornea. 2020;39(2):200-206.

22 - Keane M, Coster D, Ziaei M, Williams K. Deep anterior lamellar keratoplasty versus penetrating keratoplasty for

treating keratoconus. The Cochrane database of systematic reviews. 2014(7):CD009700.

23 - Hos D, Matthaei M, Bock F, et al. Immune reactions after modern lamellar (DALK, DSAEK, DMEK) versus conventional penetrating corneal transplantation. Progress in retinal and eye research. 2019;73:100768.

24 - Smadja D, Colin J, Krueger RR, et al. Outcomes of deep anterior lamellar keratoplasty for keratoconus: learning curve and advantages of the big bubble technique. Cornea. 2012;31(8):859-863.

25 - Nanavaty MA, Vijjan KS, Yvon C. Deep anterior lamellar keratoplasty: A surgeon's guide. Journal of current ophthalmology. 2018;30(4):297-310.

26 - Huang OS, Htoon HM, Chan AM, Tan D, Mehta JS. Incidence and Outcomes of Intraoperative Descemet Membrane Perforations During Deep Anterior Lamellar Keratoplasty. Am J Ophthalmol. 2019;199:9-18.

27 - van den Biggelaar FJ, Cheng YY, Nuijts RM, et al. Economic evaluation of deep anterior lamellar keratoplasty versus penetrating keratoplasty in The Netherlands. Am J Ophthalmol. 2011;151(3):449-459 e442.

28 - Melles GR. Posterior lamellar keratoplasty: DLEK to DSEK to DMEK. Cornea. 2006;25(8):879-881.

29 - Dapena I, Ham L, Melles GR. Endothelial keratoplasty: DSEK/DSAEK or DMEK--the thinner the better? Curr Opin Ophthalmol. 2009;20(4):299-307.

30 - Melles GR, Wijdh RH, Nieuwendaal CP. A technique to excise the descemet membrane from a recipient cornea (descemetorhexis). Cornea. 2004;23(3):286-288.

31 - Khor WB, Teo KY, Mehta JS, Tan DT. Descemet stripping automated endothelial keratoplasty in complex eyes: results with a donor insertion device. Cornea. 2013;32(8):1063-1068.

32 - Koo EH. A modified surgical technique for Descemet's stripping automated endothelial keratoplasty (DSAEK) in altered or abnormal anatomy. Am J Ophthalmol Case Rep. 2019;15:100497.

33 - Pillar S, Tessler G, Dreznik A, Bor E, Kaiserman I, Bahar I. First 100: learning curve for Descemet stripping automated endothelial keratoplasty. European journal of ophthalmology. 2013;23(6):865-869.

34 - Arnalich-Montiel F, Hernandez-Verdejo JL, Oblanca N, Munoz-Negrete FJ, De Miguel MP. Comparison of corneal haze and visual outcome in primary DSAEK versus DSAEK following failed DMEK. Graefe's archive for clinical and experimental ophthalmology = Albrecht von Graefes Archiv fur klinische und experimentelle Ophthalmologie. 2013;251(11):2575-2584.

35 - Uchino Y, Shimmura S, Yamaguchi T, et al. Comparison of corneal thickness and haze in DSAEK and penetrating keratoplasty. Cornea. 2011;30(3):287-290.

36 - van den Biggelaar FJ, Cheng YY, Nuijts RM, et al. Economic evaluation of endothelial keratoplasty techniques and penetrating keratoplasty in the Netherlands. Am J Ophthalmol. 2012;154(2):272-281 e272.

37 - Melles GR, Lander F, Rietveld FJ. Transplantation of Descemet's membrane carrying viable endothelium through a small scleral incision. Cornea. 2002;21(4):415-418.

38 - Melles GR, Ong TS, Ververs B, van der Wees J. Descemet membrane endothelial keratoplasty (DMEK). Cornea. 2006;25(8):987-990.

39 - Koo E. Learning Descemet Membrane Endothelial Keratoplasty: A Survey of U.S. Corneal Surgeons. Cornea. 2019.

40 - Zafar S, Parker JS, de Kort C, Melles G, Sikder S. Perceived difficulties and barriers to uptake of Descemet's membrane endothelial keratoplasty among surgeons. Clinical ophthalmology (Auckland, NZ). 2019;13:1055-1061.

41 - Ham L, van Luijk C, Dapena I, et al. Endothelial cell density after descemet membrane endothelial keratoplasty: 1- to 2-year follow-up. Am J Ophthalmol. 2009;148(4):521-527.

42 - Stuart AJ, Romano V, Virgili G, Shortt AJ. Descemet's membrane endothelial keratoplasty (DMEK) versus Descemet's stripping automated endothelial keratoplasty (DSAEK) for corneal endothelial failure. The Cochrane database of systematic reviews. 2018;6:Cd012097.

43 - Marques RE, Guerra PS, Sousa DC, Goncalves AI, Quintas AM, Rodrigues W. DMEK versus DSAEK for Fuchs' endothelial dystrophy: A meta-analysis. European journal of ophthalmology. 2018:1120672118757431.

44 - Maier AK, Gundlach E, Gonnermann J, et al. Retrospective contralateral study comparing Descemet membrane endothelial keratoplasty with Descemet stripping automated endothelial keratoplasty. Eye (Lond). 2015;29(3):327-332.

45 - Anshu A, Price MO, Price FW, Jr. Risk of corneal transplant rejection significantly reduced with Descemet's membrane endothelial keratoplasty. Ophthalmology. 2012;119(3):536-540.

46 - Luznik Z, Oellerich S, Roesch K, et al. Descemet Membrane Endothelial Keratoplasty Failure Associated with Innate Immune Activation. Ophthalmology. 2019;126(10):1462-1464.

47 - Price MO, Feng MT, McKee Y, Price FW, Jr. Repeat Descemet Membrane Endothelial Keratoplasty: Secondary Grafts with Early Intervention Are Comparable with Fellow-Eye Primary Grafts. Ophthalmology. 2015;122(8):1639-1644.

48 - Shousha MA, Yoo SH, Kymionis GD, et al. Long-term results of femtosecond laser-assisted sutureless anterior lamellar keratoplasty. Ophthalmology. 2011;118(2):315-323.

49 - Shetty R, Nagaraja H, Veluri H, et al. Sutureless femtosecond anterior lamellar keratoplasty: a 1-year follow-up study. Indian journal of ophthalmology. 2014;62(9):923-926.

50 - Yuen LH, Mehta JS, Shilbayeh R, Lim L, Tan DT. Hemi-automated lamellar keratoplasty (HALK). The British journal of ophthalmology. 2011;95(11):1513-1518.

51 - Fuest M, Liu YC, Arundhati A, Li L, Tan D, Mehta JS. Long-term outcomes of hemi-automated lamellar keratoplasty. Clinical & experimental ophthalmology. 2018.

52 - Borkar DS, Veldman P, Colby KA. Treatment of Fuchs Endothelial Dystrophy by Descemet Stripping Without Endothelial Keratoplasty. Cornea. 2016;35(10):1267-1273.

53 - Moloney G, Chan UT, Hamilton A, Zahidin AM, Grigg JR, Devasahayam RN. Descemetorhexis for Fuchs' dystro-

phy. Canadian journal of ophthalmology Journal canadien d'ophtalmologie. 2015;50(1):68-72.

54 - Van den Bogerd B, Dhubhghaill SN, Koppen C, Tassignon MJ, Zakaria N. A review of the evidence for in vivo corneal endothelial regeneration. Surv Ophthalmol. 2018;63(2):149-165.

55 - Koenig SB. Planned Descemetorhexis Without Endothelial Keratoplasty in Eyes With Fuchs Corneal Endothelial Dystrophy. Cornea. 2015;34(9):1149-1151.

56 - Iovieno A, Neri A, Soldani AM, Adani C, Fontana L. Descemetorhexis Without Graft Placement for the Treatment of Fuchs Endothelial Dystrophy: Preliminary Results and Review of the Literature. Cornea. 2017;36(6):637-641.

57 - Moloney G, Petsoglou C, Ball M, et al. Descemetorhexis Without Grafting for Fuchs Endothelial Dystrophy-Supplementation With Topical Ripasudil. Cornea. 2017;36(6):642-648.

58 - Macsai MS, Shiloach M. Use of Topical Rho Kinase Inhibitors in the Treatment of Fuchs Dystrophy After Descemet Stripping Only. Cornea. 2019.

59 - Soh YQ, Peh GS, Mehta JS. Evolving therapies for Fuchs' endothelial dystrophy. Regen Med. 2018;13(1):97-115.

60 - Peh GSL, Ang HP, Lwin CN, et al. Regulatory Compliant Tissue-Engineered Human Corneal Endothelial Grafts Restore Corneal Function of Rabbits with Bullous Keratopathy. Sci Rep. 2017;7(1):14149.

61 - Kinoshita S, Koizumi N, Ueno M, et al. Injection of Cultured Cells with a ROCK Inhibitor for Bullous Keratopathy. N Engl J Med. 2018;378(11):995-1003.

62 - Peh GSL, Ong HS, Adnan K, et al. Functional Evaluation of Two Corneal Endothelial Cell-Based Therapies: Tissue-Engineered Construct and Cell Injection. Sci Rep. 2019;9(1):6087.

63 - Soh YQ, Peh GSL, Mehta JS. Translational issues for human corneal endothelial tissue engineering. Journal of tissue engineering and regenerative medicine. 2017;11(9):2425-2442.

64 - Mansoor H, Ong HS, Riau AK, Mehta JS, Yam GH. Current Trends and Future Perspective of Mesenchymal Stem Cells and Exosomes in Corneal Diseases. International Journal of Molecular Sciences.

65 - Alio Del Barrio JL, El Zarif M, de Miguel MP, et al. Cellular Therapy With Human Autologous Adipose-Derived Adult Stem Cells for Advanced Keratoconus. Cornea. 2017;36(8):952-960.

66 - El Zarif M, K AJ, Alio Del Barrio JL, et al. Corneal Stroma Cell Density Evolution in Keratoconus Corneas Following the Implantation of Adipose Mesenchymal Stem Cells and Corneal Laminas: An In Vivo Confocal Microscopy Study. Invest Ophthalmol Vis Sci. 2020;61(4):22.

67 - Yam GH, Fuest M, Yusoff N, et al. Safety and Feasibility of Intrastromal Injection of Cultivated Human Corneal Stromal Keratocytes as Cell-Based Therapy for Corneal Opacities. Invest Ophthalmol Vis Sci. 2018;59(8):3340-3354.

68 - Bandeira F, Goh TW, Setiawan M, Yam GH, Mehta JS. Cellular therapy of corneal epithelial defect by adipose mesenchymal stem cell-derived epithelial progenitors. Stem cell research & therapy. 2020;11(1):14.

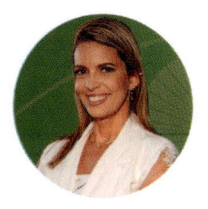

🌐 draandreia.com.br
in linkedin.com/in/andréia-peltier-urbano
📷 instagram.com/draandreiaurbano
f facebook.com/andreia.urbano.568

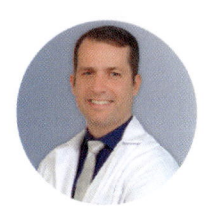

🌐 luciomaranhao.com.br
📷 instagram.com/@dr.luciomaranhao
f facebook.com/Lucio Maranhão-oftalmologia

🌐 letramaiseditora.com.br
✉ atendimento@letramaiseditora.com.br
▶ youtube.com/@letramais
📷 instagram.com/letramais
f facebook.com/letramaiseditora

Esta edição foi impressa pela Gráfica Forma Certa no formato 215 x 275mm. Os papéis utilizados foram o papel couchê fosco 90g/m² para o miolo e o papel Couchê fosco 150g/m² para a capa. O texto principal foi composto com a fonte Palatino Linotype 12/16 e os títulos com a fonte Montserrat 21/26.